*Unvorbereitetes
Wegeilen
bringt
unglückliche
Wiederkehr*

J.W. von Goethe
Wilhelm Meisters Wanderjahre

CRM Fachmedien
gut.beraten.reisen.

		Preis inkl. MwSt, zzgl. Versandkosten	CRM-Handbuch Reisemedizin (2 Ausgaben p.a.)	CRM-Handbuch Reisen mit Vorerkrankungen (1 Ausgabe p.a.)
Einzelverkauf	CRM-Handbuch Reisemedizin	45,90 €	✓	
	CRM-Handbuch Reisen mit Vorerkrankungen	38,90 €		✓
	CRM-Handbuch Reisemedizin für Gynäkologen	38,90 €		
Abonnement	CRM-Handbuch Reisemedizin	69,95 € p.a	✓	
	CRM-Handbuch Reisen mit Vorerkrankungen	33,90 € p.a		✓
	CRM-Handbuch Reisemedizin für Gynäkologen	33,90 € p.a		
	CRM travel.DOC	118,80 € p.a		
	CRM-Handbuch Reisemedizin inkl. CRM-Infodienst	179,90 € p.a. (Infodienst als Print-Version) 149,90 € p.a. (Infodienst als PDF-Version)	✓	
Mitgliedschaft	CRM travel.NET	24,90 € pro Monat	✓	

! Das Standardwerk in der Reisemedizin!

! Die ideale Ergänzung zum CRM-Handbuch Reisemedizin!

Ihre Bestellmöglichkeiten und weitere Informationen finden Sie unter
http://crm.de/fachmedien

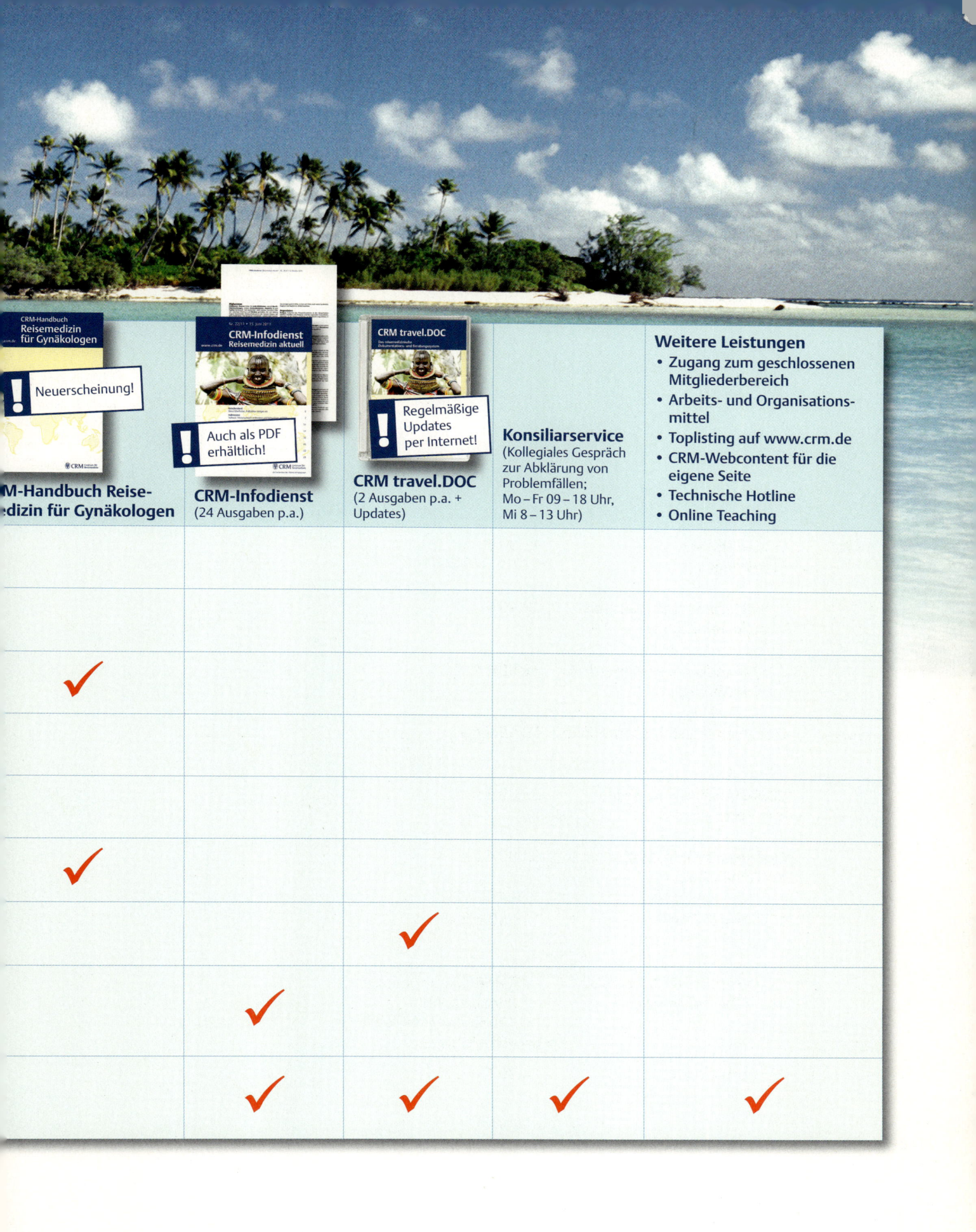

CRM-Handbuch Reisemedizin für Gynäkologen	CRM-Infodienst (24 Ausgaben p.a.)	CRM travel.DOC (2 Ausgaben p.a. + Updates)	Konsiliarservice (Kollegiales Gespräch zur Abklärung von Problemfällen; Mo – Fr 09 – 18 Uhr, Mi 8 – 13 Uhr)	Weitere Leistungen • Zugang zum geschlossenen Mitgliederbereich • Arbeits- und Organisationsmittel • Toplisting auf www.crm.de • CRM-Webcontent für die eigene Seite • Technische Hotline • Online Teaching
✓				
✓				
		✓		
	✓			
	✓	✓	✓	✓

CRM Centrum für Reisemedizin

Ausgabe 47

CRM-Handbuch Reisemedizin

Juni 2011 – November 2011

AKTUELLER REISEMEDIZINISCHER
INFORMATIONS-SERVICE

Erscheinungsweise:
CRM-Handbuch Reisemedizin: halbjährlich
CRM-Infodienst Reisemedizin aktuell: 14-täglich

Herausgeber:
CRM Centrum für Reisemedizin GmbH
Hansaallee 299 · 40549 Düsseldorf
Telefon: 0211/904 29-0
Telefax: 0211/904 29-99
E-Mail: birgit.pfeiffer@crm.de
www.crm.de

Redaktion:
PD Dr. med. Tomas Jelinek
Bettina Flörchinger
Sabrina Reckin

Redaktionsassistenz:
Birgit Pfeiffer

Die Angaben sind nach bestem Wissen und sorgfältigen Recherchen zusammengestellt. Eine Gewähr oder Haftung wird vom CRM nicht übernommen. Jede Wiedergabe, Vervielfältigung, Speicherung in Datenverarbeitungsanlagen und Verbreitung auch von Teilen des Werkes bedarf der Genehmigung des Herausgebers.

© CRM Centrum für Reisemedizin Düsseldorf 2011

ISBN 978-3-941386-07-5

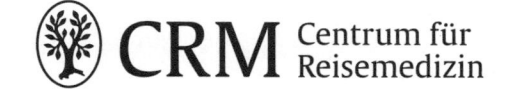

CRM Centrum für Reisemedizin

Vorwort

Mit dem vorliegenden Buch halten Sie die 47. Auflage des CRM-Handbuches Reisemedizin in Händen. Das Handbuch hat sich seit seinem ersten Erscheinen zum Standardwerk der reisemedizinischen Beratung im deutschsprachigen Raum entwickelt. Besonderen Wert legen wir auf praxisnahe, aktuelle Informationen. Hierzu gehören ständige Anpassungen und Veränderungen. Zweck ist die optimale Nutzerfreundlichkeit des Handbuches in der praktischen Beratungssituation. Gerne folgen wir dabei Anregungen aus der Praxis, für die wir ausgesprochen dankbar sind.

Kernstück des Buches ist der Länderteil mit länderspezifischen Informationen zu Impfungen, Malaria und sonstigen Infektionsrisiken. Die Kapitel Impfungen und Malaria geben detaillierte Hinweise zu den „Reiseimpfungen" und den zur Zeit in deutschsprachigen Ländern empfohlenen Maßnahmen zur Malariavorbeugung. Unter Service finden Sie Basisdaten zu den bei den Ländern erwähnten Krankheiten, Adressen fachspezifischer Einrichtungen zur Diagnostik und Therapie, Checklisten zu reiserelevanten Risiken u. a. m. Den Abschluss bildet ein Kartenteil zur geographischen Verbreitung wichtiger Infektionen.

In der vorliegenden Ausgabe haben wir wieder alle Kapitel überarbeitet. Im Rahmen der inhaltlichen Aktualisierung des Länderteils wurden u.a. die neuen Empfehlungen der DTG zur Malariavorbeugung – insbesondere im standby-Bereich – berücksichtigt. Entsprechend wird Mefloquin weiterhin für die regelmäßige Chemoprophylaxe, aber nicht mehr als standby-Medikament für die notfallmäßige Selbstbehandlung empfohlen. Aufgrund der politischen Gegebenheiten führen wir ab dieser Ausgabe den Südsudan und Somaliland als eigenständige Länder auf. Den Serviceteil des Buches ergänzt eine neue Checkliste zur Nahrungsmittelhygiene. Ein weiterer Überarbeitungsschwerpunkt lag auf der Aktualisierung des Kartenmaterials im Anhang.

Das Autorenteam bleibt Klaus-J. Volkmer mit tiefem Dank verbunden. Er hat das Handbuch von Anfang an maßgeblich betreut und stets für dessen hohe fachliche Kompetenz garantiert. Auch im Ruhestand bleibt er uns ein kompetenter und stets hilfsbereiter Ansprechpartner.

Die Inhalte in diesem Buch sind nach bestem Wissen zusammengestellt und entsprechen dem aktuellen Stand bei Redaktionsschluss. Wir bitten Sie, nur die jeweils gültige, neueste Ausgabe des Handbuches und des Infodienstes Reisemedizin aktuell zu verwenden. Wie stets haben alle Autoren besondere Sorgfalt auf die Aktualität der bereitgestellten Informationen gelegt. Sollten Ihnen Unstimmigkeiten oder Fehler auffallen, sind wir dankbar für Ihre Hinweise. Nur in der ständigen Zusammenarbeit und im fachlichen Austausch aller Kollegen kann sich ein so dynamisches Fach wie die Reisemedizin weiter entwickeln.

Düsseldorf, Mai 2011

Centrum für Reisemedizin
PD Dr. med. Tomas Jelinek
Leiter des Redaktionsteams

Unser besonderer Dank

gilt allen Kolleginnen und Kollegen, die dieses Buch seit Jahren mit Anregungen und Informationen gleichermaßen kritisch wie wohlwollend begleitet haben, insbesondere den Mitarbeiter(inne)n bzw. Mitgliedern folgender Institutionen: Abteilung für Infektions- und Tropenmedizin der Universität Leipzig • Abteilung für Infektions- und Tropenmedizin der Universität München • Abteilung für Reise- und Impfmedizin am Städtischen Klinikum Dresden • Abteilung für Tropenmedizin und Infektionskrankheiten der Universität Rostock • Auswärtiges Amt, Gesundheitsdienst, Berlin • Bernhard-Nocht-Institut für Tropenmedizin, Hamburg • Berliner Centrum für Reise- und Tropenmedizin, Berlin • Deutsche Gesellschaft für Tropenmedizin und Internationale Gesundheit e. V. (DTG), Hamburg • Deutsche Lufthansa AG, Medizinischer Dienst, Frankfurt/Main • Gesellschaft für Immunologie, Schutzimpfungen und Reisemedizin Mecklenburg-Vorpommern, Rostock • GTZ, Tropenmedizinische Untersuchungsstelle, Eschborn • Impfzentrum Nord, Wien • Infektionsabteilung Klinikum Ernst von Bergmann, Potsdam • Institut für Medizinische Parasitologie der Universität Bonn • Institut für Spezifische Prophylaxe und Tropenmedizin der Universität Wien • Institut für Tropenhygiene der Universität Heidelberg • Institut für Tropenmedizin der Universität Tübingen • Missionsärztliche Klinik, Würzburg • Österreichische Gesellschaft für Tropenmedizin und Parasitologie e. V., Wien • Robert Koch-Institut, Berlin • Tropenklinik Paul-Lechler-Krankenhaus, Tübingen • Tropenmedizinische Abteilung der Universität Ulm • Tropenmedizinische Ambulanz der Universität Düsseldorf sowie zahlreiche Einrichtungen des ÖGD und der Industrie, hier besonders die betriebsärztlichen Dienste der Firmen Siemens AG, Robert Bosch GmbH und Daimler AG.

Dankbar sind wir auch unseren Inserenten, die durch produktspezifische Informationen die redaktionellen Inhalte ergänzen.

Inhalt

Länderinformationen

Erläuterungen zum Gebrauch 8
    Länderprofile (Afghanistan – Zypern) 10
    Vom Reiseziel zum Reiseland 273

Reiseimpfungen

Allgemeine Hinweise 278
Zeitabstände 279
Impfrisiken 279
Impfungen – Profile 279
    Cholera 279
    Diphtherie 280
    FSME 280
    Gelbfieber 281
    Hepatitis A 282
    Hepatitis B 283
    Herpes zoster (Gürtelrose) 283
    Influenza 284
    Japanische Enzephalitis 285
    Masern 285
    Meningokokken-Meningitis 286
    Pneumokokken-Krankheiten 287
    Polio 287
    Tetanus 288
    Tollwut 289
    Typhus 290
Kinder 290
Schwangere 291
Stillzeit 291
HIV-Infizierte, Immundefekte 291
Aufklärung bei nicht zugelassenen Impfstoffen 292
Mitteilungen der Ständigen Impfkommission (STIKO) 293
Meldebogen für Impfkomplikationen 304
Handelsnamen, Hersteller 306

Malariaprophylaxe

Allgemeine Hinweise 308
Schutz vor Stechmücken 310
Chemoprophylaxe 311
Stand-by Medikation 312
Kinder 313
Schwangere 313
Langzeitreisende 314
Medikamenten-Profile 316
    Kontraindikationen 316
    Nebenwirkungen 316
    Wechselwirkungen, Hinweise 317
Präparate/Handelsnamen 319

Service

Krankheiten – Basisdaten 320
Labor – Diagnostik, fachliche Beratung 339
    Nationale Referenzzentren 339
    Nationale Referenzlaboratorien 340
    Konsiliarlaboratorien – ätiologisch orientiert 340
    Konsiliarlaboratorien – symptomatisch orientiert 343
    Sonstige Institutionen zur Diagnostik tropischer
    und parasitärer Erkrankungen 344
Klinik – Untersuchung, Behandlung 345
    Tropenmedizinische Einrichtungen 345
    Kompetenz- und Behandlungszentren
    für hochkontagiöse Krankheiten 346
    Auswahl tropen-/reisemedizinischer Institutionen – CH/A 347
Gelbfieber-Impfstellen 347
Arbeitsaufenthalt im Ausland – Gesundheitsvorsorge 348
Einreisebestimmungen – Gesundheitszeugnisse 348
Checklisten 353
    Bluttransfusion 353
    Fliegen 355
    MEDA-Formular 358
    Gifttiere 360
    Haut 364
    Hitze 368
    Höhe/Bergsteigen 371
    Hygiene - Nahrungsmittel 374
    Hygiene - Trinkwasser 375
    Psychologie 376
    Schiffsreisen 378
    Sporttauchen 381
    Wasser & Freizeit 383
Reisen mit Tieren 388
Krankenversicherung bei Auslandsreisen 390
Reiseapotheke 391
Mitnahme von Medikamenten 394
Sicherheitshinweise 394
Literatur 395

Karten

Übersicht 396
Verbreitungskarten (Chikungunya – Typhus) 397
Zeitzonen 413

Länderinformationen

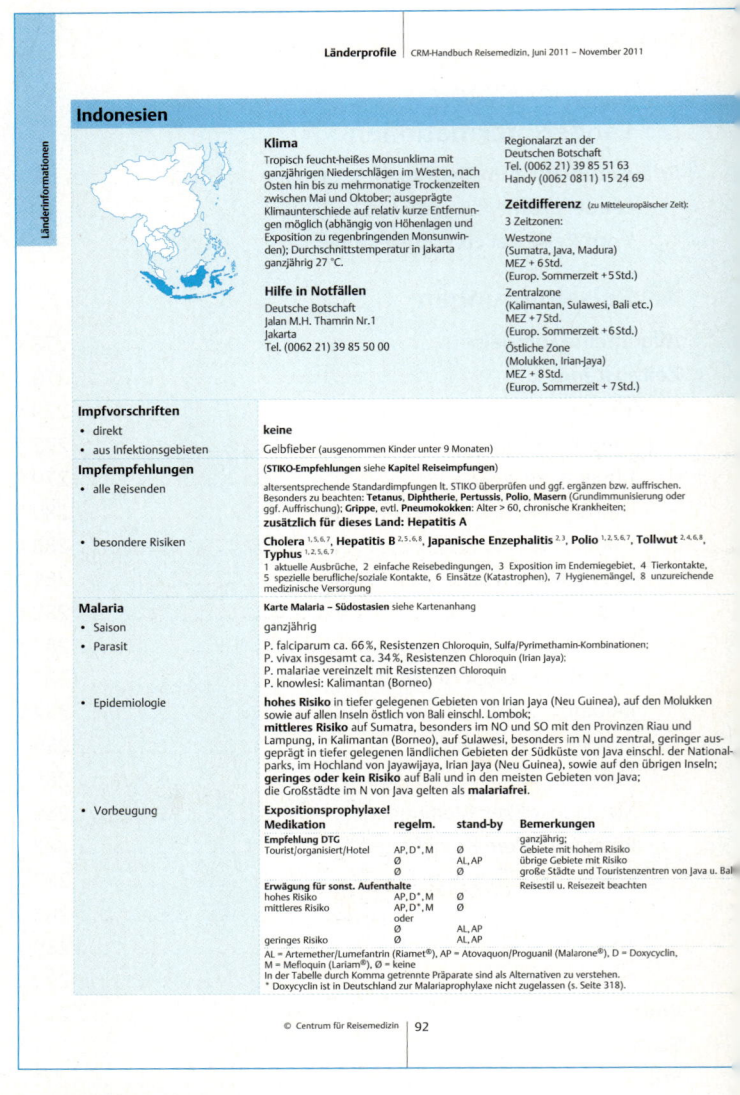

Länderprofile — Beispiel

Indonesien

Klima
Tropisch feucht-heißes Monsunklima mit ganzjährigen Niederschlägen im Westen, nach Osten hin bis zu mehrmonatige Trockenzeiten zwischen Mai und Oktober; ausgeprägte Klimaunterschiede auf relativ kurze Entfernungen möglich (abhängig von Höhenlagen und Exposition zu regenbringenden Monsunwinden); Durchschnittstemperatur in Jakarta ganzjährig 27 °C.

Hilfe in Notfällen
Deutsche Botschaft
Jalan M.H. Thamrin Nr. 1
Jakarta
Tel. (0062 21) 39 85 50 00

Regionalarzt an der Deutschen Botschaft
Tel. (0062 21) 39 85 51 63
Handy (0062 0811) 15 24 69

Zeitdifferenz (zu Mitteleuropäischer Zeit):
3 Zeitzonen:
Westzone (Sumatra, Java, Madura)
MEZ + 6 Std.
(Europ. Sommerzeit + 5 Std.)
Zentralzone (Kalimantan, Sulawesi, Bali etc.)
MEZ + 7 Std.
(Europ. Sommerzeit + 6 Std.)
Östliche Zone (Molukken, Irian-Jaya)
MEZ + 8 Std.
(Europ. Sommerzeit + 7 Std.)

Impfvorschriften
- direkt: keine
- aus Infektionsgebieten: Gelbfieber (ausgenommen Kinder unter 9 Monaten)

Impfempfehlungen (STIKO-Empfehlungen siehe Kapitel Reiseimpfungen)
- alle Reisenden: altersentsprechende Standardimpfungen lt. STIKO überprüfen und ggf. ergänzen bzw. auffrischen. Besonders zu beachten: **Tetanus, Diphtherie, Pertussis, Polio, Masern** (Grundimmunisierung oder ggf. Auffrischung); **Grippe**, evtl. **Pneumokokken**: Alter > 60, chronische Krankheiten; zusätzlich für dieses Land: **Hepatitis A**
- besondere Risiken: **Cholera** [1,5,6,7], **Hepatitis B** [2,5,6,8], **Japanische Enzephalitis** [2,3], **Polio** [1,2,5,6,7], **Tollwut** [2,4,6,8], **Typhus** [1,2,5,6,7]
  1 aktuelle Ausbrüche, 2 einfache Reisebedingungen, 3 Exposition im Endemiegebiet, 4 Tierkontakte, 5 spezielle berufliche/soziale Kontakte, 6 Einsätze (Katastrophen), 7 Hygienemängel, 8 unzureichende medizinische Versorgung

Malaria — Karte Malaria – Südostasien siehe Kartenanhang
- Saison: ganzjährig
- Parasit: P. falciparum ca. 66 %, Resistenzen Chloroquin, Sulfa/Pyrimethamin-Kombinationen; P. vivax insgesamt ca. 34 %, Resistenzen Chloroquin (Irian Jaya); P. malariae vereinzelt mit Resistenzen Chloroquin; P. knowlesi: Kalimantan (Borneo)
- Epidemiologie: **hohes Risiko** in tiefer gelegenen Gebieten von Irian Jaya (Neu Guinea), auf den Molukken sowie auf allen Inseln östlich von Bali einschl. Lombok; **mittleres Risiko** auf Sumatra, besonders im NO und SO mit den Provinzen Riau und Lampung, in Kalimantan (Borneo), auf Sulawesi, besonders im N und zentral, geringer ausgeprägt in tiefer gelegenen ländlichen Gebieten der Südküste von Java einschl. der Nationalparks, im Hochland von Jayawijaya, Irian Jaya (Neu Guinea), sowie auf den übrigen Inseln; **geringes oder kein Risiko** auf Bali und in den meisten Gebieten von Java; die Großstädte im N von Java gelten als **malariafrei**.
- Vorbeugung: Expositionsprophylaxe!

Medikation	regelm.	stand-by	Bemerkungen
Empfehlung DTG			ganzjährig;
Tourist/organisiert/Hotel	AP, D*, M	Ø	Gebiete mit hohem Risiko
	Ø	AL, AP	übrige Gebiete mit Risiko
	Ø	Ø	große Städte und Touristenzentren von Java u. Bali
Erwägung für sonst. Aufenthalte			Reisestil u. Reisezeit beachten
hohes Risiko	AP, D*, M	Ø	
mittleres Risiko	AP, D*, M	Ø	
oder	Ø	AL, AP	
geringes Risiko	Ø	AL, AP	

AL = Artemether/Lumefantrin (Riamet®), AP = Atovaquon/Proguanil (Malarone®), D = Doxycyclin, M = Mefloquin (Lariam®), Ø = keine
In der Tabelle durch Komma getrennte Präparate sind als Alternativen zu verstehen.
* Doxycyclin ist in Deutschland zur Malariaprophylaxe nicht zugelassen, s. Seite 318.

© Centrum für Reisemedizin 92

Erläuterungen

Karten

Unterhalb des Ländernamens ist die **Lokalisation des Landes in der betreffenden Region** markiert.

Bei ausgewählten Ländern erleichtern **spezielle Karten** das Auffinden regionaler Angaben aus dem Text sowie touristischer Ziele (Städte, Flüsse, Landschaften, Nationalparks, Sehenswürdigkeiten etc.). Wo erforderlich und möglich, sind Verwaltungseinheiten (Provinzen, Bundesstaaten etc.) kenntlich gemacht. Landesteile mit potentieller Malariaübertragung sind mit einer Risikoabstufung farblich gekennzeichnet. Die vereinfachte Darstellung dient dem Berater **zur Orientierung** und erhebt keinen Anspruch auf Vollständigkeit und kartographische Präzision.

Klima

Basisdaten des betreffenden Landes zur Orientierung für die reisemedizinische Beratung im Hinblick auf eventuelle Anpassungsschwierigkeiten sowie auf saisonale Gipfel von klimakorrelierten Inzidenzen (z. B. Malaria während der Regenzeit).

Zeitdifferenz

Unterschied zwischen Mitteleuropäischer Zeit (MEZ) und Ortszeit des betreffenden Landes in Stunden. Europäische Sommerzeit sowie lokale Sommerzeiten wurden weitgehend berücksichtigt. Angaben ohne Gewähr.

siehe auch Karte „Zeitzonen – Welt", Seite 413

Erläuterungen

Impfempfehlungen

alle Reisenden – Standardimpfungen der STIKO (Ständige Impfkommission am Robert Koch-Institut), die anlässlich einer Reise bei allen Personen überprüft und ggf. angelegt oder aufgefrischt werden sollten. Zusätzlich sind hier Impfungen genannt, die aufgrund der epidemiologischen Situation in dem betreffenden Land allen Reisenden anzuraten sind.

besondere Risiken – z.B. Krankheitsausbrüche, Trekking, besondere Exposition durch Beruf, Freizeit, Hilfseinsätze, Hygienemängel, Tierkontakte machen für die betreffende Reise weitere Impfungen empfehlenswert, die hier aufgeführt sind. Dabei handelt es sich um Indikationsimpfungen, die bei entsprechender Gefährdung des Reisenden eine individuelle Nutzen-Risiko-Abwägung voraussetzen.

Empfohlene Impfungen dienen dem persönlichen Schutz des Reisenden. Die Angaben gelten prinzipiell für Erwachsene. Weitere Hinweise, speziell für Kinder und Schwangere, siehe Kapitel „Reiseimpfungen".

Malaria

Saison: ganzjährig oder Jahreszeit mit Übertragungsrisiko

Parasit: Art, Praevalenz, Resistenzen

Epidemiologie: Orientierende Risiko-Einschätzung in „hoch", „mittel", „gering" aus globaler Sicht unter Berücksichtigung von Region, Höhe, Klima, Saisonalität, Parasitenart, Resistenzen, Inzidenzen, ggf. mit kartographischer Darstellung bei dem betreffenden Land oder im Kartenteil am Ende des Buches.

Vorbeugung: Hinweis auf Schutz vor Mückenstichen; Empfehlung der DTG (Deutsche Gesellschaft für Tropenmedizin und Internationale Gesundheit e.V.) zur Chemoprophylaxe für den typischen Touristikurlaub (Hotel, organisiert), risiko-orientierte Erwägung für sonstige Reisende.

Angabe der Malariamedikamente – analog zur Darstellung der DTG – abgekürzt mit dem jeweils ersten Buchstaben des Medikamentes bzw. der Medikamentenkombination (AL = Arthemether/Lumefantrin, AP = Atovaquon/Proguanil, C = Chloroquin, D = Doxycyclin, M = Mefloquin). **Sind in der Tabelle mehrere Medikamente durch Komma getrennt, handelt es sich um Alternativen**; bei der Auswahl sind die Empfehlungen und Einschränkungen zur Indikation der einzelnen Mittel zu beachten.

Näheres siehe Kapitel „Malariaprophylaxe"

Besondere Infektionsrisiken

Landesspezifische Infektionsrisiken geordnet nach Übertragungswegen. **Infektionen von besonderer Häufigkeit oder Bedeutung für alle Reisenden erscheinen im Fettdruck;** sonstige Risiken im Normaldruck als Beratungshilfe für spezielle, in der Regel nicht organisierte Reisen (z.B. berufliche Langzeitaufenthalte) sowie zur diagnostischen Orientierung bei Rückkehrer-Erkrankungen; regionale und saisonale Angaben ggf. im Kleindruck.

s. auch unter *Krankheiten – Basisdaten* im Kapitel „Service"

Sonstige Beratungsinhalte

Hinweise auf Themen, die für die Reise in das betreffende Land bzw. den Aufenthalt dort präventivmedizinisch von Bedeutung sind, und zwar **generell** (z.B. Langstreckenflug, Klima, Hygiene, Medizinische Versorgung, Auslandskrankenversicherung) oder **bei Bedarf** (z.B. Tauchen, Bergsteigen).

s. auch *Checklisten* im Kapitel „Service"

Bemerkungen

Weitere Hinweise z.B. zu medizinischer Versorgung, Krankenversicherung, besonderen Gesundheitsvorschriften, -risiken und -empfehlungen, soweit sie von allgemeinem Interesse sind. Zu den Einreisevorschriften für Nicht-Touristen siehe Seite 348 im Kapitel „Service".

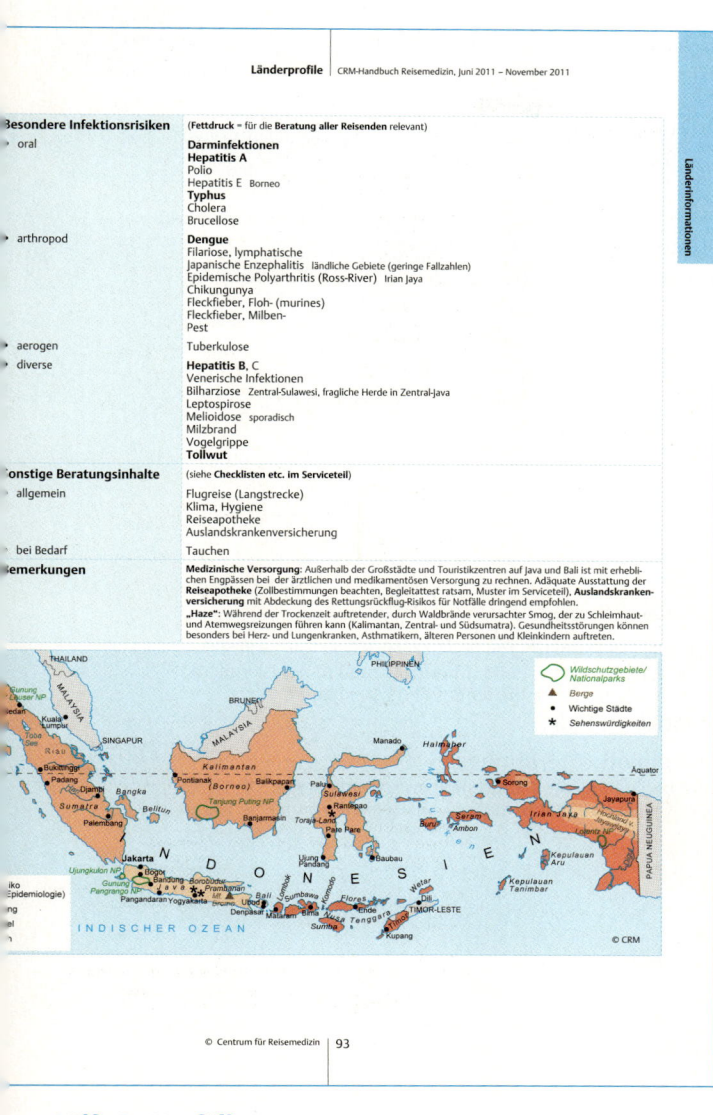

Hilfe in Notfällen

Anschrift und Telefonnummer der **Deutschen Botschaft**, die Hilfe vor Ort leisten oder vermitteln kann. Sofern sie Dienstsitz eines deutschen Regionalarztes ist, wird dies erwähnt. Für Länder ohne eigene deutsche Vertretung ist die Botschaft genannt, die für das betreffende Land zuständig ist. Weitere Informationen hierzu bietet das Auswärtige Amt im Internet unter www.auswaertiges-amt.de sowie das „CRM-Handbuch Reisen mit Vorerkrankungen".

Impfvorschriften

keine: das betreffende Land verlangt prinzipiell keine Impfungen für die Ein- oder Ausreise

direkt: keine – es gibt keine Impfvorschriften, wenn Hin- und Rückreise zwischen D (Europa) und dem betreffenden Land ohne Zwischenaufenthalte – auch nicht im Transit – erfolgen

aus Infektionsgebieten: gilt in der Regel für Personen, die sich innerhalb von 6 Tagen vor Einreise in einem Gelbfieber-Risikogebiet (s. Kartenteil) aufgehalten haben, wenn auch nur im Transit

Abweichungen: wenn bekannt wird, dass Impfungen bei Ein- oder Ausreise immer oder gelegentlich verlangt werden, obwohl dies nach den aktuellen Angaben der WHO *(International Travel and Health)* nicht vorgesehen ist; es empfiehlt sich, diese Hinweise bei der Impfberatung zu berücksichtigen.

Vorgeschriebene Impfungen müssen im Internationalen Impfpass dokumentiert sein.

Abu Dhabi s. Vereinigte Arabische Emirate

Afghanistan

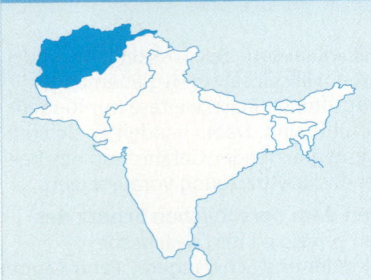

Klima
Kontinentales Steppen- und Wüstenklima, im äußersten Osten sommerliche Monsun-Niederschläge; im Süden sommerliche Durchschnittstemperatur von 30 °C, im Winter 5–10 °C, Januar-Mittel in Kabul -3 °C, Juli-Mittel 25 °C.

Zeitdifferenz (zu Mitteleuropäischer Zeit):
MEZ + 3:30 Std.
(Europ. Sommerzeit + 2:30 Std.)

Hilfe in Notfällen
Deutsche Botschaft
Wazir Akbar Khan, Mena 6
Kabul
Tel. (0093 20) 2 10 15 12

Impfvorschriften	
• direkt	keine
• aus Infektionsgebieten	Gelbfieber

Impfempfehlungen	(STIKO-Empfehlungen siehe **Kapitel Reiseimpfungen**)
• alle Reisenden	altersentsprechende Standardimpfungen lt. STIKO überprüfen und ggf. ergänzen bzw. auffrischen. Besonders zu beachten: **Tetanus, Diphtherie, Pertussis, Polio, Masern** (Grundimmunisierung oder ggf. Auffrischung); **Grippe**, evtl. **Pneumokokken**: Alter > 60, chronische Krankheiten; **zusätzlich für dieses Land: Hepatitis A, Polio**
• besondere Risiken	**Cholera** [1,5,6,7], **Hepatitis B** [2,5,6,8], **Tollwut** [2,4,6,8], **Typhus** [1,2,5,6,7] 1 aktuelle Ausbrüche, 2 einfache Reisebedingungen, 3 Exposition im Endemiegebiet, 4 Tierkontakte, 5 spezielle berufliche/soziale Kontakte, 6 Einsätze (Katastrophen), 7 Hygienemängel, 8 unzureichende medizinische Versorgung

Malaria	
• Saison	Mai–November in höheren Lagen Juni–September Gipfel für P. falciparum Oktober–November
• Parasit	P. vivax vorwiegend; P. falciparum nach S zunehmend, 10 - 20 %, Resistenzen Chloroquin, Sulfa/Pyrimethamin-Kombinationen
• Epidemiologie	**mittleres Risiko** in Landesteilen unterhalb 2000 m; **geringes Risiko** in Kabul
• Vorbeugung	**Expositionsprophylaxe!**

Medikation	regelm.	stand-by	Bemerkungen
Empfehlung DTG Tourist/organisiert/Hotel	Ø	AL, AP	Gebiete < 2000 m Mai–Nov
Erwägung für sonst. Aufenthalte			Reisestil u. Reisezeit beachten
mittleres Risiko	AP, D*, M oder Ø	Ø AL, AP	
geringes Risiko	Ø	AL, AP	

AL = Artemether/Lumefantrin (Riamet®), AP = Atovaquon/Proguanil (Malarone®), D = Doxycyclin, M = Mefloquin (Lariam®), Ø = keine
In der Tabelle durch Komma getrennte Präparate sind als Alternativen zu verstehen.
* Doxycyclin ist in Deutschland zur Malariaprophylaxe nicht zugelassen (s. Seite 318).

Länderprofile | CRM-Handbuch Reisemedizin, Juni 2011 – November 2011

Besondere Infektionsrisiken	(Fettdruck = für die Beratung aller Reisenden relevant)
• oral	**Darminfektionen** **Hepatitis A**, E **Polio** Typhus Cholera Echinokokkose (E. granulosus)
• arthropod	**Leishmaniase, cutane** besonders in den Gebieten: Kabul, Kandahar, Parwan, Balkh, Herat Leishmaniase, viszerale sporadisch Phlebotomus-Fieber Fièvre boutonneuse Krim-Kongo hämorrhagisches Fieber Rückfallfieber, Zecken-
• aerogen	Tuberkulose
• diverse	**Tollwut** Venerische Infektionen Hepatitis B Milzbrand
Sonstige Beratungsinhalte	(siehe **Checklisten etc. im Serviceteil**)
• allgemein	Flugreise (Langstrecke)
Bemerkungen	**Medizinische Versorgung**: Landesweit ist mit erheblichen Engpässen bei der ärztlichen und medikamentösen Versorgung zu rechnen. Adäquate Ausstattung der **Reiseapotheke** (Zollbestimmungen beachten, Begleitattest ratsam, Muster im Serviceteil), **Auslandskrankenversicherung** mit Abdeckung des Rettungsrückflug-Risikos für Notfälle dringend empfohlen. Moderne **Tollwut-Impfstoffe** sind im Land nicht verfügbar. Eine komplette Grundimmunisierung mit 3 Injektionen sollte bei vorhersehbarem Risiko vor der Einreise durchgeführt werden.

Ägypten

Klima
Trockenheißes Wüstenklima; nur nördlicher Küstenstreifen und Nildelta mediterran beeinflusst (Winterniederschläge); durchschnittliche Temperatur im Juli zwischen 28 °C (Kairo) und 32 °C (Luxor); im Januar zwischen 13 °C und 15 °C.

Zeitdifferenz (zu Mitteleuropäischer Zeit:)
MEZ + 1 Std.
April und Okt. MEZ ± 0 Std.
Geringfügige Abweichungen der örtlichen von der europäischen Sommerzeit.

Hilfe in Notfällen
Deutsche Botschaft
2, Sharia Berlin
Ecke Sharia Hassan Sabri
Kairo-Zamalek
Tel. (0020 2) 27 28 20 00

Regionalarzt an der
Deutschen Botschaft
Tel. (0020 2) 37 61 02 11
Handy (0020 12) 3 13 27 32

Impfvorschriften	
• direkt	keine
• aus Infektionsgebieten	Gelbfieber aus allen Ländern mit endemischen Gebieten sowie aus Belize und Costa Rica (ausgenommen Kinder unter 1 Jahr)
• aus Sudan	Anstelle der obligatorischen Gelbfieberimpfung kann eine amtliche Bescheinigung vorgelegt werden, dass der Reisende sich innerhalb der letzten 6 Tage nicht südlich des 15. Breitengrades aufgehalten hat.
Impfempfehlungen	(STIKO-Empfehlungen siehe Kapitel Reiseimpfungen)
• alle Reisenden	altersentsprechende Standardimpfungen lt. STIKO überprüfen und ggf. ergänzen bzw. auffrischen. Besonders zu beachten: **Tetanus, Diphtherie, Pertussis, Polio, Masern** (Grundimmunisierung oder ggf. Auffrischung); **Grippe**, evtl. **Pneumokokken**: Alter > 60, chronische Krankheiten; **zusätzlich für dieses Land: Hepatitis A**
• besondere Risiken	**Hepatitis B** [2,5,6,8], **Meningokokken** [1,2,5], **Polio** [1,2,5,6,7], **Tollwut** [2,4,6,8], **Typhus** [1,2,5,6,7] 1 aktuelle Ausbrüche, 2 einfache Reisebedingungen, 3 Exposition im Endemiegebiet, 4 Tierkontakte, 5 spezielle berufliche/soziale Kontakte, 6 Einsätze (Katastrophen), 7 Hygienemängel, 8 unzureichende medizinische Versorgung

Länderprofile | CRM-Handbuch Reisemedizin, Juni 2011 – November 2011

Ägypten (Forts.)

Malaria

- **Saison**: Juni – Oktober
- **Parasit**: P. vivax, P. falciparum, Resistenzen keine
- **Epidemiologie**: **geringes Risiko** im Governorat El Faiyum saisonal möglich (seit 1998 keine autochthonen Fälle gemeldet); übrige Landesteile gelten als **malariafrei**
- **Vorbeugung**: **Expositionsprophylaxe!**

Medikation	regelm.	stand-by	Bemerkungen
Empfehlung DTG Tourist/organisiert/Hotel	Ø	Ø	Keine Fälle seit 1998
Erwägung für sonst. Aufenthalte geringes Risiko	Ø	Ø	

Ø = keine

Besondere Infektionsrisiken

(**Fettdruck** = für die **Beratung aller Reisenden** relevant)

- **oral**:
  Darminfektionen
  Hepatitis A, E
  Polio
  Typhus
  Brucellose
  Fasziolose   vorw. in der Umgebung von Alexandria

- **arthropod**:
  Leishmaniase, viszerale + cutane   vorw. im N
  Filariose, lymphatische   sporadisch im Nildelta
  Phlebotomus-Fieber   vorw. nördliche Landesteile
  Dengue   im Juni 2010 erstmaliges Auftreten (Einzelfälle) an der Küste im Süden (Marsa Alam und südlich)
  West Nile-Fieber   vorw. im Niltal
  Rift Valley-Fieber
  Krim-Kongo hämorrhagisches Fieber
  Fleckfieber, Floh- (murines)

- **aerogen**: **Meningokokken-Meningitis**   Dezember – Mai, vorw. im Niltal

- **diverse**:
  Bilharziose   vorw. Nildelta, Niltal (bes. Nebenflüsse), Suezkanal-Gebiet
  Hepatitis B, **C**
  Venerische Infektionen
  Vogelgrippe
  Tollwut

Sonstige Beratungsinhalte

(siehe **Checklisten etc. im Serviceteil**)

- **allgemein**:
  Flugreise (Langstrecke)
  Klima, Hygiene
  Reiseapotheke
  Auslandskrankenversicherung

- **bei Bedarf**:
  Tauchen
  Gesundheitszeugnis (Arbeits-/Langzeitaufenthalt)

Bemerkungen

Medizinische Versorgung: Außerhalb der Großstädte und Touristikzentren ist mit erheblichen Engpässen bei der ärztlichen und medikamentösen Versorgung zu rechnen. Adäquate Ausstattung der **Reiseapotheke** (Zollbestimmungen beachten, Begleitattest ratsam, Muster im Serviceteil), **Auslandskrankenversicherung** mit Abdeckung des Rettungsrückflug-Risikos für Notfälle dringend empfohlen.

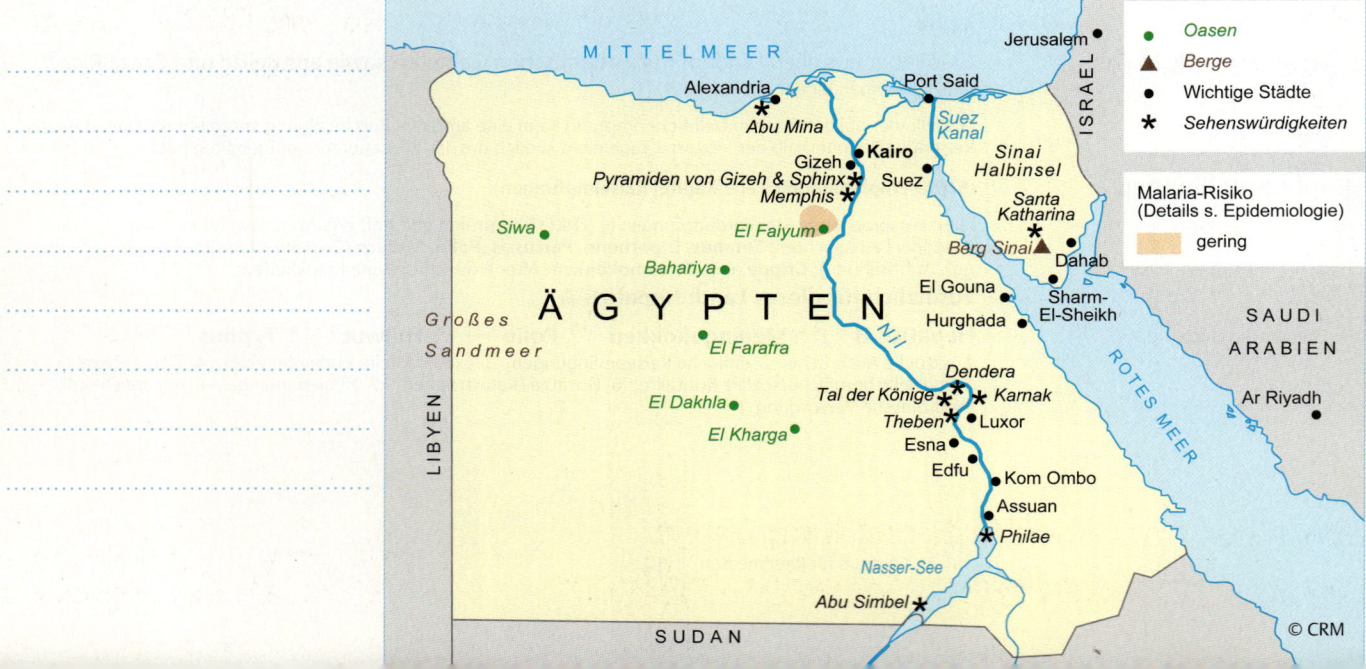

Sie haben Fernweh?

Unser Rezept für Sie:
Begleiten Sie als Reisemediziner weltweit Rundreisen

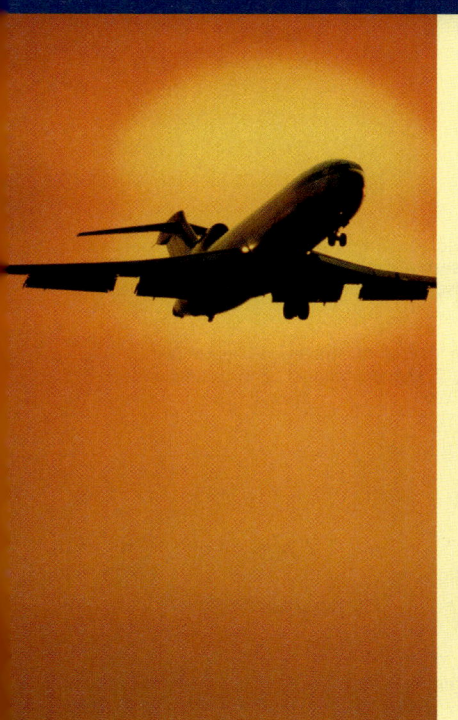

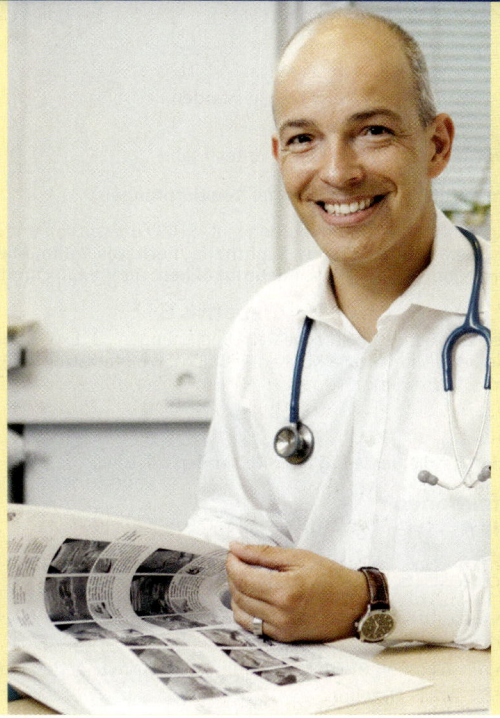

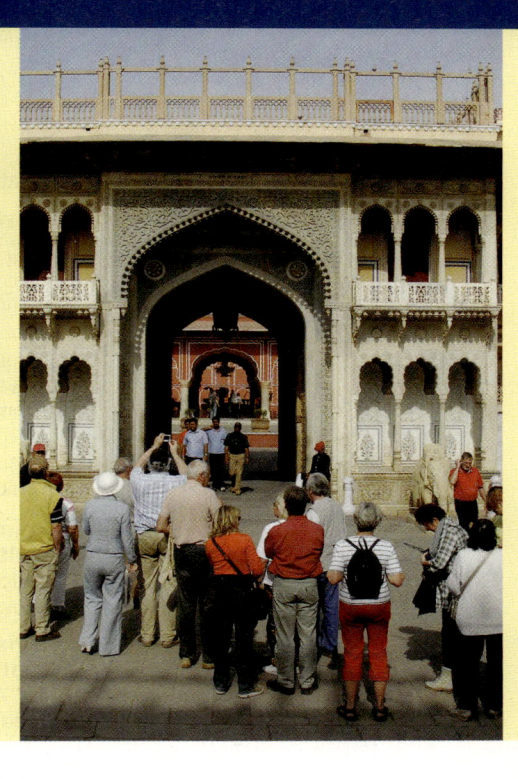

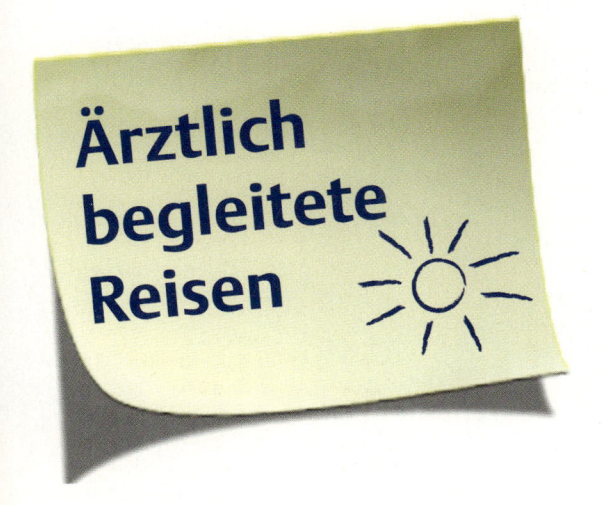

Ärztlich begleitete Reisen

Erleben Sie traumhafte Landschaft! Lernen Sie andere Kulturen sowie Land & Leute kennen.

Ärztlich begleitete Reisen: Für das Plus an Sicherheit für die Teilnehmer der Reise!

Sie sind gefragt!

Weitere Informationen & Anmeldung unter:
www.crm.de/begleitetes-reisen

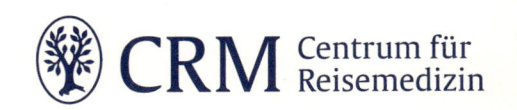

CRM Centrum für Reisemedizin

Albanien

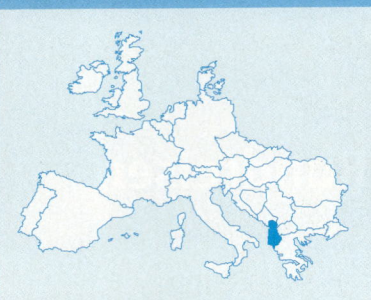

Klima
An der Küste und im Hügelland mediterranes Klima mit heißen, trockenen Sommern und milden, feuchten Wintern (mittlere Temperatur in Tirana: Juli 25 °C, Januar 7,5 °C); im Hochland kontinentales Klima (20 °C bzw. 0 °C).

Zeitdifferenz (zu Mitteleuropäischer Zeit):
ganzjährig keine

Hilfe in Notfällen
Deutsche Botschaft
Rruga Skenderbej Nr. 8
Tirana
Tel. (00355 42) 27 45 05

Impfvorschriften	
• direkt	keine
• aus Infektionsgebieten	Gelbfieber (ausgenommen Kinder unter 1 Jahr)
Impfempfehlungen	(STIKO-Empfehlungen siehe Kapitel Reiseimpfungen)
• alle Reisenden	altersentsprechende Standardimpfungen lt. STIKO überprüfen und ggf. ergänzen bzw. auffrischen. Besonders zu beachten: **Tetanus**, **Diphtherie**, **Pertussis**, **Polio**, **Masern** (Grundimmunisierung oder ggf. Auffrischung); **Grippe**, evtl. **Pneumokokken**: Alter > 60, chronische Krankheiten;
• besondere Risiken	**FSME** [2,3], **Hepatitis A** [1,2,5,6,7], **Hepatitis B** [2,5,6,8] 1 aktuelle Ausbrüche, 2 einfache Reisebedingungen, 3 Exposition im Endemiegebiet, 4 Tierkontakte, 5 spezielle berufliche/soziale Kontakte, 6 Einsätze (Katastrophen), 7 Hygienemängel, 8 unzureichende medizinische Versorgung
Malaria	keine
Besondere Infektionsrisiken	(Fettdruck = für die Beratung aller Reisenden relevant)
• oral	**Darminfektionen** **Hepatitis A** Brucellose Echinokokkose (E. granulosus)
• arthropod	Leishmaniase, viszerale + cutane vorw. Küstenregion Phlebotomus-Fieber April – Oktober FSME April – Oktober, Risiko landesweit, keine ausreichenden Daten Borreliose April – Oktober Fièvre boutonneuse April – Oktober, vorw. Küstenregion Krim-Kongo hämorrhagisches Fieber April – Oktober
• diverse	Venerische Infektionen Hepatitis B Tollwut
Sonstige Beratungsinhalte	(siehe **Checklisten etc. im Serviceteil**)
• allgemein	Hygiene Reiseapotheke Auslandskrankenversicherung

Länderprofile | CRM-Handbuch Reisemedizin, Juni 2011 – November 2011

Algerien

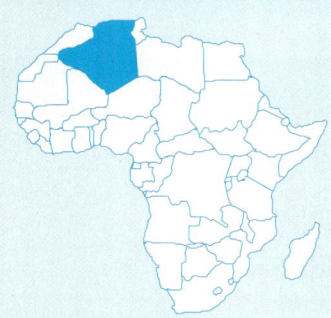

Klima
Mittelmeerklima mit Winterregen an der Küste; im Atlas winterfeuchtes Steppenklima, im Süden extremes Wüstenklima; durchschnittliche Temperatur im August in Algier 25 °C, im Januar 12 °C.

Zeitdifferenz (zu Mitteleuropäischer Zeit):
MEZ ± 0 Std.
(Europ. Sommerzeit - 1 Std.)

Hilfe in Notfällen
Deutsche Botschaft
165, chemin Sfindja (ex Laperlier)
Algier
Tel. (00213 21) 74 19 41, 74 19 56

Impfvorschriften	
• direkt	keine
• aus Infektionsgebieten	Gelbfieber (ausgenommen Kinder unter 1 Jahr)
Impfempfehlungen	(STIKO-Empfehlungen siehe Kapitel Reiseimpfungen)
• alle Reisenden	altersentsprechende Standardimpfungen lt. STIKO überprüfen und ggf. ergänzen bzw. auffrischen. Besonders zu beachten: **Tetanus**, **Diphtherie**, **Pertussis**, **Polio**, **Masern** (Grundimmunisierung oder ggf. Auffrischung); **Grippe**, evtl. **Pneumokokken**: Alter > 60, chronische Krankheiten; **zusätzlich für dieses Land: Hepatitis A**
• besondere Risiken	**Hepatitis B** [2,5,6,8], **Polio** [1,2,5,6,7], **Tollwut** [2,4,6,8], **Typhus** [1,2,5,6,7] 1 aktuelle Ausbrüche, 2 einfache Reisebedingungen, 3 Exposition im Endemiegebiet, 4 Tierkontakte, 5 spezielle berufliche/soziale Kontakte, 6 Einsätze (Katastrophen), 7 Hygienemängel, 8 unzureichende medizinische Versorgung
Malaria	
• Saison	vorwiegend Sommermonate
• Parasit	P. vivax > 99%
• Epidemiologie	**geringes Risiko**, mit gelegentlicher Übertragung von P. vivax muss örtlich (z.Tl. in einzelnen Oasen) in den Provinzen Adrar, El Oued, Ghardaia, Illizi, Ouargla und Tamarasset gerechnet werden – alle liegen südlich des Atlas-Gebirges; Einzelfälle von P. falciparum gab es bei Migranten im äußersten Süden (Illizi und Tamarasset); alle übrigen (nördlichen) Landesteile mit den Küstengebieten gelten als **malariafrei**
• Vorbeugung	**Expositionsprophylaxe!**

Medikation	regelm.	stand-by	Bemerkungen
Empfehlung DTG Tourist/organisiert/Hotel	Ø	Ø	Süden und Südosten minimales Risiko März–Okt
Erwägung für sonst. Aufenthalte geringes Risiko	Ø	C	Reisestil u. Reisezeit beachten

C = Chloroquin (Resochin® u.a.), Ø = keine

Besondere Infektionsrisiken	(**Fettdruck** = für die **Beratung aller Reisenden** relevant)
• oral	**Darminfektionen** **Hepatitis A**, E Polio, Typhus Echinokokkose (E. granulosus)
• arthropod	Leishmaniase, viszerale sporadisch im S Leishmaniase, cutane sporadisch im N Phlebotomus-Fieber vorw. im N West Nile-Fieber Fleckfieber, Floh- (murines) Pest Oran Dptm.
• diverse	Bilharziose (vorw. S. haematobium) nur in 2 Regionen: im N: Wadi Hamiz, Gebiet von Khémis-El-Khéchna, im S: Tassili-Region, Gebiet von Djanet u. Iherir Hepatitis B **Tollwut**
Sonstige Beratungsinhalte	(siehe **Checklisten** etc. im Serviceteil)
• allgemein	Klima, Hygiene Gifttiere (Schlangen, Skorpione) Reiseapotheke Auslandskrankenversicherung

© Centrum für Reisemedizin

Länderprofile | CRM-Handbuch Reisemedizin, Juni 2011 – November 2011

Andorra s. Spanien

Angola

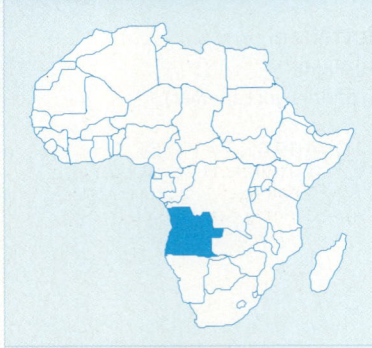

Klima
Wechselfeuchtes Tropenklima mit Regenzeit von Oktober bis April; Hochland niederschlagsreicher als Küstentiefland; durchschnittliche Jahrestemperatur: Küste 24 °C, Hochland 20 °C.

Zeitdifferenz (zu Mitteleuropäischer Zeit):
MEZ ± 0 Std.
(Europ. Sommerzeit - 1 Std.)

Hilfe in Notfällen
Deutsche Botschaft
Avenida 4 de Fevreiro 120
Luanda
Tel. (00244 222) 33 47 73, 33 45 16

Impfvorschriften	
• direkt	**keine**
• aus Infektionsgebieten	Gelbfieber (ausgenommen Kinder unter 1 Jahr)
• Abweichungen	Laut bestätigten Berichten verlangt die Botschaft von Angola in Deutschland bereits für die Erteilung des Visums den Nachweis von Impfungen gegen **Gelbfieber**, **Hepatitis A** und **B**. Zudem werden die Impfungen wohl auch bei der Einreise kontrolliert.
Impfempfehlungen	(**STIKO-Empfehlungen** siehe **Kapitel Reiseimpfungen**)
• alle Reisenden	altersentsprechende Standardimpfungen lt. STIKO überprüfen und ggf. ergänzen bzw. auffrischen. Besonders zu beachten: **Tetanus**, **Diphtherie**, **Pertussis**, **Polio**, **Masern** (Grundimmunisierung oder ggf. Auffrischung); **Grippe**, evtl. **Pneumokokken**: Alter > 60, chronische Krankheiten; **zusätzlich für dieses Land: Hepatitis A, Polio, Gelbfieber**
• besondere Risiken	**Cholera** [1,5,6,7], **Hepatitis B** [2,5,6,8], **Meningokokken** [1,2,5], **Tollwut** [2,4,6,8], **Typhus** [1,2,5,6,7] 1 aktuelle Ausbrüche, 2 einfache Reisebedingungen, 3 Exposition im Endemiegebiet, 4 Tierkontakte, 5 spezielle berufliche/soziale Kontakte, 6 Einsätze (Katastrophen), 7 Hygienemängel, 8 unzureichende medizinische Versorgung
Malaria	
• Saison	ganzjährig
• Parasit	P. falciparum -90%, Resistenzen Chloroquin, Sulfa/Pyrimethamin-Kombinationen
• Epidemiologie	**hohes Risiko** landesweit
• Vorbeugung	**Expositionsprophylaxe!**

Medikation	regelm.	stand-by	Bemerkungen
Empfehlung DTG Tourist/organisiert/Hotel	AP, D*, M	Ø	ganzes Land ganzjährig
Erwägung für sonst. Aufenthalte hohes Risiko	AP, D*, M	Ø	

AP = Atovaquon/Proguanil (Malarone®), D = Doxycyclin, M = Mefloquin (Lariam®), Ø = keine
In der Tabelle durch Komma getrennte Präparate sind als Alternativen zu verstehen.
* Doxycyclin ist in Deutschland zur Malariaprophylaxe nicht zugelassen (s. Seite 318).

Besondere Infektionsrisiken	(**Fettdruck** = für die **Beratung aller Reisenden** relevant)
• oral	**Darminfektionen** **Hepatitis A**, E **Polio** Typhus Cholera
• arthropod	Filariose, lymphatische + Onchozerkose vorw. im N Gelbfieber Dengue Rift Valley-Fieber Chikungunya vorw. im N Rückfallfieber, Zecken- **Schlafkrankheit** 7 Provinzen im NO: Bengo, Kuanza-Norte, Kuanza-Sud, Luanda, Malanje, Uige, Zaire Pest

© Centrum für Reisemedizin

• aerogen	Meningokokken-Meningitis Mai – Oktober Tuberkulose	
• diverse	**Bilharziose** **Hepatitis B** Venerische Infektionen **Tollwut**	
Sonstige Beratungsinhalte	(siehe **Checklisten etc. im Serviceteil**)	
• allgemein	Flugreise (Langstrecke) Klima, Hygiene Reiseapotheke Auslandskrankenversicherung	
Bemerkungen	**Medizinische Versorgung**: Landesweit ist mit erheblichen Engpässen bei der ärztlichen und medikamentösen Versorgung zu rechnen. Adäquate Ausstattung der **Reiseapotheke** (Zollbestimmungen beachten, Begleitattest ratsam, Muster im Serviceteil), **Auslandskrankenversicherung** mit Abdeckung des Rettungsrückflug-Risikos für Notfälle dringend empfohlen.	

Ortsunabhängiges, zeitnahes Lernen

CRM Online Teaching

www.crm.de

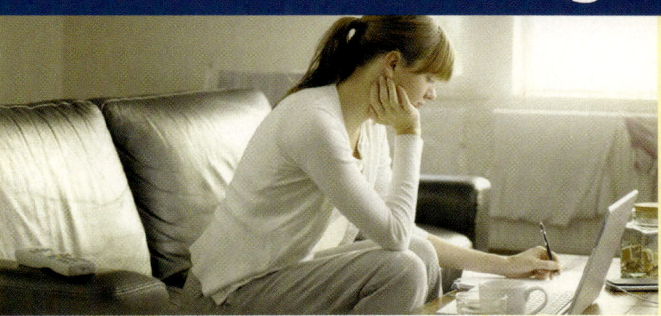

Orts- und zeitunabhängiges Lernen mit dem CRM Online Teaching!

Internetbasierte Live-Vorträge informieren Sie regelmäßig zu aktuellen Themen der Reisemedizin!

Update Weltseuchenlage*
Aktuelle epidemiologische Schwerpunkte und andere Gesundheitsgefahren auf Reisen
- jeden 1. Mittwoch im Monat
- jeweils 15:00 – 16:00 Uhr

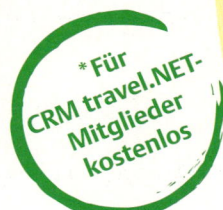

*Für CRM travel.NET-Mitglieder kostenlos

Spezielle Themen der Reisemedizin
Wechselnde reisemedizinische Themen zur Aktualisierung und Vertiefung beratungsrelevanter Inhalte
- jeden 3. Mittwoch im Monat
- jeweils 15:00 – 16:00 Uhr

CRM Centrum für Reisemedizin

Anguilla (zu Großbritannien)

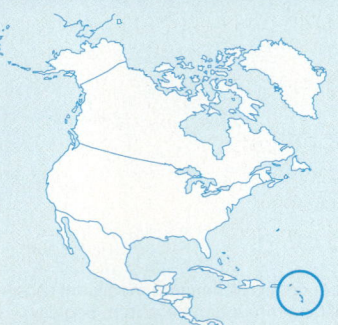

Klima
Tropisches feuchtes Klima;
Temperatur ganzjährig um 26 °C.

Zeitdifferenz (zu Mitteleuropäischer Zeit):
MEZ - 5 Std.
(Europ. Sommerzeit - 6 Std.)

Hilfe in Notfällen
zu erfragen über:
Deutsche Botschaft
Trinidad und Tobago

Impfvorschriften	
• direkt	**keine**
• aus Infektionsgebieten	Gelbfieber (ausgenommen Kinder unter 1 Jahr)
Impfempfehlungen	(**STIKO-Empfehlungen** siehe **Kapitel Reiseimpfungen**)
• alle Reisenden	altersentsprechende Standardimpfungen lt. STIKO überprüfen und ggf. ergänzen bzw. auffrischen. Besonders zu beachten: **Tetanus, Diphtherie, Pertussis, Polio, Masern** (Grundimmunisierung oder ggf. Auffrischung); **Grippe**, evtl. **Pneumokokken**: Alter > 60, chronische Krankheiten; **zusätzlich für dieses Land: Hepatitis A**
• besondere Risiken	**Hepatitis B** [2,5,6,8], **Typhus** [1,2,5,6,7] 1 aktuelle Ausbrüche, 2 einfache Reisebedingungen, 3 Exposition im Endemiegebiet, 4 Tierkontakte, 5 spezielle berufliche/soziale Kontakte, 6 Einsätze (Katastrophen), 7 Hygienemängel, 8 unzureichende medizinische Versorgung
Malaria	**keine**
Besondere Infektionsrisiken	(**Fettdruck** = für die **Beratung aller Reisenden** relevant)
• oral	**Darminfektionen** **Hepatitis A** Typhus
• arthropod	**Dengue**
• diverse	Bilharziose herdförmiges Vorkommen möglich Venerische Infektionen
Sonstige Beratungsinhalte	(siehe **Checklisten etc. im Serviceteil**)
• allgemein	Flugreise (Langstrecke) Klima, Hygiene Reiseapotheke Auslandskrankenversicherung
• bei Bedarf	Tauchen

Antigua und Barbuda

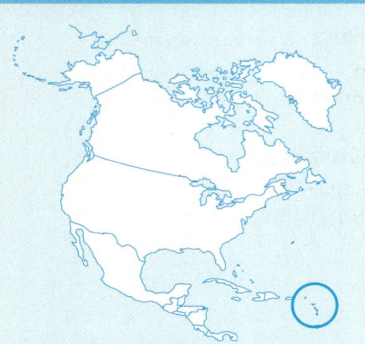

Klima
Tropenklima mit Regenzeit von Mai bis November; durchschnittliche Jahrestemperatur 27,5 °C.

Zeitdifferenz (zu Mitteleuropäischer Zeit):
MEZ - 5 Std.
(Europ. Sommerzeit - 6 Std.)

Hilfe in Notfällen
zu erfragen über:
Deutsche Botschaft
Trinidad und Tobago

Impfvorschriften	
• direkt	**keine**
• aus Infektionsgebieten	Gelbfieber (ausgenommen Kinder unter 1 Jahr)
Impfempfehlungen	(**STIKO-Empfehlungen** siehe **Kapitel Reiseimpfungen**)
• alle Reisenden	altersentsprechende Standardimpfungen lt. STIKO überprüfen und ggf. ergänzen bzw. auffrischen. Besonders zu beachten: **Tetanus**, **Diphtherie**, **Pertussis**, **Polio**, **Masern** (Grundimmunisierung oder ggf. Auffrischung); **Grippe**, evtl. **Pneumokokken**: Alter > 60, chronische Krankheiten; **zusätzlich für dieses Land: Hepatitis A**
• besondere Risiken	**Hepatitis B** [2,5,6,8], **Typhus** [1,2,5,6,7] 1 aktuelle Ausbrüche, 2 einfache Reisebedingungen, 3 Exposition im Endemiegebiet, 4 Tierkontakte, 5 spezielle berufliche/soziale Kontakte, 6 Einsätze (Katastrophen), 7 Hygienemängel, 8 unzureichende medizinische Versorgung
Malaria	keine
Besondere Infektionsrisiken	(**Fettdruck** = für die **Beratung aller Reisenden** relevant)
• oral	**Darminfektionen** **Hepatitis A** Typhus
• arthropod	**Dengue**
• diverse	Bilharziose herdförmiges Vorkommen möglich Venerische Infektionen
Sonstige Beratungsinhalte	(siehe **Checklisten etc. im Serviceteil**)
• allgemein	Flugreise (Langstrecke) Klima, Hygiene Reiseapotheke Auslandskrankenversicherung
• bei Bedarf	Tauchen

Länderprofile CRM-Handbuch Reisemedizin, Juni 2011 – November 2011

Äquatorialguinea

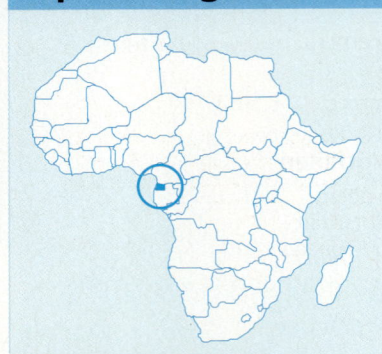

Klima
Ständig feuchtes Tropenklima mit ganzjährig drückender Schwüle; durchschnittliche Jahrestemperatur 25 °C.

Zeitdifferenz (zu Mitteleuropäischer Zeit):
MEZ ± 0 Std.
(Europ. Sommerzeit -1 Std.)

Hilfe in Notfällen
zu erfragen über:
Deutsche Botschaft Kamerun

Impfvorschriften	
• direkt	**keine**
• aus Infektionsgebieten	Gelbfieber
• Abweichungen	Ein gültiger Impfnachweis gegen **Gelbfieber** und **Cholera** kann – abweichend von den offiziellen Bestimmungen – gelegentlich von allen Reisenden verlangt werden. Besonders zu beachten bei – Ankunft aus einem Land der endemischen Zone bzw. Infektionsgebiet; – Einreise außerhalb des internationalen Flughafens der Hauptstadt.

Impfempfehlungen	(**STIKO-Empfehlungen** siehe **Kapitel Reiseimpfungen**)
• alle Reisenden	altersentsprechende Standardimpfungen lt. STIKO überprüfen und ggf. ergänzen bzw. auffrischen. Besonders zu beachten: **Tetanus**, **Diphtherie**, **Pertussis**, **Polio**, **Masern** (Grundimmunisierung oder ggf. Auffrischung); **Grippe**, evtl. **Pneumokokken**: Alter > 60, chronische Krankheiten; **zusätzlich für dieses Land: Hepatitis A, Gelbfieber**
• besondere Risiken	**Cholera** [1,5,6,7], **Hepatitis B** [2,5,6,8], **Polio** [1,2,5,6,7], **Tollwut** [2,4,6,8], **Typhus** [1,2,5,6,7] 1 aktuelle Ausbrüche, 2 einfache Reisebedingungen, 3 Exposition im Endemiegebiet, 4 Tierkontakte, 5 spezielle berufliche/soziale Kontakte, 6 Einsätze (Katastrophen), 7 Hygienemängel, 8 unzureichende medizinische Versorgung

Malaria	
• Saison	ganzjährig
• Parasit	P. falciparum -85 %, Resistenzen Chloroquin, Sulfa/Pyrimethamin-Kombinationen
• Epidemiologie	**hohes Risiko** landesweit
• Vorbeugung	**Expositionsprophylaxe!**

Medikation	regelm.	stand-by	Bemerkungen
Empfehlung DTG Tourist/organisiert/Hotel	AP, D*, M	Ø	ganzes Land ganzjährig
Erwägung für sonst. Aufenthalte hohes Risiko	AP, D*, M	Ø	

AP = Atovaquon/Proguanil (Malarone®), D = Doxycyclin, M = Mefloquin (Lariam®), Ø = keine
In der Tabelle durch Komma getrennte Präparate sind als Alternativen zu verstehen.
* Doxycyclin ist in Deutschland zur Malariaprophylaxe nicht zugelassen (s. Seite 318).

Besondere Infektionsrisiken	(**Fettdruck** = für die **Beratung aller Reisenden** relevant)
• oral	**Darminfektionen** **Hepatitis A** Polio Typhus Cholera
• arthropod	Filariose, lymphatische + Onchozerkose landesweit, auch auf Bioko Chikungunya Filariose, Loa-loa Rückfallfieber, Zecken- Schlafkrankheit Küstengebiet im SW
• aerogen	Tuberkulose
• diverse	**Bilharziose** **Hepatitis B** Venerische Infektionen Tollwut

© Centrum für Reisemedizin

Sonstige Beratungsinhalte	(siehe **Checklisten etc. im Serviceteil**)
• allgemein	Flugreise (Langstrecke) Klima, Hygiene Reiseapotheke Auslandskrankenversicherung
Bemerkungen	**Medizinische Versorgung**: Landesweit ist mit erheblichen Engpässen bei der ärztlichen und medikamentösen Versorgung zu rechnen. Adäquate Ausstattung der **Reiseapotheke** (Zollbestimmungen beachten, Begleitattest ratsam, Muster im Serviceteil), **Auslandskrankenversicherung** mit Abdeckung des Rettungsrückflug-Risikos für Notfälle dringend empfohlen.

Argentinien

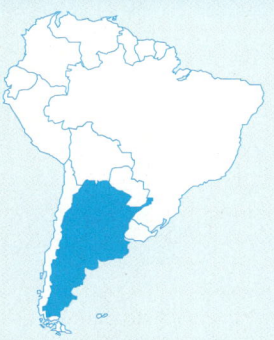

Klima
Im Norden subtropisches bis tropisches Klima mit Sommerregen, um Buenos Aires warmgemäßigt, im Zentrum und in Patagonien Steppen- und Wüstenklima, im äußersten Süden subpolares Klima; durchschnittliche Juli-Temperatur in Buenos Aires 9,4 °C, Januar-Mittel 23,1 °C.

Zeitdifferenz (zu Mitteleuropäischer Zeit):
MEZ - 4 Std.
(Europ. Sommerzeit - 5 Std.)

Hilfe in Notfällen
Deutsche Botschaft
Calle Villanueva 1055
1426 Buenos Aires
Tel. (0054 11) 47 78 25 00

Impfvorschriften	keine
Impfempfehlungen	(**STIKO-Empfehlungen** siehe **Kapitel Reiseimpfungen**)
• alle Reisenden	altersentsprechende Standardimpfungen lt. STIKO überprüfen und ggf. ergänzen bzw. auffrischen. Besonders zu beachten: **Tetanus, Diphtherie, Pertussis, Polio, Masern** (Grundimmunisierung oder ggf. Auffrischung); **Grippe**, evtl. **Pneumokokken**: Alter > 60, chronische Krankheiten; **zusätzlich für dieses Land: Gelbfieber** für die nördlichen und nordöstlichen Landesteile einschließlich des Iguazú Nationalparks; im Einzelnen gilt die WHO-Empfehlung für folgende Provinzen: **Formosa** und **Misiones** – jeweils die gesamte Provinz; **Chaco**: Departement Bermejo; **Corrientes**: Departements Berón de Astrada, Capital, General Alvear, General Paz, Ituzaingó, Itatí, Paso de los Libres, San Cosme, San Miguel, San Martín und San Tomé; **Jujuy**: Departements Ledesma, Santa Barbara, San Pedro und Valle Grande; **Salta**: Departements Anta, General José de San Martín, Orán und Rivadavia
• besondere Risiken	**Hepatitis A** [1,2,5,6,7], **Hepatitis B** [2,5,6,8], **Typhus** [1,2,5,6,7], **Tollwut** [2,4,6,8] 1 aktuelle Ausbrüche, 2 einfache Reisebedingungen, 3 Exposition im Endemiegebiet, 4 Tierkontakte, 5 spezielle berufliche/soziale Kontakte, 6 Einsätze (Katastrophen), 7 Hygienemängel, 8 unzureichende medizinische Versorgung
Malaria	**Karte Malaria – Südamerika** siehe Kartenanhang
• Saison	vorwiegend Oktober – Mai
• Parasit	P. vivax ausschließlich
• Epidemiologie	**geringes Risiko** nur im äußersten Norden: tiefer gelegene ländliche Grenzgebiete zu Bolivien (Provinzen Salta und Jujuy) sowie zu Paraguay (Provinzen Misiones und Corrientes); alle übrigen Landesteile (einschließlich Iguazú-Fälle) sind **malariafrei**
• Vorbeugung	**Expositionsprophylaxe!**

Medikation	regelm.	stand-by	Bemerkungen
Empfehlung DTG Tourist/organisiert/Hotel	Ø	Ø	in den ausgewiesenen Gebieten minimales Risiko Okt–Mai
Erwägung für sonst. Aufenthalte geringes Risiko	Ø	C	Reisestil u. Reisezeit beachten

C = Chloroquin (Resochin® u. a.), Ø = keine

Besondere Infektionsrisiken	(**Fettdruck** = für die **Beratung aller Reisenden** relevant)
• oral	**Darminfektionen** **Hepatitis A** **Typhus** Brucellose vorw. Pampas-Region Echinokokkose (E. granulosus) bes. in den Provinzen Cordoba, Neuquen und Rio Negro Trichinellose

Argentinien (Forts.)

	• arthropod	Dengue v.a. nördl. Provinzen (Jujuy, Salta, Chaco, Cordoba, Santa Fe, Catarmarca, Misiones, Tucuman, Formosa, Corrientes, Santiago del Estero, Entre Rios, Buenos Aires), vorw. im dortigen Sommer
		Gelbfieber sporadisch im NO (Misiones)
		West Nile-Fieber
		St. Louis-Enzephalitis
		Rocky Mountain spotted fever sporadisch Jujuy-Provinz
		Chagas-Krankheit ländliche Gebiete nördlich des Rio Negro
		Leishmaniase, cutane sporadisch im NO
		Leishmaniase, viszerale sporadisch im N
	• diverse	Venerische Infektionen
		Leptospirose Provinzen Santa Fe und Entre Rios
		Milzbrand
		Tollwut
		Argentinisches hämorrhag. Fieber Pampas-Region
Sonstige Beratungsinhalte		(siehe **Checklisten etc. im Serviceteil**)
	• allgemein	Flugreise (Langstrecke)
		Hygiene
		Reiseapotheke
	• bei Bedarf	Aufenthalt in großen Höhen
		Gesundheitszeugnis (Arbeits-/Langzeitaufenthalt

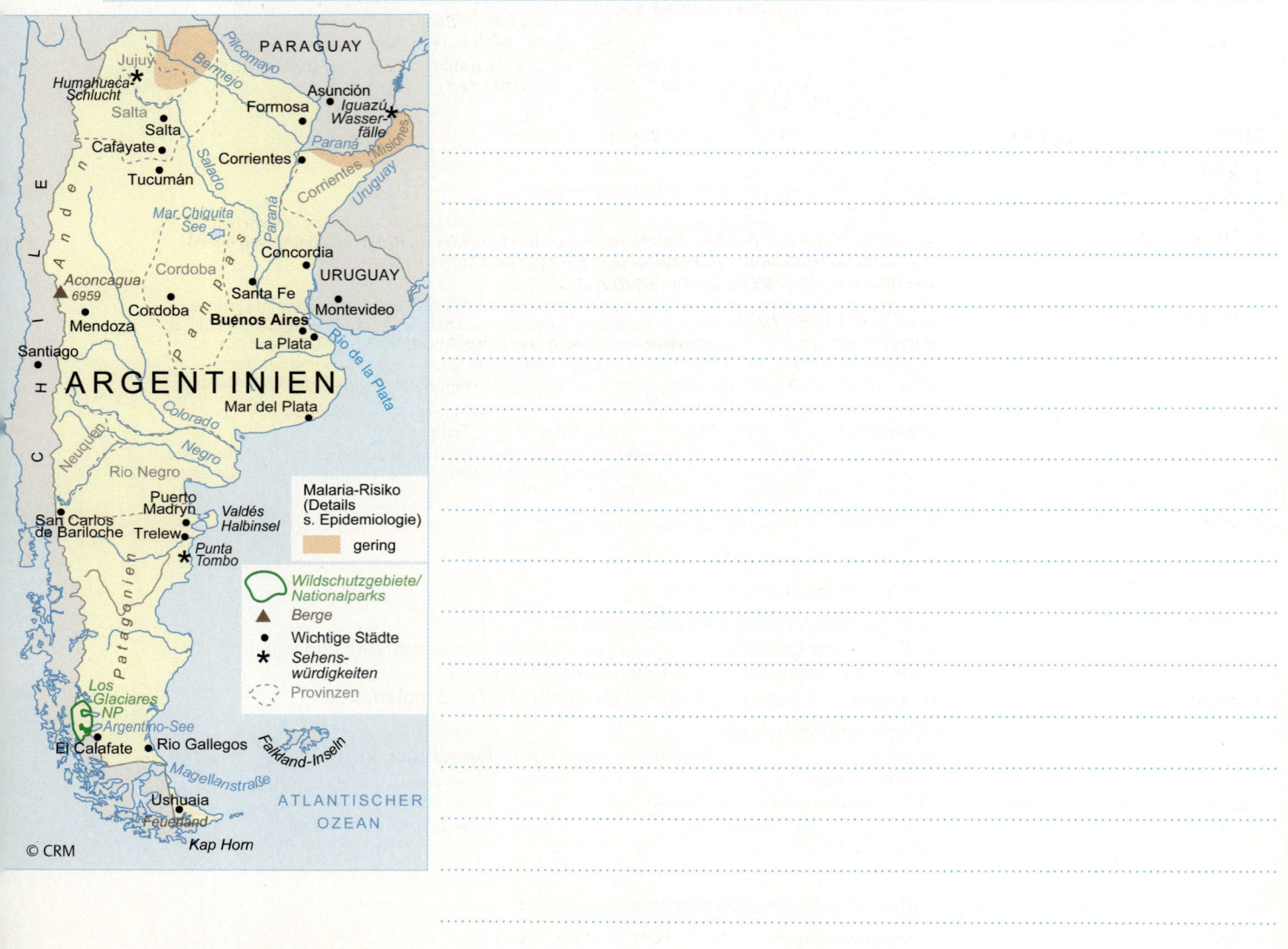

Armenien

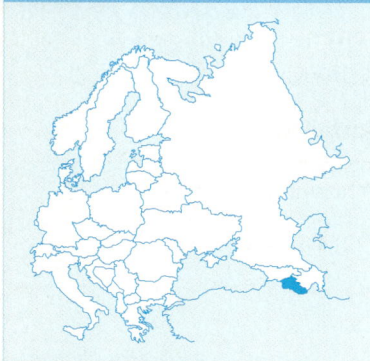

Klima
Kontinentales Klima mit heißen trockenen Sommern und kalten Wintern; durchschnittliche Temperatur in Eriwan im Juli 25 °C, im Januar 4 °C.

Zeitdifferenz (zu Mitteleuropäischer Zeit):
MEZ + 3 Std. ganzjährig

Hilfe in Notfällen
Deutsche Botschaft
Tscharenzstraße 29
Eriwan
Tel. (0037 410) 52 32 79, 52 45 81

Impfvorschriften	keine
Impfempfehlungen	(**STIKO-Empfehlungen** siehe **Kapitel Reiseimpfungen**)
• alle Reisenden	altersentsprechende Standardimpfungen lt. STIKO überprüfen und ggf. ergänzen bzw. auffrischen. Besonders zu beachten: **Tetanus, Diphtherie, Pertussis, Polio, Masern** (Grundimmunisierung oder ggf. Auffrischung); **Grippe**, evtl. **Pneumokokken**: Alter > 60, chronische Krankheiten; **zusätzlich für dieses Land: Hepatitis A**
• besondere Risiken	**Hepatitis B** [2,5,6,8], **Tollwut** [2,4,6,8], **Typhus** [1,2,5,6,7] 1 aktuelle Ausbrüche, 2 einfache Reisebedingungen, 3 Exposition im Endemiegebiet, 4 Tierkontakte, 5 spezielle berufliche/soziale Kontakte, 6 Einsätze (Katastrophen), 7 Hygienemängel, 8 unzureichende medizinische Versorgung
Malaria	**Karte Malaria – Türkei/GUS-Länder** siehe Kartenanhang
• Saison	Juni – Oktober
• Parasit	P. vivax ausschließlich
• Epidemiologie	**geringes Risiko** herdförmig im westlichen Tiefland (Ararat-Tal, vorw. im Masis-Distrikt), seit 2006 wurden keine autochthonen Fälle registriert; alle übrigen Landesteile gelten als **malariafrei**
• Vorbeugung	**Expositionsprophylaxe!**

Medikation	regelm.	stand-by	Bemerkungen
Empfehlung DTG Tourist/organisiert/Hotel	Ø	Ø	in den o.g. Gebieten minimales Risiko Juni–Okt
Erwägung für sonst. Aufenthalte geringes Risiko	Ø	C	Reisestil u. Reisezeit beachten

C = Chloroquin (Resochin® u.a.), Ø = keine

Besondere Infektionsrisiken	(**Fettdruck** = für die **Beratung aller Reisenden** relevant)
• oral	**Darminfektionen** **Hepatitis A** Typhus Echinokokkose (E. granulosus)
• arthropod	Leishmaniase, viszerale + cutane sporadisch Borreliose April – Oktober Krim-Kongo hämorrhagisches Fieber April – Oktober
• diverse	**Hepatitis B** Venerische Infektionen Milzbrand Tollwut
Sonstige Beratungsinhalte	(siehe **Checklisten etc. im Serviceteil**)
• allgemein	Flugreise (Langstrecke) Hygiene Reiseapotheke Auslandskrankenversicherung
• bei Bedarf	Gesundheitszeugnis (Arbeits-/Langzeitaufenthalt)
Bemerkungen	Für den **Eigenbedarf** können bis zu 10 verschiedene **Medikamente** für die Dauer des Aufenthaltes im Lande, max. 6 Wochen, nach Armenien eingeführt werden. Bei der Einreise muss eine ärztliche Bescheinigung in russischer oder armenischer Sprache mit medizinischer Begründung beim Zoll vorgelegt werden.

Länderprofile CRM-Handbuch Reisemedizin, Juni 2011 – November 2011

Aserbaidschan

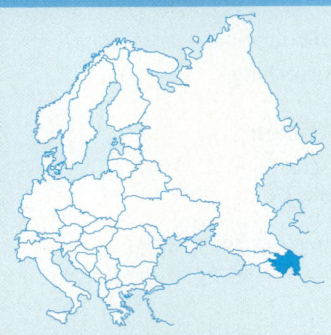

Klima
Kontinentales Klima; im Tiefland milde Winter und heiße Sommer, nur geringe Niederschläge; im Gebirge mit der Höhe zunehmend feuchter, ausgeglichenere Temperaturen; durchschnittliche Temperatur in Baku im Juli 25,7 °C, im Januar 3,8 °C.

Zeitdifferenz (zu Mitteleuropäischer Zeit):
MEZ + 3 Std. ganzjährig

Hilfe in Notfällen
Deutsche Botschaft
ISR Plaza, 69 Nizami Str.
Baku
Tel. (00994 12) 4 65 41 00

Impfvorschriften	keine
Impfempfehlungen	(STIKO-Empfehlungen siehe Kapitel Reiseimpfungen)
• alle Reisenden	altersentsprechende Standardimpfungen lt. STIKO überprüfen und ggf. ergänzen bzw. auffrischen. Besonders zu beachten: **Tetanus**, **Diphtherie**, **Pertussis**, **Polio**, **Masern** (Grundimmunisierung oder ggf. Auffrischung); **Grippe**, evtl. **Pneumokokken**: Alter > 60, chronische Krankheiten; **zusätzlich für dieses Land: Hepatitis A**
• besondere Risiken	**FSME** (s. Bemerkungen), **Hepatitis B** [2,5,6,8], **Tollwut** [2,4,6,8], **Typhus** [1,2,5,6,7] 1 aktuelle Ausbrüche, 2 einfache Reisebedingungen, 3 Exposition im Endemiegebiet, 4 Tierkontakte, 5 spezielle berufliche/soziale Kontakte, 6 Einsätze (Katastrophen), 7 Hygienemängel, 8 unzureichende medizinische Versorgung
Malaria	Karte Malaria – Türkei/GUS-Länder siehe Kartenanhang
• Saison	Juni – September
• Parasit	P. vivax ausschließlich
• Epidemiologie	**geringes Risiko** im Tiefland im S (Grenzgebiete zum Iran, speziell zwischen den Flussläufen von Kura und Araz), **sehr geringes Risiko** im NW (Grenzgebiet zu Georgien), im NO (Khachmas-Region) sowie in der Umgebung von Baku (nicht im Stadtgebiet); alle übrigen Landesteile sind **malariafrei**
• Vorbeugung	**Expositionsprophylaxe!**

Medikation	regelm.	stand-by	Bemerkungen
Empfehlung DTG Tourist/organisiert/Hotel	Ø	Ø	in den o.g. Gebieten minimales Risiko Juni–Okt
Erwägung für sonst. Aufenthalte geringes Risiko	Ø	C	Reisestil u. Reisezeit beachten

C = Chloroquin (Resochin® u.a.), Ø = keine

Besondere Infektionsrisiken	(**Fettdruck** = für die **Beratung aller Reisenden** relevant)
• oral	**Darminfektionen** **Hepatitis A** Typhus Echinokokkose (E. granulosus) Brucellose
• arthropod	Leishmaniase, viszerale + cutane sporadisch Phlebotomus-Fieber Sommer/Herbst im O (Küstengebiete am Kaspischen Meer) Borreliose April – Oktober FSME/RSSE April – Oktober, Vorkommen beschrieben, keine genauen Daten Krim-Kongo hämorrhagisches Fieber April – Oktober West Nile-Fieber
• diverse	**Hepatitis B** Tollwut Venerische Infektionen Milzbrand Leptospirose
Sonstige Beratungsinhalte	(siehe Checklisten etc. im Serviceteil)
• allgemein	Flugreise (Langstrecke) Hygiene Reiseapotheke Auslandskrankenversicherung
Bemerkungen	Das **FSME**-Risiko ist offenbar gering, die Datenlage spärlich. Eine Impfempfehlung ist nur bei sehr hohem Expositionsrisiko indiziert. Die hier zugelassenen Impfstoffe sind auch gegen den östlichen Subtyp (RSSE) wirksam.

Äthiopien

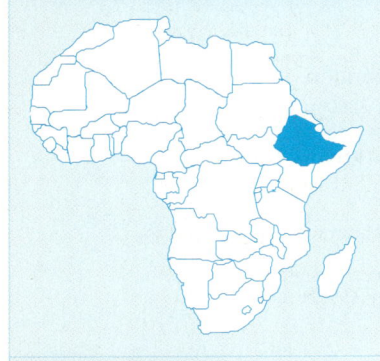

Klima
Tropisches Hochlandklima, je nach Höhe unterschiedlich von heiß (bis 1.600 m, mittlere Jahrestemperatur 27 °C) über warmgemäßigt (bis 2.500 m, 22 °C), kühlgemäßigt (bis 3.500 m, 16 °C) bis kalt (über 3.500 m); Regenzeit von Juni bis Oktober (Niederschlagsmengen mit der Höhe ansteigend); Ogaden (SO) ganzjährig trocken; durchschnittliche März-Temperatur in Addis Abeba 18 °C, August-Temperatur 15 °C.

Zeitdifferenz (zu Mitteleuropäischer Zeit):
MEZ + 2 Std.
(Europ. Sommerzeit + 1 Std.)

Hilfe in Notfällen
Deutsche Botschaft
Yeka Kifle Ketema, Kebele 06
Addis Abeba
Tel. (00251 11) 1 23 51 39

Impfvorschriften
- direkt: **keine**
- aus Infektionsgebieten: Gelbfieber (ausgenommen Kinder unter 1 Jahr)

Impfempfehlungen
(**STIKO-Empfehlungen** siehe **Kapitel Reiseimpfungen**)

- **alle Reisenden**: altersentsprechende Standardimpfungen lt. STIKO überprüfen und ggf. ergänzen bzw. auffrischen. Besonders zu beachten: **Tetanus**, **Diphtherie**, **Pertussis**, **Polio**, **Masern** (Grundimmunisierung oder ggf. Auffrischung); **Grippe**, evtl. **Pneumokokken**: Alter > 60, chronische Krankheiten;
zusätzlich für dieses Land: Hepatitis A, Polio, Gelbfieber

- **besondere Risiken**: **Cholera** [1,5,6,7], **Hepatitis B** [2,5,6,8], **Meningokokken** [1,2,5], **Polio** [1,2,5,6,7], **Tollwut** [2,4,6,8], **Typhus** [1,2,5,6,7]

1 aktuelle Ausbrüche, 2 einfache Reisebedingungen, 3 Exposition im Endemiegebiet, 4 Tierkontakte, 5 spezielle berufliche/soziale Kontakte, 6 Einsätze (Katastrophen), 7 Hygienemängel, 8 unzureichende medizinische Versorgung

Malaria
- **Saison**: ganzjährig, Übertragung max Sep.–Nov., min März–April
- **Parasit**: P. falciparum 85 %, Resistenzen Chloroquin, Sulfa/Pyrimethamin-Kombinationen
P. vivax 15 %, herdförmig Resistenzen Chloroquin

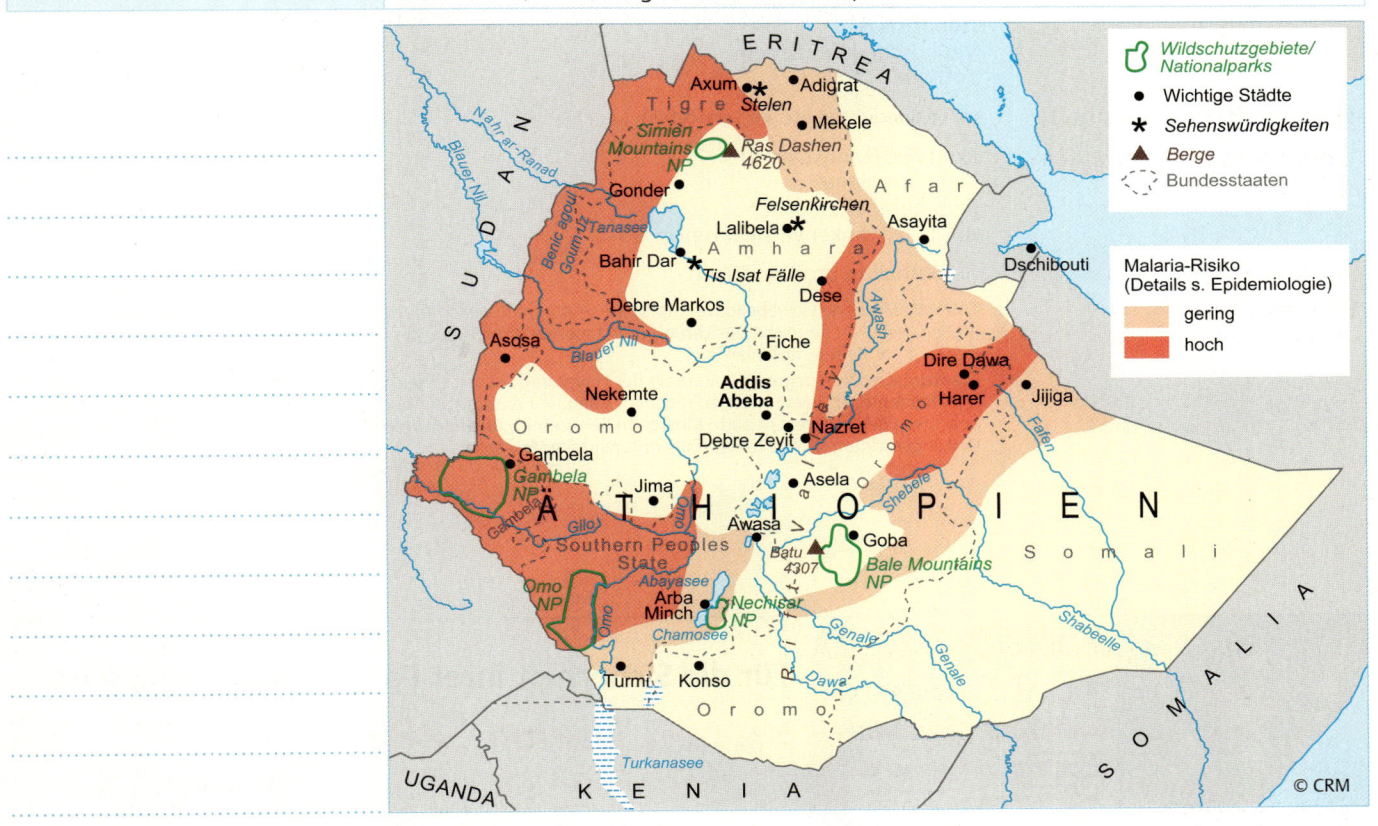

Äthiopien (Forts.)

• Epidemiologie	**hohes Risiko** in allen Landesteilen unterhalb 2000 m außer Wüstengebiete; **kein** bzw. **geringes Risiko** in Addis Abeba und Hochlagen im Norden, Omo-Gebiet im Südwesten: 100 % P. vivax
• Vorbeugung	**Expositionsprophylaxe!**

Medikation	regelm.	stand-by	Bemerkungen
Empfehlung DTG Tourist/organisiert/Hotel	AP, D*, M	Ø	Gebiete < 2200 m ganzjährig
Erwägung für sonst. Aufenthalte hohes Risiko geringes Risiko	AP, D*, M Ø	Ø AL, AP	Reisestil u. Reisezeit beachten

AL = Artemether/Lumefantrin (Riamet®), AP = Atovaquon/Proguanil (Malarone®), D = Doxycyclin, M = Mefloquin (Lariam®), Ø = keine
In der Tabelle durch Komma getrennte Präparate sind als Alternativen zu verstehen.
* Doxycyclin ist in Deutschland zur Malariaprophylaxe nicht zugelassen (s. Seite 318).

Besondere Infektionsrisiken
(**Fettdruck** = für die **Beratung aller Reisenden** relevant)

• oral	**Darminfektionen** **Hepatitis A**, E Polio Typhus Cholera Echinokokkose (E. granulosus) vorw. im SW
• arthropod	Leishmaniase, viszerale + cutane Dengue Filariose, lymphatische + Onchozerkose Fièvre boutonneuse Krim-Kongo hämorrhagisches Fieber West Nile-Fieber Rückfallfieber, Zecken- landesweit Rückfallfieber, Läuse- kalte Regionen im Hochland mit niedriger sozio-ökonomischer Struktur Fleckfieber, Läuse- s. Rückfallfieber, Läuse- Fleckfieber, Floh- (murines) landesweit Schlafkrankheit südwestl. Landesteile unterh. 2.000 m, Übertragung sporadisch möglich
• aerogen	**Meningokokken-Meningitis** Dezember – Mai, vorw. im W Tuberkulose
• diverse	**Bilharziose** Haupt-Endemiegebiete: Tanasee und Umgebung (W), Flussläufe im östlichen Tiefland, Omo-Nationalpark (S) **Hepatitis B** Venerische Infektionen **Tollwut**

Sonstige Beratungsinhalte
(siehe **Checklisten** etc. im Serviceteil)

• allgemein	Flugreise (Langstrecke) Klima, Hygiene Reiseapotheke Auslandskrankenversicherung
• bei Bedarf	Aufenthalt in großen Höhen
Bemerkungen	**Tollwut**: Moderne Gewebekultur-Impfstoffe und homologes Immunglobulin im Land schwer erhältlich. Im Bedarfsfall an deutsche Vertretung (Vertrauensarzt) wenden. Bei vorhersehbarem Risiko prophylaktische Impfung vor Reise empfohlen. **Medizinische Versorgung**: Außerhalb der Hauptstadt ist mit erheblichen Engpässen bei der ärztlichen und medikamentösen Versorgung zu rechnen. Adäquate Ausstattung der **Reiseapotheke** (Zollbestimmungen beachten, Begleitattest ratsam, Muster im Serviceteil), **Auslandskrankenversicherung** mit Abdeckung des Rettungsrückflug-Risikos für Notfälle dringend empfohlen.

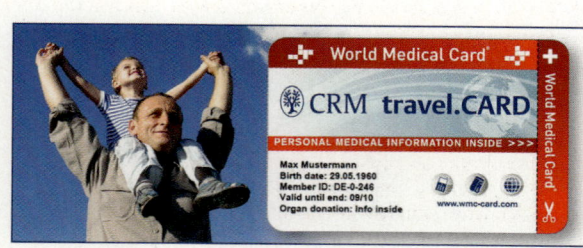

Für die Sicherheit Ihrer Patienten und Kunden!
Einfach. Überall. Sicher.

CRM Centrum für Reisemedizin

Australien

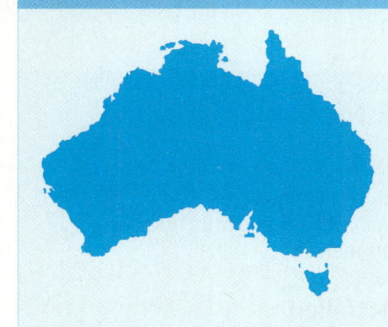

Klima
Überwiegend Wüsten- und Steppenklima; im Norden feuchtheißes Tropenklima mit Regen- und Trockenzeit; im Südosten feucht-gemäßigtes Klima; im Innern sehr trocken und heiß; durchschnittliche Januar-Temperatur. in Sydney 22 °C, Juli-Temperatur 12 °C.

Hilfe in Notfällen
Deutsche Botschaft
119 Empire Circuit
Yarralumla A.C.T. 2600
Canberra
Tel. (0061 2) 62 70 19 11

Zeitdifferenz (zu Mitteleuropäischer Zeit):
3 Zeitzonen:

Western Standard Time
MEZ + 7 Std.
(Europ. Sommerzeit + 6 Std.)

Central Standard Time
MEZ + 8:30 Std.*
(Europ. Sommerzeit + 7:30 Std.)

Eastern Standard Time
MEZ + 9 Std.*
(Europ. Sommerzeit + 8 Std.)

* Während der australischen Sommerzeit (Ende Okt. bis Ende März) 1 Stunde mehr (keine Sommerzeit im Northern Territory und in Queensland)

Impfvorschriften	
• direkt	**keine**
• aus Infektionsgebieten	Gelbfieber (ausgenommen Kinder unter 1 Jahr)
Impfempfehlungen	(**STIKO-Empfehlungen** siehe **Kapitel Reiseimpfungen**)
• alle Reisenden	altersentsprechende Standardimpfungen lt. STIKO überprüfen und ggf. ergänzen bzw. auffrischen. Besonders zu beachten: **Tetanus**, **Diphtherie**, **Pertussis**, **Polio**, **Masern** (Grundimmunisierung oder ggf. Auffrischung); **Grippe**, evtl. **Pneumokokken**: Alter > 60, chronische Krankheiten;
• besondere Risiken	**Hepatitis A** [1,2,5,6,7], **Hepatitis B** [2,5,6,8], **Meningokokken** (s. Bemerkungen) 1 aktuelle Ausbrüche, 2 einfache Reisebedingungen, 3 Exposition im Endemiegebiet, 4 Tierkontakte, 5 spezielle berufliche/soziale Kontakte, 6 Einsätze (Katastrophen), 7 Hygienemängel, 8 unzureichende medizinische Versorgung
Malaria	**keine**
Besondere Infektionsrisiken	(**Fettdruck** = für die **Beratung aller Reisenden** relevant)
• oral	**Darminfektionen** **Hepatitis A**
• arthropod	Epidemische Polyarthritis (Ross-River) Dezember–Juni, vorwiegend Küstenregionen Dengue Dezember–Juni, nur im N (Nord-Queensland, Torresstraße) Japanische Enzephalitis Dezember–Juni, nur Torres-Inseln Murray Valley/Kunjin Virus Dezember–Juni, sporadisch im Landesinneren (Northern Territory, West-Australien, Queensland, Neu Süd Wales, nördliches Victoria) Zeckenbissfieber sporadisch im S Fleckfieber, Milben- sporadisch im N
• diverse	Venerische Infektionen Melioidose vorwiegend im N Leptospirose saisonal Dezember–Juni, vorw. Queensland, Victoria Tollwut z. Zt. geringes Risiko nur durch Fledermäuse
Sonstige Beratungsinhalte	(siehe **Checklisten etc. im Serviceteil**)
• allgemein	Flugreise (Langstrecke) Klima, Hygiene Gifttiere Reiseapotheke Auslandskrankenversicherung
• bei Bedarf	Tauchen Gesundheitszeugnis (Arbeits-/Langzeitaufenthalt)
Bemerkungen	Die **Inseln in der Torresstraße** gehören politisch zu Australien, liegen geographisch z. T. vor der Küste von Neu Guinea. Impfempfehlungen und Risiken bei Reisen dorthin siehe unter Papua-Neu Guinea. Das betrifft vor allem die **Japanische Encephalitis**. Das Übertragungsrisiko für Malaria ist extrem gering; autochthone Fälle soll es nicht geben, jedoch „imported and introduced cases". Expositionsprophylaxe für Reisende ausreichend. **UV-Strahlung**: Auf der südlichen Halbkugel muß wegen des „Ozonlochs" vor allem während der dortigen Sommermonate mit einer verstärkten Sonneneinstrahlung gerechnet werden. Gefährdet sind insbesondere helle Hauttypen. Schutzmaßnahmen beachten. Die **Meningitis-Impfung Typ C** gehört in diesem Land für bestimmte Altersgruppen (in der Regel Kinder und Jugendliche) zum allgemeinen Impfprogramm. Nach den geltenden Empfehlungen der STIKO wird die Meningitis-Impfung dadurch zur Reiseimpfung für „Schüler/Studenten vor Langzeitaufenthalten in Ländern mit empfohlener allgemeiner Impfung für Jugendliche oder selektiver Impfung für Schüler/Studenten entsprechend den Empfehlungen der Zielländer".

Azoren s. Portugal

Bahamas

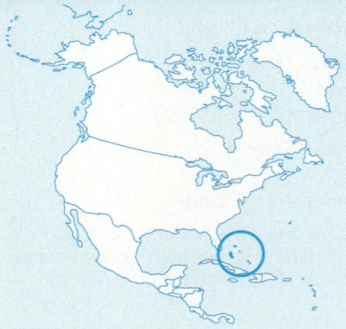

Klima
Tropisches wechselfeuchtes Klima mit Regenzeit von Juni bis November; Jahresdurchschnittstemperatur 24,4 °C, durchschnittliche Tagestemperatur im Sommer um 32 °C.

Zeitdifferenz (zu Mitteleuropäischer Zeit):
MEZ - 6 Std. ganzjährig
Abweichungen nur am Beginn/ Ende der örtlichen Sommerzeit.

Hilfe in Notfällen
zu erfragen über:
Deutsche Botschaft Jamaika

Impfvorschriften	
• direkt	**keine**
• aus Infektionsgebieten	Gelbfieber (ausgenommen Kinder unter 1 Jahr)
Impfempfehlungen	(**STIKO-Empfehlungen** siehe **Kapitel Reiseimpfungen**)
• alle Reisenden	altersentsprechende Standardimpfungen lt. STIKO überprüfen und ggf. ergänzen bzw. auffrischen. Besonders zu beachten: **Tetanus**, **Diphtherie**, **Pertussis**, **Polio**, **Masern** (Grundimmunisierung oder ggf. Auffrischung); Grippe, evtl. **Pneumokokken**: Alter > 60, chronische Krankheiten; **zusätzlich für dieses Land: Hepatitis A**
• besondere Risiken	**Hepatitis B** [2,5,6,8] 1 aktuelle Ausbrüche, 2 einfache Reisebedingungen, 3 Exposition im Endemiegebiet, 4 Tierkontakte, 5 spezielle berufliche/soziale Kontakte, 6 Einsätze (Katastrophen), 7 Hygienemängel, 8 unzureichende medizinische Versorgung
Malaria	Seit 2006 wurden gelegentlich autochthone Erkrankungen an Malaria tropica (Erreger P. falciparum) auf der Ferieninsel Great Exuma gemeldet. Betroffen waren sowohl Inselbewohner als auch Touristen. Die Bahamas gelten seit Jahrzehnten als malariafrei. Es handelt sich offenbar um eine Wiedereinschleppung (Introduktion) des Erregers in die örtliche Anophelenpopulation durch Parasitenträger aus Haiti. Mit einer Eskalation ist angesichts der geringen Dichte kompetenter Vektoren auf den Bahamas nicht zu rechnen. Einzelfälle sind allerdings auch künftig nicht auszuschließen. Für Reisende auf die Bahamas wird generell keine medikamentöse Prophylaxe empfohlen. Sorgfältiger Mückenschutz ist zu beachten. Bei Fieber während oder nach einem dortigen Aufenthalt ist an eine Malaria zu denken und eine entsprechende Diagnostik und ggf. Therapie zu veranlassen. Zur Weiterentwicklung wird auf die aktuellen Informationsdienste verwiesen.
Besondere Infektionsrisiken	(**Fettdruck** = für die **Beratung aller Reisenden** relevant)
• oral	**Darminfektionen** **Hepatitis A**
• arthropod	**Dengue**
• diverse	Venerische Infektionen
Sonstige Beratungsinhalte	(siehe **Checklisten etc. im Serviceteil**)
• allgemein	Flugreise (Langstrecke) Klima, Hygiene Reiseapotheke Auslandskrankenversicherung
• bei Bedarf	Tauchen

Bahrain

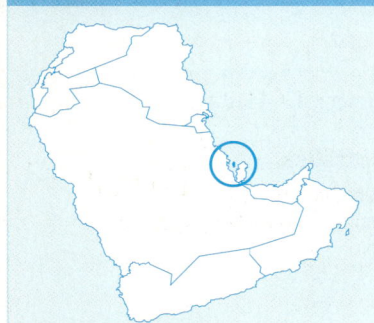

Klima
Wüstenklima mit hoher Luftfeuchtigkeit; Tagestemperatur im Sommer über 40 °C, im Winter um 25 °C.

Zeitdifferenz (zu Mitteleuropäischer Zeit):
MEZ + 2 Std.
(Europ. Sommerzeit + 1 Std.)

Hilfe in Notfällen
Deutsche Botschaft
Alhasan Building, Sh. Hamad
Causeway, Building No. 668
Diplomatic Area 317
Manama
Tel. (00973) 17 53 02 10

Impfvorschriften	
• direkt	keine
• aus Infektionsgebieten	Gelbfieber (ausgenommen Kinder unter 1 Jahr)
Impfempfehlungen	(**STIKO-Empfehlungen** siehe **Kapitel Reiseimpfungen**)
• alle Reisenden	altersentsprechende Standardimpfungen lt. STIKO überprüfen und ggf. ergänzen bzw. auffrischen. Besonders zu beachten: **Tetanus**, **Diphtherie**, **Pertussis**, **Polio**, **Masern** (Grundimmunisierung oder ggf. Auffrischung); **Grippe**, evtl. **Pneumokokken**: Alter > 60, chronische Krankheiten; **zusätzlich für dieses Land: Hepatitis A**
• besondere Risiken	**Hepatitis B** [2,5,6,8] 1 aktuelle Ausbrüche, 2 einfache Reisebedingungen, 3 Exposition im Endemiegebiet, 4 Tierkontakte, 5 spezielle berufliche/soziale Kontakte, 6 Einsätze (Katastrophen), 7 Hygienemängel, 8 unzureichende medizinische Versorgung
Malaria	keine
Besondere Infektionsrisiken	(**Fettdruck** = für die **Beratung aller Reisenden** relevant)
• oral	**Darminfektionen** **Hepatitis A**
• arthropod	**Leishmaniase, cutane** Phlebotomus-Fieber
• diverse	**Hepatitis B**
Sonstige Beratungsinhalte	(siehe **Checklisten etc. im Serviceteil**)
• allgemein	Flugreise (Langstrecke) Hygiene Reiseapotheke Auslandskrankenversicherung
• bei Bedarf	Tauchen Gesundheitszeugnis (Arbeits-/Langzeitaufenthalt)

Balearen (Formentera, Ibiza, Mallorca, Menorca) s. Spanien

Länderprofile CRM-Handbuch Reisemedizin, Juni 2011 – November 2011

Bangladesh

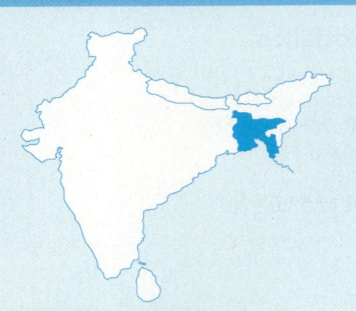

Klima
Tropisches Monsunklima mit Trockenzeit zwischen November und April; 90% des Jahresniederschlags während des Südwestmonsuns April bis Oktober; durchschnittliche Jahrestemperatur 26 °C, September 29 °C, Januar 19 °C.

Zeitdifferenz (zu Mitteleuropäischer Zeit):
MEZ + 5 Std.
(Europ. Sommerzeit + 4 Std.)

Hilfe in Notfällen
Deutsche Botschaft
Gulshan Avenue 178
Dhaka 1212
Tel. (00880 2) 8 85 35-21

Impfvorschriften	
• direkt	**keine**
• aus Infektionsgebieten	Gelbfieber (ausgenommen Kinder unter 1 Jahr)
Impfempfehlungen	(**STIKO-Empfehlungen** siehe **Kapitel Reiseimpfungen**)
• alle Reisenden	altersentsprechende Standardimpfungen lt. STIKO überprüfen und ggf. ergänzen bzw. auffrischen. Besonders zu beachten: **Tetanus**, **Diphtherie**, **Pertussis**, **Polio**, **Masern** (Grundimmunisierung oder ggf. Auffrischung); **Grippe**, evtl. **Pneumokokken**: Alter > 60, chronische Krankheiten; **zusätzlich für dieses Land: Hepatitis A**
• besondere Risiken	**Cholera** [1,5,6,7], **Hepatitis B** [2,5,6,8], **Japanische Enzephalitis** [2,3], **Polio** [1,2,5,6,7], **Tollwut** [2,4,6,8], **Typhus** [1,2,5,6,7] 1 aktuelle Ausbrüche, 2 einfache Reisebedingungen, 3 Exposition im Endemiegebiet, 4 Tierkontakte, 5 spezielle berufliche/soziale Kontakte, 6 Einsätze (Katastrophen), 7 Hygienemängel, 8 unzureichende medizinische Versorgung
Malaria	**Karte Malaria – Indischer Subkontinent** siehe Kartenanhang
• Saison	ganzjährig
• Parasit	P. falciparum >70%, Resistenzen Chloroquin, Sulfa/Pyrimethamin-Kombinationen;
• Epidemiologie	**mittleres Risiko** in den östlichen Landesteilen mit höherem Anteil von P. falciparum östlich des Brahmaputra, vor allem in den Grenzgebieten zu Myanmar und Indien mit der Chittagong-Division im SO und dem sog. „Teegarten" an der Grenze zu Meghalaya im NO; **geringes Risiko** vorwiegend durch P. vivax in den westlichen Landesteilen mit dem Ganges-Delta; prinzipiell ist die Übertragung höher in der Regenzeit, geringer in der Trockenzeit; in größeren Städten ist mit geringem Risiko während und nach der Regenzeit zu rechnen; Dhaka gilt als **malariafrei**

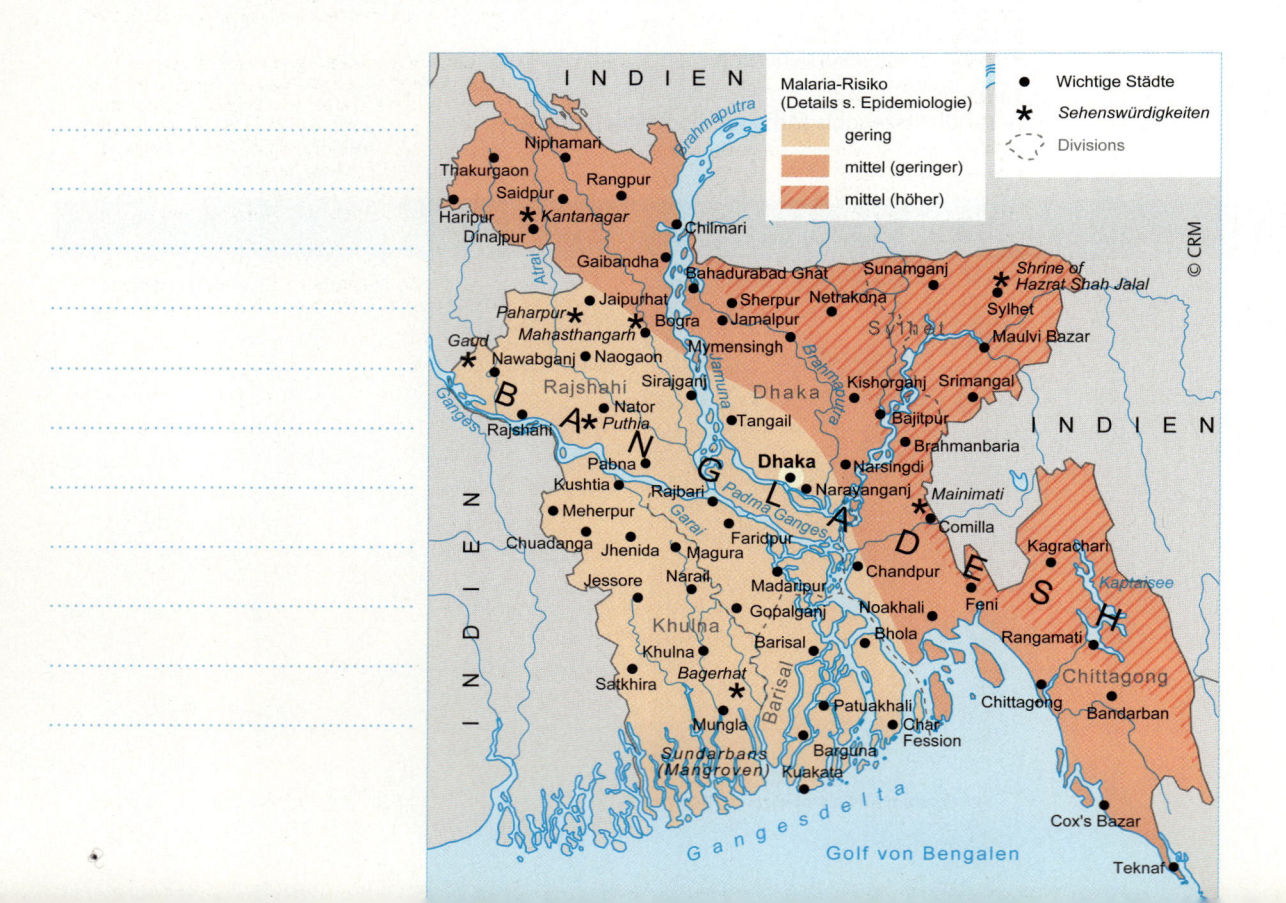

• Vorbeugung	**Expositionsprophylaxe!**			
	Medikation	regelm.	stand-by	Bemerkungen
	Empfehlung DTG Tourist/organisiert/Hotel	Ø	AL, AP	ganzes Land außer Dhaka, ganzjährig
	Erwägung für sonst. Aufenthalte mittleres Risiko	AP, D*, M oder	Ø	Reisestil u. Reisezeit beachten
		Ø	AL, AP	
	geringes Risiko	Ø	AL, AP	
	AL = Artemether/Lumefantrin (Riamet®), AP = Atovaquon/Proguanil (Malarone®), D = Doxycyclin, M = Mefloquin (Lariam®), Ø = keine In der Tabelle durch Komma getrennte Präparate sind als Alternativen zu verstehen. * Doxycyclin ist in Deutschland zur Malariaprophylaxe nicht zugelassen (s. Seite 318).			
Besondere Infektionsrisiken	(**Fettdruck** = für die **Beratung aller Reisenden** relevant)			
• oral	**Darminfektionen** **Hepatitis A**, E **Typhus** Polio Cholera			
• arthropod	**Dengue** Chikungunya Leishmaniase, viszerale Filariose, lymphatische Phlebotomus-Fieber Japanische Enzephalitis Krim-Kongo hämorrhagisches Fieber			
• aerogen	Tuberkulose			
• diverse	**Tollwut** Venerische Infektionen Hepatitis B Nipah-Krankheit südwestliche und zentrale Landesteile, vorw. Januar – März Milzbrand Melioidose			
Sonstige Beratungsinhalte	(siehe **Checklisten etc. im Serviceteil**)			
• allgemein	Flugreise (Langstrecke) Klima, Hygiene Reiseapotheke Auslandskrankenversicherung			
Bemerkungen	**Tollwut:** Moderne Gewebekultur-Impfstoffe und homologes Immunglobulin im Land schwer erhältlich. Im Bedarfsfall an deutsche Vertretung (Vertrauensarzt) wenden. Bei vorhersehbarem Risiko prophylaktische Impfung vor Reise empfohlen. **Trinkwasser:** Durch mineralische Arsenvorkommen im Boden ist in weiten Teilen des Landes mit einer erhöhten Belastung des aus Grundwasser (Brunnen) geförderten Trinkwassers sowie des Getreides (vor allem Reis) mit **Arsenikalien** zu rechnen. Betroffen sind 61 der 64 Distrikte, am stärksten im SW des Landes. Hier wurden in einzelnen Bunnen Arsenkonzentrationen von mehr als 500 µg/l gemessen. Die zulässige Höchstmenge im Trinkwasser wird in Bangladesh mit 0,05 µg/l angegeben; nach WHO-Standard liegt sie weltweit bei 0,01µg/l. Durch übliche physikalische oder chemische Maßnahmen (Abkochen, Desinfizieren) werden die toxischen Verbindungen nicht eliminiert. Für Kurzzeit-reisende erscheint die temporäre Exposition tolerabel. Bei Langzeitaufenthalten sollte eine spezielle Beratung durch einen Toxikologen bzw. Wasserhygieniker erfolgen. **Medizinische Versorgung:** Außerhalb der Hauptstadt ist mit erheblichen Engpässen bei der ärztlichen und medikamentösen Versorgung zu rechnen. Adäquate Ausstattung der **Reiseapotheke** (Zollbestimmungen beachten, Begleitattest ratsam, Muster im Serviceteil), **Auslandskrankenversicherung** mit Abdeckung des Rettungsrückflug-Risikos für Notfälle dringend empfohlen.			

Barbados

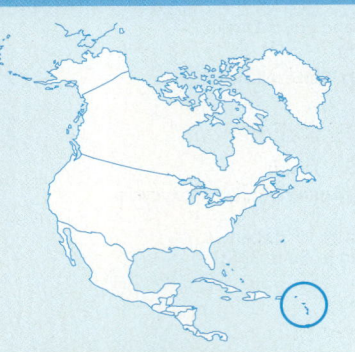

Klima
Tropisches Klima mit Regenzeit von Juli bis November; durchschnittliche Jahresniederschläge 1170 mm; durchschnittliche Jahrestemperatur 26,7 °C.

Zeitdifferenz (zu Mitteleuropäischer Zeit):
MEZ - 5 Std.
(Europ. Sommerzeit - 6 Std.)

Hilfe in Notfällen
zu erfragen über:
Deutsche Botschaft
Trinidad und Tobago

Impfvorschriften	
• direkt	**keine**
• aus Infektionsgebieten	Gelbfieber (ausgenommen Kinder unter 1 Jahr) gilt nicht bei Einreise aus Trinidad & Tobago sowie aus Guyana
Impfempfehlungen	(**STIKO-Empfehlungen** siehe **Kapitel Reiseimpfungen**)
• alle Reisenden	altersentsprechende Standardimpfungen lt. STIKO überprüfen und ggf. ergänzen bzw. auffrischen. Besonders zu beachten: **Tetanus**, **Diphtherie**, **Pertussis**, **Polio**, **Masern** (Grundimmunisierung oder ggf. Auffrischung); **Grippe**, evtl. **Pneumokokken**: Alter > 60, chronische Krankheiten;
• besondere Risiken	**Hepatitis A** [1,2,5,6,7], **Hepatitis B** [2,5,6,8], **Typhus** [1,2,5,6,7] 1 aktuelle Ausbrüche, 2 einfache Reisebedingungen, 3 Exposition im Endemiegebiet, 4 Tierkontakte, 5 spezielle berufliche/soziale Kontakte, 6 Einsätze (Katastrophen), 7 Hygienemängel, 8 unzureichende medizinische Versorgung
Malaria	**keine**
Besondere Infektionsrisiken	(**Fettdruck** = für die **Beratung aller Reisenden** relevant)
• oral	**Darminfektionen** **Hepatitis A** Typhus
• arthropod	**Dengue** Juni – Oktober
• diverse	Venerische Infektionen Leptospirose
Sonstige Beratungsinhalte	(siehe **Checklisten etc. im Serviceteil**)
• allgemein	Flugreise (Langstrecke) Klima, Hygiene Reiseapotheke Auslandskrankenversicherung
• bei Bedarf	Tauchen

Länderprofile | CRM-Handbuch Reisemedizin, Juni 2011 – November 2011

Belgien

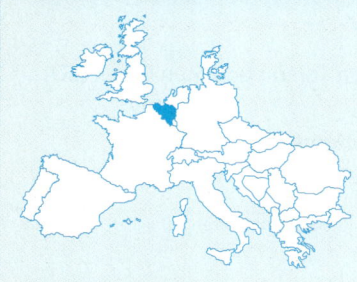

Klima
Gemäßigt ozeanisch mit kühlen Sommern und milden Wintern; durchschnittliche Julitemperatur in Brüssel 17 °C, durchschnittliche Januartemperatur 2 °C.

Zeitdifferenz (zu Mitteleuropäischer Zeit):
ganzjährig keine

Hilfe in Notfällen
Deutsche Botschaft
8–14, rue Jacques de Lalaing
Brüssel
Tel. (0032 2) 7 87 18 00

Impfvorschriften	keine
Impfempfehlungen	(**STIKO-Empfehlungen** siehe **Kapitel Reiseimpfungen**)
• alle Reisenden	altersentsprechende Standardimpfungen lt. STIKO überprüfen und ggf. ergänzen bzw. auffrischen. Besonders zu beachten: **Tetanus, Diphtherie, Pertussis, Polio, Masern** (Grundimmunisierung oder ggf. Auffrischung); **Grippe**, evtl. **Pneumokokken**: Alter > 60, chronische Krankheiten;
• besondere Risiken	**Hepatitis B** [2,5,6], **Meningokokken** (s. Bemerkungen) 1 aktuelle Ausbrüche, 2 einfache Reisebedingungen, 3 Exposition im Endemiegebiet, 4 Tierkontakte, 5 spezielle berufliche/soziale Kontakte, 6 Einsätze (Katastrophen)
Malaria	keine
Besondere Infektionsrisiken	(**Fettdruck** = für die **Beratung aller Reisenden** relevant)
• arthropod	Borreliose April – Oktober
Sonstige Beratungsinhalte	(siehe **Checklisten etc. im Serviceteil**)
• allgemein	Auslandskrankenversicherung
• bei Bedarf	Gesundheitszeugnis (Arbeits-/Langzeitaufenthalt)
Bemerkungen	Die **Meningitis-Impfung Typ C** gehört in diesem Land für bestimmte Altersgruppen (in der Regel Kinder und Jugendliche) zum allgemeinen Impfprogramm. Nach den geltenden Empfehlungen der STIKO wird die Meningitis-Impfung dadurch zur Reiseimpfung für „Schüler/Studenten vor Langzeitaufenthalten in Ländern mit empfohlener allgemeiner Impfung für Jugendliche oder selektiver Impfung für Schüler/Studenten entsprechend den Empfehlungen der Zielländer".

Belize

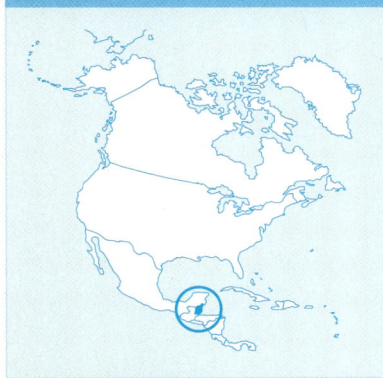

Klima
Tropisches Klima mit Regenzeit von Mai bis Oktober; Durchschnittstemperatur ganzjährig um 26 °C.

Zeitdifferenz (zu Mitteleuropäischer Zeit):
MEZ - 7 Std.
(Europ. Sommerzeit - 8 Std.)

Hilfe in Notfällen
zu erfragen über:
Deutsche Botschaft Guatemala

Impfvorschriften	
• direkt	keine
• aus Infektionsgebieten	Gelbfieber (ausgenommen Kinder unter 1 Jahr)
Impfempfehlungen	(**STIKO-Empfehlungen** siehe **Kapitel Reiseimpfungen**)
• alle Reisenden	altersentsprechende Standardimpfungen lt. STIKO überprüfen und ggf. ergänzen bzw. auffrischen. Besonders zu beachten: **Tetanus, Diphtherie, Pertussis, Polio, Masern** (Grundimmunisierung oder ggf. Auffrischung); **Grippe**, evtl. **Pneumokokken**: Alter > 60, chronische Krankheiten; **zusätzlich für dieses Land: Hepatitis A**
• besondere Risiken	**Hepatitis B** [2,5,6,8], **Tollwut** [2,4,6,8], **Typhus** [1,2,5,6,7] 1 aktuelle Ausbrüche, 2 einfache Reisebedingungen, 3 Exposition im Endemiegebiet, 4 Tierkontakte, 5 spezielle berufliche/soziale Kontakte, 6 Einsätze (Katastrophen), 7 Hygienemängel, 8 unzureichende medizinische Versorgung

Belize (Forts.)

Malaria	Karte Malaria – Zentralamerika siehe Kartenanhang			
• Saison	ganzjährig			
• Parasit	P. vivax fast ausschließlich, P. falciparum 5%			
• Epidemiologie	**geringes Risiko** im ganzen Land, besonders in den Distrikten Toledo und Stan Creek (SO)			
• Vorbeugung	**Expositionsprophylaxe!**			
	Medikation	regelm.	stand-by	Bemerkungen
	Empfehlung DTG Tourist/organisiert/Hotel	Ø	C	ganzes Land ganzjährig
	Erwägung für sonst. Aufenthalte geringes Risiko	Ø	C	Reisestil u. Reisezeit beachten
	C = Chloroquin (Resochin® u. a.), Ø = keine			
Besondere Infektionsrisiken	(Fettdruck = für die **Beratung aller Reisenden** relevant)
• oral	**Darminfektionen** **Hepatitis A** Typhus
• arthropod	**Dengue** Leishmaniase, cutane Chagas-Krankheit
• aerogen	Histoplasmose
• diverse	Venerische Infektionen Tollwut
Sonstige Beratungsinhalte	(siehe **Checklisten** etc. im Serviceteil)
• allgemein	Flugreise (Langstrecke) Klima, Hygiene Reiseapotheke Auslandskrankenversicherung
• bei Bedarf	Tauchen Gesundheitszeugnis (Arbeits-/Langzeitaufenthalt)

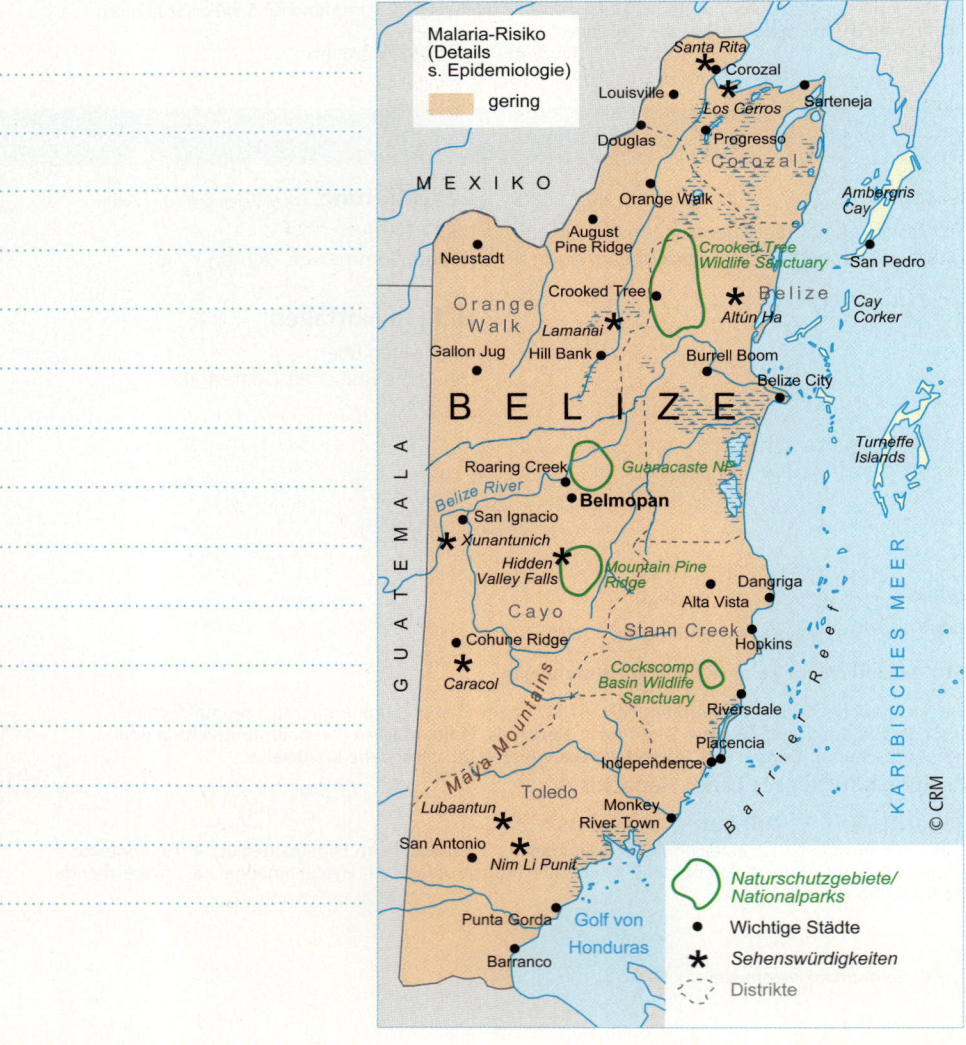

Länderprofile | CRM-Handbuch Reisemedizin, Juni 2011 – November 2011

Benin

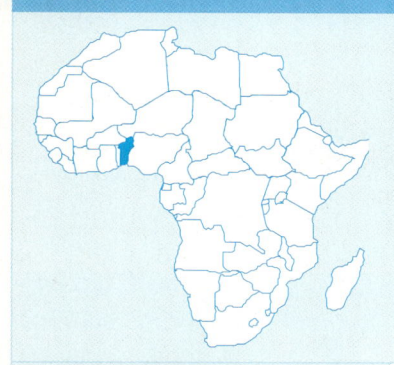

Klima
Tropisches Klima mit zwei Regenzeiten im Süden (März bis Mitte Juli und Mitte September bis Mitte November) und einer Regenzeit im Norden (Mai bis September); monatliche Mitteltemperatur im Norden 24–33 °C, im Süden 26–29 °C.

Zeitdifferenz (zu Mitteleuropäischer Zeit):
MEZ ± 0 Std.
(Europ. Sommerzeit - 1 Std.)

Hilfe in Notfällen
Deutsche Botschaft
7, Avenue Jean Paul II
Cotonou
Tel. (00229) 21 31 29-67, -68

Impfvorschriften	**Gelbfieber** (ausgenommen Kinder unter 1 Jahr)
• Abweichungen	Eine **Cholera**-Impfung wird bei Einreise auf dem Landweg oder aus einem Land mit Cholera-Ausbruch gelegentlich verlangt.
Impfempfehlungen	(STIKO-Empfehlungen siehe Kapitel Reiseimpfungen)
• alle Reisenden	altersentsprechende Standardimpfungen lt. STIKO überprüfen und ggf. ergänzen bzw. auffrischen. Besonders zu beachten: **Tetanus, Diphtherie, Pertussis, Polio, Masern** (Grundimmunisierung oder ggf. Auffrischung); **Grippe**, evtl. **Pneumokokken**: Alter > 60, chronische Krankheiten; **zusätzlich für dieses Land: Hepatitis A, Polio, Gelbfieber**
• besondere Risiken	**Cholera** [1,5,6,7], **Hepatitis B** [2,5,6,8], **Meningokokken** [1,2,5], **Tollwut** [2,4,6,8], **Typhus** [1,2,5,6,7] 1 aktuelle Ausbrüche, 2 einfache Reisebedingungen, 3 Exposition im Endemiegebiet, 4 Tierkontakte, 5 spezielle berufliche/soziale Kontakte, 6 Einsätze (Katastrophen), 7 Hygienemängel, 8 unzureichende medizinische Versorgung
Malaria	
• Saison	ganzjährig
• Parasit	P. falciparum >85 %, Resistenzen Chloroquin, Sulfa/Pyrimethamin-Kombinationen
• Epidemiologie	**hohes Risiko** landesweit
• Vorbeugung	**Expositionsprophylaxe!**

Medikation	regelm.	stand-by	Bemerkungen
Empfehlung DTG Tourist/organisiert/Hotel	AP, D*, M	Ø	ganzes Land ganzjährig
Erwägung für sonst. Aufenthalte hohes Risiko	AP, D*, M	Ø	

AP = Atovaquon/Proguanil (Malarone®), D = Doxycyclin, M = Mefloquin (Lariam®), Ø = keine In der Tabelle durch Komma getrennte Präparate sind als Alternativen zu verstehen.
* Doxycyclin ist in Deutschland zur Malariaprophylaxe nicht zugelassen (s. Seite 318).

Besondere Infektionsrisiken	(**Fettdruck** = für die **Beratung aller Reisenden** relevant)
• oral	**Darminfektionen** **Hepatitis A**, E **Polio** Typhus Cholera
• arthropod	Filariose, lymphatische + Onchozerkose Leishmaniase, cutane Landesinnere Gelbfieber Chikungunya Dengue Rückfallfieber, Zecken- Krim-Kongo hämorrhagisches Fieber Schlafkrankheit Übertragung im Hinterland (N) sporadisch möglich
• aerogen	**Meningokokken-Meningitis** Dezember – Mai, vorw. im N Tuberkulose
• diverse	**Bilharziose** **Hepatitis B**, C Venerische Infektionen Tollwut

© Centrum für Reisemedizin

Länderprofile | CRM-Handbuch Reisemedizin, Juni 2011 – November 2011

Benin (Forts.)

Sonstige Beratungsinhalte	(siehe **Checklisten etc. im Serviceteil**)
• allgemein	Flugreise (Langstrecke) Klima, Hygiene Reiseapotheke Auslandskrankenversicherung
Bemerkungen	**Medizinische Versorgung**: Landesweit ist mit erheblichen Engpässen bei der ärztlichen und medikamentösen Versorgung zu rechnen. Adäquate Ausstattung der **Reiseapotheke** (Zollbestimmungen beachten, Begleitattest ratsam, Muster im Serviceteil), **Auslandskrankenversicherung** mit Abdeckung des Rettungsrückflug-Risikos für Notfälle dringend empfohlen.

Bermuda (zu Großbritannien)

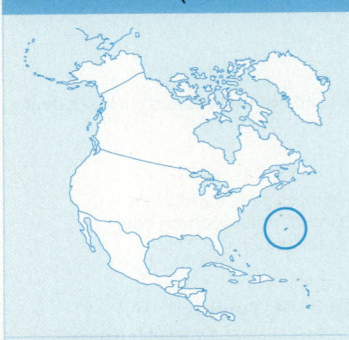

Klima
Mildes Klima;
Temperatur im Jahresmittel 21 °C.

Zeitdifferenz (zu Mitteleuropäischer Zeit):
MEZ - 5 Std. ganzjährig

Hilfe in Notfällen
Deutsche Botschaft
c/o Sheraton Metechi Palace Hotel, Telawi Str. 20
Tbilissi (Tiflis)
Tel. (00995 32) 44 73 00

Impfvorschriften	keine
Impfempfehlungen	(**STIKO-Empfehlungen** siehe **Kapitel Reiseimpfungen**)
• alle Reisenden	altersentsprechende Standardimpfungen lt. STIKO überprüfen und ggf. ergänzen bzw. auffrischen. Besonders zu beachten: **Tetanus, Diphtherie, Pertussis, Polio, Masern** (Grundimmunisierung oder ggf. Auffrischung); **Grippe**, evtl. **Pneumokokken**: Alter > 60, chronische Krankheiten;
• besondere Risiken	**Hepatitis A** [1,2,5,6,7], **Hepatitis B** [2,5,6,8] 1 aktuelle Ausbrüche, 2 einfache Reisebedingungen, 3 Exposition im Endemiegebiet, 4 Tierkontakte, 5 spezielle berufliche/soziale Kontakte, 6 Einsätze (Katastrophen), 7 Hygienemängel, 8 unzureichende medizinische Versorgung
Malaria	keine
Besondere Infektionsrisiken	(**Fettdruck** = für die **Beratung aller Reisenden** relevant)
• oral	**Darminfektionen** **Hepatitis A**
• arthropod	**Dengue**
• diverse	Venerische Infektionen
Sonstige Beratungsinhalte	(siehe **Checklisten etc. im Serviceteil**)
• allgemein	Flugreise (Langstrecke) Hygiene Reiseapotheke Auslandskrankenversicherung
• bei Bedarf	Tauchen

Bhutan

Klima
Niederschlagsreiches Hochgebirgsklima; Durchschnittstemperatur in den Hochtälern im Juli 15 °C, im Januar 0 °C.

Zeitdifferenz (zu Mitteleuropäischer Zeit):
MEZ + 5 Std.
(Europ. Sommerzeit + 4 Std.)

Hilfe in Notfällen
zu erfragen über:
Deutsche Botschaft Indien

Impfvorschriften

- **direkt**: keine
- **aus Infektionsgebieten**: Gelbfieber

Impfempfehlungen

(STIKO-Empfehlungen siehe Kapitel Reiseimpfungen)

- **alle Reisenden**: altersentsprechende Standardimpfungen lt. STIKO überprüfen und ggf. ergänzen bzw. auffrischen. Besonders zu beachten: **Tetanus, Diphtherie, Pertussis, Polio, Masern** (Grundimmunisierung oder ggf. Auffrischung); **Grippe**, evtl. **Pneumokokken**: Alter > 60, chronische Krankheiten; **zusätzlich für dieses Land: Hepatitis A**

- **besondere Risiken**: **Hepatitis B** [2,5,6,8], **Japanische Enzephalitis** [2,3], **Tollwut** [2,4,6,8], **Typhus** [1,2,5,6,7]
  1 aktuelle Ausbrüche, 2 einfache Reisebedingungen, 3 Exposition im Endemiegebiet, 4 Tierkontakte, 5 spezielle berufliche/soziale Kontakte, 6 Einsätze (Katastrophen), 7 Hygienemängel, 8 unzureichende medizinische Versorgung

Malaria

Karte Malaria – Indischer Subkontinent siehe Kartenanhang

- **Saison**: ganzjährig
- **Parasit**: P. falciparum > 50 %, Resistenzen Chloroquin, Sulfa/Pyrimethamin-Kombinationen
- **Epidemiologie**: **mittleres Risiko** in 5 Distrikten im S (Grenzgebiete zu Indien): Chhukha, Gaylegphug, Samchi, Samdrup-Jongkhar, Shemgang; **geringes Risiko** übrige Landesteile; **malariafrei:** Höhenlagen > 2000 m
- **Vorbeugung**: Expositionsprophylaxe!

Medikation	regelm.	stand-by	Bemerkungen
Empfehlung DTG Tourist/organisiert/Hotel	Ø	AL, AP	Gebiete im S < 2000 m ganzjährig
Erwägung für sonst. Aufenthalte mittleres Risiko	AP, D*, M oder Ø	Ø AL, AP	Reisestil u. Reisezeit beachten
geringes Risiko	Ø	AL, AP	

AL = Artemether/Lumefantrin (Riamet®), AP = Atovaquon/Proguanil (Malarone®), D = Doxycyclin, M = Mefloquin (Lariam®), Ø = keine
In der Tabelle durch Komma getrennte Präparate sind als Alternativen zu verstehen.
* Doxycyclin ist in Deutschland zur Malariaprophylaxe nicht zugelassen (s. Seite 318).

Besondere Infektionsrisiken

(**Fettdruck** = für die **Beratung aller Reisenden** relevant)

- **oral**: **Darminfektionen**, **Hepatitis A, E**, Typhus
- **arthropod**: Japanische Enzephalitis ländliche Gebiete im S; Dengue SW, Grenzbereich zu Indien
- **aerogen**: Tuberkulose
- **diverse**: Venerische Infektionen, Hepatitis B, Tollwut

Sonstige Beratungsinhalte

(siehe **Checklisten** etc. im Serviceteil)

- **allgemein**: Flugreise (Langstrecke), Hygiene, Reiseapotheke, Auslandskrankenversicherung
- **bei Bedarf**: Aufenthalt in großen Höhen

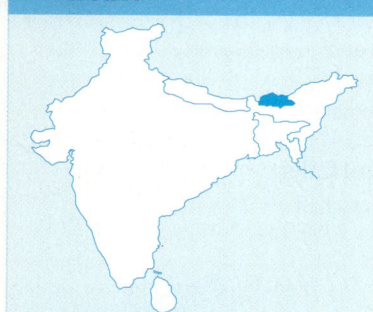

Bolivien

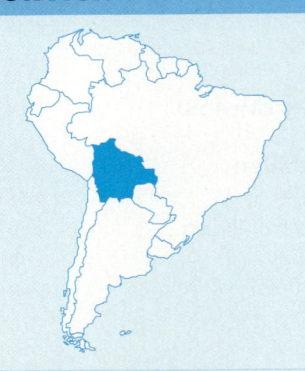

Klima
Wechselfeuchtes Tropenklima mit Sommerregen im Tiefland, im Andenhochland trockenes Gebirgsklima;
durchschnittliche Jahrestemperatur im nördlichen Tiefland 26 °C, in La Paz 10 °C.

Zeitdifferenz (zu Mitteleuropäischer Zeit):
MEZ - 5 Std.
(Europ. Sommerzeit - 6 Std.)

Hilfe in Notfällen
Deutsche Botschaft
Avenida Arce 2395
La Paz
Tel. (00591 2) 2 44 00 66, 2 44 11 66

Impfvorschriften

• direkt	**keine**
• aus Infektionsgebieten	Gelbfieber (ausgenommen Kinder unter 1 Jahr)
• Abweichungen	Nach Angaben des Auswärtigen Amtes **müssen alle Reisenden, die älter als 12 Monate sind und vorhaben, in gelbfiebergefährdete Gebiete Boliviens zu reisen, auf Verlangen bei Einreise eine Gelbfieberimpfung vorweisen.** Es ist ratsam, stets ein Impfzertifikat mitzuführen, auch wenn keine gelbfiebergefährdeten Gebiete besucht werden, da die Rechtslage und die Verwaltungspraxis nicht immer übereinstimmen.

Impfempfehlungen

(STIKO-Empfehlungen siehe Kapitel Reiseimpfungen)

• alle Reisenden

altersentsprechende Standardimpfungen lt. STIKO überprüfen und ggf. ergänzen bzw. auffrischen. Besonders zu beachten: **Tetanus, Diphtherie, Pertussis, Polio, Masern** (Grundimmunisierung oder ggf. Auffrischung); **Grippe**, evtl. **Pneumokokken**: Alter > 60, chronische Krankheiten;

zusätzlich für dieses Land: Hepatitis A,

Gelbfieber (für das gesamte Tiefland östlich der Anden mit den Departements Pando, Beni, Santa Cruz sowie den tiefer gelegenen bzw. subtropischen Teilen von La Paz (ohne die Hauptstadt), Cochabamba, Chuquisaca (ohne die Stadt Sucre) und Tarija)

• besondere Risiken

Hepatitis B [2,5,6,8], **Tollwut** [2,4,6,8], **Typhus** [1,2,5,6,7]

1 aktuelle Ausbrüche, 2 einfache Reisebedingungen, 3 Exposition im Endemiegebiet, 4 Tierkontakte, 5 spezielle berufliche/soziale Kontakte, 6 Einsätze (Katastrophen), 7 Hygienemängel, 8 unzureichende medizinische Versorgung

Malaria

Karte Malaria – Südamerika siehe Kartenanhang

- **Saison**: ganzjährig
- **Parasit**: P. vivax vorwiegend;
P. falciparum 5 - 30 % (nur Santa Cruz und nördl. Provinzen)
Resistenzen Chloroquin, Sulfa/Pyrimethamin-Kombinationen
- **Epidemiologie**: **mittleres Risiko** in ländlichen Gebieten unterhalb 2500 m, nach NO zunehmend, mit höherem Anteil von P. falciparum im N der Departments Pando und Beni, speziell im Gebiet von Guayaramerin und Riberalta nahe der brasilianischen Grenze, sowie im NO des Departments Santa Cruz;
geringes bzw. kein Risiko in Städten sowie in den höher gelegenen westlichen Landesteilen
- **Vorbeugung**: **Expositionsprophylaxe!**

Medikation	regelm.	stand-by	Bemerkungen
Empfehlung DTG Tourist/organisiert/Hotel	Ø	AL, AP	Gebiete < 2500 m ganzjährig
Erwägung für sonst. Aufenthalte			Reisestil u. Reisezeit beachten
mittleres Risiko	AP, D*, M oder Ø	Ø AL, AP	
geringes Risiko	Ø	AL, AP	

AL = Artemether/Lumefantrin (Riamet®), AP = Atovaquon/Proguanil (Malarone®), D = Doxycyclin, M = Mefloquin (Lariam®), Ø = keine
In der Tabelle durch Komma getrennte Präparate sind als Alternativen zu verstehen.
* Doxycyclin ist in Deutschland zur Malariaprophylaxe nicht zugelassen (s. Seite 318).

Besondere Infektionsrisiken	(**Fettdruck** = für die **Beratung aller Reisenden** relevant)
• oral	**Darminfektionen** **Hepatitis A** Typhus
• arthropod	**Dengue** Leishmaniase, cutane + mucocutane Leishmaniase, viszerale sporadisch im NO Gelbfieber Tiefland östlich der Anden Chagas-Krankheit vorw. ländl. Gebiete im S und im Zentrum Pest Naturherd im La Paz Departement
• aerogen	Tuberkulose
• diverse	**Hepatitis C** Venerische Infektionen **Tollwut**
Sonstige Beratungsinhalte	(siehe **Checklisten etc. im Serviceteil**)
• allgemein	Flugreise (Langstrecke) Klima, Hygiene Reiseapotheke Auslandskrankenversicherung
• bei Bedarf	Aufenthalt in großen Höhen Gesundheitszeugnis (Arbeits-/Langzeitaufenthalt)
Bemerkungen	**Medizinische Versorgung**: Außerhalb der Großstädte und Touristikzentren ist mit erheblichen Engpässen bei der ärztlichen und medikamentösen Versorgung zu rechnen. Adäquate Ausstattung der **Reiseapotheke** (Zollbestimmungen beachten, Begleitattest ratsam, Muster im Serviceteil), **Auslandskrankenversicherung** mit Abdeckung des Rettungsrückflug-Risikos für Notfälle dringend empfohlen.

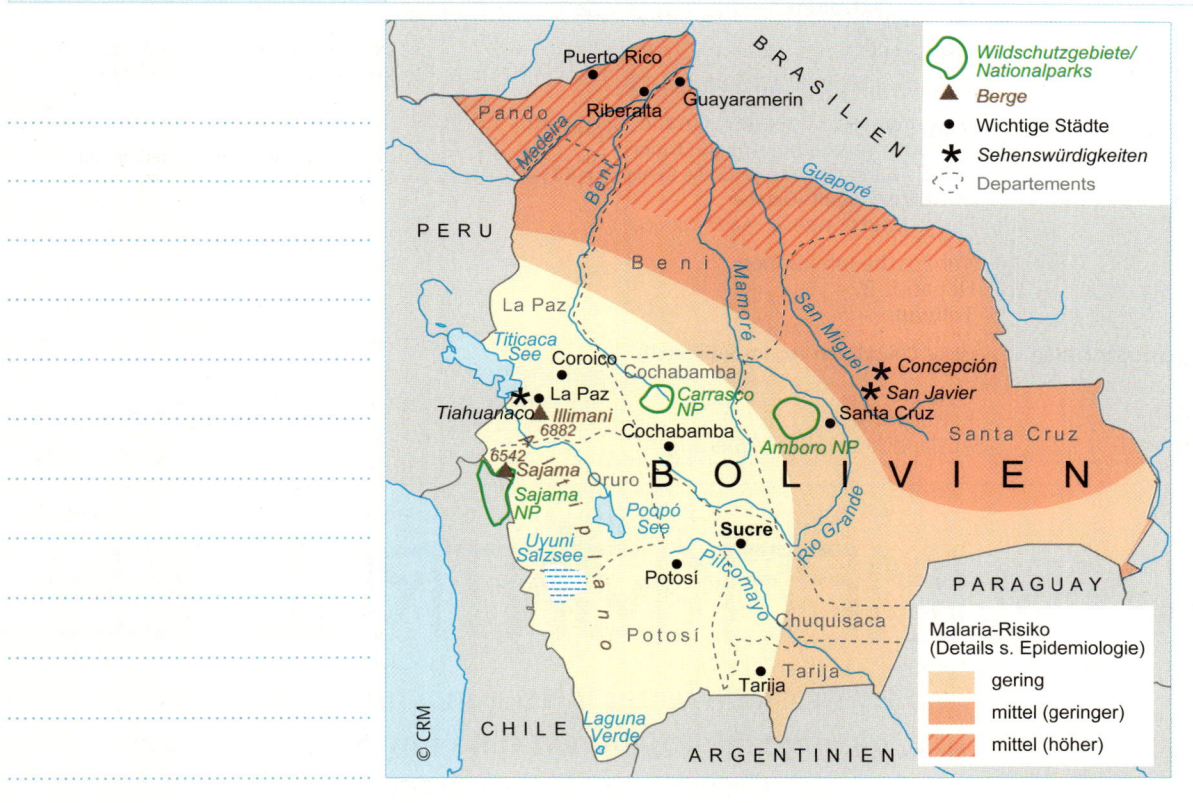

Länderprofile | CRM-Handbuch Reisemedizin, Juni 2011 – November 2011

Bosnien und Herzegowina

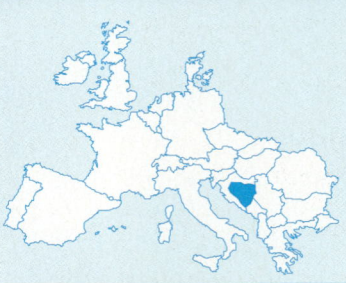

Klima
Gemäßigtes kontinentales Klima mit gleichmäßiger Verteilung der Niederschläge, im Süden Übergang zu Mittelmeerklima mit sommerlicher Trockenheit; durchschnittliche Temperatur in Sarajevo im Juli und August 19,5 °C, im Januar -1,4 °C.

Zeitdifferenz (zu Mitteleuropäischer Zeit): ganzjährig keine

Hilfe in Notfällen
Deutsche Botschaft
Skenderija 3
Sarajevo
Tel. (00387 33) 56 53 00

Impfvorschriften	keine
Impfempfehlungen	(**STIKO-Empfehlungen** siehe **Kapitel Reiseimpfungen**)
• alle Reisenden	altersentsprechende Standardimpfungen lt. STIKO überprüfen und ggf. ergänzen bzw. auffrischen. Besonders zu beachten: **Tetanus**, **Diphtherie**, **Pertussis**, **Polio**, **Masern** (Grundimmunisierung oder ggf. Auffrischung); **Grippe**, evtl. **Pneumokokken**: Alter > 60, chronische Krankheiten; **zusätzlich für dieses Land: Hepatitis A**
• besondere Risiken	**FSME** [2,3], **Hepatitis B** [2,5,6,8], **Tollwut** [4,6] 1 aktuelle Ausbrüche, 2 einfache Reisebedingungen, 3 Exposition im Endemiegebiet, 4 Tierkontakte, 5 spezielle berufliche/soziale Kontakte, 6 Einsätze (Katastrophen), 7 Hygienemängel, 8 unzureichende medizinische Versorgung
Malaria	keine
Besondere Infektionsrisiken	(**Fettdruck** = für die **Beratung aller Reisenden** relevant)
• oral	**Darminfektionen** **Hepatitis A** Brucellose Echinokokkose (E. granulosus)
• arthropod	Leishmaniase, viszerale + cutane sporadisch Phlebotomus-Fieber April – Oktober **FSME** April – Oktober: ländliche Gebiete im N (Save) Borreliose April – Oktober Fièvre boutonneuse April – Oktober
• diverse	Venerische Infektionen Hepatitis B **Tollwut**
Sonstige Beratungsinhalte	(siehe **Checklisten etc. im Serviceteil**)
• allgemein	Hygiene Reiseapotheke Auslandskrankenversicherung

www.IMPFKONTROLLE.de

Mitglied des
Vaccine Safety Net
der WHO

impfkontrolle.de bietet Ihren Kunden/Patienten aktuelle und wichtige Informationen rund um den Impfschutz!

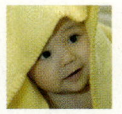

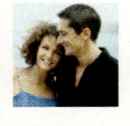

Säuglinge & Kinder   Erwachsene   Impfungen A bis Z

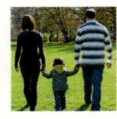

Jugendliche   60+   Impf-Checker

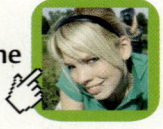

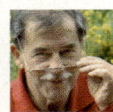

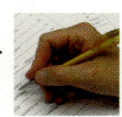

Länderprofile | CRM-Handbuch Reisemedizin, Juni 2011 – November 2011

Botsuana

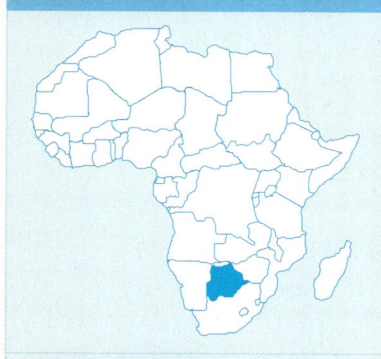

Klima
Tropisch-wechselfeuchtes Klima mit Niederschlägen in den Sommermonaten von November bis April und ausgeprägter Trockenzeit von Mai bis Oktober; durchschnittliche Jahrestemperatur 22 °C; durchschnittliche Temperatur im November 26,4 °C, im Juli 15,3 °C; extreme Temperaturunterschiede in der Kalahari.

Zeitdifferenz (zu Mitteleuropäischer Zeit):
MEZ + 1 Std.
(Europ. Sommerzeit ± 0 Std.)

Hilfe in Notfällen
Deutsche Botschaft
Professional House
Broadhurst, Segodithsane Way
Gaborone
Tel. (00267) 3 95 31 43, 3 95 38 06

Impfvorschriften
- **direkt**: keine
- **aus Infektionsgebieten**: Gelbfieber (ausgenommen Kinder unter 1 Jahr)

Impfempfehlungen
(**STIKO-Empfehlungen** siehe **Kapitel Reiseimpfungen**)

- **alle Reisenden**: altersentsprechende Standardimpfungen lt. STIKO überprüfen und ggf. ergänzen bzw. auffrischen. Besonders zu beachten: **Tetanus, Diphtherie, Pertussis, Polio, Masern** (Grundimmunisierung oder ggf. Auffrischung); **Grippe**, evtl. **Pneumokokken**: Alter > 60, chronische Krankheiten;
zusätzlich für dieses Land: Hepatitis A

- **besondere Risiken**: **Hepatitis B** [2,5,6,8], **Meningokokken** [1,2,5], **Polio** [1,2,5,6,7], **Tollwut** [2,4,6,8], **Typhus** [1,2,5,6,7]
1 aktuelle Ausbrüche, 2 einfache Reisebedingungen, 3 Exposition im Endemiegebiet, 4 Tierkontakte, 5 spezielle berufliche/soziale Kontakte, 6 Einsätze (Katastrophen), 7 Hygienemängel, 8 unzureichende medizinische Versorgung

Malaria
Karte Malaria – Südliches Afrika siehe Kartenanhang

- **Saison**: ganzjährig im N
sonst November – Juni

- **Parasit**: P. falciparum 90 %, Resistenzen Chloroquin

- **Epidemiologie**: **hohes Risiko** in der Regenzeit (November – Juni) im N in folgenden Distrikten/Subdistrikten: Boteti, Chobe, Ngamiland, Okavango, Tutume;
mittleres Risiko dort in der übrigen Zeit, nach S und in der Trockenzeit (Juli – Oktober) abnehmend;
geringes bzw. **kein Risiko** in übrigen Landesteilen

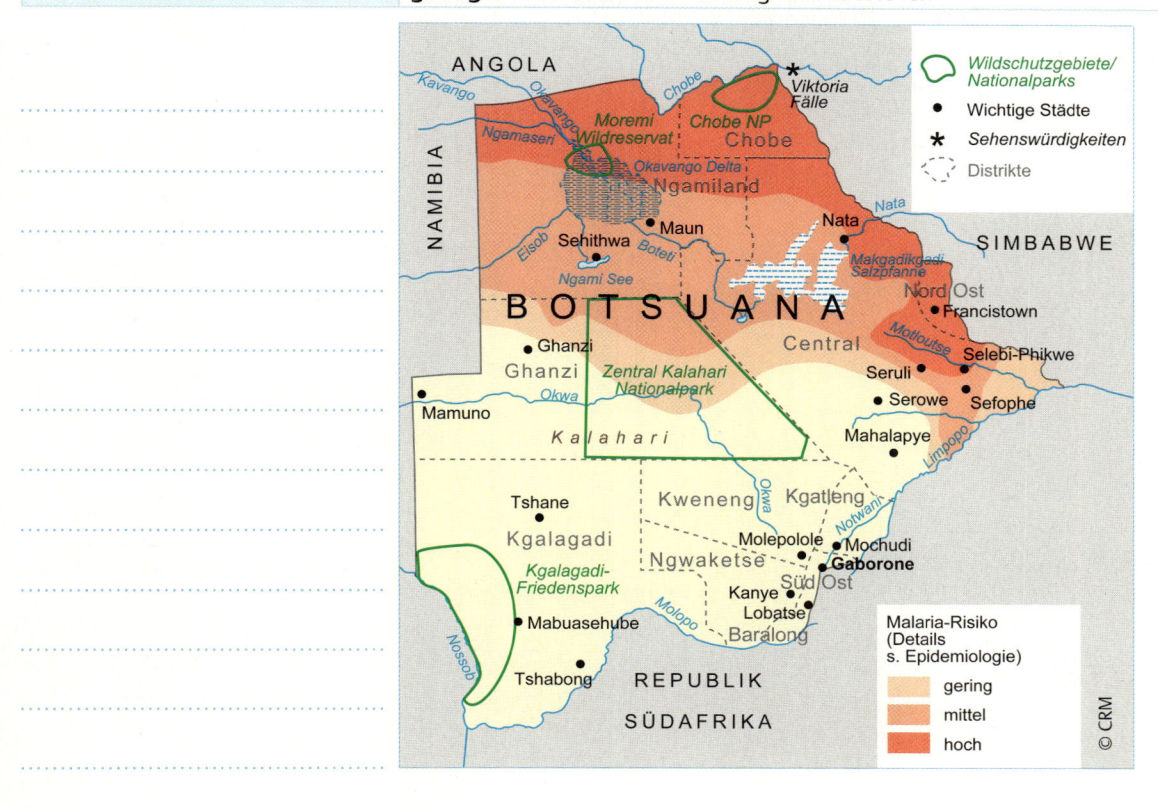

Botsuana (Forts.)

• Vorbeugung	**Expositionsprophylaxe!**			
	Medikation	**regelm.**	**stand-by**	**Bemerkungen**
	Empfehlung DTG	AP, D*, M	Ø	Risikogebiete im N: Nov–Juni;
	Tourist/organisiert/Hotel	Ø	AL, AP	Risikogebiete im N: Juli–Okt; Gebiete mit geringem Risiko im O ganzjährig
	Erwägung für sonst. Aufenthalte			Reisestil u. Reisezeit beachten
	hohes Risiko	AP, D*, M	Ø	
	mittleres Risiko	AP, D*, M oder	Ø	
		Ø	AL, AP	
	geringes Risiko	Ø	AL, AP	
	AL = Artemether/Lumefantrin (Riamet®), AP = Atovaquon/Proguanil (Malarone®), D = Doxycyclin, M = Mefloquin (Lariam®), Ø = keine			
	In der Tabelle durch Komma getrennte Präparate sind als Alternativen zu verstehen.			
	* Doxycyclin ist in Deutschland zur Malariaprophylaxe nicht zugelassen (s. Seite 318).			

Besondere Infektionsrisiken

(**Fettdruck** = für die **Beratung aller Reisenden** relevant)

- **oral**

  Darminfektionen
  Hepatitis A, E
  Polio
  Typhus

- **arthropod**

  Chikungunya   südliche Landesteile
  Schlafkrankheit   Übertragung im N sporadisch möglich
  Krim-Kongo hämorrhagisches Fieber

- **aerogen**

  Meningokokken-Meningitis   Mai–Okt
  Tuberkulose

- **diverse**

  Bilharziose   entlang des Okawango
  Hepatitis B, C
  Venerische Infektionen   HIV-Praevalenzen b. Erwachsenen > ca. 25 %
  Tollwut
  Milzbrand

Sonstige Beratungsinhalte

(siehe **Checklisten etc. im Serviceteil**)

- **allgemein**

  Flugreise (Langstrecke)
  Klima, Hygiene
  Reiseapotheke
  Auslandskrankenversicherung

Bemerkungen

Medizinische Versorgung: Landesweit ist mit erheblichen Engpässen bei der ärztlichen und medikamentösen Versorgung zu rechnen. Adäquate Ausstattung der **Reiseapotheke** (Zollbestimmungen beachten, Begleitattest ratsam, Muster im Serviceteil), **Auslandskrankenversicherung** mit Abdeckung des Rettungsrückflug-Risikos für Notfälle dringend empfohlen.

Länderprofile | CRM-Handbuch Reisemedizin, Juni 2011 – November 2011

Brasilien

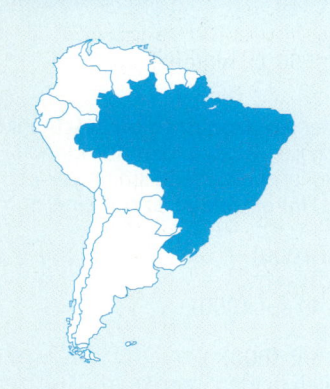

Klima
Tropisch, nur im äußersten Süden subtropisch. Amazonastiefland immerfeucht mit hohen Temperaturen und hoher Luftfeuchtigkeit, sonst Wechsel von Regenzeiten und Trockenperioden; im Süden Regenzeit von September/Oktober bis April/Mai; im zentralen Planalto Winterfröste; durchschnittliche Monatstemperatur in Rio de Janeiro zwischen 20 °C im Juli und 26 °C im Februar.

Zeitdifferenz (zu Mitteleuropäischer Zeit):
3 Zeitzonen (O → W)
MEZ - 4 bis - 6 Std.*
(Europ. Sommerzeit - 5 bis - 7 Std.)
* während der brasilianischen Sommerzeit (Mitte Okt. bis Mitte Febr.) - 3 bis - 5 Std.

Hilfe in Notfällen
Deutsche Botschaft
Avenida das Nações
Lote 25, Quadra 807
Brasilia
Tel. (0055 61) 34 42 70 00

Impfvorschriften	keine
Impfempfehlungen	(**STIKO-Empfehlungen** siehe **Kapitel Reiseimpfungen**)
• alle Reisenden	altersentsprechende Standardimpfungen lt. STIKO überprüfen und ggf. ergänzen bzw. auffrischen. Besonders zu beachten: **Tetanus**, **Diphtherie**, **Pertussis**, **Polio**, **Masern** (Grundimmunisierung oder ggf. Auffrischung); **Grippe**, evtl. **Pneumokokken**: Alter > 60, chronische Krankheiten; **zusätzlich für dieses Land: Hepatitis A, Gelbfieber** in endemische Gebiete. Dazu gehören folgende Bundesstaaten – mit ihrem gesamten Territorium: Acre, Amapá, Amazonas, Goiás, Maranhao, – Mato Grosso, Mato Grosso do Sul, Pará, Rondonia, Roraima, Tocantins, – Minas Gerais, Distrito Federal; – mit bestimmten Teilen ihres Territoriums: Piaui, Bahia, Sao Paulo, – Paraná (mit dem Iguazú NP), Santa Catarina, Rio Grande do Sul.
• besondere Risiken	**Hepatitis B** [2,5,6,8], **Tollwut** [2,4,6,8], **Typhus** [1,2,5,6,7] 1 aktuelle Ausbrüche, 2 einfache Reisebedingungen, 3 Exposition im Endemiegebiet, 4 Tierkontakte, 5 spezielle berufliche/soziale Kontakte, 6 Einsätze (Katastrophen), 7 Hygienemängel, 8 unzureichende medizinische Versorgung

Sicheres Trinkwasser auf Reisen

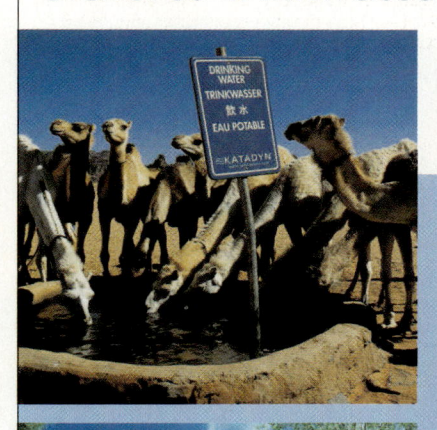

80% aller Reisekrankheiten entstehen laut einer WHO Studie durch verunreinigtes Wasser. Die Micropur Produkte entkeimen optisch klares Wasser. Gleichzeitig wird das Wasser konserviert. Es bleibt während eines Zeitraum von bis zu 6 Monaten in bakteriologisch einwandfreiem Zustand. Diese Produkte gehören zur Grundausstattung jeder guten Reiseapotheke.

Micropur Forte
mit Silberionen und Chlor.
Micropur Forte desinfiziert klares Wasser schnell und sicher und hält es für bis zu 6 Monate keimfrei. Durch die Oxidationswirkung von Chlor werden neben Bakterien auch Viren, Protozoen und Pilze eliminiert. Micropur Forte kann überall dort verwendet werden, wo mikrbiologisch unsicheres Wasser zum Trinken, Kochen oder Waschen desinfiziert werden soll.

• Enthält Chlor > desinfiziert Wasser schnell und sicher in 30 Minuten
• Kleine und handliche Packungsformen > findet überall Platz
• Unterschiedliche Produktformen (Tablette, Pulver, Flüssigkeit) > breite Anwendung

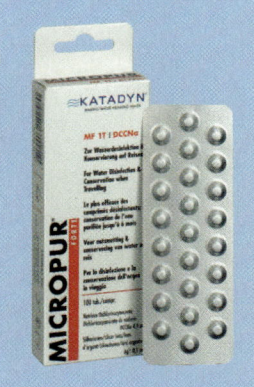

www.katadyn.de

≈**KATADYN**®
MAKING WATER DRINKING WATER

Brasilien (Forts.)

Malaria

- **Saison**

  Karte Malaria – Südamerika siehe Kartenanhang

  ganzjährig

- **Parasit**

  P. vivax insgesamt 80%, herdförmig Resistenzen Chloroquin;
  P. falciparum insgesamt 20%, in Hochrisikogebieten höher (> 50%), regional mit Multiresistenzen

- **Epidemiologie**

  Die Malaria ist in Brasilien weitgehend auf die neun Staaten der **Amazonasregion** beschränkt. Das Übertragungsrisiko ist regional unterschiedlich, am höchsten ist es in den dortigen Flusstälern, im Regenwald sowie in den Bergbau-, Holzabbau- und neueren Siedlungsgebieten unterhalb 900 m während und nach der Regenzeit. Im einzelnen ist mit einem abgestuften Risiko in folgenden Staaten zu rechnen:
  hohes Risiko (jährliche Inzidenzen durchschnittlich > 50 auf 1000)
  in Rondonia, Roraima, Amazonas, Amapá und Acre;
  mittleres Risiko (jährliche Inzidenzen durchschnittlich 10 – 49 auf 1000)
  in Pará (besonders im S) und Mato Grosso (besonders im N);
  geringes Risiko (jährliche Inzidenzen durchschnittlich < 10 auf 1000)
  in Tocantins und Maranhao, vor allem in den westlichen Teilen beider Staaten.
  In den **Städten** der Amazonasregion (z.B. Boa Vista, Cruzeiro do Sul, Macapá, Manaus, Maraba, Porto Velho, Rio Branco, Santarem) ist in den **Außenbezirken** mit einem dem jeweiligen Staat entsprechenden Risiko zu rechnen, in den eigentlichen **Stadtgebieten** ist das Risiko gering.
  Außerhalb der Amazonasregion besteht lediglich in den angrenzenden ländlichen Gebieten herdförmig ein sehr geringes Risiko, das nach Osten ausläuft. Als **malariafrei** gelten die Staaten an der Ostküste sowie der Distrito Federal mit der Hauptstadt Brasilia.

- **Vorbeugung**

  Expositionsprophylaxe!

Medikation	regelm.	stand-by	Bemerkungen
Empfehlung DTG	AP, D*, M	Ø	ganzjährig;
Tourist/organisiert/Hotel			Acre, Rondonia und Roraima
	Ø	AL, AP	übrige Gebiete mit Risiko
Erwägung für sonst. Aufenthalte			Reisestil u. Reisezeit beachten
hohes Risiko	AP, D*, M	Ø	
mittleres Risiko	AP, D*, M	Ø	
	oder		
	Ø	AL, AP	
geringes Risiko	Ø	AL, AP	

  AL = Artemether/Lumefantrin (Riamet®), AP = Atovaquon/Proguanil (Malarone®), D = Doxycyclin, M = Mefloquin (Lariam®), Ø = keine
  In der Tabelle durch Komma getrennte Präparate sind als Alternativen zu verstehen.
  * Doxycyclin ist in Deutschland zur Malariaprophylaxe nicht zugelassen (s. Seite 318).

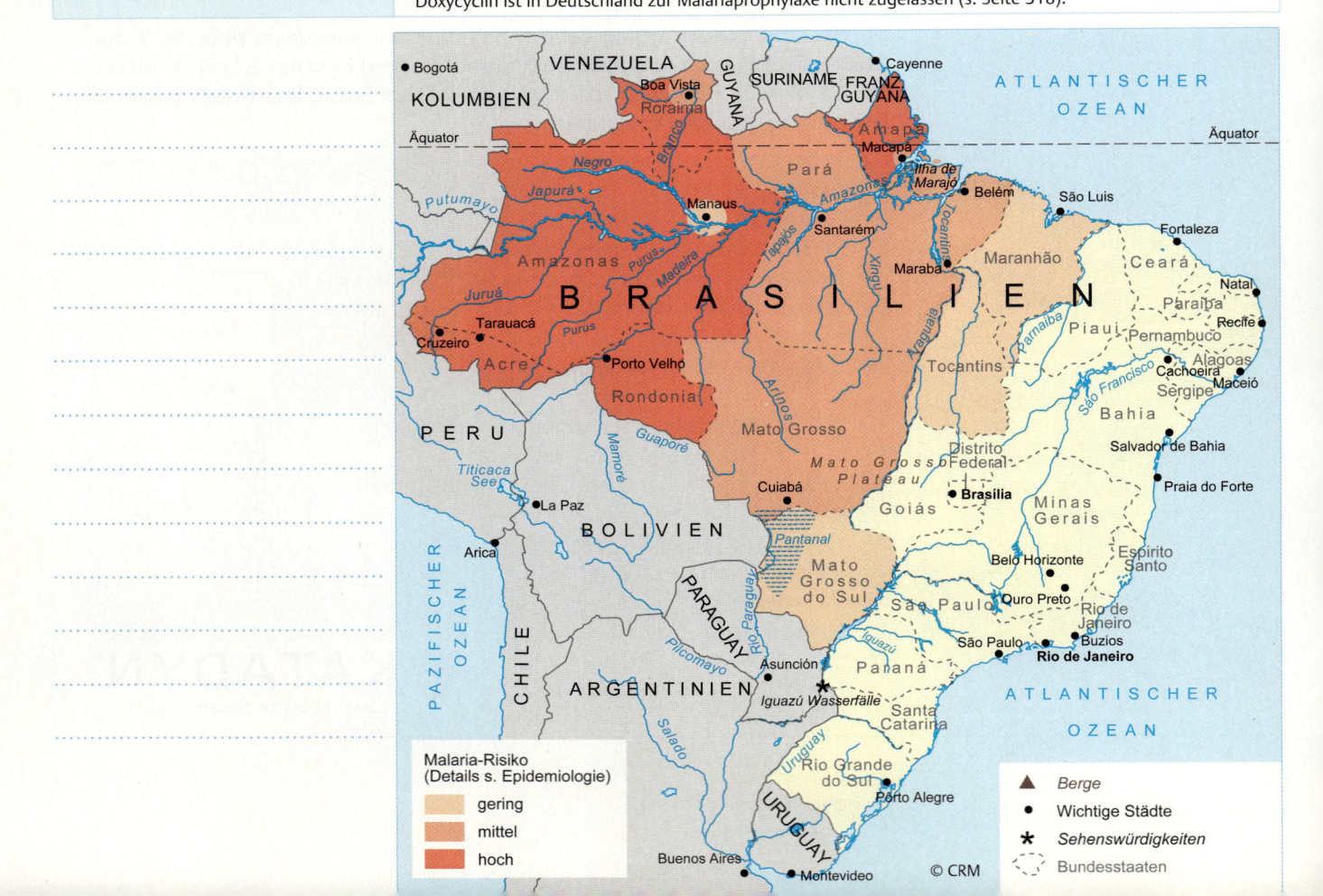

Besondere Infektionsrisiken	(Fettdruck = für die Beratung aller Reisenden relevant)
• oral	**Darminfektionen** **Hepatitis A** vorw. Amazonasbecken Typhus Echinokokkose (E. granulosus) vorw. im S (Rio Grande do Sul)
• arthropod	**Dengue** im N ganzjährig, im S vorwiegend erste Jahreshälfte Leishmaniase, viszerale endemisch im NO und S, sonst sporadisch Leishmaniase, cutane + mucocutane besonders Küstenregionen Filariose, lymphatische sporadisch Filariose, Onchozerkose einzelne Herde im N Gelbfieber alle Landesteile mit Ausnahme der Ostküste Oropouche-Fieber Amazonas-Region (Maranhao, Tocantins, Amazonas, Acre, Pará, Rondonia, Amapá) Rocky Mountain spotted fever Zeckenbiotope im O Chagas-Krankheit ländliche Gebiete mit schwacher Sozialstruktur, auch orale Übetragung (Fruchtsäfte) Pest Naturherde in den Staaten Bahia und Paraiba
• aerogen	Histoplasmose Paracoccidioidomykose Tuberkulose
• diverse	Bilharziose herdförmig im N und O, möglich auch im Mato Grosso und Amazonasbecken **Hepatitis B** vorw. im Amazonasbecken Hepatitis C Venerische Infektionen Leptospirose vorw. an der Ostküste Melioidose **Tollwut**
Sonstige Beratungsinhalte	(siehe **Checklisten etc. im Serviceteil**)
• allgemein	Flugreise (Langstrecke) Klima, Hygiene Reiseapotheke Auslandskrankenversicherung
• bei Bedarf	Tauchen Gesundheitszeugnis (Arbeits-/Langzeitaufenthalt)

Länderprofile | CRM-Handbuch Reisemedizin, Juni 2011 – November 2011

Brunei Darussalam

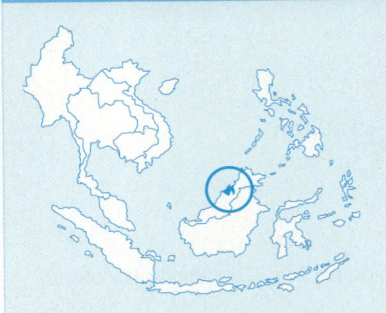

Klima
Feuchtheißes Tropenklima mit gleichmäßig hohen Temperaturen, hoher Luftfeuchtigkeit und häufigen Niederschlägen. Monatsmitteltemperatur um 28 °C.

Zeitdifferenz (zu Mitteleuropäischer Zeit):
MEZ + 7 Std.
(Europ. Sommerzeit + 6 Std.)

Hilfe in Notfällen
Deutsche Botschaft
Unit 2.01, Block A, 2nd Floor
Complex Bangunan Yayasan
Sultan Haji Hassanal Bolkiah
Jalan Pretty
Bandar Seri Begawan BS 8711
Tel. (00673 2) 22 55 47

Impfvorschriften	
• direkt	**keine**
• aus Infektionsgebieten	Gelbfieber (ausgenommen Kinder unter 1 Jahr)
Impfempfehlungen	(STIKO-Empfehlungen siehe **Kapitel Reiseimpfungen**)
• alle Reisenden	altersentsprechende Standardimpfungen lt. STIKO überprüfen und ggf. ergänzen bzw. auffrischen. Besonders zu beachten: **Tetanus, Diphtherie, Pertussis, Polio, Masern** (Grundimmunisierung oder ggf. Auffrischung); **Grippe**, evtl. **Pneumokokken**: Alter > 60, chronische Krankheiten; **zusätzlich für dieses Land: Hepatitis A**
• besondere Risiken	**Hepatitis B** [2,5,6,8], **Typhus** [1,2,5,6,7] 1 aktuelle Ausbrüche, 2 einfache Reisebedingungen, 3 Exposition im Endemiegebiet, 4 Tierkontakte, 5 spezielle berufliche/soziale Kontakte, 6 Einsätze (Katastrophen), 7 Hygienemängel, 8 unzureichende medizinische Versorgung
Malaria	Es ist von einem geringen Risiko im Hinterland auszugehen (vorw. P. vivax und P. knowlesi), die Küstenbereiche sind malariafrei. Reisenden wird sorgfältiger Mückenschutz empfohlen.
Besondere Infektionsrisiken	(**Fettdruck** = für die **Beratung aller Reisenden** relevant)
• oral	**Darminfektionen** **Hepatitis A** Typhus
• arthropod	**Dengue** Chikungunya Japanische Enzephalitis
• diverse	Melioidose
Sonstige Beratungsinhalte	(siehe **Checklisten etc. im Serviceteil**)
• allgemein	Flugreise (Langstrecke) Klima, Hygiene Reiseapotheke Auslandskrankenversicherung
• bei Bedarf	Tauchen Gesundheitszeugnis (Arbeits-/Langzeitaufenthalt)
Bemerkungen	„**Haze**": Während der Trockenzeit auftretender, durch Waldbrände verursachter Smog, der zu Schleimhaut- und Atemwegsreizungen führen kann. Gesundheitsstörungen können besonders bei Herz- und Lungenkranken, Asthmatikern, älteren Personen und Kleinkindern auftreten.

© Centrum für Reisemedizin

Länderprofile | CRM-Handbuch Reisemedizin, Juni 2011 – November 2011

Bulgarien

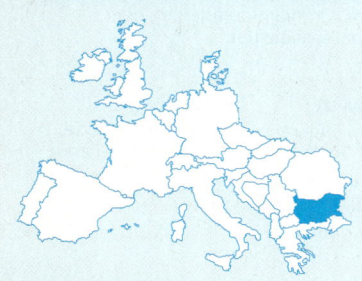

Klima
Beckenlandschaften im Süden (Maritzatal) und Südwesten (Strumatal) mediterran beeinflusst, Norden kontinental geprägt.

Zeitdifferenz (zu Mitteleuropäischer Zeit):
MEZ + 1 Std. ganzjährig

Hilfe in Notfällen
Deutsche Botschaft
Ulica Frederic-Joliot-Curie 25
Sofia
Tel. (00359 2) 91 83 80

Impfvorschriften	keine
Impfempfehlungen	(**STIKO-Empfehlungen** siehe **Kapitel Reiseimpfungen**)
• alle Reisenden	altersentsprechende Standardimpfungen lt. STIKO überprüfen und ggf. ergänzen bzw. auffrischen. Besonders zu beachten: **Tetanus**, **Diphtherie**, **Pertussis**, **Polio**, **Masern** (Grundimmunisierung oder ggf. Auffrischung); **Grippe**, evtl. **Pneumokokken**: Alter > 60, chronische Krankheiten;
• besondere Risiken	**FSME** [2,3], **Hepatitis A** [1,2,5,6,7], **Hepatitis B** [2,5,6,8], **Tollwut** [4,6] 1 aktuelle Ausbrüche, 2 einfache Reisebedingungen, 3 Exposition im Endemiegebiet, 4 Tierkontakte, 5 spezielle berufliche/soziale Kontakte, 6 Einsätze (Katastrophen), 7 Hygienemängel, 8 unzureichende medizinische Versorgung
Malaria	keine
Besondere Infektionsrisiken	(**Fettdruck** = für die **Beratung aller Reisenden** relevant)
• oral	**Darminfektionen**, Hepatitis A Echinokokkose (E. granulosus)
• arthropod	West Nile-Fieber Spätsommer/Herbst FSME April – Oktober, geringes Risiko in Flussniederungen, keine ausreichenden Daten Borreliose April – Oktober Krim-Kongo hämorrhagisches Fieber April – Oktober Fièvre boutonneuse
• aerogen	Tuberkulose
• diverse	**Hepatitis B** Venerische Infektionen **Tollwut**
Sonstige Beratungsinhalte	(siehe **Checklisten** etc. im Serviceteil)
• allgemein	Hygiene Reiseapotheke Auslandskrankenversicherung
• bei Bedarf	Gesundheitszeugnis (Arbeits-/Langzeitaufenthalt)

Burkina Faso

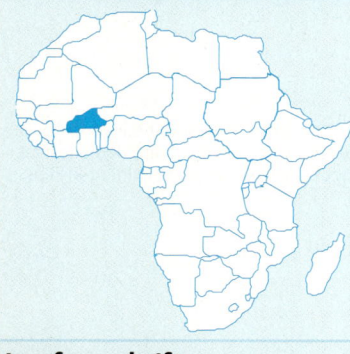

Klima
In südlichen und mittleren Landesteilen wechselfeuchtes Tropenklima mit Regenzeit von Mai bis September/Oktober; im Nordosten tropisches Trockenklima mit geringeren Regenmengen, beschränkt auf die Monate Juni bis August; mittlere Jahrestemperatur 27 – 30 °C (Maximum im März und April).

Zeitdifferenz (zu Mitteleuropäischer Zeit):
MEZ - 1 Std.
(Europ. Sommerzeit - 2 Std.)

Hilfe in Notfällen
Deutsche Botschaft
399, Avenue Mogho Naba Koom 1
Ouagadougou
Tel. (00226) 50 30 67-31, -32

Impfvorschriften	**Gelbfieber** (ausgenommen Kinder unter 1 Jahr)

© Centrum für Reisemedizin

Burkina Faso (Forts.)

Impfempfehlungen	(**STIKO-Empfehlungen** siehe **Kapitel Reiseimpfungen**)
• alle Reisenden	altersentsprechende Standardimpfungen lt. STIKO überprüfen und ggf. ergänzen bzw. auffrischen. Besonders zu beachten: **Tetanus**, **Diphtherie**, **Pertussis**, **Polio**, **Masern** (Grundimmunisierung oder ggf. Auffrischung); **Grippe**, evtl. **Pneumokokken**: Alter > 60, chronische Krankheiten; **zusätzlich für dieses Land: Hepatitis A, Polio, Gelbfieber**
• besondere Risiken	**Cholera** [1,5,6,7], **Hepatitis B** [2,5,6,8], **Meningokokken** [1,2,5], **Tollwut** [2,4,6,8], **Typhus** [1,2,5,6,7] 1 aktuelle Ausbrüche, 2 einfache Reisebedingungen, 3 Exposition im Endemiegebiet, 4 Tierkontakte, 5 spezielle berufliche/soziale Kontakte, 6 Einsätze (Katastrophen), 7 Hygienemängel, 8 unzureichende medizinische Versorgung
Malaria	
• Saison	ganzjährig
• Parasit	P. falciparum 80 %, Resistenzen Chloroquin
• Epidemiologie	**hohes Risiko** landesweit
• Vorbeugung	**Expositionsprophylaxe!**

Medikation	regelm.	stand-by	Bemerkungen
Empfehlung DTG Tourist/organisiert/Hotel	AP, D*, M	Ø	ganzes Land ganzjährig
Erwägung für sonst. Aufenthalte hohes Risiko	AP, D*, M	Ø	

AP = Atovaquon/Proguanil (Malarone®), D = Doxycyclin, M = Mefloquin (Lariam®), Ø = keine
In der Tabelle durch Komma getrennte Präparate sind als Alternativen zu verstehen.
* Doxycyclin ist in Deutschland zur Malariaprophylaxe nicht zugelassen (s. Seite 318).

Besondere Infektionsrisiken	(**Fettdruck** = für die **Beratung aller Reisenden** relevant)
• oral	**Darminfektionen** **Hepatitis A, E** **Polio** Typhus Cholera
• arthropod	Leishmaniase, viszerale + cutane Filariose, lymphatische + Onchozerkose Gelbfieber südliche Landesteile Dengue südliche Landesteile Chikungunya südliche Landesteile Rift Valley-Fieber Rückfallfieber, Zecken- Krim-Kongo hämorrhagisches Fieber Fleckfieber, Floh- (murines) Schlafkrankheit südliche Landesteile
• aerogen	**Meningokokken-Meningitis** Dezember – Mai Tuberkulose
• diverse	**Bilharziose** **Hepatitis B, C** Venerische Infektionen Tollwut Lassa-Fieber
Sonstige Beratungsinhalte	(siehe **Checklisten etc. im Serviceteil**)
• allgemein	Flugreise (Langstrecke) Klima, Hygiene Reiseapotheke Auslandskrankenversicherung
Bemerkungen	**Medizinische Versorgung**: Landesweit ist mit erheblichen Engpässen bei der ärztlichen und medikamentösen Versorgung zu rechnen. Adäquate Ausstattung der **Reiseapotheke** (Zollbestimmungen beachten, Begleitattest ratsam, Muster im Serviceteil), **Auslandskrankenversicherung** mit Abdeckung des Rettungsrückflug-Risikos für Notfälle dringend empfohlen.

care PLUS®

Travel Health Care Products

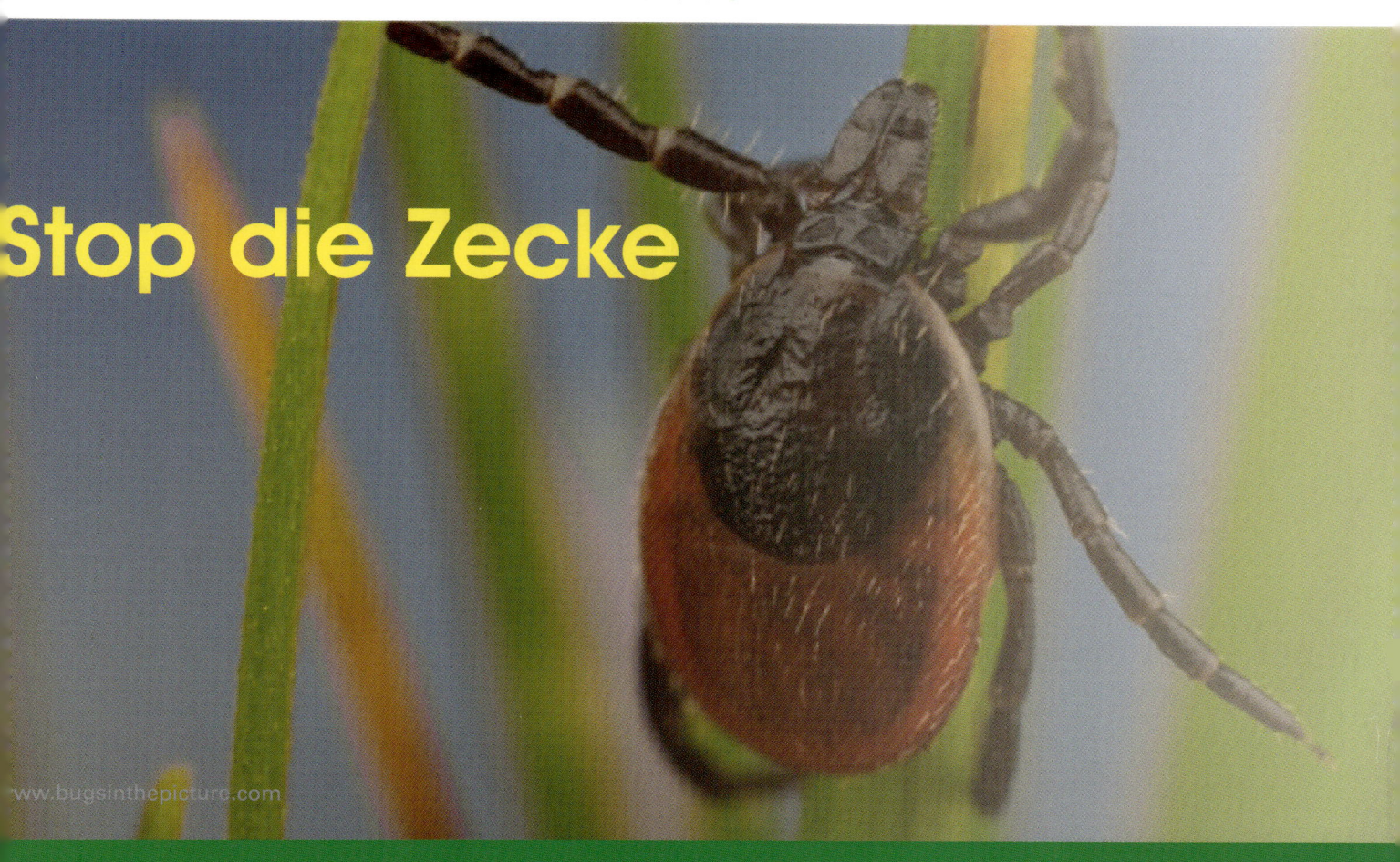

Stop die Zecke

wischen April und September stellen Zecken ein nmer größeres Problem dar. In der Natur önnen sie auf Menschen gelangen, ihr Blut augen und sie dabei mit der Lyme-Krankheit nfizieren.

are Plus® hat Produkte in seinem mfangreichen Sortiment, die die Risiken einer nfektion mit der Lyme-Krankheit minimieren.

- DEET Kleidungsspray (Schutz vor Zecken auf der Kleidung)
- Zeckenzange (sicheres Entfernen von Zecken)
- Selbsttest (Test, ob eine Infektion der Zecken mit Lyme-Bakterien besteht)

www.stopdiezecke.de

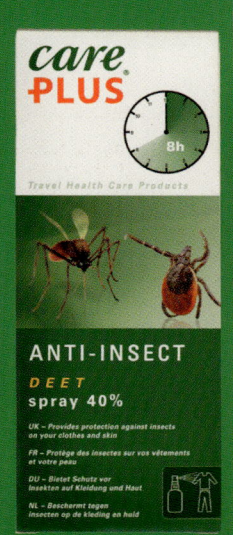

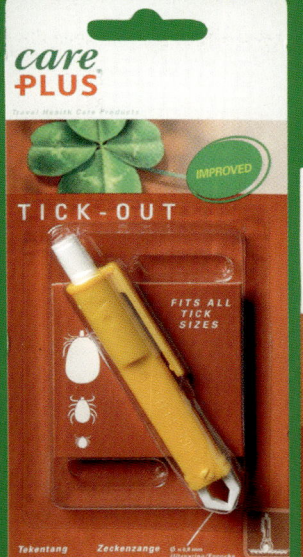

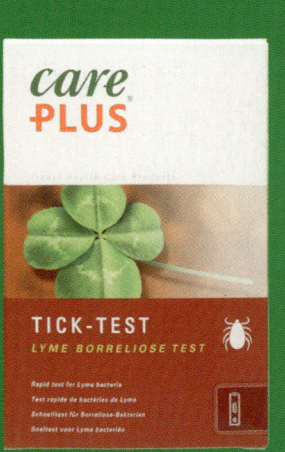

Verhindern — Entfernen — Testen

Angebot

Stop die Zecke mit dem Care Plus® Stop die Zecke Display

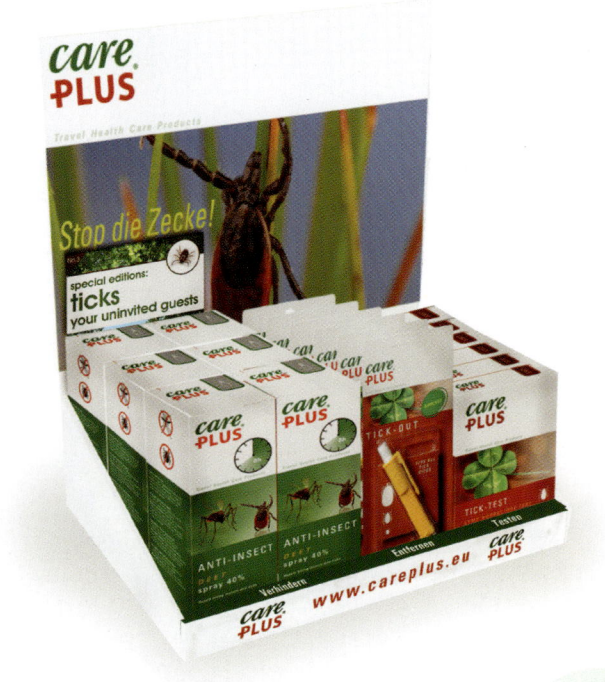

Verhindern, Entfernen, Testen

	Aktion EK	VK Total	Marge
Care Plus® Stop die Zecke Display (Artikelnummer 33404-DE)	€ 100,26	€ 203,10	€ 102,84 = 50,6%

<u>Enthält</u>   <u>VK pro Produkt</u>

- 6 x 32428 CP® Anti-Insect Deet 40%, 200ml Clothing spray — € 19,95
- 6 x 38391 CP® Tick-Out - Tick Remover — € 3,95
- 6 x 38401 CP® Tick-Test - Lyme Borreliose — € 9,95
- 50 x 35631 Broschüre: „Zecken, ihr unerwünschter Gast" — € 0,00

☐ **Ja, ich möchte gerne ____ (Anzahl angeben) Care Plus® Stop die Zecke Display bestellen!**

Name : _____

Lieferadresse : _____

Postleitzahl : _____

Ort : _____

Telefon : _____

Email : _____

Fax an Medidar GmbH **0211-53819802**

Medidar GmbH, Hansaallee 321, 40549 Düsseldorf, Telefon 0211-53819800, E-Mail info@medidar.de

Burma s. Myanmar

Burundi

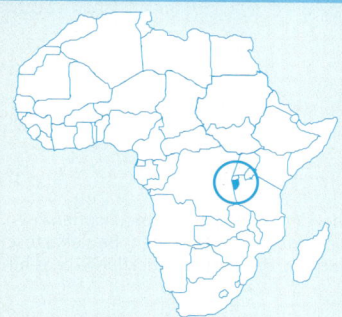

Klima
Äquatoriales Tropenklima, aufgrund der Höhenlage vergleichsweise mild; zwei Regenzeiten: März/April und September bis Dezember; Temperaturen ganzjährig fast gleichbleibend; je nach Höhenlage 16 bis (Bujumbura) 24 °C.

Zeitdifferenz (zu Mitteleuropäischer Zeit):
MEZ + 1 Std.
(Europ. Sommerzeit ± 0 Std.)

Hilfe in Notfällen
Deutsche Botschaft
22, avenue du 18 Septembre
Bujumbura
Tel. (00 257) 22 25 77-77, -78

Impfvorschriften	**Gelbfieber** (ausgenommen Kinder unter 1 Jahr)
Impfempfehlungen	(**STIKO-Empfehlungen** siehe **Kapitel Reiseimpfungen**)
• alle Reisenden	altersentsprechende Standardimpfungen lt. STIKO überprüfen und ggf. ergänzen bzw. auffrischen. Besonders zu beachten: **Tetanus, Diphtherie, Pertussis, Polio, Masern** (Grundimmunisierung oder ggf. Auffrischung); **Grippe**, evtl. **Pneumokokken**: Alter > 60, chronische Krankheiten; **zusätzlich für dieses Land: Hepatitis A, Polio, Gelbfieber**
• besondere Risiken	**Cholera** [1,5,6,7], **Hepatitis B** [2,5,6,8], **Meningokokken** [1,2,5], **Tollwut** [2,4,6,8], **Typhus** [1,2,5,6,7] 1 aktuelle Ausbrüche, 2 einfache Reisebedingungen, 3 Exposition im Endemiegebiet, 4 Tierkontakte, 5 spezielle berufliche/soziale Kontakte, 6 Einsätze (Katastrophen), 7 Hygienemängel, 8 unzureichende medizinische Versorgung
Malaria	
• Saison	ganzjährig
• Parasit	P. falciparum >85%, Resistenzen Chloroquin, Sulfa/Pyrimethamin-Kombinationen
• Epidemiologie	**hohes Risiko** in Tieflagen **geringes Risiko** in Höhenlagen
• Vorbeugung	**Expositionsprophylaxe!**

Medikation	regelm.	stand-by	Bemerkungen
Empfehlung DTG	AP, D*, M	Ø	ganzes Land
Tourist/organisiert/Hotel			ganzjährig
Erwägung für sonst. Aufenthalte			Reisestil u. Reisezeit beachten
hohes Risiko	AP, D*, M	Ø	
geringes Risiko	Ø	AL, AP	

AL = Artemether/Lumefantrin (Riamet®), AP = Atovaquon/Proguanil (Malarone®), D = Doxycyclin, M = Mefloquin (Lariam®), Ø = keine
In der Tabelle durch Komma getrennte Präparate sind als Alternativen zu verstehen.
* Doxycyclin ist in Deutschland zur Malariaprophylaxe nicht zugelassen (s. Seite 318).

Besondere Infektionsrisiken	(**Fettdruck** = für die **Beratung aller Reisenden** relevant)
• oral	**Darminfektionen** **Hepatitis A**, E **Polio** Typhus Cholera Echinokokkose (E. granulosus)
• arthropod	Filariose, lymphatische + Onchozerkose Gelbfieber Chikungunya Rift Valley-Fieber West Nile-Fieber Rückfallfieber, Zecken- landesweit Rückfallfieber, Läuse- kühlere Höhenlagen mit schlechter sozioökonomischer Struktur Fleckfieber, Läuse- s. Rückfallfieber, Läuse- Schlafkrankheit Übertragung sporadisch möglich

Burundi (Forts.)

• aerogen	**Meningokokken-Meningitis** Trockenzeit (Mai – August und Januar – März) Tuberkulose	
• diverse	**Bilharziose** **Hepatitis B, C** Venerische Infektionen HIV-Praevalenzen b. Erwachsenen 5–15 % Tollwut	
Sonstige Beratungsinhalte	(siehe **Checklisten etc. im Serviceteil**)	
• allgemein	Flugreise (Langstrecke) Klima, Hygiene Reiseapotheke Auslandskrankenversicherung	
• bei Bedarf	Aufenthalt in großen Höhen	
Bemerkungen	**Medizinische Versorgung**: Landesweit ist mit erheblichen Engpässen bei der ärztlichen und medikamentösen Versorgung zu rechnen. Adäquate Ausstattung der **Reiseapotheke** (Zollbestimmungen beachten, Begleitattest ratsam, Muster im Serviceteil), **Auslandskrankenversicherung** mit Abdeckung des Rettungsrückflug-Risikos für Notfälle dringend empfohlen.	

Cape Verde s. Kap Verde

Caymaninseln s. Kaimaninseln

Chad s. Tschad

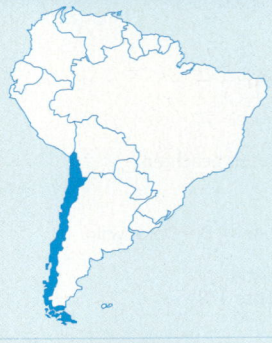

Chile

Klima
Im Norden Wüsten- und Steppenklima; in Zentralchile mildes mediterranes Winterregenklima; im Süden feuchtgemäßigtes Seeklima; durchschnittliche Juni-Temperatur in Santiago 8 °C, durchschnittliche Januar-Temperatur 21 °C.

Zeitdifferenz (zu Mitteleuropäischer Zeit):
MEZ - 4 Std.
(Europ. Sommerzeit - 6 Std.)
März und Oktober - 5 Std.

Hilfe in Notfällen
Deutsche Botschaft
Las Hualtatas 5677, Vitacura
Santiago de Chile
Tel. (0056 2) 463 25 00

Impfvorschriften	keine
Impfempfehlungen	(**STIKO-Empfehlungen** siehe **Kapitel Reiseimpfungen**)
• alle Reisenden	altersentsprechende Standardimpfungen lt. STIKO überprüfen und ggf. ergänzen bzw. auffrischen. Besonders zu beachten: **Tetanus, Diphtherie, Pertussis, Polio, Masern** (Grundimmunisierung oder ggf. Auffrischung); **Grippe**, evtl. **Pneumokokken**: Alter > 60, chronische Krankheiten; **zusätzlich für dieses Land: Hepatitis A**
• besondere Risiken	**Hepatitis B** [2,5,6,8], **Tollwut** [2,4,6,8], **Typhus** [1,2,5,6,7] 1 aktuelle Ausbrüche, 2 einfache Reisebedingungen, 3 Exposition im Endemiegebiet, 4 Tierkontakte, 5 spezielle berufliche/soziale Kontakte, 6 Einsätze (Katastrophen), 7 Hygienemängel, 8 unzureichende medizinische Versorgung
Malaria	keine

Besondere Infektionsrisiken	(Fettdruck = für die **Beratung aller Reisenden** relevant)
• oral	**Darminfektionen** **Hepatitis A**, E Typhus Echinokokkose (E. granulosus) Trichinellose vorw. im S
• arthropod	Dengue nur auf der Osterinsel (Pazifik)
• diverse	Venerische Infektionen Tollwut Milzbrand Hantavirus pulmonales Syndrom vorw. im dortigen Frühjahr
Sonstige Beratungsinhalte	(siehe **Checklisten etc. im Serviceteil**)
• allgemein	Flugreise (Langstrecke) Hygiene Reiseapotheke Auslandskrankenversicherung
• bei Bedarf	Aufenthalt in großen Höhen Gesundheitszeugnis (Arbeits-/Langzeitaufenthalt)

China

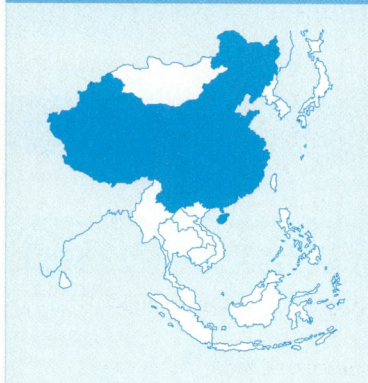

Klima

Im Süden subtropisch bis tropisches Monsunklima (Sommermonsun) mit hohen Temperaturen (durchschnittliche Januar-Temperatur in Kanton 13,5 °C, Juli-Temperatur 29 °C); im Osten warm gemäßigt mit nach Norden hin zunehmend kalten Wintern; im Landesinnern Steppen- und Wüstenklima mit extremen Temperaturgegensätzen; in Tibet trockenkaltes Gebirgsklima; durchschnittliche Juli-Temperatur in Peking 26 °C, durchschnittliche Januar-Temperatur -4,7 °C.

Zeitdifferenz (zu Mitteleuropäischer Zeit):
MEZ + 7 Std.
(Europ. Sommerzeit + 6 Std.)

Hilfe in Notfällen

Deutsche Botschaft
17, Dong Zhi Men Wai Da Jie
Chaoyang District
Peking 100600
Tel. (0086 10) 65 32 90 00

Regionalarzt an der
Deutschen Botschaft
San Li Tun, 3 Dong Si Jie
Peking
Tel. (0086 10) 65 32 35 15
Handy (0086 139) 10 69 27 74

Impfvorschriften	
• direkt	**keine**
• aus Infektionsgebieten	Gelbfieber nicht erforderlich für die speziellen Verwaltungseinheiten Hongkong und Macao
Impfempfehlungen	(**STIKO-Empfehlungen** siehe **Kapitel Reiseimpfungen**)
• alle Reisenden	altersentsprechende Standardimpfungen lt. STIKO überprüfen und ggf. ergänzen bzw. auffrischen. Besonders zu beachten: **Tetanus**, **Diphtherie**, **Pertussis**, **Polio**, **Masern** (Grundimmunisierung oder ggf. Auffrischung); **Grippe**, evtl. **Pneumokokken**: Alter > 60, chronische Krankheiten; **zusätzlich für dieses Land: Hepatitis A**
• besondere Risiken	**Cholera** [1,5,6,7], **FSME** [2,3] (s. Bemerkungen), **Hepatitis B** [2,5,6,8], **Japanische Enzephalitis** [2,3], **Tollwut** [2,4,6,8], **Typhus** [1,2,5,6,7] 1 aktuelle Ausbrüche, 2 einfache Reisebedingungen, 3 Exposition im Endemiegebiet, 4 Tierkontakte, 5 spezielle berufliche/soziale Kontakte, 6 Einsätze (Katastrophen), 7 Hygienemängel, 8 unzureichende medizinische Versorgung
Malaria	**Karte Malaria – China** siehe auch Kartenanhang
• Saison	nördlich 33° N: Juli – November zwischen 33° und 25° N: Mai – Dezember südlich 25° N: ganzjährig
• Parasit	P. vivax vorwiegend; P. falciparum < 10% (nur im S); P. knowlesi vereinzelt (im Grenzgebiet zu Myanmar); Multiresistenzen

China (Forts.)

- **Epidemiologie**

  mittleres Risiko mit Anteil von P. falciparum nur in den Provinzen Hainan (Insel) und den tiefer liegenden Gebieten im S von Yunnan;
  geringes, vorwiegend saisonales Risiko, ausschließlich P. vivax, herdförmig in folgenden Provinzen: Fujian, Guangdong, Guangxi, Guizhou, nach Norden abnehmend;
  sehr geringes, saisonales Risiko, ausschließlich P. vivax, nach Norden auslaufend, herdförmig in folgenden Provinzen: Anhui, Henan, Hubei, Hunan, Jiangsu, Jiangxi;
  sehr geringes Risiko auch im N von Hongkong außerhalb des Stadtgebietes;
  kein Risiko in den übrigen (nördlichen und westlichen) Landesteilen, in Großstädten einschließlich Hongkong und Macao sowie in Höhenlagen über 1500 m

- **Vorbeugung**

  Expositionsprophylaxe!

Medikation	regelm.	stand-by	Bemerkungen
Empfehlung DTG Tourist/organisiert/Hotel	Ø	Ø	minimales Risiko in ländlichen Gebieten < 1500 m im SO, ganzjährig
Erwägung für sonst. Aufenthalte			Reisestil u. Reisezeit beachten
mittleres Risiko	AP, D*, M	Ø	
oder	Ø	AL, AP	
geringes Risiko	Ø	C	

  AL = Artemether/Lumefantrin (Riamet®), AP = Atovaquon/Proguanil (Malarone®), C = Chloroquin (Resochin® u.a.), D = Doxycyclin, M = Mefloquin (Lariam®), Ø = keine
  In der Tabelle durch Komma getrennte Präparate sind als Alternativen zu verstehen.
  * Doxycyclin ist in Deutschland zur Malariaprophylaxe nicht zugelassen (s. Seite 318).

Besondere Infektionsrisiken	(**Fettdruck** = für die **Beratung aller Reisenden** relevant)
• oral	**Darminfektionen** **Hepatitis A** Hepatitis E vorw. im W Typhus Cholera sporadisch in den Küstenregionen, einschl. Großstädte Brucellose Clonorchiasis vorw. im S Paragonimiasis Echinokokkose (E. granulosus + E. multilocularis)
• arthropod	Leishmaniase, viszerale vorw. nordwestliche und zentral-östliche Landesteile Leishmaniase, cutane sporadisch im NW (Xinjiang) Dengue südliche Küstenregionen Chikungunya erstmaliges autochthones Auftreten 2010 in der Provinz Guangdong (S) Filariose, lymphatische sporadisch im S Japanische Enzephalitis ganzjährig ländliche Gebiete im S und SO, saisonal (April – Oktober) im O und NO; frei sind Xizang (Tibet), Xinjiang und Quinghai FSME (fernöstlicher Subtyp) Bekannte Endemiegebiete liegen im N mit den höchsten Fallzahlen in der Provinz Heilongyiang entlang des Amur, mit weiteren Herden in der Provinz Jilin, der Inneren Mongolei und der Xinjiang-Uygur Autonomen Region im NW. Hauptübertragungszeit Mai – Juni. Berichte aus Tibet (W) und Yunnan (SW) sind bisher nicht gesichert. Die Datenlage ist nicht flächendeckend. Borreliose Krim-Kongo hämorrhagisches Fieber im äußersten W Fleckfieber, Milben- Buschland im S Fleckfieber, Läuse- im N des Landes Pest
• aerogen	Tuberkulose
• diverse	Bilharziose (vorw. S. japonicum) zentrale und östliche Landesteile, vor allem entlang des Yangtze (Prov. Hubei, Hunan, Jiangxi, Anhui und Jiangsu), Zhejiang, Fujian, regional im mittleren SW (Prov. Yunnan und Sichuan) **Hepatitis B**, C Leptospirose periodische Ausbrüche landesweit, höchste Inzidenz in Yunnan Venerische Infektionen **Tollwut** Melioidose endemisch in Guangdong, Südhälfte von Guangxi und Fujian, Hainan Milzbrand
Sonstige Beratungsinhalte	(siehe **Checklisten etc. im Serviceteil**)
• allgemein	Flugreise (Langstrecke) Klima, Hygiene Reiseapotheke Auslandskrankenversicherung
• bei Bedarf	Aufenthalt in großen Höhen Tauchen Gesundheitszeugnis (Arbeits-/Langzeitaufenthalt)
Bemerkungen	Die **medizinische Versorgung** ist mit der in Europa nicht zu vergleichen. Hinzu kommen gravierende Sprachprobleme, da auf dem Land und auch in größeren Städten oft keine englisch- oder französischsprachigen Ärzte anzutreffen sind. **Tollwut:** Moderne Gewebekultur-Impfstoffe und homologes Immunglobulin im Land schwer erhältlich. Im Bedarfsfall an deutsche Vertretung (Vertrauensarzt) wenden. Bei vorhersehbarem Risiko prophylaktische Impfung vor Reise empfohlen. **FSME:** Eine **Impfung** ist nach derzeitigem Stand bei entsprechender Exposition nur für die Infektionsgebiete im Norden des Landes indiziert. Die hier zugelassenen Impfstoffe sind auch gegen den fernöstlichen Subtyp wirksam. **Einreisebestimmungen:** Am 28. April 2010 hat die chinesische Regierung das seit 20 Jahren bestehende Einreiseverbot für Reisende mit HIV-Infektion, sexuell übertragbaren Krankheiten, Lepra, nicht infektiöser Tuberkulose und leichteren Geisteskrankheiten aufgehoben. Wie die Änderung der Bestimmungen konkret vor Ort gehandhabt wird, kann derzeit nicht gesagt werden. Empfehlung: zunächst Beibehaltung der bisherigen Praxis bzw. Anfrage bei der chinesischen Botschaft. Bisherige Einreise-/Aufenthaltsbestimmungen: **Gesundheitserklärung:** Ausländer müssen bei Einreise eine Gesundheitserklärung ausfüllen, in der speziell nach HIV-Infektion gefragt ist. Bei Infektion kann die Einreise verweigert werden bzw. Ausweisung erfolgen. **HIV-Test:** Bei Aufenthaltsdauer > 1 Jahr muss bei der Einreise u.U. ein negativer HIV-Test nachgewiesen werden. Bei Arbeitsaufenthalten wird außerdem ein Gesundheitszeugnis (Befund Rö-Thorax, EKG, Labor mit HIV- und Lues-Test) in englischer oder chinesischer Sprache verlangt.

Länderprofile | CRM-Handbuch Reisemedizin, Juni 2011 – November 2011

Cookinseln (zu Neuseeland)

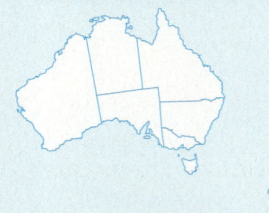

Klima
Tropisches Klima mit Regenzeit von Dezember bis März (hohe Luftfeuchtigkeit!); geringe Temperaturschwankungen über das Jahr (25 – 30 °C).

Zeitdifferenz (zu Mitteleuropäischer Zeit):
MEZ - 11 Std.
(Europ. Sommerzeit - 12 Std.)

Hilfe in Notfällen
zu erfragen über:
Deutsche Botschaft Neuseeland

Impfvorschriften	keine
Impfempfehlungen	(STIKO-Empfehlungen siehe Kapitel Reiseimpfungen)
• alle Reisenden	altersentsprechende Standardimpfungen lt. STIKO überprüfen und ggf. ergänzen bzw. auffrischen. Besonders zu beachten: **Tetanus, Diphtherie, Pertussis, Polio, Masern** (Grundimmunisierung oder ggf. Auffrischung); **Grippe**, evtl. **Pneumokokken**: Alter > 60, chronische Krankheiten; **zusätzlich für dieses Land: Hepatitis A**
• besondere Risiken	**Hepatitis B** [2,5,6,8] 1 aktuelle Ausbrüche, 2 einfache Reisebedingungen, 3 Exposition im Endemiegebiet, 4 Tierkontakte, 5 spezielle berufliche/soziale Kontakte, 6 Einsätze (Katastrophen), 7 Hygienemängel, 8 unzureichende medizinische Versorgung
Malaria	keine
Besondere Infektionsrisiken	(**Fettdruck** = für die **Beratung aller Reisenden** relevant)
• oral	**Darminfektionen** Hepatitis A
• arthropod	**Dengue** Filariosen, lymphatische Epidemische Polyarthritis (Ross-River)
• diverse	Venerische Infektionen
Sonstige Beratungsinhalte	(siehe **Checklisten etc. im Serviceteil**)
• allgemein	Flugreise (Langstrecke) Klima, Hygiene Reiseapotheke Auslandskrankenversicherung
• bei Bedarf	Tauchen

Costa Rica

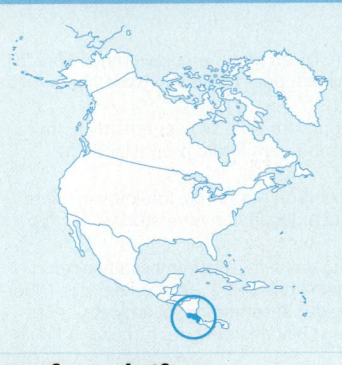

Klima
Tropisches Klima, im Osten ganzjährig feucht, im Westen wechselfeucht, südliche Bereiche der Pazifikküste (Golfo Dolce) immerfeucht; mittlere Jahrestemperatur in den Tiefländern um 26 °C, im Hochland um 20 °C.

Zeitdifferenz (zu Mitteleuropäischer Zeit):
MEZ - 7 Std.
(Europ. Sommerzeit - 8 Std.)

Hilfe in Notfällen
Deutsche Botschaft
Edificio „Torre la Sabana"
8° piso, Sabana Norte
San José
Tel. (00506) 22 90 90 91

Impfvorschriften	
• direkt	keine
• aus Infektionsgebieten	Gelbfieber (ausgenommen Kinder unter 9 Monaten, Schwangerschaft, Stillzeit, Alter über 60 Jahre, Immundefekte, Unverträglichkeit von Gelbfieberimpfungen)
Impfempfehlungen	(STIKO-Empfehlungen siehe Kapitel Reiseimpfungen)
• alle Reisenden	altersentsprechende Standardimpfungen lt. STIKO überprüfen und ggf. ergänzen bzw. auffrischen. Besonders zu beachten: **Tetanus, Diphtherie, Pertussis, Polio, Masern** (Grundimmunisierung oder ggf. Auffrischung); **Grippe**, evtl. **Pneumokokken**: Alter > 60, chronische Krankheiten; **zusätzlich für dieses Land: Hepatitis A**

Länderprofile — CRM-Handbuch Reisemedizin, Juni 2011 – November 2011

• besondere Risiken	**Hepatitis B** [2,5,6,8], **Tollwut** [2,4,6,8], **Typhus** [1,2,5,6,7] 1 aktuelle Ausbrüche, 2 einfache Reisebedingungen, 3 Exposition im Endemiegebiet, 4 Tierkontakte, 5 spezielle berufliche/soziale Kontakte, 6 Einsätze (Katastrophen), 7 Hygienemängel, 8 unzureichende medizinische Versorgung
Malaria	**Karte Malaria – Zentralamerika** siehe Kartenanhang
• Saison	ganzjährig
• Parasit	P. vivax fast ausschließlich, P. falciparum < 1%
• Epidemiologie	**mittleres Risiko** in den Kantonen Guacimo, Limón, Matina und Talamanca (Provinz Limón, Atlantik-Region); **geringes Risiko** in tiefer gelegenen ländlichen Gebieten der übrigen Landesteile; als **malariafrei** gelten Höhenlagen und Städte
• Vorbeugung	**Expositionsprophylaxe!**

Medikation	regelm.	stand-by	Bemerkungen
Empfehlung DTG Tourist/organisiert/Hotel	Ø	C	atlantische Nordprovinzen ganzjährig
Erwägung für sonst. Aufenthalte mittleres Risiko	C oder Ø	Ø C	Reisestil u. Reisezeit beachten
geringes Risiko	Ø	C	

C = Chloroquin (Resochin® u.a.), Ø = keine

Besondere Infektionsrisiken	(**Fettdruck** = für die **Beratung aller Reisenden** relevant)
• oral	**Darminfektionen** **Hepatitis A**, E Typhus
• arthropod	**Dengue** Leishmaniase, cutane + mucocutane Filariose, lymphatische Chagas-Krankheit
• aerogen	Histoplasmose
• diverse	Leptospirose Venerische Infektionen Tollwut
Sonstige Beratungsinhalte	(siehe **Checklisten** etc. im Serviceteil)
• allgemein	Flugreise (Langstrecke) Klima, Hygiene Reiseapotheke Auslandskrankenversicherung
• bei Bedarf	Gesundheitszeugnis (Arbeits-/Langzeitaufenthalt)

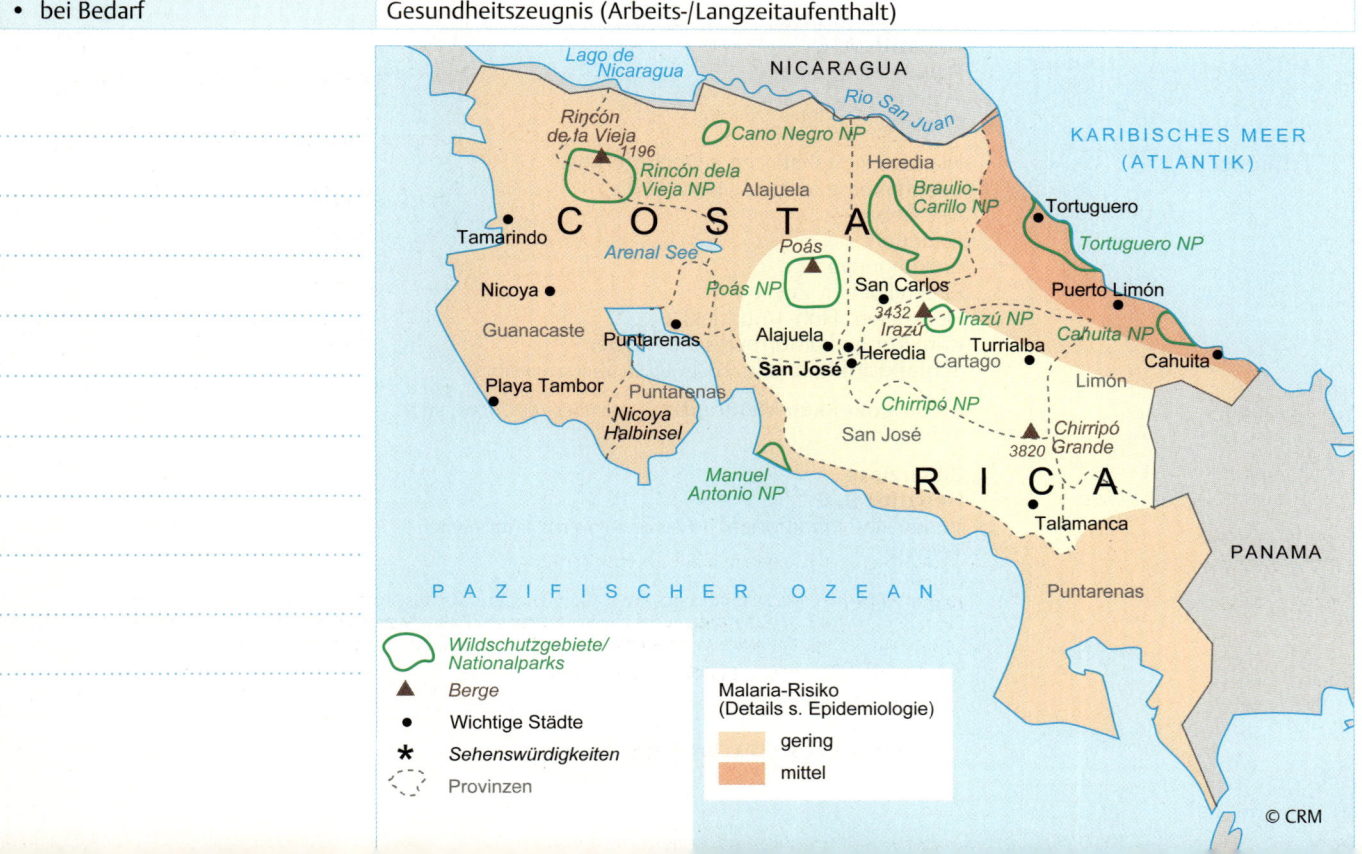

Côte d'Ivoire (Elfenbeinküste)

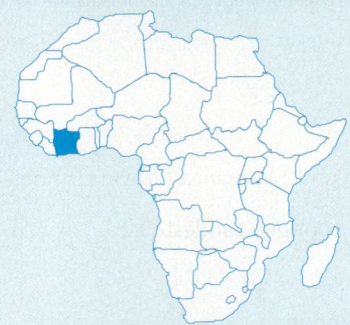

Klima
Tropisches Klima; in der Küstenregion zwei Regenzeiten (Mai bis Juli, Oktober/November); im Norden eine Regenzeit von Juni bis Oktober; Temperaturen in Abidjan ganzjährig um 27 °C; ganzjährig hohe Luftfeuchtigkeit, von S nach N abnehmend.

Zeitdifferenz (zu Mitteleuropäischer Zeit):
MEZ - 1 Std.
(Europ. Sommerzeit - 2 Std.)

Hilfe in Notfällen
Deutsche Botschaft
39, Boulevard Hassan II
(Boulevard de la Corniche)
Abidjan-Cocody
Tel. (00225) 22 44 20 30

Impfvorschriften
Gelbfieber (ausgenommen Kinder unter 1 Jahr)

Impfempfehlungen
(**STIKO-Empfehlungen** siehe **Kapitel Reiseimpfungen**)

- **alle Reisenden**: altersentsprechende Standardimpfungen lt. STIKO überprüfen und ggf. ergänzen bzw. auffrischen. Besonders zu beachten: **Tetanus, Diphtherie, Pertussis, Polio, Masern** (Grundimmunisierung oder ggf. Auffrischung); **Grippe**, evtl. **Pneumokokken**: Alter > 60, chronische Krankheiten;
zusätzlich für dieses Land: Hepatitis A, Polio, Gelbfieber

- **besondere Risiken**: **Cholera** [1,5,6,7], **Hepatitis B** [2,5,6,8], **Meningokokken** [1,2,5], **Tollwut** [2,4,6,8], **Typhus** [1,2,5,6,7]
1 aktuelle Ausbrüche, 2 einfache Reisebedingungen, 3 Exposition im Endemiegebiet, 4 Tierkontakte, 5 spezielle berufliche/soziale Kontakte, 6 Einsätze (Katastrophen), 7 Hygienemängel, 8 unzureichende medizinische Versorgung

Malaria
- **Saison**: ganzjährig
- **Parasit**: P. falciparum >85%, Resistenzen Chloroquin, Sulfa/Pyrimethamin-Kombinationen
- **Epidemiologie**: **hohes Risiko** landesweit
- **Vorbeugung**: **Expositionsprophylaxe!**

Medikation	regelm.	stand-by	Bemerkungen
Empfehlung DTG Tourist/organisiert/Hotel	AP, D*, M	Ø	ganzes Land ganzjährig
Erwägung für sonst. Aufenthalte hohes Risiko	AP, D*, M	Ø	

AP = Atovaquon/Proguanil (Malarone®), D = Doxycyclin, M = Mefloquin (Lariam®), Ø = keine
In der Tabelle durch Komma getrennte Präparate sind als Alternativen zu verstehen.
* Doxycyclin ist in Deutschland zur Malariaprophylaxe nicht zugelassen (s. Seite 318).

Besondere Infektionsrisiken
(**Fettdruck** = für die **Beratung aller Reisenden** relevant)

- **oral**:
  Darminfektionen
  Hepatitis A, E
  Polio
  Typhus
  Cholera

- **arthropod**:
  Filariose, lymphatische + Onchozerkose
  Leishmaniase, cutane   Landesinnere
  Gelbfieber
  Dengue
  Chikungunya
  Rückfallfieber, Zecken-
  Fleckfieber, Floh- (murines)
  Krim-Kongo hämorrhagisches Fieber
  Schlafkrankheit   Marahoué-Region, zentral und im SO

- **aerogen**:
  Meningokokken-Meningitis   Dezember – Mai, vorw. im N
  Tuberkulose

- **diverse**:
  Bilharziose
  Hepatitis B, C
  Venerische Infektionen   HIV-Praevalenzen b. Erwachsenen 5–15%
  Tollwut
  Milzbrand
  Lassa-Fieber

Sonstige Beratungsinhalte	(siehe **Checklisten etc. im Serviceteil**)
• allgemein	Flugreise (Langstrecke) Klima, Hygiene Reiseapotheke Auslandskrankenversicherung
• bei Bedarf	Gesundheitszeugnis (Arbeits-/Langzeitaufenthalt)

Dänemark

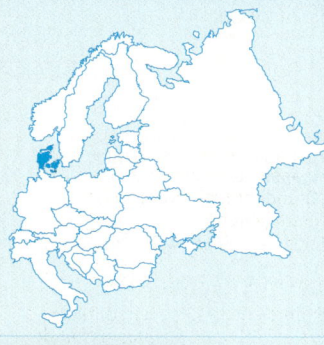

Klima
Seeklima mit kühlen Sommern; nach Osten hin abnehmende Niederschläge, durchschnittliche Temperatur in Kopenhagen im Februar -1 °C, im Juli 17,8 °C.

Zeitdifferenz (zu Mitteleuropäischer Zeit):
ganzjährig keine

Hilfe in Notfällen
Deutsche Botschaft
Stockholmsgade 57
Kopenhagen
Tel. (0045) 35 45 99 00

Impfvorschriften	keine
Impfempfehlungen	(**STIKO-Empfehlungen** siehe **Kapitel Reiseimpfungen**)
• alle Reisenden	altersentsprechende Standardimpfungen lt. STIKO überprüfen und ggf. ergänzen bzw. auffrischen. Besonders zu beachten: **Tetanus**, **Diphtherie**, **Pertussis**, **Polio**, **Masern** (Grundimmunisierung oder ggf. Auffrischung); **Grippe**, evtl. **Pneumokokken**: Alter > 60, chronische Krankheiten;
• besondere Risiken	**FSME** [2,3], **Hepatitis B** [2,5,6] 1 aktuelle Ausbrüche, 2 einfache Reisebedingungen, 3 Exposition im Endemiegebiet, 4 Tierkontakte, 5 spezielle berufliche/soziale Kontakte, 6 Einsätze (Katastrophen)
Malaria	keine
Besondere Infektionsrisiken	(**Fettdruck** = für die **Beratung aller Reisenden** relevant)
• arthropod	**FSME** April–Oktober, Bornholm, seit 2009 auch Nord-Seeland; auch in weiteren Gebieten muss mit Infektionen gerechnet werden **Borreliose** April–Oktober
• diverse	**Hepatitis B** Grönland (Inuit) **Tollwut** Grönland; in Dänemark selbst z. Zt. geringes Risiko nur durch Fledermäuse
Sonstige Beratungsinhalte	(siehe **Checklisten etc. im Serviceteil**)
• allgemein	Auslandskrankenversicherung

Deutschland

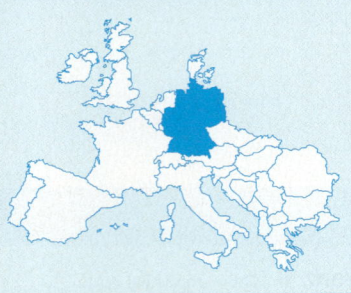

Klima
Feuchtgemäßigt, nach Südosten hin zunehmend kontinentaler; durchschnittliche Jahrestemperatur in Frankfurt 9,4 °C, Januarmittel 0,5 °C, Julimittel 18,6 °C.

Impfvorschriften	keine
Impfempfehlungen	(**STIKO-Empfehlungen** siehe **Kapitel Reiseimpfungen**)
• alle Reisenden	altersentsprechende Standardimpfungen lt. STIKO überprüfen und ggf. ergänzen bzw. auffrischen. Besonders zu beachten: **Tetanus, Diphtherie, Pertussis, Polio, Masern** (Grundimmunisierung oder ggf. Auffrischung); **Grippe**, evtl. **Pneumokokken**: Alter > 60, chronische Krankheiten;
• besondere Risiken	**FSME** [2,3], **Hepatitis B** [2,5,6] 1 aktuelle Ausbrüche, 2 einfache Reisebedingungen, 3 Exposition im Endemiegebiet, 4 Tierkontakte, 5 spezielle berufliche/soziale Kontakte, 6 Einsätze (Katastrophen)
Malaria	keine
Besondere Infektionsrisiken	(**Fettdruck** = für die **Beratung aller Reisenden** relevant)
• oral	Echinokokkose (E. multilocularis) vorw. im S
• arthropod	**FSME** April – Oktober, vorw. südliche Landesteile **Borreliose** April – Oktober, landesweit
• diverse	Tollwut z. Zt. geringes Risiko nur durch Fledermäuse

Djibouti s. Dschibouti

Dominica

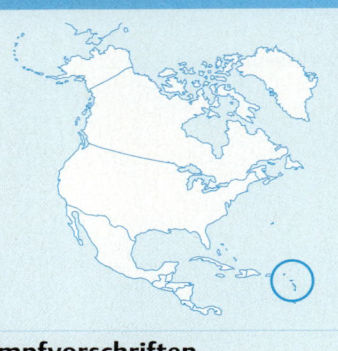

Klima
Tropisches Klima mit ganzjährig reichlichen Niederschlägen, besonders im Inselinneren; geringe Temperaturschwankungen zwischen 25 und 30 °C.

Zeitdifferenz (zu Mitteleuropäischer Zeit):
MEZ - 5 Std.
(Europ. Sommerzeit - 6 Std.)

Hilfe in Notfällen
zu erfragen über:
Deutsche Botschaft
Trinidad und Tobago

Impfvorschriften	
• direkt	keine
• aus Infektionsgebieten	Gelbfieber (ausgenommen Kinder unter 1 Jahr)
Impfempfehlungen	(**STIKO-Empfehlungen** siehe **Kapitel Reiseimpfungen**)
• alle Reisenden	altersentsprechende Standardimpfungen lt. STIKO überprüfen und ggf. ergänzen bzw. auffrischen. Besonders zu beachten: **Tetanus, Diphtherie, Pertussis, Polio, Masern** (Grundimmunisierung oder ggf. Auffrischung); **Grippe**, evtl. **Pneumokokken**: Alter > 60, chronische Krankheiten; **zusätzlich für dieses Land: Hepatitis A**
• besondere Risiken	**Hepatitis B** [2,5,6,8], **Typhus** [1,2,5,6,7] 1 aktuelle Ausbrüche, 2 einfache Reisebedingungen, 3 Exposition im Endemiegebiet, 4 Tierkontakte, 5 spezielle berufliche/soziale Kontakte, 6 Einsätze (Katastrophen), 7 Hygienemängel, 8 unzureichende medizinische Versorgung
Malaria	keine

Besondere Infektionsrisiken	(**Fettdruck** = für die **Beratung aller Reisenden** relevant)
• oral	**Darminfektionen** **Hepatitis A** Typhus
• arthropod	**Dengue**
• diverse	Bilharziose herdförmiges Vorkommen möglich Venerische Infektionen
Sonstige Beratungsinhalte	(siehe **Checklisten etc. im Serviceteil**)
• allgemein	Flugreise (Langstrecke) Klima, Hygiene Reiseapotheke Auslandskrankenversicherung
• bei Bedarf	Tauchen
Bemerkungen	**Ciguatera-Fischvergiftung:** Saisonales Risiko bei Verzehr von größeren Raubfischen (auch gegart). Örtliche Warnhinweise beachten!

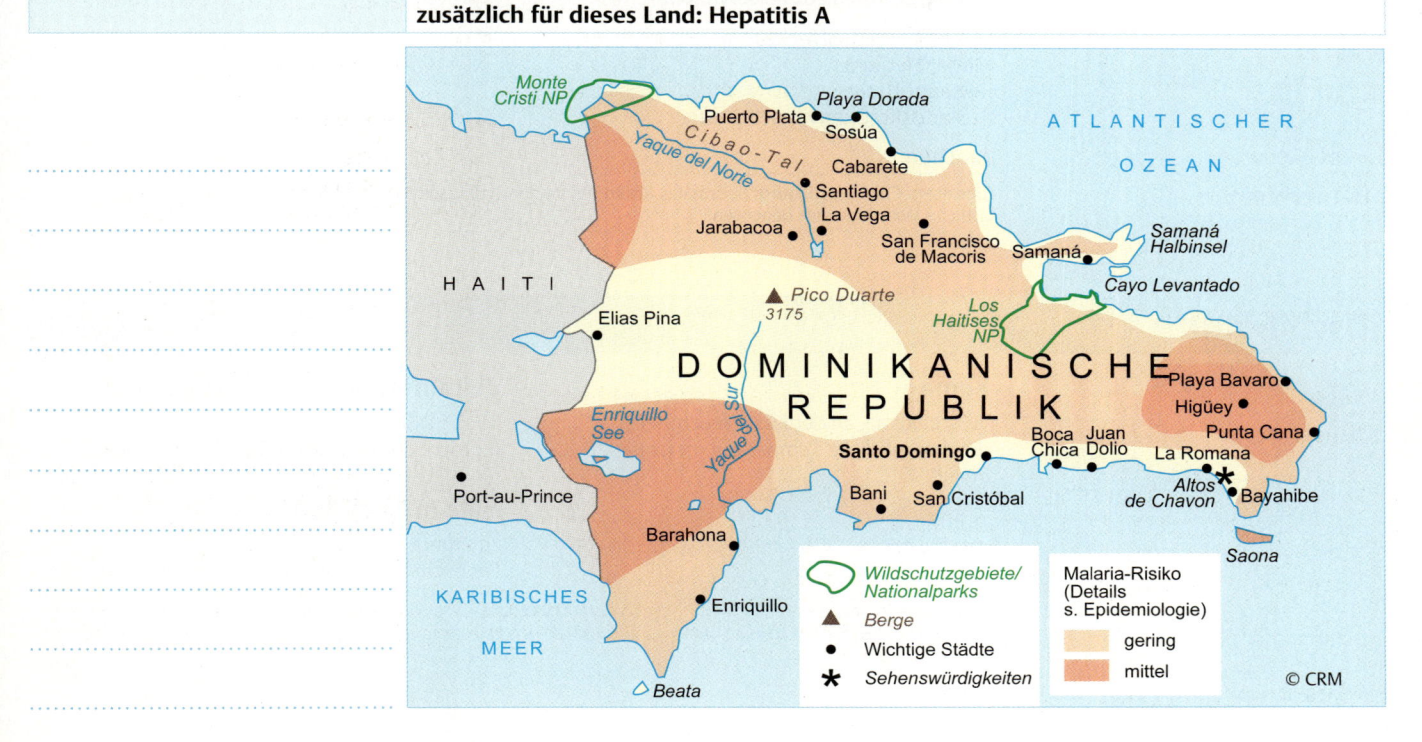

Dominikanische Republik

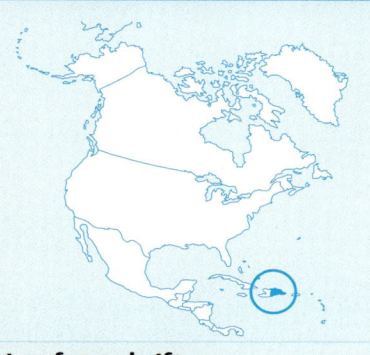

Klima

Tropisches Klima, im Norden und Osten regenreich, im Süden trockener, Regen vorw. Mai–November; durchschnittliche Monatstemperatur in Santo Domingo zwischen 24 °C und 27 °C.

Zeitdifferenz (zu Mitteleuropäischer Zeit):

MEZ - 5 Std.
(Europ. Sommerzeit - 6 Std.)

Hilfe in Notfällen

Deutsche Botschaft
Edificio Torre Piantini, Piso 16,
Calle Gustavo Mejia Ricart,
esq. Ave. Abraham Lincoln
Santo Domingo
Tel. (001809) 5 42 89-49, -50

Impfvorschriften	keine
Impfempfehlungen	(**STIKO-Empfehlungen** siehe **Kapitel Reiseimpfungen**)
• alle Reisenden	altersentsprechende Standardimpfungen lt. STIKO überprüfen und ggf. ergänzen bzw. auffrischen. Besonders zu beachten: **Tetanus, Diphtherie, Pertussis, Polio, Masern** (Grundimmunisierung oder ggf. Auffrischung); **Grippe**, evtl. **Pneumokokken**: Alter > 60, chronische Krankheiten; **zusätzlich für dieses Land: Hepatitis A**

Dominikanische Republik (Forts.)

• besondere Risiken	**Hepatitis B** [2,5,6,8], **Tollwut** [2,4,6,8], **Typhus** [1,2,5,6,7] 1 aktuelle Ausbrüche, 2 einfache Reisebedingungen, 3 Exposition im Endemiegebiet, 4 Tierkontakte, 5 spezielle berufliche/soziale Kontakte, 6 Einsätze (Katastrophen), 7 Hygienemängel, 8 unzureichende medizinische Versorgung
Malaria	**Karte Malaria – Zentralamerika** siehe Kartenanhang
• Saison	ganzjährig
• Parasit	P. falciparum ausschließlich, Resistenzen keine
• Epidemiologie	**mittleres Risiko** herdförmig im Tiefland der westlichen Provinzen, besonders in Azua, Bahoruco und Dajabón, sowie in den Feuchtbiotopen im Hinterland der Provinz La Altagracia im Osten; **geringes Risiko** herdförmig in den übrigen tiefer gelegenen Landesteilen; **sehr geringes** bzw. **kein Risiko** im Stadtgebiet von Santo Domingo, in Höhenlagen sowie in den Touristenressorts an der Küste
• Vorbeugung	**Expositionsprophylaxe!**

Medikation	regelm.	stand-by	Bemerkungen
Empfehlung DTG Tourist/organisiert/Hotel	Ø	C	geringes Risiko im ganzen Land, v.a. im W und SO (Altagracia), ganzjährig
Erwägung für sonst. Aufenthalte mittleres Risiko oder geringes Risiko	C Ø Ø	Ø C C	Reisestil u. Reisezeit beachten

C = Chloroquin (Resochin® u.a.), Ø = keine

Besondere Infektionsrisiken	(**Fettdruck** = für die **Beratung aller Reisenden** relevant)
• oral	**Darminfektionen** **Hepatitis A** Typhus
• arthropod	**Dengue** West Nile-Fieber Leishmaniase, cutane
• aerogen	Tuberkulose
• diverse	Bilharziose Hepatitis B Venerische Infektionen Leptospirose Tollwut
Sonstige Beratungsinhalte	(siehe **Checklisten etc. im Serviceteil**)
• allgemein	Flugreise (Langstrecke) Klima, Hygiene Reiseapotheke Auslandskrankenversicherung
• bei Bedarf	Tauchen
Bemerkungen	**Ciguatera-Fischvergiftung:** Saisonales Risiko bei Verzehr von größeren Raubfischen (auch gegart). Örtliche Warnhinweise beachten!

Dschibouti

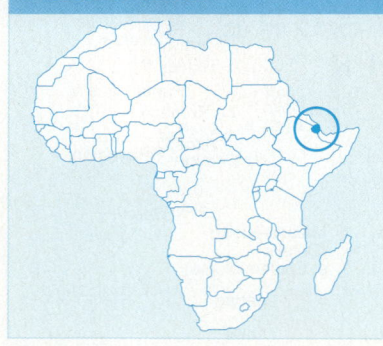

Klima

Wüstenklima, an der Küste feuchtheiß; durchschnittliche Temperatur im Januar 26 °C, im Juli 36 °C.

Zeitdifferenz (zu Mitteleuropäischer Zeit):

MEZ + 2 Std.
(Europ. Sommerzeit + 1 Std.)

Hilfe in Notfällen

zu erfragen über:
Deutsche Botschaft Äthiopien

Länderprofile | CRM-Handbuch Reisemedizin, Juni 2011 – November 2011

Impfvorschriften

- direkt: **keine**
- aus Infektionsgebieten: Gelbfieber (ausgenommen Kinder unter 1 Jahr)

Impfempfehlungen

(**STIKO-Empfehlungen** siehe **Kapitel Reiseimpfungen**)

- **alle Reisenden**: altersentsprechende Standardimpfungen lt. STIKO überprüfen und ggf. ergänzen bzw. auffrischen. Besonders zu beachten: **Tetanus**, **Diphtherie**, **Pertussis**, **Polio**, **Masern** (Grundimmunisierung oder ggf. Auffrischung); **Grippe**, evtl. **Pneumokokken**: Alter > 60, chronische Krankheiten; **zusätzlich für dieses Land: Hepatitis A**

- **besondere Risiken**: **Cholera** [1,5,6,7], **Hepatitis B** [2,5,6,8], **Meningokokken** [1,2,5], **Polio** [1,2,5,6,7], **Tollwut** [2,4,6,8], **Typhus** [1,2,5,6,7]

  1 aktuelle Ausbrüche, 2 einfache Reisebedingungen, 3 Exposition im Endemiegebiet, 4 Tierkontakte, 5 spezielle berufliche/soziale Kontakte, 6 Einsätze (Katastrophen), 7 Hygienemängel, 8 unzureichende medizinische Versorgung

Malaria

- **Saison**: ganzjährig
- **Parasit**: P. falciparum >90%, Resistenzen Chloroquin
- **Epidemiologie**: **mittleres Risiko** landesweit, vor allem in den regenreichen Monaten November–April; in der übrigen Jahreszeit ist das **Risiko gering**
- **Vorbeugung**: **Expositionsprophylaxe!**

Medikation	regelm.	stand-by	Bemerkungen
Empfehlung DTG			
Tourist/organisiert/Hotel	AP, D*, M	Ø	ganzes Land Okt–Mai
	Ø	AL, AP	Juni–Sep
Erwägung für sonst. Aufenthalte			Reisestil u. Reisezeit beachten
mittleres Risiko	AP, D*, M	Ø	
oder	Ø	AL, AP	
geringes Risiko	Ø	AL, AP	

AL = Artemether/Lumefantrin (Riamet®), AP = Atovaquon/Proguanil (Malarone®), D = Doxycyclin, M = Mefloquin (Lariam®), Ø = keine
In der Tabelle durch Komma getrennte Präparate sind als Alternativen zu verstehen.
* Doxycyclin ist in Deutschland zur Malariaprophylaxe nicht zugelassen (s. Seite 318).

Besondere Infektionsrisiken

(**Fettdruck** = für die **Beratung aller Reisenden** relevant)

- **oral**: **Darminfektionen**, **Hepatitis A, E**, Polio, Typhus, Cholera
- **arthropod**: Leishmaniase, viszerale + cutane; Dengue; West Nile-Fieber; Rückfallfieber, Zecken-
- **aerogen**: **Meningokokken-Meningitis** Dezember–Mai; Tuberkulose
- **diverse**: **Hepatitis B, C**; Venerische Infektionen; Tollwut

Sonstige Beratungsinhalte

(siehe **Checklisten etc. im Serviceteil**)

- allgemein: Flugreise (Langstrecke), Klima, Hygiene, Reiseapotheke, Auslandskrankenversicherung

Länderprofile | CRM-Handbuch Reisemedizin, Juni 2011 – November 2011

Dubai s. Vereinigte Arabische Emirate

Ecuador

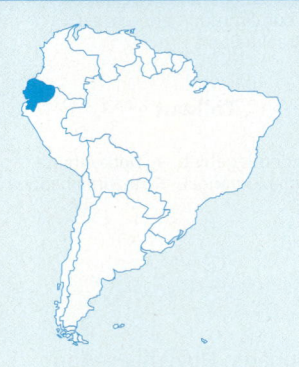

Klima
Tropisch-heiße Küstenregion im Norden ganzjährig feucht, im Süden extrem trocken; im Hochland gemäßigtes Klima; östliches Tiefland feuchtheiß; Hauptregenzeit Januar bis Mai; mittlere Temperatur in Guayaquil ganzjährig um 26 °C, in Quito 15 °C.

Zeitdifferenz (zu Mitteleuropäischer Zeit):
MEZ - 6 Std.
(Europ. Sommerzeit - 7 Std.)
Galapagos-Inseln MEZ - 7 Std.
(Europ. Sommerzeit - 8 Std.)

Hilfe in Notfällen
Deutsche Botschaft
Edificio „Citiplaza",
Avenida Naciones Unidas y República de El Salvador, Piso 14, Casilla 17-17-536
Quito
Tel. (00593 2) 2 97 08 20

Impfvorschriften	
• direkt	keine
• aus Infektionsgebieten	Gelbfieber (ausgenommen Kinder unter 1 Jahr) (auch bei Ausreise in endemische Gebiete)
• Abweichungen	Nach einer Mitteilung des ecuadorianischen Gesundheitsministeriums von 2008 besteht für einige der Provinzen im Tiefland östlich der Anden (Amazonasbecken) eine **Gelbfieber**-Impfpflicht, die allerdings nicht immer kontrolliert wird.

Impfempfehlungen	(STIKO-Empfehlungen siehe Kapitel Reiseimpfungen)
• alle Reisenden	altersentsprechende Standardimpfungen lt. STIKO überprüfen und ggf. ergänzen bzw. auffrischen. Besonders zu beachten: **Tetanus**, **Diphtherie**, **Pertussis**, **Polio**, **Masern** (Grundimmunisierung oder ggf. Auffrischung); **Grippe**, evtl. **Pneumokokken**: Alter > 60, chronische Krankheiten; **zusätzlich für dieses Land: Hepatitis A,** **Gelbfieber** (bei Reisen in die endemischen Gebiete vom Land und der WHO empfohlen. Hierzu gehören alle im Amazonasbecken gelegenen Provinzen östlich der Anden: Morona, Napo, Orellana, Pastaza, Sucumbios, Zamora. Kein Übertragungsrisiko besteht lt. WHO in den Städten Guayaquil und Quito sowie auf den Galapagos-Inseln.)
• besondere Risiken	**Hepatitis B** [2,5,6,8], **Tollwut** [2,4,6,8], **Typhus** [1,2,5,6,7] 1 aktuelle Ausbrüche, 2 einfache Reisebedingungen, 3 Exposition im Endemiegebiet, 4 Tierkontakte, 5 spezielle berufliche/soziale Kontakte, 6 Einsätze (Katastrophen), 7 Hygienemängel, 8 unzureichende medizinische Versorgung

Malaria	Karte Malaria – Südamerika siehe Kartenanhang
• Saison	ganzjährig
• Parasit	P. falciparum 8 %, Resistenzen Chloroquin, Sulfa/Pyrimethamin-Kombinationen;
• Epidemiologie	Gebiete unterhalb 1500 m **mittleres Risiko** vor allem im östlichen Tiefland von Sucumbios und Pastaza im O, speziell entlang der Flusstäler; **geringes Risiko** im restlichen Tiefland von Sucumbios und Pastaza, in den tiefer gelegenen Gebieten der Provinzen Orellana, Napo und Morona Santiago im O sowie in den Küstengebieten von Esmeraldas und Manabi und im Tiefland der Provinzen Los Rios, Guayas, Pichincha und El Oro im W; **kein Risiko** in Höhenlagen, Städten sowie auf den Galapagos-Inseln
• Vorbeugung	**Expositionsprophylaxe!**

Medikation	regelm.	stand-by	Bemerkungen
Empfehlung DTG Tourist/organisiert/Hotel	Ø	AL, AP	ganzjährig geringes Risiko in Gebieten < 1500 m
Erwägung für sonst. Aufenthalte mittleres Risiko geringes Risiko	 Ø Ø	 AL, AP AL, AP	Reisestil u. Reisezeit beachten

AL = Artemether/Lumefantrin (Riamet®), AP = Atovaquon/Proguanil (Malarone®), Ø = keine
In der Tabelle durch Komma getrennte Präparate sind als Alternativen zu verstehen.
* Doxycyclin ist in Deutschland zur Malariaprophylaxe nicht zugelassen (s. Seite 318).

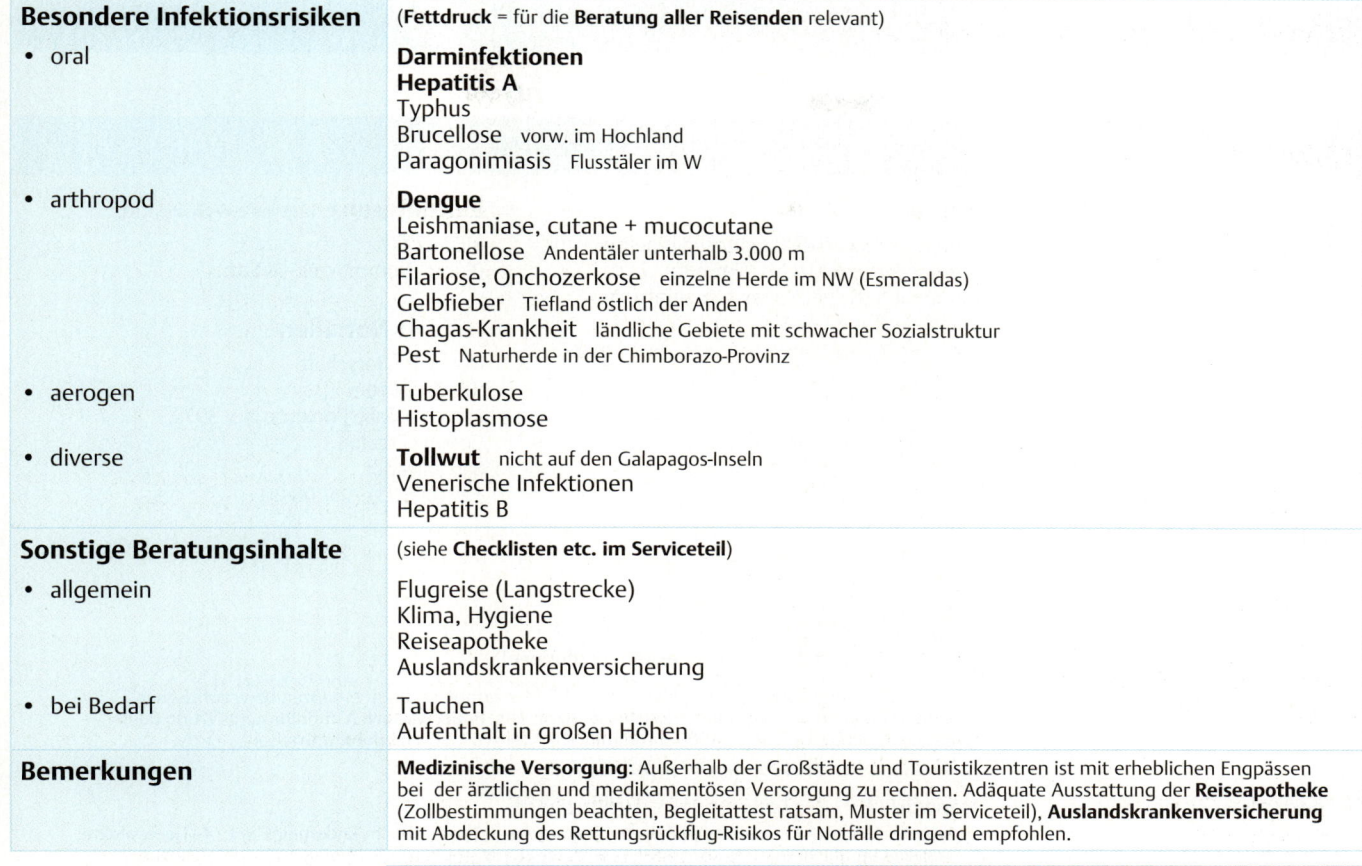

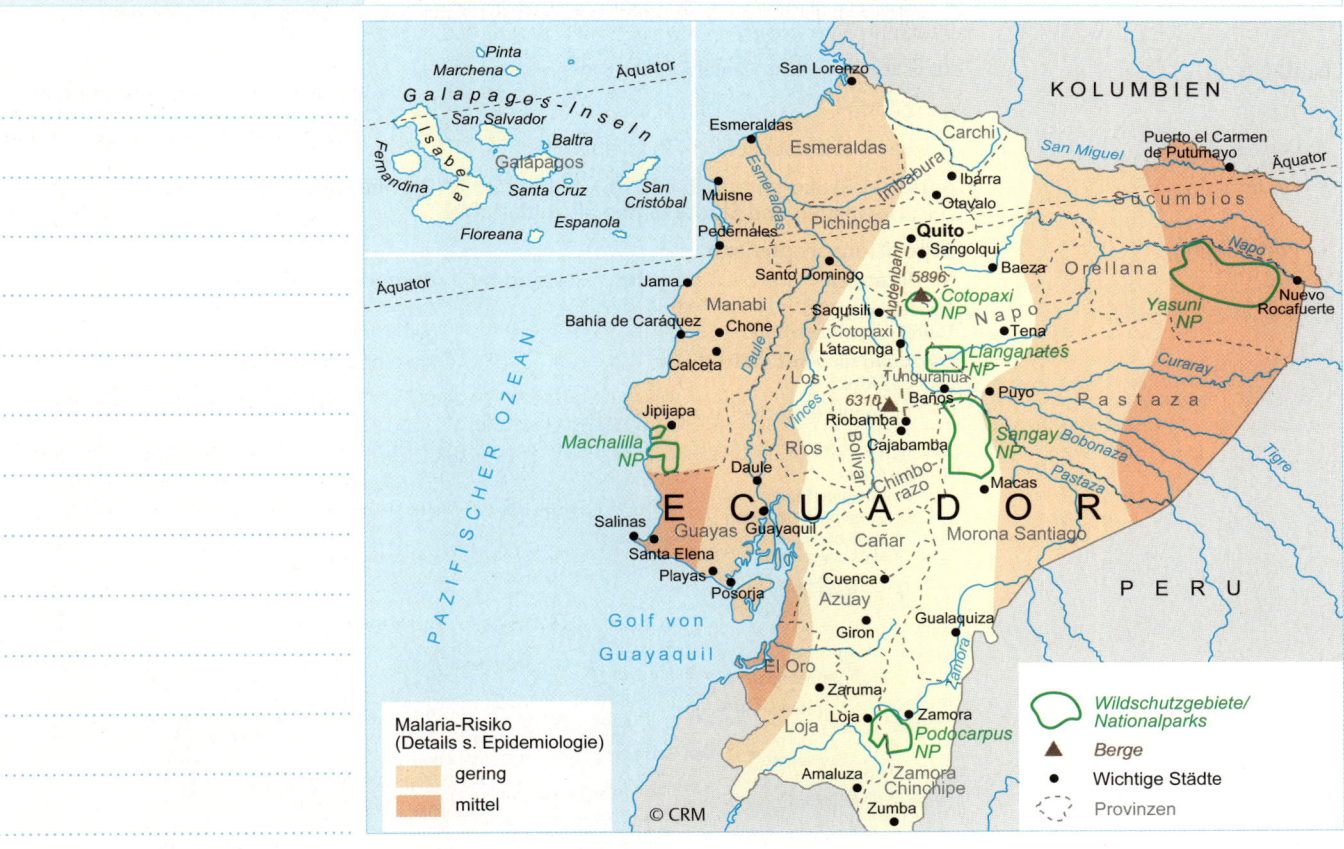

Besondere Infektionsrisiken	(**Fettdruck** = für die **Beratung aller Reisenden** relevant)
• oral	**Darminfektionen** **Hepatitis A** Typhus Brucellose vorw. im Hochland Paragonimiasis Flusstäler im W
• arthropod	**Dengue** Leishmaniase, cutane + mucocutane Bartonellose Andentäler unterhalb 3.000 m Filariose, Onchozerkose einzelne Herde im NW (Esmeraldas) Gelbfieber Tiefland östlich der Anden Chagas-Krankheit ländliche Gebiete mit schwacher Sozialstruktur Pest Naturherde in der Chimborazo-Provinz
• aerogen	Tuberkulose Histoplasmose
• diverse	**Tollwut** nicht auf den Galapagos-Inseln Venerische Infektionen Hepatitis B
Sonstige Beratungsinhalte	(siehe **Checklisten etc. im Serviceteil**)
• allgemein	Flugreise (Langstrecke) Klima, Hygiene Reiseapotheke Auslandskrankenversicherung
• bei Bedarf	Tauchen Aufenthalt in großen Höhen
Bemerkungen	**Medizinische Versorgung**: Außerhalb der Großstädte und Touristikzentren ist mit erheblichen Engpässen bei der ärztlichen und medikamentösen Versorgung zu rechnen. Adäquate Ausstattung der **Reiseapotheke** (Zollbestimmungen beachten, Begleitattest ratsam, Muster im Serviceteil), **Auslandskrankenversicherung** mit Abdeckung des Rettungsrückflug-Risikos für Notfälle dringend empfohlen.

Elfenbeinküste s. Côte d'Ivoire

El Salvador

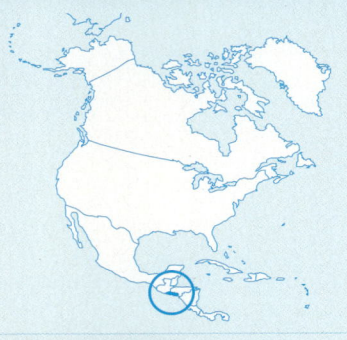

Klima
Tropisches, wechselfeuchtes Klima. Regenzeit im Norden von Mai bis Oktober; durchschnittliche Monatstemperatur in San Salvador 22–24 °C.

Zeitdifferenz (zu Mitteleuropäischer Zeit):
MEZ - 7 Std.
(Europ. Sommerzeit - 8 Std.)

Hilfe in Notfällen
Deutsche Botschaft
77a Av. Norte
esqu. 7a Calle Poniente No. 3972
Colonia Escalón
San Salvador
Tel. (00503) 2 47 00 00

Impfvorschriften	
• direkt	keine
• aus Infektionsgebieten	Gelbfieber (ausgenommen Kinder unter 1 Jahr)
Impfempfehlungen	(**STIKO-Empfehlungen** siehe **Kapitel Reiseimpfungen**)
• alle Reisenden	altersentsprechende Standardimpfungen lt. STIKO überprüfen und ggf. ergänzen bzw. auffrischen. Besonders zu beachten: **Tetanus**, **Diphtherie**, **Pertussis**, **Polio**, **Masern** (Grundimmunisierung oder ggf. Auffrischung); **Grippe**, evtl. **Pneumokokken**: Alter > 60, chronische Krankheiten; **zusätzlich für dieses Land: Hepatitis A**
• besondere Risiken	**Hepatitis B** [2,5,6,8], **Tollwut** [2,4,6,8], **Typhus** [1,2,5,6,7] 1 aktuelle Ausbrüche, 2 einfache Reisebedingungen, 3 Exposition im Endemiegebiet, 4 Tierkontakte, 5 spezielle berufliche/soziale Kontakte, 6 Einsätze (Katastrophen), 7 Hygienemängel, 8 unzureichende medizinische Versorgung
Malaria	**Karte Malaria – Zentralamerika** siehe Kartenanhang
• Saison	ganzjährig
• Parasit	P. vivax fast ausschließlich, P. falciparum < 1 %
• Epidemiologie	**geringes Risiko** unterhalb 600 m, verstärkt im N (Provinz Santa Ana) während der Regenzeit; Hochlagen und Städte gelten als **malariafrei**
• Vorbeugung	**Expositionsprophylaxe!**

Medikation	regelm.	stand-by	Bemerkungen
Empfehlung DTG Tourist/organisiert/Hotel	Ø	C	Gebiete im N ganzjährig
Erwägung für sonst. Aufenthalte geringes Risiko	Ø	C	Reisestil u. Reisezeit beachten

C = Chloroquin (Resochin® u. a.), Ø = keine

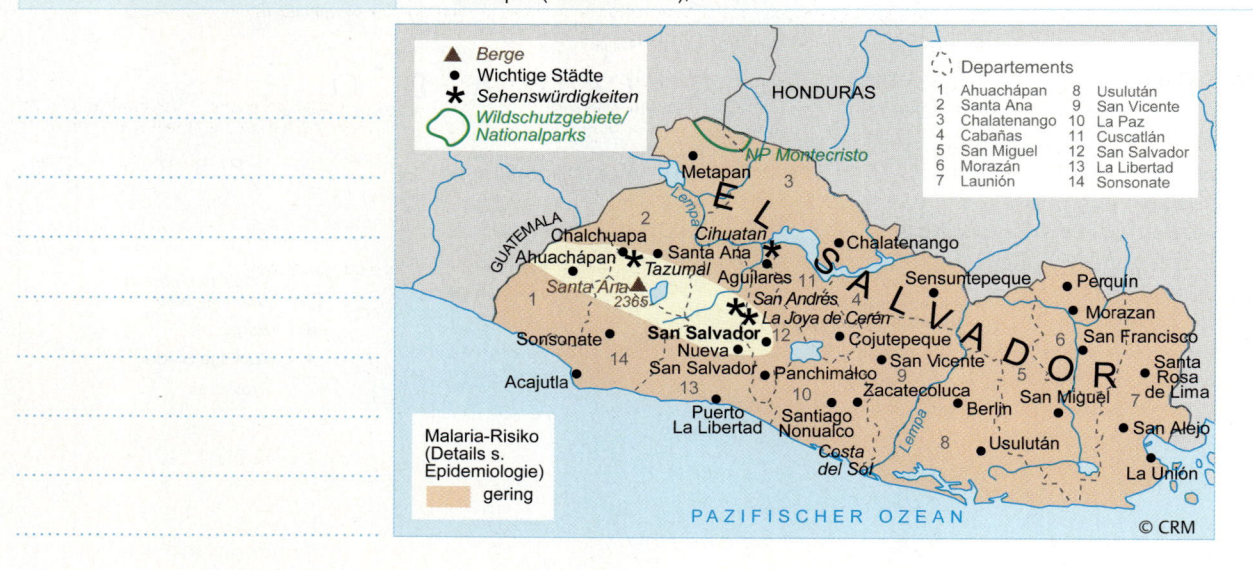

Länderprofile | CRM-Handbuch Reisemedizin, Juni 2011 – November 2011

Besondere Infektionsrisiken	(Fettdruck = für die **Beratung aller Reisenden** relevant)
• oral	**Darminfektionen** **Hepatitis A**, E Typhus
• arthropod	**Dengue** West Nile-Fieber Leishmaniase, cutane + viszerale Chagas-Krankheit
• aerogen	Tuberkulose Histoplasmose
• diverse	Leptospirose Melioidose sporadische Fälle Venerische Infektionen **Tollwut**
Sonstige Beratungsinhalte	(siehe **Checklisten etc. im Serviceteil**)
• allgemein	Flugreise (Langstrecke) Klima, Hygiene Reiseapotheke Auslandskrankenversicherung
• bei Bedarf	Gesundheitszeugnis (Arbeits-/Langzeitaufenthalt)

Eritrea

Klima

Küstenebene heiß und schwül; Bergland erheblich kühler mit kurzer Regenzeit zwischen Juli und September; durchschnittliche Temperatur in Asmara im Januar 15 °C, im Juni 18,6 °C.

Zeitdifferenz (zu Mitteleuropäischer Zeit):
MEZ + 2 Std.
(Europ. Sommerzeit + 1 Std.)

Hilfe in Notfällen
Deutsche Botschaft
Warsay Street
Saba Development Building
Asmara
Tel. (00291 1) 18 66 70

Impfvorschriften	
• direkt	**keine**
• aus Infektionsgebieten	Gelbfieber
Impfempfehlungen	(**STIKO-Empfehlungen** siehe **Kapitel Reiseimpfungen**)
• alle Reisenden	altersentsprechende Standardimpfungen lt. STIKO überprüfen und ggf. ergänzen bzw. auffrischen. Besonders zu beachten: **Tetanus, Diphtherie, Pertussis, Polio, Masern** (Grundimmunisierung oder ggf. Auffrischung); **Grippe**, evtl. **Pneumokokken**: Alter > 60, chronische Krankheiten; **zusätzlich für dieses Land: Hepatitis A**
• besondere Risiken	**Hepatitis B** [2,5,6,8], **Polio** [1,2,5,6,7], **Tollwut** [2,4,6,8], **Typhus** [1,2,5,6,7] 1 aktuelle Ausbrüche, 2 einfache Reisebedingungen, 3 Exposition im Endemiegebiet, 4 Tierkontakte, 5 spezielle berufliche/soziale Kontakte, 6 Einsätze (Katastrophen), 7 Hygienemängel, 8 unzureichende medizinische Versorgung
Malaria	
• Saison	ganzjährig
• Parasit	P. falciparum 85%, Resistenzen Chloroquin, Sulfa/Pyrimethamin-Kombinationen
• Epidemiologie	**hohes Risiko** in allen Gebieten unter 2200 m; **kein** bzw. **geringes Risiko** im Stadtgebiet von Asmara

Eritrea (Forts.)

• Vorbeugung	**Expositionsprophylaxe!**			
	Medikation	regelm.	stand-by	Bemerkungen
	Empfehlung DTG			Gebiete <2200 m außer Asmara ganzjährig
	Tourist/organisiert/Hotel	AP, D*, M	Ø	
	Erwägung für sonst. Aufenthalte			Reisestil u. Reisezeit beachten
	hohes Risiko	AP, D*, M	Ø	
	geringes Risiko	Ø	AL, AP	
	AL = Artemether/Lumefantrin (Riamet®), AP = Atovaquon/Proguanil (Malarone®), D = Doxycyclin, M = Mefloquin (Lariam®), Ø = keine In der Tabelle durch Komma getrennte Präparate sind als Alternativen zu verstehen. * Doxycyclin ist in Deutschland zur Malariaprophylaxe nicht zugelassen (s. Seite 318).			

Besondere Infektionsrisiken	(**Fettdruck** = für die **Beratung aller Reisenden** relevant)
• oral	**Darminfektionen** **Hepatitis A, E** Polio Typhus
• arthropod	Leishmaniase, viszerale + cutane Filariose, lymphatische + Onchozerkose Fièvre boutonneuse Rückfallfieber, Zecken- Fleckfieber, Floh- (murines) Phlebotomus-Fieber West Nile-Fieber
• aerogen	Tuberkulose
• diverse	**Bilharziose** vorw. Gebiet des Tekezeflusses bis Asmara **Hepatitis B, C** Venerische Infektionen **Tollwut**
Sonstige Beratungsinhalte	(siehe **Checklisten etc. im Serviceteil**)
• allgemein	Flugreise (Langstrecke) Klima, Hygiene Reiseapotheke Auslandskrankenversicherung
Bemerkungen	**Medizinische Versorgung**: Landesweit ist mit erheblichen Engpässen bei der ärztlichen und medikamentösen Versorgung zu rechnen. Adäquate Ausstattung der **Reiseapotheke** (Zollbestimmungen beachten, Begleitattest ratsam, Muster im Serviceteil), **Auslandskrankenversicherung** mit Abdeckung des Rettungsrückflug-Risikos für Notfälle dringend empfohlen.

Estland

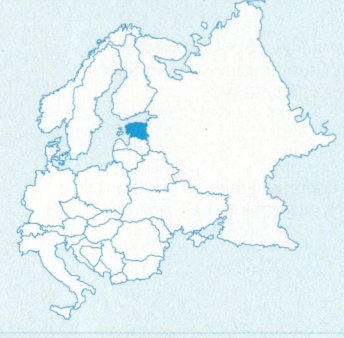

Klima
Kühlgemäßigtes Klima mit kalten Wintern; durchschnittliche Temperatur in Tallinn im Februar -5,8 °C, im Juli 16,4 °C.

Zeitdifferenz (zu Mitteleuropäischer Zeit):
MEZ + 1 Std. ganzjährig

Hilfe in Notfällen
Deutsche Botschaft
Toom-Kuninga 11
Tallinn
Tel. (00372) 6 27 53 00

Impfvorschriften	keine
Impfempfehlungen	(**STIKO-Empfehlungen** siehe **Kapitel Reiseimpfungen**)
• alle Reisenden	altersentsprechende Standardimpfungen lt. STIKO überprüfen und ggf. ergänzen bzw. auffrischen. Besonders zu beachten: **Tetanus**, **Diphtherie**, **Pertussis**, **Polio**, **Masern** (Grundimmunisierung oder ggf. Auffrischung); **Grippe**, evtl. **Pneumokokken**: Alter > 60, chronische Krankheiten;
• besondere Risiken	**FSME** [2,3], **Hepatitis A** [1,2,5,6,7], **Hepatitis B** [2,5,6,8], **Tollwut** [4,6] 1 aktuelle Ausbrüche, 2 einfache Reisebedingungen, 3 Exposition im Endemiegebiet, 4 Tierkontakte, 5 spezielle berufliche/soziale Kontakte, 6 Einsätze (Katastrophen), 7 Hygienemängel, 8 unzureichende medizinische Versorgung

Malaria	keine
Besondere Infektionsrisiken	(**Fettdruck** = für die **Beratung aller Reisenden** relevant)
• oral	**Darminfektionen** Hepatitis A
• arthropod	**FSME** April – Oktober, sehr hohes Risiko landesweit Borreliose April – Oktober
• diverse	Venerische Infektionen Hepatitis B **Tollwut**
Sonstige Beratungsinhalte	(siehe **Checklisten etc. im Serviceteil**)
• allgemein	Hygiene Reiseapotheke Auslandskrankenversicherung

Fidschi

	Klima Tropisches Klima mit Regenzeit von Dezember bis April; Temperaturen ganzjährig um 25 °C.		**Zeitdifferenz** (zu Mitteleuropäischer Zeit): MEZ + 11 Std. (Europ. Sommerzeit + 10 Std.) **Hilfe in Notfällen** zu erfragen über: Deutsche Botschaft Neuseeland

Impfvorschriften	
• direkt	keine
• aus Infektionsgebieten	Gelbfieber (ausgenommen Kinder unter 1 Jahr)
Impfempfehlungen	(**STIKO-Empfehlungen** siehe **Kapitel Reiseimpfungen**)
• alle Reisenden	altersentsprechende Standardimpfungen lt. STIKO überprüfen und ggf. ergänzen bzw. auffrischen. Besonders zu beachten: **Tetanus**, **Diphtherie**, **Pertussis**, **Polio**, **Masern** (Grundimmunisierung oder ggf. Auffrischung); **Grippe**, evtl. **Pneumokokken**: Alter > 60, chronische Krankheiten; **zusätzlich für dieses Land: Hepatitis A**
• besondere Risiken	**Hepatitis B** [2,5,6,8], **Typhus** [1,2,5,6,7] 1 aktuelle Ausbrüche, 2 einfache Reisebedingungen, 3 Exposition im Endemiegebiet, 4 Tierkontakte, 5 spezielle berufliche/soziale Kontakte, 6 Einsätze (Katastrophen), 7 Hygienemängel, 8 unzureichende medizinische Versorgung
Malaria	keine
Besondere Infektionsrisiken	(**Fettdruck** = für die **Beratung aller Reisenden** relevant)
• oral	**Darminfektionen** Hepatitis A **Typhus**
• arthropod	**Dengue** Filariose, lymphatische Epidemische Polyarthritis (Ross-River)
• diverse	Venerische Infektionen Hepatitis B Leptospirose
Sonstige Beratungsinhalte	(siehe **Checklisten etc. im Serviceteil**)
• allgemein	Flugreise (Langstrecke) Klima, Hygiene Reiseapotheke Auslandskrankenversicherung
• bei Bedarf	Tauchen

Länderprofile CRM-Handbuch Reisemedizin, Juni 2011 – November 2011

Finnland

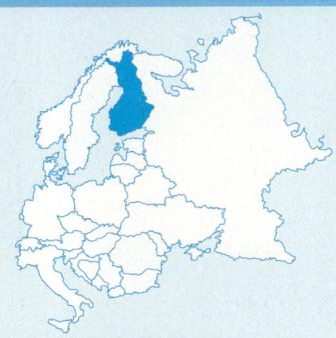

Klima
Im Süden gemäßigt, sonst subpolar mit langen, kalten Wintern und nach Norden hin abnehmenden Niederschlägen; Durchschnittstemperatur in Helsinki im Februar -7 °C, im Juli 17 °C.

Zeitdifferenz (zu Mitteleuropäischer Zeit):
MEZ + 1 Std. ganzjährig

Hilfe in Notfällen
Deutsche Botschaft
Krogiuksentie 4b
Helsinki
Tel. (00358 9) 45 85 80

Impfvorschriften	keine
Impfempfehlungen	(**STIKO-Empfehlungen** siehe **Kapitel Reiseimpfungen**)
• alle Reisenden	altersentsprechende Standardimpfungen lt. STIKO überprüfen und ggf. ergänzen bzw. auffrischen. Besonders zu beachten: **Tetanus, Diphtherie, Pertussis, Polio, Masern** (Grundimmunisierung oder ggf. Auffrischung); **Grippe**, evtl. **Pneumokokken**: Alter > 60, chronische Krankheiten;
• besondere Risiken	**FSME** [2,3], **Hepatitis B** [2,5,6] 1 aktuelle Ausbrüche, 2 einfache Reisebedingungen, 3 Exposition im Endemiegebiet, 4 Tierkontakte, 5 spezielle berufliche/soziale Kontakte, 6 Einsätze (Katastrophen)
Malaria	keine
Besondere Infektionsrisiken	(**Fettdruck** = für die **Beratung aller Reisenden** relevant)
• arthropod	Pogosta-Krankheit (Sindbis-Fieber) Spätsommer/Herbst **FSME** April – Oktober, S des Festlandes und vorgelagerte Inseln, besonders Aland-Inseln, Turku-Archipel, Jacobstad/Kokkola, Saimaa-Seengebiet Borreliose April – Oktober
• diverse	Tollwut z. Zt. geringes Risiko nur durch Fledermäuse Puumula- (Hanta-)Virus-Infektion (Hämorrhagisches Fieber mit renalem Syndrom)
Sonstige Beratungsinhalte	(siehe **Checklisten** etc. im Serviceteil)
• allgemein	Auslandskrankenversicherung

Frankreich

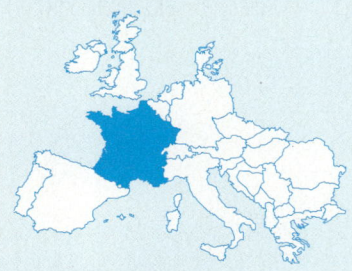

Klima
Gemäßigt-ozeanisch, am Mittelmeer und im Rhônetal Winterregenklima mit heißen, trockenen Sommern; Durchschnittstemperatur in Paris im Januar 3 °C, im Juli 19 °C.

Zeitdifferenz (zu Mitteleuropäischer Zeit):
ganzjährig keine

Hilfe in Notfällen
Deutsche Botschaft
13/15, Av. Franklin D. Roosevelt
Paris
Tel. (0033 1) 53 83 45 00

Impfvorschriften	keine
Impfempfehlungen	(**STIKO-Empfehlungen** siehe **Kapitel Reiseimpfungen**)
• alle Reisenden	altersentsprechende Standardimpfungen lt. STIKO überprüfen und ggf. ergänzen bzw. auffrischen. Besonders zu beachten: **Tetanus, Diphtherie, Pertussis, Polio, Masern** (Grundimmunisierung oder ggf. Auffrischung); **Grippe**, evtl. **Pneumokokken**: Alter > 60, chronische Krankheiten;
• besondere Risiken	**FSME** [2,3], **Hepatitis A** [1,2,5,6] (Mittelmeerküste, Korsika), **Hepatitis B** [2,5,6] 1 aktuelle Ausbrüche, 2 einfache Reisebedingungen, 3 Exposition im Endemiegebiet, 4 Tierkontakte, 5 spezielle berufliche/soziale Kontakte, 6 Einsätze (Katastrophen)
Malaria	keine

© Centrum für Reisemedizin

Länderprofile | CRM-Handbuch Reisemedizin, Juni 2011 – November 2011

Besondere Infektionsrisiken	(**Fettdruck** = für die **Beratung aller Reisenden** relevant)
• oral	**Hepatitis A, E** Mittelmeerküste, Korsika Brucellose Südfrankreich, Korsika Echinokokkose (E. granulosus) Südfrankreich, Korsika Echinokokkose (E. multilocularis) sporadisch im W Fasciolose Trichinellose
• arthropod	Leishmaniase, viszerale + cutane Mittelmeerküste, Korsika Phlebotomus-Fieber April – Oktober, Südfrankreich, Korsika West Nile-Fieber Spätsommer, Südfrankreich Dengue erstmaliges Auftreten einzelner autochthoner Fälle in der Region Nizza im Sept. 2010, Vektor an der franz. Riviera vorhanden Chikungunya erstmaliges Auftreten von autochthonen Fällen in der Region Fréjus im Sept. 2010, Vektor an der franz. Riviera vorhanden **FSME** April – Oktober, bisher nur sporadische Herde im Osten: Elsaß, Lothringen (Nancy), Rhône-Alpes (Grenoble) **Borreliose** April – Oktober Fièvre boutonneuse April – Oktober, Südfrankreich, Korsika
• diverse	Infektionen Tollwut z. Zt. geringes Risiko nur durch Fledermäuse
Sonstige Beratungsinhalte	(siehe **Checklisten** etc. im Serviceteil)
• allgemein	Auslandskrankenversicherung
• bei Bedarf	Tauchen Aufenthalt in großen Höhen
Bemerkungen	Die obigen Angaben gelten auch für das Fürstentum **Monaco**, soweit sie nicht durch geographische Hinweise eingeschränkt sind.

Französisch Guayana (zu Frankreich)

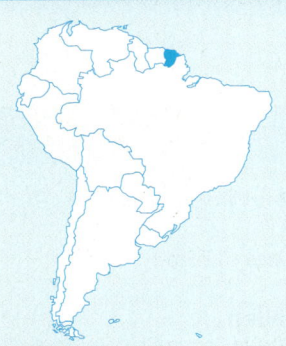

Klima
Feucht-heißes, tropisches Klima mit Regenzeit von Dezember bis Juli; monatliche Mitteltemperatur um 27 °C.

Zeitdifferenz (zu Mitteleuropäischer Zeit):
MEZ - 4 Std.
(Europ. Sommerzeit - 5 Std.)

Hilfe in Notfällen
zu erfragen über:
Deutsche Botschaft Frankreich

Impfvorschriften	**Gelbfieber** (ausgenommen Kinder unter 1 Jahr)
Impfempfehlungen	(**STIKO-Empfehlungen** siehe **Kapitel Reiseimpfungen**)
• alle Reisenden	altersentsprechende Standardimpfungen lt. STIKO überprüfen und ggf. ergänzen bzw. auffrischen. Besonders zu beachten: **Tetanus, Diphtherie, Pertussis, Polio, Masern** (Grundimmunisierung oder ggf. Auffrischung); **Grippe**, evtl. **Pneumokokken**: Alter > 60, chronische Krankheiten; **zusätzlich für dieses Land: Hepatitis A, Gelbfieber**
• besondere Risiken	**Hepatitis B** [2,5,6,8], **Tollwut** [2,4,6,8], **Typhus** [1,2,5,6,7] 1 aktuelle Ausbrüche, 2 einfache Reisebedingungen, 3 Exposition im Endemiegebiet, 4 Tierkontakte, 5 spezielle berufliche/soziale Kontakte, 6 Einsätze (Katastrophen), 7 Hygienemängel, 8 unzureichende medizinische Versorgung
Malaria	**Karte Malaria – Südamerika** siehe Kartenanhang
• Saison	ganzjährig
• Parasit	P. falciparum 50 %, Multiresistenzen, besonders im S
• Epidemiologie	**hohes Risiko** im SO (Oiapoque-Tal, Grenzgebiet zu Brasilien) und im SW (Maroni-Tal, Grenzgebiet zu Suriname); **mittleres Risiko** im übrigen Hinterland; **geringes** bzw. **kein Risiko** in Küstenregionen, Cayenne und Kourou

© Centrum für Reisemedizin

Französisch Guayana (Forts.)

• Vorbeugung	**Expositionsprophylaxe!**			
	Medikation	**regelm.**	**stand-by**	**Bemerkungen**
	Empfehlung DTG	AP, D*, M	Ø	Gebiete mit hohem bzw.
	Tourist/organisiert/Hotel			mittlerem Risiko
		Ø	AL, AP	übrige Gebiete ganzjährig
	Erwägung für sonst. Aufenthalte			Reisestil u. Reisezeit beachten
	hohes Risiko	AP, D*, M	Ø	
	mittleres Risiko	AP, D*, M	Ø	
		oder		
		Ø	AL, AP	
	geringes Risiko	Ø	AL, AP	
	AL = Artemether/Lumefantrin (Riamet®), AP = Atovaquon/Proguanil (Malarone®), D = Doxycyclin, M = Mefloquin (Lariam®), Ø = keine			
	In der Tabelle durch Komma getrennte Präparate sind als Alternativen zu verstehen.			
	* Doxycyclin ist in Deutschland zur Malariaprophylaxe nicht zugelassen (s. Seite 318).			

Besondere Infektionsrisiken	(**Fettdruck** = für die **Beratung aller Reisenden** relevant)
• oral	**Darminfektionen**
	Hepatitis A
	Typhus
	Brucellose
• arthropod	**Dengue**
	Leishmaniase, cutane + mucocutane
	Gelbfieber
	Chagas-Krankheit
• aerogen	Histoplasmose
• diverse	Venerische Infektionen
	Hepatitis B
	Tollwut

Sonstige Beratungsinhalte	(siehe **Checklisten etc. im Serviceteil**)
• allgemein	Flugreise (Langstrecke)
	Klima, Hygiene
	Reiseapotheke
	Auslandskrankenversicherung

Französisch Polynesien (zu Frankreich)

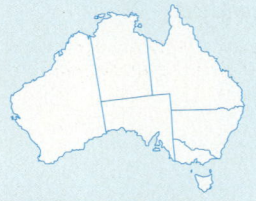

Klima
Tropisches Klima mit Hauptregenzeit von November bis April; mittlere Temperatur ganzjährig zwischen 25 und 27 °C.

Zeitdifferenz (zu Mitteleuropäischer Zeit):
MEZ - 11 Std.
(Europ. Sommerzeit - 12 Std.)

Hilfe in Notfällen
zu erfragen über:
Deutsche Botschaft Frankreich

Impfvorschriften	keine
Impfempfehlungen	(**STIKO-Empfehlungen** siehe **Kapitel Reiseimpfungen**)
• alle Reisenden	altersentsprechende Standardimpfungen lt. STIKO überprüfen und ggf. ergänzen bzw. auffrischen. Besonders zu beachten: **Tetanus**, **Diphtherie**, **Pertussis**, **Polio**, **Masern** (Grundimmunisierung oder ggf. Auffrischung); **Grippe**, evtl. **Pneumokokken**: Alter > 60, chronische Krankheiten; **zusätzlich für dieses Land: Hepatitis A**
• besondere Risiken	**Hepatitis B** [2, 5, 6, 8]
	1 aktuelle Ausbrüche, 2 einfache Reisebedingungen, 3 Exposition im Endemiegebiet, 4 Tierkontakte, 5 spezielle berufliche/soziale Kontakte, 6 Einsätze (Katastrophen), 7 Hygienemängel, 8 unzureichende medizinische Versorgung
Malaria	keine

Länderprofile | CRM-Handbuch Reisemedizin, Juni 2011 – November 2011

Besondere Infektionsrisiken	(**Fettdruck** = für die **Beratung aller Reisenden** relevant)
• oral	**Darminfektionen** Hepatitis A
• arthropod	**Dengue** Filariose, lymphatische
• diverse	Leptospirose Venerische Infektionen **Hepatitis B**
Sonstige Beratungsinhalte	(siehe **Checklisten etc. im Serviceteil**)
• allgemein	Flugreise (Langstrecke) Klima, Hygiene Reiseapotheke Auslandskrankenversicherung
• bei Bedarf	Tauchen

Gabun

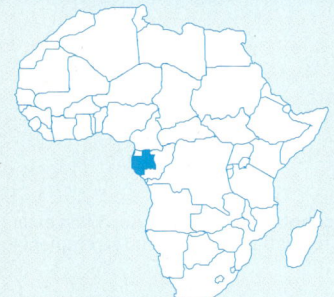

Klima

Feuchtheißes Tropenklima mit zwei Regenzeiten (März bis Mai, Oktober/November); ständig hohe Luftfeuchtigkeit bei kaum schwankenden Temperaturen; mittlere Jahrestemperatur an der Küste 26 °C, im Landesinneren 24 °C.

Zeitdifferenz (zu Mitteleuropäischer Zeit):

MEZ ± 0 Std.
(Europ. Sommerzeit - 1 Std.)

Hilfe in Notfällen

Deutsche Botschaft
Boulevard de l'Indépendance
Immeuble les Frangipaniers
Libreville
Tel. (00241) 76 01 88, 74 27 90

Impfvorschriften	**Gelbfieber** (ausgenommen Kinder unter 1 Jahr)
Impfempfehlungen	(**STIKO-Empfehlungen** siehe **Kapitel Reiseimpfungen**)
• alle Reisenden	altersentsprechende Standardimpfungen lt. STIKO überprüfen und ggf. ergänzen bzw. auffrischen. Besonders zu beachten: **Tetanus, Diphtherie, Pertussis, Polio, Masern** (Grundimmunisierung oder ggf. Auffrischung); **Grippe**, evtl. **Pneumokokken**: Alter > 60, chronische Krankheiten; **zusätzlich für dieses Land: Hepatitis A, Gelbfieber, Polio**
• besondere Risiken	**Cholera** [1,5,6,7], **Hepatitis B** [2,5,6,8], **Meningokokken** [1,2,5], **Tollwut** [2,4,6,8], **Typhus** [1,2,5,6,7] 1 aktuelle Ausbrüche, 2 einfache Reisebedingungen, 3 Exposition im Endemiegebiet, 4 Tierkontakte, 5 spezielle berufliche/soziale Kontakte, 6 Einsätze (Katastrophen), 7 Hygienemängel, 8 unzureichende medizinische Versorgung
Malaria	
• Saison	ganzjährig
• Parasit	P. falciparum 95 %, Resistenzen Chloroquin, Sulfa/Pyrimethamin-Kombinationen
• Epidemiologie	**hohes Risiko** landesweit
• Vorbeugung	**Expositionsprophylaxe!**

Medikation	regelm.	stand-by	Bemerkungen
Empfehlung DTG Tourist/organisiert/Hotel	AP, D*, M	Ø	ganzes Land ganzjährig
Erwägung für sonst. Aufenthalte hohes Risiko	AP, D*, M	Ø	

AP = Atovaquon/Proguanil (Malarone®), D = Doxycyclin, M = Mefloquin (Lariam®), Ø = keine
In der Tabelle durch Komma getrennte Präparate sind als Alternativen zu verstehen.
*Doxycyclin ist in Deutschland zur Malariaprophylaxe nicht zugelassen (s. Seite 318).

© Centrum für Reisemedizin

Gabun (Forts.)

Besondere Infektionsrisiken	(**Fettdruck** = für die **Beratung aller Reisenden** relevant)
• oral	**Darminfektionen** **Hepatitis A** **Polio** Typhus Cholera
• arthropod	Filariose, lymphatische + Onchozerkose Gelbfieber Dengue Chikungunya Rift Valley-Fieber Filariose, Loa-loa vorw. in den nördlichen und östlichen Landesteilen Rückfallfieber, Zecken- Krim-Kongo hämorrhagisches Fieber Schlafkrankheit vorw. im NW (Provinz Estuaire)
• aerogen	Meningokokken-Meningitis Dezember–Mai Tuberkulose
• diverse	**Bilharziose** **Hepatitis B**, C Venerische Infektionen HIV-Praevalenzen b. Erwachsenen 5–15 % Tollwut Ebola-Fieber
Sonstige Beratungsinhalte	(siehe **Checklisten etc. im Serviceteil**)
• allgemein	Flugreise (Langstrecke) Klima, Hygiene Reiseapotheke Auslandskrankenversicherung
Bemerkungen	Landesweit ist mit erheblichen Engpässen bei der **medizinischen Versorgung** zu rechnen. Der Abschluss einer Auslandskrankenversicherung mit Abdeckung des Rücktransport-Risikos für Notfälle ist dringend zu empfehlen.

Gambia

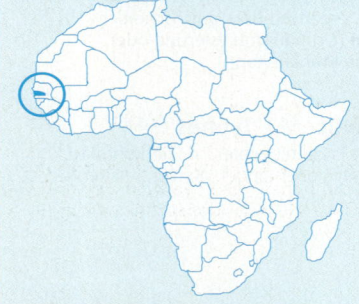

Klima

Tropisch-wechselfeuchtes Klima mit Regenzeit von Juni bis Oktober;
Landesinneres trockener als Küstenbereiche; mittlere Monatstemperatur zwischen 23 °C (Januar) und 28 °C (Juli).

Zeitdifferenz (zu Mitteleuropäischer Zeit):
MEZ - 1 Std.
(Europ. Sommerzeit - 2 Std.)

Hilfe in Notfällen
zu erfragen über:
Deutsche Botschaft Senegal

Impfvorschriften	
• direkt	keine
• aus Infektionsgebieten	Gelbfieber (ausgenommen Kinder unter 1 Jahr)
Impfempfehlungen	(**STIKO-Empfehlungen** siehe **Kapitel Reiseimpfungen**)
• alle Reisenden	altersentsprechende Standardimpfungen lt. STIKO überprüfen und ggf. ergänzen bzw. auffrischen. Besonders zu beachten: **Tetanus, Diphtherie, Pertussis, Polio, Masern** (Grundimmunisierung oder ggf. Auffrischung); **Grippe**, evtl. **Pneumokokken**: Alter > 60, chronische Krankheiten; **zusätzlich für dieses Land: Hepatitis A, Gelbfieber**
• besondere Risiken	**Cholera** [1,5,6,7], **Hepatitis B** [2,5,6,8], **Meningokokken** [1,2,5], **Polio** [1,2,5,6,7], **Tollwut** [2,4,6,8], **Typhus** [1,2,5,6,7] 1 aktuelle Ausbrüche, 2 einfache Reisebedingungen, 3 Exposition im Endemiegebiet, 4 Tierkontakte, 5 spezielle berufliche/soziale Kontakte, 6 Einsätze (Katastrophen), 7 Hygienemängel, 8 unzureichende medizinische Versorgung

Malaria	
• Saison	ganzjährig
• Parasit	P. falciparum 85 %, Resistenzen Chloroquin, Sulfa/Pyrimethamin-Kombinationen
• Epidemiologie	**hohes Risiko** landesweit
• Vorbeugung	**Expositionsprophylaxe!**

Medikation	regelm.	stand-by	Bemerkungen
Empfehlung DTG Tourist/organisiert/Hotel	AP, D*, M	Ø	ganzes Land ganzjährig
Erwägung für sonst. Aufenthalte hohes Risiko	AP, D*, M	Ø	

AP = Atovaquon/Proguanil (Malarone®), D = Doxycyclin, M = Mefloquin (Lariam®), Ø = keine
In der Tabelle durch Komma getrennte Präparate sind als Alternativen zu verstehen.
* Doxycyclin ist in Deutschland zur Malariaprophylaxe nicht zugelassen (s. Seite 318).

Besondere Infektionsrisiken	(**Fettdruck** = für die **Beratung aller Reisenden** relevant)
• oral	**Darminfektionen** **Hepatitis A, E** Polio Typhus Cholera
• arthropod	Leishmaniase, viszerale + cutane Filariose, lymphatische Gelbfieber Chikungunya Rückfallfieber, Zecken- Krim-Kongo hämorrhagisches Fieber Schlafkrankheit Übertragung sporadisch möglich
• aerogen	Meningokokken-Meningitis Dezember – Mai Tuberkulose
• diverse	**Bilharziose** **Hepatitis B, C** Venerische Infektionen Tollwut Lassa-Fieber

Sonstige Beratungsinhalte	(siehe **Checklisten etc. im Serviceteil**)
• allgemein	Flugreise (Langstrecke) Klima, Hygiene Reiseapotheke Auslandskrankenversicherung

Bemerkungen	**Medizinische Versorgung**: Landesweit ist mit erheblichen Engpässen bei der ärztlichen und medikamentösen Versorgung zu rechnen. Adäquate Ausstattung der **Reiseapotheke** (Zollbestimmungen beachten, Begleitattest ratsam, Muster im Serviceteil), **Auslandskrankenversicherung** mit Abdeckung des Rettungsrückflug-Risikos für Notfälle dringend empfohlen.

Georgien

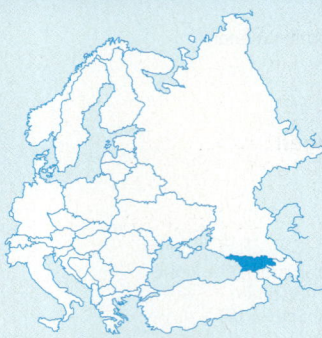

Klima
Im Westen warmgemäßigtes, feuchtes Klima; im Osten nur geringe Niederschläge; durchschnittliche Temperatur in Tiflis im Januar 0,5 °C, im Juli 24 °C.

Zeitdifferenz (zu Mitteleuropäischer Zeit):
MEZ + 3 Std. ganzjährig

Hilfe in Notfällen
Deutsche Botschaft
c/o Sheraton Metechi Palace Hotel
Telawi Str. 20
Tbilissi (Tiflis)
Tel. (00995 32) 44 73 00

Impfvorschriften	keine
Impfempfehlungen	(**STIKO-Empfehlungen** siehe **Kapitel Reiseimpfungen**)
• alle Reisenden	altersentsprechende Standardimpfungen lt. STIKO überprüfen und ggf. ergänzen bzw. auffrischen. Besonders zu beachten: **Tetanus**, **Diphtherie**, **Pertussis**, **Polio**, **Masern** (Grundimmunisierung oder ggf. Auffrischung); **Grippe**, evtl. **Pneumokokken**: Alter > 60, chronische Krankheiten; **zusätzlich für dieses Land: Hepatitis A**
• besondere Risiken	**Hepatitis B** [2,5,6,8], **Tollwut** [2,4,6,8], **Typhus** [1,2,5,6,7] 1 aktuelle Ausbrüche, 2 einfache Reisebedingungen, 3 Exposition im Endemiegebiet, 4 Tierkontakte, 5 spezielle berufliche/soziale Kontakte, 6 Einsätze (Katastrophen), 7 Hygienemängel, 8 unzureichende medizinische Versorgung
Malaria	
• Saison	Sommer – Herbst
• Parasit	P. vivax ausschließlich
• Epidemiologie	**geringes Risiko** herdförmig im SO (Distrikte Signachi und evtl. Marneuli – Grenzgebiete zu Aserbaidschan); alle übrigen Landesteile sind **malariafrei**
• Vorbeugung	**Expositionsprophylaxe!**

Medikation	regelm.	stand-by	Bemerkungen
Empfehlung DTG Tourist/organisiert/Hotel	Ø	Ø	im SO minimales Risiko Juli–Okt
Erwägung für sonst. Aufenthalte geringes Risiko	Ø	C	Reisestil u. Reisezeit beachten

C = Chloroquin (Resochin® u.a.), Ø = keine

Besondere Infektionsrisiken	(**Fettdruck** = für die **Beratung aller Reisenden** relevant)
• oral	**Darminfektionen** **Hepatitis A** Typhus Echinokokkose (E. granulosus)
• arthropod	Leishmaniase, vizerale + cutane sporadisch Borreliose April – Oktober Krim-Kongo hämorrhagisches Fieber April – Oktober
• aerogen	Tuberkulose starke Zunahme multiresistenter Fälle
• diverse	**Hepatitis B** Venerische Infektionen Milzbrand **Tollwut**
Sonstige Beratungsinhalte	(siehe **Checklisten** etc. im Serviceteil)
• allgemein	Flugreise (Langstrecke) Hygiene Reiseapotheke Auslandskrankenversicherung

Ghana

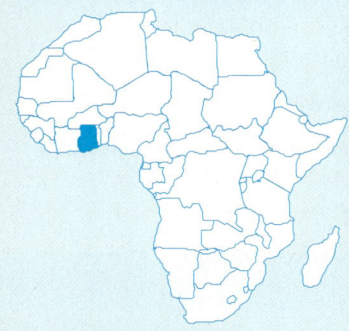

Klima
Tropisch-wechselfeuchtes Klima mit zwei Regenzeiten (April bis Juli, Oktober/November); durchschnittliche Monatstemperatur. in Accra zwischen 25 und 28 °C (bei hoher Luftfeuchtigkeit), im Norden zwischen 23 und 31 °C.

Zeitdifferenz (zu Mitteleuropäischer Zeit):
MEZ - 1 Std.
(Europ. Sommerzeit - 2 Std.)

Hilfe in Notfällen
Deutsche Botschaft
No. 6, Ridge Road
North Ridge, Accra
Tel. (00233 30) 221 10 00,
224 10 82, 222 13 11

Regionalarzt an der Deutschen Botschaft
Tel. (00233 30) 222 26 08
Handy (00233 24) 4 32 57 35

Impfvorschriften	**Gelbfieber** (ausgenommen Kinder unter 9 Monaten)
Impfempfehlungen	(**STIKO-Empfehlungen** siehe **Kapitel Reiseimpfungen**)
• alle Reisenden	altersentsprechende Standardimpfungen lt. STIKO überprüfen und ggf. ergänzen bzw. auffrischen. Besonders zu beachten: **Tetanus**, **Diphtherie**, **Pertussis**, **Polio**, **Masern** (Grundimmunisierung oder ggf. Auffrischung); **Grippe**, evtl. **Pneumokokken**: Alter > 60, chronische Krankheiten; **zusätzlich für dieses Land: Hepatitis A, Gelbfieber**
• besondere Risiken	**Cholera** [1,5,6,7], **Hepatitis B** [2,5,6,8], **Meningokokken** [1,2,5], **Polio** [1,2,5,6,7], **Tollwut** [2,4,6,8], **Typhus** [1,2,5,6,7] 1 aktuelle Ausbrüche, 2 einfache Reisebedingungen, 3 Exposition im Endemiegebiet, 4 Tierkontakte, 5 spezielle berufliche/soziale Kontakte, 6 Einsätze (Katastrophen), 7 Hygienemängel, 8 unzureichende medizinische Versorgung
Malaria	
• Saison	ganzjährig
• Parasit	P. falciparum 85%, Resistenzen Chloroquin, Sulfa/Pyrimethamin-Kombinationen
• Epidemiologie	**hohes Risiko** landesweit
• Vorbeugung	**Expositionsprophylaxe!**

Medikation	regelm.	stand-by	Bemerkungen
Empfehlung DTG Tourist/organisiert/Hotel	AP, D*, M	Ø	ganzes Land ganzjährig
Erwägung für sonst. Aufenthalte hohes Risiko	AP, D*, M	Ø	

AP = Atovaquon/Proguanil (Malarone®), D = Doxycyclin, M = Mefloquin (Lariam®), Ø = keine
In der Tabelle durch Komma getrennte Präparate sind als Alternativen zu verstehen.
* Doxycyclin ist in Deutschland zur Malariaprophylaxe nicht zugelassen (s. Seite 318).

Besondere Infektionsrisiken	(**Fettdruck** = für die **Beratung aller Reisenden** relevant)
• oral	**Darminfektionen** **Hepatitis A, E** Polio Cholera **Typhus**
• arthropod	Filariose, lymphatische + Onchozerkose Leishmaniase, cutane Landesinnere Gelbfieber Dengue Chikungunya Rückfallfieber, Zecken- Schlafkrankheit Übertragung sporadisch möglich
• aerogen	**Meningokokken-Meningitis** Dezember–Mai, vorw. im N Tuberkulose
• diverse	**Bilharziose** **Hepatitis B**, C Venerische Infektionen **Tollwut** Lassa-Fieber Milzbrand v.a. Norden, Osten, Zentralregion

Ghana (Forts.)

Sonstige Beratungsinhalte	(siehe **Checklisten etc. im Serviceteil**)
• allgemein	Flugreise (Langstrecke) Klima, Hygiene Reiseapotheke Auslandskrankenversicherung
Bemerkungen	**Medizinische Versorgung**: Landesweit ist mit erheblichen Engpässen bei der ärztlichen und medikamentösen Versorgung zu rechnen. Adäquate Ausstattung der **Reiseapotheke** (Zollbestimmungen beachten, Begleitattest ratsam, Muster im Serviceteil), **Auslandskrankenversicherung** mit Abdeckung des Rettungsrückflug-Risikos für Notfälle dringend empfohlen.

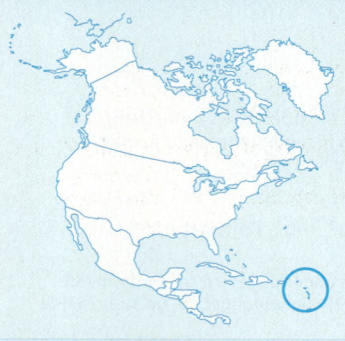

Grenada

Klima
Tropisch-wechselfeuchtes Klima mit Regenzeit von Juni bis Dezember; Temperatur im Jahresmittel bei 27 °C.

Zeitdifferenz (zu Mitteleuropäischer Zeit):
MEZ - 5 Std.
(Europ. Sommerzeit - 6 Std.)

Hilfe in Notfällen
zu erfragen über:
Deutsche Botschaft
Trinidad und Tobago

Impfvorschriften	
• direkt	**keine**
• aus Infektionsgebieten	Gelbfieber (ausgenommen Kinder unter 1 Jahr)
Impfempfehlungen	(**STIKO-Empfehlungen** siehe **Kapitel Reiseimpfungen**)
• alle Reisenden	altersentsprechende Standardimpfungen lt. STIKO überprüfen und ggf. ergänzen bzw. auffrischen. Besonders zu beachten: **Tetanus**, **Diphtherie**, **Pertussis**, **Polio**, **Masern** (Grundimmunisierung oder ggf. Auffrischung); **Grippe**, evtl. **Pneumokokken**: Alter > 60, chronische Krankheiten; **zusätzlich für dieses Land: Hepatitis A**
• besondere Risiken	**Hepatitis B** [2,5,6,8], **Typhus** [1,2,5,6,7] 1 aktuelle Ausbrüche, 2 einfache Reisebedingungen, 3 Exposition im Endemiegebiet, 4 Tierkontakte, 5 spezielle berufliche/soziale Kontakte, 6 Einsätze (Katastrophen), 7 Hygienemängel, 8 unzureichende medizinische Versorgung
Malaria	**keine**
Besondere Infektionsrisiken	(**Fettdruck** = für die **Beratung aller Reisenden** relevant)
• oral	**Darminfektionen** **Hepatitis A** Typhus
• arthropod	**Dengue**
• diverse	Bilharziose herdförmiges Vorkommen möglich Venerische Infektionen
Sonstige Beratungsinhalte	(siehe **Checklisten etc. im Serviceteil**)
• allgemein	Flugreise (Langstrecke) Klima, Hygiene Reiseapotheke Auslandskrankenversicherung
• bei Bedarf	Tauchen
Bemerkungen	**Ciguatera-Fischvergiftung:** Saisonales Risiko bei Verzehr von größeren Raubfischen (auch gegart). Örtliche Warnhinweise beachten!

Länderprofile CRM-Handbuch Reisemedizin, Juni 2011 – November 2011

Griechenland

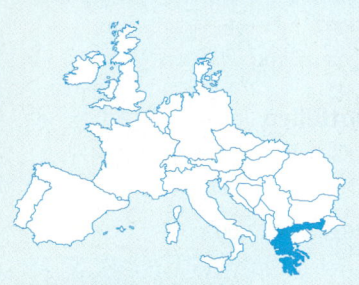

Klima
Mittelmeerklima mit Winterregen und ausgeprägter Trockenheit von Juni bis September; durchschnittliche Temperatur in Athen im Januar 9 °C, im Juli 28 °C.

Zeitdifferenz (zu Mitteleuropäischer Zeit):
MEZ + 1 Std. ganzjährig

Hilfe in Notfällen
Deutsche Botschaft
Karaoli & Dimitriou 3
Athen-Kolonaki
Tel. (0030 210) 7 28 51 11

Impfvorschriften	keine
Impfempfehlungen	(STIKO-Empfehlungen siehe **Kapitel Reiseimpfungen**)
• alle Reisenden	altersentsprechende Standardimpfungen lt. STIKO überprüfen und ggf. ergänzen bzw. auffrischen. Besonders zu beachten: **Tetanus**, **Diphtherie**, **Pertussis**, **Polio**, **Masern** (Grundimmunisierung oder ggf. Auffrischung); **Grippe**, evtl. **Pneumokokken**: Alter > 60, chronische Krankheiten;
• besondere Risiken	**FSME** (s. Bemerkungen), **Hepatitis A** [1,2,5,6,7], **Hepatitis B** [2,5,6,8], **Meningokokken** (s. Bemerkungen) 1 aktuelle Ausbrüche, 2 einfache Reisebedingungen, 3 Exposition im Endemiegebiet, 4 Tierkontakte, 5 spezielle berufliche/soziale Kontakte, 6 Einsätze (Katastrophen) 7 Hygienemängel, 8 unzureichende medizinische Versorgung
Malaria	keine
Besondere Infektionsrisiken	(**Fettdruck** = für die **Beratung aller Reisenden** relevant)
• oral	**Darminfektionen** **Hepatitis A**, E Brucellose Echinokokkose (E. granulosus + E. multilocularis)
• arthropod	**Leishmaniase, viszerale + cutane** südl. Landesteile und Inseln einschl. Kreta **Phlebotomus-Fieber** Sommer/Herbst **Fièvre boutonneuse** April – Oktober **Borreliose** April – Oktober FSME April – Oktober, nur 1 Naturherd im N westlich von Thessaloniki Krim-Kongo hämorrhagisches Fieber April – Oktober, NO West Nile-Fieber Zentral-Makedonien, vereinzelt auch in anderen Landesteilen
• diverse	Venerische Infektionen Hepatitis B
Sonstige Beratungsinhalte	(siehe **Checklisten etc. im Serviceteil**)
• allgemein	Hygiene Reiseapotheke Auslandskrankenversicherung
• bei Bedarf	Tauchen
Bemerkungen	Die **Meningitis-Impfung Typ C** gehört in diesem Land für bestimmte Altersgruppen (in der Regel Kinder und Jugendliche) zum allgemeinen Impfprogramm. Nach den geltenden Empfehlungen der STIKO wird die Meningitis-Impfung dadurch zur Reiseimpfung für „Schüler/Studenten vor Langzeitaufenthalten in Ländern mit empfohlener allgemeiner Impfung für Jugendliche oder selektiver Impfung für Schüler/Studenten entsprechend den Empfehlungen der Zielländer". Das **FSME-Risiko** ist offenbar gering und nach derzeitigem Stand auf einen Herd westlich von Thessaloniki (N) beschränkt. Eine Impfempfehlung ist nur bei hohem Expositionsrisiko in diesem Gebiet indiziert.

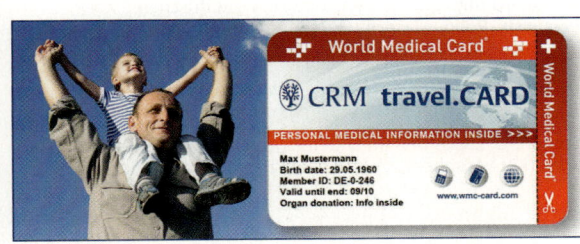

Länderprofile | CRM-Handbuch Reisemedizin, Juni 2011 – November 2011

Großbritannien

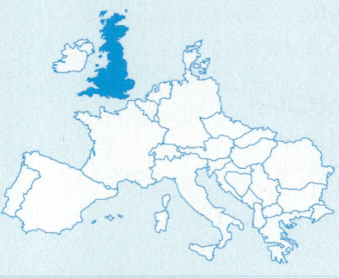

Klima
Gemäßigtes Seeklima mit milden Wintern und nach Norden hin zunehmend kühlen Sommern; von West nach Ost abnehmende Niederschläge; durchschnittliche Jahrestemperatur in London 10,7 °C; Durchschnittstemperatur im Juli 17,7 °C, im Januar 4,3 °C.

Zeitdifferenz (zu Mitteleuropäischer Zeit):
MEZ - 1 Std. ganzjährig

Hilfe in Notfällen
Deutsche Botschaft
23, Belgrave Square
London
Tel. (0044 20) 78 24 13 00

Impfvorschriften	keine
Impfempfehlungen	(**STIKO-Empfehlungen** siehe **Kapitel Reiseimpfungen**)
• alle Reisenden	altersentsprechende Standardimpfungen lt. STIKO überprüfen und ggf. ergänzen bzw. auffrischen. Besonders zu beachten: **Tetanus**, **Diphtherie**, **Pertussis**, **Polio**, **Masern** (Grundimmunisierung oder ggf. Auffrischung); **Grippe**, evtl. **Pneumokokken**: Alter > 60, chronische Krankheiten;
• besondere Risiken	**Hepatitis B** [2,5,6], **Meningokokken** (s. Bemerkungen) 1 aktuelle Ausbrüche, 2 einfache Reisebedingungen, 3 Exposition im Endemiegebiet, 4 Tierkontakte, 5 spezielle berufliche/soziale Kontakte, 6 Einsätze (Katastrophen)
Malaria	keine
Besondere Infektionsrisiken	(**Fettdruck** = für die **Beratung aller Reisenden** relevant)
• arthropod	Borreliose April – Oktober, besonders im SW
• diverse	Tollwut z. Zt. geringes Risiko nur durch Fledermäuse
Sonstige Beratungsinhalte	(siehe **Checklisten etc. im Serviceteil**)
• allgemein	Auslandskrankenversicherung
Bemerkungen	Die **Meningitis-Impfung Typ C** gehört in diesem Land für bestimmte Altersgruppen (in der Regel Kinder und Jugendliche) zum allgemeinen Impfprogramm. Nach den geltenden Empfehlungen der STIKO wird die Meningitis-Impfung dadurch zur Reiseimpfung für „Schüler/Studenten vor Langzeitaufenthalten in Ländern mit empfohlener allgemeiner Impfung für Jugendliche oder selektiver Impfung für Schüler/Studenten entsprechend den Empfehlungen der Zielländer".

Guadeloupe (zu Frankreich)

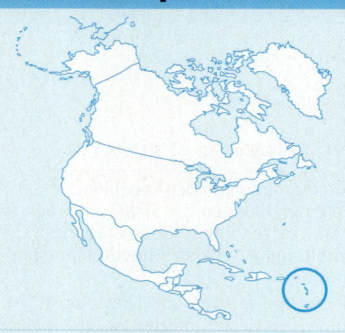

Klima
Tropisches Klima; reichliche Niederschläge, hauptsächlich in der Zeit von Juli bis November; Monatsmitteltemperatur zwischen 22 und 30 °C.

Zeitdifferenz (zu Mitteleuropäischer Zeit):
MEZ - 5 Std.
(Europ. Sommerzeit - 6 Std.)

Hilfe in Notfällen
zu erfragen über:
Deutsche Botschaft Frankreich

Impfvorschriften	
• direkt	keine
• aus Infektionsgebieten	Gelbfieber (ausgenommen Kinder unter 1 Jahr)
Impfempfehlungen	(**STIKO-Empfehlungen** siehe **Kapitel Reiseimpfungen**)
• alle Reisenden	altersentsprechende Standardimpfungen lt. STIKO überprüfen und ggf. ergänzen bzw. auffrischen. Besonders zu beachten: **Tetanus**, **Diphtherie**, **Pertussis**, **Polio**, **Masern** (Grundimmunisierung oder ggf. Auffrischung); **Grippe**, evtl. **Pneumokokken**: Alter > 60, chronische Krankheiten; **zusätzlich für dieses Land: Hepatitis A**
• besondere Risiken	**Hepatitis B** [2,5,6,8], **Typhus** [1,2,5,6,7] 1 aktuelle Ausbrüche, 2 einfache Reisebedingungen, 3 Exposition im Endemiegebiet, 4 Tierkontakte, 5 spezielle berufliche/soziale Kontakte, 6 Einsätze (Katastrophen), 7 Hygienemängel, 8 unzureichende medizinische Versorgung

© Centrum für Reisemedizin

Malaria	keine
Besondere Infektionsrisiken	(**Fettdruck** = für die **Beratung aller Reisenden** relevant)
• oral	**Darminfektionen** **Hepatitis A** Typhus
• arthropod	**Dengue** West Nile-Fieber
• diverse	Bilharziose Leptospirose Venerische Infektionen
Sonstige Beratungsinhalte	(siehe **Checklisten etc. im Serviceteil**)
• allgemein	Flugreise (Langstrecke) Klima, Hygiene Reiseapotheke Auslandskrankenversicherung
• bei Bedarf	Tauchen

Guam (zu USA)

Klima
Tropisches Klima; Temperaturen ganzjährig um 26 °C.

Zeitdifferenz (zu Mitteleuropäischer Zeit):
MEZ + 9 Std.
(Europ. Sommerzeit + 8 Std.)

Hilfe in Notfällen
zu erfragen über:
Deutsche Botschaft Philippinen

Impfvorschriften	keine
Impfempfehlungen	(**STIKO-Empfehlungen** siehe **Kapitel Reiseimpfungen**)
• alle Reisenden	altersentsprechende Standardimpfungen lt. STIKO überprüfen und ggf. ergänzen bzw. auffrischen. Besonders zu beachten: **Tetanus**, **Diphtherie**, **Pertussis**, **Polio**, **Masern** (Grundimmunisierung oder ggf. Auffrischung); **Grippe**, evtl. **Pneumokokken**: Alter > 60, chronische Krankheiten; **zusätzlich für dieses Land: Hepatitis A**
• besondere Risiken	**Hepatitis B** [2,5,6,8] 1 aktuelle Ausbrüche, 2 einfache Reisebedingungen, 3 Exposition im Endemiegebiet, 4 Tierkontakte, 5 spezielle berufliche/soziale Kontakte, 6 Einsätze (Katastrophen), 7 Hygienemängel, 8 unzureichende medizinische Versorgung
Malaria	keine
Besondere Infektionsrisiken	(**Fettdruck** = für die **Beratung aller Reisenden** relevant)
• oral	**Darminfektionen** Hepatitis A
• arthropod	Filariose, lymphatische
• diverse	Venerische Infektionen Hepatitis B Leptospirose Melioidose
Sonstige Beratungsinhalte	(siehe **Checklisten etc. im Serviceteil**)
• allgemein	Flugreise (Langstrecke) Klima, Hygiene Reiseapotheke Auslandskrankenversicherung
• bei Bedarf	Tauchen

Länderprofile | CRM-Handbuch Reisemedizin, Juni 2011 – November 2011

Guatemala

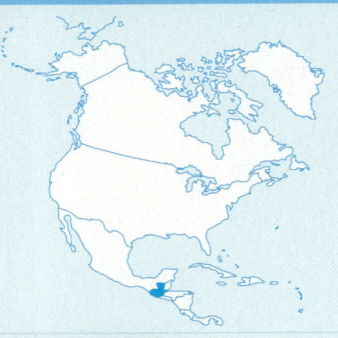

Klima
Tropisch-wechselfeuchtes Klima mit Regenzeit von Mai bis Oktober; durchschnittliche Temperatur im Tiefland zwischen 25 und 30 °C, im Hochland 15 bis 20 °C, oberhalb 1500 m 10 bis 15 °C.

Zeitdifferenz (zu Mitteleuropäischer Zeit):
MEZ - 7 Std.
(Europ. Sommerzeit - 8 Std.)

Hilfe in Notfällen
Deutsche Botschaft
Avenida La Reforma 9-55
Zona 10, Edificio Reforma 10, Nivel 10
Guatemala-Stadt
Tel. (00502) 23 64 67 00

Impfvorschriften	
• direkt	keine
• aus Infektionsgebieten	Gelbfieber (ausgenommen Kinder unter 1 Jahr)
Impfempfehlungen	(**STIKO-Empfehlungen** siehe **Kapitel Reiseimpfungen**)
• alle Reisenden	altersentsprechende Standardimpfungen lt. STIKO überprüfen und ggf. ergänzen bzw. auffrischen. Besonders zu beachten: **Tetanus, Diphtherie, Pertussis, Polio, Masern** (Grundimmunisierung oder ggf. Auffrischung); **Grippe**, evtl. **Pneumokokken**: Alter > 60, chronische Krankheiten; **zusätzlich für dieses Land: Hepatitis A**
• besondere Risiken	**Hepatitis B** [2,5,6,8], **Tollwut** [2,4,6,8], **Typhus** [1,2,5,6,7] 1 aktuelle Ausbrüche, 2 einfache Reisebedingungen, 3 Exposition im Endemiegebiet, 4 Tierkontakte, 5 spezielle berufliche/soziale Kontakte, 6 Einsätze (Katastrophen), 7 Hygienemängel, 8 unzureichende medizinische Versorgung
Malaria	**Karte Malaria – Zentralamerika** siehe Kartenanhang
• Saison	ganzjährig
• Parasit	P. vivax vorwiegend, herdförmig Resistenzen Chloroquin; P. falciparum 3 %

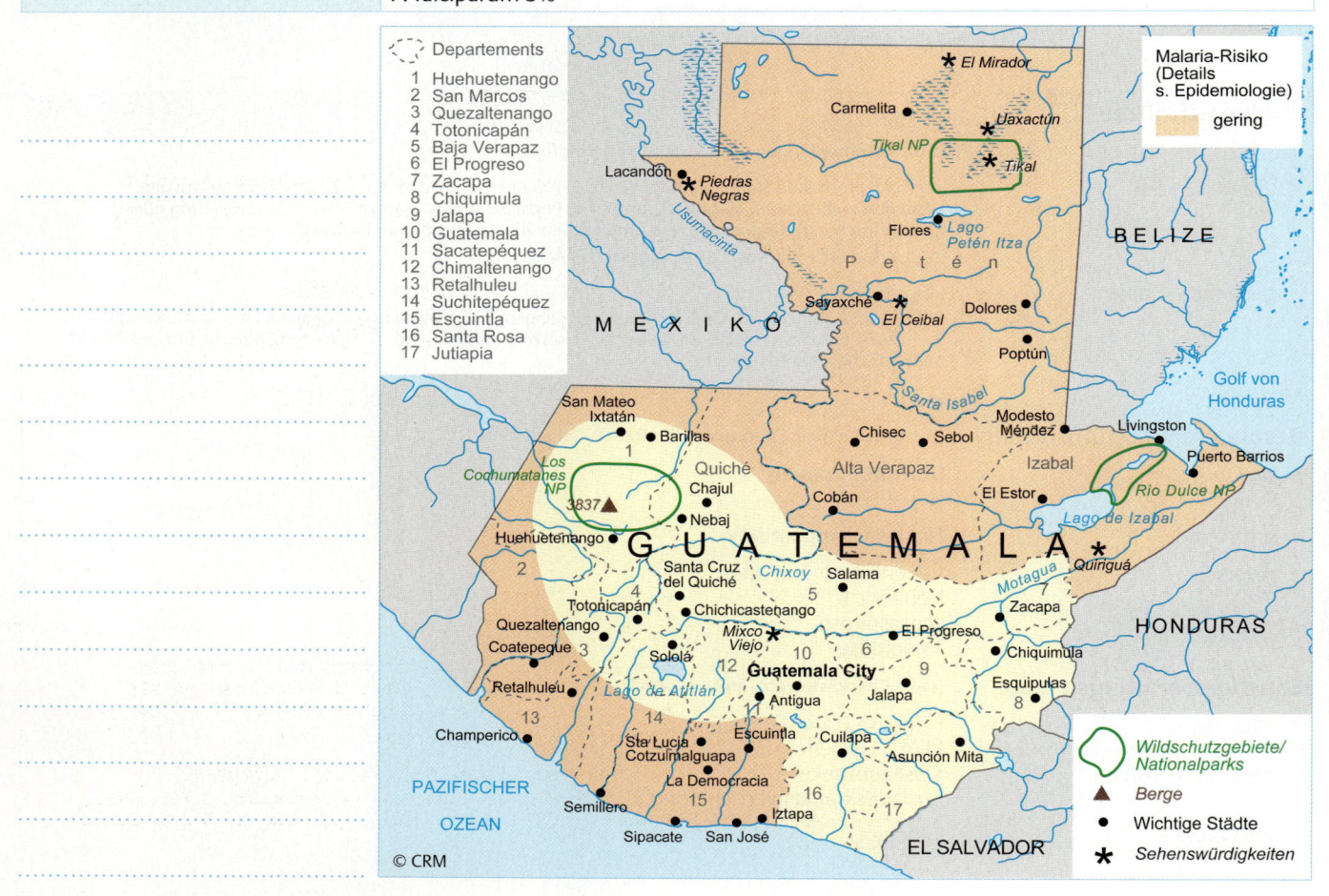

• Epidemiologie	unterhalb 1500 m **geringes Risiko** in ländlichen Gebieten der Departements Petén und Alta Verapaz, sowie herdförmig oder regional in den Departements Escuintla, Chiquimala, Huehuetenango, Izabal, Quiché und Retalhuleu; **kein** bzw. **sehr geringes Risiko** in den übrigen Landesteilen, Höhen über 1500 m und Städten
• Vorbeugung	**Expositionsprophylaxe!**

Medikation	regelm.	stand-by	Bemerkungen
Empfehlung DTG Tourist/organisiert/Hotel	Ø	C	ganzes Land < 1500 m ganzjährig
Erwägung für sonst. Aufenthalte geringes Risiko	Ø	C	Reisestil u. Reisezeit beachten

C = Chloroquin (Resochin® u. a.), Ø = keine

Besondere Infektionsrisiken	(**Fettdruck** = für die **Beratung aller Reisenden** relevant)
• oral	**Darminfektionen** **Hepatitis A**, E Typhus
• arthropod	**Dengue** Leishmaniase, cutane + viszerale Filariose, Onchozerkose sporadisch in 4 Herden Chagas-Krankheit
• aerogen	Histoplasmose Tuberkulose
• diverse	Venerische Infektionen Hepatitis B Leptospirose Tollwut
Sonstige Beratungsinhalte	(siehe **Checklisten etc. im Serviceteil**)
• allgemein	Flugreise (Langstrecke) Klima, Hygiene Reiseapotheke Auslandskrankenversicherung

Guinea

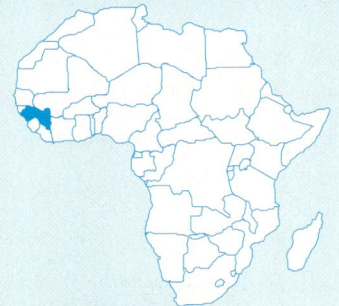

Klima
Tropisch-wechselfeuchtes Klima mit Regenzeit von April bis November; durchschnittliche Temperatur in Conakry ganzjährig um 27 °C.

Zeitdifferenz (zu Mitteleuropäischer Zeit):
MEZ - 1 Std.
(Europ. Sommerzeit - 2 Std.)

Hilfe in Notfällen
Deutsche Botschaft
B.P. 540
Conakry
Tel. (00224) 30 41 15-06

Impfvorschriften	
• direkt	**keine**
• aus Infektionsgebieten	Gelbfieber (ausgenommen Kinder unter 1 Jahr)
• Abweichungen	**Gelbfieber**-Impfung wird in der Regel von allen Einreisenden verlangt.
Impfempfehlungen	(**STIKO-Empfehlungen** siehe **Kapitel Reiseimpfungen**)
• alle Reisenden	altersentsprechende Standardimpfungen lt. STIKO überprüfen und ggf. ergänzen bzw. auffrischen. Besonders zu beachten: **Tetanus, Diphtherie, Pertussis, Polio, Masern** (Grundimmunisierung oder ggf. Auffrischung); **Grippe**, evtl. **Pneumokokken**: Alter > 60, chronische Krankheiten; **zusätzlich für dieses Land: Hepatitis A, Polio, Gelbfieber**
• besondere Risiken	**Cholera** [1,5,6,7], **Hepatitis B** [2,5,6,8], **Meningokokken** [1,2,5], **Tollwut** [2,4,6,8], **Typhus** [1,2,5,6,7] 1 aktuelle Ausbrüche, 2 einfache Reisebedingungen, 3 Exposition im Endemiegebiet, 4 Tierkontakte, 5 spezielle berufliche/soziale Kontakte, 6 Einsätze (Katastrophen), 7 Hygienemängel, 8 unzureichende medizinische Versorgung

Guinea (Forts.)

Malaria				
• Saison	ganzjährig			
• Parasit	P. falciparum >85%, Resistenzen Chloroquin			
• Epidemiologie	**hohes Risiko** landesweit			
• Vorbeugung	**Expositionsprophylaxe!**			
	Medikation	**regelm.**	**stand-by**	**Bemerkungen**
	Empfehlung DTG Tourist/organisiert/Hotel	AP, D*, M	Ø	ganzes Land ganzjährig
	Erwägung für sonst. Aufenthalte hohes Risiko	AP, D*, M	Ø	
	AP = Atovaquon/Proguanil (Malarone®), D = Doxycyclin, M = Mefloquin (Lariam®), Ø = keine In der Tabelle durch Komma getrennte Präparate sind als Alternativen zu verstehen. * Doxycyclin ist in Deutschland zur Malariaprophylaxe nicht zugelassen (s. Seite 318).			

Besondere Infektionsrisiken	(**Fettdruck** = für die **Beratung aller Reisenden** relevant)
• oral	**Darminfektionen** **Hepatitis A**, E **Polio** Typhus Cholera
• arthropod	Leishmaniase, cutane sporadisch vorw. in semiariden Gebieten Filariose, lymphatische + Onchozerkose Gelbfieber Dengue Chikungunya Rückfallfieber, Zecken- **Schlafkrankheit** Basse Guinée (Küstenregion im SW) und Guinée forestière (vorw. Nzerekore-Gebiet im S)
• aerogen	**Meningokokken-Meningitis** Dezember–Mai, vorw. im NO Tuberkulose
• diverse	**Bilharziose** **Hepatitis B, C** Venerische Infektionen Tollwut **Lassa-Fieber**

Sonstige Beratungsinhalte	(siehe **Checklisten etc. im Serviceteil**)
• allgemein	Flugreise (Langstrecke) Klima, Hygiene Reiseapotheke Auslandskrankenversicherung

Bemerkungen	**Medizinische Versorgung**: Landesweit ist mit erheblichen Engpässen bei der ärztlichen und medikamentösen Versorgung zu rechnen. Adäquate Ausstattung der **Reiseapotheke** (Zollbestimmungen beachten, Begleitattest ratsam, Muster im Serviceteil), **Auslandskrankenversicherung** mit Abdeckung des Rettungsrückflug-Risikos für Notfälle dringend empfohlen.

Länderprofile | CRM-Handbuch Reisemedizin, Juni 2011 – November 2011

Guinea-Bissau

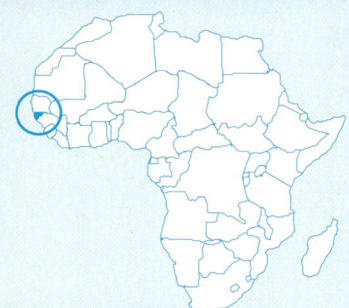

Klima
Tropisch-wechselfeuchtes Klima, Regenzeit von Mai bis Oktober; Durchschnittstemperatur ganzjährig um 27 °C.

Zeitdifferenz (zu Mitteleuropäischer Zeit):
MEZ - 1 Std.
(Europ. Sommerzeit - 2 Std.)

Hilfe in Notfällen
zu erfragen über:
Deutsche Botschaft Senegal

Impfvorschriften	**Gelbfieber** (ausgenommen Kinder unter 1 Jahr)
Impfempfehlungen	(STIKO-Empfehlungen siehe Kapitel Reiseimpfungen)
• alle Reisenden	altersentsprechende Standardimpfungen lt. STIKO überprüfen und ggf. ergänzen bzw. auffrischen. Besonders zu beachten: **Tetanus**, **Diphtherie**, **Pertussis**, **Polio**, **Masern** (Grundimmunisierung oder ggf. Auffrischung); **Grippe**, evtl. **Pneumokokken**: Alter > 60, chronische Krankheiten; **zusätzlich für dieses Land: Hepatitis A, Gelbfieber**
• besondere Risiken	Cholera [1,5,6,7], **Hepatitis B** [2,5,6,8], Meningokokken [1,2,5], Polio [1,2,5,6,7], Tollwut [2,4,6,8], Typhus [1,2,5,6,7] 1 aktuelle Ausbrüche, 2 einfache Reisebedingungen, 3 Exposition im Endemiegebiet, 4 Tierkontakte, 5 spezielle berufliche/soziale Kontakte, 6 Einsätze (Katastrophen), 7 Hygienemängel, 8 unzureichende medizinische Versorgung
Malaria	
• Saison	ganzjährig
• Parasit	P. falciparum >85 %, Resistenzen Chloroquin
• Epidemiologie	**hohes Risiko** landesweit
• Vorbeugung	**Expositionsprophylaxe!**

Medikation	regelm.	stand-by	Bemerkungen
Empfehlung DTG Tourist/organisiert/Hotel	AP, D*, M	Ø	ganzes Land ganzjährig
Erwägung für sonst. Aufenthalte hohes Risiko	AP, D*, M	Ø	

AP = Atovaquon/Proguanil (Malarone®), D = Doxycyclin, M = Mefloquin (Lariam®), Ø = keine
In der Tabelle durch Komma getrennte Präparate sind als Alternativen zu verstehen.
* Doxycyclin ist in Deutschland zur Malariaprophylaxe nicht zugelassen (s. Seite 318).

Besondere Infektionsrisiken	(**Fettdruck** = für die **Beratung aller Reisenden** relevant)
• oral	**Darminfektionen** **Hepatitis A**, E Polio, Typhus Cholera
• arthropod	Filariose, lymphatische + Onchozerkose Gelbfieber Chikungunya Rückfallfieber, Zecken- Schlafkrankheit Übertragung sporadisch möglich
• aerogen	Meningokokken-Meningitis Dezember – Mai Tuberkulose
• diverse	**Bilharziose** **Hepatitis B, C** Venerische Infektionen Tollwut Lassa-Fieber
Sonstige Beratungsinhalte	(siehe **Checklisten** etc. im Serviceteil)
• allgemein	Flugreise (Langstrecke) Klima, Hygiene Reiseapotheke Auslandskrankenversicherung
Bemerkungen	**Medizinische Versorgung**: Landesweit ist mit erheblichen Engpässen bei der ärztlichen und medikamentösen Versorgung zu rechnen. Adäquate Ausstattung der **Reiseapotheke** (Zollbestimmungen beachten, Begleitattest ratsam, Muster im Serviceteil), **Auslandskrankenversicherung** mit Abdeckung des Rettungsrückflug-Risikos für Notfälle dringend empfohlen.

Länderprofile | CRM-Handbuch Reisemedizin, Juni 2011 – November 2011

Guyana

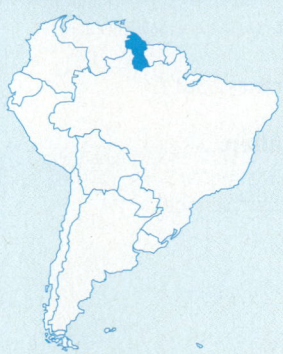

Klima
Tropisches Klima mit geringen Temperaturschwankungen und zwei Regenzeiten (April bis August und Dezember bis Januar); Durchschnittstemperatur ganzjährig um 27 °C.

Zeitdifferenz (zu Mitteleuropäischer Zeit):
MEZ - 5 Std.
(Europ. Sommerzeit - 6 Std.)

Hilfe in Notfällen
zu erfragen über:
Deutsche Botschaft
Trinidad und Tobago

Impfvorschriften
- **direkt**: keine
- **aus Infektionsgebieten**: Gelbfieber
  auch aus Belize, **nicht** aus Trinidad & Tobago, Paraguay, Argentinien

Impfempfehlungen
(STIKO-Empfehlungen siehe Kapitel Reiseimpfungen)

- **alle Reisenden**: altersentsprechende Standardimpfungen lt. STIKO überprüfen und ggf. ergänzen bzw. auffrischen. Besonders zu beachten: **Tetanus, Diphtherie, Pertussis, Polio, Masern** (Grundimmunisierung oder ggf. Auffrischung); **Grippe**, evtl. **Pneumokokken**: Alter > 60, chronische Krankheiten;
  zusätzlich für dieses Land: Hepatitis A, Gelbfieber

- **besondere Risiken**: **Hepatitis B** [2,5,6,8], **Tollwut** [2,4,6,8], **Typhus** [1,2,5,6,7]
  1 aktuelle Ausbrüche, 2 einfache Reisebedingungen, 3 Exposition im Endemiegebiet, 4 Tierkontakte, 5 spezielle berufliche/soziale Kontakte, 6 Einsätze (Katastrophen), 7 Hygienemängel, 8 unzureichende medizinische Versorgung

Malaria
Karte Malaria – Südamerika siehe Kartenanhang

- **Saison**: ganzjährig
- **Parasit**: P. falciparum 45%, Resistenzen Chloroquin
- **Epidemiologie**: **hohes Risiko** in den meisten Landesteilen, besonders im Hinterland; **geringes Risiko** in den nordöstlichen Küstenregionen; **sehr geringes** bzw. **kein Risiko** in den Stadtgebieten von Georgetown und New Amsterdam
- **Vorbeugung**: **Expositionsprophylaxe!**

Medikation	regelm.	stand-by	Bemerkungen
Empfehlung DTG	AP, D*, M	Ø	Gebiete mit hohem Risiko
Tourist/organisiert/Hotel	Ø	AL, AP	übrige Gebiete ganzjährig, nicht Georgetown und New Amsterdam
Erwägung für sonst. Aufenthalte			Reisestil u. Reisezeit beachten
hohes Risiko	AP, D*, M	Ø	
geringes Risiko	Ø	AL, AP	

AL = Artemether/Lumefantrin (Riamet®), AP = Atovaquon/Proguanil (Malarone®), D = Doxycyclin, M = Mefloquin (Lariam®), Ø = keine
In der Tabelle durch Komma getrennte Präparate sind als Alternativen zu verstehen.
* Doxycyclin ist in Deutschland zur Malariaprophylaxe nicht zugelassen (s. Seite 318).

Besondere Infektionsrisiken
(**Fettdruck** = für die **Beratung aller Reisenden** relevant)

- **oral**: **Darminfektionen**, **Hepatitis A**, Typhus
- **arthropod**: **Dengue**, Leishmaniase, cutane + mucocutane, Filariose, lymphatische, Gelbfieber, Chagas-Krankheit
- **aerogen**: Tuberkulose, Histoplasmose
- **diverse**: Venerische Infektionen, Leptospirose, Hepatitis B, Tollwut

Länderprofile | CRM-Handbuch Reisemedizin, Juni 2011 – November 2011

Sonstige Beratungsinhalte	(siehe **Checklisten etc. im Serviceteil**)
• allgemein	Flugreise (Langstrecke) Klima, Hygiene Reiseapotheke Auslandskrankenversicherung

Haiti

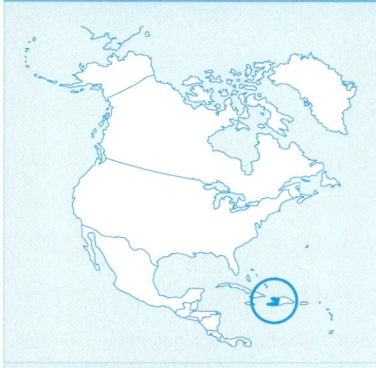

Klima
Tropisches wechselfeuchtes Klima, im Süden trocken; Hauptniederschläge April bis Juni und August bis Oktober; Durchschnittstemperatur in Port-au-Prince im Juli 28 °C, im Januar 24,7 °C.

Zeitdifferenz (zu Mitteleuropäischer Zeit):
MEZ - 5 Std.
(Europ. Sommerzeit - 6 Std.)

Hilfe in Notfällen
Deutsche Botschaft
2, Impasse Claudinette
Bois Moquette, Pétionville
Port-au-Prince
Tel. (00509) 29 49 02 02

Impfvorschriften	
• direkt	**keine**
• aus Infektionsgebieten	Gelbfieber
Impfempfehlungen	(**STIKO-Empfehlungen** siehe **Kapitel Reiseimpfungen**)
• alle Reisenden	altersentsprechende Standardimpfungen lt. STIKO überprüfen und ggf. ergänzen bzw. auffrischen. Besonders zu beachten: **Tetanus**, **Diphtherie**, **Pertussis**, **Polio**, **Masern** (Grundimmunisierung oder ggf. Auffrischung); **Grippe**, evtl. **Pneumokokken**: Alter > 60, chronische Krankheiten; **zusätzlich für dieses Land: Hepatitis A**
• besondere Risiken	**Cholera** [1,5,6,7], **Hepatitis B** [2,5,6,8], **Tollwut** [2,4,6,8], **Typhus** [1,2,5,6,7] 1 aktuelle Ausbrüche, 2 einfache Reisebedingungen, 3 Exposition im Endemiegebiet, 4 Tierkontakte, 5 spezielle berufliche/soziale Kontakte, 6 Einsätze (Katastrophen), 7 Hygienemängel, 8 unzureichende medizinische Versorgung
Malaria	**Karte Malaria – Zentralamerika** siehe Kartenanhang
• Saison	ganzjährig, Mai – November herdförmig verstärkt
• Parasit	P. falciparum ausschließlich, Resistenzen keine
• Epidemiologie	**mittleres Risiko** in tiefer gelegenen ländlichen, suburbanen und Waldgebieten einschließlich der Küstenregionen, besonders in Gros Morne, Hinche, Maissade, Chantal und Jacmel; **geringes Risiko** in anderen Landesteilen, außerhalb der Regenzeiten sowie in Städten; Stadtgebiet von Port-au-Prince gilt als **malariafrei**

• Vorbeugung

Expositionsprophylaxe!

Medikation	regelm.	stand-by	Bemerkungen
Empfehlung DTG	Ø	C	ganzes Land unter 600 m, ganzjährig;
Tourist/organisiert/Hotel	Ø	Ø	Port-au-Prince
Erwägung für sonst. Aufenthalte			Reisestil u. Reisezeit beachten
mittleres Risiko	C	Ø	
	oder		
	Ø	C	
geringes Risiko	Ø	C	

C = Chloroquin (Resochin® u. a.), Ø = keine

Haiti (Forts.)

Besondere Infektionsrisiken	(Fettdruck = für die Beratung aller Reisenden relevant)
• oral	**Darminfektionen** **Hepatitis A** Cholera Typhus
• arthropod	**Dengue** vorw. August – Februar Filariose, lymphatische
• aerogen	Tuberkulose
• diverse	Bilharziose herdförmiges Vorkommen möglich Venerische Infektionen Milzbrand Leptospirose **Tollwut**
Sonstige Beratungsinhalte	(siehe **Checklisten etc. im Serviceteil**)
• allgemein	Flugreise (Langstrecke) Klima, Hygiene Reiseapotheke Auslandskrankenversicherung
• bei Bedarf	Tauchen
Bemerkungen	**Ciguatera-Fischvergiftung:** Saisonales Risiko bei Verzehr von größeren Raubfischen (auch gegart). Örtliche Warnhinweise beachten!

Hawaii (zu USA)

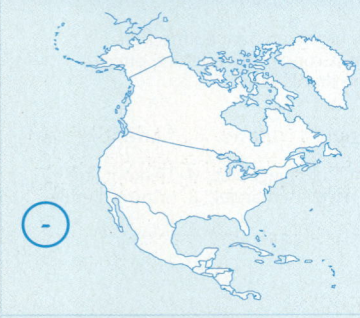

Klima
Durch Passat gemildertes tropisches Klima mit reichlichen Niederschlägen und nahezu konstanten Temperaturen um 24 °C.

Zeitdifferenz (zu Mitteleuropäischer Zeit):
MEZ -11 Std.
(Europ. Sommerzeit -12 Std.)

Hilfe in Notfällen
zu erfragen über:
Deutsche Botschaft USA

Impfvorschriften	keine
Impfempfehlungen	(**STIKO-Empfehlungen** siehe **Kapitel Reiseimpfungen**)
• alle Reisenden	altersentsprechende Standardimpfungen lt. STIKO überprüfen und ggf. ergänzen bzw. auffrischen. Besonders zu beachten: **Tetanus, Diphtherie, Pertussis, Polio, Masern** (Grundimmunisierung oder ggf. Auffrischung); **Grippe**, evtl. **Pneumokokken**: Alter > 60, chronische Krankheiten
• besondere Risiken	**Hepatitis A** [1,2,5,6,7], **Hepatitis B** [2,5,6,8] 1 aktuelle Ausbrüche, 2 einfache Reisebedingungen, 3 Exposition im Endemiegebiet, 4 Tierkontakte, 5 spezielle berufliche/soziale Kontakte, 6 Einsätze (Katastrophen), 7 Hygienemängel, 8 unzureichende medizinische Versorgung
Malaria	keine
Besondere Infektionsrisiken	(Fettdruck = für die Beratung aller Reisenden relevant)
• oral	**Darminfektionen** Hepatitis A
• arthropod	Dengue Fleckfieber, Floh- (murines)
• diverse	Venerische Infektionen Leptospirose
Sonstige Beratungsinhalte	(siehe **Checklisten etc. im Serviceteil**)
• allgemein	Flugreise (Langstrecke) Klima, Hygiene Reiseapotheke Auslandskrankenversicherung
• bei Bedarf	Tauchen

Länderprofile | CRM-Handbuch Reisemedizin, Juni 2011 – November 2011

Honduras

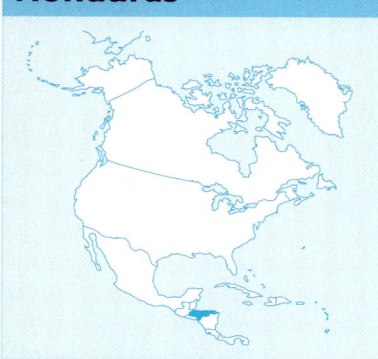

Klima
Tropisches Klima mit ganzjährigen Niederschlägen im Norden und einer Trockenzeit von November bis April im Süden; Jahresmitteltemperatur im Karibischen Tiefland 25 °C, am Pazifik 28 °C, im Hochland (Tegucigalpa) um 20 °C.

Zeitdifferenz (zu Mitteleuropäischer Zeit):
MEZ - 7 Std.
(Europ. Sommerzeit - 8 Std.)

Hilfe in Notfällen
Deutsche Botschaft
Avenida República Dominicana 925
Callejón Siria,
Col. Lamas de Guijarro
Tegucigalpa
Tel. (00504) 2 32 31-61, -62

Impfvorschriften
- **direkt**: keine
- **aus Infektionsgebieten**: Gelbfieber (ausgenommen Kinder unter 1 Jahr sowie Einreise aus Panama)

Impfempfehlungen
(STIKO-Empfehlungen siehe Kapitel Reiseimpfungen)

- **alle Reisenden**: altersentsprechende Standardimpfungen lt. STIKO überprüfen und ggf. ergänzen bzw. auffrischen. Besonders zu beachten: **Tetanus**, **Diphtherie**, **Pertussis**, **Polio**, **Masern** (Grundimmunisierung oder ggf. Auffrischung); **Grippe**, evtl. **Pneumokokken**: Alter > 60, chronische Krankheiten;
  zusätzlich für dieses Land: Hepatitis A

- **besondere Risiken**: **Hepatitis B** [2,5,6,8], **Tollwut** [2,4,6,8], **Typhus** [1,2,5,6,7]
  1 aktuelle Ausbrüche, 2 einfache Reisebedingungen, 3 Exposition im Endemiegebiet, 4 Tierkontakte, 5 spezielle berufliche/soziale Kontakte, 6 Einsätze (Katastrophen), 7 Hygienemängel, 8 unzureichende medizinische Versorgung

Malaria
Karte Malaria – Zentralamerika siehe Kartenanhang

- **Saison**: ganzjährig
- **Parasit**: P. vivax vorwiegend; P. falciparum 15-20 %
- **Epidemiologie**: **mittleres Risiko** in ländlichen Gebieten folgender Departments (nur auf der Atlantikseite): Colón, Gracias a Dios, Islas de la Bahia sowie geringer ausgeprägt im Osten von Atlantida; Vorkommen von P. falciparum finden sich vor allem in Colón, Gracias a Dios und Comayagua, weniger in Atlantida und Olancho;
  geringes bzw. **kein Risiko** in den übrigen Landesteilen, Höhenlagen und Städten
- **Vorbeugung**: **Expositionsprophylaxe!**

Medikation	regelm.	stand-by	Bemerkungen
Empfehlung DTG Tourist/organisiert/Hotel	Ø	C	ganzjährig Gebiete < 1000 m inkl. Inseln, nicht Tegucigalpa, San Pedro Sula
Erwägung für sonst. Aufenthalte			Reisestil u. Reisezeit beachten
mittleres Risiko	C oder Ø	Ø C	
geringes Risiko	Ø	C	

C = Chloroquin (Resochin® u. a.), Ø = keine

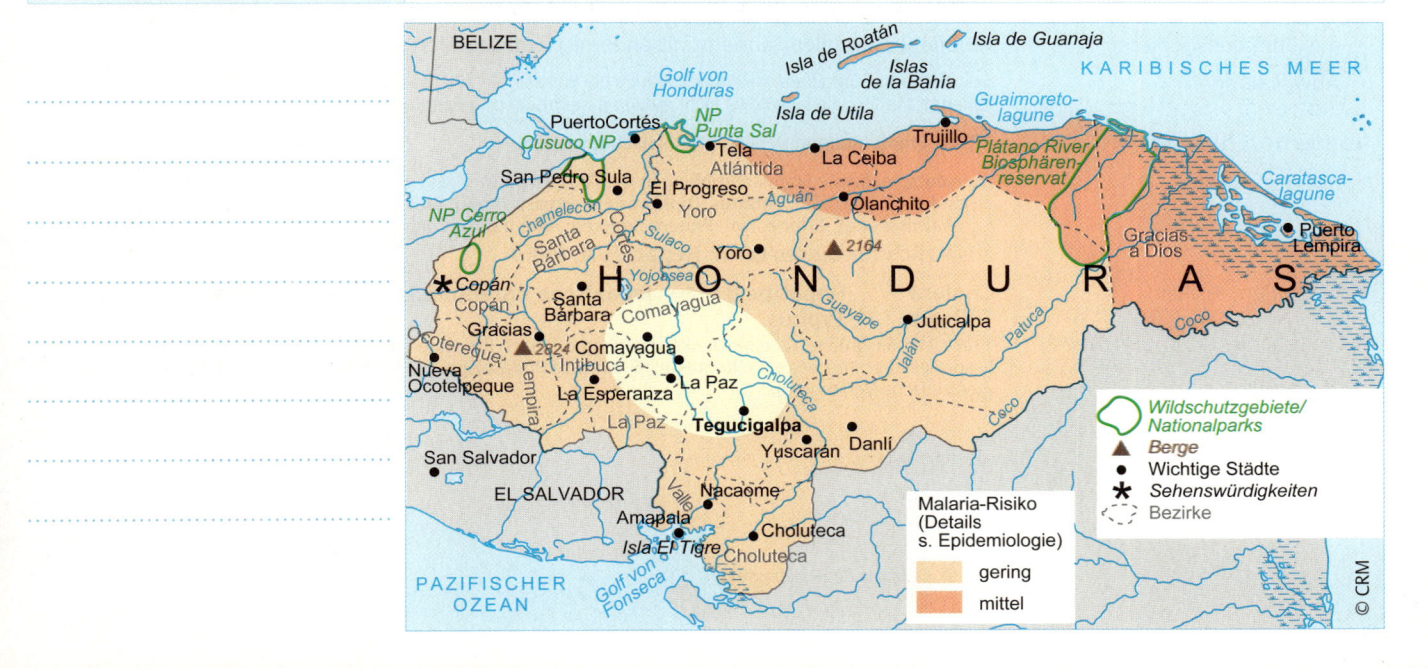

Honduras (Forts.)

Besondere Infektionsrisiken	(**Fettdruck** = für die **Beratung aller Reisenden** relevant)
• oral	**Darminfektionen** **Hepatitis A**, E Typhus
• arthropod	**Dengue** Leishmaniase, cutane + viszerale Chagas-Krankheit
• aerogen	Histoplasmose Tuberkulose
• diverse	Venerische Infektionen Hepatitis B Leptospirose Tollwut
Sonstige Beratungsinhalte	(siehe **Checklisten etc. im Serviceteil**)
• allgemein	Flugreise (Langstrecke) Klima, Hygiene Reiseapotheke Auslandskrankenversicherung
Bemerkungen	**Ciguatera-Fischvergiftung:** Saisonales Risiko bei Verzehr von größeren Raubfischen (auch gegart). Örtliche Warnhinweise beachten!

Indien

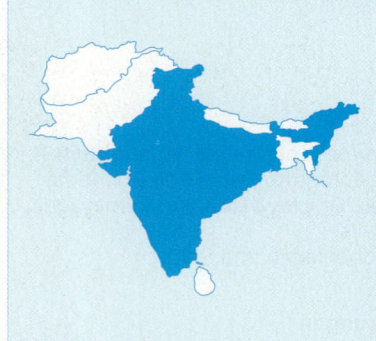

Klima
Tropisches Monsunklima mit ausgeprägter jahreszeitlicher Niederschlagsverteilung; kühle Jahreszeit von Januar bis März; heiße Jahreszeit April–Mai; im Mai/Juni im Südwesten beginnende Regenzeit schiebt sich in den folgenden Monaten allmählich über den gesamten indischen Subkontinent; durch Unregelmäßigkeiten beim Vordringen der Monsunwellen häufige Ablösung oder gleichzeitiges Auftreten von Trockenheit und Überschwemmungskatastrophen; niederschlagsreichste Regionen sind die Westabdachung der Westghats (Westküste), das Grenzgebiet von Indien und Myanmar sowie Bengalen, am niederschlagsärmsten ist der Nordwesten; in der Übergangszeit (Oktober bis Dezember) im Süden noch einmal reichliche Niederschläge (2. Regenzeit).

Zeitdifferenz (zu Mitteleuropäischer Zeit):
MEZ + 4:30 Std.
(Europ. Sommerzeit + 3:30 Std.)

Hilfe in Notfällen
Deutsche Botschaft
No. 6/5OG, Shanti Path
Chanakyapuri
New Delhi-110021
Tel. (0091 11) 44 19 91 99

Regionalarzt an der
Deutschen Botschaft
No. 6/5OG, Shanti Path
Chanakyapuri
New Delhi-110021
Tel. (0091 11) 44 19 91 99, App. 291
Handy (0091 98) 71 39 13 33

Impfvorschriften	
• direkt	**keine**
• aus Infektionsgebieten	Gelbfieber aus allen Ländern mit endemischen Gebieten (ausgenommen Kinder unter 6 Monaten)
• Abweichungen	**Gelbfieber**-Impfung kann gelegentlich auch bei Einreise aus südafrikanischen Ländern (z. B. aus Simbabwe) verlangt werden, die laut WHO nicht zu den endemischen Gebieten gehören.
Impfempfehlungen	(**STIKO-Empfehlungen** siehe **Kapitel Reiseimpfungen**)
• alle Reisenden	altersentsprechende Standardimpfungen lt. STIKO überprüfen und ggf. ergänzen bzw. auffrischen. Besonders zu beachten: **Tetanus**, **Diphtherie**, **Pertussis**, **Polio**, **Masern** (Grundimmunisierung oder ggf. Auffrischung); **Grippe**, evtl. **Pneumokokken**: Alter > 60, chronische Krankheiten; **zusätzlich für dieses Land: Hepatitis A, Polio**
• besondere Risiken	**Cholera** [1,5,6,7], **Hepatitis B** [2,5,6,8], **Japanische Enzephalitis** [2,3], **Meningokokken** [1,2,5], **Tollwut** [2,4,6,8], **Typhus** [1,2,5,6,7] 1 aktuelle Ausbrüche, 2 einfache Reisebedingungen, 3 Exposition im Endemiegebiet, 4 Tierkontakte, 5 spezielle berufliche/soziale Kontakte, 6 Einsätze (Katastrophen), 7 Hygienemängel, 8 unzureichende medizinische Versorgung

Entspannt am Strand.. auch beim Tollen?

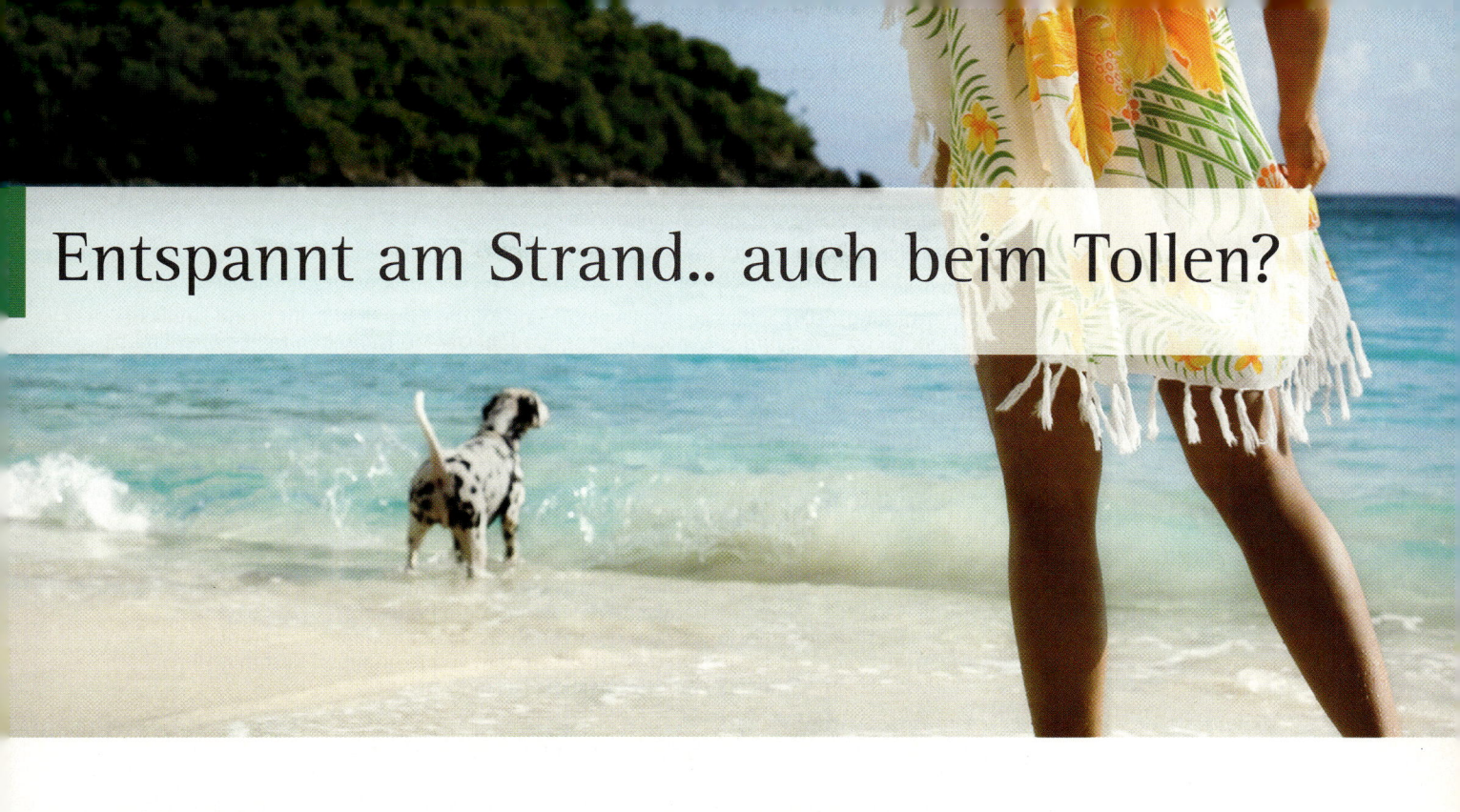

Präexpositionelle Tollwut-Impfung bei Reisen in folgende Regionen:

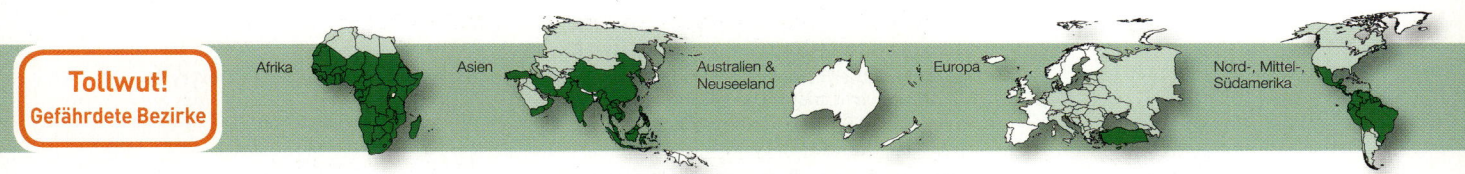

Tollwut! Gefährdete Bezirke

Afrika · Asien · Australien & Neuseeland · Europa · Nord-, Mittel-, Südamerika

weiß = geringes Infektionsrisiko · helle Bereiche = mittleres Infektionsrisiko · dunkle Bereiche = sehr hohes Infektionsrisiko

Grenzenlos reisen..

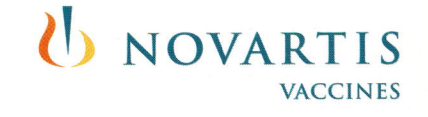

RABIPUR®

NOVARTIS VACCINES

Basisinformation Rabipur®
Wirkstoff: Impfstoff aus inaktiviertem Tollwutvirus, konservierungsmittelfrei. Verschreibungspflichtig. Zusammensetzung: 1 Impfdosis (nach Auflösen 1 ml) im Durchstechfläschchen (Pulver) enthält: arzneilich wirksame Bestandteile: inaktiviertes Tollwut-Virus (Stamm Flury LEP) > 2,5 I. E.; Wirtsystem für die Virusvermehrung: Primäre Hühnerfibroblasten-Zellkulturen (PCEC). Hilfsstoffe: Tris(hydroxymethyl)aminomethan, NaCl, Dinatrium-EDTA, Kaliumglutamat, Polygeline, Sucrose, Wasser für Injektionszwecke. Anwendungsgebiete: aktive Immunisierung gegen Tollwut in jedem Lebensalter. Präexpositionelle Prophylaxe (vor möglichem Tollwut-Expositionsrisiko); postexpositionelle Behandlung (nach bekanntem oder möglichem Tollwut-Expositionsrisiko). Gegenanzeigen: Präexpositionelle Impfung: Bei bekannter Überempfindlichkeit gegen einen der Bestandteile des Impfstoffes ist Rabipur® kontraindiziert. Beachten Sie, dass der Impfstoff Polygeline enthält sowie Spuren von Neomycin, Chlortetracyclin, Amphotericin B. Personen mit bekannter schwerer Überempfindlichkeit auf Hühnereier oder Hühnereiprodukte sollten mit diesem Impfstoff nicht präexpositionell geimpft werden. Eine bekannte Hühnereiweißallergie oder ein positiver Hauttest auf Hühnereiweiß bedeutet nicht notwendigerweise, dass der Patient allergisch auf Rabipur® reagieren wird. Bei Personen mit akuten fiebrigen Erkrankungen sollte die Impfung verschoben werden. Banale Infekte sind keine Kontraindikation zur Impfung. Präexpositionelle Impfung: im Expositionsfall keine. Bei Überempfindlichkeit gegen Bestandteile des Impfstoffes sollte ein alternativer Tollwut-Impfstoff eingesetzt werden, sofern ein geeignetes Produkt verfügbar ist. Nebenwirkungen: sehr häufig (≥ 1:10): Schmerzen, Reaktionen und Verhärtungen an der Injektionsstelle; häufig (≥1:100–<1:10): Erythem an der Injektionsstelle; Asthenie, Unwohlsein, Fieber, Ermüdung, grippeähnliche Erkrankung, Lymphadenopathie, Kopfschmerzen, Ausschlag, Myalgie, Arthralgie, Erkrankungen des Gastrointestinaltrakts; selten (≥ 1:10.000 – < 1:1.000) Kreislaufreaktionen, Paraesthesie, Sehstörungen, Überempfindlichkeitsreaktionen; sehr selten (< 1:10.000): Vertigo, Erkrankungen des Nervensystems wie z. B. Paresen oder Guillain-Barré-Syndrom. Statistisch gibt es keine Hinweise auf das vermehrte Auftreten von Erstmanifestationen oder Schüben von Autoimmunerkrankungen (z. B. Multiple Sklerose) nach Impfung. In Einzelfällen kann jedoch nicht ausgeschlossen werden, dass eine Impfung bei Patienten mit entsprechender genetischer Disposition einen Erkrankungsschub auslöst. Nach gegenwärtigem wissenschaftlichem Erkenntnisstand sind Impfungen nicht die Ursache für Autoimmunerkrankungen. Name und Anschrift des Pharmazeutischen Unternehmens: Novartis Vaccines and Diagnostics GmbH, Postfach 16 30, 35006 Marburg, Deutschland.
Stand: 01/2007

Indien (Forts.)

Malaria

Karte Malaria – Indischer Subkontinent siehe Kartenanhang

- **Saison**: ganzjährig mit saisonalen Schwankungen
- **Parasit**: P. vivax insgesamt ca. 40–50%, herdförmig Resistenzen Chloroquin;
  P. falciparum insgesamt ca. 50–60%, Resistenzen Chloroquin, Sulfa/Pyrimethamin-Kombinationen
- **Epidemiologie**: Übertragungsrisiko abhängig von Ökologie und Klima, speziell betroffen sind ländliche Regionen während und kurz nach Regenperioden. Der Monsunregen zieht zwischen Mai und November von SW nach NO über das Land und dauert jeweils 3–4 Monate; im S gibt es meist eine 2. Regenzeit zwischen Okt und Dez.
  mittleres Risiko (**höher** in der Regenzeit, **geringer** in der Trockenzeit) in den zentralen Landesteilen, im N im Regenwaldgürtel entlang der nepalesischen Grenze (Terai), sowie auf den Andamanen und Nikobaren; relativ am höchsten mit hohem Anteil von P. falciparum ist das Risiko im Hügelland von Orissa und in den tiefer gelegenen Gebieten der Bundesstaaten im NO (nördlich und östlich von Bangladesh);
  geringes Risiko (**höher** in der Regenzeit, **geringer** in der Trockenzeit) im N entlang des Ganges (Teile von Uttar Pradesh, Bihar und östliches West-Bengal), im NW (Rajasthan), an der Westküste einschließlich Goa, im S südlich der Linie Madras-Goa (gesamtes Kerala, Tamil Nadu, der W von Karnataka, der SO von Andhra Pradesh);
  in den Stadtgebieten ist mit einem geringen Risiko in der Regenzeit zu rechnen;
  malariafrei sind die Höhenlagen oberhalb 2000 m von Jammu und Kashmir, Himachal Pradesh, Sikkim, Arunchal Pradesh sowie die Lakkadiven
- **Vorbeugung**: **Expositionsprophylaxe!**

Medikation	regelm.	stand-by	Bemerkungen
Empfehlung DTG			ganzjährig;
Tourist/organisiert/Hotel	Ø	AL, AP	ländliche Gebiete < 2000 m inkl. Andamanen u. Nikobaren, auch Delhi und Mumbai
	Ø	Ø	malariafreie Gebiete
Erwägung für sonst. Aufenthalte			Reisestil u. Reisezeit beachten
mittleres Risiko	AP, D*, M oder	Ø	
	Ø	AL, AP	
geringes Risiko	Ø	AL, AP	

AL = Artemether/Lumefantrin (Riamet®), AP = Atovaquon/Proguanil (Malarone®), D = Doxycyclin, M = Mefloquin (Lariam®), Ø = keine
In der Tabelle durch Komma getrennte Präparate sind als Alternativen zu verstehen.
* Doxycyclin ist in Deutschland zur Malariaprophylaxe nicht zugelassen (s. Seite 318).

Besondere Infektionsrisiken

(Fettdruck = für die **Beratung aller Reisenden** relevant)

- **oral**:
  Darminfektionen
  Hepatitis A, E
  Polio
  Typhus
  Cholera
  Echinokokkose (E. granulosus) vorw. im SO
  Brucellose

- **arthropod**:
  Dengue
  Chikungunya
  Leishmaniase, viszerale bes. im O
  Leishmaniase, cutane sporadisch im NW (Rajasthan)
  Filariose, lymphatische Küstenregionen, bes. im SO
  Phlebotomus-Fieber vorw. im NO
  West Nile-Fieber Karnataka, Punjab
  Kyasanur Forest-Disease SW (Karnataka)
  Japanische Enzephalitis endemisch in fast allen ländl. und suburbanen Gebieten (mit Ausnahme der höher gelegenen Regionen im NW); epidemische Ausbrüche, vor allem in der Regenzeit (s. Karte Malaria – Indischer Subkontinent im Anhang), gibt es in den Reisanbaugebieten einzelner Distrikte folgender Staaten: Andhra Pradesh, Assam, Bihar, Goa, Haryana, Karnataka, Kerala, Tamil Nadu, Uttar Pradesh, West-Bengalen.
  Krim-Kongo hämorrhagisches Fieber nur in der westlichen Hälfte
  Fièvre boutonneuse
  Rückfallfieber, Zecken-
  Fleckfieber, Milben- vorw. im NO
  Pest Naturherde in Maharashtra, Gujarat, Karnataka, Tamil Nadu, Andhra Pradesh, Uttarakhand, Himachal Pradesh

- **aerogen**:
  Meningokokken-Meningitis in den letzten Jahren gab es im NO (Meghalaya, Tripura, Mizoram) vermehrt Ausbrüche (Serogruppe A)
  Tuberkulose

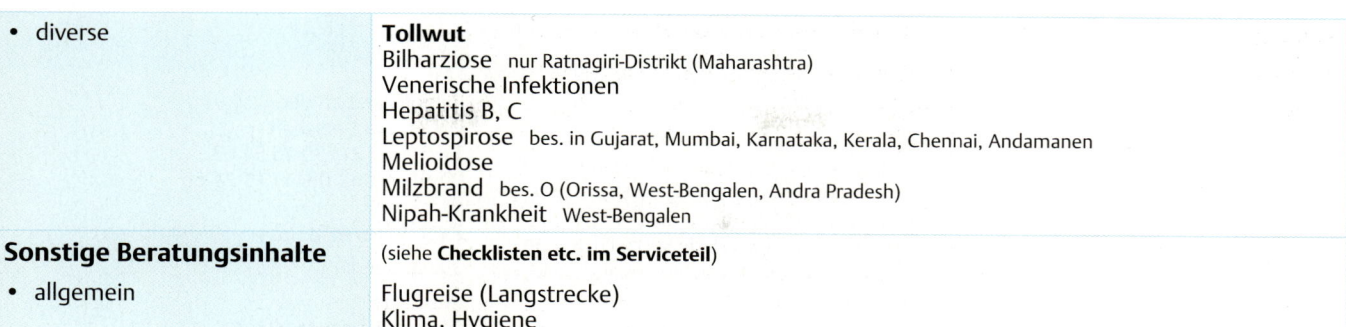

• diverse	**Tollwut** **Bilharziose** nur Ratnagiri-Distrikt (Maharashtra) **Venerische Infektionen** **Hepatitis B, C** **Leptospirose** bes. in Gujarat, Mumbai, Karnataka, Kerala, Chennai, Andamanen **Melioidose** **Milzbrand** bes. O (Orissa, West-Bengalen, Andra Pradesh) **Nipah-Krankheit** West-Bengalen
Sonstige Beratungsinhalte	(siehe **Checklisten** etc. im Serviceteil)
• allgemein	Flugreise (Langstrecke) Klima, Hygiene Reiseapotheke Auslandskrankenversicherung
• bei Bedarf	Aufenthalt in großen Höhen Gesundheitszeugnis (Arbeits-/Langzeitaufenthalt)
Bemerkungen	**Tollwut:** Moderne Gewebekultur-Impfstoffe und homologes Immunglobulin sind zumindest in den Großstädten erhältlich. In ländlichen Gebieten ist die Versorgung nicht gesichert. Indien hat nach Schätzungen der WHO mit 20.000 Todesfällen jährlich die höchsten Inzidenzen, das entspricht einem Anteil von etwa 80 % an der Tollwut-Mortalität auf der gesamten Welt. Eine prophylaktische Impfung von Reisenden ist daher generell zu empfehlen, vor allem bei vorhersehbarem Risiko. **Trinkwasser:** Durch mineralische Arsenvorkommen im Boden liegt die Belastung des aus Grundwasser (Brunnen) gewonnenen Trinkwassers mit **Arsenikalien** wie im benachbarten Bangladesh (siehe dort) auch in Teilen des **Bundesstaates Bihar** z.Tl. erheblich über der nach WHO zulässigen Höchstgrenze von 0,01µg/l. Das Problem ist nicht flächendeckend; nach Angaben des „Bihar's Public Health and Engineering Department" sind folgende **Distrikte** betroffen: Darbhanga, Bhojpur, Vaishali, Bhagalpur, Munger, Samastipur, Buxar, Khagaria, Begusarai, Katihar und Chapra sowie die Provinzhauptstadt Patna. Durch Abkochen werden die auf Dauer toxischen Verbindungen nicht eliminiert. Für Kurzzeitreisende ist die temporäre Exposition tolerabel. Bei Langzeitaufenthalten in dieser Region sollte nach entsprechenden Informationen vor Ort eine spezielle Beratung durch einen Toxikologen oder Wasserhygieniker erfolgen.

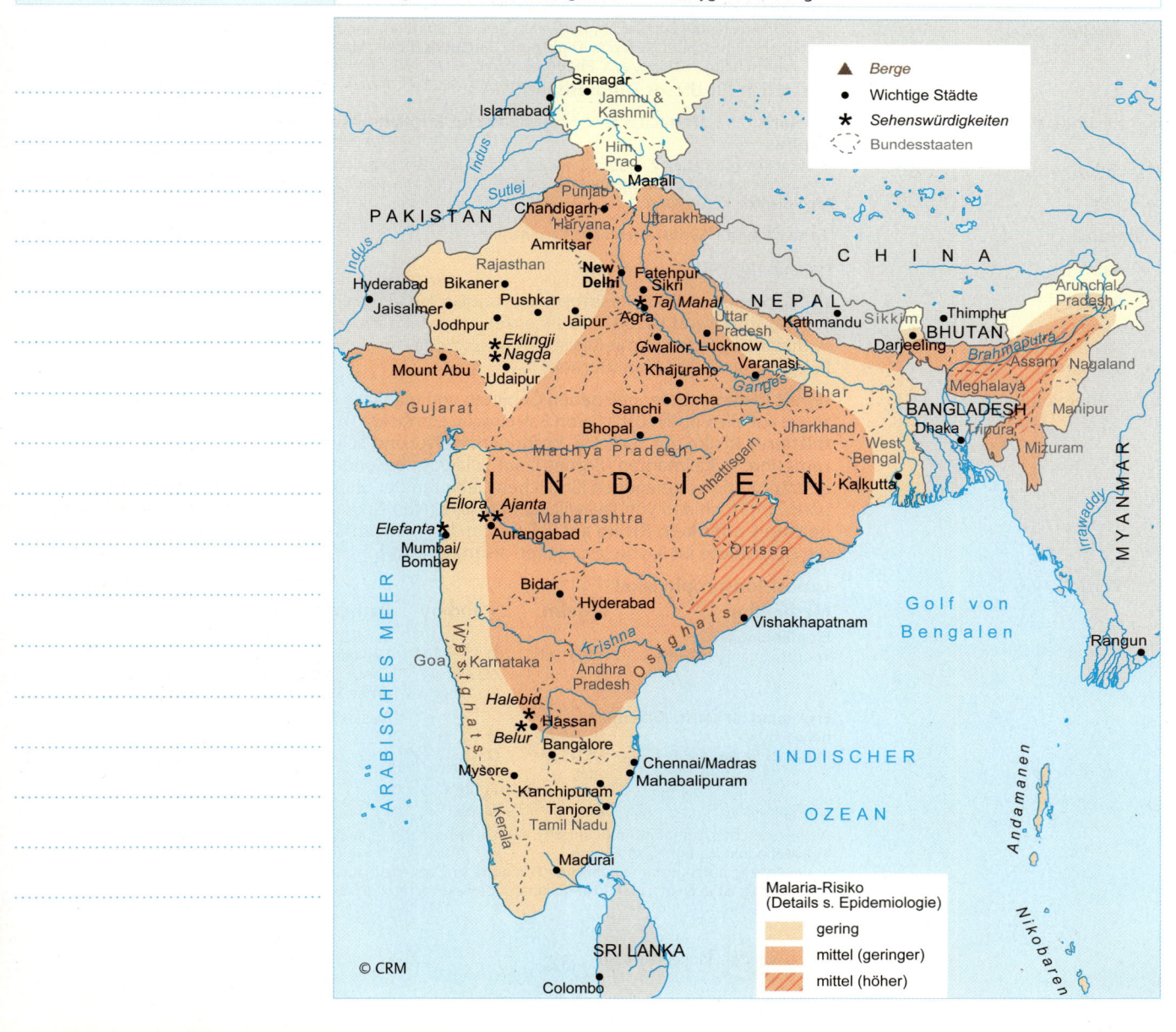

Indonesien

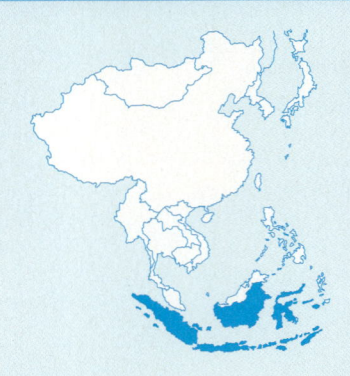

Klima
Tropisch feucht-heißes Monsunklima mit ganzjährigen Niederschlägen im Westen, nach Osten hin bis zu mehrmonatige Trockenzeiten zwischen Mai und Oktober; ausgeprägte Klimaunterschiede auf relativ kurze Entfernungen möglich (abhängig von Höhenlagen und Exposition zu regenbringenden Monsunwinden); Durchschnittstemperatur in Jakarta ganzjährig 27 °C.

Hilfe in Notfällen
Deutsche Botschaft
Jalan M.H. Thamrin Nr.1
Jakarta
Tel. (0062 21) 39 85 50 00

Regionalarzt an der
Deutschen Botschaft
Tel. (0062 21) 39 85 51 63
Handy (0062 0811) 15 24 69

Zeitdifferenz (zu Mitteleuropäischer Zeit):
3 Zeitzonen:

Westzone
(Sumatra, Java, Madura)
MEZ + 6 Std.
(Europ. Sommerzeit + 5 Std.)

Zentralzone
(Kalimantan, Sulawesi, Bali etc.)
MEZ + 7 Std.
(Europ. Sommerzeit + 6 Std.)

Östliche Zone
(Molukken, Irian-Jaya)
MEZ + 8 Std.
(Europ. Sommerzeit + 7 Std.)

Impfvorschriften

- **direkt**: keine
- **aus Infektionsgebieten**: Gelbfieber (ausgenommen Kinder unter 9 Monaten)

Impfempfehlungen
(**STIKO-Empfehlungen** siehe **Kapitel Reiseimpfungen**)

- **alle Reisenden**: altersentsprechende Standardimpfungen lt. STIKO überprüfen und ggf. ergänzen bzw. auffrischen. Besonders zu beachten: **Tetanus**, **Diphtherie**, **Pertussis**, **Polio**, **Masern** (Grundimmunisierung oder ggf. Auffrischung); **Grippe**, evtl. **Pneumokokken**: Alter > 60, chronische Krankheiten;
  zusätzlich für dieses Land: Hepatitis A

- **besondere Risiken**: **Cholera** [1,5,6,7], **Hepatitis B** [2,5,6,8], **Japanische Enzephalitis** [2,3], **Polio** [1,2,5,6,7], **Tollwut** [2,4,6,8], **Typhus** [1,2,5,6,7]
  1 aktuelle Ausbrüche, 2 einfache Reisebedingungen, 3 Exposition im Endemiegebiet, 4 Tierkontakte, 5 spezielle berufliche/soziale Kontakte, 6 Einsätze (Katastrophen), 7 Hygienemängel, 8 unzureichende medizinische Versorgung

Malaria

Karte Malaria – Südostasien siehe Kartenanhang

- **Saison**: ganzjährig

- **Parasit**:
  P. falciparum ca. 66 %, Resistenzen Chloroquin, Sulfa/Pyrimethamin-Kombinationen;
  P. vivax insgesamt ca. 34 %, Resistenzen Chloroquin (Irian Jaya);
  P. malariae vereinzelt mit Resistenzen Chloroquin
  P. knowlesi: Kalimantan (Borneo)

- **Epidemiologie**:
  hohes Risiko in tiefer gelegenen Gebieten von Irian Jaya (Neu Guinea), auf den Molukken sowie auf allen Inseln östlich von Bali einschl. Lombok;
  mittleres Risiko auf Sumatra, besonders im NO und SO mit den Provinzen Riau und Lampung, in Kalimantan (Borneo), auf Sulawesi, besonders im N und zentral, geringer ausgeprägt in tiefer gelegenen ländlichen Gebieten der Südküste von Java einschl. der Nationalparks, im Hochland von Jayawijaya, Irian Jaya (Neu Guinea), sowie auf den übrigen Inseln;
  geringes oder kein Risiko auf Bali und in den meisten Gebieten von Java;
  die Großstädte im N von Java gelten als **malariafrei**.

- **Vorbeugung**: **Expositionsprophylaxe!**

Medikation	regelm.	stand-by	Bemerkungen
Empfehlung DTG			ganzjährig;
Tourist/organisiert/Hotel	AP, D*, M	Ø	Gebiete mit hohem Risiko
	Ø	AL, AP	übrige Gebiete mit Risiko
	Ø	Ø	große Städte und Touristenzentren von Java u. Bali
Erwägung für sonst. Aufenthalte			Reisestil u. Reisezeit beachten
hohes Risiko	AP, D*, M	Ø	
mittleres Risiko	AP, D*, M oder	Ø	
	Ø	AL, AP	
geringes Risiko	Ø	AL, AP	

AL = Artemether/Lumefantrin (Riamet®), AP = Atovaquon/Proguanil (Malarone®), D = Doxycyclin, M = Mefloquin (Lariam®), Ø = keine
In der Tabelle durch Komma getrennte Präparate sind als Alternativen zu verstehen.
* Doxycyclin ist in Deutschland zur Malariaprophylaxe nicht zugelassen (s. Seite 318).

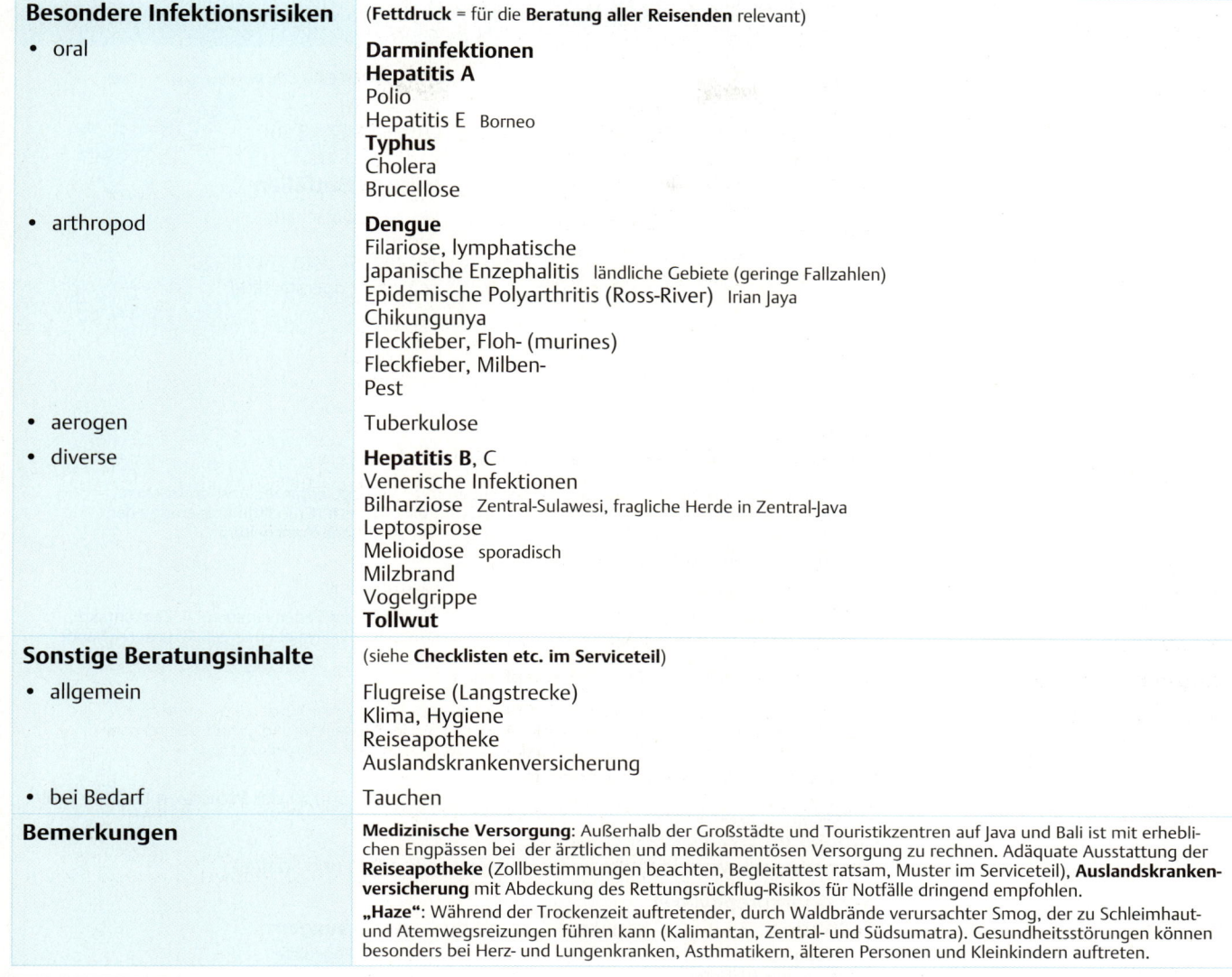

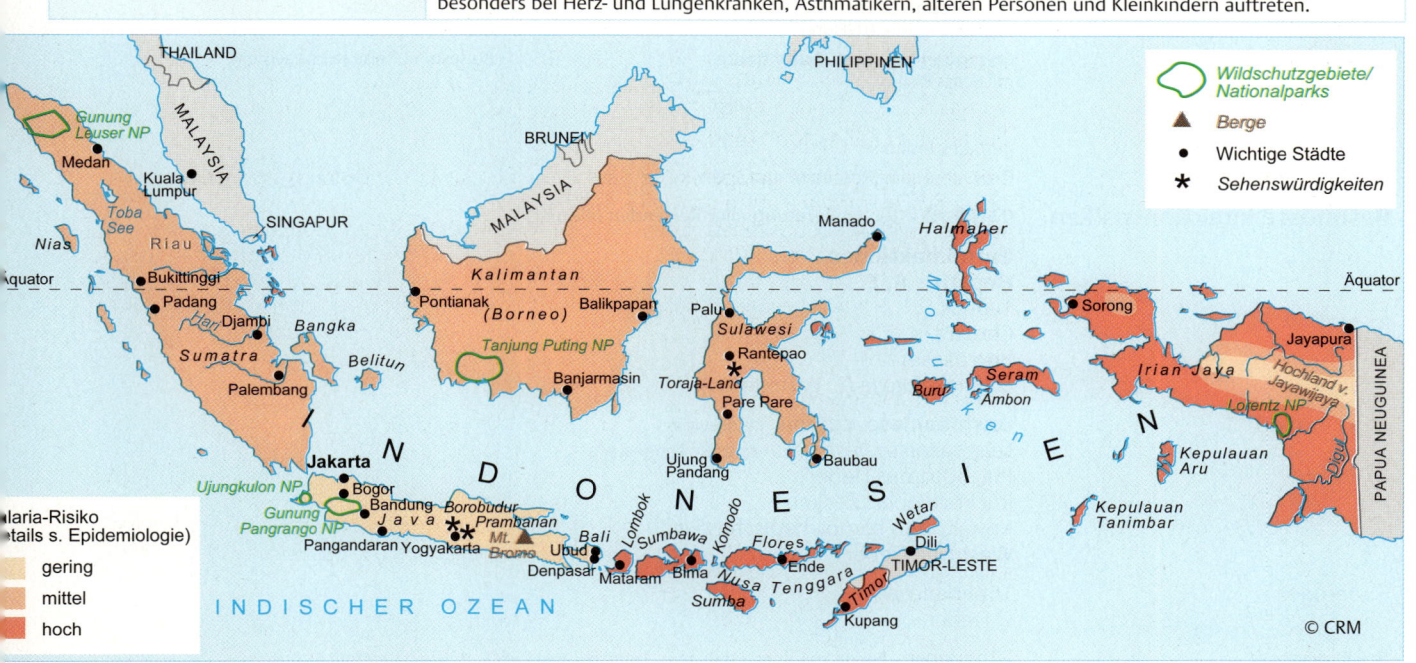

Besondere Infektionsrisiken	(**Fettdruck** = für die **Beratung aller Reisenden** relevant)
• oral	**Darminfektionen** **Hepatitis A** Polio Hepatitis E Borneo **Typhus** Cholera Brucellose
• arthropod	**Dengue** Filariose, lymphatische Japanische Enzephalitis ländliche Gebiete (geringe Fallzahlen) Epidemische Polyarthritis (Ross-River) Irian Jaya Chikungunya Fleckfieber, Floh- (murines) Fleckfieber, Milben- Pest
• aerogen	Tuberkulose
• diverse	**Hepatitis B**, C Venerische Infektionen Bilharziose Zentral-Sulawesi, fragliche Herde in Zentral-Java Leptospirose Melioidose sporadisch Milzbrand Vogelgrippe **Tollwut**
Sonstige Beratungsinhalte	(siehe **Checklisten** etc. im Serviceteil)
• allgemein	Flugreise (Langstrecke) Klima, Hygiene Reiseapotheke Auslandskrankenversicherung
• bei Bedarf	Tauchen
Bemerkungen	**Medizinische Versorgung**: Außerhalb der Großstädte und Touristikzentren auf Java und Bali ist mit erheblichen Engpässen bei der ärztlichen und medikamentösen Versorgung zu rechnen. Adäquate Ausstattung der **Reiseapotheke** (Zollbestimmungen beachten, Begleitattest ratsam, Muster im Serviceteil), **Auslandskrankenversicherung** mit Abdeckung des Rettungsrückflug-Risikos für Notfälle dringend empfohlen. „Haze": Während der Trockenzeit auftretender, durch Waldbrände verursachter Smog, der zu Schleimhaut- und Atemwegsreizungen führen kann (Kalimantan, Zentral- und Südsumatra). Gesundheitsstörungen können besonders bei Herz- und Lungenkranken, Asthmatikern, älteren Personen und Kleinkindern auftreten.

Länderprofile | CRM-Handbuch Reisemedizin, Juni 2011 – November 2011

Irak

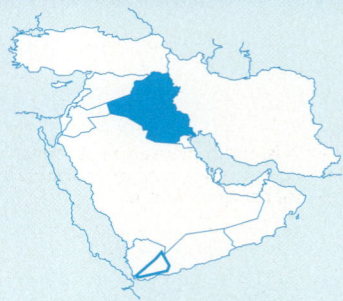

Klima
Wüsten- und Steppenklima mit heißen trockenen Sommern und kühlen Wintern (Winterniederschläge), im Norden Gebirgsklima; durchschnittliche Temperatur in Bagdad im Januar 10 °C, im Juli 34 °C.

Zeitdifferenz (zu Mitteleuropäischer Zeit):
MEZ + 2 Std.
Oktober MEZ + 3 Std.

Hilfe in Notfällen
Deutsche Botschaft
Baghdad
Tel. (00964 790) 1 92 25 26
(z. Zt nicht operativ tätig)

Impfvorschriften
- **direkt**: keine
- **aus Infektionsgebieten**: Gelbfieber

Impfempfehlungen
(**STIKO-Empfehlungen** siehe **Kapitel Reiseimpfungen**)

- **alle Reisenden**: altersentsprechende Standardimpfungen lt. STIKO überprüfen und ggf. ergänzen bzw. auffrischen. Besonders zu beachten: **Tetanus, Diphtherie, Pertussis, Polio, Masern** (Grundimmunisierung oder ggf. Auffrischung); **Grippe**, evtl. **Pneumokokken**: Alter > 60, chronische Krankheiten;
zusätzlich für dieses Land: Hepatitis A

- **besondere Risiken**: **Cholera** [1,5,6,7], **Hepatitis B** [2,5,6,8], **Tollwut** [2,4,6,8], **Typhus** [1,2,5,6,7]
1 aktuelle Ausbrüche, 2 einfache Reisebedingungen, 3 Exposition im Endemiegebiet, 4 Tierkontakte, 5 spezielle berufliche/soziale Kontakte, 6 Einsätze (Katastrophen), 7 Hygienemängel, 8 unzureichende medizinische Versorgung

Malaria
- **Saison**: Mai – November
- **Parasit**: P. vivax ausschließlich
- **Epidemiologie**: **mittleres Risiko** im N in ländlichen Gebieten unterhalb 1500 m der Provinzen Duhok, Erbil und Sulaimaniya;
geringes Risiko im S in der Provinz Basrah;
sehr geringes bzw. **kein Risiko** in den übrigen Landesteilen und Städten
- **Vorbeugung**: **Expositionsprophylaxe!**

Medikation	regelm.	stand-by	Bemerkungen
Empfehlung DTG Tourist/organisiert/Hotel	Ø	C	o.g. Risikogebiete Mai–Nov
Erwägung für sonst. Aufenthalte			Reisestil u. Reisezeit beachten
mittleres Risiko	C oder Ø	Ø C	
geringes Risiko	Ø	C	

C = Chloroquin (Resochin® u. a.), Ø = keine

Besondere Infektionsrisiken
(Fettdruck = für die **Beratung aller Reisenden** relevant)

- **oral**: **Darminfektionen**
Hepatitis A, E
Typhus
Cholera
Brucellose
Echinokokkose (E. granulosus)

- **arthropod**: **Leishmaniase, cutane** landesweit
Leishmaniase, viszerale zentrale Landesteile
Phlebotomus-Fieber
Rückfallfieber, Zecken-
Krim-Kongo hämorrhagisches Fieber
West Nile-Fieber

- **aerogen**: Tuberkulose
Q-Fieber

- **diverse**: Bilharziose Ebene zwischen Euphrat u. Tigris bis Basra im S, Reisanbaugebiete im N
Hepatitis B, C
Milzbrand
Tollwut

© Centrum für Reisemedizin

Sonstige Beratungsinhalte	(siehe **Checklisten etc. im Serviceteil**)
• allgemein	Flugreise (Langstrecke)
	Hygiene
	Reiseapotheke
	Auslandskrankenversicherung
• bei Bedarf	Gesundheitszeugnis (Arbeits-/Langzeitaufenthalt)
Bemerkungen	In weiten Landesteilen mit Ausnahme der kurdischen Autonomiegebiete im N ist mit Engpässen bei der **ärztlichen und medikamentösen Versorgung** zu rechnen. Adäquate Ausstattung der Reiseapotheke, Auslandskrankenversicherung mit Abdeckung des Rücktransport-Risikos für Notfälle dringend empfohlen.

Iran

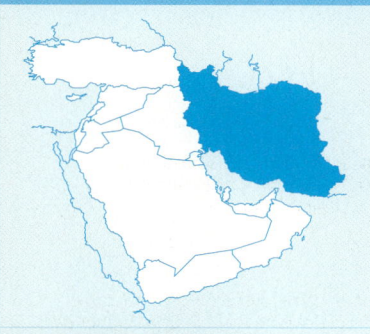

Klima
Wüsten- und Steppenklima mit abnehmenden Niederschlägen von Nordwesten nach Südosten; nur am Kaspischen Meer ganzjährig feucht; durchschnittliche Temperatur im Januar in Teheran 2 °C, im Juli 30 °C.

Zeitdifferenz (zu Mitteleuropäischer Zeit):
MEZ + 2:30 Std.
Oktober MEZ + 1:30 Std.

Hilfe in Notfällen
Deutsche Botschaft
Ferdowsi Ave., No. 320-324
Teheran
Tel. (0098 21) 39 99 00 00

Impfvorschriften	
• direkt	**keine**
• aus Infektionsgebieten	Gelbfieber
Impfempfehlungen	(**STIKO-Empfehlungen** siehe **Kapitel Reiseimpfungen**)
• alle Reisenden	altersentsprechende Standardimpfungen lt. STIKO überprüfen und ggf. ergänzen bzw. auffrischen. Besonders zu beachten: **Tetanus**, **Diphtherie**, **Pertussis**, **Polio**, **Masern** (Grundimmunisierung oder ggf. Auffrischung); **Grippe**, evtl. **Pneumokokken**: Alter > 60, chronische Krankheiten; **zusätzlich für dieses Land: Hepatitis A**
• besondere Risiken	**Cholera** [1,5,6,7], **Hepatitis B** [2,5,6,8], **Tollwut** [2,4,6,8], **Typhus** [1,2,5,6,7]
	1 aktuelle Ausbrüche, 2 einfache Reisebedingungen, 3 Exposition im Endemiegebiet, 4 Tierkontakte, 5 spezielle berufliche/soziale Kontakte, 6 Einsätze (Katastrophen), 7 Hygienemängel, 8 unzureichende medizinische Versorgung

Malaria	
• Saison	März – November
• Parasit	P. vivax vorwiegend; P. falciparum 12 %, Resistenzen Chloroquin, Sulfa/Pyrimethamin-Kombinationen
• Epidemiologie	**mittleres Risiko** mit P. falciparum bis > 40 % im SO in ländlichen Gebieten der Provinzen Hormozgan, dem südlichen Teil von Sistan Baluchestan und dem tropischen Teil von Kerman; **geringes Risiko** ausschließlich durch P. vivax im N saisonal während der Sommermonate herdförmig im Tiefland der Provinzen Ost-Aserbaidschan und Ardebil (Grenzgebiete zu Armenien und Aserbaidschan) nördlich der Zagros-Berge; übrige Landesteile und Städte gelten als **malariafrei**.
• Vorbeugung	**Expositionsprophylaxe!**

Medikation	regelm.	stand-by	Bemerkungen
Empfehlung DTG Tourist/organisiert/Hotel	Ø	AL, AP	Gebiete mit Risiko im SO März–Nov
Erwägung für sonst. Aufenthalte			Reisestil u. Reisezeit beachten
mittleres Risiko	AP, D*, M	Ø	Gebiete im SO März–Nov
	C	AL, AP	Gebiete im W und SW März–Nov
	oder		
	Ø	AL, AP	
geringes Risiko	Ø	C	

AL = Artemether/Lumefantrin (Riamet®), AP = Atovaquon/Proguanil (Malarone®), C = Chloroquin (Resochin® u.a.), D = Doxycyclin, M = Mefloquin (Lariam®), Ø = keine
In der Tabelle durch Komma getrennte Präparate sind als Alternativen zu verstehen.
* Doxycyclin ist in Deutschland zur Malariaprophylaxe nicht zugelassen (s. Seite 318).

Iran (Forts.)

Besondere Infektionsrisiken	(**Fettdruck** = für die **Beratung aller Reisenden** relevant)
• oral	**Darminfektionen** **Hepatitis A, E** Typhus Cholera Brucellose Echinokokkose (E. granulosus)
• arthropod	Leishmaniase, viszerale vorw. im W Leishmaniase, cutane Phlebotomus-Fieber Rückfallfieber, Zecken- Krim-Kongo hämorrhagisches Fieber vorw. im SO West Nile-Fieber
• diverse	Bilharziose Provinz Khuzestan Hepatitis B **Tollwut** Milzbrand Tularämie Melioidose Pest Naturherde im NW des Landes (Region Manjil)
Sonstige Beratungsinhalte	(siehe **Checklisten etc. im Serviceteil**)
• allgemein	Flugreise (Langstrecke) Hygiene Reiseapotheke Auslandskrankenversicherung
• bei Bedarf	Gesundheitszeugnis (Arbeits-/Langzeitaufenthalt)
Bemerkungen	Für die Dauer des Aufenthaltes im Iran muss seit 2008 eine **Krankenversicherung** in D oder Iran abgeschlossen werden.

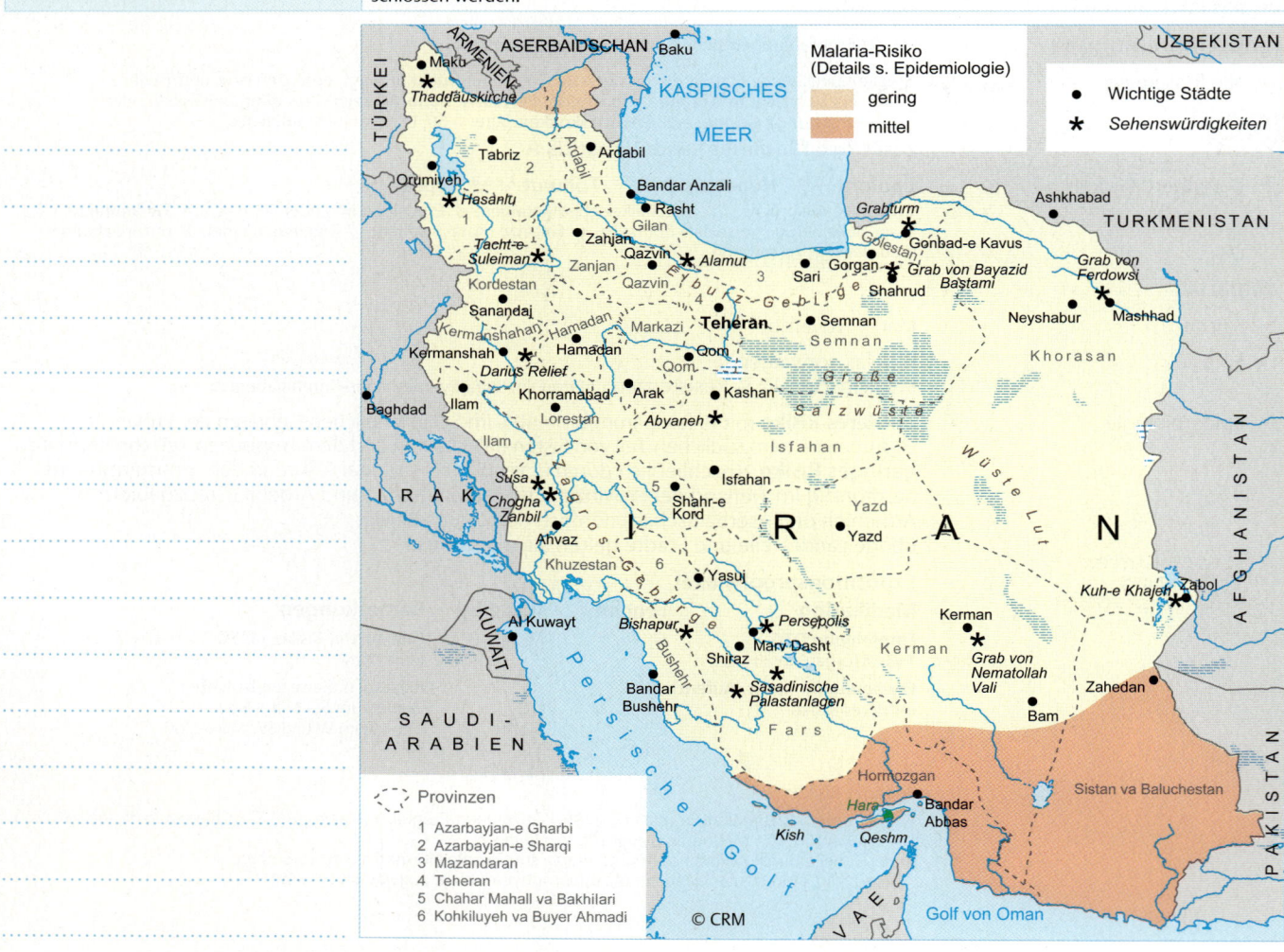

Provinzen
1 Azarbayjan-e Gharbi
2 Azarbayjan-e Sharqi
3 Mazandaran
4 Teheran
5 Chahar Mahall va Bakhtiari
6 Kohkiluyeh va Buyer Ahmadi

Irland

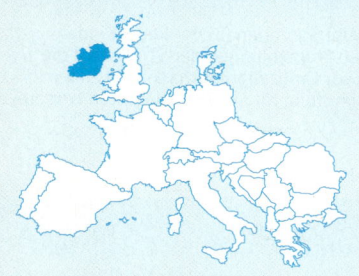

Klima
Gemäßigtes Seeklima; durchschnittliche Temperatur in Dublin im Januar 4,5 °C, im Juli 15 °C.

Zeitdifferenz (zu Mitteleuropäischer Zeit):
MEZ - 1 Std. ganzjährig

Hilfe in Notfällen
Deutsche Botschaft
31, Trimleston Avenue
Booterstown, Blackrock/Co.
Dublin
Tel. (00353 1) 2 69-30 11, -31 23

Impfvorschriften	keine
Impfempfehlungen	(**STIKO-Empfehlungen** siehe **Kapitel Reiseimpfungen**)
• alle Reisenden	altersentsprechende Standardimpfungen lt. STIKO überprüfen und ggf. ergänzen bzw. auffrischen. Besonders zu beachten: **Tetanus, Diphtherie, Pertussis, Polio, Masern** (Grundimmunisierung oder ggf. Auffrischung); **Grippe**, evtl. **Pneumokokken**: Alter > 60, chronische Krankheiten
• besondere Risiken	**Hepatitis B** [2,5,6], **Meningokokken** (s. Bemerkungen) 1 aktuelle Ausbrüche, 2 einfache Reisebedingungen, 3 Exposition im Endemiegebiet, 4 Tierkontakte, 5 spezielle berufliche/soziale Kontakte, 6 Einsätze (Katastrophen)
Malaria	keine
Besondere Infektionsrisiken	(**Fettdruck** = für die **Beratung aller Reisenden** relevant)
• diverse	Leptospirose Risiko auf Farmen und bei Outdoor-Wassersportarten
Sonstige Beratungsinhalte	(siehe **Checklisten etc. im Serviceteil**)
• allgemein	Auslandskrankenversicherung
Bemerkungen	Die **Meningitis-Impfung Typ C** gehört in diesem Land für bestimmte Altersgruppen (in der Regel Kinder und Jugendliche) zum allgemeinen Impfprogramm. Nach den geltenden Empfehlungen der STIKO wird die Meningitis-Impfung dadurch zur Reiseimpfung für „Schüler/Studenten vor Langzeitaufenthalten in Ländern mit empfohlener allgemeiner Impfung für Jugendliche oder selektiver Impfung für Schüler/Studenten entsprechend den Empfehlungen der Zielländer".

Island

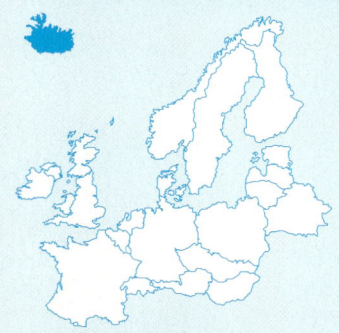

Klima
Kühlgemäßigtes Seeklima; durchschnittliche Temperatur in Reykjavik im Januar - 0,3 °C, im Juli 11,4 °C.

Zeitdifferenz (zu Mitteleuropäischer Zeit):
MEZ - 1 Std.
(Europ. Sommerzeit - 2 Std.)

Hilfe in Notfällen
Deutsche Botschaft
Laufásvegur 31
Reykjavik
Tel. (00354) 5 30 11 00

Impfvorschriften	keine
Impfempfehlungen	(**STIKO-Empfehlungen** siehe **Kapitel Reiseimpfungen**)
• alle Reisenden	altersentsprechende Standardimpfungen lt. STIKO überprüfen und ggf. ergänzen bzw. auffrischen. Besonders zu beachten: **Tetanus, Diphtherie, Pertussis, Polio, Masern** (Grundimmunisierung oder ggf. Auffrischung); **Grippe**, evtl. **Pneumokokken**: Alter > 60, chronische Krankheiten
• besondere Risiken	**Hepatitis B** [2,5,6], **Meningokokken** (s. Bemerkungen) 1 aktuelle Ausbrüche, 2 einfache Reisebedingungen, 3 Exposition im Endemiegebiet, 4 Tierkontakte, 5 spezielle berufliche/soziale Kontakte, 6 Einsätze (Katastrophen)
Malaria	keine
Besondere Infektionsrisiken	keine

Island (Forts.)

Sonstige Beratungsinhalte	(siehe **Checklisten etc. im Serviceteil**)
• allgemein	Auslandskrankenversicherung
Bemerkungen	Die **Meningitis-Impfung Typ C** gehört in diesem Land für bestimmte Altersgruppen (in der Regel Kinder und Jugendliche) zum allgemeinen Impfprogramm. Nach den geltenden Empfehlungen der STIKO wird die Meningitis-Impfung dadurch zur Reiseimpfung für „Schüler/Studenten vor Langzeitaufenthalten in Ländern mit empfohlener allgemeiner Impfung für Jugendliche oder selektiver Impfung für Schüler/Studenten entsprechend den Empfehlungen der Zielländer".

Israel

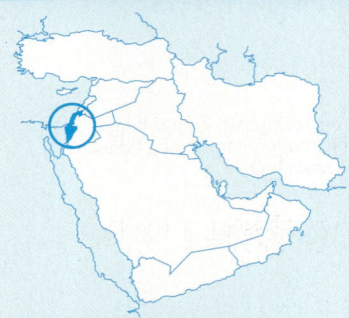

Klima
Im Norden Mittelmeerklima, im Süden und im mittleren Jordangraben Wüstenklima; durchschnittliche Temperatur in Jerusalem im Januar 9 °C, im Juli 24 °C.

Zeitdifferenz (zu Mitteleuropäischer Zeit):
MEZ + 1 Std.
Okt. MEZ + 2 Std.

Hilfe in Notfällen
Deutsche Botschaft
3, Daniel Frisch Street, 19. Stock
Tel Aviv
Tel. (00972 3) 6 93 13-13, -12

Impfvorschriften	keine
Impfempfehlungen	(**STIKO-Empfehlungen** siehe **Kapitel Reiseimpfungen**)
• alle Reisenden	altersentsprechende Standardimpfungen lt. STIKO überprüfen und ggf. ergänzen bzw. auffrischen. Besonders zu beachten: **Tetanus, Diphtherie, Pertussis, Polio, Masern** (Grundimmunisierung oder ggf. Auffrischung); **Grippe**, evtl. **Pneumokokken**: Alter > 60, chronische Krankheiten
• besondere Risiken	**Hepatitis A** [1,2,5,6,7], **Hepatitis B** [2,5,6,8], **Tollwut** [2,4,6,8], **Typhus** [1,2,5,6,7] (nur für palästinensische Gebiete) 1 aktuelle Ausbrüche, 2 einfache Reisebedingungen, 3 Exposition im Endemiegebiet, 4 Tierkontakte, 5 spezielle berufliche/soziale Kontakte, 6 Einsätze (Katastrophen), 7 Hygienemängel, 8 unzureichende medizinische Versorgung
Malaria	keine
Besondere Infektionsrisiken	(**Fettdruck** = für die **Beratung aller Reisenden** relevant)
• oral	**Darminfektionen** Hepatitis A Typhus palästinensische Gebiete
• arthropod	Leishmaniase, viszerale + cutane sporadisch Phlebotomus-Fieber West Nile-Fieber Fièvre boutonneuse Rückfallfieber, Zecken-
• diverse	Venerische Infektionen Hepatitis B Hepatitis C palästinensische Gebiete Tollwut
Sonstige Beratungsinhalte	(siehe **Checklisten etc. im Serviceteil**)
• allgemein	Flugreise (Langstrecke) Hygiene Reiseapotheke Auslandskrankenversicherung
• bei Bedarf	Tauchen
Bemerkungen	Die vorstehenden Angaben gelten auch für die **Palästinensischen Gebiete**. In den Palästinensischen Gebieten muss mit Einschränkungen der **medizinischen Versorgung** gerechnet werden.

Italien

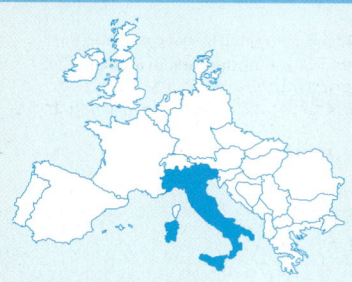

Klima
Mittelmeerklima, in der Po-Ebene feuchtgemäßigt; durchschnittliche Temperatur in Rom im Januar 6,9 °C, im Juli 24,7 °C.

Zeitdifferenz (zu Mitteleuropäischer Zeit):
ganzjährig keine

Hilfe in Notfällen
Deutsche Botschaft
Via San Martino della Battaglia 4
Rom
Tel. (0039 06) 49 21 31

Impfvorschriften	keine
Impfempfehlungen	(**STIKO-Empfehlungen** siehe **Kapitel Reiseimpfungen**)
• alle Reisenden	altersentsprechende Standardimpfungen lt. STIKO überprüfen und ggf. ergänzen bzw. auffrischen. Besonders zu beachten: **Tetanus, Diphtherie, Pertussis, Polio, Masern** (Grundimmunisierung oder ggf. Auffrischung); **Grippe**, evtl. **Pneumokokken**: Alter > 60, chronische Krankheiten
• besondere Risiken	**FSME** (s. Bemerkungen), **Hepatitis A** [1,2,5,6,7], **Hepatitis B** [2,5,6,8] 1 aktuelle Ausbrüche, 2 einfache Reisebedingungen, 3 Exposition im Endemiegebiet, 4 Tierkontakte, 5 spezielle berufliche/soziale Kontakte, 6 Einsätze (Katastrophen), 7 Hygienemängel, 8 unzureichende medizinische Versorgung
Malaria	keine
Besondere Infektionsrisiken	(**Fettdruck** = für die **Beratung aller Reisenden** relevant)
• oral	**Darminfektionen** **Hepatitis A** Brucellose vorw. im S und auf den Inseln Echinokokkose (E. granulosus) vorw. im S und auf den Inseln
• arthropod	Leishmaniase, viszerale + cutane Süditalien und Mittelmeerinseln Phlebotomus-Fieber Sommer/Herbst West Nile-Fieber Sommer/Herbst, Mittel- und Norditalien Borreliose April–Oktober FSME April–Oktober, kleinere Naturherde in den Provinzen Trentino, Belluno, Goriza (NO), Florenz, Latium (Mittelitalien), evtl. Piemont (NW) Fièvre boutonneuse April–Oktober, auch Sardinien und Sizilien
• diverse	Venerische Infektionen Tollwut
Sonstige Beratungsinhalte	(siehe **Checklisten** etc. im Serviceteil)
• allgemein	Hygiene Reiseapotheke Auslandskrankenversicherung
• bei Bedarf	Tauchen Aufenthalt in großen Höhen
Bemerkungen	Das **FSME**-Risiko ist offenbar gering und nach derzeitigem Stand auf einzelne Naturherde (s.o.) beschränkt. Eine Impfempfehlung ist nur bei hohem Expositionsrisiko in diesen Gebieten indiziert. Die obigen Angaben gelten auch für die Republik **San Marino**. Bei den besonderen Infektionsrisiken sind ggf. die geographischen Hinweise zu beachten. Es besteht kein Beratungsbedarf für Tauchsport und Höhenaufenthalte.

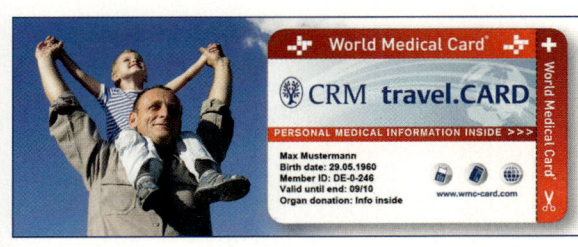

Länderprofile | CRM-Handbuch Reisemedizin, Juni 2011 – November 2011

Jamaika

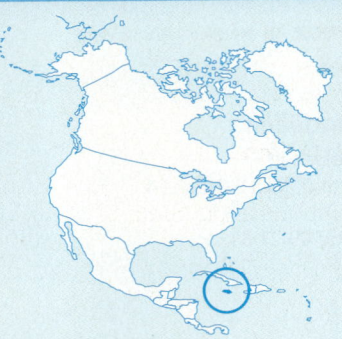

Klima
Tropisches wechselfeuchtes Klima; im Süden Trockenzeit von November bis April; durchschnittliche Temperatur in Kingston im Januar 25 °C, im August 29 °C.

Zeitdifferenz (zu Mitteleuropäischer Zeit):
MEZ -6 Std.
(Europ. Sommerzeit -7 Std.)

Hilfe in Notfällen
Deutsche Botschaft
10 Waterloo Road
Kingston 10
Tel. (001876) 9 26 67-28, -29

Impfvorschriften	
• direkt	**keine**
• aus Infektionsgebieten	Gelbfieber (ausgenommen Kinder unter 1 Jahr)
Impfempfehlungen	(**STIKO-Empfehlungen** siehe **Kapitel Reiseimpfungen**)
• alle Reisenden	altersentsprechende Standardimpfungen lt. STIKO überprüfen und ggf. ergänzen bzw. auffrischen. Besonders zu beachten: **Tetanus**, **Diphtherie**, **Pertussis**, **Polio**, **Masern** (Grundimmunisierung oder ggf. Auffrischung); **Grippe**, evtl. **Pneumokokken**: Alter > 60, chronische Krankheiten; **zusätzlich für dieses Land: Hepatitis A**
• besondere Risiken	**Hepatitis B** [2,5,6,8], **Typhus** [1,2,5,6,7] 1 aktuelle Ausbrüche, 2 einfache Reisebedingungen, 3 Exposition im Endemiegebiet, 4 Tierkontakte, 5 spezielle berufliche/soziale Kontakte, 6 Einsätze (Katastrophen), 7 Hygienemängel, 8 unzureichende medizinische Versorgung
Malaria	Von Oktober 2006 bis April 2007 wurden aus Kingston und Umgebung 350 autochthone Erkrankungen durch P. falciparum (chloroquin-empfindlich) gemeldet. Betroffen waren fast ausschließlich Einwohner sanitär schlecht versorgter Wohngebiete in der Hauptstadt und der umgebenden St. Andrew-Parish mit den Bereichen St. Catherine, Clarendon und St.Thomas. Danach gab es nur noch Einzelfälle. Es handelt sich offenbar um Wiedereinschleppung des Erregers in die Anophelenpopulation mit örtlicher Übertragung. Reisenden nach Jamaika wird sorgfältiger Mückenschutz empfohlen; eine Chemoprophylaxe ist gegenwärtig nicht indiziert. Bei Fieber sofortige Malaria-Diagnostik und ggf. Therapie.
Besondere Infektionsrisiken	(**Fettdruck** = für die **Beratung aller Reisenden** relevant)
• oral	**Darminfektionen** **Hepatitis A, E** Typhus
• arthropod	**Dengue** West Nile-Fieber
• diverse	Venerische Infektionen Leptospirose
Sonstige Beratungsinhalte	(siehe **Checklisten etc. im Serviceteil**)
• allgemein	Flugreise (Langstrecke) Klima, Hygiene Reiseapotheke Auslandskrankenversicherung
• bei Bedarf	Tauchen
Bemerkungen	**Ciguatera-Fischvergiftung:** Saisonales Risiko bei Verzehr von größeren Raubfischen (auch gegart). Örtliche Warnhinweise beachten!

© Centrum für Reisemedizin

Japan

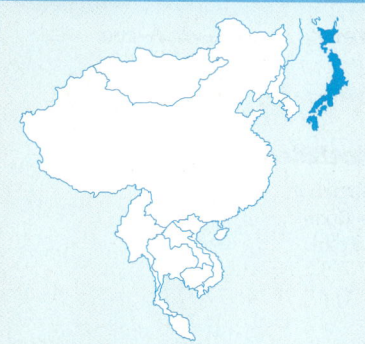

Klima
Gemäßigtes Seeklima, im Norden kalter Nordwestmonsun im Winter, im Süden subtropisch; durchschnittliche Temperatur in Tokio im Januar 3,7 °C, im August 26,4 °C.

Zeitdifferenz (zu Mitteleuropäischer Zeit):
MEZ + 8 Std.
(Europ. Sommerzeit + 7 Std.)

Hilfe in Notfällen
Deutsche Botschaft
4-5-10, Minami-Azabu, Minato-ku
Tokyo
Tel. (0081 3) 57 91 77 00

Impfvorschriften	keine
Impfempfehlungen	(STIKO-Empfehlungen siehe Kapitel Reiseimpfungen)
• alle Reisenden	altersentsprechende Standardimpfungen lt. STIKO überprüfen und ggf. ergänzen bzw. auffrischen. Besonders zu beachten: **Tetanus, Diphtherie, Pertussis, Polio, Masern** (Grundimmunisierung oder ggf. Auffrischung); **Grippe**, evtl. **Pneumokokken**: Alter > 60, chronische Krankheiten
• besondere Risiken	**FSME** (s. Bemerkungen), **Hepatitis B** [2,5,6,8], **Japanische Enzephalitis** [2,3] 1 aktuelle Ausbrüche, 2 einfache Reisebedingungen, 3 Exposition im Endemiegebiet, 4 Tierkontakte, 5 spezielle berufliche/soziale Kontakte, 6 Einsätze (Katastrophen), 7 Hygienemängel, 8 unzureichende medizinische Versorgung
Malaria	keine
Besondere Infektionsrisiken	(**Fettdruck** = für die **Beratung aller Reisenden** relevant)
• oral	Hepatitis E sporadisch Clonorchiasis sporadisch im S Echinokokkose (E. multilocularis) Hokkaido, Kurilen
• arthropod	Japanische Enzephalitis Juni–September, sporadisch im Süden Borreliose April–Oktober FSME (fernöstlicher Subtyp) Sehr geringes Risiko möglich auf Hokkaido. Bisher wurde nur ein Erkrankungsfall 1993 aus Kamiiso bekannt, dort vereinzelt. Virusnachweise bei Zecken und AK-Nachweise bei Menschen und Haustieren. Fleckfieber, Milben- sporadisch im Buschland der Flusstäler im S
• diverse	Venerische Infektionen Hepatitis B
Sonstige Beratungsinhalte	(siehe **Checklisten etc. im Serviceteil**)
• allgemein	Flugreise (Langstrecke) Hygiene Reiseapotheke Auslandskrankenversicherung
Bemerkungen	Das **FSME**-Risiko ist offenbar gering und nach derzeitigem Stand auf einen Herd im Gebiet von Kamiiso auf Hokkaido beschränkt. Eine Impfempfehlung ist nur bei hohem Expositionsrisiko in diesem Gebiet indiziert.

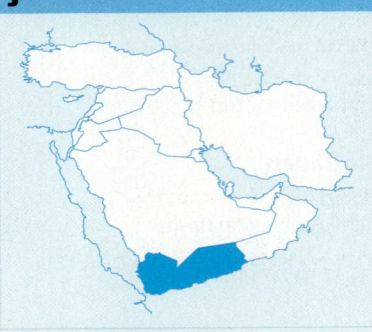

Länderprofile | CRM-Handbuch Reisemedizin, Juni 2011 – November 2011

Jemen

Klima
Wüstenklima mit hoher Luftfeuchtigkeit an der Küste, im Gebirge kühler; durchschnittliche Temperatur in Sanaa im Januar 14 °C, im Juli 22 °C, in Aden 25 bzw. 33 °C.

Zeitdifferenz (zu Mitteleuropäischer Zeit):
MEZ + 2 Std.
(Europ. Sommerzeit + 1 Std.)

Hilfe in Notfällen
Deutsche Botschaft
Near Hadda Road/
Outer Ring Road
Sanaa
Tel. (00967 1) 41 31-74, -77, -78

Impfvorschriften

- direkt: **keine**
- aus Infektionsgebieten: Gelbfieber (ausgenommen Kinder unter 1 Jahr)

Impfempfehlungen

(**STIKO-Empfehlungen** siehe **Kapitel Reiseimpfungen**)

- alle Reisenden: altersentsprechende Standardimpfungen lt. STIKO überprüfen und ggf. ergänzen bzw. auffrischen. Besonders zu beachten: **Tetanus, Diphtherie, Pertussis, Polio, Masern** (Grundimmunisierung oder ggf. Auffrischung); **Grippe**, evtl. **Pneumokokken**: Alter > 60, chronische Krankheiten;
  zusätzlich für dieses Land: Hepatitis A

- besondere Risiken: **Hepatitis B** [2, 5, 6, 8], **Polio** [1, 2, 5, 6, 7], **Tollwut** [2, 4, 6, 8]
  1 aktuelle Ausbrüche, 2 einfache Reisebedingungen, 3 Exposition im Endemiegebiet, 4 Tierkontakte, 5 spezielle berufliche/soziale Kontakte, 6 Einsätze (Katastrophen), 7 Hygienemängel, 8 unzureichende medizinische Versorgung

Malaria

- Saison: ganzjährig, verstärkt September – Februar
- Parasit: P. falciparum 95 %, Resistenzen Chloroquin, Sulfa/Pyrimethamin-Kombinationen
- Epidemiologie: **mittleres Risiko** im Tiefland unterhalb 2000 m, September – Februar und nach Regenperioden;
  geringes Risiko in den übrigen Monaten und in Trockenzeiten sowie auf der Socotra-Insel in der Arabischen See;
  Höhenlagen (Sanaa) gelten als **malariafrei**

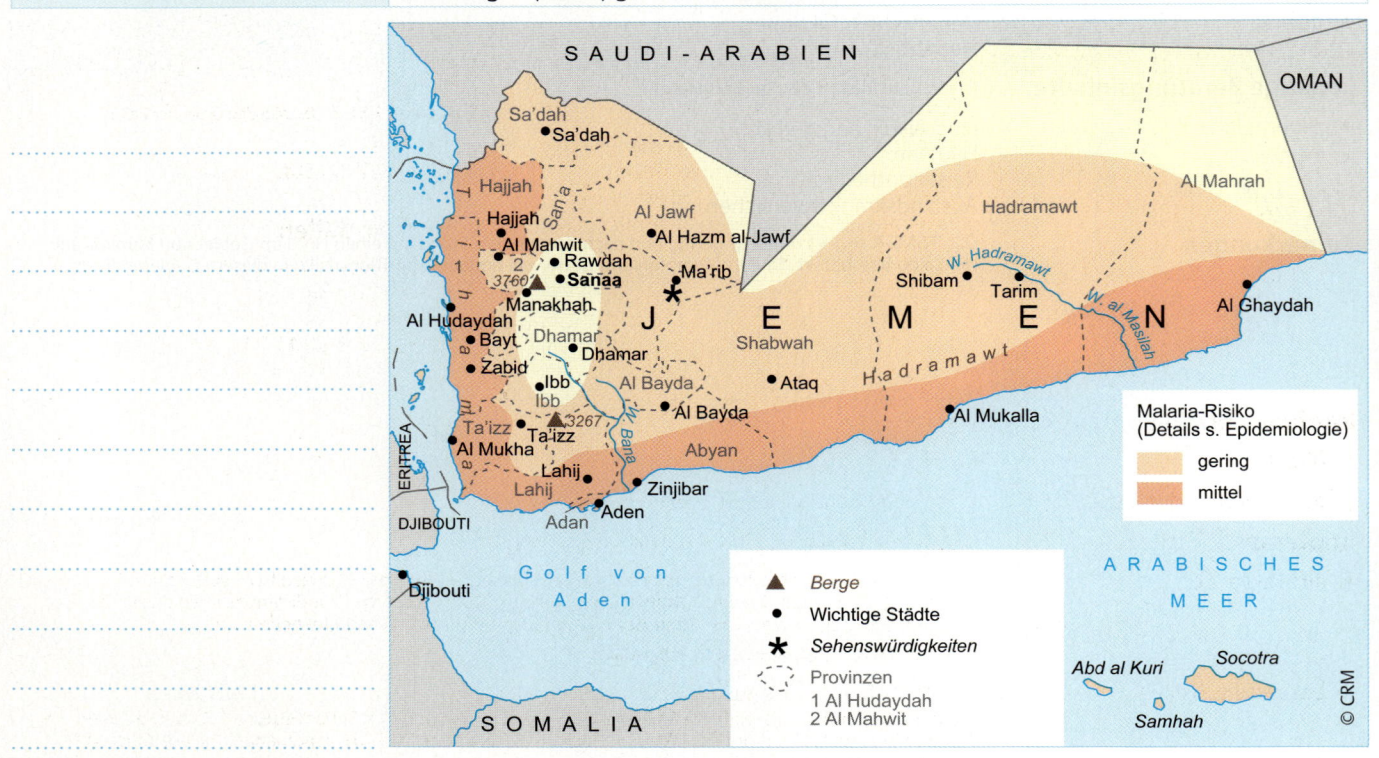

• Vorbeugung	**Expositionsprophylaxe!**			
	Medikation	**regelm.**	**stand-by**	**Bemerkungen**
	Empfehlung DTG Tourist/organisiert/Hotel	Ø	AL, AP	Gebiete < 2000 m außer Sanaa ganzjährig
	Erwägung für sonst. Aufenthalte			Reisestil u. Reisezeit beachten
	mittleres Risiko	AP, D*, M oder	Ø	
		Ø	AL, AP	
	geringes Risiko	Ø	AL, AP	
	AL = Artemether/Lumefantrin (Riamet®), AP = Atovaquon/Proguanil (Malarone®), D = Doxycyclin, M = Mefloquin (Lariam®), Ø = keine In der Tabelle durch Komma getrennte Präparate sind als Alternativen zu verstehen. * Doxycyclin ist in Deutschland zur Malariaprophylaxe nicht zugelassen (s. Seite 318).			

Besondere Infektionsrisiken	(**Fettdruck** = für die **Beratung aller Reisenden** relevant)
• oral	**Darminfektionen** **Hepatitis A**, E Polio Echinokokkose (E. granulosus)
• arthropod	Dengue Küstengebiete im SW **Leishmaniase, cutane** landesweit Leishmaniase, viszerale westliche Landesteile Phlebotomus-Fieber Filariose, Onchozerkose einzelne Herde im Landesinneren Rift Valley-Fieber
• aerogen	Tuberkulose
• diverse	**Bilharziose** besonders im S (Taif) Hepatitis B, C Tollwut
Sonstige Beratungsinhalte	(siehe **Checklisten etc. im Serviceteil**)
• allgemein	Flugreise (Langstrecke) Klima, Hygiene Reiseapotheke Auslandskrankenversicherung
• bei Bedarf	Gesundheitszeugnis (Arbeits-/Langzeitaufenthalt)

Jordanien

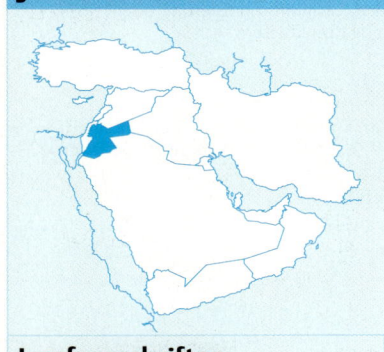

Klima

Im Nordwesten Mittelmeerklima mit heißen trockenen Sommern und kühlen feuchten Wintern; sonst kontinentales Wüstenklima; durchschnittliche Temperatur in Amman im Januar 8 °C, im Juli 25 °C.

Zeitdifferenz (zu Mitteleuropäischer Zeit):
MEZ + 1 Std.
Oktober MEZ ± 0 Std.

Hilfe in Notfällen

Deutsche Botschaft
Benghasi Street 25
Jabal Amman
Tel. (00962 6) 5 90 11 70

Impfvorschriften	
• direkt	**keine**
• aus Infektionsgebieten	Gelbfieber (ausgenommen Kinder unter 1 Jahr)
Impfempfehlungen	(**STIKO-Empfehlungen** siehe **Kapitel Reiseimpfungen**)
• alle Reisenden	altersentsprechende Standardimpfungen lt. STIKO überprüfen und ggf. ergänzen bzw. auffrischen. Besonders zu beachten: **Tetanus**, **Diphtherie**, **Pertussis**, **Polio**, **Masern** (Grundimmunisierung oder ggf. Auffrischung); **Grippe**, evtl. **Pneumokokken**: Alter > 60, chronische Krankheiten; **zusätzlich für dieses Land: Hepatitis A**
• besondere Risiken	**Hepatitis B** [2,5,6,8], **Tollwut** [2,4,6,8] 1 aktuelle Ausbrüche, 2 einfache Reisebedingungen, 3 Exposition im Endemiegebiet, 4 Tierkontakte, 5 spezielle berufliche/soziale Kontakte, 6 Einsätze (Katastrophen), 7 Hygienemängel, 8 unzureichende medizinische Versorgung
Malaria	**keine**

Jordanien (Forts.)

Besondere Infektionsrisiken	(Fettdruck = für die Beratung aller Reisenden relevant)
• oral	**Darminfektionen** **Hepatitis A**, E Typhus
• arthropod	Leishmaniase, cutane Leishmaniase, viszerale sporadisch Phlebotomus-Fieber West Nile-Fieber
• diverse	Hepatitis B Tollwut
Sonstige Beratungsinhalte	(siehe **Checklisten etc. im Serviceteil**)
• allgemein	Flugreise (Langstrecke) Hygiene Reiseapotheke Auslandskrankenversicherung
• bei Bedarf	Gesundheitszeugnis (Arbeits-/Langzeitaufenthalt)

Jungferninseln (zu GB u. USA)

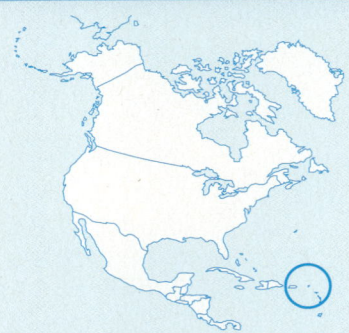

Klima
Tropisch-wechselfeucht mit Hauptniederschlägen im Sommer.

Zeitdifferenz (zu Mitteleuropäischer Zeit):
MEZ - 5 Std.
(Europ. Sommerzeit - 6 Std.)

Hilfe in Notfällen
zu erfragen über:
Deutsche Botschaft
Trinidad und Tobago

Impfvorschriften	keine
Impfempfehlungen	(STIKO-Empfehlungen siehe **Kapitel Reiseimpfungen**)
• alle Reisenden	altersentsprechende Standardimpfungen lt. STIKO überprüfen und ggf. ergänzen bzw. auffrischen. Besonders zu beachten: **Tetanus**, **Diphtherie**, **Pertussis**, **Polio**, **Masern** (Grundimmunisierung oder ggf. Auffrischung); **Grippe**, evtl. **Pneumokokken**: Alter > 60, chronische Krankheiten; **zusätzlich für dieses Land: Hepatitis A**
• besondere Risiken	Hepatitis B [2,5,6,8], Typhus [1,2,5,6,7] 1 aktuelle Ausbrüche, 2 einfache Reisebedingungen, 3 Exposition im Endemiegebiet, 4 Tierkontakte, 5 spezielle berufliche/soziale Kontakte, 6 Einsätze (Katastrophen), 7 Hygienemängel, 8 unzureichende medizinische Versorgung
Malaria	keine
Besondere Infektionsrisiken	(Fettdruck = für die Beratung aller Reisenden relevant)
• oral	**Darminfektionen** **Hepatitis A** Typhus
• arthropod	**Dengue**
• diverse	Bilharziose herdförmiges Vorkommen möglich Venerische Infektionen Hepatitis B
Sonstige Beratungsinhalte	(siehe **Checklisten etc. im Serviceteil**)
• allgemein	Flugreise (Langstrecke) Klima, Hygiene Reiseapotheke Auslandskrankenversicherung
• bei Bedarf	Tauchen
Bemerkungen	**Ciguatera-Fischvergiftung:** Saisonales Risiko bei Verzehr von größeren Raubfischen (auch gegart). Örtliche Warnhinweise beachten!

Kaimaninseln (zu Großbritannien)

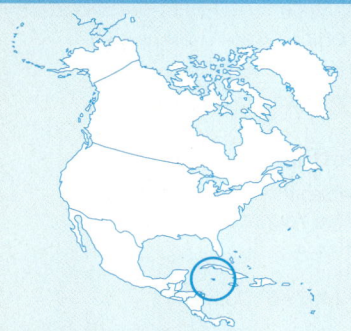

Klima
Tropisch-wechselfeuchtes Klima mit Durchschnittstemperaturen zwischen 24 und 27 °C; Hauptregenfälle von Mai bis Oktober.

Zeitdifferenz (zu Mitteleuropäischer Zeit):
MEZ - 6 Std.
(Europ. Sommerzeit - 7 Std.)

Hilfe in Notfällen
zu erfragen über:
Deutsche Botschaft Jamaika

Impfvorschriften	keine
Impfempfehlungen	(STIKO-Empfehlungen siehe Kapitel Reiseimpfungen)
• alle Reisenden	altersentsprechende Standardimpfungen lt. STIKO überprüfen und ggf. ergänzen bzw. auffrischen. Besonders zu beachten: **Tetanus**, **Diphtherie**, **Pertussis**, **Polio**, **Masern** (Grundimmunisierung oder ggf. Auffrischung); **Grippe**, evtl. **Pneumokokken**: Alter > 60, chronische Krankheiten; **zusätzlich für dieses Land: Hepatitis A**
• besondere Risiken	**Hepatitis B** [2,5,6,8], **Typhus** [1,2,5,6,7] 1 aktuelle Ausbrüche, 2 einfache Reisebedingungen, 3 Exposition im Endemiegebiet, 4 Tierkontakte, 5 spezielle berufliche/soziale Kontakte, 6 Einsätze (Katastrophen), 7 Hygienemängel, 8 unzureichende medizinische Versorgung
Malaria	keine
Besondere Infektionsrisiken	(**Fettdruck** = für die **Beratung aller Reisenden** relevant)
• oral	**Darminfektionen** **Hepatitis A** Typhus
• arthropod	**Dengue** West Nile-Fieber
• diverse	Venerische Infektionen
Sonstige Beratungsinhalte	(siehe **Checklisten etc. im Serviceteil**)
• allgemein	Flugreise (Langstrecke) Klima, Hygiene Reiseapotheke Auslandskrankenversicherung
• bei Bedarf	Tauchen Gesundheitszeugnis (Arbeits-/Langzeitaufenthalt)
Bemerkungen	**Ciguatera-Fischvergiftung:** Saisonales Risiko bei Verzehr von größeren Raubfischen (auch gegart). Örtliche Warnhinweise beachten!

Länderprofile | CRM-Handbuch Reisemedizin, Juni 2011 – November 2011

Kambodscha

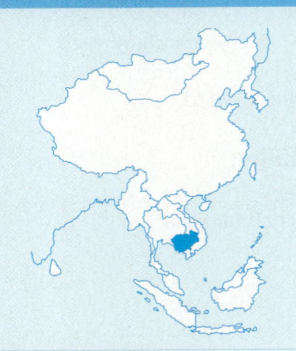

Länderinformationen

Klima
Tropisches Monsunklima, Hauptregenzeit von Mai bis November (Südwestmonsun); von Dezember bis März trockener Nordostmonsun; durchschnittliche Temperatur ganzjährig zwischen 26 °C und 30 °C.

Zeitdifferenz (zu Mitteleuropäischer Zeit):
MEZ + 6 Std.
(Europ. Sommerzeit + 5 Std.)

Hilfe in Notfällen
Deutsche Botschaft
No. 76–78 Rue Yougoslavie
(Street 214)
Phnom Penh
Tel. (00855 23) 21-61 93, -63 81

Impfvorschriften
- **direkt**: keine
- **aus Infektionsgebieten**: Gelbfieber (ausgenommen Kinder unter 1 Jahr)

Impfempfehlungen
(**STIKO-Empfehlungen** siehe **Kapitel Reiseimpfungen**)

- **alle Reisenden**: altersentsprechende Standardimpfungen lt. STIKO überprüfen und ggf. ergänzen bzw. auffrischen. Besonders zu beachten: **Tetanus, Diphtherie, Pertussis, Polio, Masern** (Grundimmunisierung oder ggf. Auffrischung); **Grippe**, evtl. **Pneumokokken**: Alter > 60, chronische Krankheiten;
zusätzlich für dieses Land: Hepatitis A

- **besondere Risiken**: **Cholera** [1,5,6,7], **Hepatitis B** [2,5,6,8], **Japanische Enzephalitis** [2,3], **Tollwut** [2,4,6,8], **Typhus** [1,2,5,6,7]
1 aktuelle Ausbrüche, 2 einfache Reisebedingungen, 3 Exposition im Endemiegebiet, 4 Tierkontakte, 5 spezielle berufliche/soziale Kontakte, 6 Einsätze (Katastrophen), 7 Hygienemängel, 8 unzureichende medizinische Versorgung

Malaria
Karte Malaria – Südostasien siehe Kartenanhang

- **Saison**: ganzjährig, verstärkt während der Regenzeiten
- **Parasit**: P. falciparum 75 %, Resistenzen Chloroquin, Mefloquin, Sulfa/Pyrimethamin-Kombinationen
- **Epidemiologie**: **mittleres Risiko** in den meisten Landesteilen, am höchsten im Regenwald der Grenzgebiete zu Thailand und Laos, geringer in einem breiten Gürtel durch die Mitte des Landes von SO nach NW entlang des Mekong bis nördlich des Tonle Sap;
geringes Risiko innerhalb dieses Gürtels in der Umgebung von Phnom Penh sowie unmittelbar um den Tonle Sap;
Phnom Penh und Angkor Wat gelten als **malariafrei**

- **Vorbeugung**: **Expositionsprophylaxe!**

Medikation	regelm.	stand-by	Bemerkungen
Empfehlung DTG			
Tourist/organisiert/Hotel	Ø	AL, AP	alle Gebiete mit Risiko ganzjährig
	Ø	Ø	südl. Mekongregion, Phnom Penh, Angkor Wat
Erwägung für sonst. Aufenthalte			Reisestil u. Reisezeit beachten
mittleres Risiko	AP, D* oder	Ø	
	Ø	AL, AP	
geringes Risiko	Ø	AL, AP	

AL = Artemether/Lumefantrin (Riamet®), AP = Atovaquon/Proguanil (Malarone®), D = Doxycyclin, Ø = keine
In der Tabelle durch Komma getrennte Präparate sind als Alternativen zu verstehen.
* Doxycyclin ist in Deutschland zur Malariaprophylaxe nicht zugelassen (s. Seite 318).

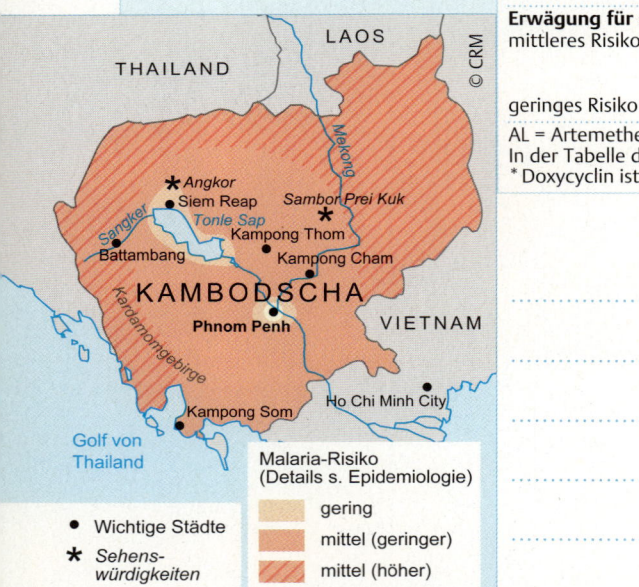

Malaria-Risiko (Details s. Epidemiologie)
- gering
- mittel (geringer)
- mittel (höher)

• Wichtige Städte
* Sehenswürdigkeiten

Besondere Infektionsrisiken	(Fettdruck = für die **Beratung aller Reisenden** relevant)	
• oral	**Darminfektionen** **Hepatitis A** Typhus Cholera Clonorchiasis, Opisthorchiasis	
• arthropod	**Dengue** Filariose, lymphatische Japanische Enzephalitis	ländliche Gebiete nahe Phnom Penh, Takeo, Kampong, Cham, Battambang, Svay Rieng, Siem Reap
	Chikungunya Fleckfieber, Milben-	
• aerogen	Tuberkulose	
• diverse	**Hepatitis B**, C Bilharziose im NO entlang des Mekong Venerische Infektionen Leptospirose Melioidose **Tollwut**	
Sonstige Beratungsinhalte	(siehe **Checklisten etc. im Serviceteil**)	
• allgemein	Flugreise (Langstrecke) Klima, Hygiene Reiseapotheke Auslandskrankenversicherung	
Bemerkungen	**Tollwut**: Moderne Gewebekultur-Impfstoffe und homologes Immunglobulin im Land schwer erhältlich. Im Bedarfsfall an deutsche Vertretung (Vertrauensarzt) wenden. Bei vorhersehbarem Risiko prophylaktische Impfung vor Reise empfohlen. **Medizinische Versorgung**: Landesweit ist mit erheblichen Engpässen bei der ärztlichen und medikamentösen Versorgung zu rechnen. Adäquate Ausstattung der **Reiseapotheke** (Zollbestimmungen beachten, Begleitattest ratsam, Muster im Serviceteil), **Auslandskrankenversicherung** mit Abdeckung des Rettungsrückflug-Risikos für Notfälle dringend empfohlen.	

Die perfekte Unterstützung für die reisemedizinische Beratung!
CRM travel.DOC – das reisemedizinische Dokumentations- und Beratungssystem

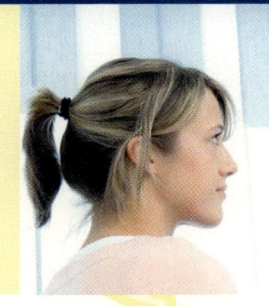

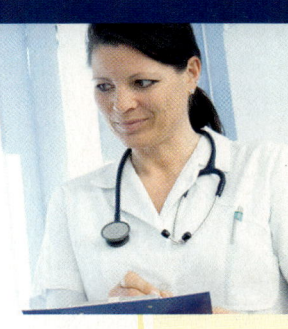

Beraten Sie Ihre Patienten mit CRM travel.DOC umfassend in 7 Schritten:
- Patientendaten
- Impfstatus-Erfassung
- Reiseländer
- Impfungen
- Impfplan
- Malaria
- Reisebrief für den Patienten

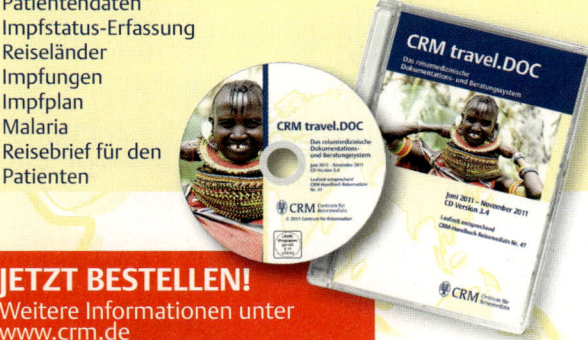

JETZT BESTELLEN!
Weitere Informationen unter
www.crm.de

CRM travel.DOC bietet Ihnen praxisorientierte Fachinformationen zu:
über 200 Ländern und Regionen, Malaria, Impfungen, Krankheiten, Reiseapotheke, Zecken und Reisen mit Tieren.

Das reisemedizinische Dokumentations- und Beratungssystem umfasst:
- reisemedizinische Beratungssoftware auf CD-ROM
- 2 x jährlich Programm-Updates auf CD-ROM (Juni und Dezember)
- regelmäßige Aktualisierung per Internet

Jetzt informieren!
www.crm.de/travel.DOC

CRM Centrum für Reisemedizin

Kamerun

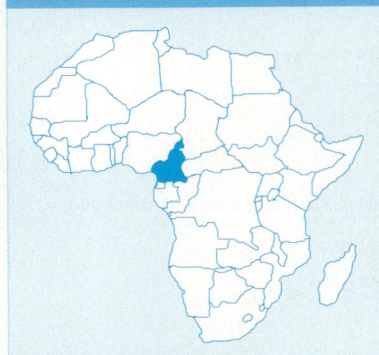

Klima
Tropisches Klima; im Süden ganzjährig feucht-heiß, nach Norden hin wechselfeucht und etwas kühler; in Nordkamerun Trockenzeit von November bis April; durchschnittliche Monatstemperatur in Douala ganzjährig um 26 °C.

Zeitdifferenz (zu Mitteleuropäischer Zeit):
MEZ ± 0 Std.
(Europ. Sommerzeit - 1 Std.)

Hilfe in Notfällen
Deutsche Botschaft
Nouvelle Route Bastos
Bastos-Usine
Jaunde
Tel. (00237) 22 21 00 56,
22 20 05 66

Regionalarzt an der
Deutschen Botschaft
Tel. (00237) 22 20 96 08
Handy (00237) 7 70 13 82

Impfvorschriften
- Abweichungen

Gelbfieber (ausgenommen Kinder unter 1 Jahr)

Cholera-Impfung kann – abweichend von den offiziellen Bestimmungen – gelegentlich verlangt werden. Besonders zu beachten bei
– Ankunft aus einem Land mit Cholera;
– Einreise außerhalb des internationalen Flughafens der Hauptstadt.
Gelbfieber-Impfung wird schon von Kindern ab 7. Lebensmonat verlangt.

Impfempfehlungen
- alle Reisenden

(**STIKO-Empfehlungen** siehe **Kapitel Reiseimpfungen**)

altersentsprechende Standardimpfungen lt. STIKO überprüfen und ggf. ergänzen bzw. auffrischen. Besonders zu beachten: **Tetanus**, **Diphtherie**, **Pertussis**, **Polio**, **Masern** (Grundimmunisierung oder ggf. Auffrischung); **Grippe**, evtl. **Pneumokokken**: Alter > 60, chronische Krankheiten;
zusätzlich für dieses Land: Hepatitis A, Polio, Gelbfieber

- besondere Risiken

Cholera [1,5,6,7], **Hepatitis B** [2,5,6,8], **Meningokokken** [1,2,5], **Tollwut** [2,4,6,8], **Typhus** [1,2,5,6,7]

1 aktuelle Ausbrüche, 2 einfache Reisebedingungen, 3 Exposition im Endemiegebiet, 4 Tierkontakte, 5 spezielle berufliche/soziale Kontakte, 6 Einsätze (Katastrophen), 7 Hygienemängel, 8 unzureichende medizinische Versorgung

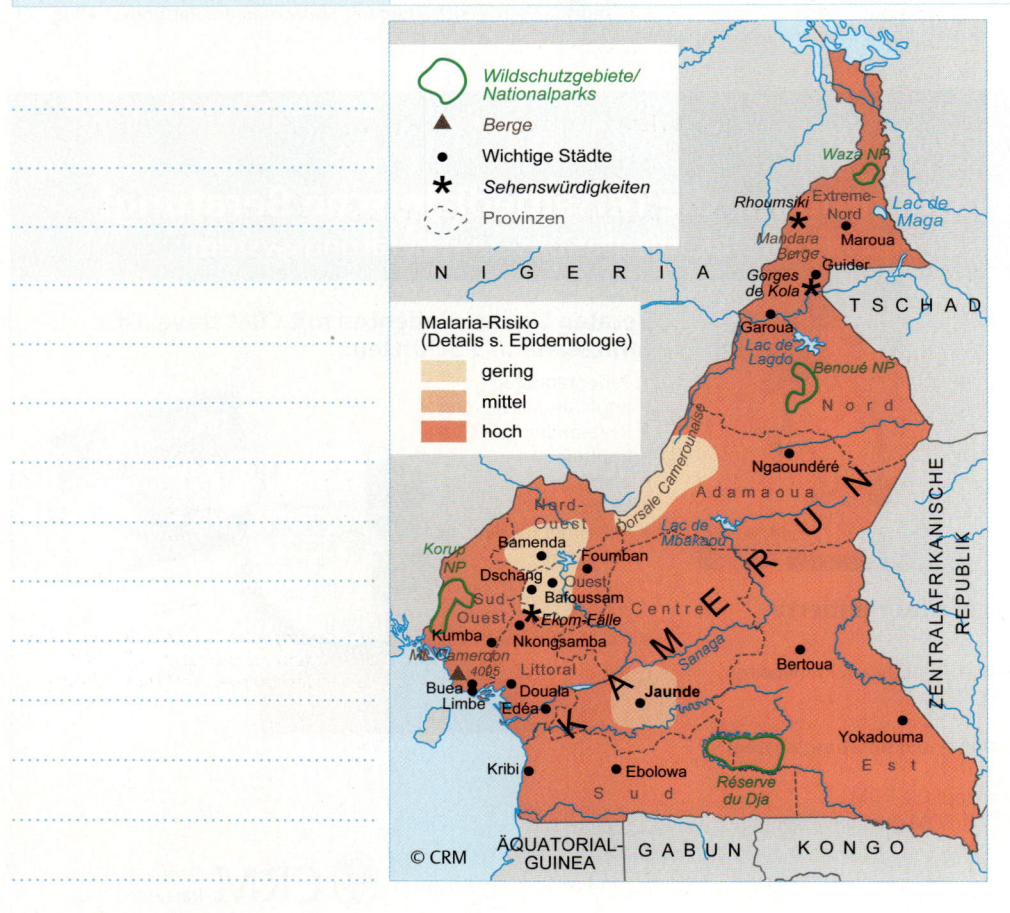

Malaria

• Saison	ganzjährig
• Parasit	P. falciparum 85 %, Resistenzen Chloroquin, Sulfa/Pyrimethamin-Kombinationen
• Epidemiologie	**hohes Risiko** landesweit mit folgenden Ausnahmen: **mittleres Risiko** in und um Jaunde **geringes Risiko** in den Bergregionen im Westen
• Vorbeugung	**Expositionsprophylaxe!**

Medikation	regelm.	stand-by	Bemerkungen
Empfehlung DTG Tourist/organisiert/Hotel	AP, D*, M	Ø	ganzes Land ganzjährig
Erwägung für sonst. Aufenthalte			Reisestil u. Reisezeit beachten
hohes Risiko	AP, D*, M	Ø	
mittleres Risiko	AP, D*, M oder Ø	Ø AL, AP	
geringes Risiko	Ø	AL, AP	

AL = Artemether/Lumefantrin (Riamet®), AP = Atovaquon/Proguanil (Malarone®), D = Doxycyclin, M = Mefloquin (Lariam®), Ø = keine
In der Tabelle durch Komma getrennte Präparate sind als Alternativen zu verstehen.
* Doxycyclin ist in Deutschland zur Malariaprophylaxe nicht zugelassen (s. Seite 318).

Besondere Infektionsrisiken

(**Fettdruck** = für die **Beratung aller Reisenden** relevant)

• oral	**Darminfektionen** **Hepatitis A** **Polio** Cholera Typhus Paragonimiasis südwestliche Landesteile
• arthropod	Leishmaniase, viszerale + cutane sporadisch im N Filariose, Loa + Onchozerkose + lymphatische Gelbfieber Chikungunya Dengue Rückfallfieber, Zecken- Krim-Kongo hämorrhagisches Fieber Fleckfieber, Floh- (murines) Schlafkrankheit
• aerogen	**Meningokokken-Meningitis** Dezember – Mai, vorw. im äußersten N Tuberkulose
• diverse	**Bilharziose** **Hepatitis B, C** Venerische Infektionen HIV-Praevalenzen b. Erwachsenen 5–15 % Leptospirose vorw. im W Tollwut

Sonstige Beratungsinhalte

(siehe **Checklisten etc. im Serviceteil**)

• allgemein	Flugreise (Langstrecke) Klima, Hygiene Reiseapotheke Auslandskrankenversicherung
• bei Bedarf	Aufenthalt in großen Höhen Gesundheitszeugnis (Arbeits-/Langzeitaufenthalt)

Bemerkungen

Medizinische Versorgung: Landesweit ist mit erheblichen Engpässen bei der ärztlichen und medikamentösen Versorgung zu rechnen. Adäquate Ausstattung der **Reiseapotheke** (Zollbestimmungen beachten, Begleitattest ratsam, Muster im Serviceteil), **Auslandskrankenversicherung** mit Abdeckung des Rettungsrückflug-Risikos für Notfälle dringend empfohlen.

Kanada

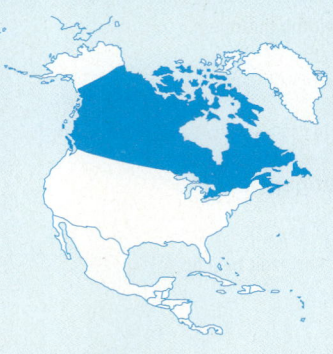

Klima
Im Norden subpolares, sonst überwiegend kontinentales Klima mit großen Temperaturschwankungen, langen Wintern und kurzen Sommern; an den Küsten (v. a. Pazifikküste) ausgeglichener; durchschnittliche Temperatur in Ottawa im Januar - 11 C, im Juli 21 C.

Zeitdifferenz (zu Mitteleuropäischer Zeit):
mehrere Zeitzonen (O → W)
MEZ - 4:30 bis - 9 Std.
Durch geringfügige Abweichungen der örtlichen von der europäischen Sommerzeit MEZ -3:30 bis -8 Std. Anfang April.

Hilfe in Notfällen
Deutsche Botschaft
1 Waverley Street
Ottawa
Tel. (001 613) 2 32-1101

Impfvorschriften	keine
Impfempfehlungen	(**STIKO-Empfehlungen** siehe **Kapitel Reiseimpfungen**)
• alle Reisenden	altersentsprechende Standardimpfungen lt. STIKO überprüfen und ggf. ergänzen bzw. auffrischen. Besonders zu beachten: **Tetanus**, **Diphtherie**, **Pertussis**, **Polio**, **Masern** (Grundimmunisierung oder ggf. Auffrischung); **Grippe**, evtl. **Pneumokokken**: Alter > 60, chronische Krankheiten
• besondere Risiken	**Hepatitis B** [2,5,6], **Meningokokken** (s. Bemerkungen), **Tollwut** [4] 1 aktuelle Ausbrüche, 2 einfache Reisebedingungen, 3 Exposition im Endemiegebiet, 4 Tierkontakte, 5 spezielle berufliche/soziale Kontakte, 6 Einsätze (Katastrophen)
Malaria	keine
Besondere Infektionsrisiken	(**Fettdruck** = für die **Beratung aller Reisenden** relevant)
• oral	Echinokokkose (E. multilocularis) Trichinellose vorw. im N
• arthropod	**Borreliose** April–September, vorwiegend im S Rocky Mountain spotted fever April–September, vorwiegend im SW West Nile-Fieber Sommer/Herbst v.a. in Saskatchewan, Manitoba und Alberta Zeckenlähmung April–September, vorwiegend im W
• aerogen	Blastomykose Kryptokokkose (C. gattii) British Columbia, bes. auf Vancouver Island
• diverse	**Hepatitis B** bes. nördliche Landesteile (Eskimos) Tollwut
Sonstige Beratungsinhalte	(siehe **Checklisten etc. im Serviceteil**)
• allgemein	Flugreise (Langstrecke) Auslandskrankenversicherung
• bei Bedarf	Aufenthalt in großen Höhen
Bemerkungen	Die **Meningitis-Impfung Typ C** gehört in diesem Land für bestimmte Altersgruppen (in der Regel Kinder und Jugendliche) zum allgemeinen Impfprogramm. Nach den geltenden Empfehlungen der STIKO wird die Meningitis-Impfung dadurch zur Reise-impfung für „Schüler/Studenten vor Langzeitaufenthalten in Ländern mit empfohlener allgemeiner Impfung für Jugendliche oder selektiver Impfung für Schüler/Studenten entsprechend den Empfehlungen der Zielländer". Personen, die sich zwischen dem 1. Juni und 30. November eines Jahres in den USA oder in Kanada aufgehalten haben, dürfen wegen der potentiellen Gefahr einer West Nile-Virus-Übertragung nach ihrer Rückkehr in Deutschland für 4 Wochen kein Blut spenden (siehe **Checkliste Bluttransfusion**).

Kanarische Inseln s. Spanien

Kap Verde

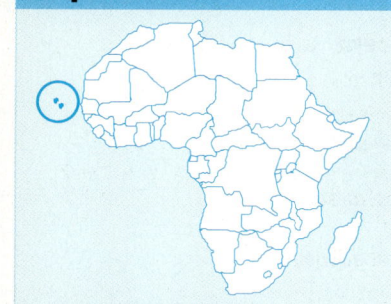

Klima
Trockenes Tropenklima (Nordostpassat); geringe Niederschläge zwischen August und Oktober (Südwestmonsun); Monatsmittel der Temperaturen zwischen 22 °C (Februar) und 27 °C (September).

Zeitdifferenz (zu Mitteleuropäischer Zeit):
MEZ -2 Std.
(Europ. Sommerzeit - 3 Std.)

Hilfe in Notfällen
zu erfragen über:
Deutsche Botschaft Senegal

Impfvorschriften	
• direkt	**keine**
• aus Infektionsgebieten	Gelbfieber (ausgenommen Kinder unter 1 Jahr)
Impfempfehlungen	(**STIKO-Empfehlungen** siehe **Kapitel Reiseimpfungen**)
• alle Reisenden	altersentsprechende Standardimpfungen lt. STIKO überprüfen und ggf. ergänzen bzw. auffrischen. Besonders zu beachten: **Tetanus**, **Diphtherie**, **Pertussis**, **Polio**, **Masern** (Grundimmunisierung oder ggf. Auffrischung); **Grippe**, evtl. **Pneumokokken**: Alter > 60, chronische Krankheiten; **zusätzlich für dieses Land: Hepatitis A**
• besondere Risiken	**Hepatitis B** [2,5,6,8], **Typhus** [1,2,5,6,7] 1 aktuelle Ausbrüche, 2 einfache Reisebedingungen, 3 Exposition im Endemiegebiet, 4 Tierkontakte, 5 spezielle berufliche/soziale Kontakte, 6 Einsätze (Katastrophen), 7 Hygienemängel, 8 unzureichende medizinische Versorgung
Malaria	
• Saison	August – November
• Parasit	P. falciparum vorwiegend
• Epidemiologie	**geringes Risiko** auf Sao Tiago; übrige Inseln sind **malariafrei**
• Vorbeugung	**Expositionsprophylaxe!**

Medikation	regelm.	stand-by	Bemerkungen
Empfehlung DTG Tourist/organisiert/Hotel	Ø	Ø	Insel Sao Tiago minimales Risiko Aug–Nov
Erwägung für sonst. Aufenthalte geringes Risiko	Ø	AL, AP	Reisestil u. Reisezeit beachten

AL = Artemether/Lumefantrin (Riamet®), AP = Atovaquon/Proguanil (Malarone®), Ø = keine
In der Tabelle durch Komma getrennte Präparate sind als Alternativen zu verstehen.

Besondere Infektionsrisiken	(**Fettdruck** = für die **Beratung aller Reisenden** relevant)
• oral	**Darminfektionen** **Hepatitis A**, E Typhus
• arthropod	Dengue
• aerogen	Tuberkulose
• diverse	Venerische Infektionen **Hepatitis B**, C
Sonstige Beratungsinhalte	(siehe **Checklisten etc. im Serviceteil**)
• allgemein	Flugreise (Langstrecke) Klima, Hygiene Reiseapotheke Auslandskrankenversicherung
• bei Bedarf	Tauchen
Bemerkungen	Landesweit ist mit erheblichen Engpässen bei der **medizinischen Versorgung** zu rechnen. Der Abschluss einer Auslandskrankenversicherung mit Abdeckung des Rücktransport-Risikos für Notfälle ist dringend zu empfehlen.

Kasachstan

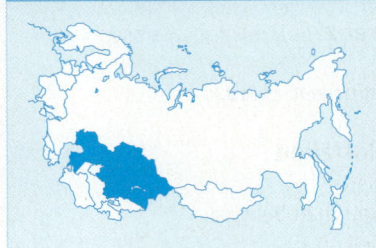

Klima
Kontinentalklima mit heißen Sommern und kalten Wintern; im westlichen Tiefland Wüstenklima, im östlichen Bergland ganzjährig feucht; durchschnittliche Temperatur in Alma-Ata im Januar - 9 °C, im Juli 22 °C.

Hilfe in Notfällen
Deutsche Botschaft
Ul. Kosmonawtow 62,
Mikrodistrikt Chubary
Astana
Tel. (007 7172) 79 12 00

Zeitdifferenz (zu Mitteleuropäischer Zeit):
3 Zeitzonen:
West
MEZ +3 Std. ganzjährig
Zentral
MEZ +4 Std. ganzjährig
Ost
MEZ +5 Std. ganzjährig

Impfvorschriften

• direkt	**keine**
• aus Infektionsgebieten	Gelbfieber

Impfempfehlungen
(**STIKO-Empfehlungen** siehe **Kapitel Reiseimpfungen**)

- **alle Reisenden**: altersentsprechende Standardimpfungen lt. STIKO überprüfen und ggf. ergänzen bzw. auffrischen. Besonders zu beachten: **Tetanus**, **Diphtherie**, **Pertussis**, **Polio**, **Masern** (Grundimmunisierung oder ggf. Auffrischung); **Grippe**, evtl. **Pneumokokken**: Alter > 60, chronische Krankheiten; **zusätzlich für dieses Land: Hepatitis A, Polio**

- **besondere Risiken**: **FSME** [2,3], **Hepatitis B** [2,5,6,8], **Tollwut** [2,4,6,8], **Typhus** [1,2,5,6,7]
  1 aktuelle Ausbrüche, 2 einfache Reisebedingungen, 3 Exposition im Endemiegebiet, 4 Tierkontakte, 5 spezielle berufliche/soziale Kontakte, 6 Einsätze (Katastrophen), 7 Hygienemängel, 8 unzureichende medizinische Versorgung

Malaria
Es ist von einem minimalen saisonalen Risiko (Juni–Oktober) im Süden auszugehen (ausschließlich P. vivax). Seit 2002 sind keine Fälle aufgetreten. Reisenden ist Mückenschutz zu empfehlen.

Besondere Infektionsrisiken
(**Fettdruck** = für die **Beratung aller Reisenden** relevant)

- **oral**:
  Darminfektionen
  Hepatitis A, E
  Polio
  Typhus
  Brucellose
  Echinokokkose (E. granulosus) vorw. im S

- **arthropod**:
  Leishmaniase, cutane
  Leishmaniase, viszerale sporadisch im S
  Borreliose April–Oktober
  FSME/RSSE April–Oktober, endemische Herde im O und in der Almaty-Region gesichert, in anderen Landesteilen wahrscheinlich. Keine ausreichenden Daten.
  Krim-Kongo hämorrhagisches Fieber April–Oktober, vorw. im S
  Fièvre boutonneuse April–Oktober (Küstengebiete am Kaspischen Meer)
  Fleckfieber, Läuse-
  Pest einzelne Naturherde

- **aerogen**: Tuberkulose

- **diverse**:
  Hepatitis B
  Venerische Infektionen
  Milzbrand
  Tollwut

Sonstige Beratungsinhalte
(siehe **Checklisten etc. im Serviceteil**)

- **allgemein**:
  Flugreise (Langstrecke)
  Hygiene
  Reiseapotheke
  Auslandskrankenversicherung

- **bei Bedarf**:
  Aufenthalt in großen Höhen
  Gesundheitszeugnis (Arbeits-/Langzeitaufenthalt)

Bemerkungen
Dauermedikamente (u.a. Insulin) sollten aus Deutschland mitgebracht werden, da die **medikamentöse Versorgung** problematisch ist.

Katar

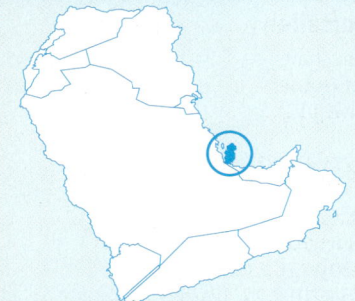

	Klima Wüstenklima mit hoher Luftfeuchtigkeit; durchschnittliche Temperatur im August 35 °C, im Januar 19 °C.	**Zeitdifferenz** (zu Mitteleuropäischer Zeit): MEZ + 2 Std. (Europ. Sommerzeit + 1 Std.)
		Hilfe in Notfällen Deutsche Botschaft No. 6, Al-Jazira-al-Arabiya Street Fareej Kholaib Area Doha Tel. (00974) 44 08 23 00

Impfvorschriften	keine
Impfempfehlungen	(STIKO-Empfehlungen siehe Kapitel Reiseimpfungen)
• alle Reisenden	altersentsprechende Standardimpfungen lt. STIKO überprüfen und ggf. ergänzen bzw. auffrischen. Besonders zu beachten: **Tetanus**, **Diphtherie**, **Pertussis**, **Polio**, **Masern** (Grundimmunisierung oder ggf. Auffrischung); **Grippe**, evtl. **Pneumokokken**: Alter > 60, chronische Krankheiten; **zusätzlich für dieses Land: Hepatitis A**
• besondere Risiken	**Hepatitis B** [2,5,6,8] 1 aktuelle Ausbrüche, 2 einfache Reisebedingungen, 3 Exposition im Endemiegebiet, 4 Tierkontakte, 5 spezielle berufliche/soziale Kontakte, 6 Einsätze (Katastrophen), 7 Hygienemängel, 8 unzureichende medizinische Versorgung
Malaria	keine
Besondere Infektionsrisiken	(Fettdruck = für die **Beratung aller Reisenden** relevant)
• oral	**Darminfektionen** **Hepatitis A**
• arthropod	**Leishmaniase, cutane**
• diverse	Hepatitis B, C
Sonstige Beratungsinhalte	(siehe **Checklisten etc. im Serviceteil**)
• allgemein	Flugreise (Langstrecke) Hygiene Reiseapotheke Auslandskrankenversicherung
• bei Bedarf	Gesundheitszeugnis (Arbeits-/Langzeitaufenthalt)

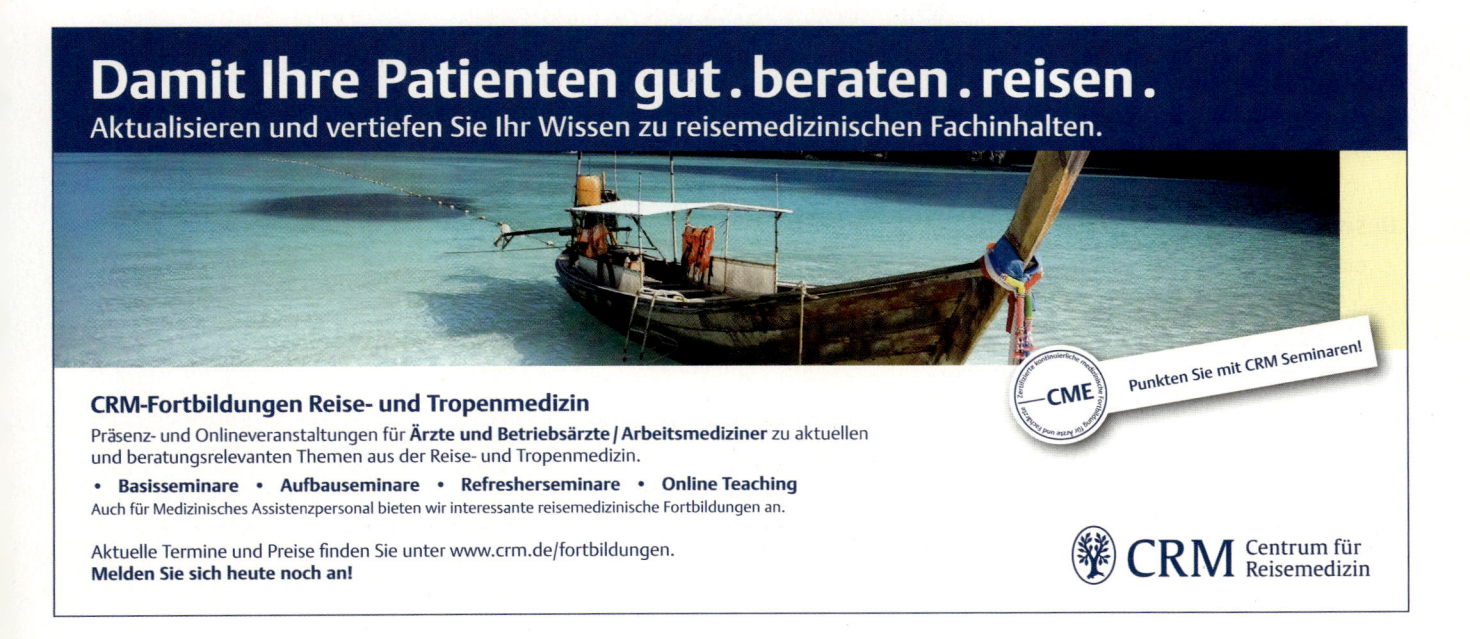

Länderprofile | CRM-Handbuch Reisemedizin, Juni 2011 – November 2011

Kenia

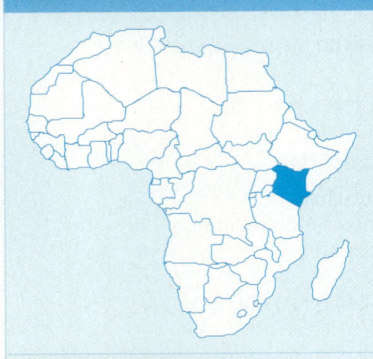

Länderinformationen

Klima
Im Norden trocken-heiß, sonst tropisch-wechselfeuchtes Klima mit zwei Regenzeiten (März bis Juni, Oktober bis Dezember); gleichbleibend hohe Temperaturen an der Küste (Mombasa) 26–30 °C, in den Höhenlagen niedriger: Nairobi 17 °C.

Zeitdifferenz (zu Mitteleuropäischer Zeit):
MEZ + 2 Std.
(Europ. Sommerzeit + 1 Std.)

Hilfe in Notfällen
Deutsche Botschaft
Ludwig Krapf House
Riverside Drive 113
Nairobi
Tel. (00254 20) 4 26 21 00

Regionalarzt an der
Deutschen Botschaft
Tel. (00254 20) 4 26 21 08
Handy (00254 20) 7 21 32 24 35

Impfvorschriften
- **direkt**: keine
- **aus Infektionsgebieten**: Gelbfieber (ausgenommen Kinder unter 1 Jahr)

Impfempfehlungen
(STIKO-Empfehlungen siehe Kapitel Reiseimpfungen)

- **alle Reisenden**: altersentsprechende Standardimpfungen lt. STIKO überprüfen und ggf. ergänzen bzw. auffrischen. Besonders zu beachten: **Tetanus, Diphtherie, Pertussis, Polio, Masern** (Grundimmunisierung oder ggf. Auffrischung); **Grippe**, evtl. **Pneumokokken**: Alter > 60, chronische Krankheiten; **zusätzlich für dieses Land: Hepatitis A, Polio, Gelbfieber**

- **besondere Risiken**: **Cholera** [1,5,6,7], **Hepatitis B** [2,5,6,8], **Meningokokken** [1,2,5], **Tollwut** [2,4,6,8], **Typhus** [1,2,5,6,7]
  1 aktuelle Ausbrüche, 2 einfache Reisebedingungen, 3 Exposition im Endemiegebiet, 4 Tierkontakte, 5 spezielle berufliche/soziale Kontakte, 6 Einsätze (Katastrophen), 7 Hygienemängel, 8 unzureichende medizinische Versorgung

Malaria
- **Saison**: ganzjährig, verstärkt während der Regenzeit
- **Parasit**: P. falciparum >85%, Resistenzen Chloroquin, Sulfa/Pyrimethamin-Kombinationen
- **Epidemiologie**:
  hohes Risiko in den Regenwaldgebieten einschl. der Touristenressorts an der Küste;
  mittleres Risiko in den mittleren und südlichen Grenzgebieten zu Tansania;
  geringes Risiko in den übrigen Landesteilen unterhalb von 2000 m;
  normalerweise kein Risiko im Nordosten, gelegentlich Zunahme nach Regenfällen;
  kein Risiko in Nairobi und in Höhenlagen > 2000 m
- **Vorbeugung**: **Expositionsprophylaxe!**

Medikation	regelm.	stand-by	Bemerkungen
Empfehlung DTG Tourist/organisiert/Hotel	AP, D*, M	Ø	alle Landesteile < 2500 m ganzjährig
	Ø	Ø	Nairobi und Höhenlagen > 2500 m
Erwägung für sonst. Aufenthalte			Reisestil u. Reisezeit beachten
hohes Risiko	AP, D*, M	Ø	
mittleres Risiko	AP, D*, M oder	Ø	
	Ø	AL, AP	
geringes Risiko	Ø	AL, AP	

AL = Artemether/Lumefantrin (Riamet®), AP = Atovaquon/Proguanil (Malarone®), D = Doxycyclin, M = Mefloquin (Lariam®), Ø = keine
In der Tabelle durch Komma getrennte Präparate sind als Alternativen zu verstehen.
* Doxycyclin ist in Deutschland zur Malariaprophylaxe nicht zugelassen (s. Seite 318).

Besondere Infektionsrisiken
(Fettdruck = für die Beratung aller Reisenden relevant)

- **oral**:
  Darminfektionen
  Hepatitis A, E
  Polio
  Typhus
  Cholera
  Brucellose
  Echinokokkose (E. granulosus) vorw. im NW

• arthropod	Leishmaniase, viszerale + cutane sporadisch, bes. semiaride Gebiete im N Filariose, lymphatische Gelbfieber Dengue Rift Valley-Fieber O'nyong-nyong-Fieber Fièvre boutonneuse („Kenia tick typhus") Borreliose Rückfallfieber, Zecken- Krim-Kongo hämorrhagisches Fieber West Nile-Fieber Fleckfieber, Floh- Pest sporadisch im S Schlafkrankheit Grenzgebiet zu Uganda (W), vorw. Distrikte Bungoma, Busia und Teso, Grenzgebiet zu Tansania (SW), Übertragung sporadisch möglich	
• aerogen	**Meningokokken-Meningitis** Trockenzeit, vorw. westl. Hinterland Tuberkulose	
• diverse	**Bilharziose** **Hepatitis B, C** Venerische Infektionen HIV-Praevalenzen b. Erwachsenen 5–15 % Leptospirose Tollwut Milzbrand	
Sonstige Beratungsinhalte	(siehe **Checklisten etc. im Serviceteil**)	
• allgemein	Flugreise (Langstrecke) Klima, Hygiene Reiseapotheke Auslandskrankenversicherung	
• bei Bedarf	Tauchen Aufenthalt in großen Höhen	

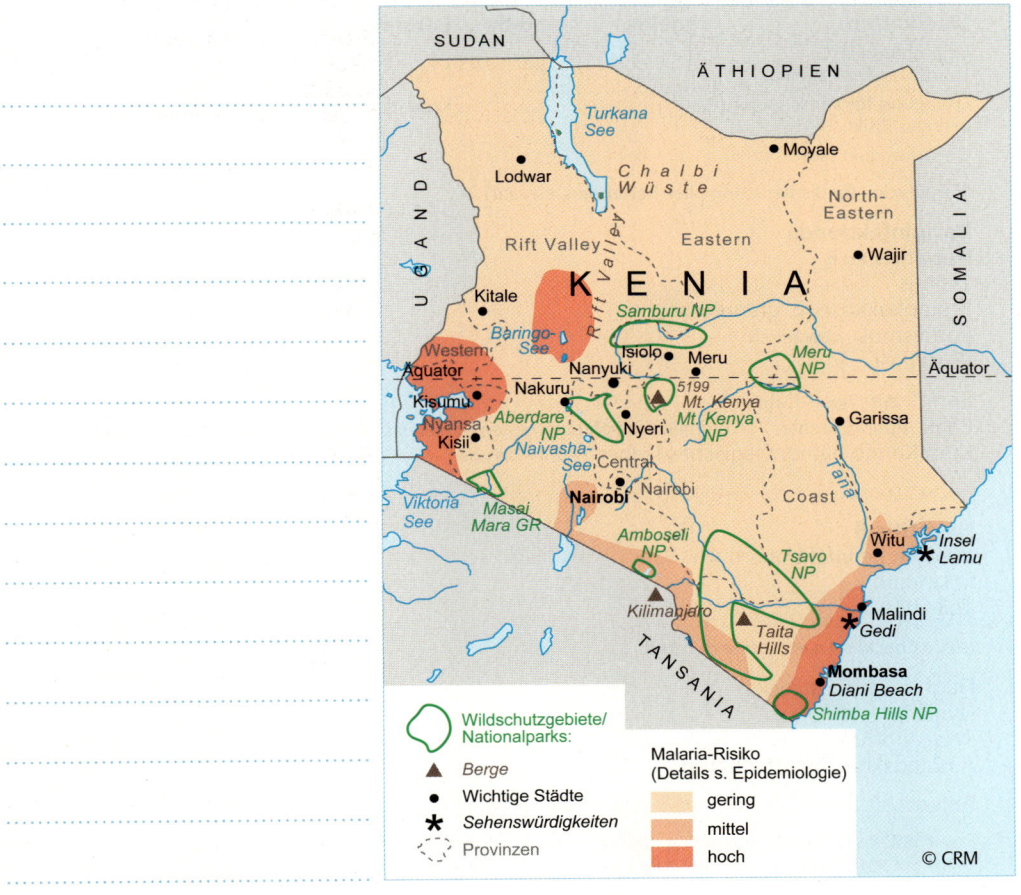

Länderprofile | CRM-Handbuch Reisemedizin, Juni 2011 – November 2011

Kirgisistan

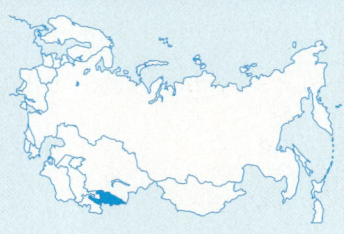

Klima
Kontinentales Gebirgsklima mit kalten Wintern und heißen Sommern, meist nur wenig Niederschlag; durchschnittliche Temperatur in Bischkek im Januar unter -5 °C, im Juli um 25 °C, Extreme zwischen 38 °C und 42 °C.

Zeitdifferenz (zu Mitteleuropäischer Zeit):
MEZ + 4 Std. ganzjährig

Hilfe in Notfällen
Deutsche Botschaft
Ul. Razzakowa 28
Bischkek
Tel. (00996 312) 90 50 00, 66 19 75

Impfvorschriften	keine
Impfempfehlungen	(**STIKO-Empfehlungen** siehe **Kapitel Reiseimpfungen**)
• alle Reisenden	altersentsprechende Standardimpfungen lt. STIKO überprüfen und ggf. ergänzen bzw. auffrischen. Besonders zu beachten: **Tetanus**, **Diphtherie**, **Pertussis**, **Polio**, **Masern** (Grundimmunisierung oder ggf. Auffrischung); **Grippe**, evtl. **Pneumokokken**: Alter > 60, chronische Krankheiten; **zusätzlich für dieses Land: Hepatitis A**
• besondere Risiken	**FSME** (s. Bemerkungen), **Hepatitis B** [2,5,6,8], **Tollwut** [2,4,6,8], **Typhus** [1,2,5,6,7] 1 aktuelle Ausbrüche, 2 einfache Reisebedingungen, 3 Exposition im Endemiegebiet, 4 Tierkontakte, 5 spezielle berufliche/soziale Kontakte, 6 Einsätze (Katastrophen), 7 Hygienemängel, 8 unzureichende medizinische Versorgung
Malaria	**Karte Malaria – Türkei/GUS-Länder** siehe Kartenanhang
• Saison	Juni – Oktober
• Parasit	P. vivax ausschließlich
• Epidemiologie	**geringes Risiko** herdförmig im SW (Grenzgebiete zu Tadschikistan und Usbekistan), vorwiegend in den tiefer gelegenen Gebieten der Regionen Batken, Osh und Jalal-Abad, sowie im N in den tiefer gelegenen Gebieten der Chuysk-Region mit der Hauptstadt Bischkek und der Provinz Ysyk-Kul; das Stadtgebiet von Bischkek gilt als **malariafrei**
• Vorbeugung	**Expositionsprophylaxe!**

Medikation	regelm.	stand-by	Bemerkungen
Empfehlung DTG Tourist/organisiert/Hotel	Ø	C	geringes Risiko in den o.g. Gebieten Juni–Okt
Erwägung für sonst. Aufenthalte geringes Risiko	Ø	C	Reisestil u. Reisezeit beachten

C = Chloroquin (Resochin® u.a.), Ø = keine

Besondere Infektionsrisiken	(**Fettdruck** = für die **Beratung aller Reisenden** relevant)
• oral	**Darminfektionen** **Hepatitis A, E** Typhus Echinokokkose (E. granulosus) Botulismus sporadisch Brucellose
• arthropod	Borreliose April – Oktober RSSE April – Oktober, Vorkommen aus tiefer gelegenen Gebieten berichtet, genauere Daten fehlen Krim-Kongo hämorrhagisches Fieber April – Oktober
• aerogen	Tuberkulose
• diverse	**Hepatitis B** Venerische Infektionen Milzbrand Tollwut
Sonstige Beratungsinhalte	(siehe **Checklisten etc. im Serviceteil**)
• allgemein	Flugreise (Langstrecke) Hygiene Reiseapotheke Auslandskrankenversicherung
• bei Bedarf	Aufenthalt in großen Höhen
Bemerkungen	Das **FSME**-Risiko ist offenbar gering, die Datenlage spärlich. Eine Impfempfehlung ist nur bei sehr hohem Expositionsrisiko indiziert. Die hier zugelassenen Impfstoffe sind auch gegen den östlichen Subtyp (RSSE) wirksam. **Medizinische Versorgung**: Wichtige Medikamente, Verband- und Injektionsmaterialien sollten aus Deutschland mitgebracht werden. Notfall- und Intensivbehandlungsmaßnahmen sind nur unzureichend verfügbar.

Kiribati

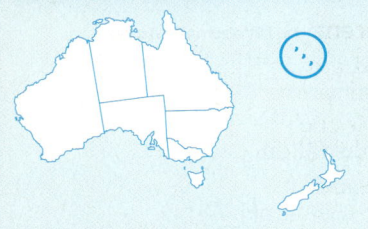

Klima Immerfeuchtes tropisches Klima; im Winter etwas trockener; durchschnittliche Temperatur ganzjährig um 27 °C.	**Zeitdifferenz** (zu Mitteleuropäischer Zeit): MEZ + 11 Std. (Europ. Sommerzeit + 10 Std.) **Hilfe in Notfällen** zu erfragen über: Deutsche Botschaft Neuseeland

Impfvorschriften	
• direkt	keine
• aus Infektionsgebieten	Gelbfieber (ausgenommen Kinder unter 1 Jahr)
Impfempfehlungen	(**STIKO-Empfehlungen** siehe **Kapitel Reiseimpfungen**)
• alle Reisenden	altersentsprechende Standardimpfungen lt. STIKO überprüfen und ggf. ergänzen bzw. auffrischen. Besonders zu beachten: **Tetanus, Diphtherie, Pertussis, Polio, Masern** (Grundimmunisierung oder ggf. Auffrischung); **Grippe**, evtl. **Pneumokokken**: Alter > 60, chronische Krankheiten; **zusätzlich für dieses Land: Hepatitis A**
• besondere Risiken	Hepatitis B [2,5,6,8] 1 aktuelle Ausbrüche, 2 einfache Reisebedingungen, 3 Exposition im Endemiegebiet, 4 Tierkontakte, 5 spezielle berufliche/soziale Kontakte, 6 Einsätze (Katastrophen), 7 Hygienemängel, 8 unzureichende medizinische Versorgung
Malaria	keine
Besondere Infektionsrisiken	(**Fettdruck** = für die **Beratung aller Reisenden** relevant)
• oral	**Darminfektionen** Hepatitis A Typhus
• arthropod	**Dengue** Filariose, lymphatische
• diverse	**Hepatitis B, C** Venerische Infektionen
Sonstige Beratungsinhalte	(siehe **Checklisten etc. im Serviceteil**)
• allgemein	Flugreise (Langstrecke) Klima, Hygiene Reiseapotheke Auslandskrankenversicherung
• bei Bedarf	Tauchen
Bemerkungen	**Ciguatera-Fischvergiftung:** Saisonales Risiko bei Verzehr von größeren Raubfischen (auch gegart). Örtliche Warnhinweise beachten!

Länderprofile | CRM-Handbuch Reisemedizin, Juni 2011 – November 2011

Kolumbien

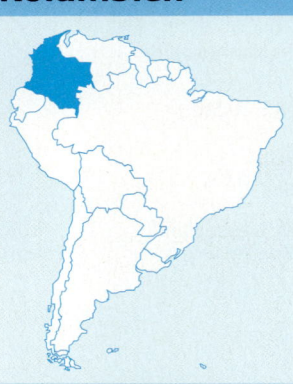

Klima
Tropisches, wechselfeuchtes Klima mit geringen jahreszeitlichen Schwankungen; Jahresmitteltemperatur nimmt mit der Höhe ab (unterhalb 1000 m 25–30 °C, Bogotá, 2550 ü.M.: 14 °C);
im Norden und Westen Regenzeit von April bis November mit ausgiebigen Niederschlägen, sonst von März bis Juli und von September bis Dezember.

Zeitdifferenz (zu Mitteleuropäischer Zeit):
MEZ 6 Std.
(Europ. Sommerzeit - 7 Std.)

Hilfe in Notfällen
Deutsche Botschaft
Cra. 69, No 25 B-44, piso 7
Edificio World Business Port
Bogota
Tel. (0057 1) 4 23 26 00

Impfvorschriften	keine
• Abweichungen	Bei Reisen in den Süden des Landes kann es an den Straßen zu Kontrollen eines **Gelbfieber**-Impfnachweises kommen.
Impfempfehlungen	(**STIKO-Empfehlungen** siehe **Kapitel Reiseimpfungen**)
• alle Reisenden	altersentsprechende Standardimpfungen lt. STIKO überprüfen und ggf. ergänzen bzw. auffrischen. Besonders zu beachten: **Tetanus**, **Diphtherie**, **Pertussis**, **Polio**, **Masern** (Grundimmunisierung oder ggf. Auffrischung); **Grippe**, evtl. **Pneumokokken**: Alter > 60, chronische Krankheiten; **zusätzlich für dieses Land: Hepatitis A,** **Gelbfieber** (bei Reisen ins Landesinnere (WHO) folgender Regionen: Mittleres Tal des Rio Magdalena, westl. und östl. Ausläufer der Cordillera Oriental, Ausläufer der Sierra Nevada, Tiefland im Osten)
• besondere Risiken	**Hepatitis B** [2,5,6,8], **Tollwut** [2,4,6,8], **Typhus** [1,2,5,6,7] 1 aktuelle Ausbrüche, 2 einfache Reisebedingungen, 3 Exposition im Endemiegebiet, 4 Tierkontakte, 5 spezielle berufliche/soziale Kontakte, 6 Einsätze (Katastrophen), 7 Hygienemängel, 8 unzureichende medizinische Versorgung
Malaria	**Karte Malaria – Südamerika** siehe Kartenanhang
• Saison	ganzjährig
• Parasit	P. vivax insgesamt 72 %, herdförmig Resistenzen Chloroquin; P. falciparum insgesamt 27 %, Resistenzen Chloroquin, Sulfa/Pyrimethamin-Kombinationen
• Epidemiologie	**mittleres Risiko** in ländlichen Gebieten unterhalb 1600 m mit höherem Anteil von P. falciparum in tiefer gelegenen Regenwaldgebieten folgender Regionen: Amazonia: südliche Llanos-Gebiete (Tiefland östlich der Cordillera oriental), vor allem in den Departments Amazonas, Arauca, Guainia, Guaviare, Meta, Putumayo und Vichada; Pacifico: Küstenabschnitte in den Departments Narino, Valle del Cauca und Choco mit Grenzgebiet zu Panama; Karibik (Urabá-Bajo Cauca): Gebiete im Department Cordoba, nördliche Teile von Antioquia; **geringes bzw kein Risiko** in Städten, Höhenlagen sowie in den nördlichen Landesteilen; **malariafrei** Inseln San Andrés und Providencia
• Vorbeugung	**Expositionsprophylaxe!**

Medikation	regelm.	stand-by	Bemerkungen
Empfehlung DTG Tourist/organisiert/Hotel	Ø	AL, AP	ganzes Land, v.a. ländl. Gebiete, ganzjährig;
	Ø	Ø	ländl. Gebiete im N, ganzjährig; malariafrei Inseln San Andres u. Providencia sowie Großstädte
Erwägung für sonst. Aufenthalte			Reisestil u. Reisezeit beachten
mittleres Risiko	AP, D*, M oder	Ø	
	Ø	AL, AP	
geringes Risiko	Ø	AL, AP	

AL = Artemether/Lumefantrin (Riamet®), AP = Atovaquon/Proguanil (Malarone®), D = Doxycyclin, M = Mefloquin (Lariam®), Ø = keine
In der Tabelle durch Komma getrennte Präparate sind als Alternativen zu verstehen.
* Doxycyclin ist in Deutschland zur Malariaprophylaxe nicht zugelassen (s. Seite 318).

Besondere Infektionsrisiken	(**Fettdruck** = für die **Beratung aller Reisenden** relevant)
• oral	**Darminfektionen** **Hepatitis A** Typhus
• arthropod	**Dengue** Leishmaniase, cutane + mucocutane Leishmaniase, viszerale vorw. Magdalena-Becken und Tiefland im N Filariose, Onchozerkose 1 Herd im Cauca Dptm. Bartonellose südwestl. Andentäler unterhalb 3.000 m Gelbfieber mittleres Tal des Rio Magdalena, westl. und östl. Ausläufer der Cordillera Oriental von der Grenze mit Ecuador bis zur Grenze mit Venezuela, Ausläufer der Sierra Nevada, Urabá, Tiefland im Osten (Orioquia) und Amazonien West Nile-Fieber Rocky Mountain spotted fever Antiochia, Santander, Cundinamarca, Cauca Fleckfieber, Läuse- kaltes Hochland mit niedriger sozio-ökonomischer Struktur Chagas-Krankheit ländliche Gebiete im Tiefland
• aerogen	Histoplasmose Paracoccidioidomykose
• diverse	Venerische Infektionen **Hepatitis B** Milzbrand La Guajira im NW **Tollwut**
Sonstige Beratungsinhalte	(siehe **Checklisten etc. im Serviceteil**)
• allgemein	Flugreise (Langstrecke) Klima, Hygiene Reiseapotheke Auslandskrankenversicherung
• bei Bedarf	Tauchen Aufenthalt in großen Höhen Gesundheitszeugnis (Arbeits-/Langzeitaufenthalt)
Bemerkungen	**Medizinische Versorgung**: Außerhalb der Großstädte und Touristikzentren ist mit erheblichen Engpässen bei der ärztlichen und medikamentösen Versorgung zu rechnen. Adäquate Ausstattung der **Reiseapotheke** (Zollbestimmungen beachten, Begleitattest ratsam, Muster im Serviceteil), **Auslandskrankenversicherung** mit Abdeckung des Rettungsrückflug-Risikos für Notfälle dringend empfohlen.

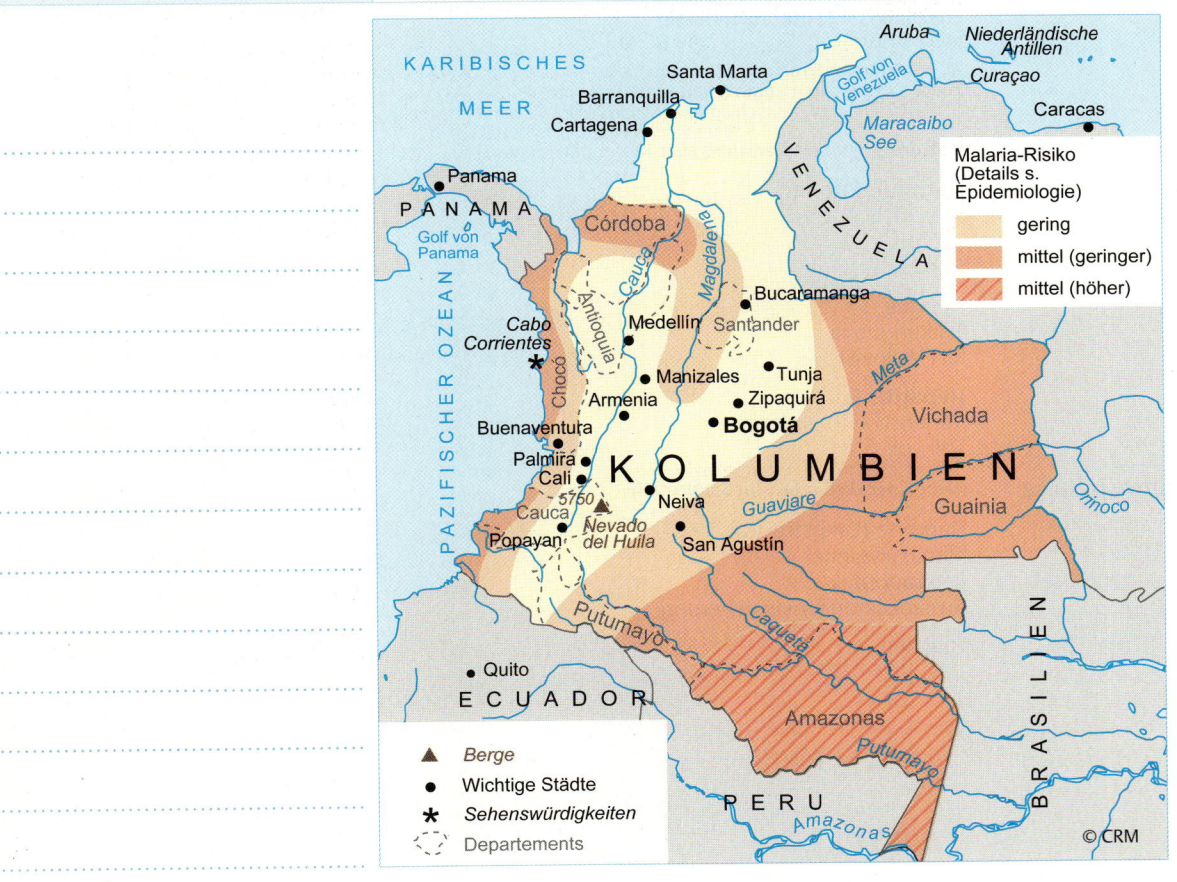

Länderprofile | CRM-Handbuch Reisemedizin, Juni 2011 – November 2011

Komoren

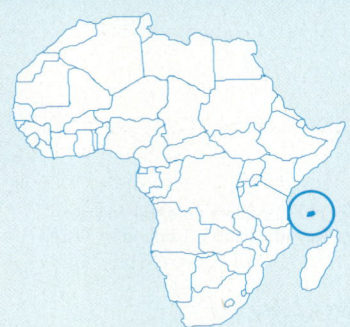

Klima
Tropisches Klima; Trockenzeit von Mai bis Oktober, Regenzeit von November bis April; durchschnittliche Temperatur ganzjährig um 25 °C.

Zeitdifferenz (zu Mitteleuropäischer Zeit):
MEZ + 2 Std.
(Europ. Sommerzeit + 1 Std.)

Hilfe in Notfällen
zu erfragen über:
Deutsche Botschaft Madagaskar

Impfvorschriften	keine
Impfempfehlungen	(**STIKO-Empfehlungen** siehe **Kapitel Reiseimpfungen**)
• alle Reisenden	altersentsprechende Standardimpfungen lt. STIKO überprüfen und ggf. ergänzen bzw. auffrischen. Besonders zu beachten: **Tetanus**, **Diphtherie**, **Pertussis**, **Polio**, **Masern** (Grundimmunisierung oder ggf. Auffrischung); **Grippe**, evtl. **Pneumokokken**: Alter > 60, chronische Krankheiten; **zusätzlich für dieses Land: Hepatitis A**
• besondere Risiken	**Cholera** [1,5,6,7], **Hepatitis B** [2,5,6,8], **Tollwut** [2,4,6,8], **Typhus** [1,2,5,6,7] 1 aktuelle Ausbrüche, 2 einfache Reisebedingungen, 3 Exposition im Endemiegebiet, 4 Tierkontakte, 5 spezielle berufliche/soziale Kontakte, 6 Einsätze (Katastrophen), 7 Hygienemängel, 8 unzureichende medizinische Versorgung
Malaria	
• Saison	ganzjährig
• Parasit	P. falciparum >90 %, Resistenzen Chloroquin
• Epidemiologie	**hohes Risiko** landesweit
• Vorbeugung	**Expositionsprophylaxe!**

Medikation	regelm.	stand-by	Bemerkungen
Empfehlung DTG Tourist/organisiert/Hotel	AP, D*, M	Ø	ganzes Land ganzjährig
Erwägung für sonst. Aufenthalte hohes Risiko	AP, D*, M	Ø	

AP = Atovaquon/Proguanil (Malarone®), D = Doxycyclin, M = Mefloquin (Lariam®), Ø = keine
In der Tabelle durch Komma getrennte Präparate sind als Alternativen zu verstehen.
* Doxycyclin ist in Deutschland zur Malariaprophylaxe nicht zugelassen (s. Seite 318).

Besondere Infektionsrisiken	(**Fettdruck** = für die **Beratung aller Reisenden** relevant)
• oral	**Darminfektionen** **Hepatitis A**, E Typhus Cholera
• arthropod	Dengue Chikungunya Rift Valley-Fieber
• diverse	**Hepatitis B** Venerische Infektionen Tollwut
Sonstige Beratungsinhalte	(siehe **Checklisten etc. im Serviceteil**)
• allgemein	Flugreise (Langstrecke) Klima, Hygiene Reiseapotheke Auslandskrankenversicherung
• bei Bedarf	Tauchen

Deutscher Fachverband Reisemedizin e.V.

DFR

DEUTSCHER FACHVERBAND REISEMEDIZIN e.V.

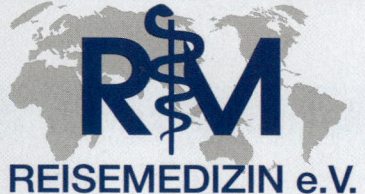

German Association for Travel Medicine

Hansaallee 299 · D-40549 Düsseldorf
Tel.: 0211-520 25 81 · Fax: 0211-520 25 83
E-Mail: GS@fachverband-reisemedizin.de
www.fachverband-reisemedizin.de

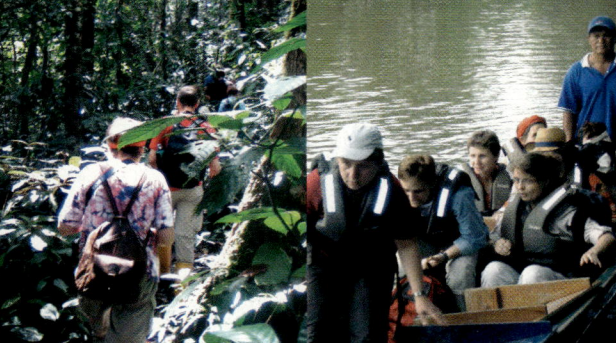

Ziele des Fachverbandes

Verbesserung der reisemedizinischen Beratung und Betreuung von Reisenden

- Weiterentwicklung der Qualitätsstandards für die reisemedizinische Beratung und assistancemedizinische Betreuung von Reisenden
- Stärkere Integration reisemedizinischer Inhalte in die bestehende Aus-, Weiter- und Fortbildung von Ärzten und ärztlichen Assistenzberufen
- Fortentwicklung unseres gestuften reisemedizinischen Fortbildungskonzeptes für Ärzte mit der Möglichkeit einer Zertifizierung
- Verankerung reisemedizinischer Inhalte in Forschung und Lehre
- Zusammenarbeit mit wissenschaftlichen Einrichtungen bei reisemedizinisch relevanten Forschungsvorhaben
- Aufklärung der Öffentlichkeit über Gesundheitsrisiken auf Reisen und Angebote qualifizierter Vorsorgeberatung

Der DFR hat derzeit 880 Mitglieder (Stand 05/11).

Aufnahmeantrag

Fax: 0211/520 25 83

Deutscher Fachverband Reisemedizin e.V.
Geschäftsstelle
Hansaallee 299
40549 Düsseldorf

www.fachverband-reisemedizin.de

Der Mitgliedsbeitrag beträgt EUR 60,– pro Jahr*. Als Mitglied des Deutschen Fachverbandes Reisemedizin e.V. erhalten Sie kostenlos die quartalsweise erscheinende Fachzeitschrift „Flugmedizin / Tropenmedizin / Reisemedizin", die dem Fachverband und auch anderen reisemedizinisch relevanten Gesellschaften und Verbänden als Verbandsorgan dient.

* Stand 1.1.2011

Werden Sie Mitglied bei uns!

Hiermit beantrage ich die Aufnahme in den **Deutschen Fachverband Reisemedizin e.V.** Der Mitgliedsbeitrag soll von meinem Konto abgebucht werden.

Name _____

_____

Straße _____

PLZ/Ort _____

Tel./Fax _____

E-Mail _____

Kto-Nr. _____ BLZ _____

Bank _____

_____
Datum   Unterschrift

Länderprofile | CRM-Handbuch Reisemedizin, Juni 2011 – November 2011

Kongo, Dem. Republik

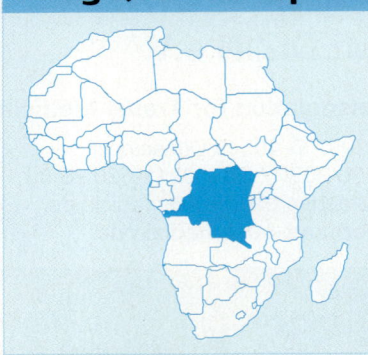

Klima
Tropisch-immerfeucht in der nördlichen Landeshälfte mit Temperaturen ganzjährig um 25 °C und hoher Luftfeuchtigkeit; im Süden Trockenzeit von Mai bis September.

Hilfe in Notfällen
Deutsche Botschaft
82, Avenue Roi-Baudouin
Kinshasa-Gombe
Tel. (00243) 8 15 56 13-80 bis -82

Zeitdifferenz (zu Mitteleuropäischer Zeit):
Westliche Landesteile
MEZ ± 0 Std.
(Europ. Sommerzeit - 1 Std.)
Östliche Landesteile
MEZ + 1 Std.
(Europ. Sommerzeit ± 0 Std.)

Impfvorschriften	**Gelbfieber** (ausgenommen Kinder unter 1 Jahr)
Impfempfehlungen	(**STIKO-Empfehlungen** siehe **Kapitel Reiseimpfungen**)
• alle Reisenden	altersentsprechende Standardimpfungen lt. STIKO überprüfen und ggf. ergänzen bzw. auffrischen. Besonders zu beachten: **Tetanus**, **Diphtherie**, **Pertussis**, **Polio**, **Masern** (Grundimmunisierung oder ggf. Auffrischung); **Grippe**, evtl. **Pneumokokken**: Alter > 60, chronische Krankheiten; **zusätzlich für dieses Land: Hepatitis A, Polio, Gelbfieber**
• besondere Risiken	**Cholera** [1,5,6,7], **Hepatitis B** [2,5,6,8], **Meningokokken** [1,2,5], **Tollwut** [2,4,6,8], **Typhus** [1,2,5,6,7] 1 aktuelle Ausbrüche, 2 einfache Reisebedingungen, 3 Exposition im Endemiegebiet, 4 Tierkontakte, 5 spezielle berufliche/soziale Kontakte, 6 Einsätze (Katastrophen), 7 Hygienemängel, 8 unzureichende medizinische Versorgung

Malaria

• Saison	ganzjährig
• Parasit	P. falciparum 90 %, Resistenzen Chloroquin, Sulfa/Pyrimethamin-Kombinationen
• Epidemiologie	**hohes Risiko** landesweit
• Vorbeugung	**Expositionsprophylaxe!**

Medikation	regelm.	stand-by	Bemerkungen
Empfehlung DTG Tourist/organisiert/Hotel	AP, D*, M	Ø	ganzes Land ganzjährig
Erwägung für sonst. Aufenthalte hohes Risiko	AP, D*, M	Ø	

AP = Atovaquon/Proguanil (Malarone®), D = Doxycyclin, M = Mefloquin (Lariam®), Ø = keine
In der Tabelle durch Komma getrennte Präparate sind als Alternativen zu verstehen.
* Doxycyclin ist in Deutschland zur Malariaprophylaxe nicht zugelassen (s. Seite 318).

Besondere Infektionsrisiken (Fettdruck = für die Beratung aller Reisenden relevant)

• oral	**Darminfektionen** **Hepatitis A**, E **Polio** Typhus Cholera
• arthropod	Filariose, lymphatische + Loa + Onchozerkose Gelbfieber Dengue Chikungunya Rückfallfieber, Zecken- Krim-Kongo hämorrhagisches Fieber West Nile-Fieber **Schlafkrankheit** Risiko landesweit, bes. in den Provinzen Bandundu, Bas-Kongo, Equateur Nord, Equateur Sud, Kasai Occidental, Kasai Oriental, Kinshasa, Maniema, Nord-Katanga und Orientale Pest Naturherde in der Provinz Orientale
• aerogen	**Meningokokken-Meningitis** Trockenzeit, vorw. im NO Tuberkulose
• diverse	**Bilharziose** **Hepatitis B**, C Venerische Infektionen Tollwut Lassa-Fieber Ebola-Fieber Marburg-Virus-Krankheit NO der Provinz Orientale

© Centrum für Reisemedizin

Sonstige Beratungsinhalte	(siehe **Checklisten etc. im Serviceteil**)
• allgemein	Flugreise (Langstrecke) Klima, Hygiene Reiseapotheke Auslandskrankenversicherung
• bei Bedarf	Gesundheitszeugnis (Arbeits-/Langzeitaufenthalt)
Bemerkungen	**Medizinische Versorgung**: Landesweit ist mit erheblichen Engpässen bei der ärztlichen und medikamentösen Versorgung zu rechnen. Adäquate Ausstattung der **Reiseapotheke** (Zollbestimmungen beachten, Begleitattest ratsam, Muster im Serviceteil), **Auslandskrankenversicherung** mit Abdeckung des Rettungsrückflug-Risikos für Notfälle dringend empfohlen.

Kongo, Republik

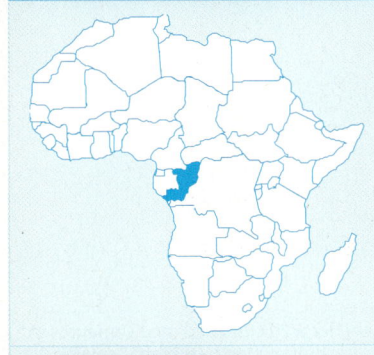

Klima
Im Norden äquatoriales Tropenklima mit geringen Temperaturschwankungen im Jahresverlauf (Monatsmittel um 25 °C), hoher Luftfeuchtigkeit und ganzjährig reichlichen Niederschlägen; im Süden tropisch-wechselfeuchtes Klima (zwei Niederschlagsmaxima im März und November) mit größeren Temperaturunterschieden (22 bis 27 °C).

Zeitdifferenz (zu Mitteleuropäischer Zeit):
MEZ ± 0 Std.
(Europ. Sommerzeit - 1 Std.)

Hilfe in Notfällen
zu erfragen über:
Deutsche Botschaft
Demokratische Republik Kongo

Impfvorschriften	**Gelbfieber** (ausgenommen Kinder unter 1 Jahr)
• Abweichungen	**Cholera**-Impfung kann – abweichend von den offiziellen Bestimmungen – gelegentlich verlangt werden. Besonders zu beachten bei – Ankunft aus einem Land mit Cholera; – Einreise außerhalb des internationalen Flughafens der Hauptstadt.
Impfempfehlungen	(**STIKO-Empfehlungen** siehe **Kapitel Reiseimpfungen**)
• alle Reisenden	altersentsprechende Standardimpfungen lt. STIKO überprüfen und ggf. ergänzen bzw. auffrischen. Besonders zu beachten: **Tetanus**, **Diphtherie**, **Pertussis**, **Polio**, **Masern** (Grundimmunisierung oder ggf. Auffrischung); **Grippe**, evtl. **Pneumokokken**: Alter > 60, chronische Krankheiten; **zusätzlich für dieses Land: Hepatitis A, Gelbfieber, Polio**
• besondere Risiken	**Cholera** [1,5,6,7], **Hepatitis B** [2,5,6,8], **Meningokokken** [1,2,5], **Tollwut** [2,4,6,8], **Typhus** [1,2,5,6,7] 1 aktuelle Ausbrüche, 2 einfache Reisebedingungen, 3 Exposition im Endemiegebiet, 4 Tierkontakte, 5 spezielle berufliche/soziale Kontakte, 6 Einsätze (Katastrophen), 7 Hygienemängel, 8 unzureichende medizinische Versorgung

Malaria	
• Saison	ganzjährig
• Parasit	P. falciparum >90 %, Resistenzen Chloroquin, Sulfa/Pyrimethamin-Kombinationen
• Epidemiologie	**hohes Risiko** landesweit
• Vorbeugung	**Expositionsprophylaxe!**

Medikation	regelm.	stand-by	Bemerkungen
Empfehlung DTG Tourist/organisiert/Hotel	AP, D*, M	Ø	ganzes Land ganzjährig
Erwägung für sonst. Aufenthalte hohes Risiko	AP, D*, M	Ø	

AP = Atovaquon/Proguanil (Malarone®), D = Doxycyclin, M = Mefloquin (Lariam®), Ø = keine
In der Tabelle durch Komma getrennte Präparate sind als Alternativen zu verstehen.
* Doxycyclin ist in Deutschland zur Malariaprophylaxe nicht zugelassen (s. Seite 318).

Kongo, Republik (Forts.)

Besondere Infektionsrisiken	(**Fettdruck** = für die **Beratung aller Reisenden** relevant)
• oral	**Darminfektionen** **Hepatitis A**, E **Polio** Typhus Cholera
• arthropod	Filariose, lymphatische + Loa + Onchozerkose Gelbfieber Chikungunya Rückfallfieber, Zecken- Krim-Kongo hämorrhagisches Fieber **Schlafkrankheit** bes. entlang des Kongos in den Regionen Bouenza, Cuvette, Plateaux und Pool Meningokokken-Meningitis Trockenzeit Tuberkulose
• diverse	**Bilharziose** **Hepatitis B**, C Venerische Infektionen Tollwut Lassa-Fieber Ebola-Fieber
Sonstige Beratungsinhalte	(siehe **Checklisten etc. im Serviceteil**)
• allgemein	Flugreise (Langstrecke) Klima, Hygiene Reiseapotheke Auslandskrankenversicherung
Bemerkungen	**Medizinische Versorgung**: Landesweit ist mit erheblichen Engpässen bei der ärztlichen und medikamentösen Versorgung zu rechnen. Adäquate Ausstattung der **Reiseapotheke** (Zollbestimmungen beachten, Begleitattest ratsam, Muster im Serviceteil), **Auslandskrankenversicherung** mit Abdeckung des Rettungsrückflug-Risikos für Notfälle dringend empfohlen.

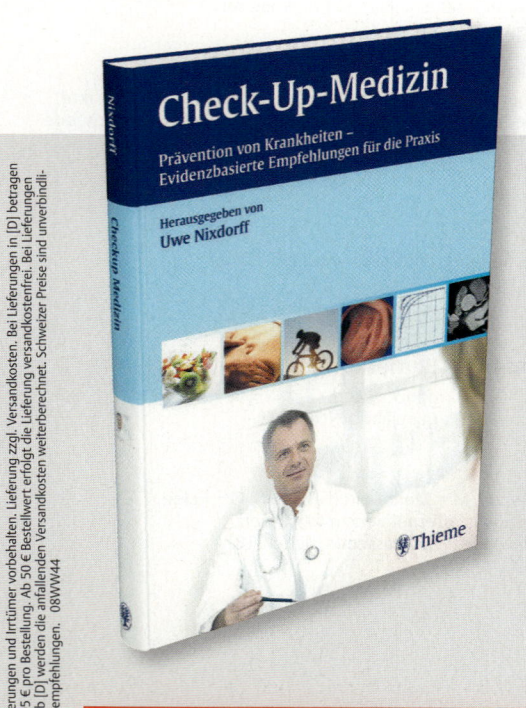

Erkrankungen vorbeugen, Gesundheit erhalten

Check-Up-Medizin
Prävention von Krankheiten –
Evidenzbasierte Empfehlungen für die Praxis
Nixdorff (Hrsg.)
2009. 416 S., 88 Abb., geb.
ISBN 978 3 13 145271 9
99,95 € [D]
102,80 € [A]/166,– CHF

Differenzierung und Erweiterung Ihres Präventionsangebotes
- Wie, wo und wann macht moderne Check-Up-Medizin Sinn
- Aufbau eines erfolgversprechenden Präventionsangebots
- Was bringt die Präventionsmaßnahme wirklich?
- Maßnahmen im Vergleich: Welche ist besser?
- Differenzierte Anwendung und Bewertung von Risiko-Scores
- Optimaler Einsatz der Tests und Methoden
- Moderne Bildgebung: Echo, MRT, CT, PET-CT
- Abrechnung der verschiedener Check-Ups
- Kapitel zu Tauglichkeitsuntersuchungen: Tauchen, Fliegen, Sport, Verkehrsmedizin

Jetzt bestellen: Versandkostenfreie Lieferung in Deutschland!
Telefonbestellung: 07 11/89 31-900
Faxbestellung: 07 11/89 31-901
Kundenservice @thieme.de
www.thieme.de

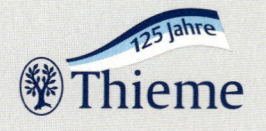

Thieme — 125 Jahre

Korea, Nord-

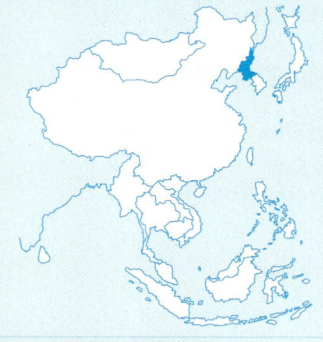

Klima
Kühlgemäßigtes Klima mit kalten Wintern und schwülwarmen Sommern; durchschnittliche Temperatur in Wonsan im Juli 23 °C, im Januar -4 °C.

Zeitdifferenz (zu Mitteleuropäischer Zeit):
MEZ + 8 Std.
(Europ. Sommerzeit + 7 Std.)

Hilfe in Notfällen
Deutsche Botschaft
Munsudong District
Pjöngjang
Tel. (00850 2) 3 81 73 85

Impfvorschriften	
• direkt	keine
• aus Infektionsgebieten	Gelbfieber (ausgenommen Kinder unter 1 Jahr)
Impfempfehlungen	(**STIKO-Empfehlungen** siehe **Kapitel Reiseimpfungen**)
• alle Reisenden	altersentsprechende Standardimpfungen lt. STIKO überprüfen und ggf. ergänzen bzw. auffrischen. Besonders zu beachten: **Tetanus**, **Diphtherie**, **Pertussis**, **Polio**, **Masern** (Grundimmunisierung oder ggf. Auffrischung); **Grippe**, evtl. **Pneumokokken**: Alter > 60, chronische Krankheiten; **zusätzlich für dieses Land: Hepatitis A**
• besondere Risiken	**Hepatitis B** [2,5,6,8], **Japanische Enzephalitis** [2,3], **Tollwut** [2,4,6,8], **Typhus** [1,2,5,6,7] 1 aktuelle Ausbrüche, 2 einfache Reisebedingungen, 3 Exposition im Endemiegebiet, 4 Tierkontakte, 5 spezielle berufliche/soziale Kontakte, 6 Einsätze (Katastrophen), 7 Hygienemängel, 8 unzureichende medizinische Versorgung
Malaria	
• Saison	Sommer / Herbst
• Parasit	P. vivax ausschließlich
• Epidemiologie	**geringes Risiko** in einem schmalen Tieflandgürtel im westlichen Bereich der Grenze zwischen Süd- und Nordkorea (für Reisende normalerweise nicht zugänglich)
• Vorbeugung	**Expositionsprophylaxe!**

Medikation	regelm.	stand-by	Bemerkungen
Empfehlung DTG Tourist/organisiert/Hotel	Ø	Ø	Grenzgebiet zw. N- und S-Korea minimales Risiko Juni–Sep
Erwägung für sonst. Aufenthalte geringes Risiko	Ø	C	Reisestil u. Reisezeit beachten

C = Chloroquin (Resochin® u. a.), Ø = keine

Besondere Infektionsrisiken	(**Fettdruck** = für die **Beratung aller Reisenden** relevant)
• oral	**Darminfektionen** **Hepatitis A**, E Typhus, Paratyphus
• arthropod	Japanische Enzephalitis keine näheren Daten
• aerogen	Tuberkulose
• diverse	**Hepatitis B** Venerische Infektionen Tollwut
Sonstige Beratungsinhalte	(siehe **Checklisten** etc. im **Serviceteil**)
• allgemein	Flugreise (Langstrecke) Hygiene Reiseapotheke Auslandskrankenversicherung
• bei Bedarf	Gesundheitszeugnis (Arbeits-/Langzeitaufenthalt)
Bemerkungen	**Medizinische Versorgung**: Landesweit ist mit erheblichen Engpässen bei der ärztlichen und medikamentösen Versorgung zu rechnen. Adäquate Ausstattung der **Reiseapotheke** (Zollbestimmungen beachten, Begleitattest ratsam, Muster im Serviceteil), **Auslandskrankenversicherung** mit Abdeckung des Rettungsrückflug-Risikos für Notfälle dringend empfohlen.

Korea, Süd-

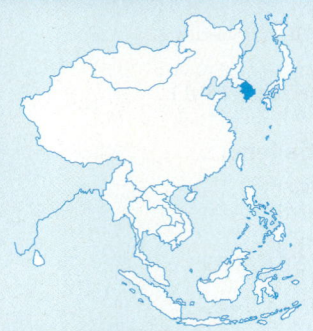

Klima
Kühlgemäßigtes kontinentales Klima, nur im äußersten Süden subtropisch; durchschnittliche Temperatur in Seoul im Januar -5 °C, im August 25,4 °C.

Zeitdifferenz (zu Mitteleuropäischer Zeit):
MEZ + 8 Std.
(Europ. Sommerzeit + 7 Std.)

Hilfe in Notfällen
Deutsche Botschaft
308-5, Dongbinggo-Dong
Yongsan-Gu
Seoul 140-816
Tel. (0082 2) 7 48-41 14

Impfvorschriften	keine
Impfempfehlungen	(**STIKO-Empfehlungen** siehe **Kapitel Reiseimpfungen**)
• alle Reisenden	altersentsprechende Standardimpfungen lt. STIKO überprüfen und ggf. ergänzen bzw. auffrischen. Besonders zu beachten: **Tetanus, Diphtherie, Pertussis, Polio, Masern** (Grundimmunisierung oder ggf. Auffrischung); **Grippe**, evtl. **Pneumokokken**: Alter > 60, chronische Krankheiten; **zusätzlich für dieses Land: Hepatitis A**
• besondere Risiken	FSME (s. Bemerkungen), **Hepatitis B** [2,5,6,8], **Japanische Enzephalitis** [2,3], **Tollwut** [2,4,6,8], **Typhus** [1,2,5,6,7] 1 aktuelle Ausbrüche, 2 einfache Reisebedingungen, 3 Exposition im Endemiegebiet, 4 Tierkontakte, 5 spezielle berufliche/soziale Kontakte, 6 Einsätze (Katastrophen), 7 Hygienemängel, 8 unzureichende medizinische Versorgung
Malaria	
• Saison	Sommer / Herbst
• Parasit	P. vivax ausschließlich, vereinzelt Resistenzen Chloroquin
• Epidemiologie	**geringes Risiko** im nördlichen Tiefland der Provinzen Gangwon Do und Kyunggi Do mit der Insel Kangwha entlang der innerkoreanischen Grenze
• Vorbeugung	**Expositionsprophylaxe!**

Medikation	regelm.	stand-by	Bemerkungen
Empfehlung DTG Tourist/organisiert/Hotel	Ø	Ø	Grenzgebiet zw. N- und S-Korea minimales Risiko Juni–Sep
Erwägung für sonst. Aufenthalte geringes Risiko	Ø	C	Reisestil u. Reisezeit beachten

C = Chloroquin (Resochin® u. a.), Ø = keine

Besondere Infektionsrisiken	(**Fettdruck** = für die **Beratung aller Reisenden** relevant)
• oral	**Darminfektionen** **Hepatitis A**, E Typhus Paragonimiasis Clonorchiasis
• arthropod	Japanische Enzephalitis Juli–Oktober, ländliche Gebiete im S (sporadisch) Lyme-Borreliose FSME Herdförmige Virusnachweise (westlicher Subtyp) bei Zecken aus diversen Landesteilen; bisher keine gesicherten Krankheitsfälle bei Menschen Fleckfieber, Milben-
• aerogen	Tuberkulose
• diverse	**Hepatitis B** Venerische Infektionen Tollwut
Sonstige Beratungsinhalte	(siehe **Checklisten etc. im Serviceteil**)
• allgemein	Flugreise (Langstrecke) Hygiene Reiseapotheke Auslandskrankenversicherung
• bei Bedarf	Gesundheitszeugnis (Arbeits-/Langzeitaufenthalt)
Bemerkungen	Das **FSME**-Risiko ist offenbar gering, die Datenlage spärlich. Eine Impfempfehlung ist derzeit nur bei sehr hohem Expositionsrisiko indiziert.

Korsika s. Frankreich

Kosovo

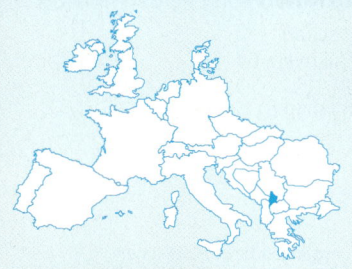

	Klima Gemäßigt-kontinentales Klima mit ausgeprägten jahreszeitlichen Temperaturschwankungen; Sommer bis 40 °C, Winter bis unter -20 °C.	**Zeitdifferenz** (zu Mitteleuropäischer Zeit): ganzjährig keine **Hilfe in Notfällen** Deutsche Botschaft Azem Jashanica 17, Arberia Pristina Tel. (00381 38) 25 45 00

Impfvorschriften	keine
Impfempfehlungen	(**STIKO-Empfehlungen** siehe **Kapitel Reiseimpfungen**)
• alle Reisenden	altersentsprechende Standardimpfungen lt. STIKO überprüfen und ggf. ergänzen bzw. auffrischen. Besonders zu beachten: **Tetanus**, **Diphtherie**, **Pertussis**, **Polio**, **Masern** (Grundimmunisierung oder ggf. Auffrischung); **Grippe**, evtl. **Pneumokokken**: Alter > 60, chronische Krankheiten
• besondere Risiken	**FSME** [2,3], **Hepatitis A** [1,2,5,6,7], **Hepatitis B** [2,5,6,8], **Tollwut** [4,6] 1 aktuelle Ausbrüche, 2 einfache Reisebedingungen, 3 Exposition im Endemiegebiet, 4 Tierkontakte, 5 spezielle berufliche/soziale Kontakte, 6 Einsätze (Katastrophen), 7 Hygienemängel, 8 unzureichende medizinische Versorgung
Malaria	keine
Besondere Infektionsrisiken	(Fettdruck = für die **Beratung aller Reisenden** relevant)
• oral	**Darminfektionen** Hepatitis A Brucellose Echinokokkose (E. granulosus) Trichinellose
• arthropod	Phlebotomus-Fieber Sommer/Herbst FSME April–Oktober, Vorkommen wahrscheinlich, keine ausreichenden Daten Borreliose April–Oktober Krim-Kongo hämorrhagisches Fieber April–Oktober
• diverse	Venerische Infektionen Hepatitis B **Tollwut** Tularämie
Sonstige Beratungsinhalte	(siehe **Checklisten etc. im Serviceteil**)
• allgemein	Hygiene Reiseapotheke Auslandskrankenversicherung

Kreta s. Griechenland

Länderprofile | CRM-Handbuch Reisemedizin, Juni 2011 – November 2011

Kroatien

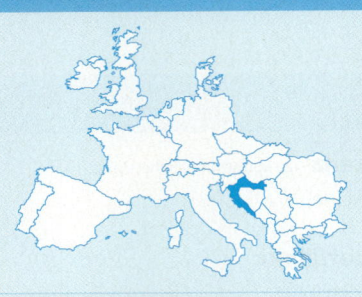

Klima
Im Norden gemäßigt-kontinentales Klima mit Niederschlag in allen Monaten, im Süden Mittelmeerklima mit trockenen Sommern; durchschnittliche Temperatur in Zagreb im Januar 0 °C, im Juli 22 °C.

Zeitdifferenz (zu Mitteleuropäischer Zeit):
ganzjährig keine

Hilfe in Notfällen
Deutsche Botschaft
Ulica grada Vukovara 64
Zagreb
Tel. (00385 1) 6 30 01-00 bis -02

Impfvorschriften	keine
Impfempfehlungen	(**STIKO-Empfehlungen** siehe **Kapitel Reiseimpfungen**)
• alle Reisenden	altersentsprechende Standardimpfungen lt. STIKO überprüfen und ggf. ergänzen bzw. auffrischen. Besonders zu beachten: **Tetanus, Diphtherie, Pertussis, Polio, Masern** (Grundimmunisierung oder ggf. Auffrischung); **Grippe**, evtl. **Pneumokokken**: Alter > 60, chronische Krankheiten
• besondere Risiken	**FSME** [2,3], **Hepatitis A** [1,2,5,6,7], **Hepatitis B** [2,5,6,8], **Tollwut** [4,6] 1 aktuelle Ausbrüche, 2 einfache Reisebedingungen, 3 Exposition im Endemiegebiet, 4 Tierkontakte, 5 spezielle berufliche/soziale Kontakte, 6 Einsätze (Katastrophen), 7 Hygienemängel, 8 unzureichende medizinische Versorgung
Malaria	keine
Besondere Infektionsrisiken	(**Fettdruck** = für die **Beratung aller Reisenden** relevant)
• oral	**Darminfektionen** Hepatitis A Brucellose Echinokokkose (E. granulosus)
• arthropod	Leishmaniase, viszerale + cutane Sommer/Herbst, Küstenregionen im S, Inseln Phlebotomus-Fieber Sommer/Herbst Dengue Sommer/Herbst **FSME** April – Oktober, ländliche Gebiete vorw. im NO zwischen Save und Drau, ein Vorkommen auf der Insel Brac wird vermutet (nicht gesichert) Borreliose April – Oktober, ländliche Gebiete Fièvre boutonneuse April – Oktober, ländliche Gebiete
• diverse	Venerische Infektionen Hepatitis B **Tollwut**
Sonstige Beratungsinhalte	(siehe **Checklisten etc. im Serviceteil**)
• allgemein	Hygiene Reiseapotheke Auslandskrankenversicherung
• bei Bedarf	Tauchen

care PLUS®

Travel Health Care Products

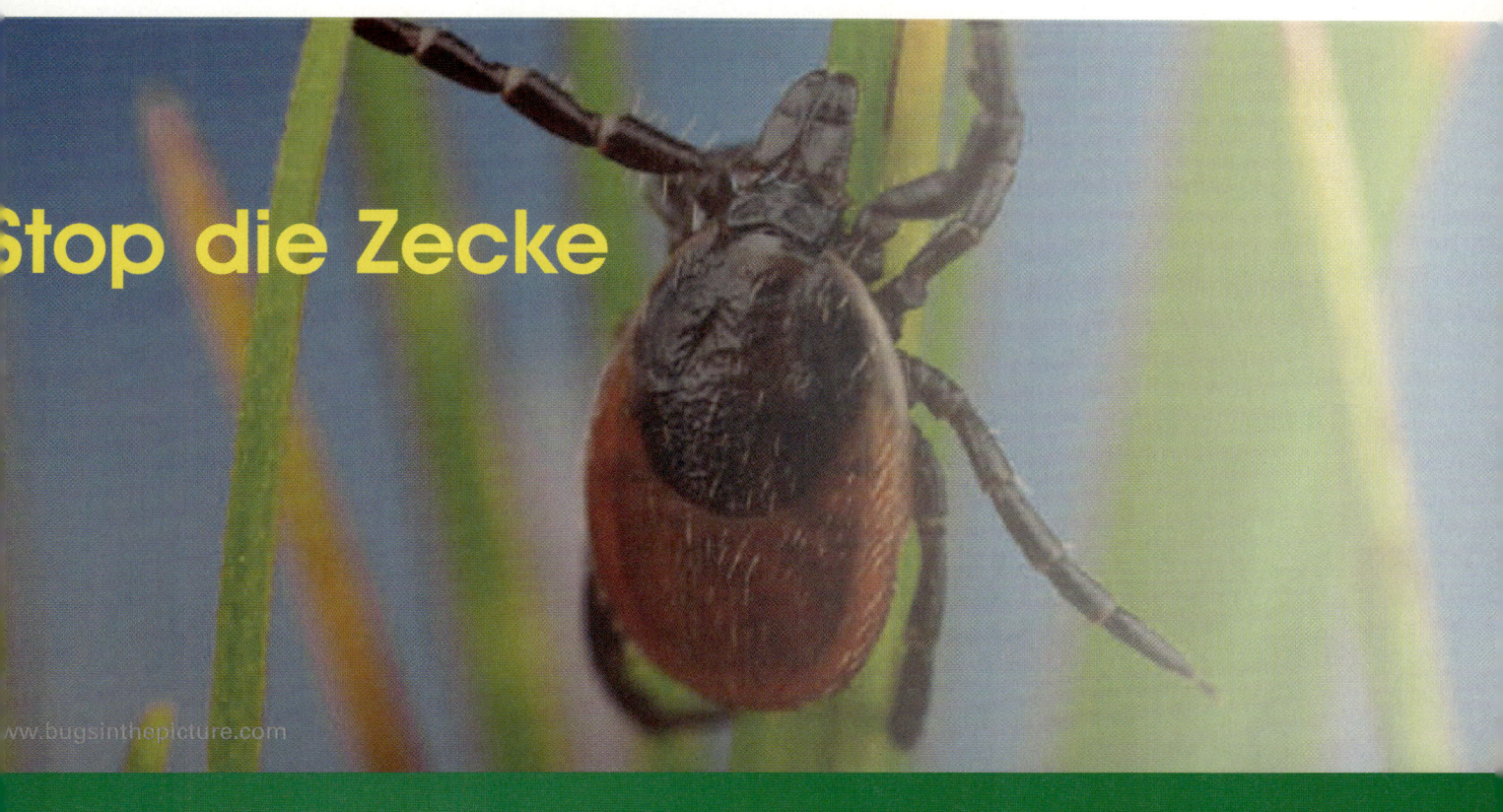

Stop die Zecke

Zwischen April und September stellen Zecken ein immer größeres Problem dar. In der Natur können sie auf Menschen gelangen, ihr Blut saugen und sie dabei mit der Lyme-Krankheit infizieren. Care Plus® hat Produkte in seinem umfangreichen Sortiment, die die Risiken einer Infektion mit der Lyme-Krankheit minimieren.

- DEET Kleidungsspray (Schutz vor Zecken auf der Kleidung)
- Zeckenzange (sicheres Entfernen von Zecken)
- Selbsttest (Test, ob eine Infektion der Zecken mit Lyme-Bakterien besteht)

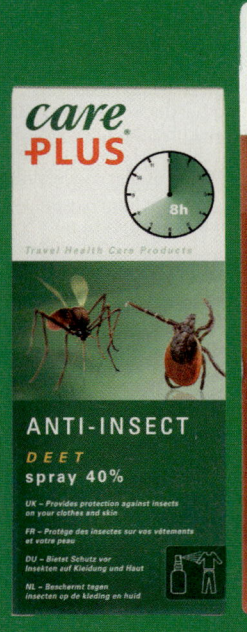

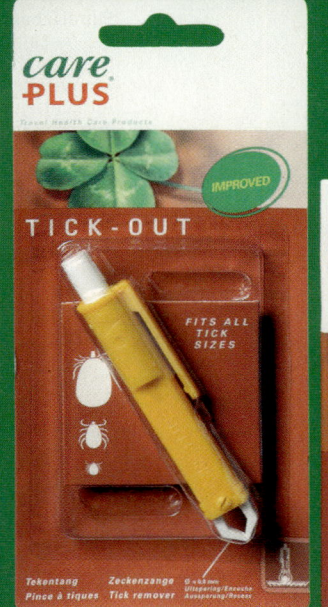

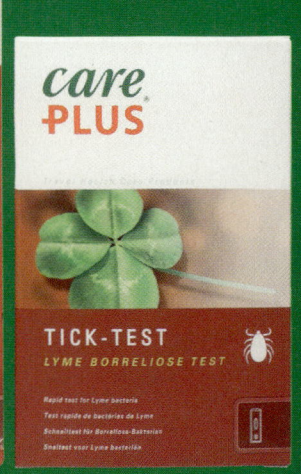

www.stopdiezecke.de

Verhindern · Entfernen · Testen

Kuba

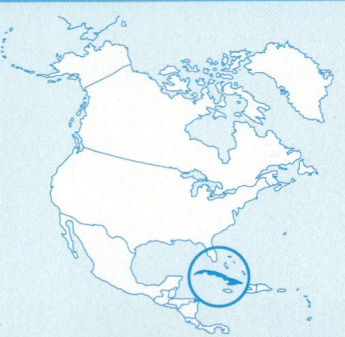

Klima
Tropisches, wechselfeuchtes Klima mit Trockenzeit im Winter; Hauptniederschläge von Mai bis Oktober; durchschnittliche Temperatur in Havanna im Januar 22 °C, im August 27 °C.

Zeitdifferenz (zu Mitteleuropäischer Zeit):
MEZ - 6 Std. ganzjährig

Hilfe in Notfällen
Deutsche Botschaft
Calle 13, No. 652
Esquina á B, Vedado
Havanna
Tel. (0053 7) 8 33 24 60, 8 33 25 39

Impfvorschriften	keine
Impfempfehlungen	(**STIKO-Empfehlungen** siehe **Kapitel Reiseimpfungen**)
• alle Reisenden	altersentsprechende Standardimpfungen lt. STIKO überprüfen und ggf. ergänzen bzw. auffrischen. Besonders zu beachten: **Tetanus**, **Diphtherie**, **Pertussis**, **Polio**, **Masern** (Grundimmunisierung oder ggf. Auffrischung); **Grippe**, evtl. **Pneumokokken**: Alter > 60, chronische Krankheiten; **zusätzlich für dieses Land: Hepatitis A**
• besondere Risiken	**Hepatitis B** [2,5,6,8], **Tollwut** [2,4,6,8], **Typhus** [1,2,5,6,7] 1 aktuelle Ausbrüche, 2 einfache Reisebedingungen, 3 Exposition im Endemiegebiet, 4 Tierkontakte, 5 spezielle berufliche/soziale Kontakte, 6 Einsätze (Katastrophen), 7 Hygienemängel, 8 unzureichende medizinische Versorgung
Malaria	keine
Besondere Infektionsrisiken	(**Fettdruck** = für die **Beratung aller Reisenden** relevant)
• oral	**Darminfektionen** **Hepatitis A, E** Typhus Fasciolose (F. hepatica)
• arthropod	**Dengue** West Nile-Fieber
• diverse	Bilharziose herdförmiges Vorkommen möglich Venerische Infektionen Leptospirose Tollwut
Sonstige Beratungsinhalte	(siehe **Checklisten etc. im Serviceteil**)
• allgemein	Flugreise (Langstrecke) Klima, Hygiene Reiseapotheke Auslandskrankenversicherung
• bei Bedarf	Tauchen Gesundheitszeugnis (Arbeits-/Langzeitaufenthalt)
Bemerkungen	**Einreisebestimmungen**: Ab dem 1. Mai 2010 müssen Ausländer und Kubaner mit Wohnsitz im Ausland bei der Einreise eine **Krankenversicherung** nachweisen. Nach bisher vorliegenden Informationen werden Reise-Krankenversicherungen, die Kuba mit abdecken, anerkannt. An den kubanischen Flughäfen und Häfen kann bei der Einreise auch eine Versicherung für die Dauer des Aufenthaltes abgeschlossen werden. Weitere Auskünfte sind bei der kubanischen Botschaft erhältlich: Botschaft der Republik Kuba Stavangerstr. 20, 10439 Berlin Tel. 030-44717319, Email: consulberlin@t-online.de **Ciguatera-Fischvergiftung**: Saisonales Risiko bei Verzehr von größeren Raubfischen (auch gegart). Örtliche Warnhinweise beachten!

Kuwait

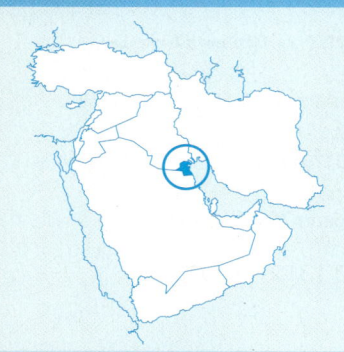

Klima	**Zeitdifferenz** (zu Mitteleuropäischer Zeit):
Wüstenklima mit heißen Sommern (mittlere Temperatur um 30 °C) und milden Wintern (mittlere Temperatur 13–15 °C).	MEZ + 2 Std. (Europ. Sommerzeit + 1 Std.)
	Hilfe in Notfällen
	Deutsche Botschaft
	Abdullah Al-Salem, Area 1
	Ave. 14, Villa 13
	Kuwait
	Tel. (00965) 22 52 08 27

Impfvorschriften	keine
Impfempfehlungen	(STIKO-Empfehlungen siehe Kapitel Reiseimpfungen)
• alle Reisenden	altersentsprechende Standardimpfungen lt. STIKO überprüfen und ggf. ergänzen bzw. auffrischen. Besonders zu beachten: **Tetanus**, **Diphtherie**, **Pertussis**, **Polio**, **Masern** (Grundimmunisierung oder ggf. Auffrischung); **Grippe**, evtl. **Pneumokokken**: Alter > 60, chronische Krankheiten; **zusätzlich für dieses Land: Hepatitis A**
• besondere Risiken	**Hepatitis B** [2,5,6,8], **Typhus** [1,2,5,6,7]
	1 aktuelle Ausbrüche, 2 einfache Reisebedingungen, 3 Exposition im Endemiegebiet, 4 Tierkontakte, 5 spezielle berufliche/soziale Kontakte, 6 Einsätze (Katastrophen), 7 Hygienemängel, 8 unzureichende medizinische Versorgung
Malaria	keine
Besondere Infektionsrisiken	(Fettdruck = für die Beratung aller Reisenden relevant)
• oral	**Darminfektionen** **Hepatitis A**, E Typhus Brucellose
• arthropod	Leishmaniase, cutane Phlebotomus-Fieber Krim-Kongo hämorrhagisches Fieber
• diverse	Hepatitis B, C
Sonstige Beratungsinhalte	(siehe Checklisten etc. im Serviceteil)
• allgemein	Flugreise (Langstrecke) Hygiene Reiseapotheke Auslandskrankenversicherung
• bei Bedarf	Gesundheitszeugnis (Arbeits-/Langzeitaufenthalt)

Länderprofile | CRM-Handbuch Reisemedizin, Juni 2011 – November 2011

Laos

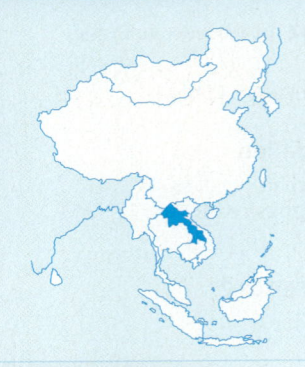

Klima
Tropisches Monsunklima mit Regenzeit von Mai bis Oktober (Südwestmonsun); Vormonsunzeit (März bis Mai) heiß, Wintermonate (Oktober bis Februar) trocken und relativ kühl; durchschnittliche Temperatur in Vientiane im Januar 21 °C, im Mai 28 °C.

Zeitdifferenz (zu Mitteleuropäischer Zeit):
MEZ + 6 Std.
(Europ. Sommerzeit + 5 Std.)

Hilfe in Notfällen
Deutsche Botschaft
Rue Sokpalouang 26 (Sisattanak)
Vientiane
Tel. (00856 21) 31 21-10, -11

Impfvorschriften	
• direkt	keine
• aus Infektionsgebieten	Gelbfieber
Impfempfehlungen	(**STIKO-Empfehlungen** siehe **Kapitel Reiseimpfungen**)
• alle Reisenden	altersentsprechende Standardimpfungen lt. STIKO überprüfen und ggf. ergänzen bzw. auffrischen. Besonders zu beachten: **Tetanus**, **Diphtherie**, **Pertussis**, **Polio**, **Masern** (Grundimmunisierung oder ggf. Auffrischung); **Grippe**, evtl. **Pneumokokken**: Alter > 60, chronische Krankheiten; **zusätzlich für dieses Land: Hepatitis A**
• besondere Risiken	**Cholera** [1,5,6,7], **Hepatitis B** [2,5,6,8], **Japanische Enzephalitis** [2,3], **Tollwut** [2,4,6,8], **Typhus** [1,2,5,6,7] 1 aktuelle Ausbrüche, 2 einfache Reisebedingungen, 3 Exposition im Endemiegebiet, 4 Tierkontakte, 5 spezielle berufliche/soziale Kontakte, 6 Einsätze (Katastrophen), 7 Hygienemängel, 8 unzureichende medizinische Versorgung

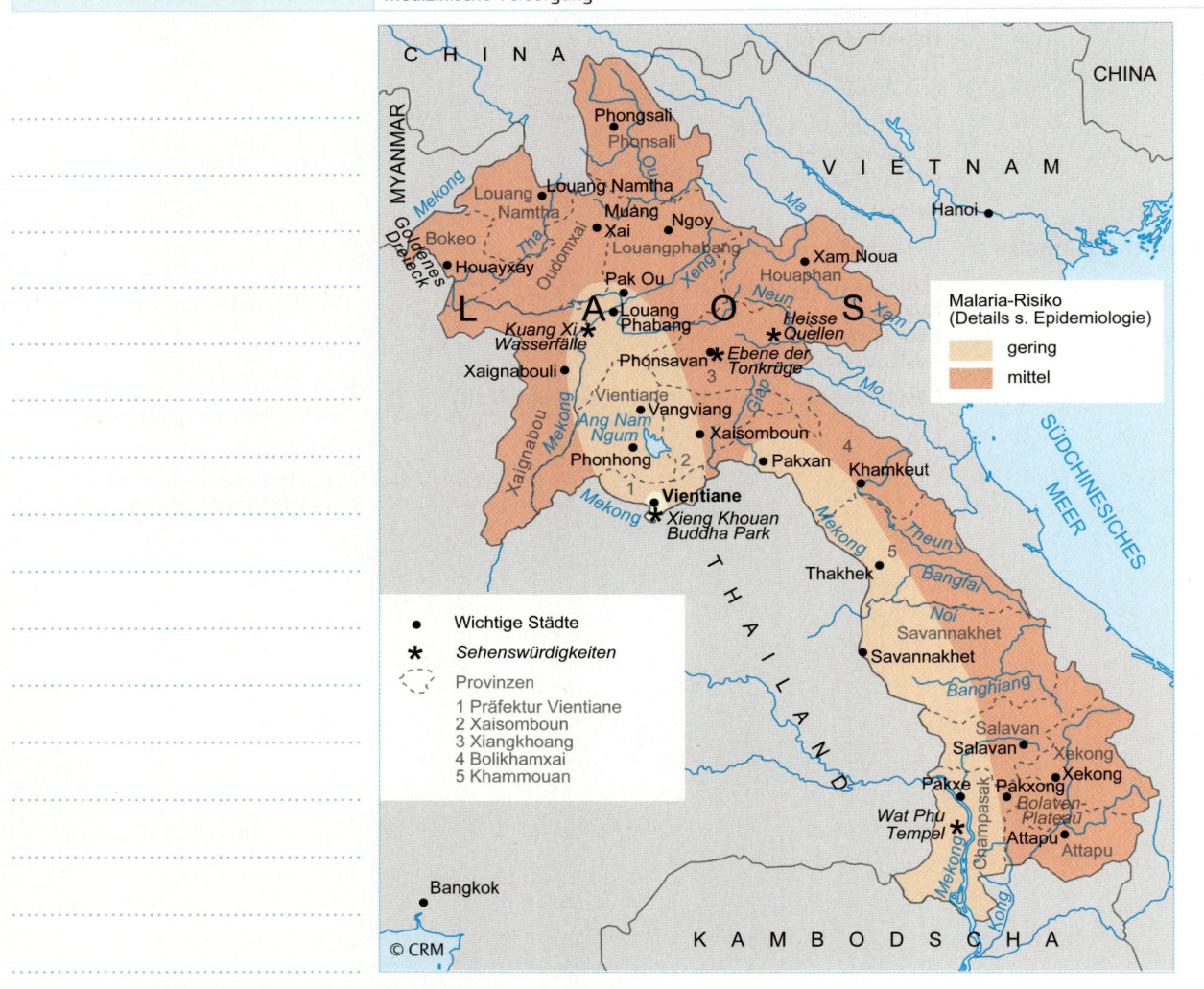

Malaria

Karte Malaria – Südostasien siehe Kartenanhang

- **Saison**: ganzjährig
- **Parasit**: P. falciparum 95%, Resistenzen Chloroquin
- **Epidemiologie**: **mittleres Risiko** landesweit, höher während der Regenzeiten, besonders im S (Grenzgebiet zu Kambodscha, hier auch mit Multiresistenzen) sowie im äußersten N (Grenzgebiet zu Yunnan/China); **geringes bzw. kein Risiko** in Vientiane
- **Vorbeugung**: **Expositionsprophylaxe!**

Medikation	regelm.	stand-by	Bemerkungen
Empfehlung DTG	Ø	AL, AP	ganzes Land außer Vientiane ganzjährig
Erwägung für sonst. Aufenthalte			Reisestil u. Reisezeit beachten
mittleres Risiko	AP, D* oder Ø	Ø AL, AP	
geringes Risiko	Ø	AL, AP	gilt nur für Vientiane

AL = Artemether/Lumefantrin (Riamet®), AP = Atovaquon/Proguanil (Malarone®), D = Doxycyclin, Ø = keine
In der Tabelle durch Komma getrennte Präparate sind als Alternativen zu verstehen.
* Doxycyclin ist in Deutschland zur Malariaprophylaxe nicht zugelassen (s. Seite 318).

Besondere Infektionsrisiken

(Fettdruck = für die **Beratung aller Reisenden** relevant)

- **oral**:
  Darminfektionen
  Hepatitis A
  Typhus
  Cholera
  Clonorchiasis, Opisthorchiasis
  Paragonimiasis   vorw. entlang der Nebenflüsse des Mekong

- **arthropod**:
  Dengue
  Filariose, lymphatische   sporadisch im NO
  Japanische Enzephalitis   ländliche Gebiete
  Fleckfieber, Milben-

- **aerogen**: Tuberkulose

- **diverse**:
  Bilharziose   Mekong-Ebene, Insel Khong, Ngum-Gebiet
  Melioidose
  Hepatitis B
  Venerische Infektionen
  Tollwut

Sonstige Beratungsinhalte

(siehe **Checklisten etc. im Serviceteil**)

- **allgemein**:
  Flugreise (Langstrecke)
  Klima, Hygiene
  Reiseapotheke
  Auslandskrankenversicherung

Bemerkungen

Tollwut: Moderne Gewebekultur-Impfstoffe und homologes Immunglobulin im Land schwer erhältlich. Im Bedarfsfall an deutsche Vertretung (Vertrauensarzt) wenden. Bei vorhersehbarem Risiko prophylaktische Impfung vor Reise empfohlen.
Medizinische Versorgung: Landesweit ist mit erheblichen Engpässen bei der ärztlichen und medikamentösen Versorgung zu rechnen. Adäquate Ausstattung der **Reiseapotheke** (Zollbestimmungen beachten, Begleitattest ratsam, Muster im Serviceteil), **Auslandskrankenversicherung** mit Abdeckung des Rettungsrückflug-Risikos für Notfälle dringend empfohlen.

Lesotho

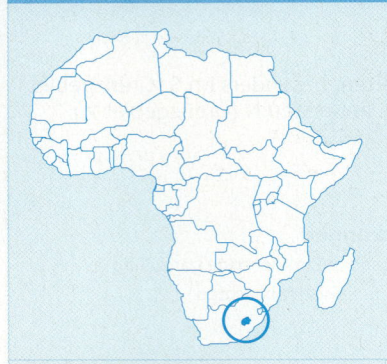

Klima
Subtropisches warmgemäßigtes Höhenklima mit erheblichen Tagestemperaturschwankungen; durchschnittliche Temperatur im Juli 4,5 °C, im Januar 16,6 °C.

Zeitdifferenz (zu Mitteleuropäischer Zeit):
MEZ + 1 Std.
(Europ. Sommerzeit ± 0 Std.)

Hilfe in Notfällen
zu erfragen über:
Deutsche Botschaft Südafrika

Impfvorschriften	
• direkt	keine
• aus Infektionsgebieten	Gelbfieber (ausgenommen Kinder unter 9 Monaten)
Impfempfehlungen	(**STIKO-Empfehlungen** siehe **Kapitel Reiseimpfungen**)
• alle Reisenden	altersentsprechende Standardimpfungen lt. STIKO überprüfen und ggf. ergänzen bzw. auffrischen. Besonders zu beachten: **Tetanus**, **Diphtherie**, **Pertussis**, **Polio**, **Masern** (Grundimmunisierung oder ggf. Auffrischung); **Grippe**, evtl. **Pneumokokken**: Alter > 60, chronische Krankheiten; **zusätzlich für dieses Land: Hepatitis A**
• besondere Risiken	**Hepatitis B** [2,5,6,8], **Polio** [1,2,5,6,7], **Tollwut** [2,4,6,8] 1 aktuelle Ausbrüche, 2 einfache Reisebedingungen, 3 Exposition im Endemiegebiet, 4 Tierkontakte, 5 spezielle berufliche/soziale Kontakte, 6 Einsätze (Katastrophen), 7 Hygienemängel, 8 unzureichende medizinische Versorgung
Malaria	keine
Besondere Infektionsrisiken	(**Fettdruck** = für die **Beratung aller Reisenden** relevant)
• oral	**Darminfektionen** **Hepatitis A** Polio
• aerogen	Tuberkulose
• diverse	**Hepatitis B**, C Venerische Infektionen HIV-Praevalenzen b. Erwachsenen > 15 % Tollwut Milzbrand
Sonstige Beratungsinhalte	(siehe **Checklisten etc. im Serviceteil**)
• allgemein	Flugreise (Langstrecke) Hygiene Reiseapotheke Auslandskrankenversicherung
Bemerkungen	**Medizinische Versorgung:** Landesweit ist mit erheblichen Engpässen bei der ärztlichen und medikamentösen Versorgung zu rechnen. Adäquate Ausstattung der **Reiseapotheke** (Zollbestimmungen beachten, Begleitattest ratsam, Muster im Serviceteil), **Auslandskrankenversicherung** mit Abdeckung des Rettungsrückflug-Risikos für Notfälle dringend empfohlen.

Lettland

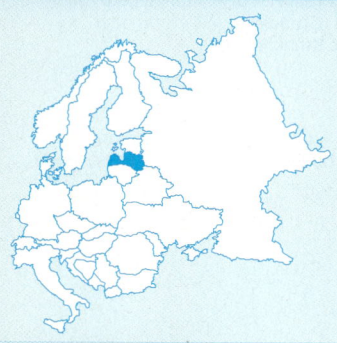

Klima
Gemäßigtes Klima, im Osten zunehmend kontinentaler; durchschnittliche Temperatur in Riga im Januar -5 °C, im Juli 17 °C.

Zeitdifferenz (zu Mitteleuropäischer Zeit):
MEZ + 1 Std. ganzjährig

Hilfe in Notfällen
Deutsche Botschaft
Raina Bulv. 13
Riga
Tel. (00371) 67 08 51 00

Impfvorschriften	keine
Impfempfehlungen	(**STIKO-Empfehlungen** siehe **Kapitel Reiseimpfungen**)
• alle Reisenden	altersentsprechende Standardimpfungen lt. STIKO überprüfen und ggf. ergänzen bzw. auffrischen. Besonders zu beachten: **Tetanus**, **Diphtherie**, **Pertussis**, **Polio**, **Masern** (Grundimmunisierung oder ggf. Auffrischung); **Grippe**, evtl. **Pneumokokken**: Alter > 60, chronische Krankheiten; **zusätzlich für dieses Land: Hepatitis A**
• besondere Risiken	FSME [2,3], Hepatitis B [2,5,6,8], Tollwut [4,6] 1 aktuelle Ausbrüche, 2 einfache Reisebedingungen, 3 Exposition im Endemiegebiet, 4 Tierkontakte, 5 spezielle berufliche/soziale Kontakte, 6 Einsätze (Katastrophen), 7 Hygienemängel, 8 unzureichende medizinische Versorgung
Malaria	keine
Besondere Infektionsrisiken	(**Fettdruck** = für die **Beratung aller Reisenden** relevant)
• oral	**Darminfektionen** **Hepatitis A**
• arthropod	**FSME** April – Oktober, sehr hohes Risiko landesweit Borreliose April – Oktober
• diverse	Venerische Infektionen Hepatitis B **Tollwut**
Sonstige Beratungsinhalte	(siehe **Checklisten etc. im Serviceteil**)
• allgemein	Hygiene Reiseapotheke Auslandskrankenversicherung

Libanon

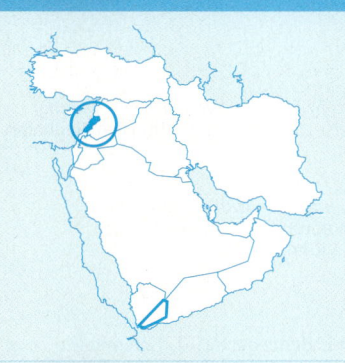

Klima
Subtropisches Winterregenklima; Küste mediterran beeinflusst, Hochebene (Bekaa) kontinental, im Norden Wüstenrandklima; durchschnittliche Temperatur in Beirut im Januar 13,5 °C, im August 27,5 °C.

Zeitdifferenz (zu Mitteleuropäischer Zeit):
MEZ + 1 Std. ganzjährig

Hilfe in Notfällen
Deutsche Botschaft
Maghzal Building
in der Nähe der Jesus and Mary
High School, Rabieh
Beirut
Tel. (00961 4) 93 50 00

Impfvorschriften	
• direkt	keine
• aus Infektionsgebieten	Gelbfieber (ausgenommen Kinder unter 6 Monaten)

Libanon (Forts.)

Impfempfehlungen	(**STIKO-Empfehlungen** siehe **Kapitel Reiseimpfungen**)
• alle Reisenden	altersentsprechende Standardimpfungen lt. STIKO überprüfen und ggf. ergänzen bzw. auffrischen. Besonders zu beachten: **Tetanus, Diphtherie, Pertussis, Polio, Masern** (Grundimmunisierung oder ggf. Auffrischung); **Grippe**, evtl. **Pneumokokken**: Alter > 60, chronische Krankheiten; **zusätzlich für dieses Land: Hepatitis A**
• besondere Risiken	**Hepatitis B** [2,5,6,8], **Typhus** [1,2,5,6,7] 1 aktuelle Ausbrüche, 2 einfache Reisebedingungen, 3 Exposition im Endemiegebiet, 4 Tierkontakte, 5 spezielle berufliche/soziale Kontakte, 6 Einsätze (Katastrophen), 7 Hygienemängel, 8 unzureichende medizinische Versorgung
Malaria	keine
Besondere Infektionsrisiken	(**Fettdruck** = für die **Beratung aller Reisenden** relevant)
• oral	**Darminfektionen** **Hepatitis A** Typhus Brucellose Echinokokkose (E. granulosus)
• arthropod	Leishmaniase, viszerale + cutane sporadisch Phlebotomus-Fieber West Nile-Fieber
• diverse	Venerische Infektionen Hepatitis B
Sonstige Beratungsinhalte	(siehe **Checklisten etc. im Serviceteil**)
• allgemein	Flugreise (Langstrecke) Hygiene Reiseapotheke Auslandskrankenversicherung
• bei Bedarf	Gesundheitszeugnis (Arbeits-/Langzeitaufenthalt)

Liberia

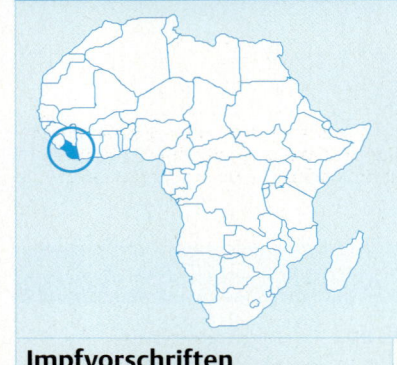

Klima

Tropisches Klima mit ganzjährigen Niederschlägen, besonders ergiebig in der Zeit von Mai bis November (Südwestmonsun); durchschnittliche Temperatur in Monrovia ganzjährig um 26 °C.

Zeitdifferenz (zu Mitteleuropäischer Zeit):

MEZ - 1 Std.
(Europ. Sommerzeit - 2 Std.)

Hilfe in Notfällen

Deutsche Botschaft
Tubman Boulevard
Monrovia
Tel. (00231) 6 43 83 65

Impfvorschriften	**Gelbfieber** (ausgenommen Kinder unter 1 Jahr)
• Abweichungen	Ein gültiger Impfnachweis gegen **Cholera** kann – abweichend von den offiziellen Bestimmungen – verlangt werden, auch bei Ankunft aus einem cholerafreien Gebiet und bei Einreise über den internationalen Flughafen.
Impfempfehlungen	(**STIKO-Empfehlungen** siehe **Kapitel Reiseimpfungen**)
• alle Reisenden	altersentsprechende Standardimpfungen lt. STIKO überprüfen und ggf. ergänzen bzw. auffrischen. Besonders zu beachten: **Tetanus, Diphtherie, Pertussis, Polio, Masern** (Grundimmunisierung oder ggf. Auffrischung); **Grippe**, evtl. **Pneumokokken**: Alter > 60, chronische Krankheiten; **zusätzlich für dieses Land: Hepatitis A, Polio, Gelbfieber**
• besondere Risiken	**Cholera** [1,5,6,7], **Hepatitis B** [2,5,6,8], **Tollwut** [2,4,6,8], **Typhus** [1,2,5,6,7] 1 aktuelle Ausbrüche, 2 einfache Reisebedingungen, 3 Exposition im Endemiegebiet, 4 Tierkontakte, 5 spezielle berufliche/soziale Kontakte, 6 Einsätze (Katastrophen), 7 Hygienemängel, 8 unzureichende medizinische Versorgung

Malaria				
• Saison	ganzjährig			
• Parasit	P. falciparum 85%, Resistenzen Chloroquin, Sulfa/Pyrimethamin-Kombinationen			
• Epidemiologie	**hohes Risiko** landesweit			
• Vorbeugung	**Expositionsprophylaxe!**			
	Medikation	**regelm.**	**stand-by**	**Bemerkungen**
	Empfehlung DTG Tourist/organisiert/Hotel	AP, D*, M	Ø	ganzes Land ganzjährig
	Erwägung für sonst. Aufenthalte hohes Risiko	AP, D*, M	Ø	
	AP = Atovaquon/Proguanil (Malarone®), D = Doxycyclin, M = Mefloquin (Lariam®), Ø = keine In der Tabelle durch Komma getrennte Präparate sind als Alternativen zu verstehen. * Doxycyclin ist in Deutschland zur Malariaprophylaxe nicht zugelassen (s. Seite 318).			
Besondere Infektionsrisiken	(**Fettdruck** = für die **Beratung aller Reisenden** relevant)			
• oral	**Darminfektionen** **Hepatitis A** **Polio** Typhus Cholera			
• arthropod	Filariose, lymphatische + Onchozerkose Gelbfieber Chikungunya Rückfallfieber, Zecken- Schlafkrankheit Übertragung sporadisch möglich			
• aerogen	Tuberkulose			
• diverse	**Bilharziose** **Hepatitis B**, C Venerische Infektionen Tollwut **Lassa-Fieber**			
Sonstige Beratungsinhalte	(siehe **Checklisten etc. im Serviceteil**)			
• allgemein	Flugreise (Langstrecke) Klima, Hygiene Medizinische Versorgung, Reiseapotheke Auslandskrankenversicherung			
Bemerkungen	**Medizinische Versorgung:** Landesweit ist mit erheblichen Engpässen bei der ärztlichen und medikamentösen Versorgung zu rechnen. Adäquate Ausstattung der **Reiseapotheke** (Zollbestimmungen beachten, Begleitattest ratsam, Muster im Serviceteil), **Auslandskrankenversicherung** mit Abdeckung des Rettungsrückflug-Risikos für Notfälle dringend empfohlen.			

Libyen

Klima

Überwiegend Wüstenklima; nur in der nördlichen Cyrenaika Mittelmeerklima (winterfeucht); durchschnittliche Temperatur in Tripolis im Januar 12,2 °C, im August 26,1 °C.

Zeitdifferenz (zu Mitteleuropäischer Zeit):
MEZ ± 0 Std.
(Europ. Sommerzeit - 1 Std.)

Hilfe in Notfällen

Deutsche Botschaft
Sharia Hassan el Mashai
Tripolis
Tel. (00218 21) 4 44 85 52
oder 3 33 05 54

Impfvorschriften	
• direkt	**keine**
• aus Infektionsgebieten	Gelbfieber

Länderprofile | CRM-Handbuch Reisemedizin, Juni 2011 – November 2011

Libyen (Forts.)

Impfempfehlungen	(**STIKO-Empfehlungen** siehe **Kapitel Reiseimpfungen**)
• alle Reisenden	altersentsprechende Standardimpfungen lt. STIKO überprüfen und ggf. ergänzen bzw. auffrischen. Besonders zu beachten: **Tetanus**, **Diphtherie**, **Pertussis**, **Polio**, **Masern** (Grundimmunisierung oder ggf. Auffrischung); **Grippe**, evtl. **Pneumokokken**: Alter > 60, chronische Krankheiten; **zusätzlich für dieses Land: Hepatitis A**
• besondere Risiken	**Hepatitis B** [2,5,6,8], **Polio** [1,2,5,6,7], **Tollwut** [2,4,6,8], **Typhus** [1,2,5,6,7] 1 aktuelle Ausbrüche, 2 einfache Reisebedingungen, 3 Exposition im Endemiegebiet, 4 Tierkontakte, 5 spezielle berufliche/soziale Kontakte, 6 Einsätze (Katastrophen), 7 Hygienemängel, 8 unzureichende medizinische Versorgung
Malaria	keine
Besondere Infektionsrisiken	(**Fettdruck** = für die **Beratung aller Reisenden** relevant)
• oral	**Darminfektionen** **Hepatitis A, E** Polio Typhus Echinokokkose (E. granulosus)
• arthropod	Leishmaniase, viszerale + cutane Phlebotomus-Fieber vorw. im N Pest Tubruq, NO (Mittelmeerküste)
• diverse	Bilharziose Herde im Gebiet von Derna, Fessan und Tauorga sowie einige Oasen im SW an der Grenze zu Algerien Hepatitis B, C Tollwut
Sonstige Beratungsinhalte	(siehe **Checklisten etc. im Serviceteil**)
• allgemein	Klima, Hygiene Gifttiere (Schlangen, Skorpione) Reiseapotheke Auslandskrankenversicherung
• bei Bedarf	Gesundheitszeugnis (Arbeits-/Langzeitaufenthalt)

Liechtenstein s. Schweiz

Litauen

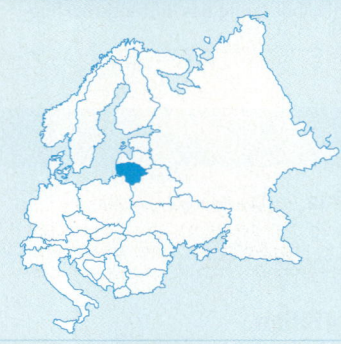

Klima
Im Westen gemäßigtes Übergangsklima, im Osten zunehmend kontinentaler Einfluss; durchschnittliche Temperatur in Vilnius im Januar -5 °C, im Juli 18 °C.

Zeitdifferenz (zu Mitteleuropäischer Zeit):
MEZ + 1 Std.
(Europ. Sommerzeit ± 0 Std.)

Hilfe in Notfällen
Deutsche Botschaft
Sierakausko Gatve 24/8
Vilnius
Tel. (00370 5) 2 10 64 00

Impfvorschriften	keine
Impfempfehlungen	(**STIKO-Empfehlungen** siehe **Kapitel Reiseimpfungen**)
• alle Reisenden	altersentsprechende Standardimpfungen lt. STIKO überprüfen und ggf. ergänzen bzw. auffrischen. Besonders zu beachten: **Tetanus**, **Diphtherie**, **Pertussis**, **Polio**, **Masern** (Grundimmunisierung oder ggf. Auffrischung); **Grippe**, evtl. **Pneumokokken**: Alter > 60, chronische Krankheiten
• besondere Risiken	**FSME** [2,3], **Hepatitis A** [1,2,5,6,7], **Hepatitis B** [2,5,6,8], **Tollwut** [4,6] 1 aktuelle Ausbrüche, 2 einfache Reisebedingungen, 3 Exposition im Endemiegebiet, 4 Tierkontakte, 5 spezielle berufliche/soziale Kontakte, 6 Einsätze (Katastrophen), 7 Hygienemängel, 8 unzureichende medizinische Versorgung
Malaria	keine

Besondere Infektionsrisiken	(**Fettdruck** = für die **Beratung aller Reisenden** relevant)
• oral	**Darminfektionen** Hepatitis A Trichinellose
• arthropod	**FSME** April – Oktober, sehr hohes Risiko landesweit Borreliose April – Oktober
• diverse	Venerische Infektionen Hepatitis B **Tollwut**
Sonstige Beratungsinhalte	(siehe **Checklisten etc. im Serviceteil**)
• allgemein	Hygiene Reiseapotheke Auslandskrankenversicherung
• bei Bedarf	Gesundheitszeugnis (Arbeits-/Langzeitaufenthalt)

Luxemburg

Klima
Gemäßigt-ozeanisch; durchschnittliche Temperatur im Januar 0,3 °C, im Juli 17,4 °C.

Zeitdifferenz (zu Mitteleuropäischer Zeit):
ganzjährig keine

Hilfe in Notfällen
Deutsche Botschaft
20-22, Ave. Emile Reuter
Luxemburg
Tel. (00352) 45 34 45-1

Impfvorschriften	keine
Impfempfehlungen	(**STIKO-Empfehlungen** siehe **Kapitel Reiseimpfungen**)
• alle Reisenden	altersentsprechende Standardimpfungen lt. STIKO überprüfen und ggf. ergänzen bzw. auffrischen. Besonders zu beachten: **Tetanus**, **Diphtherie**, **Pertussis**, **Polio**, **Masern** (Grundimmunisierung oder ggf. Auffrischung); **Grippe**, evtl. **Pneumokokken**: Alter > 60, chronische Krankheiten
• besondere Risiken	**Hepatitis B** [2,5,6], **Meningokokken** (s. Bemerkungen) 1 aktuelle Ausbrüche, 2 einfache Reisebedingungen, 3 Exposition im Endemiegebiet, 4 Tierkontakte, 5 spezielle berufliche/soziale Kontakte, 6 Einsätze (Katastrophen)
Malaria	keine
Besondere Infektionsrisiken	(**Fettdruck** = für die **Beratung aller Reisenden** relevant)
• arthropod	Borreliose April – Oktober
Sonstige Beratungsinhalte	(siehe **Checklisten etc. im Serviceteil**)
• allgemein	Auslandskrankenversicherung
Bemerkungen	Die **Meningitis-Impfung Typ C** gehört in diesem Land für bestimmte Altersgruppen (in der Regel Kinder und Jugendliche) zum allgemeinen Impfprogramm. Nach den geltenden Empfehlungen der STIKO wird die Meningitis-Impfung dadurch zur Reise-impfung für „Schüler/Studenten vor Langzeitaufenthalten in Ländern mit empfohlener allgemeiner Impfung für Jugendliche oder selektiver Impfung für Schüler/Studenten entsprechend den Empfehlungen der Zielländer".

Länderprofile | CRM-Handbuch Reisemedizin, Juni 2011 – November 2011

Madagaskar

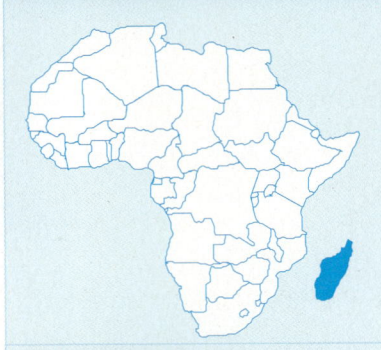

Klima
Tropisches Klima mit ganzjährig hohen Niederschlägen östlich der Gebirge und einer Trockenzeit von April bis Oktober im Hochland und auf der Westseite; Jahresmitteltemperatur an den Küsten 22–27 °C, im Hochland 15–19 °C; durchschnittliche Temperatur in Antananarivo im Juli 13,3 °C, im Februar 20 °C.

Zeitdifferenz (zu Mitteleuropäischer Zeit):
MEZ + 2 Std.
(Europ. Sommerzeit + 1 Std.)

Hilfe in Notfällen
Deutsche Botschaft
101, Rue du Pasteur
Rabeony Hans (Ambodirotra)
Antananarivo
Tel. (00261 20) 2 22 38-02, -03

Impfvorschriften	
• direkt	keine
• aus Infektionsgebieten	Gelbfieber

Impfempfehlungen	(STIKO-Empfehlungen siehe Kapitel Reiseimpfungen)
• alle Reisenden	altersentsprechende Standardimpfungen lt. STIKO überprüfen und ggf. ergänzen bzw. auffrischen. Besonders zu beachten: **Tetanus, Diphtherie, Pertussis, Polio, Masern** (Grundimmunisierung oder ggf. Auffrischung); **Grippe**, evtl. **Pneumokokken**: Alter > 60, chronische Krankheiten; **zusätzlich für dieses Land: Hepatitis A**
• besondere Risiken	**Cholera** [1,5,6,7], **Hepatitis B** [2,5,6,8], **Polio** [1,2,5,6,7], **Tollwut** [2,4,6,8], **Typhus** [1,2,5,6,7] 1 aktuelle Ausbrüche, 2 einfache Reisebedingungen, 3 Exposition im Endemiegebiet, 4 Tierkontakte, 5 spezielle berufliche/soziale Kontakte, 6 Einsätze (Katastrophen), 7 Hygienemängel, 8 unzureichende medizinische Versorgung

Malaria	
• Saison	ganzjährig
• Parasit	P. falciparum 85%, Resistenzen Chloroquin
• Epidemiologie	**hohes Risiko** in Küstenregionen und Regenwaldgebieten; **mittleres Risiko** im Süden und Südwesten; **geringes Risiko** in Antananarivo, Höhenlagen im Landesinneren und im Süden
• Vorbeugung	**Expositionsprophylaxe!**

Medikation	regelm.	stand-by	Bemerkungen
Empfehlung DTG Tourist/organisiert/Hotel	AP, D*, M	Ø	ganzes Land ganzjährig
Erwägung für sonst. Aufenthalte			Reisestil u. Reisezeit beachten
hohes Risiko	AP, D*, M	Ø	
mittleres Risiko	AP, D*, M oder Ø	Ø AL, AP	
geringes Risiko	Ø	AL, AP	

AL = Artemether/Lumefantrin (Riamet®), AP = Atovaquon/Proguanil (Malarone®), D = Doxycyclin, M = Mefloquin (Lariam®), Ø = keine
In der Tabelle durch Komma getrennte Präparate sind als Alternativen zu verstehen.
* Doxycyclin ist in Deutschland zur Malariaprophylaxe nicht zugelassen (s. Seite 318).

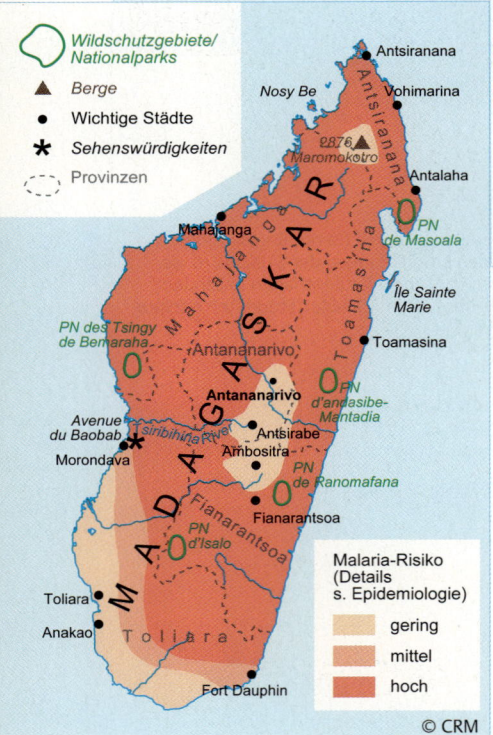

Besondere Infektionsrisiken	(**Fettdruck** = für die **Beratung aller Reisenden** relevant)
• oral	**Darminfektionen** **Hepatitis A** Polio Typhus Cholera
• arthropod	Filariose, lymphatische Küstenregionen Rift Valley-Fieber Chikungunya Küstenregionen Dengue Krim-Kongo hämorrhagisches Fieber West Nile-Fieber Pest vorw. Oktober – März, Provinzen Antananarivo, Antsiranana, Fianarantsoa, Mahajanga, Toamasina
• aerogen	Tuberkulose
• diverse	**Bilharziose** **Hepatitis B**, C Melioidose Venerische Infektionen Tollwut
Sonstige Beratungsinhalte	(siehe **Checklisten** etc. im Serviceteil)
• allgemein	Flugreise (Langstrecke) Klima, Hygiene Gifttiere (Spinnen, Skorpione u.a., keine Giftschlangen) Reiseapotheke Auslandskrankenversicherung
• bei Bedarf	Tauchen
Bemerkungen	**Medizinische Versorgung:** Landesweit ist mit erheblichen Engpässen bei der ärztlichen und medikamentösen Versorgung zu rechnen. Adäquate Ausstattung der **Reiseapotheke** (Zollbestimmungen beachten, Begleitattest ratsam, Muster im Serviceteil), **Auslandskrankenversicherung** mit Abdeckung des Rettungsrückflug-Risikos für Notfälle dringend empfohlen.

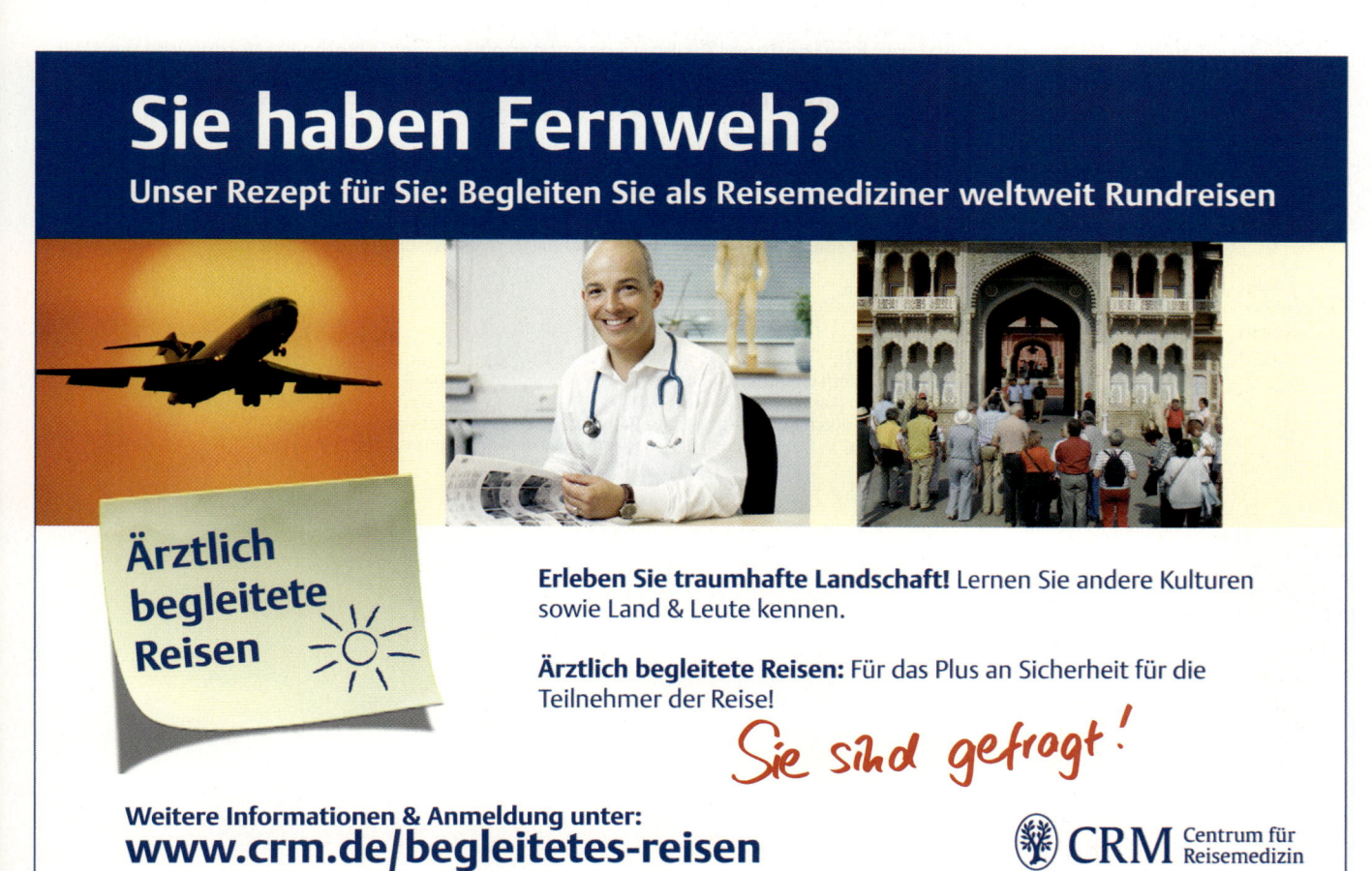

Sie haben Fernweh?

Unser Rezept für Sie: Begleiten Sie als Reisemediziner weltweit Rundreisen

Ärztlich begleitete Reisen

Erleben Sie traumhafte Landschaft! Lernen Sie andere Kulturen sowie Land & Leute kennen.

Ärztlich begleitete Reisen: Für das Plus an Sicherheit für die Teilnehmer der Reise!

Sie sind gefragt!

Weitere Informationen & Anmeldung unter:
www.crm.de/begleitetes-reisen

CRM Centrum für Reisemedizin

Länderprofile | CRM-Handbuch Reisemedizin, Juni 2011 – November 2011

Malawi

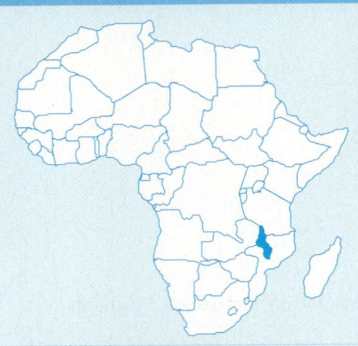

Klima
Tropisch-wechselfeuchtes Klima mit ausgeprägter sommerlicher Regenzeit (November bis März); durchschnittliche Temperatur in Lilongwe im Juli 16 °C, im Dezember 23 °C.

Zeitdifferenz (zu Mitteleuropäischer Zeit):
MEZ + 1 Std.
(Europ. Sommerzeit ± 0 Std.)

Hilfe in Notfällen
Deutsche Botschaft
Convention Drive (Capital City)
Lilongwe
Tel. (00265 1) 77 25 55

Impfvorschriften
- **direkt**: keine
- **aus Infektionsgebieten**: Gelbfieber (ausgenommen Kinder unter 1 Jahr)

Impfempfehlungen
(**STIKO-Empfehlungen** siehe **Kapitel Reiseimpfungen**)

- **alle Reisenden**: altersentsprechende Standardimpfungen lt. STIKO überprüfen und ggf. ergänzen bzw. auffrischen. Besonders zu beachten: **Tetanus, Diphtherie, Pertussis, Polio, Masern** (Grundimmunisierung oder ggf. Auffrischung); **Grippe**, evtl. **Pneumokokken**: Alter > 60, chronische Krankheiten;
  zusätzlich für dieses Land: Hepatitis A

- **besondere Risiken**: **Cholera** [1,5,6,7], **Hepatitis B** [2,5,6,8], **Meningokokken** [1,2,5], **Polio** [1,2,5,6,7], **Tollwut** [2,4,6,8], **Typhus** [1,2,5,6,7]
  1 aktuelle Ausbrüche, 2 einfache Reisebedingungen, 3 Exposition im Endemiegebiet, 4 Tierkontakte, 5 spezielle berufliche/soziale Kontakte, 6 Einsätze (Katastrophen), 7 Hygienemängel, 8 unzureichende medizinische Versorgung

Malaria
- **Saison**: ganzjährig
- **Parasit**: P. falciparum 90 %, Resistenzen Chloroquin, Sulfa/Pyrimethamin-Kombinationen
- **Epidemiologie**: **hohes Risiko** landesweit mit folgenden Ausnahmen: **mittleres bzw. geringes Risiko** in den höher gelegenen Gebieten im Norden und westlich von Monkey Bay; die Bergregionen der Mulanje Mountains (SO) und westlich von Livingstonia sind **malariafrei**
- **Vorbeugung**: **Expositionsprophylaxe!**

Medikation	regelm.	stand-by	Bemerkungen
Empfehlung DTG Tourist/organisiert/Hotel	AP, D*, M	Ø	ganzes Land ganzjährig
Erwägung für sonst. Aufenthalte			Reisestil u. Reisezeit beachten
hohes Risiko	AP, D*, M	Ø	
mittleres Risiko	AP, D*, M oder Ø	Ø AL, AP	
geringes Risiko	Ø	AL, AP	

AL = Artemether/Lumefantrin (Riamet®), AP = Atovaquon/Proguanil (Malarone®), D = Doxycyclin, M = Mefloquin (Lariam®), Ø = keine
In der Tabelle durch Komma getrennte Präparate sind als Alternativen zu verstehen.
* Doxycyclin ist in Deutschland zur Malariaprophylaxe nicht zugelassen (s. Seite 318).

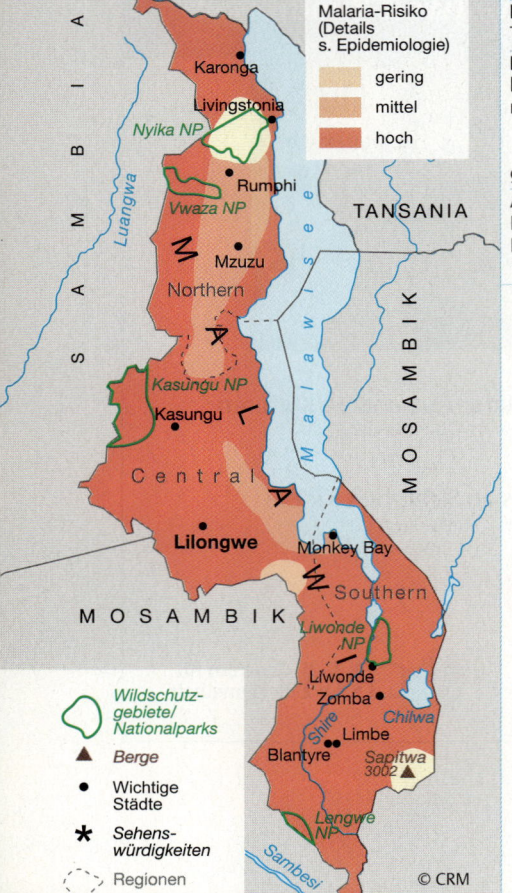

Malaria-Risiko (Details s. Epidemiologie): gering, mittel, hoch

© Centrum für Reisemedizin

Besondere Infektionsrisiken	(**Fettdruck** = für die **Beratung aller Reisenden** relevant)
• oral	**Darminfektionen** **Hepatitis A** Polio Typhus Cholera Fasciolose (F. hepatica)
• arthropod	Leishmaniase, viszerale sporadisch im N Filariose, lymphatische + Onchozerkose Chikungunya West Nile-Fieber **Schlafkrankheit** vorw. im N Pest Naturherd im Nsanje-Distrikt (S)
• aerogen	Meningokokken-Meningitis Trockenzeit Tuberkulose
• diverse	**Bilharziose** **Hepatitis B**, C Venerische Infektionen HIV-Praevalenzen b. Erwachsenen 5–15 % Tollwut
Sonstige Beratungsinhalte	(siehe **Checklisten etc. im Serviceteil**)
• allgemein	Flugreise (Langstrecke) Klima, Hygiene Reiseapotheke Auslandskrankenversicherung
Bemerkungen	**Medizinische Versorgung:** Landesweit ist mit erheblichen Engpässen bei der ärztlichen und medikamentösen Versorgung zu rechnen. Adäquate Ausstattung der **Reiseapotheke** (Zollbestimmungen beachten, Begleitattest ratsam, Muster im Serviceteil), **Auslandskrankenversicherung** mit Abdeckung des Rettungsrückflug-Risikos für Notfälle dringend empfohlen.

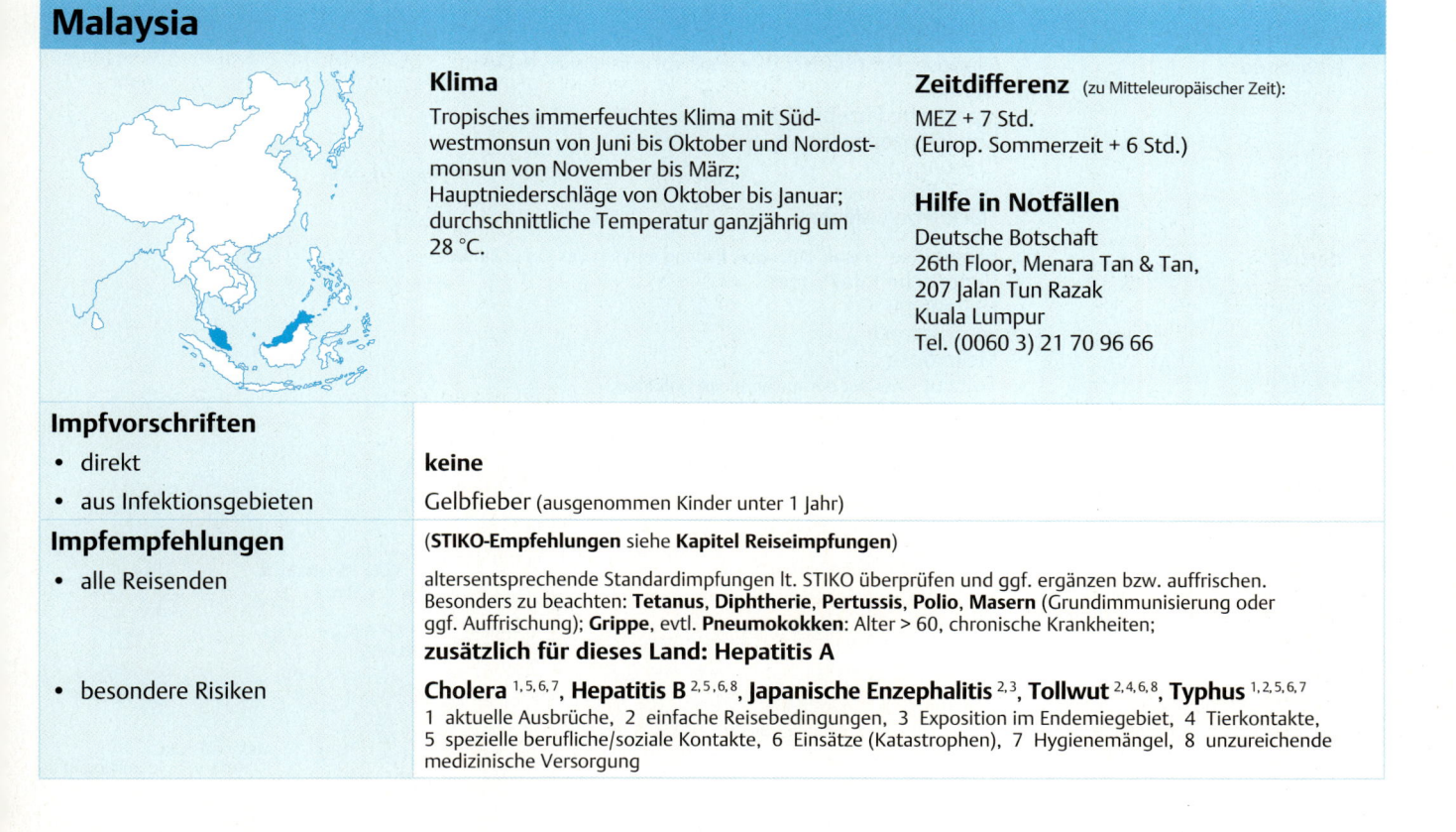

Malaysia

Klima
Tropisches immerfeuchtes Klima mit Südwestmonsun von Juni bis Oktober und Nordostmonsun von November bis März; Hauptniederschläge von Oktober bis Januar; durchschnittliche Temperatur ganzjährig um 28 °C.

Zeitdifferenz (zu Mitteleuropäischer Zeit):
MEZ + 7 Std.
(Europ. Sommerzeit + 6 Std.)

Hilfe in Notfällen
Deutsche Botschaft
26th Floor, Menara Tan & Tan,
207 Jalan Tun Razak
Kuala Lumpur
Tel. (0060 3) 21 70 96 66

Impfvorschriften	
• direkt	keine
• aus Infektionsgebieten	Gelbfieber (ausgenommen Kinder unter 1 Jahr)
Impfempfehlungen	(**STIKO-Empfehlungen** siehe **Kapitel Reiseimpfungen**)
• alle Reisenden	altersentsprechende Standardimpfungen lt. STIKO überprüfen und ggf. ergänzen bzw. auffrischen. Besonders zu beachten: **Tetanus, Diphtherie, Pertussis, Polio, Masern** (Grundimmunisierung oder ggf. Auffrischung); **Grippe**, evtl. **Pneumokokken:** Alter > 60, chronische Krankheiten; **zusätzlich für dieses Land: Hepatitis A**
• besondere Risiken	**Cholera** [1,5,6,7], **Hepatitis B** [2,5,6,8], **Japanische Enzephalitis** [2,3], **Tollwut** [2,4,6,8], **Typhus** [1,2,5,6,7] 1 aktuelle Ausbrüche, 2 einfache Reisebedingungen, 3 Exposition im Endemiegebiet, 4 Tierkontakte, 5 spezielle berufliche/soziale Kontakte, 6 Einsätze (Katastrophen), 7 Hygienemängel, 8 unzureichende medizinische Versorgung

Malaysia (Forts.)

Malaria

Karte Malaria – Südostasien siehe Kartenanhang

- **Saison**: ganzjährig

- **Parasit**:
  P. falciparum insgesamt 40 %, Resistenzen Chloroquin, Sulfa/Pyrimethamin-Kombinationen;
  P. vivax insgesamt ca. 60 %; Anteile regional sehr unterschiedlich;
  P. knowlesi vereinzelt, auf Borneo 70 % der Fälle

- **Epidemiologie**:
  mittleres Risiko nur auf Borneo: In Sabah ist das Risiko höher im Landesinneren, geringer in Kota Kinabalu und den Küstenregionen;
  in Sarawak ist das Risiko höher im Grenzgebiet zu Kalimantan und nimmt nach N hin ab;
  geringes Risiko in den küstennahen Landesteilen von Sarawak (Borneo);
  sehr geringes Risiko herdförmig im Landesinneren (zentral, N und NO) von West-Malaysia (Halbinsel);
  malariafrei sind Küstenregionen, Städte sowie das gesamte Federal Territory um die Hauptstadt auf der malayischen Halbinsel

- **Vorbeugung**: **Expositionsprophylaxe!**

Medikation	regelm.	stand-by	Bemerkungen
Empfehlung DTG	Ø	AL, AP	Sabah und Sarawak (Borneo);
Tourist/organisiert/Hotel	Ø	Ø	W-Malaysia; ganzjährig
Erwägung für sonst. Aufenthalte			Reisestil u. Reisezeit beachten
mittleres Risiko	AP, D*, M oder	Ø	
	Ø	AL, AP	
geringes Risiko	Ø	AL, AP	

AL = Artemether/Lumefantrin (Riamet®), AP = Atovaquon/Proguanil (Malarone®), D = Doxycyclin, M = Mefloquin (Lariam®), Ø = keine
In der Tabelle durch Komma getrennte Präparate sind als Alternativen zu verstehen.
* Doxycyclin ist in Deutschland zur Malariaprophylaxe nicht zugelassen (s. Seite 318).

Besondere Infektionsrisiken

(**Fettdruck** = für die **Beratung aller Reisenden** relevant)

- **oral**:
  Darminfektionen
  Hepatitis A, E
  Cholera
  Typhus
  Brucellose

- **arthropod**:
  Filariose, lymphatische   sporadisch in ländlichen Gebieten
  Dengue
  Japanische Enzephalitis   ländliche Gebiete
  Kunjin-Enzephalitis   Sarawak
  Chikungunya
  Lyme-Borreliose
  Fleckfieber, Milben-

- **diverse**:
  Bilharziose   Perak, Selangor, Pahang entlang des Kapor-Flusses
  Venerische Infektionen
  Hepatitis B, C
  Leptospirose
  Melioidose
  Tollwut   nur auf der malayischen Halbinsel
  Nipah-Krankheit   nur auf der malayischen Halbinsel

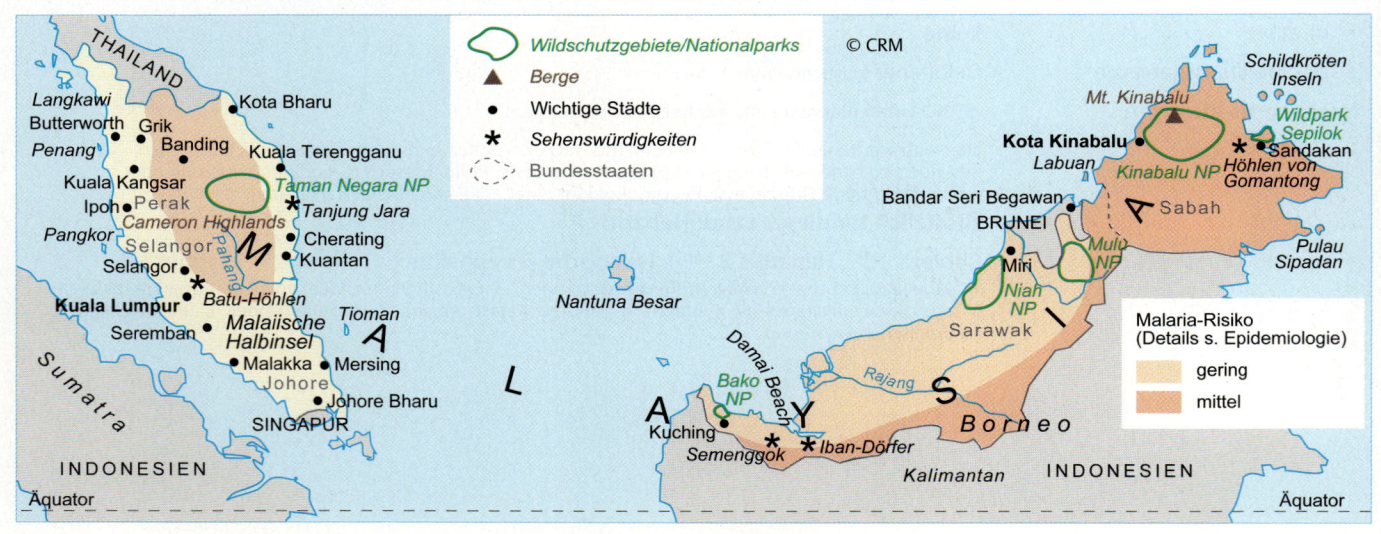

Länderprofile | CRM-Handbuch Reisemedizin, Juni 2011 – November 2011

Sonstige Beratungsinhalte	(siehe **Checklisten etc. im Serviceteil**)
• allgemein	Flugreise (Langstrecke) Klima, Hygiene Reiseapotheke Auslandskrankenversicherung
• bei Bedarf	Tauchen Gesundheitszeugnis (Arbeits-/Langzeitaufenthalt)
Bemerkungen	„**Haze**": Während der Trockenzeit auftretender, durch Waldbrände verursachter Smog, der zu Schleimhaut- und Atemwegsreizungen führen kann. Gesundheitsstörungen können besonders bei Herz- und Lungenkranken, Asthmatikern, älteren Personen und Kleinkindern auftreten.

Malediven

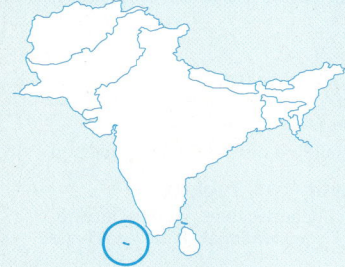

	Klima Tropisches Klima mit Regenzeit von Mai bis September; geringe jährliche Temperaturschwankungen (28 – 31 °C).	**Zeitdifferenz** (zu Mitteleuropäischer Zeit): MEZ + 4 Std. (Europ. Sommerzeit + 3 Std.) **Hilfe in Notfällen** zu erfragen über: Deutsche Botschaft Sri Lanka

Impfvorschriften	
• direkt	**keine**
• aus Infektionsgebieten	Gelbfieber (ausgenommen Kinder unter 1 Jahr)
Impfempfehlungen	(**STIKO-Empfehlungen** siehe **Kapitel Reiseimpfungen**)
• alle Reisenden	altersentsprechende Standardimpfungen lt. STIKO überprüfen und ggf. ergänzen bzw. auffrischen. Besonders zu beachten: **Tetanus**, **Diphtherie**, **Pertussis**, **Polio**, **Masern** (Grundimmunisierung oder ggf. Auffrischung); **Grippe**, evtl. **Pneumokokken**: Alter > 60, chronische Krankheiten; **zusätzlich für dieses Land: Hepatitis A**
• besondere Risiken	**Hepatitis B** [2,5,6,8], **Typhus** [1,2,5,6,7] 1 aktuelle Ausbrüche, 2 einfache Reisebedingungen, 3 Exposition im Endemiegebiet, 4 Tierkontakte, 5 spezielle berufliche/soziale Kontakte, 6 Einsätze (Katastrophen), 7 Hygienemängel, 8 unzureichende medizinische Versorgung
Malaria	**keine**
Besondere Infektionsrisiken	(**Fettdruck** = für die **Beratung aller Reisenden** relevant)
• oral	**Darminfektionen** **Hepatitis A** Typhus
• arthropod	Dengue Chikungunya
• diverse	Venerische Infektionen
Sonstige Beratungsinhalte	(siehe **Checklisten etc. im Serviceteil**)
• allgemein	Flugreise (Langstrecke) Klima. Hygiene Reiseapotheke Auslandskrankenversicherung
• bei Bedarf	Tauchen Gesundheitszeugnis (Arbeits-/Langzeitaufenthalt)
Bemerkungen	Für die **Einfuhr von Medikamenten** (auch nicht veschreibungspflichtigen!) zum persönlichen Gebrauch ist bei der Einreise ein ärztliches **Attest in englischer Sprache bzw. englischer Übersetzung** mit dem Namen des Patienten, Namen des Medikaments bzw. der Medikamente und therapeutischer Tagesdosis vorzulegen. Ein Attest-Muster findet sich unter „Reiseapotheke" im Serviceteil des Buches.

© Centrum für Reisemedizin

Mali

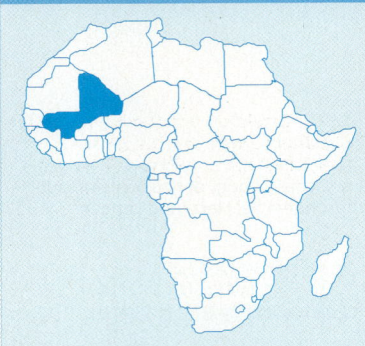

Klima
Im Norden Wüstenklima, im Süden tropisch-wechselfeucht mit Sommerregenzeit (Juni bis September); durchschnittliche Temperatur in Mopti im Januar 23 °C, im Mai 33 °C.

Zeitdifferenz (zu Mitteleuropäischer Zeit):
MEZ -1 Std.
(Europ. Sommerzeit - 2 Std.)

Hilfe in Notfällen
Deutsche Botschaft
Badalabougou Est
rue 14, porte 334
Bamako
Tel. (00223) 20 70 07 70

Impfvorschriften	**Gelbfieber** (ausgenommen Kinder unter 1 Jahr)
Impfempfehlungen	(STIKO-Empfehlungen siehe **Kapitel Reiseimpfungen**)
• alle Reisenden	altersentsprechende Standardimpfungen lt. STIKO überprüfen und ggf. ergänzen bzw. auffrischen. Besonders zu beachten: **Tetanus, Diphtherie, Pertussis, Polio, Masern** (Grundimmunisierung oder ggf. Auffrischung); **Grippe**, evtl. **Pneumokokken**: Alter > 60, chronische Krankheiten; **zusätzlich für dieses Land: Hepatitis A, Polio, Gelbfieber** (südlich des 15. Breitengrades)
• besondere Risiken	**Cholera** [1,5,6,7], **Hepatitis B** [2,5,6,8], **Meningokokken** [1,2,5], **Tollwut** [2,4,6,8], **Typhus** [1,2,5,6,7] 1 aktuelle Ausbrüche, 2 einfache Reisebedingungen, 3 Exposition im Endemiegebiet, 4 Tierkontakte, 5 spezielle berufliche/soziale Kontakte, 6 Einsätze (Katastrophen), 7 Hygienemängel, 8 unzureichende medizinische Versorgung

Malaria

- **Saison**: ganzjährig
- **Parasit**: P. falciparum 85%, Resistenzen Chloroquin, Sulfa/Pyrimethamin-Kombinationen
- **Epidemiologie**: **hohes Risiko** landesweit
- **Vorbeugung**: **Expositionsprophylaxe!**

Medikation	regelm.	stand-by	Bemerkungen
Empfehlung DTG Tourist/organisiert/Hotel	AP, D*, M	Ø	ganzes Land ganzjährig
Erwägung für sonst. Aufenthalte hohes Risiko	AP, D*, M	Ø	

AP = Atovaquon/Proguanil (Malarone®), D = Doxycyclin, M = Mefloquin (Lariam®), Ø = keine
In der Tabelle durch Komma getrennte Präparate sind als Alternativen zu verstehen.
* Doxycyclin ist in Deutschland zur Malariaprophylaxe nicht zugelassen (s. Seite 318).

Besondere Infektionsrisiken
(Fettdruck = für die **Beratung aller Reisenden** relevant)

- **oral**
  - **Darminfektionen**
  - **Hepatitis A**
  - **Polio**
  - Typhus
  - Cholera
  - Brucellose

- **arthropod**
  - Leishmaniase, viszerale + cutane
  - Filariose, lymphatische + Onchozerkose vorw. im S
  - Gelbfieber südlich 15° N
  - Chikungunya vorw. im S
  - Dengue
  - Rückfallfieber, Zecken- vorw. im S
  - Schlafkrankheit herdförmig im S und SW, Übertragung sporadisch möglich

- **aerogen**
  - **Meningokokken-Meningitis** Dezember – Mai
  - Tuberkulose

- **diverse**
  - **Bilharziose**
  - **Hepatitis B**, C
  - Venerische Infektionen
  - Tollwut
  - Lassa-Fieber nur im SW

Sonstige Beratungsinhalte	(siehe **Checklisten etc. im Serviceteil**)
• allgemein	Flugreise (Langstrecke) Klima, Hygiene Reiseapotheke Auslandskrankenversicherung
Bemerkungen	**Medizinische Versorgung:** Landesweit ist mit erheblichen Engpässen bei der ärztlichen und medikamentösen Versorgung zu rechnen. Adäquate Ausstattung der **Reiseapotheke** (Zollbestimmungen beachten, Begleitattest ratsam, Muster im Serviceteil), **Auslandskrankenversicherung** mit Abdeckung des Rettungsrückflug-Risikos für Notfälle dringend empfohlen.

Malta

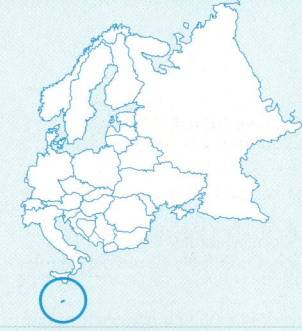

Klima
Mittelmeerklima mit trockenen Sommern und milden Wintern; durchschnittliche Temperatur im Januar 12,3 °C, im August 26,1 °C.

Zeitdifferenz (zu Mitteleuropäischer Zeit):
ganzjährig keine

Hilfe in Notfällen
Deutsche Botschaft
IL- PIAZZETTA
Tower Road, Sliema/SLM 16
Valletta
Tel. (00356) 22 60 40 00

Impfvorschriften	
• direkt	**keine**
• aus Infektionsgebieten	Gelbfieber (ausgenommen Kinder unter 9 Monaten)
Impfempfehlungen	(STIKO-Empfehlungen siehe **Kapitel Reiseimpfungen**)
• alle Reisenden	altersentsprechende Standardimpfungen lt. STIKO überprüfen und ggf. ergänzen bzw. auffrischen. Besonders zu beachten: **Tetanus, Diphtherie, Pertussis, Polio, Masern** (Grundimmunisierung oder ggf. Auffrischung); **Grippe**, evtl. **Pneumokokken**: Alter > 60, chronische Krankheiten
• besondere Risiken	**Hepatitis A** [1,2,5,6,7], **Hepatitis B** [2,5,6,8] 1 aktuelle Ausbrüche, 2 einfache Reisebedingungen, 3 Exposition im Endemiegebiet, 4 Tierkontakte, 5 spezielle berufliche/soziale Kontakte, 6 Einsätze (Katastrophen), 7 Hygienemängel, 8 unzureichende medizinische Versorgung
Malaria	**keine**
Besondere Infektionsrisiken	(**Fettdruck** = für die **Beratung aller Reisenden** relevant)
• oral	**Darminfektionen** Hepatitis A Brucellose Echinokokkose (E. granulosus)
• arthropod	Leishmaniase, viszerale + cutane Phlebotomus-Fieber Fièvre boutonneuse April – Oktober
• diverse	Venerische Infektionen
Sonstige Beratungsinhalte	(siehe **Checklisten etc. im Serviceteil**)
• allgemein	Flugreise (Langstrecke) Hygiene Reiseapotheke Auslandskrankenversicherung
• bei Bedarf	Tauchen

Marokko

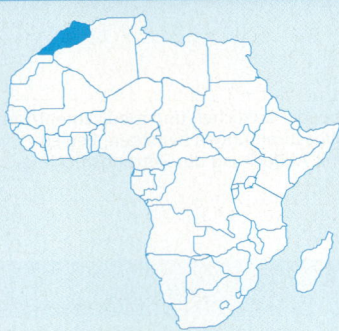

Klima
Nordwesten mediterran beeinflußt mit trockenheißen Sommern und milden, niederschlagsreichen Wintern; landeinwärts zunehmend kontinentales Klima mit abnehmenden Niederschlägen; in den Sahararandgebieten trockenheißes Wüstenklima; durchschnittliche Temperatur in Rabat im Januar 13 °C, im Juli 23 °C.

Zeitdifferenz (zu Mitteleuropäischer Zeit):
MEZ - 1 Std.
(Europ. Sommerzeit - 2 Std.)

Hilfe in Notfällen
Deutsche Botschaft
7, Zankat Madnine
Rabat
Tel. (00212 537) 21 86 00

Impfvorschriften	keine
Impfempfehlungen	(**STIKO-Empfehlungen** siehe **Kapitel Reiseimpfungen**)
• alle Reisenden	altersentsprechende Standardimpfungen lt. STIKO überprüfen und ggf. ergänzen bzw. auffrischen. Besonders zu beachten: **Tetanus, Diphtherie, Pertussis, Polio, Masern** (Grundimmunisierung oder ggf. Auffrischung); **Grippe**, evtl. **Pneumokokken**: Alter > 60, chronische Krankheiten; **zusätzlich für dieses Land: Hepatitis A**
• besondere Risiken	**Hepatitis B** [2,5,6,8], **Polio** [1,2,5,6,7], **Tollwut** [2,4,6,8], **Typhus** [1,2,5,6,7] 1 aktuelle Ausbrüche, 2 einfache Reisebedingungen, 3 Exposition im Endemiegebiet, 4 Tierkontakte, 5 spezielle berufliche/soziale Kontakte, 6 Einsätze (Katastrophen), 7 Hygienemängel, 8 unzureichende medizinische Versorgung
Malaria	Marokko wurde im Mai 2010 von der WHO als malariafrei erklärt, nachdem seit 2005 keine autochthonen Fälle (P. vivax) mehr aufgetreten waren. Im September 2010 wurden 2 autochthone Malaria-Erkrankungen in Casablanca gemeldet. Es handelt sich um die ersten beiden Fälle von M. tropica (P. falciparum) in Marokko seit 1963. Eine Expositionsprophylaxe sollte beachtet werden. Darüber hinausgehende Vorbeugungsmaßnahmen sind nicht indiziert. Bei unklarem Fieber während oder nach einem Aufenthalt während der Sommermonate ist ggf. an eine Malaria zu denken.
Besondere Infektionsrisiken	(**Fettdruck** = für die **Beratung aller Reisenden** relevant)
• oral	**Darminfektionen** **Hepatitis A, E** **Typhus** Polio Echinokokkose (E. granulosus)
• arthropod	Leishmaniase, viszerale + cutane Phlebotomus-Fieber nördliche Landesteile Dengue West Nile-Fieber Borreliose Fleckfieber, Floh- (murines)
• aerogen	Tuberkulose
• diverse	**Bilharziose** herdförmig in diversen Landesteilen Hepatitis B, C **Tollwut**
Sonstige Beratungsinhalte	(siehe **Checklisten etc. im Serviceteil**)
• allgemein	Flugreise (Langstrecke) Klima, Hygiene Reiseapotheke Auslandskrankenversicherung
• bei Bedarf	Tauchen

Marianen s. Nord Marianen

Marshallinseln

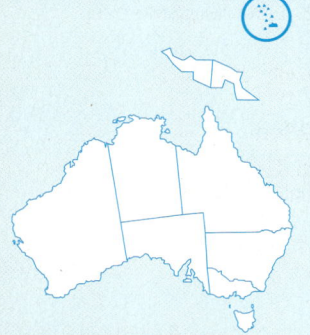

Klima
Tropisch-immerfeuchtes Klima;
Temperatur ganzjährig um 27 °C.

Zeitdifferenz (zu Mitteleuropäischer Zeit):
MEZ + 11 Std.
(Europ. Sommerzeit + 10 Std.)

Hilfe in Notfällen
zu erfragen über:
Deutsche Botschaft Philippinen

Impfvorschriften	keine
Impfempfehlungen	(**STIKO-Empfehlungen** siehe **Kapitel Reiseimpfungen**)
• alle Reisenden	altersentsprechende Standardimpfungen lt. STIKO überprüfen und ggf. ergänzen bzw. auffrischen. Besonders zu beachten: **Tetanus**, **Diphtherie**, **Pertussis**, **Polio**, **Masern** (Grundimmunisierung oder ggf. Auffrischung); **Grippe**, evtl. **Pneumokokken**: Alter > 60, chronische Krankheiten; **zusätzlich für dieses Land: Hepatitis A**
• besondere Risiken	**Hepatitis B** [2,5,6,8], **Typhus** [1,2,5,6,7] 1 aktuelle Ausbrüche, 2 einfache Reisebedingungen, 3 Exposition im Endemiegebiet, 4 Tierkontakte, 5 spezielle berufliche/soziale Kontakte, 6 Einsätze (Katastrophen), 7 Hygienemängel, 8 unzureichende medizinische Versorgung
Malaria	keine
Besondere Infektionsrisiken	(**Fettdruck** = für die **Beratung aller Reisenden** relevant)
• oral	**Darminfektionen** Hepatitis A Typhus
• arthropod	**Dengue** Filariose, lymphatische
• aerogen	Tuberkulose
• diverse	Venerische Infektionen
Sonstige Beratungsinhalte	(siehe **Checklisten etc. im Serviceteil**)
• allgemein	Flugreise (Langstrecke) Klima, Hygiene Reiseapotheke Auslandskrankenversicherung
• bei Bedarf	Tauchen
Bemerkungen	**Ciguatera-Fischvergiftung:** Saisonales Risiko bei Verzehr von größeren Raubfischen (auch gegart). Örtliche Warnhinweise beachten!

Länderprofile | CRM-Handbuch Reisemedizin, Juni 2011 – November 2011

Martinique (zu Frankreich)

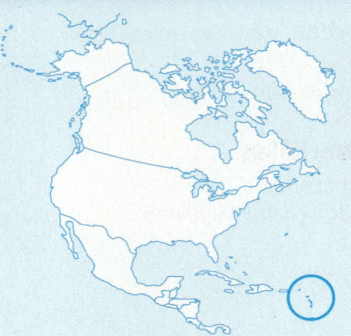

Klima
Tropisches Klima; Regenzeit September bis Januar, Trockenzeit Februar bis August; Hurrikan-Saison Juli bis September; Monatsmitteltemperatur zwischen 24 und 31 °C.

Zeitdifferenz (zu Mitteleuropäischer Zeit):
MEZ - 5 Std.
(Europ. Sommerzeit - 6 Std.)

Hilfe in Notfällen
zu erfragen über:
Deutsche Botschaft Frankreich

Impfvorschriften	
• direkt	**keine**
• aus Infektionsgebieten	Gelbfieber (ausgenommen Kinder unter 1 Jahr)
Impfempfehlungen	(**STIKO-Empfehlungen** siehe **Kapitel Reiseimpfungen**)
• alle Reisenden	altersentsprechende Standardimpfungen lt. STIKO überprüfen und ggf. ergänzen bzw. auffrischen. Besonders zu beachten: **Tetanus**, **Diphtherie**, **Pertussis**, **Polio**, **Masern** (Grundimmunisierung oder ggf. Auffrischung); **Grippe**, evtl. **Pneumokokken**: Alter > 60, chronische Krankheiten; **zusätzlich für dieses Land: Hepatitis A**
• besondere Risiken	**Hepatitis B** [2,5,6,8], **Typhus** [1,2,5,6,7] 1 aktuelle Ausbrüche, 2 einfache Reisebedingungen, 3 Exposition im Endemiegebiet, 4 Tierkontakte, 5 spezielle berufliche/soziale Kontakte, 6 Einsätze (Katastrophen), 7 Hygienemängel, 8 unzureichende medizinische Versorgung
Malaria	**keine**
Besondere Infektionsrisiken	(**Fettdruck** = für die **Beratung aller Reisenden** relevant)
• generell	**Darminfektionen** **Hepatitis A** Typhus
• arthropod	**Dengue**
• diverse	Bilharziose Venerische Infektionen
Sonstige Beratungsinhalte	(siehe **Checklisten etc. im Serviceteil**)
• allgemein	Flugreise (Langstrecke) Klima, Hygiene Reiseapotheke Auslandskrankenversicherung
• bei Bedarf	Tauchen
Bemerkungen	**Ciguatera-Fischvergiftung:** Saisonales Risiko bei Verzehr von größeren Raubfischen (auch gegart). Örtliche Warnhinweise beachten!

Mauretanien

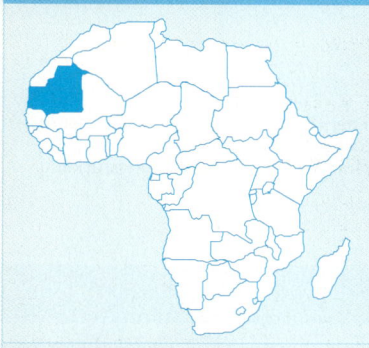

Klima
Trockenheißes Wüstenklima; im Norden geringe Niederschläge, im Süden etwas höher, hauptsächlich von Juli bis Oktober; durchschnittliche Januar-Temperatur 20–24 °C, Juli-Temperatur 30–34 °C.

Zeitdifferenz (zu Mitteleuropäischer Zeit):
MEZ - 1 Std.
(Europ. Sommerzeit - 2 Std.)

Hilfe in Notfällen
Deutsche Botschaft
B. P. 372
Nouakchott
Tel. (0022 2) 45 25 17 29, 45 25 10 32

Impfvorschriften	
• direkt	keine
• aus Infektionsgebieten	Gelbfieber (ausgenommen Kinder unter 1 Jahr)
Impfempfehlungen	(STIKO-Empfehlungen siehe Kapitel Reiseimpfungen)
• alle Reisenden	altersentsprechende Standardimpfungen lt. STIKO überprüfen und ggf. ergänzen bzw. auffrischen. Besonders zu beachten: **Tetanus**, **Diphtherie**, **Pertussis**, **Polio**, **Masern** (Grundimmunisierung oder ggf. Auffrischung); **Grippe**, evtl. **Pneumokokken**: Alter > 60, chronische Krankheiten; **zusätzlich für dieses Land: Hepatitis A**, **Polio**, **Gelbfieber** (südliche Landesteile)
• besondere Risiken	**Cholera** [1,5,6,7], **Hepatitis B** [2,5,6,8], **Tollwut** [2,4,6,8], **Typhus** [1,2,5,6,7] 1 aktuelle Ausbrüche, 2 einfache Reisebedingungen, 3 Exposition im Endemiegebiet, 4 Tierkontakte, 5 spezielle berufliche/soziale Kontakte, 6 Einsätze (Katastrophen), 7 Hygienemängel, 8 unzureichende medizinische Versorgung

Malaria

• Saison	ganzjährig im S Juli–Oktober (Regenzeit) in Adrar und Inchiri
• Parasit	P. falciparum >85 %, Resistenzen Chloroquin
• Epidemiologie	**hohes Risiko** im S; **mittleres Risiko** in Adrar und Inchiri während der Regenzeit Juli–Oktober; **geringes Risiko** dort in der Trockenzeit sowie in den übrigen Landesteilen; als **malariafrei** gelten die Provinzen Dakhlet-Nouadhibou und Tiris-Zemour im N
• Vorbeugung	**Expositionsprophylaxe!**

Medikation	regelm.	stand-by	Bemerkungen
Empfehlung DTG Tourist/organisiert/Hotel	AP, D*, M	Ø	im S ganzjährig in Adrar und Inchiri Juli–Okt
	Ø	Ø	dort Nov–Juni, malariafreie Gebiete im N ganzjährig
Erwägung für sonst. Aufenthalte			Reisestil u. Reisezeit beachten
hohes Risiko	AP, D*, M	Ø	ganzjährig
mittleres Risiko	AP, D*, M	Ø	saisonal Juli–Okt
geringes Risiko	Ø	AL, AP	

AL = Artemether/Lumefantrin (Riamet®), AP = Atovaquon/Proguanil (Malarone®), D = Doxycyclin, M = Mefloquin (Lariam®), Ø = keine
In der Tabelle durch Komma getrennte Präparate sind als Alternativen zu verstehen.
* Doxycyclin ist in Deutschland zur Malariaprophylaxe nicht zugelassen (s. Seite 318).

Besondere Infektionsrisiken
(Fettdruck = für die Beratung aller Reisenden relevant)

• oral	**Darminfektionen** **Hepatitis A** **Polio** Typhus Cholera
• arthropod	Leishmaniase, cutane vorw. im S Gelbfieber südliche Landesteile Rift Valley-Fieber Rückfallfieber, Zecken- Krim-Kongo hämorrhagisches Fieber
• aerogen	Tuberkulose
• diverse	**Bilharziose** im S, bes. Senegal-Fluss und in der Tarza-Region **Hepatitis B**, C Tollwut

Mauretanien (Forts.)

Sonstige Beratungsinhalte	(siehe **Checklisten etc. im Serviceteil**)
• allgemein	Flugreise (Langstrecke) Klima, Hygiene Reiseapotheke Auslandskrankenversicherung
Bemerkungen	**Medizinische Versorgung:** Landesweit ist mit erheblichen Engpässen bei der ärztlichen und medikamentösen Versorgung zu rechnen. Adäquate Ausstattung der **Reiseapotheke** (Zollbestimmungen beachten, Begleitattest ratsam, Muster im Serviceteil), **Auslandskrankenversicherung** mit Abdeckung des Rettungsrückflug-Risikos für Notfälle dringend empfohlen.

Mauritius

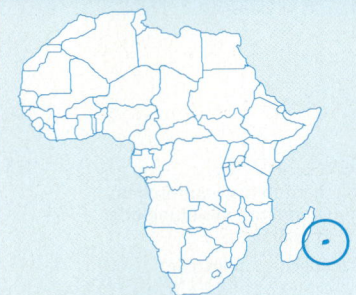

	Klima	Zeitdifferenz (zu Mitteleuropäischer Zeit):
	Tropisch-maritimes Klima mit feuchten Sommern (Dezember bis März) und etwas weniger niederschlagsreichen Wintermonaten (Mai bis Oktober); mittlere Temperatur an der Küste zwischen 21 und 27 °C und im Hochland zwischen 18 und 24° C.	MEZ + 3 Std. (Europ. Sommerzeit + 2 Std.) **Hilfe in Notfällen** zu erfragen über: Deutsche Botschaft Madagaskar

Impfvorschriften	
• direkt	keine
• aus Infektionsgebieten	Gelbfieber (ausgenommen Kinder unter 1 Jahr)
Impfempfehlungen	(**STIKO-Empfehlungen** siehe **Kapitel Reiseimpfungen**)
• alle Reisenden	altersentsprechende Standardimpfungen lt. STIKO überprüfen und ggf. ergänzen bzw. auffrischen. Besonders zu beachten: **Tetanus**, **Diphtherie**, **Pertussis**, **Polio**, **Masern** (Grundimmunisierung oder ggf. Auffrischung); **Grippe**, evtl. **Pneumokokken**: Alter > 60, chronische Krankheiten; **zusätzlich für dieses Land: Hepatitis A**
• besondere Risiken	**Hepatitis B** [2,5,6,8], **Typhus** [1,2,5,6,7] 1 aktuelle Ausbrüche, 2 einfache Reisebedingungen, 3 Exposition im Endemiegebiet, 4 Tierkontakte, 5 spezielle berufliche/soziale Kontakte, 6 Einsätze (Katastrophen), 7 Hygienemängel, 8 unzureichende medizinische Versorgung

Malaria				
• Saison	ganzjährig			
• Parasit	P. vivax ausschließlich			
• Epidemiologie	**sehr geringes Risiko** in einzelnen ländlichen Gebieten möglich (nicht auf Rodrigues), keine autochthonen Fälle seit 1999			
• Vorbeugung	**Expositionsprophylaxe!**			
	Medikation	**regelm.**	**stand-by**	**Bemerkungen**
	Empfehlung DTG Tourist/organisiert/Hotel	Ø	Ø	keine Fälle seit 1999
	Erwägung für sonst. Aufenthalte geringes Risiko	Ø	Ø	
	Ø = keine			

Besondere Infektionsrisiken	(**Fettdruck** = für die **Beratung aller Reisenden** relevant)
• oral	**Darminfektionen** Hepatitis A Typhus
• arthropod	Dengue Chikungunya
• diverse	Bilharziose Venerische Infektionen Melioidose

Sonstige Beratungsinhalte	(siehe **Checklisten etc. im Serviceteil**)
• allgemein	Flugreise (Langstrecke) Klima, Hygiene Reiseapotheke Auslandskrankenversicherung
• bei Bedarf	Tauchen Gesundheitszeugnis (Arbeits-/Langzeitaufenthalt)
Bemerkungen	**Ciguatera-Fischvergiftung:** Saisonales Risiko bei Verzehr von größeren Raubfischen (auch gegart). Örtliche Warnhinweise beachten!

Mayotte (zu Frankreich)

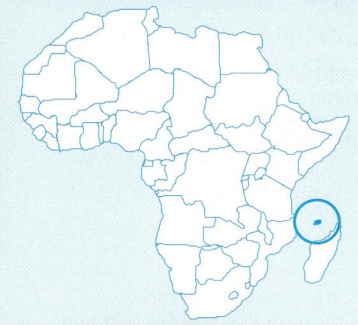

Klima
Tropisches Klima mit Regenzeit von November bis April und trockener Zeit (SO-Passat) von Mai bis Oktober; mittlere Temperatur in den feuchten Monaten bis 30 °C, in der Trockenzeit um 20 °C.

Zeitdifferenz (zu Mitteleuropäischer Zeit):
MEZ + 2 Std.
(Europ. Sommerzeit + 1 Std.)

Hilfe in Notfällen
zu erfragen über:
Deutsche Botschaft Frankreich

Impfvorschriften	keine
Impfempfehlungen	(**STIKO-Empfehlungen** siehe **Kapitel Reiseimpfungen**)
• alle Reisenden	altersentsprechende Standardimpfungen lt. STIKO überprüfen und ggf. ergänzen bzw. auffrischen. Besonders zu beachten: **Tetanus**, **Diphtherie**, **Pertussis**, **Polio**, **Masern** (Grundimmunisierung oder ggf. Auffrischung); **Grippe**, evtl. **Pneumokokken**: Alter > 60, chronische Krankheiten; **zusätzlich für dieses Land: Hepatitis A**
• besondere Risiken	**Hepatitis B** [2,5,6,8], **Typhus** [1,2,5,6,7] 1 aktuelle Ausbrüche, 2 einfache Reisebedingungen, 3 Exposition im Endemiegebiet, 4 Tierkontakte, 5 spezielle berufliche/soziale Kontakte, 6 Einsätze (Katastrophen), 7 Hygienemängel, 8 unzureichende medizinische Versorgung
Malaria	
• Saison	ganzjährig
• Parasit	P. falciparum 40-50 %, Resistenzen Chloroquin, Sulfa/Pyrimethamin-Kombinationen
• Epidemiologie	**hohes Risiko** landesweit
• Vorbeugung	**Expositionsprophylaxe!**

Medikation	regelm.	stand-by	Bemerkungen
Empfehlung DTG Tourist/organisiert/Hotel	AP, D*, M	Ø	ganzes Land ganzjährig
Erwägung für sonst. Aufenthalte hohes Risiko	AP, D*, M	Ø	

AP = Atovaquon/Proguanil (Malarone®), D = Doxycyclin, M = Mefloquin (Lariam®), Ø = keine
In der Tabelle durch Komma getrennte Präparate sind als Alternativen zu verstehen.
* Doxycyclin ist in Deutschland zur Malariaprophylaxe nicht zugelassen (s. Seite 318).

Besondere Infektionsrisiken	(**Fettdruck** = für die **Beratung aller Reisenden** relevant)
• oral	**Darminfektionen** **Hepatitis A** Typhus
• arthropod	Dengue Chikungunya Rift Valley-Fieber
• diverse	Bilharziose Venerische Infektionen

Mayotte (Forts.)

Sonstige Beratungsinhalte	(siehe **Checklisten etc. im Serviceteil**)
• allgemein	Flugreise (Langstrecke) Klima, Hygiene Reiseapotheke Auslandskrankenversicherung
• bei Bedarf	Tauchen

Mazedonien

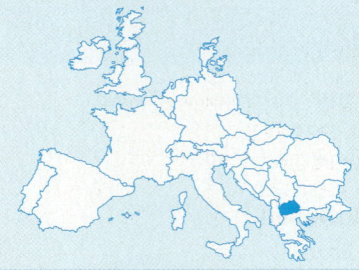

Klima
Gemäßigt-kontinentales Klima; durchschnittliche Temperatur in Skopje im Januar 0 °C, im Juli 22,5 °C.

Zeitdifferenz (zu Mitteleuropäischer Zeit):
ganzjährig keine

Hilfe in Notfällen
Deutsche Botschaft
59, Ul. Lerinska
Skopje
Tel. (00389 2) 3 09 39 00

Impfvorschriften	keine
Impfempfehlungen	(**STIKO-Empfehlungen** siehe **Kapitel Reiseimpfungen**)
• alle Reisenden	altersentsprechende Standardimpfungen lt. STIKO überprüfen und ggf. ergänzen bzw. auffrischen. Besonders zu beachten: **Tetanus**, **Diphtherie**, **Pertussis**, **Polio**, **Masern** (Grundimmunisierung oder ggf. Auffrischung); **Grippe**, evtl. **Pneumokokken**: Alter > 60, chronische Krankheiten
• besondere Risiken	**FSME** (s. Bemerkungen), **Hepatitis A** [1,2,5,6,7], **Hepatitis B** [2,5,6,8], **Tollwut** [4,6] 1 aktuelle Ausbrüche, 2 einfache Reisebedingungen, 3 Exposition im Endemiegebiet, 4 Tierkontakte, 5 spezielle berufliche/soziale Kontakte, 6 Einsätze (Katastrophen), 7 Hygienemängel, 8 unzureichende medizinische Versorgung
Malaria	keine
Besondere Infektionsrisiken	(**Fettdruck** = für die **Beratung aller Reisenden** relevant)
• oral	**Darminfektionen** **Hepatitis A** Brucellose Echinokokkose (E. granulosus)
• arthropod	Leishmaniase, viszerale und cutane sporadisch Phlebotomus-Fieber Sommer/Herbst FSME April–Oktober, Vorkommen möglich, keine ausreichenden Daten Borreliose April–Oktober Fièvre boutonneuse April–Oktober Krim-Kongo hämorrhagisches Fieber April–Oktober
• diverse	Venerische Infektionen Hepatitis B Tollwut
Sonstige Beratungsinhalte	(siehe **Checklisten etc. im Serviceteil**)
• allgemein	Hygiene Reiseapotheke Auslandskrankenversicherung
Bemerkungen	**FSME**-Vorkommen möglich, keine ausreichenden Daten. Das Risiko ist offenbar so gering, dass eine Impfung nur bei sehr hohem Expositionsrisiko indiziert ist.

Länderprofile | CRM-Handbuch Reisemedizin, Juni 2011 – November 2011

Mexiko

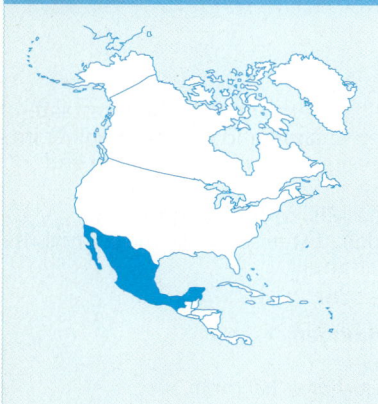

Klima

Im Norden subtropisch trockenes Klima, sonst tropisch-wechselfeucht; im Westen (Pazifikseite) Hauptniederschläge von Juni bis September, auf der Ostseite (Golf von Mexico) gleichmäßige Verteilung über das ganze Jahr; Yucatán ganzjährig feuchtheiß; durchschnittliche Temperatur in Mexico-City (2300 m ü. M.) im Januar 12 °C, im Juni 19 °C.

Hilfe in Notfällen

Deutsche Botschaft
A. Horacio 1506, Col. Los Morales
Sección Alameda
Mexiko-City
Tel. (0052 55) 52 83 22-00

Regionalarzt an der
Deutschen Botschaft
Tel. (0052 55) 52 83 22-80
Handy (0052 55) 14 51 90 10

Zeitdifferenz (zu Mitteleuropäischer Zeit):

3 Zeitzonen:

Central Standard Time
(Östl. Teil mit Mexico City)
MEZ - 7 Std. ganzjährig

Mountain Standard Time
(Baja California del Sur und
Westküste bis Puerto Vallarta)
MEZ - 8 Std. ganzjährig

Pacific Standard Time
(Baja California del Norte)
MEZ - 9 Std. ganzjährig

Impfvorschriften	keine
Impfempfehlungen	(STIKO-Empfehlungen siehe Kapitel Reiseimpfungen)
• alle Reisenden	altersentsprechende Standardimpfungen lt. STIKO überprüfen und ggf. ergänzen bzw. auffrischen. Besonders zu beachten: **Tetanus**, **Diphtherie**, **Pertussis**, **Polio**, **Masern** (Grundimmunisierung oder ggf. Auffrischung); **Grippe**, evtl. **Pneumokokken**: Alter > 60, chronische Krankheiten; zusätzlich für dieses Land: **Hepatitis A**
• besondere Risiken	**Hepatitis B** [2,5,6,8], **Tollwut** [2,4,6,8], **Typhus** [1,2,5,6,7] 1 aktuelle Ausbrüche, 2 einfache Reisebedingungen, 3 Exposition im Endemiegebiet, 4 Tierkontakte, 5 spezielle berufliche/soziale Kontakte, 6 Einsätze (Katastrophen), 7 Hygienemängel, 8 unzureichende medizinische Versorgung

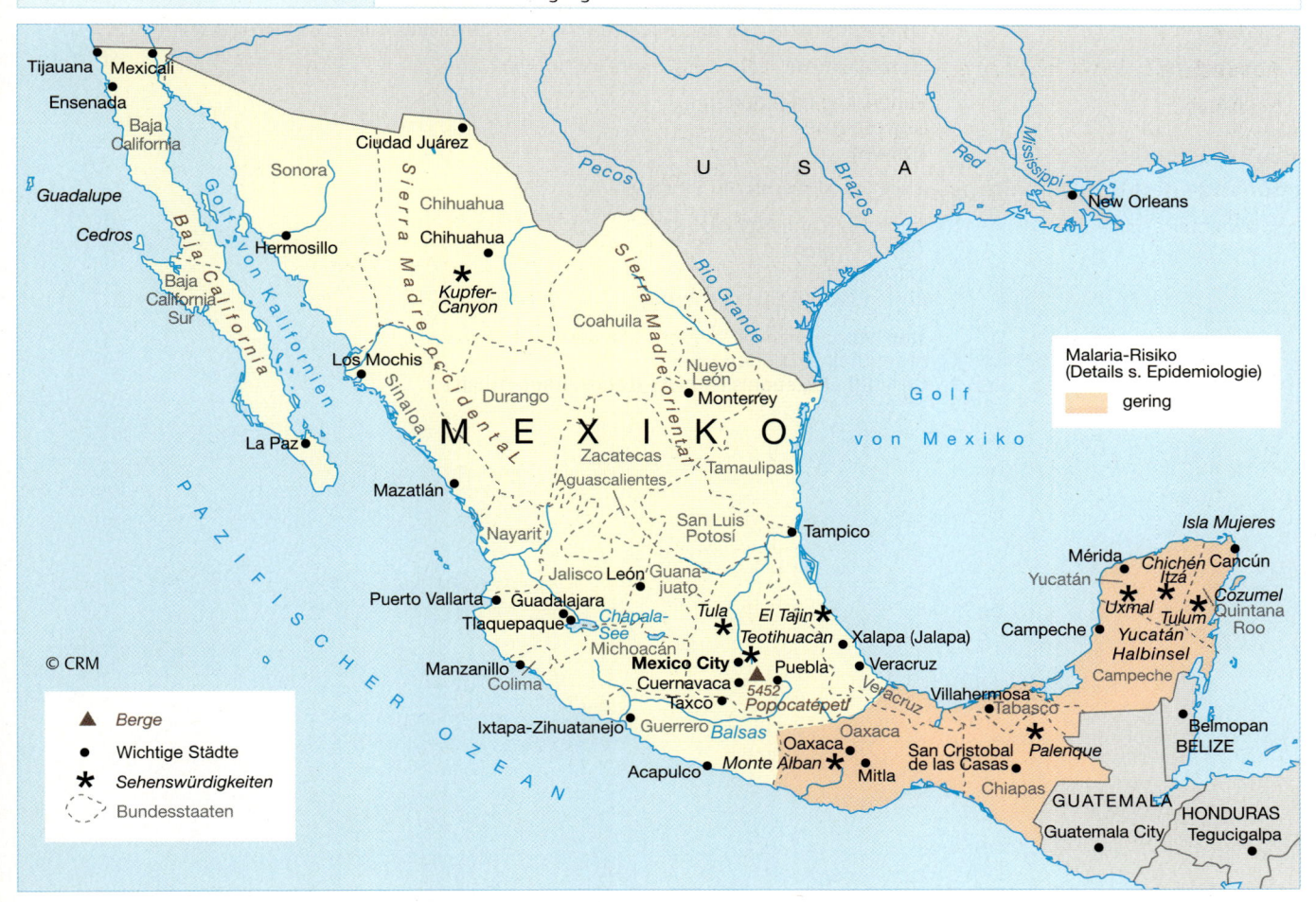

Malaria-Risiko (Details s. Epidemiologie): gering

▲ Berge
● Wichtige Städte
✱ Sehenswürdigkeiten
⸭ Bundesstaaten

Mexiko (Forts.)

Malaria

Karte **Malaria – Zentralamerika** siehe Kartenanhang

- **Saison**: ganzjährig
- **Parasit**: P. vivax fast ausschließlich; P. falciparum vereinzelt im S, insgesamt <1 %
- **Epidemiologie**: **geringes Risiko** herdförmig in tiefer gelegenen Regenwaldgebieten im S der Bundesstaaten Oaxaca und Chiapas, am höchsten im N der Bundesstaaten Chiapas und Oaxaca, weniger im S von Quintana Roo sowie in Campeche und Tabasco vorw. im Grenzgebiet zu Belize und Guatemala, dort auch vereinzelt P. falciparum;
in anderen Tieflandgebieten (z. B. Yucatan, Veracruz) ist das **Risiko sehr gering**;
Baja California, Höhenlagen, Städte, Touristenressorts an den Küsten sowie die meisten touristisch frequentierten Orte im Landesinneren gelten als **malariafrei**
- **Vorbeugung**: **Expositionsprophylaxe!**

Medikation	regelm.	stand-by	Bemerkungen
Empfehlung DTG Tourist/organisiert/Hotel	Ø	C	ganzjährig; ländliche Gebiete < 1000 m im S
Erwägung für sonst. Aufenthalte geringes Risiko	Ø	C	Reisestil u. Reisezeit beachten

C = Chloroquin (Resochin® u. a.), Ø = keine

Besondere Infektionsrisiken

(**Fettdruck** = für die **Beratung aller Reisenden** relevant)

- **oral**:
  Darminfektionen
  Hepatitis A, E
  Typhus
  Brucellose
  Trichinellose

- **arthropod**:
  Leishmaniase, kutane, mucokutane + viszerale   sporadisch im S
  Filariose, Onchozerkose   2 kleine Herde im S
  Dengue
  West Nile-Fieber   Tiefland nördlich von Veracruz
  Rocky Mountain spotted fever   Küstennahe Gebiete im zentralen W und O, Baja California; Hochland: Durango, Coahuila, San Luis Potosi
  Chagas-Krankheit   in ländlichen Regionen, v.a. in den mittleren und südlichen Landesteilen

- **aerogen**: Histoplasmose

- **diverse**:
  Venerische Infektionen
  Leptospirose
  Tollwut

Sonstige Beratungsinhalte

(siehe **Checklisten etc. im Serviceteil**)

- **allgemein**:
  Flugreise (Langstrecke)
  Klima, Hygiene
  Reiseapotheke
  Auslandskrankenversicherung

- **bei Bedarf**:
  Tauchen
  Aufenthalt in großen Höhen
  Gesundheitszeugnis (Arbeits-/Langzeitaufenthalt)

Mikronesien

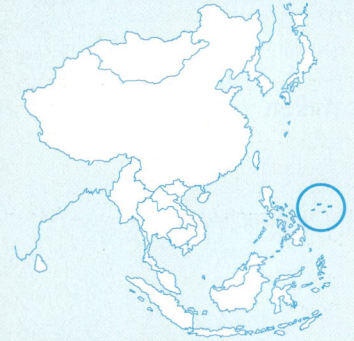

Klima
Tropisch-immerfeuchtes Klima;
Temperatur ganzjährig um 27 °C.

Hilfe in Notfällen
zu erfragen über:
Deutsche Botschaft Philippinen

Zeitdifferenz (zu Mitteleuropäischer Zeit):
Westliche Inseln
MEZ + 9 Std.
(Europ. Sommerzeit + 8 Std.)
Östliche Inseln
MEZ + 10 Std.
(Europ. Sommerzeit + 9 Std.)

Impfvorschriften	keine
Impfempfehlungen	(**STIKO-Empfehlungen** siehe **Kapitel Reiseimpfungen**)
• alle Reisenden	altersentsprechende Standardimpfungen lt. STIKO überprüfen und ggf. ergänzen bzw. auffrischen. Besonders zu beachten: **Tetanus**, **Diphtherie**, **Pertussis**, **Polio**, **Masern** (Grundimmunisierung oder ggf. Auffrischung); **Grippe**, evtl. **Pneumokokken**: Alter > 60, chronische Krankheiten; **zusätzlich für dieses Land: Hepatitis A**
• besondere Risiken	**Hepatitis B** [2, 5, 6, 8] 1 aktuelle Ausbrüche, 2 einfache Reisebedingungen, 3 Exposition im Endemiegebiet, 4 Tierkontakte, 5 spezielle berufliche/soziale Kontakte, 6 Einsätze (Katastrophen), 7 Hygienemängel, 8 unzureichende medizinische Versorgung
Malaria	keine
Besondere Infektionsrisiken	(**Fettdruck** = für die **Beratung aller Reisenden** relevant)
• oral	**Darminfektionen** Hepatitis A
• arthropod	**Dengue** Filariose, lymphatische
• diverse	Venerische Infektionen
Sonstige Beratungsinhalte	(siehe **Checklisten etc. im Serviceteil**)
• allgemein	Flugreise (Langstrecke) Klima, Hygiene Reiseapotheke Auslandskrankenversicherung
• bei Bedarf	Tauchen
Bemerkungen	**Ciguatera-Fischvergiftung:** Saisonales Risiko bei Verzehr von größeren Raubfischen (auch gegart). Örtliche Warnhinweise beachten!

Moldau (Moldawien)

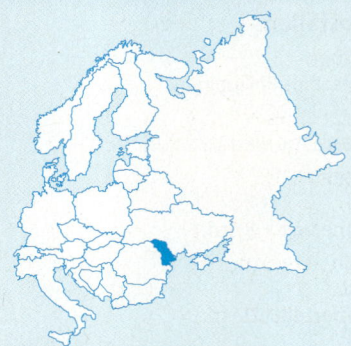

Klima
Gemäßigtes kontinentales Klima mit langen, warmen Sommern und mäßig kalten Wintern; wenig Niederschlag (meist im Sommer); durchschnittliche Temperatur in Kischinau im Januar um -4 °C, im Juli um 21 °C.

Zeitdifferenz (zu Mitteleuropäischer Zeit):
MEZ + 1 Std. ganzjährig

Hilfe in Notfällen
Deutsche Botschaft
Strada Maria Cibotari Nr. 35
Chisinau
Tel. (00373 22) 20 06-00 bis -02

Impfvorschriften	keine
Impfempfehlungen	(**STIKO-Empfehlungen** siehe **Kapitel Reiseimpfungen**)
• alle Reisenden	altersentsprechende Standardimpfungen lt. STIKO überprüfen und ggf. ergänzen bzw. auffrischen. Besonders zu beachten: **Tetanus**, **Diphtherie**, **Pertussis**, **Polio**, **Masern** (Grundimmunisierung oder ggf. Auffrischung); **Grippe**, evtl. **Pneumokokken**: Alter > 60, chronische Krankheiten; **zusätzlich für dieses Land: Hepatitis A**
• besondere Risiken	**FSME** [2,3], **Hepatitis B** [2,5,6,8], **Tollwut** [2,4,6,8] 1 aktuelle Ausbrüche, 2 einfache Reisebedingungen, 3 Exposition im Endemiegebiet, 4 Tierkontakte, 5 spezielle berufliche/soziale Kontakte, 6 Einsätze (Katastrophen), 7 Hygienemängel, 8 unzureichende medizinische Versorgung
Malaria	keine
Besondere Infektionsrisiken	(**Fettdruck** = für die **Beratung aller Reisenden** relevant)
• oral	**Darminfektionen** **Hepatitis A** Echinokokkose (E. granulosus)
• arthropod	FSME April – Oktober, Vorkommen berichtet, keine ausreichenden Daten Borreliose April – Oktober Krim-Kongo hämorrhagisches Fieber West Nile-Fieber Sommer
• aerogen	Tuberkulose
• diverse	**Hepatitis B**, C Venerische Infektionen **Tollwut**
Sonstige Beratungsinhalte	(siehe **Checklisten etc. im Serviceteil**)
• allgemein	Hygiene Reiseapotheke Auslandskrankenversicherung

Mongolei

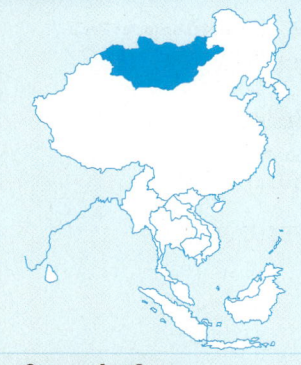

Klima
Kontinentales Steppenklima; durchschnittliche Temperatur in Ulan-Bator im Januar -26 °C, im Juli 16 °C.

Zeitdifferenz (zu Mitteleuropäischer Zeit):
3 Zeitzonen (O → W)
MEZ + 6 bis + 8 Std.
April und Okt. + 5 bis + 7 Std.

Hilfe in Notfällen
Deutsche Botschaft
Baga Toiruu - 2
Straße der Vereinten Nationen
Ulan Bator
Tel. (00976 11) 32 33 25, 32 39 15

Impfvorschriften	keine
Impfempfehlungen	(STIKO-Empfehlungen siehe Kapitel Reiseimpfungen)
• alle Reisenden	altersentsprechende Standardimpfungen lt. STIKO überprüfen und ggf. ergänzen bzw. auffrischen. Besonders zu beachten: **Tetanus**, **Diphtherie**, **Pertussis**, **Polio**, **Masern** (Grundimmunisierung oder ggf. Auffrischung); **Grippe**, evtl. **Pneumokokken**: Alter > 60, chronische Krankheiten; **zusätzlich für dieses Land: Hepatitis A**
• besondere Risiken	**FSME** [2,3] (s. Bemerkungen), **Hepatitis B** [2,5,6,8], **Tollwut** [2,4,6,8], **Typhus** [1,2,5,6,7] 1 aktuelle Ausbrüche, 2 einfache Reisebedingungen, 3 Exposition im Endemiegebiet, 4 Tierkontakte, 5 spezielle berufliche/soziale Kontakte, 6 Einsätze (Katastrophen), 7 Hygienemängel, 8 unzureichende medizinische Versorgung
Malaria	keine
Besondere Infektionsrisiken	(Fettdruck = für die Beratung aller Reisenden relevant)
• oral	**Darminfektionen** **Hepatitis A**, E Brucellose Typhus
• arthropod	FSME/RSSE Vorkommen im N entlang der Grenze zu Sibirien sowie in der Umgebung von Ulan Bator; AK-Nachweise in den Provinzen Selenge und Bulgan. Mit einem Übertragungsrisiko ist im Sommer zu rechnen. Pest
• aerogen	Tuberkulose
• diverse	**Hepatitis B, C** Tollwut Milzbrand
Sonstige Beratungsinhalte	(siehe Checklisten etc. im Serviceteil)
• allgemein	Flugreise (Langstrecke) Hygiene Reiseapotheke Auslandskrankenversicherung
• bei Bedarf	Gesundheitszeugnis (Arbeits-/Langzeitaufenthalt)
Bemerkungen	**Medizinische Versorgung:** Außerhalb der Hauptstadt ist mit erheblichen Engpässen bei der ärztlichen und medikamentösen Versorgung zu rechnen. Adäquate Ausstattung der **Reiseapotheke** (Zollbestimmungen beachten, Begleitattest ratsam, Muster im Serviceteil), **Auslandskrankenversicherung** mit Abdeckung des Rettungsrückflug-Risikos für Notfälle dringend empfohlen. Mit einem **FSME/RSSE**-Risiko muss im Norden des Landes während der Sommermonate gerechnet werden (aus den Republiken Altai und Tyva im benachbarten Sibirien werden hohe Fallzahlen gemeldet). Bei entsprechender Exposition ist eine Impfung indiziert. Die hier zugelassenen Impfstoffe sind auch gegen den östlichen Subtyp (RSSE) wirksam.

Montenegro

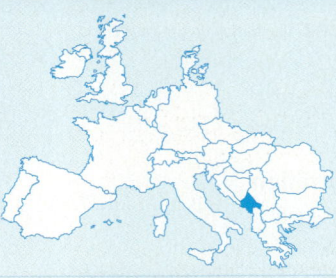

Klima
An der Küste Mittelmeerklima, sonst gemäßigt-kontinentales Klima.

Zeitdifferenz (zu Mitteleuropäischer Zeit):
ganzjährig keine

Hilfe in Notfällen
Deutsche Botschaft
Herzegovacka 10
Podgorica
Tel. (00382 20) 66 72 85

Impfvorschriften	keine
Impfempfehlungen	(**STIKO-Empfehlungen** siehe **Kapitel Reiseimpfungen**)
• alle Reisenden	altersentsprechende Standardimpfungen lt. STIKO überprüfen und ggf. ergänzen bzw. auffrischen. Besonders zu beachten: **Tetanus**, **Diphtherie**, **Pertussis**, **Polio**, **Masern** (Grundimmunisierung oder ggf. Auffrischung); **Grippe**, evtl. **Pneumokokken**: Alter > 60, chronische Krankheiten
• besondere Risiken	**FSME** (s. Bemerkungen), **Hepatitis A** [1,2,5,6,7], **Hepatitis B** [2,5,6,8], **Tollwut** [4,6]
	1 aktuelle Ausbrüche, 2 einfache Reisebedingungen, 3 Exposition im Endemiegebiet, 4 Tierkontakte, 5 spezielle berufliche/soziale Kontakte, 6 Einsätze (Katastrophen), 7 Hygienemängel, 8 unzureichende medizinische Versorgung
Malaria	keine
Besondere Infektionsrisiken	(**Fettdruck** = für die **Beratung aller Reisenden** relevant)
• oral	**Darminfektionen** Hepatitis A Brucellose Echinokokkose (E. granulosus) Trichinellose
• arthropod	Leishmaniase, viszerale + cutane sporadisch Phlebotomus-Fieber Sommer/Herbst FSME April – Oktober, herdförmiges Vorkommen möglich, keine ausreichenden Daten Borreliose April – Oktober Fièvre boutonneuse April – Oktober
• diverse	Venerische Infektionen Hepatitis B **Tollwut**
Sonstige Beratungsinhalte	(siehe **Checklisten etc. im Serviceteil**)
• allgemein	Hygiene Reiseapotheke Auslandskrankenversicherung
• bei Bedarf	Tauchen
Bemerkungen	Das **FSME**-Risiko ist offenbar gering, die Datenlage bisher spärlich. Eine Impfempfehlung ist derzeit nur bei hohem Expositionsrisiko indiziert.

Montserrat (zu Großbritannien)

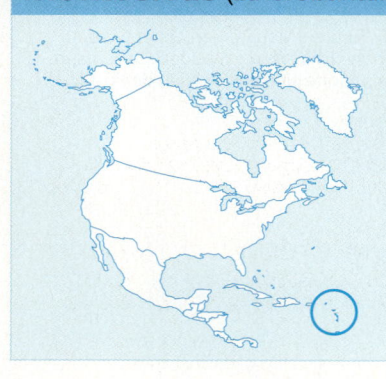

Klima
Tropisches Klima mit Hauptniederschlägen von Mai bis November; durchschnittliche Jahrestemperatur 27 °C.

Zeitdifferenz (zu Mitteleuropäischer Zeit):
MEZ -5 Std.
(Europ. Sommerzeit -6 Std.)

Hilfe in Notfällen
zu erfragen über:
Deutsche Botschaft
Trinidad und Tobago

Impfvorschriften	
• direkt	keine
• aus Infektionsgebieten	Gelbfieber (ausgenommen Kinder unter 1 Jahr)
Impfempfehlungen	(**STIKO-Empfehlungen** siehe **Kapitel Reiseimpfungen**)
• alle Reisenden	altersentsprechende Standardimpfungen lt. STIKO überprüfen und ggf. ergänzen bzw. auffrischen. Besonders zu beachten: **Tetanus, Diphtherie, Pertussis, Polio, Masern** (Grundimmunisierung oder ggf. Auffrischung); **Grippe**, evtl. **Pneumokokken**: Alter > 60, chronische Krankheiten; **zusätzlich für dieses Land: Hepatitis A**
• besondere Risiken	**Hepatitis B** [2,5,6,8], **Typhus** [1,2,5,6,7] 1 aktuelle Ausbrüche, 2 einfache Reisebedingungen, 3 Exposition im Endemiegebiet, 4 Tierkontakte, 5 spezielle berufliche/soziale Kontakte, 6 Einsätze (Katastrophen), 7 Hygienemängel, 8 unzureichende medizinische Versorgung
Malaria	keine
Besondere Infektionsrisiken	(**Fettdruck** = für die **Beratung aller Reisenden** relevant)
• oral	**Darminfektionen** **Hepatitis A** Typhus
• arthropod	**Dengue**
• diverse	Bilharziose herdförmiges Vorkommen möglich Venerische Infektionen
Sonstige Beratungsinhalte	(siehe **Checklisten** etc. im Serviceteil)
• allgemein	Flugreise (Langstrecke) Klima, Hygiene Reiseapotheke Auslandskrankenversicherung
• bei Bedarf	Tauchen
Bemerkungen	**Ciguatera-Fischvergiftung:** Saisonales Risiko bei Verzehr von größeren Raubfischen (auch gegart). Örtliche Warnhinweise beachten!

Mosambik

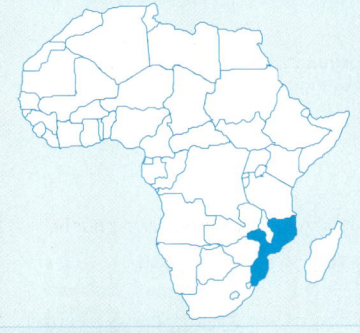

Klima
Tropisch-wechselfeuchtes Klima mit Regenzeit von November bis April; durchschnittliche Temperatur in Maputo im Juli 18 °C, im Februar 26 °C.

Zeitdifferenz (zu Mitteleuropäischer Zeit):
MEZ + 1 Std.
(Europ. Sommerzeit ± 0 Std.)

Hilfe in Notfällen
Deutsche Botschaft
Rua Damião de Góis 506
Maputo
Tel. (00258 21) 48 27 00

Impfvorschriften	
• direkt	keine
• aus Infektionsgebieten	Gelbfieber (ausgenommen Kinder unter 1 Jahr)
Impfempfehlungen	(**STIKO-Empfehlungen** siehe **Kapitel Reiseimpfungen**)
• alle Reisenden	altersentsprechende Standardimpfungen lt. STIKO überprüfen und ggf. ergänzen bzw. auffrischen. Besonders zu beachten: **Tetanus, Diphtherie, Pertussis, Polio, Masern** (Grundimmunisierung oder ggf. Auffrischung); **Grippe**, evtl. **Pneumokokken**: Alter > 60, chronische Krankheiten; **zusätzlich für dieses Land: Hepatitis A**
• besondere Risiken	**Cholera** [1,5,6,7], **Hepatitis B** [2,5,6,8], **Meningokokken** [1,2,5], **Polio** [1,2,5,6,7], **Tollwut** [2,4,6,8], **Typhus** [1,2,5,6,7] 1 aktuelle Ausbrüche, 2 einfache Reisebedingungen, 3 Exposition im Endemiegebiet, 4 Tierkontakte, 5 spezielle berufliche/soziale Kontakte, 6 Einsätze (Katastrophen), 7 Hygienemängel, 8 unzureichende medizinische Versorgung

Länderprofile | CRM-Handbuch Reisemedizin, Juni 2011 – November 2011

Mosambik (Forts.)

Malaria

- **Saison:** ganzjährig
- **Parasit:** P. falciparum 95%, Resistenzen Chloroquin, Sulfa/Pyrimethamin-Kombinationen
- **Epidemiologie:** **hohes Risiko** landesweit
- **Vorbeugung:** **Expositionsprophylaxe!**

Medikation	regelm.	stand-by	Bemerkungen
Empfehlung DTG Tourist/organisiert/Hotel	AP, D*, M	Ø	ganzes Land ganzjährig
Erwägung für sonst. Aufenthalte hohes Risiko	AP, D*, M	Ø	

AP = Atovaquon/Proguanil (Malarone®), D = Doxycyclin, M = Mefloquin (Lariam®), Ø = keine
In der Tabelle durch Komma getrennte Präparate sind als Alternativen zu verstehen.
* Doxycyclin ist in Deutschland zur Malariaprophylaxe nicht zugelassen (s. Seite 318).

Besondere Infektionsrisiken

(**Fettdruck** = für die **Beratung aller Reisenden** relevant)

- **oral:**
  - **Darminfektionen**
  - **Hepatitis A**
  - Polio
  - Typhus
  - Cholera

- **arthropod:**
  - Filariose, lymphatische — Küstenregion
  - Dengue
  - West Nile-Fieber
  - Chikungunya
  - Schlafkrankheit — Provinzen Tete (W) und Niassa (NW)
  - Pest — Provinzen Tete und Zambezia

- **aerogen:**
  - Meningokokken-Meningitis — Trockenzeit
  - Tuberkulose

- **diverse:**
  - **Bilharziose**
  - **Hepatitis B, C**
  - Venerische Infektionen — HIV-Praevalenzen b. Erwachsenen 5–15%
  - Tollwut

Sonstige Beratungsinhalte

(siehe **Checklisten** etc. im Serviceteil)

- **allgemein:**
  - Flugreise (Langstrecke)
  - Klima, Hygiene
  - Reiseapotheke
  - Auslandskrankenversicherung

Bemerkungen

Landesweit ist mit erheblichen Engpässen bei der **medizinischen Versorgung** zu rechnen. Adäquate Ausstattung der Reiseapotheke, Auslandskrankenversicherung mit Abdeckung des Rücktransport-Risikos für Notfälle ist dringend zu empfehlen.

---

www.IMPFKONTROLLE.DE

Mitglied des Vaccine Safety Net der WHO

impfkontrolle.de bietet Ihren Kunden/Patienten aktuelle und wichtige Informationen rund um den Impfschutz!

- Säuglinge & Kinder
- Erwachsene
- Impfungen A bis Z
- Jugendliche
- 60+
- Impf-Checker

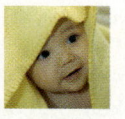

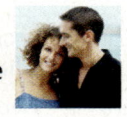

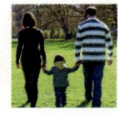

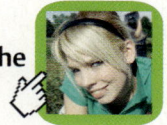

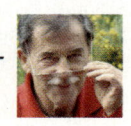

© Centrum für Reisemedizin

Myanmar

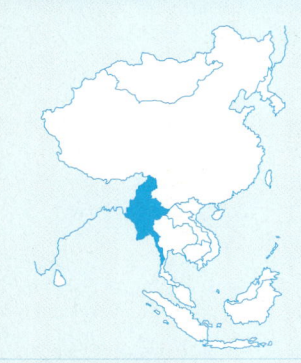

Klima
Tropisches Monsunklima mit sommerlicher Regenzeit von Mitte Mai bis Mitte Oktober und kühlerer Trockenperiode von Dezember bis März; kurze heiße Zwischenzeiten; durchschnittliche Jahrestemperatur in Rangun 27,5 °C, durchschnittliche April-Temperatur 30,5 °C, Januar-Temperatur 25 °C.

Zeitdifferenz (zu Mitteleuropäischer Zeit):
MEZ + 5:30 Std.
(Europ. Sommerzeit + 4:30 Std.)

Hilfe in Notfällen
Deutsche Botschaft
9 Bogyoke Aung San Museum Road, Bahan Township
Rangoon (Yangon)
Tel. (0095 1) 54 89-51bis -53

Impfvorschriften	
• direkt	**keine**
• aus Infektionsgebieten	Gelbfieber (auch bei Ausreise in endemische Gebiete)
Impfempfehlungen	(STIKO-Empfehlungen siehe Kapitel Reiseimpfungen)
• alle Reisenden	altersentsprechende Standardimpfungen lt. STIKO überprüfen und ggf. ergänzen bzw. auffrischen. Besonders zu beachten: **Tetanus**, **Diphtherie**, **Pertussis**, **Polio**, **Masern** (Grundimmunisierung oder ggf. Auffrischung); **Grippe**, evtl. **Pneumokokken**: Alter > 60, chronische Krankheiten; **zusätzlich für dieses Land: Hepatitis A**
• besondere Risiken	**Hepatitis B** [2,5,6,8], **Japanische Enzephalitis** [2,3], **Polio** [1,2,5,6,7], **Tollwut** [2,4,6,8], **Typhus** [1,2,5,6,7] 1 aktuelle Ausbrüche, 2 einfache Reisebedingungen, 3 Exposition im Endemiegebiet, 4 Tierkontakte, 5 spezielle berufliche/soziale Kontakte, 6 Einsätze (Katastrophen), 7 Hygienemängel, 8 unzureichende medizinische Versorgung
Malaria	**Karte Malaria – Südostasien** siehe Kartenanhang
• Saison	ganzjährig, verstärkt März – Dezember (Regenperioden)
• Parasit	P. falciparum 77 %, Resistenzen Chloroquin, Sulfa/Pyrimethamin-Kombinationen, im Osten auch Mefloquin; P. vivax insgesamt etwa 23 %, herdförmig Resistenzen Chloroquin; P. knowlesi vereinzelt (Grenze zu China)
• Epidemiologie	Gebiete unterhalb 1000 m **mittleres Risiko** (**höher** in der Regenzeit, **geringer** in der Trockenzeit) vor allem im O (Karen, Kayah, Tenasserim, östliches Shan), besonders im Grenzgebiet zu Thailand sowie im W (südwestliches Chin mit Grenzgebiet zu Bangladesh und Indien), weniger ausgeprägt in tiefer gelegenen Gebieten der übrigen Staaten bzw. Regionen mit den Touristenorten Pindaya Caves und Inle Lake; **geringes Risiko** in den südlichen Teilen von Arakan (W) mit dem Strand von Sandoway, in größeren Städten sowie in der näheren Umgebung von Yangon (Rangoon); Höhenlagen > 1000 m sowie die Stadtgebiete von Yangon und Mandalay gelten als **malariafrei**
• Vorbeugung	**Expositionsprophylaxe!**

Medikation	regelm.	stand-by	Bemerkungen
Empfehlung DTG	Ø	AL, AP	ganzjährig;
Tourist/organisiert/Hotel			ländliche Gebiete < 1000 m
Erwägung für sonst. Aufenthalte			Reisestil u. Reisezeit beachten
mittleres Risiko	AP, D*	Ø	
oder			
	Ø	AL, AP	
geringes Risiko	Ø	AL, AP	

AL = Artemether/Lumefantrin (Riamet®), AP = Atovaquon/Proguanil (Malarone®), D = Doxycyclin, Ø = keine
In der Tabelle durch Komma getrennte Präparate sind als Alternativen zu verstehen.
* Doxycyclin ist in Deutschland zur Malariaprophylaxe nicht zugelassen (s. Seite 318).

Besondere Infektionsrisiken	(**Fettdruck** = für die **Beratung aller Reisenden** relevant)
• oral	**Darminfektionen** **Hepatitis A, E** Polio Typhus

Myanmar (Forts.)

	• arthropod	Dengue Juni–Oktober Chikungunya Filariose, lymphatische Japanische Enzephalitis ländliche Gebiete Fleckfieber, Milben- Pest
	• aerogen	Tuberkulose
	• diverse	**Hepatitis B** Venerische Infektionen **Tollwut** Milzbrand Melioidose
Sonstige Beratungsinhalte		(siehe **Checklisten etc. im Serviceteil**)
	• allgemein	Flugreise (Langstrecke) Klima, Hygiene Reiseapotheke Auslandskrankenversicherung
Bemerkungen		**Medizinische Versorgung:** Außerhalb der Hauptstadt ist mit erheblichen Engpässen bei der ärztlichen und medikamentösen Versorgung zu rechnen. Adäquate Ausstattung der **Reiseapotheke** (Zollbestimmungen beachten, Begleitattest ratsam, Muster im Serviceteil), **Auslandskrankenversicherung** mit Abdeckung des Rettungsrückflug-Risikos für Notfälle dringend empfohlen.

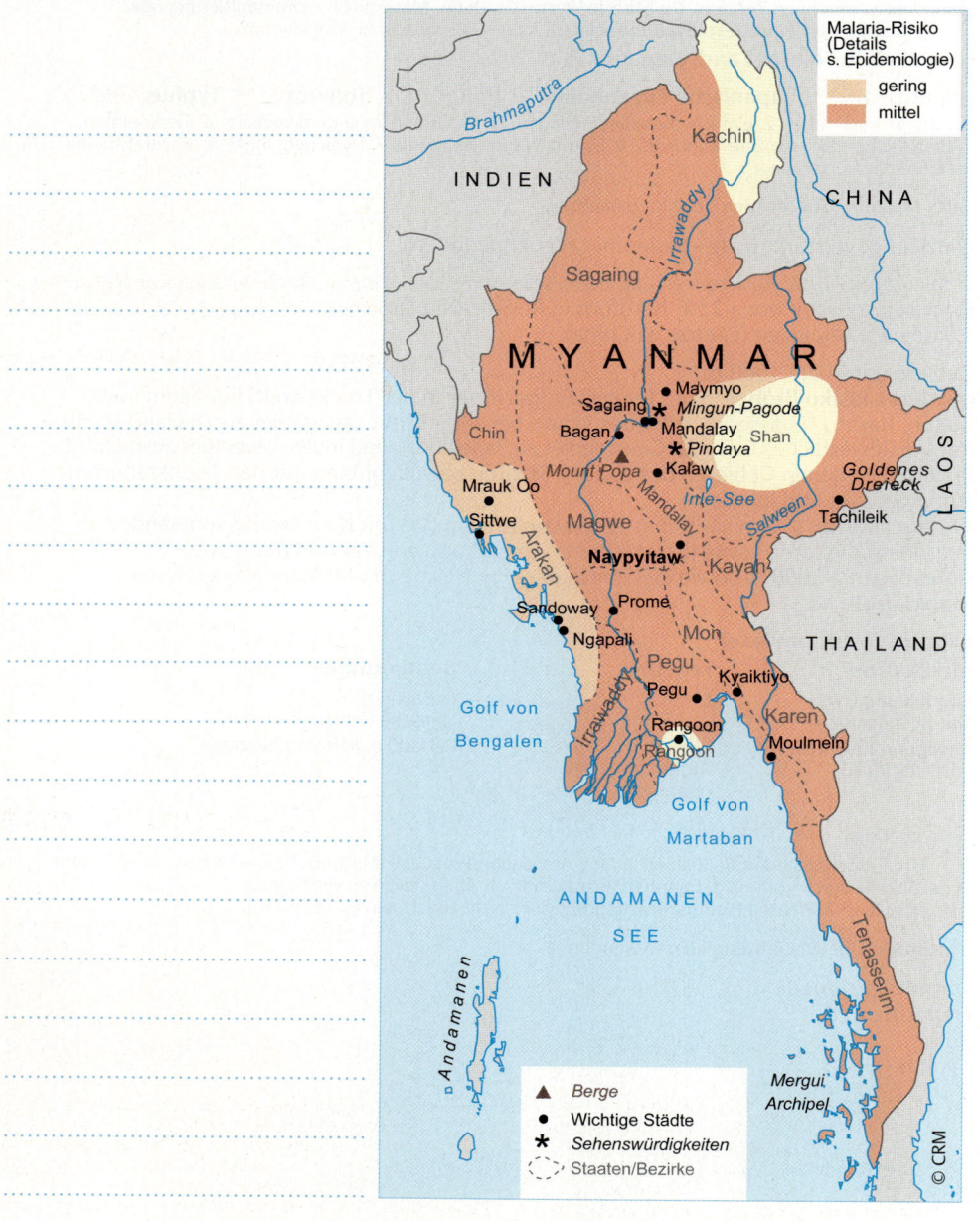

Asienreisende sammeln Meilen.. und mehr?

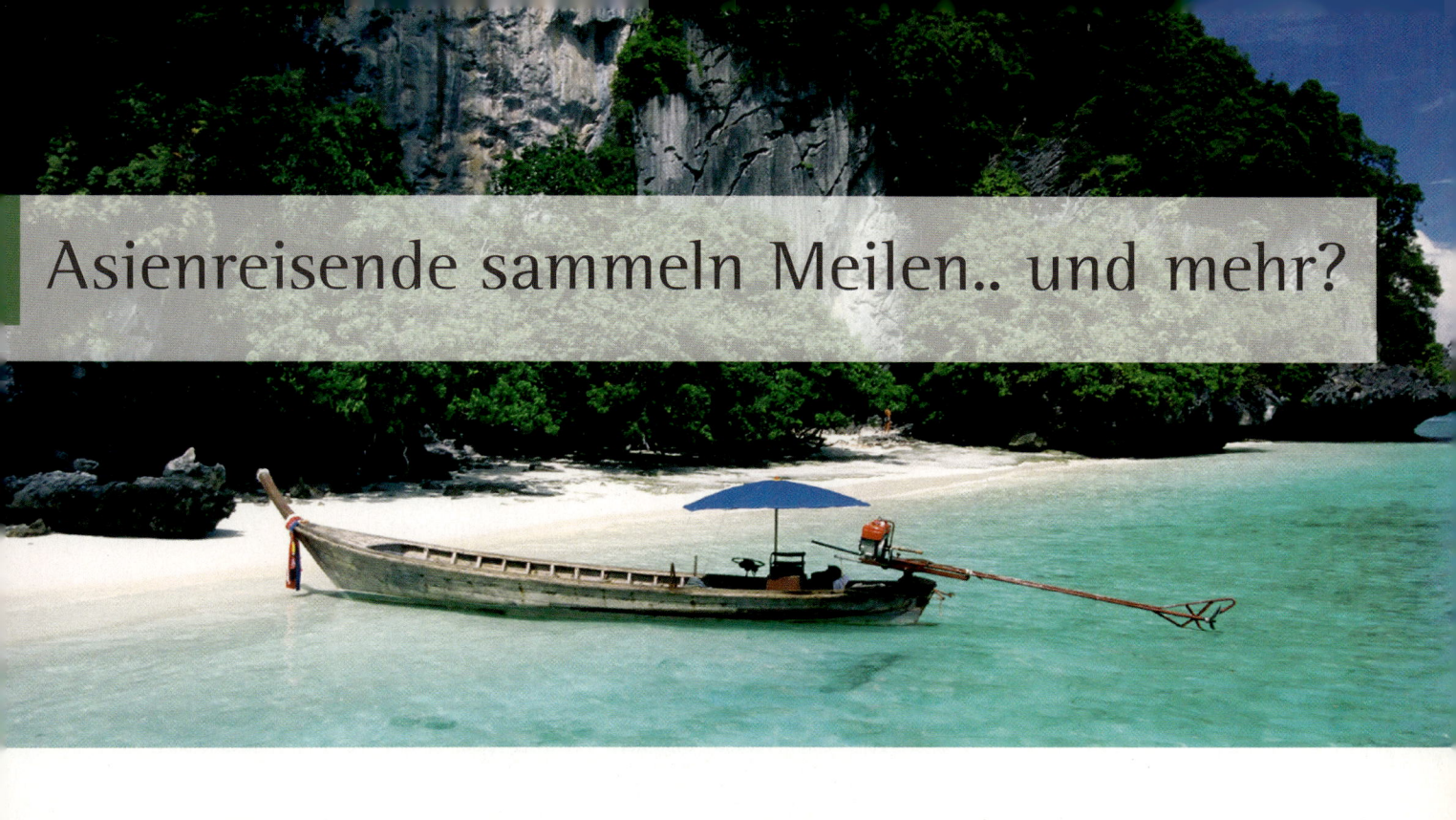

Japanische Enzephalitis-Impfung bei Reisen in folgende Regionen:

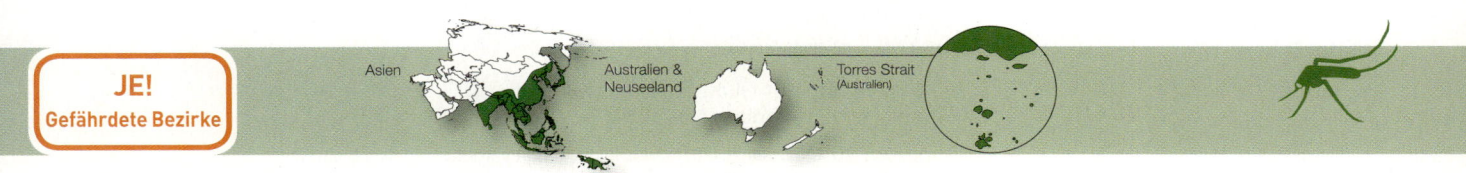

JE! Gefährdete Bezirke

Asien · Australien & Neuseeland · Torres Strait (Australien)

weiß = geringes Infektionsrisiko · dunkle Bereiche = sehr hohes Infektionsrisiko

Grenzenlos reisen..

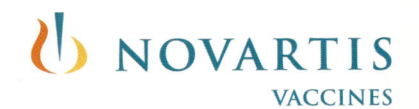

IXIARO®

NOVARTIS VACCINES

Basisinformation IXIARO
Wirkstoff: Japanische-Enzephalitis-Virus Impfstoff. Konservierungsmittelfrei. Verschreibungspflichtig. Zusammensetzung: 1 Impfdosis enthält: Natriumchlorid, Kaliumdihydrogenphosphat, Dinatriumhydrogenphosphat, Wasser für Injektionszwecke, (0,5 ml Suspension) arzneilich wirksame Bestandteile: Inaktiviertes Japanisches-Enzephalitis-Virus Stamm SA_{14}-14-2: 6 μg Gesamtproteingehalt (Wirtsystem für Virusvermehrung Vero-Zellen), Aluminiumhydroxid (Adjuvans): 0,25 mg. Anwendungsgebiete: Aktive Immunisierung gegen das Japanische-Enzephalitis-Virus für Erwachsene. Angezeigt ist die Impfung bei Personen, die auf Reisen oder beruflich dem Risiko einer Infektion ausgesetzt sind. Gegenanzeigen: Überempfindlichkeit gegen den Wirkstoff oder einen der sonstigen Bestandteile oder einen der Restbestandteile (z. B. Protaminsulfat). Personen, die nach der ersten Dosis Überempfindlichkeitsreaktionen gezeigt haben, soll keine zweite Dosis verabreicht werden. Bei Personen mit akuten, ernsthaften fieberhaften Infektionen muss die Verabreichung verschoben werden. Schwangerschaft und Stillzeit: Es gibt nur eine begrenzte Menge an Daten über die Anwendung von IXIARO bei schwangeren oder stillenden Frauen. Als Vorsichtsmaßnahme soll die Anwendung von IXIARO während der Schwangerschaft oder der Stillzeit vermieden werden. Nebenwirkungen: Die Unbedenklichkeit von IXIARO wurde an 4.043 gesunden Erwachsenen untersucht. Folgende Nebenwirkungen wurden dabei beobachtet: Sehr häufig: Reaktionen an der Injektionsstelle (Schmerz/Druckschmerz), Muskelschmerzen, Kopfschmerzen; Häufig: Müdigkeit, grippeähnliche Symptome, Fieber, Reaktionen an der Injektionsstelle (Rötung, Verhärtung, Schwellung, Juckreiz), Ausschlag, Übelkeit; Gelegentlich: Nasopharyngitis, Rhinitis, Migräne/Schwindel, Vertigo, Pharyngolaryngeale Schmerzen, Diarrhoe, Erbrechen, Schüttelfrost, Reaktionen an der Injektionsstelle (Blutung, Bluterguss), erhöhte Leberenzymwerte; Selten: Lymphadenitis, Juckreiz. Es wurden keine Fälle von Überdosierung berichtet. Zulassungsinhaber: Intercell AG, Campus Vienna Biocenter 3, 1030 Wien, Österreich. Stand: 09/2010

Länderprofile | CRM-Handbuch Reisemedizin, Juni 2011 – November 2011

Namibia

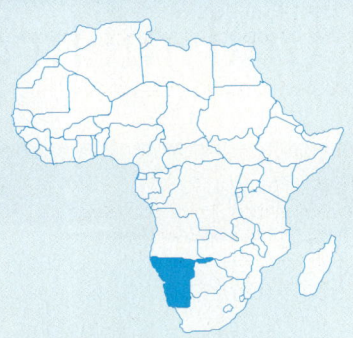

Klima
Subtropisch trockenes Klima; Küstenbereiche extrem niederschlagsarm, sonst tropischer Sommerregen (November bis April), von N nach S abnehmend; durchschnittliche Temperatur in Windhoek im Juli 13 °C, im Januar 23 °C.

Zeitdifferenz (zu Mitteleuropäischer Zeit):
MEZ + 1 Std. Nov. bis März
MEZ - 1 Std. April bis Aug.
MEZ ± 0 Std. Sep./Okt.

Hilfe in Notfällen
Deutsche Botschaft
Sanlam Centre, 6th floor
Independence Avenue
Windhoek
Tel. (00264 61) 27 31-00, -33

Impfvorschriften	
• direkt	keine
• aus Infektionsgebieten	Gelbfieber (ausgenommen Kinder unter 1 Jahr)
Impfempfehlungen	(**STIKO-Empfehlungen** siehe **Kapitel Reiseimpfungen**)
• alle Reisenden	altersentsprechende Standardimpfungen lt. STIKO überprüfen und ggf. ergänzen bzw. auffrischen. Besonders zu beachten: **Tetanus**, **Diphtherie**, **Pertussis**, **Polio**, **Masern** (Grundimmunisierung oder ggf. Auffrischung); **Grippe**, evtl. **Pneumokokken**: Alter > 60, chronische Krankheiten; **zusätzlich für dieses Land: Hepatitis A**
• besondere Risiken	**Cholera** [1,5,6,7], **Hepatitis B** [2,5,6,8], **Meningokokken** [1,2,5], **Polio** [1,2,5,6,7], **Tollwut** [2,4,6,8], **Typhus** [1,2,5,6,7] 1 aktuelle Ausbrüche, 2 einfache Reisebedingungen, 3 Exposition im Endemiegebiet, 4 Tierkontakte, 5 spezielle berufliche/soziale Kontakte, 6 Einsätze (Katastrophen), 7 Hygienemängel, 8 unzureichende medizinische Versorgung
Malaria	**Karte Malaria – Südliches Afrika** siehe Kartenanhang
• Saison	ganzjährig entlang des Okawango und Kunene, November – Juni im übrigen N und NO des Landes
• Parasit	P. falciparum 90 %, Resistenzen Chloroquin, Sulfa/Pyrimethamin-Kombinationen

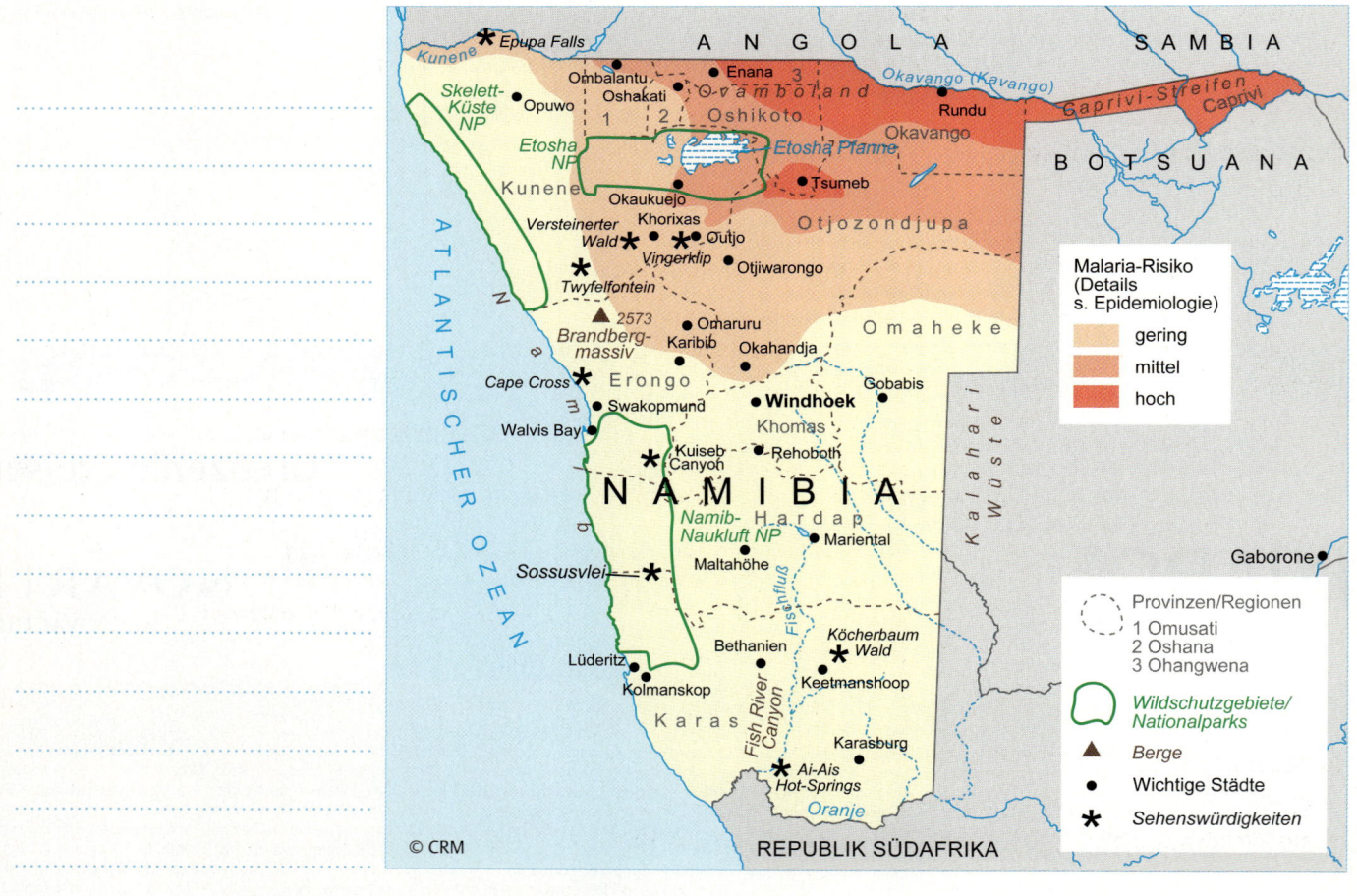

© Centrum für Reisemedizin

• Epidemiologie	**hohes Risiko** ganzjährig im äußersten Norden, vor allem im Caprivi-Streifen und südlich des Okawango; **mittleres Risiko** (**höher** in der Regenzeit, **geringer** in der Trockenzeit) im N und NO mit Teilen der Provinzen Omusati, Oshana, Oshikoto und Otjozondjupa einschließlich der Etoscha-Pfanne; **geringes Risiko** in den westlich und südlich anschließenden Landesteilen, nach S auslaufend; **kein Risiko** in den übrigen Landesteilen
• Vorbeugung	**Expositionsprophylaxe!**

Medikation	regelm.	stand-by	Bemerkungen
Empfehlung DTG			i. d. Gebieten mit hohem Risiko ganzjährig
Tourist/organisiert/Hotel	AP, D*, M	Ø	in Gebieten mit mittlerem Risiko Nov–Juni
	Ø	AL, AP	dort und übr. nördl. Regionen Juli–Okt
Erwägung für sonst. Aufenthalte			Reisestil u. Reisezeit beachten
hohes Risiko	AP, D*, M	Ø	
mittleres Risiko	AP, D*, M oder	Ø	
	Ø	AL, AP	
geringes Risiko	Ø	AL, AP	

AL = Artemether/Lumefantrin (Riamet®), AP = Atovaquon/Proguanil (Malarone®), D = Doxycyclin, M = Mefloquin (Lariam®), Ø = keine
In der Tabelle durch Komma getrennte Präparate sind als Alternativen zu verstehen.
* Doxycyclin ist in Deutschland zur Malariaprophylaxe nicht zugelassen (s. Seite 318).

Besondere Infektionsrisiken	(**Fettdruck** = für die **Beratung aller Reisenden** relevant)
• oral	**Darminfektionen** **Hepatitis A, E** Polio, Typhus Cholera lokale Ausbrüche während der Regenzeit bes. im N Brucellose
• arthropod	Leishmaniase, cutane mittlere Küstenregion Krim-Kongo hämorrhagisches Fieber Rift Valley-Fieber Schlafkrankheit Übetragung im N (Caprivi-Streifen) sporadisch möglich Pest Naturherd in der Ohangwena-Region (N)
• aerogen	Meningokokken-Meningitis vorw. im N, Trockenzeit, regelmäßige Ausbrüche in Windhoek Tuberkulose
• diverse	**Bilharziose** vorw. Okavango und Caprivi-Streifen **Hepatitis B, C** Venerische Infektionen HIV-Praevalenzen b. Erwachsenen > 15% **Tollwut** Milzbrand
Sonstige Beratungsinhalte	(siehe **Checklisten etc. im Serviceteil**)
• allgemein	Flugreise (Langstrecke) Klima, Hygiene Reiseapotheke Auslandskrankenversicherung

Nauru

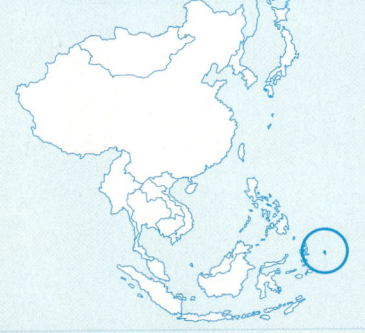

Klima
Tropisches Klima mit schwankenden Niederschlagsmengen; Temperatur ganzjährig um 28 °C.

Zeitdifferenz (zu Mitteleuropäischer Zeit):
MEZ +11 Std.
(Europ. Sommerzeit +10 Std.)

Hilfe in Notfällen
zu erfragen über:
Deutsche Botschaft Australien

Impfvorschriften	
• direkt	keine
• aus Infektionsgebieten	Gelbfieber (ausgenommen Kinder unter 1 Jahr)

Länderprofile | CRM-Handbuch Reisemedizin, Juni 2011 – November 2011

Nauru (Forts.)

Impfempfehlungen	(**STIKO-Empfehlungen** siehe **Kapitel Reiseimpfungen**)
• alle Reisenden	altersentsprechende Standardimpfungen lt. STIKO überprüfen und ggf. ergänzen bzw. auffrischen. Besonders zu beachten: **Tetanus**, **Diphtherie**, **Pertussis**, **Polio**, **Masern** (Grundimmunisierung oder ggf. Auffrischung); **Grippe**, evtl. **Pneumokokken**: Alter > 60, chronische Krankheiten; **zusätzlich für dieses Land: Hepatitis A**
• besondere Risiken	Hepatitis B [2,5,6,8] 1 aktuelle Ausbrüche, 2 einfache Reisebedingungen, 3 Exposition im Endemiegebiet, 4 Tierkontakte, 5 spezielle berufliche/soziale Kontakte, 6 Einsätze (Katastrophen), 7 Hygienemängel, 8 unzureichende medizinische Versorgung
Malaria	keine
Besondere Infektionsrisiken	(**Fettdruck** = für die **Beratung aller Reisenden** relevant)
• oral	**Darminfektionen** Hepatitis A
• arthropod	**Dengue** Filariose, lymphatische
• diverse	Venerische Infektionen
Sonstige Beratungsinhalte	(siehe **Checklisten etc. im Serviceteil**)
• allgemein	Flugreise (Langstrecke) Klima, Hygiene Reiseapotheke Auslandskrankenversicherung
• bei Bedarf	Tauchen

Nepal

Klima
Tropisches Monsunklima mit ausgeprägten Sommerregen (Mai bis Oktober), im Norden trockener; durchschnittliche Temperatur in Kathmandu im Januar 10 °C, im Juli 24 °C.

Zeitdifferenz (zu Mitteleuropäischer Zeit):
MEZ + 4:45 Std.
(Europ. Sommerzeit + 3:45 Std.)

Hilfe in Notfällen
Deutsche Botschaft
Gyaneshwar
Kathmandu
Tel. (00977 1) 4 41 27 86, 4 41 65 27

Impfvorschriften	
• direkt	keine
• aus Infektionsgebieten	Gelbfieber

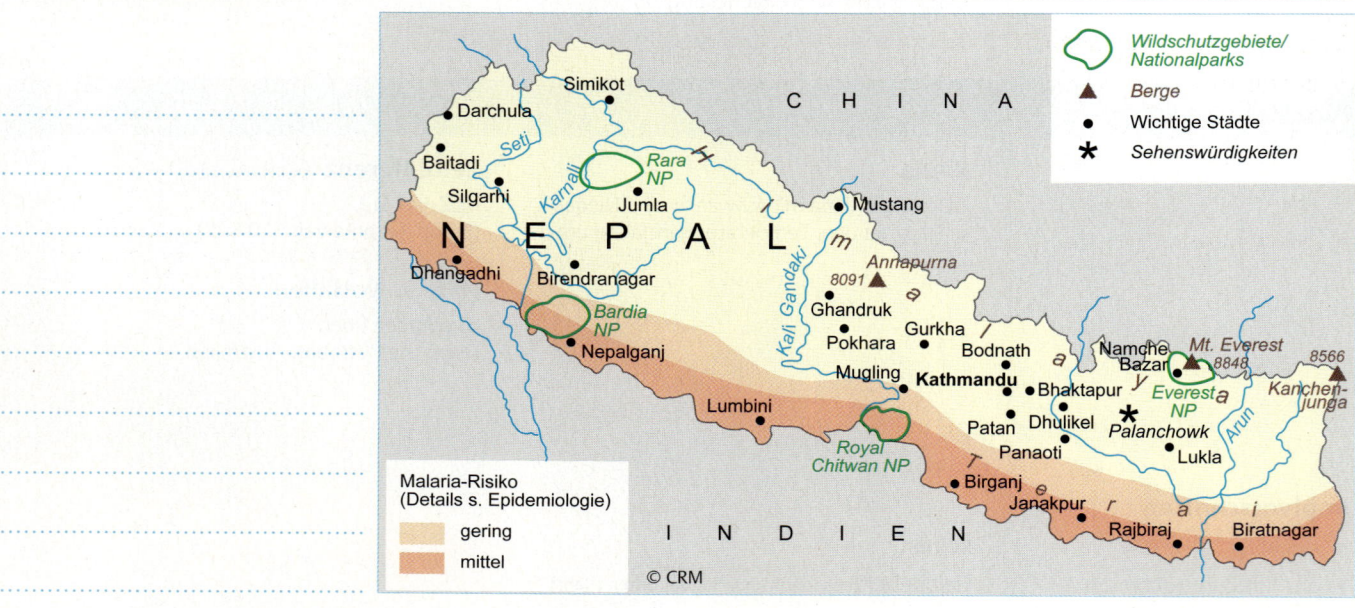

Impfempfehlungen	(STIKO-Empfehlungen siehe Kapitel Reiseimpfungen)
• alle Reisenden	altersentsprechende Standardimpfungen lt. STIKO überprüfen und ggf. ergänzen bzw. auffrischen. Besonders zu beachten: **Tetanus**, **Diphtherie**, **Pertussis**, **Polio**, **Masern** (Grundimmunisierung oder ggf. Auffrischung); **Grippe**, evtl. **Pneumokokken**: Alter > 60, chronische Krankheiten; **zusätzlich für dieses Land: Hepatitis A, Polio**
• besondere Risiken	**Cholera** [1,5,6,7], **Hepatitis B** [2,5,6,8], **Japanische Enzephalitis** [2,3], **Tollwut** [2,4,6,8], **Typhus** [1,2,5,6,7] 1 aktuelle Ausbrüche, 2 einfache Reisebedingungen, 3 Exposition im Endemiegebiet, 4 Tierkontakte, 5 spezielle berufliche/soziale Kontakte, 6 Einsätze (Katastrophen), 7 Hygienemängel, 8 unzureichende medizinische Versorgung
Malaria	Karte Malaria – Indischer Subkontinent siehe Kartenanhang
• Saison	ganzjährig Hauptübertragungszeit Mai–Oktober, Gipfel Juni–August
• Parasit	P. falciparum 30 %, Resistenzen Chloroquin, Sulfa/Pyrimethamin-Kombinationen
• Epidemiologie	**mittleres Risiko** (**höher** in der Regenzeit, **geringer** in der Trockenzeit) im südlichen Tiefland (Terai Distrikte), besonders im Regenwaldgürtel entlang der indischen Grenze mit den Nationalparks Chitwan und Bardia; **geringes Risiko** im Kathmandu-Tal, in den nach N ansteigenden Tälern des Himalaya auslaufend; als **malariafrei** gelten Höhenlagen über 1300 m, Kathmandu und Pokhara
• Vorbeugung	**Expositionsprophylaxe!**

Medikation	regelm.	stand-by	Bemerkungen
Empfehlung DTG Tourist/organisiert/Hotel	Ø	AL, AP	ausgewiesene Risikogebiete ganzjährig
Erwägung für sonst. Aufenthalte			Reisestil u. Reisezeit beachten
mittleres Risiko	AP, D*, M	Ø	
geringes Risiko	Ø	AL, AP	

AL = Artemether/Lumefantrin (Riamet®), AP = Atovaquon/Proguanil (Malarone®), D = Doxycyclin, M = Mefloquin (Lariam®), Ø = keine
In der Tabelle durch Komma getrennte Präparate sind als Alternativen zu verstehen.
* Doxycyclin ist in Deutschland zur Malariaprophylaxe nicht zugelassen (s. Seite 318)

Besondere Infektionsrisiken	(**Fettdruck** = für die **Beratung aller Reisenden** relevant)
• oral	**Darminfektionen** **Hepatitis A, E** **Polio** Typhus Cholera
• arthropod	Dengue Tiefland im Süden (Terai) Leishmaniase, viszerale Tiefland Japanische Enzephalitis vorw. Reisanbaugebiete im Süden (Terai), auch Kathmandu-Tal, Nepalganj
• aerogen	Tuberkulose
• diverse	**Tollwut** Venerische Infektionen Hepatitis B
Sonstige Beratungsinhalte	(siehe **Checklisten etc. im Serviceteil**)
• allgemein	Flugreise (Langstrecke) Hygiene Reiseapotheke Auslandskrankenversicherung
• bei Bedarf	Aufenthalt in großen Höhen
Bemerkungen	**Tollwut:** Moderne Gewebekultur-Impfstoffe und homologes Immunglobulin im Land schwer erhältlich. Im Bedarfsfall an deutsche Vertretung (Vertrauensarzt) wenden. Bei vorhersehbarem Risiko prophylaktische Impfung vor Reise empfohlen.

Länderprofile | CRM-Handbuch Reisemedizin, Juni 2011 – November 2011

Neukaledonien (zu Frankreich)

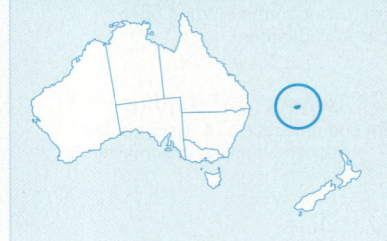

Klima
Subtropisches Klima; warme Jahreszeit von November bis März (durchschnittliche Temperatur 26 °C), kühle Jahreszeit April bis Oktober (unter 20 °C); Hauptniederschläge Dezember bis Mai.

Zeitdifferenz (zu Mitteleuropäischer Zeit):
MEZ +10 Std.
(Europ. Sommerzeit +9 Std.)

Wallis und Futuna
MEZ +11 Std.
(Europ. Sommerzeit + 10 Std.)

Hilfe in Notfällen
zu erfragen über:
Deutsche Botschaft Frankreich

Impfvorschriften	
• direkt	keine
• aus Infektionsgebieten	Gelbfieber (ausgenommen Kinder unter 1 Jahr)
Impfempfehlungen	(**STIKO-Empfehlungen** siehe **Kapitel Reiseimpfungen**)
• alle Reisenden	altersentsprechende Standardimpfungen lt. STIKO überprüfen und ggf. ergänzen bzw. auffrischen. Besonders zu beachten: **Tetanus**, **Diphtherie**, **Pertussis**, **Polio**, **Masern** (Grundimmunisierung oder ggf. Auffrischung); **Grippe**, evtl. **Pneumokokken**: Alter > 60, chronische Krankheiten; **zusätzlich für dieses Land: Hepatitis A**
• besondere Risiken	**Hepatitis B** [2,5,6,8] 1 aktuelle Ausbrüche, 2 einfache Reisebedingungen, 3 Exposition im Endemiegebiet, 4 Tierkontakte, 5 spezielle berufliche/soziale Kontakte, 6 Einsätze (Katastrophen), 7 Hygienemängel, 8 unzureichende medizinische Versorgung
Malaria	keine
Besondere Infektionsrisiken	(**Fettdruck** = für die **Beratung aller Reisenden** relevant)
• oral	**Darminfektionen** Hepatitis A
• arthropod	Filariose, lymphatische Dengue Chikungunya Epidemische Polyarthritis (Ross-River)
• diverse	Venerische Infektionen Hepatitis B Leptospirose Melioidose
Sonstige Beratungsinhalte	(siehe **Checklisten etc. im Serviceteil**)
• allgemein	Flugreise (Langstrecke) Klima, Hygiene Reiseapotheke Auslandskrankenversicherung
• bei Bedarf	Tauchen
Bemerkungen	**UV-Strahlung:** Auf der südlichen Halbkugel muß wegen des „Ozonlochs" vor allem während der dortigen Sommermonate mit einer verstärkten Sonneneinstrahlung gerechnet werden. Gefährdet sind insbesondere helle Hauttypen. Schutzmaßnahmen beachten. **Ciguatera-Fischvergiftung:** Saisonales Risiko bei Verzehr von größeren Raubfischen (auch gegart). Örtliche Warnhinweise beachten!

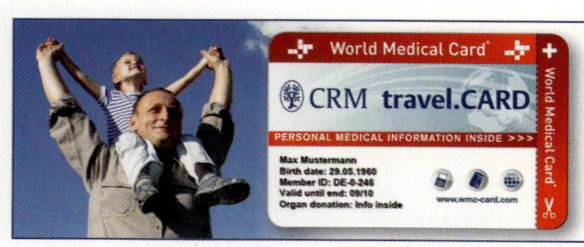

Für die Sicherheit Ihrer Patienten und Kunden!

Einfach. Überall. Sicher.

CRM Centrum für Reisemedizin

Neuseeland

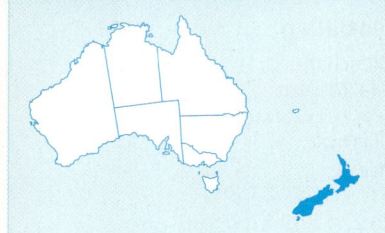

Klima
Gemäßigtes Seeklima mit ganzjährig reichlichen Niederschlägen auf der Südinsel, sommerlicher Trockenheit im Norden; durchschnittliche Temperatur in Wellington im Juli 8 °C, im Januar 16 °C.

Zeitdifferenz (zu Mitteleuropäischer Zeit):
MEZ + 12 Std. Anfang November bis Ende März
MEZ + 10 Std. Ende März bis Ende Sept.
MEZ + 11 Std. Oktober

Hilfe in Notfällen
Deutsche Botschaft
90-92, Hobson Street
Wellington
Tel. (0064 4) 4 73 60 63

Impfvorschriften	keine
Impfempfehlungen	(**STIKO-Empfehlungen** siehe **Kapitel Reiseimpfungen**)
• alle Reisenden	altersentsprechende Standardimpfungen lt. STIKO überprüfen und ggf. ergänzen bzw. auffrischen. Besonders zu beachten: **Tetanus, Diphtherie, Pertussis, Polio, Masern** (Grundimmunisierung oder ggf. Auffrischung); **Grippe**, evtl. **Pneumokokken**: Alter > 60, chronische Krankheiten
• besondere Risiken	**Hepatitis A** [1,2,5,6,7], **Hepatitis B** [2,5,6,8] 1 aktuelle Ausbrüche, 2 einfache Reisebedingungen, 3 Exposition im Endemiegebiet, 4 Tierkontakte, 5 spezielle berufliche/soziale Kontakte, 6 Einsätze (Katastrophen), 7 Hygienemängel, 8 unzureichende medizinische Versorgung
Malaria	keine
Besondere Infektionsrisiken	(**Fettdruck** = für die **Beratung aller Reisenden** relevant)
• arthropod	Fleckfieber, Floh- (murines) Nordinsel, ländliche Gebiete
Sonstige Beratungsinhalte	(siehe **Checklisten** etc. im Serviceteil)
• allgemein	Flugreise (Langstrecke) Hygiene Reiseapotheke Auslandskrankenversicherung
• bei Bedarf	Tauchen Gesundheitszeugnis (Arbeits-/Langzeitaufenthalt)
Bemerkungen	**UV-Strahlung:** Auf der südlichen Halbkugel muß wegen des „Ozonlochs" vor allem während der dortigen Sommermonate mit einer verstärkten Sonneneinstrahlung gerechnet werden. Gefährdet sind insbesondere helle Hauttypen. Schutzmaßnahmen beachten. Die **Meningitis-Impfung Typ C** kann von einigen Schulen/Universitäten für Schüler/Studenten verlangt werden. **Medikamente**, die Ephedrin oder Pseudoephedrin (schleimhautabschwellende Präparate zum Einsatz bei Rhinitis) enthalten, fallen wegen der Missbrauchsmöglichkeit in Neuseeland unter eine spezielle Verordnungspflicht. Reisenden, die diese Medikamente benötigen, wird empfohlen, nur die tatsächlich für den Aufenthalt benötigte Menge dieser Mittel und ein ärztliches Attest über den persönlichen Bedarf bei der Einreise mitzuführen (Muster siehe Anhang).

Länderprofile | CRM-Handbuch Reisemedizin, Juni 2011 – November 2011

Nicaragua

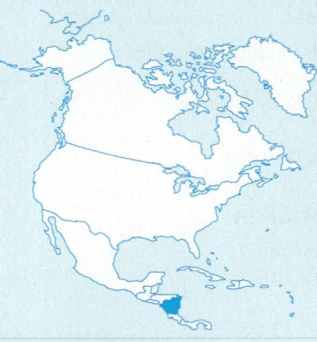

Klima
Tropisch-feuchtheißes Klima, im Osten immerfeucht, im Westen (Pazifikseite) wechselfeucht mit Regenzeit von Mai bis Oktober; durchschnittliche Temperatur in Managua ganzjährig um 27 °C, im Gebirge deutlich kühler.

Zeitdifferenz (zu Mitteleuropäischer Zeit):
MEZ - 7 Std.
(Europ. Sommerzeit - 8 Std.)

Hilfe in Notfällen
Deutsche Botschaft
Bolonia, de la Rotonda
El Güeguense 1½ c. al lago,
contiguo a la Optica
Nicaragüense
Managua
Tel. (00505) 22 66-39 17, -75 00

Impfvorschriften	
• direkt	**keine**
• aus Infektionsgebieten	Gelbfieber (ausgenommen Kinder unter 1 Jahr)
Impfempfehlungen	(**STIKO-Empfehlungen** siehe **Kapitel Reiseimpfungen**)
• alle Reisenden	altersentsprechende Standardimpfungen lt. STIKO überprüfen und ggf. ergänzen bzw. auffrischen. Besonders zu beachten: **Tetanus**, **Diphtherie**, **Pertussis**, **Polio**, **Masern** (Grundimmunisierung oder ggf. Auffrischung); **Grippe**, evtl. **Pneumokokken**: Alter > 60, chronische Krankheiten; **zusätzlich für dieses Land: Hepatitis A**
• besondere Risiken	**Hepatitis B** [2,5,6,8], **Tollwut** [2,4,6,8], **Typhus** [1,2,5,6,7] 1 aktuelle Ausbrüche, 2 einfache Reisebedingungen, 3 Exposition im Endemiegebiet, 4 Tierkontakte, 5 spezielle berufliche/soziale Kontakte, 6 Einsätze (Katastrophen), 7 Hygienemängel, 8 unzureichende medizinische Versorgung
Malaria	**Karte Malaria – Zentralamerika** siehe Kartenanhang
• Saison	ganzjährig, vorwiegend Juni – November (Regenzeit)
• Parasit	P. vivax vorwiegend; P. falciparum 15 %, Resistenzen keine
• Epidemiologie	**mittleres Risiko** im gesamten östlichen Tiefland auf der Atlantikseite (Atlantico Sur > Atlantico Norte); **geringes Risiko** in den zentralen und westlichen Landesteilen (Pazifikregion); **malariafrei** sind Managua und die Zentren der großen Städte

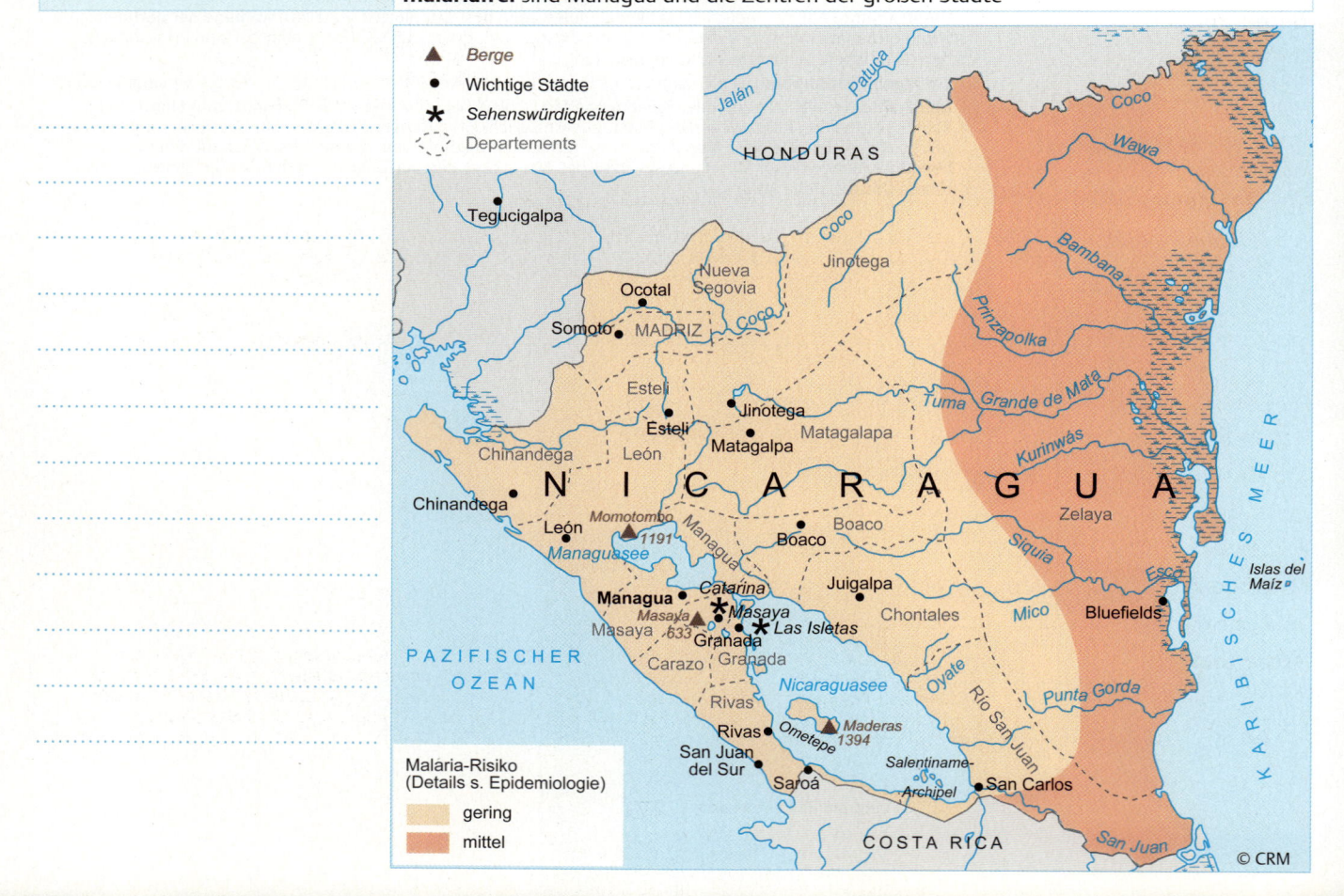

Länderprofile | CRM-Handbuch Reisemedizin, Juni 2011 – November 2011

• Vorbeugung	**Expositionsprophylaxe!**			
	Medikation	**regelm.**	**stand-by**	**Bemerkungen**
	Empfehlung DTG Tourist/organisiert/Hotel	Ø	C	o.g. Risikogebiete ganzjährig
	Erwägung für sonst. Aufenthalte mittleres Risiko	C oder Ø	Ø C	Reisestil u. Reisezeit beachten
	geringes Risiko	Ø	C	
	C = Chloroquin (Resochin® u.a.), Ø = keine			
Besondere Infektionsrisiken	(**Fettdruck** = für die **Beratung aller Reisenden** relevant)			
• oral	**Darminfektionen** **Hepatitis A**, E Typhus			
• arthropod	**Dengue** Leishmaniase, cutane + mucocutane + viszerale Chagas-Krankheit ländliche Gebiete in der Pazifikregion			
• aerogen	Histoplasmose Tuberkulose			
• diverse	Venerische Infektionen Leptospirose Tollwut			
Sonstige Beratungsinhalte	(siehe **Checklisten etc. im Serviceteil**)			
• allgemein	Flugreise (Langstrecke) Klima, Hygiene Reiseapotheke Auslandskrankenversicherung			

Niederlande

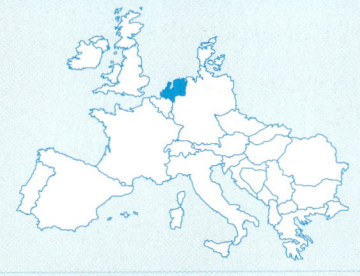

Klima
Gemäßigtes Seeklima mit kühlen Sommern und milden Wintern; duchschnittliche Temperatur in Amsterdam im Januar 1,7 °C, im Juli 17 °C.

Zeitdifferenz (zu Mitteleuropäischer Zeit):
ganzjährig keine

Hilfe in Notfällen
Deutsche Botschaft
Groot Hertoginnelaan 18-20,
Den Haag
Tel. (0031 70) 3 42 06 00

Impfvorschriften	keine
Impfempfehlungen	(**STIKO-Empfehlungen** siehe **Kapitel Reiseimpfungen**)
• alle Reisenden	altersentsprechende Standardimpfungen lt. STIKO überprüfen und ggf. ergänzen bzw. auffrischen. Besonders zu beachten: **Tetanus, Diphtherie, Pertussis, Polio, Masern** (Grundimmunisierung oder ggf. Auffrischung); **Grippe**, evtl. **Pneumokokken**: Alter > 60, chronische Krankheiten
• besondere Risiken	**Hepatitis B** [2,5,6], **Meningokokken** (s. Bemerkungen) 1 aktuelle Ausbrüche, 2 einfache Reisebedingungen, 3 Exposition im Endemiegebiet, 4 Tierkontakte, 5 spezielle berufliche/soziale Kontakte, 6 Einsätze (Katastrophen)
Malaria	keine
Besondere Infektionsrisiken	(**Fettdruck** = für die **Beratung aller Reisenden** relevant)
• arthropod	Borreliose April – Oktober
• aerogen	Q-Fieber
• diverse	Tollwut z. Zt. geringes Risiko nur durch Fledermäuse
Sonstige Beratungsinhalte	(siehe **Checklisten etc. im Serviceteil**)
• allgemein	Auslandskrankenversicherung
Bemerkungen	Die **Meningitis-Impfung Typ C** gehört in diesem Land für bestimmte Altersgruppen (in der Regel Kinder und Jugendliche) zum allgemeinen Impfprogramm. Nach den geltenden Empfehlungen der STIKO wird die Meningitis-Impfung dadurch zur Reise-impfung für „Schüler/Studenten vor Langzeitaufenthalten in Ländern mit empfohlener allgemeiner Impfung für Jugendliche oder selektiver Impfung für Schüler/Studenten entsprechend den Empfehlungen der Zielländer".

© Centrum für Reisemedizin

Niederländische Antillen (zu Niederlande)

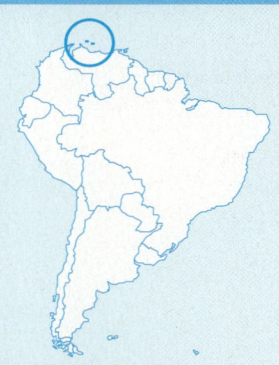

Klima
Extrem trockenes Klima (Niederschläge primär Oktober bis Dezember); ganzjährig hohe Temperaturen (Jahresmittel 27 °C) bei vorherrschendem östlichem Passat.

Zeitdifferenz (zu Mitteleuropäischer Zeit):
MEZ -5 Std.
(Europ. Sommerzeit - 6 Std.)

Hilfe in Notfällen
zu erfragen über:
Deutsche Botschaft Niederlande

Impfvorschriften	
• direkt	**keine**
• aus Infektionsgebieten	Gelbfieber (ausgenommen Kinder unter 6 Monaten)
Impfempfehlungen	(**STIKO-Empfehlungen** siehe **Kapitel Reiseimpfungen**)
• alle Reisenden	altersentsprechende Standardimpfungen lt. STIKO überprüfen und ggf. ergänzen bzw. auffrischen. Besonders zu beachten: **Tetanus**, **Diphtherie**, **Pertussis**, **Polio**, **Masern** (Grundimmunisierung oder ggf. Auffrischung); **Grippe**, evtl. **Pneumokokken**: Alter > 60, chronische Krankheiten; **zusätzlich für dieses Land: Hepatitis A**
• besondere Risiken	**Hepatitis B** [2,5,6,8], **Typhus** [1,2,5,6,7] 1 aktuelle Ausbrüche, 2 einfache Reisebedingungen, 3 Exposition im Endemiegebiet, 4 Tierkontakte, 5 spezielle berufliche/soziale Kontakte, 6 Einsätze (Katastrophen), 7 Hygienemängel, 8 unzureichende medizinische Versorgung
Malaria	**keine**
Besondere Infektionsrisiken	(**Fettdruck** = für die **Beratung aller Reisenden** relevant)
• oral	**Darminfektionen** **Hepatitis A** Typhus
• arthropod	**Dengue**
• diverse	Bilharziose herdförmiges Vorkommen möglich Venerische Infektionen
Sonstige Beratungsinhalte	(siehe **Checklisten etc. im Serviceteil**)
• allgemein	Flugreise (Langstrecke) Klima, Hygiene Reiseapotheke Auslandskrankenversicherung
• bei Bedarf	Tauchen
Bemerkungen	**Ciguatera-Fischvergiftung:** Saisonales Risiko bei Verzehr von größeren Raubfischen (auch gegart). Örtliche Warnhinweise beachten!

Länderprofile | CRM-Handbuch Reisemedizin, Juni 2011 – November 2011

Niger

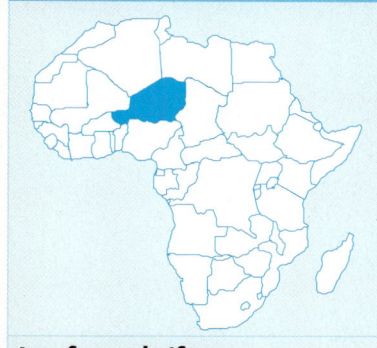

Klima
Im Norden (Saharabereich) Wüstenklima, im Süden wechselfeuchtes Tropenklima mit Sommerregen (hauptsächlich August); durchschnittliche Temperatur in Niamey im Januar 23,8 °C, im Mai 34 °C.

Zeitdifferenz (zu Mitteleuropäischer Zeit):
MEZ ± 0 Std.
(Europ. Sommerzeit -1 Std.)

Hilfe in Notfällen
Deutsche Botschaft
Avenue du Général de Gaulle
Niamey
Tel. (002 27) 20 72 35 10

Impfvorschriften	**Gelbfieber** (ausgenommen Kinder unter 1 Jahr)
Impfempfehlungen	(**STIKO-Empfehlungen** siehe **Kapitel Reiseimpfungen**)
• alle Reisenden	altersentsprechende Standardimpfungen lt. STIKO überprüfen und ggf. ergänzen bzw. auffrischen. Besonders zu beachten: **Tetanus, Diphtherie, Pertussis, Polio, Masern** (Grundimmunisierung oder ggf. Auffrischung); **Grippe**, evtl. **Pneumokokken**: Alter > 60, chronische Krankheiten; **zusätzlich für dieses Land: Hepatitis A, Polio, Gelbfieber** (südlich des 15. Breitengrades)
• besondere Risiken	**Cholera** [1,5,6,7], **Hepatitis B** [2,5,6,8], **Meningokokken** [1,2,5], **Tollwut** [2,4,6,8], **Typhus** [1,2,5,6,7] 1 aktuelle Ausbrüche, 2 einfache Reisebedingungen, 3 Exposition im Endemiegebiet, 4 Tierkontakte, 5 spezielle berufliche/soziale Kontakte, 6 Einsätze (Katastrophen), 7 Hygienemängel, 8 unzureichende medizinische Versorgung
Malaria	
• Saison	ganzjährig
• Parasit	P. falciparum 85 %, Resistenzen Chloroquin
• Epidemiologie	**hohes Risiko** landesweit
• Vorbeugung	**Expositionsprophylaxe!**

Medikation	regelm.	stand-by	Bemerkungen
Empfehlung DTG Tourist/organisiert/Hotel	AP, D*, M	Ø	ganzes Land ganzjährig
Erwägung für sonst. Aufenthalte hohes Risiko	AP, D*, M	Ø	

AP = Atovaquon/Proguanil (Malarone®), D = Doxycyclin, M = Mefloquin (Lariam®), Ø = keine
In der Tabelle durch Komma getrennte Präparate sind als Alternativen zu verstehen.
* Doxycyclin ist in Deutschland zur Malariaprophylaxe nicht zugelassen (s. Seite 318).

Damit Ihre Kunden gut . beraten . reisen .
Aktualisieren und vertiefen Sie Ihr Wissen zu reisemedizinischen Fachinhalten.

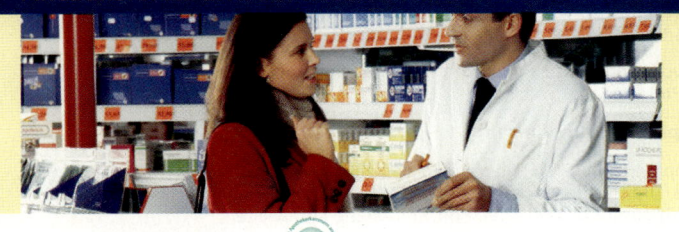

CRM-Fortbildungen Reise- und Tropenmedizin
Präsenz- und Onlineveranstaltungen für **Apothekenfachpersonal** zu aktuellen und beratungsrelevanten Themen aus der Reise- und Tropenmedizin.

- Basisseminare (16)
- Refresherseminare (8)
- Online Teaching

Aktuelle Termine und Preise sowie Informationen zu unseren Onlineveranstaltungen finden Sie unter www.crm.de/fortbildungen.

Melden Sie sich heute noch an!

Als Apotheke, in der mindestens ein Mitarbeiter das Basisseminar mit Zertifikat erfolgreich absolviert hat und alle zwei Jahre an einem Refresherseminar teilnimmt, werden Sie in unserer CRM-Liste qualifizierter Beratungsstellen unter www.crm.de veröffentlicht. Die Fortbildungsveranstaltungen sind im Rahmen des freiwilligen Fortbildungszertifikats von den Landesapothekerkammern anerkannt.

CRM Centrum für Reisemedizin

Niger (Forts.)

Besondere Infektionsrisiken	(**Fettdruck** = für die **Beratung aller Reisenden** relevant)
• oral	**Darminfektionen** **Hepatitis A** **Polio** Typhus Cholera Brucellose
• arthropod	Leishmaniase, viszerale sporadisch im N Leishmaniase, cutane sporadisch im S Filariose, lymphatische + Onchozerkose vorw. im S Gelbfieber südlich 15° N Krim-Kongo hämorrhagisches Fieber Schlafkrankheit Übertragung im S sporadisch möglich
• aerogen	**Meningokokken-Meningitis** Dezember – Mai Tuberkulose
• diverse	**Bilharziose** vorwiegend in den südlichen Landesteilen **Hepatitis B**, C Venerische Infektionen Tollwut
Sonstige Beratungsinhalte	(siehe **Checklisten etc. im Serviceteil**)
• allgemein	Flugreise (Langstrecke) Klima, Hygiene Reiseapotheke Auslandskrankenversicherung
Bemerkungen	**Medizinische Versorgung:** Landesweit ist mit erheblichen Engpässen bei der ärztlichen und medikamentösen Versorgung zu rechnen. Adäquate Ausstattung der **Reiseapotheke** (Zollbestimmungen beachten, Begleitattest ratsam, Muster im Serviceteil), **Auslandskrankenversicherung** mit Abdeckung des Rettungsrückflug-Risikos für Notfälle dringend empfohlen.

Nigeria

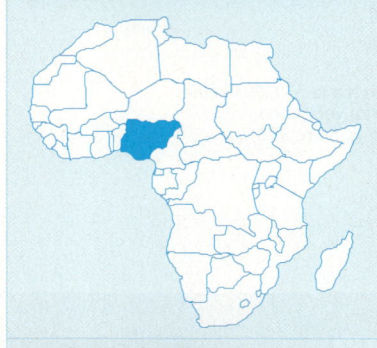

Klima

Tropisch-wechselfeuchtes Klima mit nach Norden hin abnehmenden Niederschlägen; Regenzeit im feuchtheißen Süden von April bis November, im Norden von Mai bis Oktober; an der Küste (Lagos) ganzjährig mittlere Temperatur um 27 °C bei sehr hoher Luftfeuchtigkeit, im Norden größere Temperaturunterschiede.

Zeitdifferenz (zu Mitteleuropäischer Zeit):
MEZ ± 0 Std.
(Europ. Sommerzeit - 1 Std.)

Hilfe in Notfällen
Deutsche Botschaft
9 Lake Maracaibo Close, Maitama
Abuja
Tel. (00234 9) 2 20 80-10, -11

Impfvorschriften	
• direkt	keine
• aus Infektionsgebieten	Gelbfieber (ausgenommen Kinder unter 1 Jahr)
• Abweichungen	Bei Einreise aus Europa kann es vorkommen, dass auch der Nachweis einer Impfung gegen **Gelbfieber**, **Meningokokken**, **Cholera** und **Polio** verlangt wird.
Impfempfehlungen	(**STIKO-Empfehlungen** siehe **Kapitel Reiseimpfungen**)
• alle Reisenden	altersentsprechende Standardimpfungen lt. STIKO überprüfen und ggf. ergänzen bzw. auffrischen. Besonders zu beachten: **Tetanus**, **Diphtherie**, **Pertussis**, **Polio**, **Masern** (Grundimmunisierung oder ggf. Auffrischung); **Grippe**, evtl. **Pneumokokken**: Alter > 60, chronische Krankheiten; **zusätzlich für dieses Land: Hepatitis A, Polio, Gelbfieber**
• besondere Risiken	**Cholera** [1,5,6,7], **Hepatitis B** [2,5,6,8], **Meningokokken** [1,2,5], **Tollwut** [2,4,6,8], **Typhus** [1,2,5,6,7] 1 aktuelle Ausbrüche, 2 einfache Reisebedingungen, 3 Exposition im Endemiegebiet, 4 Tierkontakte, 5 spezielle berufliche/soziale Kontakte, 6 Einsätze (Katastrophen), 7 Hygienemängel, 8 unzureichende medizinische Versorgung

Malaria				
• Saison	ganzjährig			
• Parasit	P. falciparum 85 %, Resistenzen Chloroquin, Sulfa/Pyrimethamin-Kombinationen			
• Epidemiologie	**hohes Risiko** landesweit			
• Vorbeugung	**Expositionsprophylaxe!**			
	Medikation	regelm.	stand-by	Bemerkungen
	Empfehlung DTG Tourist/organisiert/Hotel	AP, D*, M	Ø	ganzes Land ganzjährig
	Erwägung für sonst. Aufenthalte hohes Risiko	AP, D*, M	Ø	
	AP = Atovaquon/Proguanil (Malarone®), D = Doxycyclin, M = Mefloquin (Lariam®), Ø = keine In der Tabelle durch Komma getrennte Präparate sind als Alternativen zu verstehen. * Doxycyclin ist in Deutschland zur Malariaprophylaxe nicht zugelassen (s. Seite 318).			

Besondere Infektionsrisiken	(**Fettdruck** = für die **Beratung aller Reisenden** relevant)
• oral	**Darminfektionen** **Hepatitis A**, E **Polio** Typhus Cholera Paragonimiasis vorw. im SO
• arthropod	Leishmaniase, viszerale + cutane sporadisch im N Filariose, lymphatische + Loa + Onchozerkose Gelbfieber Dengue Chikungunya Rückfallfieber, Zecken- Borreliose Krim-Kongo hämorrhagisches Fieber West Nile-Fieber Fleckfieber, Floh- (murines) Schlafkrankheit Übertragung landesweit möglich, vorw. im Delta-Staat (S)
• aerogen	**Meningokokken-Meningitis** Dezember – Mai, vorw. im N Tuberkulose
• diverse	**Bilharziose** **Hepatitis B, C** Venerische Infektionen HIV-Praevalenzen b. Erwachsenen 5–15 % Tollwut **Lassa-Fieber**

Sonstige Beratungsinhalte	(siehe **Checklisten** etc. im Serviceteil)
• allgemein	Flugreise (Langstrecke) Klima, Hygiene Reiseapotheke Auslandskrankenversicherung
• bei Bedarf	Gesundheitszeugnis (Arbeits-/Langzeitaufenthalt)
Bemerkungen	**Medizinische Versorgung:** Landesweit ist mit erheblichen Engpässen bei der Versorgung mit Medikamenten, Verbandsstoffen sowie medizinischen Instrumenten und Hilfsmitteln zu rechnen. Adäquate Ausstattung der **Reiseapotheke** (Zollbestimmungen beachten, Begleitattest ratsam, Muster im Serviceteil), **Auslandskrankenversicherung** mit Abdeckung des Rettungsrückflug-Risikos für Notfälle dringend empfohlen.

Länderprofile | CRM-Handbuch Reisemedizin, Juni 2011 – November 2011

Niue (zu Neuseeland)

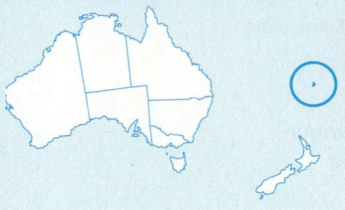

Klima
Tropisch-feuchtes Klima mit Hauptniederschlägen von Dezember bis April; mittlere Jahrestemperatur um 23 °C.

Zeitdifferenz (zu Mitteleuropäischer Zeit):
MEZ - 12 Std.
(Europ. Sommerzeit - 13 Std.)

Hilfe in Notfällen
zu erfragen über:
Deutsche Botschaft Neuseeland

Impfvorschriften	
• direkt	keine
• aus Infektionsgebieten	Gelbfieber (ausgenommen Kinder unter 1 Jahr)
Impfempfehlungen	(**STIKO-Empfehlungen** siehe **Kapitel Reiseimpfungen**)
• alle Reisenden	altersentsprechende Standardimpfungen lt. STIKO überprüfen und ggf. ergänzen bzw. auffrischen. Besonders zu beachten: **Tetanus**, **Diphtherie**, **Pertussis**, **Polio**, **Masern** (Grundimmunisierung oder ggf. Auffrischung); **Grippe**, evtl. **Pneumokokken**: Alter > 60, chronische Krankheiten; **zusätzlich für dieses Land: Hepatitis A**
• besondere Risiken	**Hepatitis B** [2, 5, 6, 8] 1 aktuelle Ausbrüche, 2 einfache Reisebedingungen, 3 Exposition im Endemiegebiet, 4 Tierkontakte, 5 spezielle berufliche/soziale Kontakte, 6 Einsätze (Katastrophen), 7 Hygienemängel, 8 unzureichende medizinische Versorgung
Malaria	keine
Besondere Infektionsrisiken	(**Fettdruck** = für die **Beratung aller Reisenden** relevant)
• oral	**Darminfektionen** Hepatitis A
• arthropod	**Dengue** November – April Filariose, lymphatische
• diverse	Venerische Infektionen
Sonstige Beratungsinhalte	(siehe **Checklisten** etc. im **Serviceteil**)
• allgemein	Flugreise (Langstrecke) Klima, Hygiene Reiseapotheke Auslandskrankenversicherung
• bei Bedarf	Tauchen
Bemerkungen	**Ciguatera-Fischvergiftung:** Saisonales Risiko bei Verzehr von größeren Raubfischen (auch gegart). Örtliche Warnhinweise beachten!

Nord Marianen (zu USA)

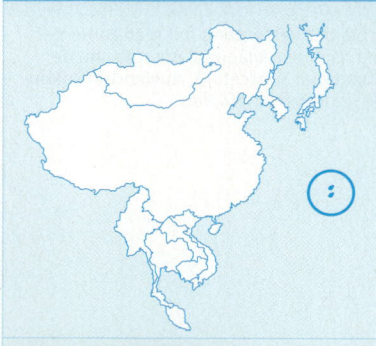

Klima
Tropisches Klima; durchschnittliche Temperatur ganzjährig um 26 °C.

Zeitdifferenz (zu Mitteleuropäischer Zeit):
MEZ + 9 Std.
(Europ. Sommerzeit + 8 Std.)

Hilfe in Notfällen
zu erfragen über:
Deutsche Botschaft Philippinen

Impfvorschriften	keine
Impfempfehlungen	(**STIKO-Empfehlungen** siehe **Kapitel Reiseimpfungen**)
• alle Reisenden	altersentsprechende Standardimpfungen lt. STIKO überprüfen und ggf. ergänzen bzw. auffrischen. Besonders zu beachten: **Tetanus**, **Diphtherie**, **Pertussis**, **Polio**, **Masern** (Grundimmunisierung oder ggf. Auffrischung); **Grippe**, evtl. **Pneumokokken**: Alter > 60, chronische Krankheiten; **zusätzlich für dieses Land: Hepatitis A**

• besondere Risiken	**Hepatitis B** [2,5,6,8] 1 aktuelle Ausbrüche, 2 einfache Reisebedingungen, 3 Exposition im Endemiegebiet, 4 Tierkontakte, 5 spezielle berufliche/soziale Kontakte, 6 Einsätze (Katastrophen), 7 Hygienemängel, 8 unzureichende medizinische Versorgung
Malaria	keine
Besondere Infektionsrisiken	(**Fettdruck** = für die **Beratung aller Reisenden** relevant)
• oral	**Darminfektionen** Hepatitis A
• arthropod	**Dengue** Japanische Enzephalitis
• diverse	Venerische Infektionen
Sonstige Beratungsinhalte	(siehe **Checklisten etc. im Serviceteil**)
• allgemein	Flugreise (Langstrecke) Klima, Hygiene Reiseapotheke Auslandskrankenversicherung
• bei Bedarf	Tauchen

Norwegen

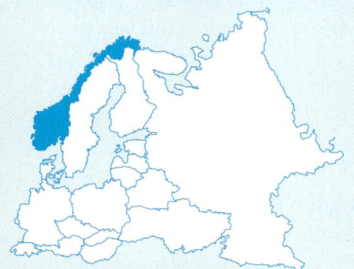

Klima
Im Küstenbereich gemäßigt-ozeanisch, im Osten kühles Gebirgsklima; durchschnittliche Temperatur in Oslo im Januar -4,7 °C, im Juli 17,3° C.

Zeitdifferenz (zu Mitteleuropäischer Zeit):
ganzjährig keine

Hilfe in Notfällen
Deutsche Botschaft
Oscarsgate 45
Oslo
Tel. (0047) 23 27 54 00

Impfvorschriften	keine
Impfempfehlungen	(**STIKO-Empfehlungen** siehe **Kapitel Reiseimpfungen**)
• alle Reisenden	altersentsprechende Standardimpfungen lt. STIKO überprüfen und ggf. ergänzen bzw. auffrischen. Besonders zu beachten: **Tetanus**, **Diphtherie**, **Pertussis**, **Polio**, **Masern** (Grundimmunisierung oder ggf. Auffrischung); **Grippe**, evtl. **Pneumokokken**: Alter > 60, chronische Krankheiten
• besondere Risiken	**FSME** [2,3], **Hepatitis B** [2,5,6] 1 aktuelle Ausbrüche, 2 einfache Reisebedingungen, 3 Exposition im Endemiegebiet, 4 Tierkontakte, 5 spezielle berufliche/soziale Kontakte, 6 Einsätze (Katastrophen)
Malaria	keine
Besondere Infektionsrisiken	(**Fettdruck** = für die **Beratung aller Reisenden** relevant)
• arthropod	**FSME** April–Oktober, geringes Risiko in den Küstengebieten der Agder-Provinzen an der Südspitze Borreliose April–Oktober
• diverse	Tollwut nur auf Svalbard (Arktis)
Sonstige Beratungsinhalte	(siehe **Checklisten etc. im Serviceteil**)
• allgemein	Auslandskrankenversicherung

Oman

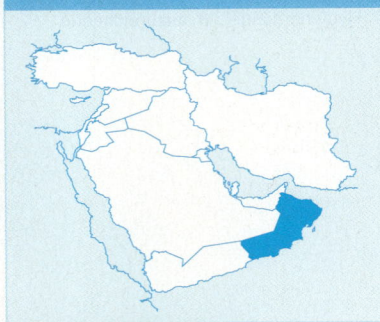

Klima
Wüstenklima im Landesinneren; in den Küstenebenen im Norden und in Dhofar (SW) feuchtheiß; durchschnittliche Temperatur in Maskat im Januar 22 °C, im Juni 34 °C.

Zeitdifferenz (zu Mitteleuropäischer Zeit):
MEZ + 3 Std.
(Europ. Sommerzeit + 2 Std.)

Hilfe in Notfällen
Deutsche Botschaft
Nähe Al-Nahda Hospital
Stadtteil Ruwi
Maskat
Tel. (00968) 24 83-24 82, -21 64

Impfvorschriften	
• direkt	**keine**
• aus Infektionsgebieten	Gelbfieber (ausgenommen Kinder unter 1 Jahr)
Impfempfehlungen	(**STIKO-Empfehlungen** siehe **Kapitel Reiseimpfungen**)
• alle Reisenden	altersentsprechende Standardimpfungen lt. STIKO überprüfen und ggf. ergänzen bzw. auffrischen. Besonders zu beachten: **Tetanus, Diphtherie, Pertussis, Polio, Masern** (Grundimmunisierung oder ggf. Auffrischung); **Grippe**, evtl. **Pneumokokken**: Alter > 60, chronische Krankheiten; **zusätzlich für dieses Land: Hepatitis A**
• besondere Risiken	**Hepatitis B** [2,5,6,8], **Tollwut** [2,4,6,8] 1 aktuelle Ausbrüche, 2 einfache Reisebedingungen, 3 Exposition im Endemiegebiet, 4 Tierkontakte, 5 spezielle berufliche/soziale Kontakte, 6 Einsätze (Katastrophen), 7 Hygienemängel, 8 unzureichende medizinische Versorgung
Malaria	
• Saison	ganzjährig
• Parasit	P. falciparum, Resistenzen Chloroquin; P. vivax
• Epidemiologie	**sehr geringes Risiko** nach Regenfällen in abgelegenen Gebieten der Provinz Musandam im NO möglich (wenige Einzelfälle nach Introduktion durch Migranten); die übrigen Landesteile gelten als **malariafrei**.

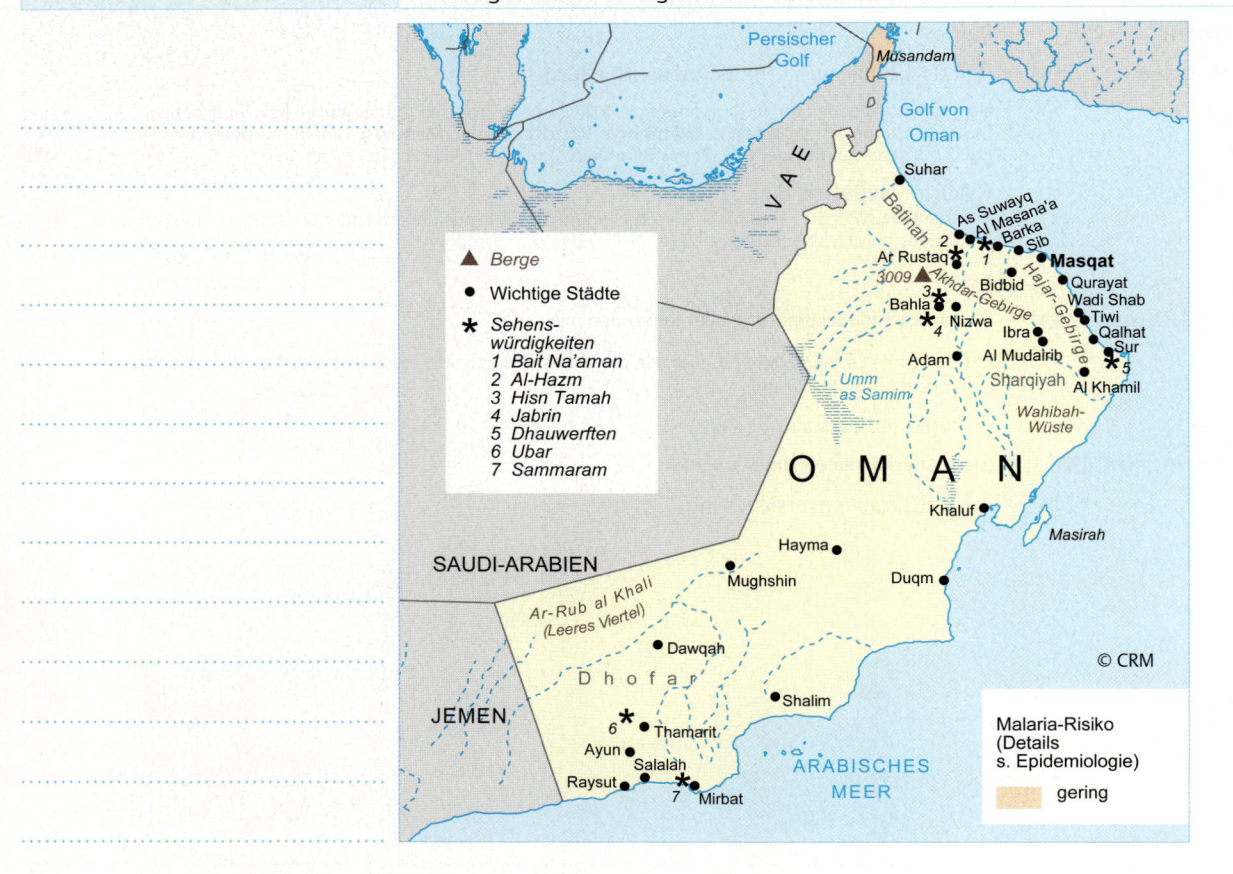

• Vorbeugung	**Expositionsprophylaxe!**			
	Medikation	**regelm.**	**stand-by**	**Bemerkungen**
	Empfehlung DTG Tourist/organisiert/Hotel	Ø	Ø	minimales Risiko ganzjährig keine Fälle seit 2008
	Erwägung für sonst. Aufenthalte geringes Risiko	Ø	AL, AP	
	AL = Artemether/Lumefantrin (Riamet®), AP = Atovaquon/Proguanil (Malarone®), Ø = keine In der Tabelle durch Komma getrennte Präparate sind als Alternativen zu verstehen.			
Besondere Infektionsrisiken	(**Fettdruck** = für die **Beratung aller Reisenden** relevant)			
• oral	**Darminfektionen** **Hepatitis A** Echinokokkose (E. granulosus)			
• arthropod	**Leishmaniase, cutane** Leishmaniase, viszerale sporadisch Phlebotomus-Fieber West Nile-Fieber Krim-Kongo hämorrhagisches Fieber			
• diverse	Hepatitis B Tollwut			
Sonstige Beratungsinhalte	(siehe **Checklisten** etc. im Serviceteil)			
• allgemein	Flugreise (Langstrecke) Klima, Hygiene Reiseapotheke Auslandskrankenversicherung			
• bei Bedarf	Gesundheitszeugnis (Arbeits-/ Langzeitaufenthalt)			
Bemerkungen	**Malaria-Test:** Reisende (Besucher oder Rückkehrer) aus (Ost-)Afrika müssen sich bei der Einreise am Flughafen ggf. einem Malaria-Test unterziehen. Für Ankünfte aus Europa oder anderen Regionen kommt diese Maßnahme nicht zur Anwendung.			

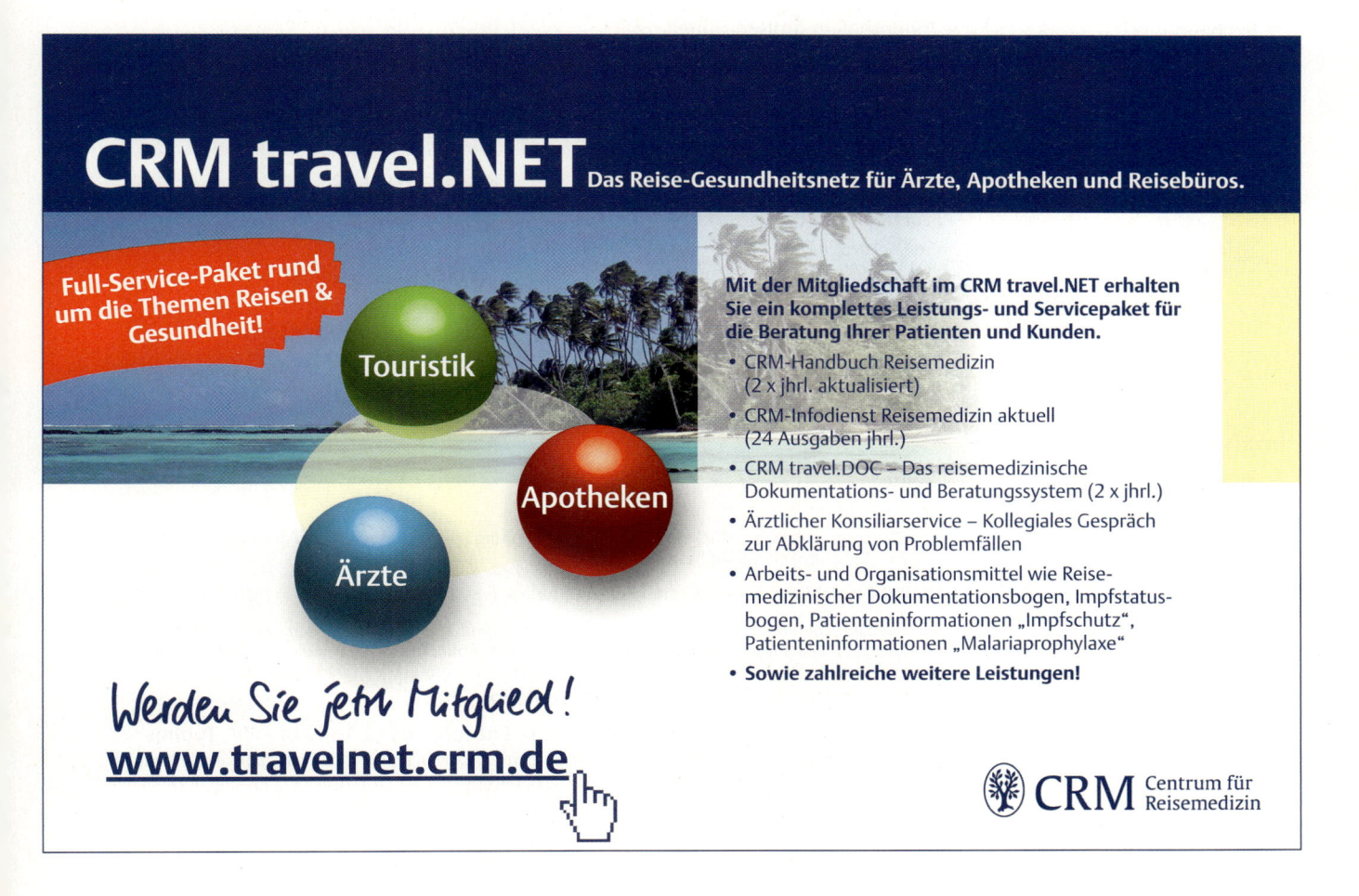

Länderprofile | CRM-Handbuch Reisemedizin, Juni 2011 – November 2011

Österreich

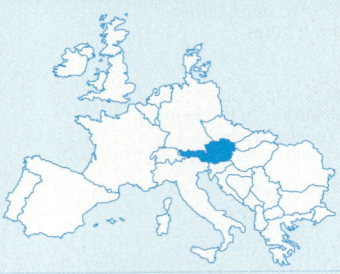

Klima
Feucht-gemäßigtes Klima, in den Alpen Gebirgsklima; durchschnittliche Temperatur in Wien im Januar -1,4 °C, im Juli 19,9 °C.

Zeitdifferenz (zu Mitteleuropäischer Zeit):
ganzjährig keine

Hilfe in Notfällen
Deutsche Botschaft
Metternichgasse 3
Wien
Tel. (0043 1) 71 15 40

Impfvorschriften	keine
Impfempfehlungen	(**STIKO-Empfehlungen** siehe **Kapitel Reiseimpfungen**)
• alle Reisenden	altersentsprechende Standardimpfungen lt. STIKO überprüfen und ggf. ergänzen bzw. auffrischen. Besonders zu beachten: **Tetanus**, **Diphtherie**, evtl. **Pertussis**, **Polio**, Hepatitis B: ggf. Auffrischung alle 10 Jahre, **Grippe**, evtl. **Pneumokokken**: Alter > 60, chronische Krankheiten
• besondere Risiken	**FSME** [2,3], **Hepatitis B** [2,5,6] 1 aktuelle Ausbrüche, 2 einfache Reisebedingungen, 3 Exposition im Endemiegebiet, 4 Tierkontakte, 5 spezielle berufliche/soziale Kontakte, 6 Einsätze (Katastrophen)
Malaria	keine
Besondere Infektionsrisiken	(**Fettdruck** = für die **Beratung aller Reisenden** relevant)
• oral	Echinokokkose (E. multilocularis) sporadisch
• arthropod	**FSME** April – Oktober, hohes Risiko im Tiefland entlang der Donau sowie der meisten Flusstäler in Niederösterreich, Kärnten und der Steiermark, im Burgenland vor allem im Grenzgebiet zu Ungarn und Slowenien; herdförmig auch in Gebieten anderer Bundesländer, in Vorarlberg, Tirol, Oberösterreich, in den größeren Alpentälern, in der Region Salzburg sowie in Höhenlagen oberhalb 1000 m. **Borreliose** April – Oktober
Sonstige Beratungsinhalte	(siehe **Checklisten etc. im Serviceteil**)
• allgemein	Auslandskrankenversicherung
• bei Bedarf	Aufenthalt in großen Höhen

Pakistan

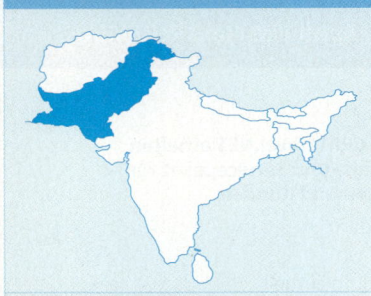

Klima
Subtropisches trockenes Klima; im Norden Gebirgsklima mit Monsunregen im Sommer, im Westen und Südosten Wüstenklima; durchschnittliche Temperatur in Karachi im Januar 18,9 °C, im Juni 30,9 °C.

Zeitdifferenz (zu Mitteleuropäischer Zeit):
MEZ + 4 Std. ganzjährig

Hilfe in Notfällen
Deutsche Botschaft
Ramna 5, Diplomatic Enclave
Islamabad
Tel. (0092 51) 2 27 94-30 bis -35

Impfvorschriften	
• direkt	keine
• aus Infektionsgebieten	Gelbfieber (Kinder unter 6 Monaten sind von der Gelbfieber-Impfung ausgenommen, wenn die Mutter vor der Geburt des Kindes eine gültige Impfung besaß)
Impfempfehlungen	(**STIKO-Empfehlungen** siehe **Kapitel Reiseimpfungen**)
• alle Reisenden	altersentsprechende Standardimpfungen lt. STIKO überprüfen und ggf. ergänzen bzw. auffrischen. Besonders zu beachten: **Tetanus**, **Diphtherie**, **Pertussis**, **Polio**, **Masern** (Grundimmunisierung oder ggf. Auffrischung); rippe, evtl. **Pneumokokken**: Alter > 60, chronische Krankheiten; **zusätzlich für dieses Land: Hepatitis A, Polio**
• besondere Risiken	**Cholera** [1,5,6,7], **Hepatitis B** [2,5,6,8], **Japanische Enzephalitis** [2,3], **Tollwut** [2,4,6,8], **Typhus** [1,2,5,6,7] 1 aktuelle Ausbrüche, 2 einfache Reisebedingungen, 3 Exposition im Endemiegebiet, 4 Tierkontakte, 5 spezielle berufliche/soziale Kontakte, 6 Einsätze (Katastrophen), 7 Hygienemängel, 8 unzureichende medizinische Versorgung

Malaria	
• Saison	ganzjährig
• Parasit	P. falciparum insgesamt 30%, Anteil von NW nach SO ansteigend, Resistenzen Chloroquin, Sulfa/Pyrimethamin-Kombinationen;
• Epidemiologie	**mittleres Risiko** Gebiete unterhalb 2000 m, von NW nach SO zunehmend; **geringes Risiko** in den Städten
• Vorbeugung	**Expositionsprophylaxe!**

Medikation	regelm.	stand-by	Bemerkungen
Empfehlung DTG Tourist/organisiert/Hotel	Ø	AL, AP	ganzes Land Gebiete < 2000 m ganzjährig
Erwägung für sonst. Aufenthalte			Reisestil u. Reisezeit beachten
mittleres Risiko	AP, D*, M oder	Ø	
	Ø	AL, AP	
geringes Risiko	Ø	AL, AP	

AL = Artemether/Lumefantrin (Riamet®), AP = Atovaquon/Proguanil (Malarone®), D = Doxycyclin, M = Mefloquin (Lariam®), Ø = keine
In der Tabelle durch Komma getrennte Präparate sind als Alternativen zu verstehen.
* Doxycyclin ist in Deutschland zur Malariaprophylaxe nicht zugelassen (s. Seite 318).

Besondere Infektionsrisiken	(**Fettdruck** = für die **Beratung aller Reisenden** relevant)
• oral	**Darminfektionen** **Hepatitis A, E** **Polio** **Typhus** Cholera
• arthropod	Leishmaniase, viszerale vorw. im N Leishmaniase, cutane Dengue Chikungunya Phlebotomus-Fieber Japanische Enzephalitis sporadisch in ländlichen Gebieten entlang der indischen Grenze und in den Deltas, auch Nähe Karachi Krim-Kongo hämorrhagisches Fieber West Nile-Fieber Kyasanur Forest-Disease ländliche Gebiete Rawalpindi-Distrikt Fleckfieber, Milben- sporadisch im N und W
• aerogen	Tuberkulose
• diverse	**Tollwut** Milzbrand Küstenprovinzen Venerische Infektionen Hepatitis B
Sonstige Beratungsinhalte	(siehe **Checklisten** etc. im Serviceteil)
• allgemein	Flugreise (Langstrecke) Klima, Hygiene Reiseapotheke Auslandskrankenversicherung
• bei Bedarf	Aufenthalt in großen Höhen Gesundheitszeugnis (Arbeits-/Langzeitaufenthalt)
Bemerkungen	Landesweit ist mit erheblichen Engpässen bei der **medizinischen Versorgung** zu rechnen. Adäquate Ausstattung der Reiseapotheke, Auslandskrankenversicherung mit Abdeckung des Rücktransport-Risikos für Notfälle ist dringend zu empfehlen. **Tollwut:** Moderne Gewebekultur-Impfstoffe und homologes Immunglobulin im Land schwer erhältlich. Im Bedarfsfall an deutsche Vertretung (Vertrauensarzt) wenden. Bei vorsehbarem Risiko prophylaktische Impfung vor der Reise empfohlen. **Neue Influenza („Schweinegrippe"):** Bei der Einreise kann vereinzelt die Vorlage einer ärztlichen Bescheinigung verlangt werden, dass der Reisende nicht mit Influenza A(H1N1) infiziert ist.

Palästinensische Gebiete s. Israel

Palau

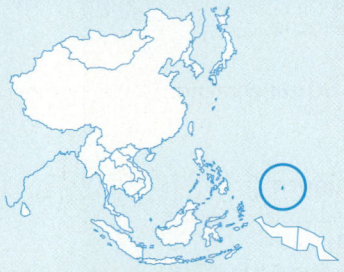

Klima
Tropisch-immerfeucht; Temperatur ganzjährig um 26 °C.

Zeitdifferenz (zu Mitteleuropäischer Zeit):
MEZ + 8 Std.
(Europ. Sommerzeit + 7 Std.)

Hilfe in Notfällen
zu erfragen über:
Deutsche Botschaft Philippinen

Impfvorschriften	keine
Impfempfehlungen	(**STIKO-Empfehlungen** siehe **Kapitel Reiseimpfungen**)
• alle Reisenden	altersentsprechende Standardimpfungen lt. STIKO überprüfen und ggf. ergänzen bzw. auffrischen. Besonders zu beachten: **Tetanus**, **Diphtherie**, **Pertussis**, **Polio**, **Masern** (Grundimmunisierung oder ggf. Auffrischung); **Grippe**, evtl. Pneumokokken: Alter > 60, chronische Krankheiten; **zusätzlich für dieses Land: Hepatitis A**
• besondere Risiken	**Hepatitis B** [2, 5, 6, 8] 1 aktuelle Ausbrüche, 2 einfache Reisebedingungen, 3 Exposition im Endemiegebiet, 4 Tierkontakte, 5 spezielle berufliche/soziale Kontakte, 6 Einsätze (Katastrophen), 7 Hygienemängel, 8 unzureichende medizinische Versorgung
Malaria	keine
Besondere Infektionsrisiken	(**Fettdruck** = für die **Beratung aller Reisenden** relevant)
• oral	**Darminfektionen** Hepatitis A
• arthropod	**Dengue** Filariose, lymphatische
• diverse	Venerische Infektionen
Sonstige Beratungsinhalte	(siehe **Checklisten etc. im Serviceteil**)
• allgemein	Flugreise (Langstrecke) Klima, Hygiene Reiseapotheke Auslandskrankenversicherung
• bei Bedarf	Tauchen
Bemerkungen	**Ciguatera-Fischvergiftung:** Saisonales Risiko bei Verzehr von größeren Raubfischen (auch gegart). Örtliche Warnhinweise beachten!

Panama

Klima
Tropisches Klima mit gleichbleibend hohen Temperaturen und hoher Luftfeuchtigkeit; Westhälfte immerfeucht, Pazifikseite wechselfeucht mit Trockenzeit von Januar bis April (mit Ausnahme von Darién); durchschnittliche Temperatur ganzjährig um 27 °C, im Bergland um 20 °C.

Zeitdifferenz (zu Mitteleuropäischer Zeit):
MEZ - 6 Std.
(Europ. Sommerzeit - 7 Std.)

Hilfe in Notfällen
Deutsche Botschaft
Calle 53E
Urbanizacion Marbella
Edificio World Trade Center No. 20
Panama
Tel. (00507) 2 63-77 33, -79 91

Impfvorschriften	
• direkt	keine
• aus Infektionsgebieten	Gelbfieber

Länderprofile | CRM-Handbuch Reisemedizin, Juni 2011 – November 2011

Impfempfehlungen	(STIKO-Empfehlungen siehe Kapitel Reiseimpfungen)
• alle Reisenden	altersentsprechende Standardimpfungen lt. STIKO überprüfen und ggf. ergänzen bzw. auffrischen. Besonders zu beachten: **Tetanus, Diphtherie, Pertussis, Polio, Masern** (Grundimmunisierung oder ggf. Auffrischung); **Grippe**, evtl. **Pneumokokken**: Alter > 60, chronische Krankheiten; **zusätzlich für dieses Land: Hepatitis A**, **Gelbfieber** speziell für die Provinzen Darién, San Blas und den Osten der Provinz Panama – ausgenommen die Stadt Panama, die Kanalzone und die San Blas-Inseln
• besondere Risiken	**Hepatitis B** [2,5,6,8], **Tollwut** [2,4,6,8], **Typhus** [1,2,5,6,7] 1 aktuelle Ausbrüche, 2 einfache Reisebedingungen, 3 Exposition im Endemiegebiet, 4 Tierkontakte, 5 spezielle berufliche/soziale Kontakte, 6 Einsätze (Katastrophen), 7 Hygienemängel, 8 unzureichende medizinische Versorgung
Malaria	**Karte Malaria – Zentralamerika** siehe Kartenanhang
• Saison	ganzjährig
• Parasit	P. vivax vorwiegend; P. falciparum insgesamt <5%, Anteil im O höher, dort auch Resistenzen Chloroquin
• Epidemiologie	**mittleres Risiko** im ländlichen Tiefland folgender Provinzen (alle auf der Karibik-Seite): Bocas del Toro, Colón, Veraguas, San Blas (Festland) und Darién mit höherem Anteil P. falciparum vor allem im Grenzgebiet zu Kolumbien, z.Tl. chloroquinresistent; **geringes Risiko** in den tiefer gelegenen ländlichen Gebieten der übrigen Provinzen; **sehr geringes** oder **kein Risiko** in Stadtgebieten sowie in der Kanalzone
• Vorbeugung	**Expositionsprophylaxe!**

Medikation	regelm.	stand-by	Bemerkungen
Empfehlung DTG Tourist/organisiert/Hotel	Ø	AL, AP	in den o.g. Gebieten ganzjährig
Erwägung für sonst. Aufenthalte			Reisestil u. Reisezeit beachten
mittleres Risiko	AP, D*, M C oder Ø	Ø AL, AP AL, AP	im O (Grenzgebiet zu Kolumbien); sonstige Gebiete mit mittlerem Risiko
geringes Risiko	Ø	C	

AL = Artemether/Lumefantrin (Riamet®), AP = Atovaquon/Proguanil (Malarone®), C = Chloroquin (Resochin® u.a.), D = Doxycyclin, M = Mefloquin (Lariam®), Ø = keine
In der Tabelle durch Komma getrennte Präparate sind als Alternativen zu verstehen.
* Doxycyclin ist in Deutschland zur Malariaprophylaxe nicht zugelassen (s. Seite 318).

Besondere Infektionsrisiken	(**Fettdruck** = für die Beratung aller Reisenden relevant)
• oral	**Darminfektionen** **Hepatitis A**, Typhus
• arthropod	**Dengue** Leishmaniase, cutane + mucocutane Gelbfieber Chagas-Krankheit
• aerogen	Histoplasmose
• diverse	Venerische Infektionen Leptospirose Tollwut
Sonstige Beratungsinhalte	(siehe **Checklisten** etc. im Serviceteil)
• allgemein	Flugreise (Langstrecke) Klima, Hygiene Reiseapotheke Auslandskrankenversicherung
• bei Bedarf	Tauchen

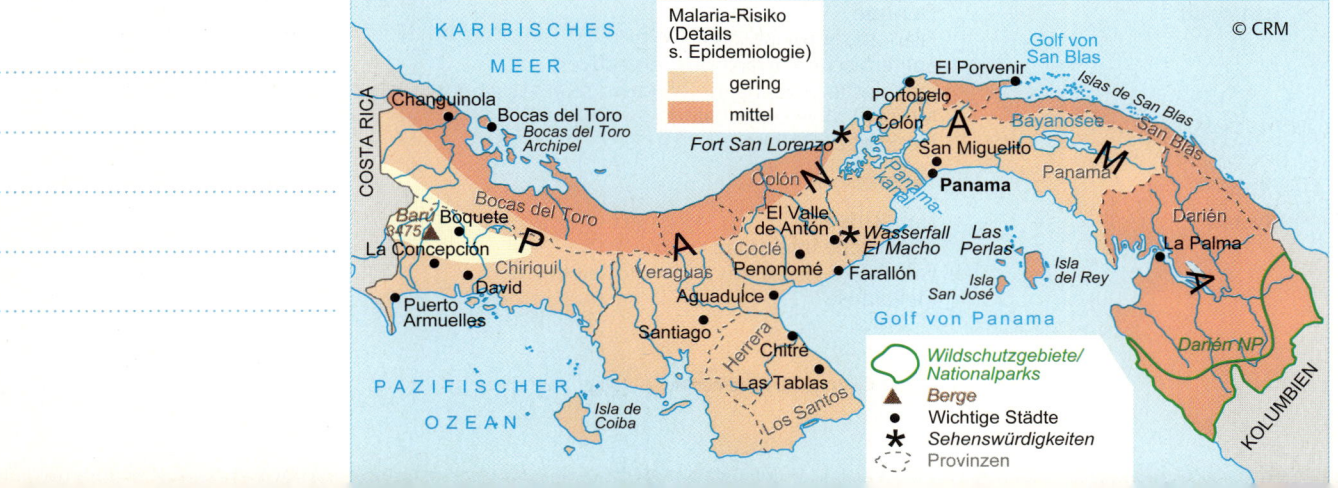

Papua-Neuguinea

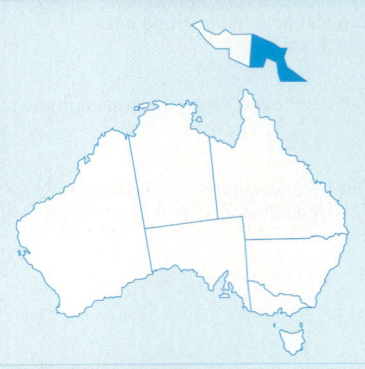

Klima
Feuchtheißes tropisches Klima mit ziemlich gleichmäßig über das Jahr verteilten Niederschlägen; je ein Maximum im Frühjahr und im Herbst, Juni bis September etwas trockener; Durchschnittstemperatur zwischen 26 und 28 °C im Tiefland, 15 und 20 °C im Gebirge.

Zeitdifferenz (zu Mitteleuropäischer Zeit):
MEZ + 9 Std.
(Europ. Sommerzeit + 8 Std.)

Hilfe in Notfällen
zu erfragen über:
Deutsche Botschaft Australien

Impfvorschriften	
• direkt	keine
• aus Infektionsgebieten	Gelbfieber (ausgenommen Kinder unter 1 Jahr)
Impfempfehlungen	(STIKO-Empfehlungen siehe **Kapitel Reiseimpfungen**)
• alle Reisenden	altersentsprechende Standardimpfungen lt. STIKO überprüfen und ggf. ergänzen bzw. auffrischen. Besonders zu beachten: **Tetanus, Diphtherie, Pertussis, Polio, Masern** (Grundimmunisierung oder ggf. Auffrischung); **Grippe**, evtl. **Pneumokokken**: Alter > 60, chronische Krankheiten; **zusätzlich für dieses Land: Hepatitis A**
• besondere Risiken	**Cholera** [1,5,6,7], **Hepatitis B** [2,5,6,8], **Japanische Enzephalitis** [2,3], **Typhus** [1,2,5,6,7] 1 aktuelle Ausbrüche, 2 einfache Reisebedingungen, 3 Exposition im Endemiegebiet, 4 Tierkontakte, 5 spezielle berufliche/soziale Kontakte, 6 Einsätze (Katastrophen), 7 Hygienemängel, 8 unzureichende medizinische Versorgung

Malaria

• Saison	ganzjährig, verstärkt in den Regenperioden, gewöhnlich Februar/März und Oktober/November
• Parasit	P. falciparum 81%, Resistenzen Chloroquin, Sulfa/Pyrimethamin-Kombinationen; P. vivax insgesamt ca. 19%, Resistenzen Chloroquin
• Epidemiologie	**hohes Risiko** in allen Gebieten unterhalb 1800 m, am höchsten in Ost-Sepik im N; in den 5 Hochlandprovinzen unregelmäßige Übertragung mit saisonaler Häufung (Regenzeiten) und zunehmender Tendenz; **geringeres Risiko** in Stadtgebiet und Vororten von Port Moresby während der Trockenzeiten
• Vorbeugung	**Expositionsprophylaxe!**

Medikation	regelm.	stand-by	Bemerkungen
Empfehlung DTG Tourist/organisiert/Hotel	AP, D*, M	Ø	Gebiete < 1800 m ganzjährig
Erwägung für sonst. Aufenthalte			Reisestil u. Reisezeit beachten
hohes Risiko	AP, D*, M	Ø	
geringes Risiko	Ø	AL, AP	

AL = Artemether/Lumefantrin (Riamet®), AP = Atovaquon/Proguanil (Malarone®), D = Doxycyclin, M = Mefloquin (Lariam®), Ø = keine
In der Tabelle durch Komma getrennte Präparate sind als Alternativen zu verstehen.
* Doxycyclin ist in Deutschland zur Malariaprophylaxe nicht zugelassen (s. Seite 318).

Besondere Infektionsrisiken
(**Fettdruck** = für die **Beratung aller Reisenden** relevant)

• oral	**Darminfektionen** **Hepatitis A** Typhus Cholera
• arthropod	**Dengue** Filariose, lymphatische Epidemische Polyarthritis (Ross-River) Japanische Enzephalitis Western-, South-Highland-, Gulf-Province, Milne Bay-Province (O) Murray Valley-Enzephalitis Fleckfieber, Milben-
• aerogen	Tuberkulose
• diverse	**Hepatitis B**, C Venerische Infektionen Frambösie Inseln New Britain und New Ireland Melioidose

Sonstige Beratungsinhalte	(siehe **Checklisten etc. im Serviceteil**)
• allgemein	Flugreise (Langstrecke) Klima, Hygiene Reiseapotheke Auslandskrankenversicherung
• bei Bedarf	Tauchen Gesundheitszeugnis (Arbeits-/Langzeitaufenthalt)
Bemerkungen	**Medizinische Versorgung:** Landesweit ist mit erheblichen Engpässen bei der ärztlichen und medikamentösen Versorgung zu rechnen. Adäquate Ausstattung der **Reiseapotheke** (Zollbestimmungen beachten, Begleitattest ratsam, Muster im Serviceteil), **Auslandskrankenversicherung** mit Abdeckung des Rettungsrückflug-Risikos für Notfälle dringend empfohlen. **Ciguatera-Fischvergiftung:** Saisonales Risiko bei Verzehr von größeren Raubfischen (auch gegart). Örtliche Warnhinweise beachten!

Paraguay

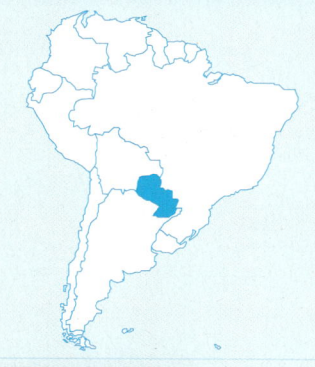

Klima

Im Norden tropisches Klima, sonst subtropisch mit Sommerregen; durchschnittliche Temperatur in Asunción im Juli 17 °C, im Januar 26,9 °C.

Zeitdifferenz (zu Mitteleuropäischer Zeit):

MEZ - 4 Std. Nov. bis März
MEZ - 6 Std. April bis Aug.
MEZ - 5 Std. Sept./Okt.

Hilfe in Notfällen

Deutsche Botschaft
Avda. Venezuela 241
Asunción
Tel. (00595 21) 21 40-09 bis -11

Impfvorschriften	
• direkt	keine
• aus Infektionsgebieten	Gelbfieber (ausgenommen Kinder unter 1 Jahr)
Impfempfehlungen	(**STIKO-Empfehlungen** siehe **Kapitel Reiseimpfungen**)
• alle Reisenden	altersentsprechende Standardimpfungen lt. STIKO überprüfen und ggf. ergänzen bzw. auffrischen. Besonders zu beachten: **Tetanus**, **Diphtherie**, **Pertussis**, **Polio**, **Masern** (Grundimmunisierung oder ggf. Auffrischung); **Grippe**, evtl. **Pneumokokken**: Alter > 60, chronische Krankheiten; **zusätzlich für dieses Land: Hepatitis A**, **Gelbfieber (WHO)** besonders für die südlichen Landesteile einschließlich des Iguazú Nationalparks
• besondere Risiken	**Hepatitis B** [2,5,6,8], **Tollwut** [2,4,6,8], **Typhus** [1,2,5,6,7] 1 aktuelle Ausbrüche, 2 einfache Reisebedingungen, 3 Exposition im Endemiegebiet, 4 Tierkontakte, 5 spezielle berufliche/soziale Kontakte, 6 Einsätze (Katastrophen), 7 Hygienemängel, 8 unzureichende medizinische Versorgung

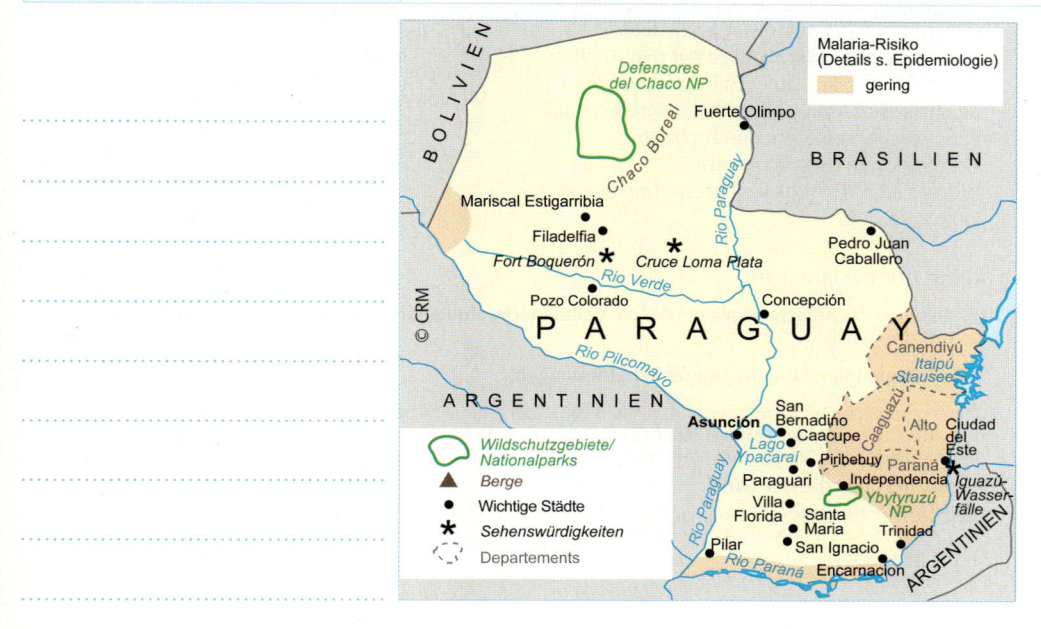

Länderprofile | CRM-Handbuch Reisemedizin, Juni 2011 – November 2011

Paraguay (Forts.)

Malaria

Karte Malaria – Südamerika siehe Kartenanhang

- **Saison**: ganzjährig, vorwiegend Oktober – Mai (Sommerregenzeit)
- **Parasit**: P. vivax vorwiegend; P. falciparum ca. 10 %
- **Epidemiologie**: **geringes Risiko** in einzelnen ländlichen Gebieten der Departements Alto Paraná, Caaguazú, Caazapa, Canendiyú und Guaira im SO;
sehr geringes Risiko herdförmig im Dreiländereck des Departements Boqueron im W, sowie entlang des Paraná im Grenzgebiet zu Argentinien im S;
die übrigen Landesteile gelten als **malariafrei**
- **Vorbeugung**: **Expositionsprophylaxe!**

Medikation	regelm.	stand-by	Bemerkungen
Empfehlung DTG Tourist/organisiert/Hotel	Ø	AL, AP	Risikogebiete im SO Okt–Mai
Erwägung für sonst. Aufenthalte geringes Risiko	Ø	AL, AP	Reisestil u. Reisezeit beachten

AL = Artemether/Lumefantrin (Riamet®), AP = Atovaquon/Proguanil (Malarone®), Ø = keine
In der Tabelle durch Komma getrennte Präparate sind als Alternativen zu verstehen.

Besondere Infektionsrisiken

(Fettdruck = für die **Beratung aller Reisenden** relevant)

- **oral**: **Darminfektionen**
  Hepatitis A
  Typhus
- **arthropod**: Leishmaniase, cutane vorw. im SO
  Leishmaniase, viszerale sporadisch im NO
  Chagas-Krankheit
  Dengue
  Gelbfieber südöstliche Landesteile
- **aerogen**: Tuberkulose
- **diverse**: Venerische Infektionen
  Tollwut

Sonstige Beratungsinhalte

- **allgemein**: (siehe **Checklisten etc. im Serviceteil**)
  Flugreise (Langstrecke)
  Klima, Hygiene
  Reiseapotheke
  Auslandskrankenversicherung

Peru

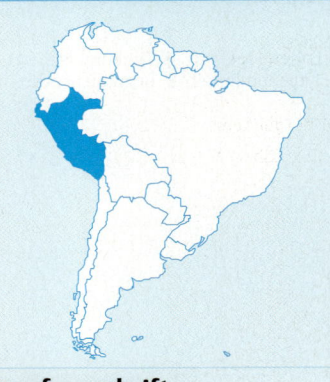

Klima

Tropisches Klima mit nicht unbeträchtlichen Tagestemperaturschwankungen je nach Höhenlage; Küstensaum und Andenwesthänge extrem trocken (kalter Humboldtstrom); Regenfälle fast ausschließlich auf den Hochflächen der Anden, an Osthängen und im feuchtheißen Amazonastiefland, vorwiegend in den Sommermonaten; durchschnittliche Temperatur in Lima im August 15,1 °C, im Februar 22,3 °C, mittlere Jahrestemperatur in Iquitos 26,5 °C.

Zeitdifferenz (zu Mitteleuropäischer Zeit):

MEZ -6 Std.
(Europ. Sommerzeit -7 Std.)

Hilfe in Notfällen

Deutsche Botschaft
Avenida Arequipa 4202-4210
Lima 18-Miraflores
Tel. (0051 1) 2 12 50 16

Impfvorschriften

- **Abweichungen**: **keine** (für die Einreise)
Bei Reisen in das **Amazonasgebiet** wird die **Gelbfieberimpfung von allen Reisenden verlangt**, der Impfnachweis wird kontrolliert.

Impfempfehlungen

- **alle Reisenden**: (STIKO-Empfehlungen siehe **Kapitel Reiseimpfungen**)

altersentsprechende Standardimpfungen lt. STIKO überprüfen und ggf. ergänzen bzw. auffrischen. Besonders zu beachten: **Tetanus, Diphtherie, Pertussis, Polio, Masern** (Grundimmunisierung oder ggf. Auffrischung); **Grippe**, evtl. **Pneumokokken**: Alter > 60, chronische Krankheiten;

zusätzlich für dieses Land: Hepatitis A,
Gelbfieber (bei Reisen in die endemischen Gebiete – s. Gelbfieberkarte im Kartenteil)

• besondere Risiken	**Hepatitis B** [2,5,6,8], **Tollwut** [2,4,6,8], **Typhus** [1,2,5,6,7] 1 aktuelle Ausbrüche, 2 einfache Reisebedingungen, 3 Exposition im Endemiegebiet, 4 Tierkontakte, 5 spezielle berufliche/soziale Kontakte, 6 Einsätze (Katastrophen), 7 Hygienemängel, 8 unzureichende medizinische Versorgung
Malaria	**Karte Malaria – Südamerika** siehe Kartenanhang
• Saison	ganzjährig
• Parasit	P. vivax insgesamt 90%, herdförmig Resistenzen Chloroquin; P. falciparum insgesamt 10% (überwiegend in Loreto), Resistenzen Chloroquin, Sulfa/Pyrimethamin-Kombinationen
• Epidemiologie	**mittleres Risiko** im Tiefland östlich der Anden besonders entlang der Flussläufe, vor allem im Loreto-Department (oberes Amazonasbecken) mit 98% aller landesweit registrierten P. falciparum-Infektionen, in den Departements Madre de Dios und Ucayali (oberes Acrebecken), sowie nach Westen abnehmend in ländlichen Gebieten unterhalb 2000 m der Departements Ayacucho, Junin und St. Martin; **geringes Risiko** in einzelnen ländlichen Gebieten der Küstenregion von Tumbes im NW bis Tacna im SO; **sehr geringes bzw. kein Risiko** in Lima und Umgebung sowie in den Touristikgebieten im Hochland
• Vorbeugung	**Expositionsprophylaxe!**

Medikation	regelm.	stand-by	Bemerkungen
Empfehlung DTG Tourist/organisiert/Hotel	Ø	AL, AP	ganzes Land < 2000 m ganzjährig
Erwägung für sonst. Aufenthalte			Reisestil u. Reisezeit beachten
mittleres Risiko	AP, D*, M oder Ø	Ø AL, AP	
geringes Risiko	Ø	AL, AP	

AL = Artemether/Lumefantrin (Riamet®), AP = Atovaquon/Proguanil (Malarone®), D = Doxycyclin, M = Mefloquin (Lariam®), Ø = keine
In der Tabelle durch Komma getrennte Präparate sind als Alternativen zu verstehen.
* Doxycyclin ist in Deutschland zur Malariaprophylaxe nicht zugelassen (s. Seite 318).

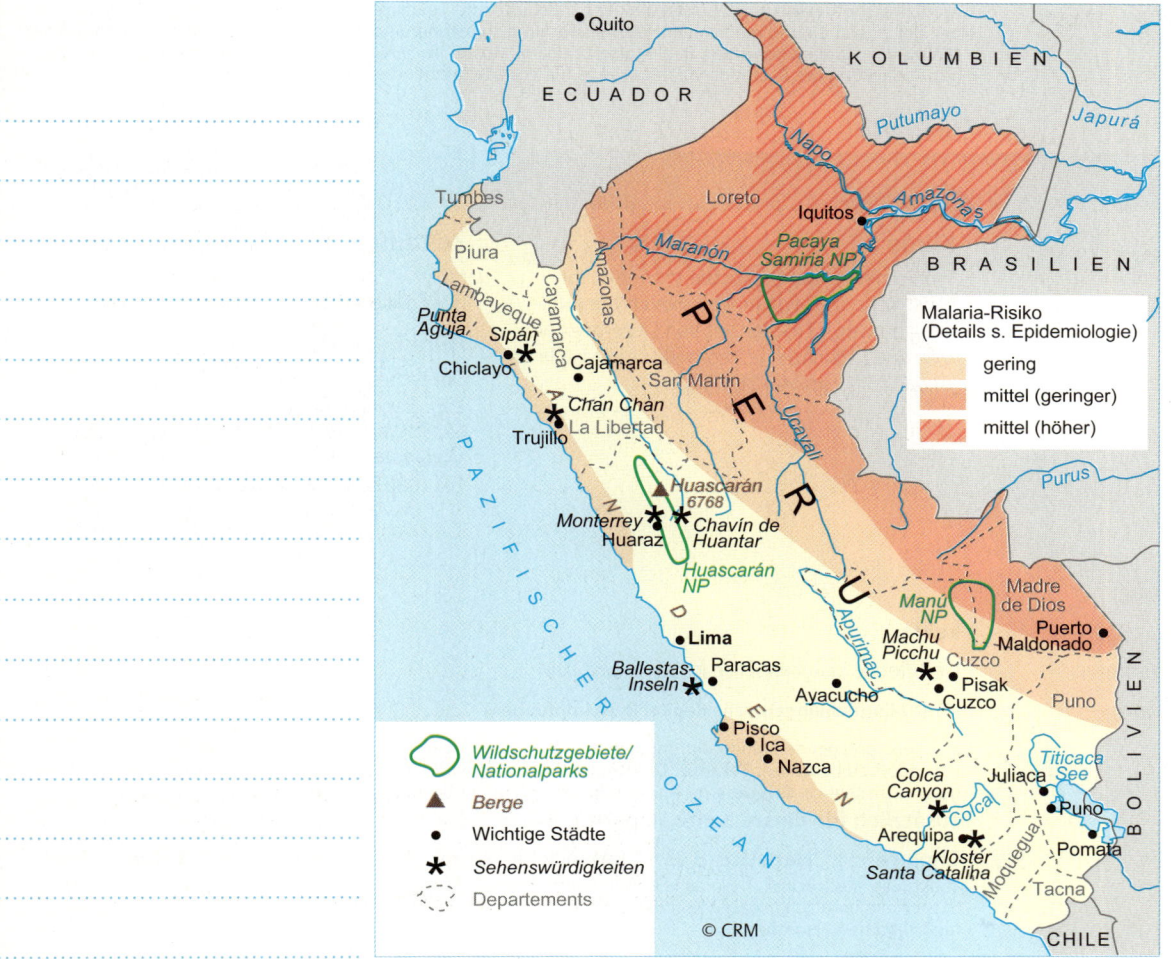

Peru (Forts.)

Besondere Infektionsrisiken	(**Fettdruck** = für die **Beratung aller Reisenden** relevant)
• oral	**Darminfektionen** **Hepatitis A**, E Typhus Brucellose vorw. im Hochland Echinokokkose (E. granulosus) Fasciolose (F. hepatica)
• arthropod	**Dengue** Leishmaniase, cutane + mucocutane Filariose, Onchozerkose Bartonellose (Oroya-Fieber) westl. Andentäler unterhalb 3.000 m Gelbfieber Gebiete unter 2300 m östlich der Anden Oropouche-Fieber vor allem im Amazonas-Tiefland Fleckfieber, Läuse- Höhenlagen mit schwacher sozioökonomischer Struktur Chagas-Krankheit Pest Naturherde in den Departements Cajamarca, La Libertad, Lambayeque und Piura
• aerogen	Tuberkulose Histoplasmose
• diverse	Venerische Infektionen Leptospirose vorw. im Departement San Martin Milzbrand Hepatitis B **Tollwut**
Sonstige Beratungsinhalte	(siehe **Checklisten etc. im Serviceteil**)
• allgemein	Flugreise (Langstrecke) Klima, Hygiene Reiseapotheke Auslandskrankenversicherung
• bei Bedarf	Aufenthalt in großen Höhen
Bemerkungen	**Medizinische Versorgung:** Außerhalb der Großstädte und Touristikzentren ist mit erheblichen Engpässen bei der ärztlichen und medikamentösen Versorgung zu rechnen. Adäquate Ausstattung der **Reiseapotheke** (Zollbestimmungen beachten, Begleitattest ratsam, Muster im Serviceteil), **Auslandskrankenversicherung** mit Abdeckung des Rettungsrückflug-Risikos für Notfälle dringend empfohlen.

Philippinen

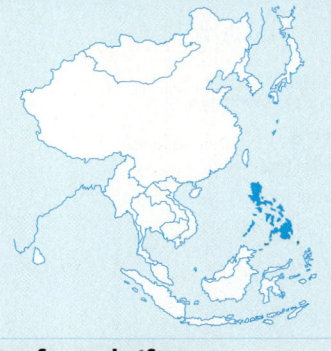

Klima

Tropisches Klima; Ostküsten immerfeucht, sonst Regenzeit von Juni bis November (Südwestmonsun), Trockenzeit von Dezember bis Mai; durchschnittliche Temperatur in Manila im Januar 25 °C, im Mai 28,6 °C.

Zeitdifferenz (zu Mitteleuropäischer Zeit):
MEZ + 7 Std.
(Europ. Sommerzeit + 6 Std.)

Hilfe in Notfällen

Deutsche Botschaft
25/F Tower II, RCBC Plaza
6819 Ayala Ave. 1200 Makati City
Manila
Tel. (0063 2) 7 02 30 00

Impfvorschriften	
• direkt	keine
• aus Infektionsgebieten	Gelbfieber (ausgenommen Kinder unter 1 Jahr)
Impfempfehlungen	(**STIKO-Empfehlungen** siehe **Kapitel Reiseimpfungen**)
• alle Reisenden	altersentsprechende Standardimpfungen lt. STIKO überprüfen und ggf. ergänzen bzw. auffrischen. Besonders zu beachten: **Tetanus, Diphtherie, Pertussis, Polio, Masern** (Grundimmunisierung oder ggf. Auffrischung); **Grippe**, evtl. **Pneumokokken**: Alter > 60, chronische Krankheiten; **zusätzlich für dieses Land: Hepatitis A**
• besondere Risiken	**Cholera** [1,5,6,7], **Hepatitis B** [2,5,6,8], **Japanische Enzephalitis** [2,3], **Tollwut** [2,4,6,8], **Typhus** [1,2,5,6,7] 1 aktuelle Ausbrüche, 2 einfache Reisebedingungen, 3 Exposition im Endemiegebiet, 4 Tierkontakte, 5 spezielle berufliche/soziale Kontakte, 6 Einsätze (Katastrophen), 7 Hygienemängel, 8 unzureichende medizinische Versorgung

Länderprofile | CRM-Handbuch Reisemedizin, Juni 2011 – November 2011

Malaria

Karte Malaria – Südostasien siehe Kartenanhang

- **Saison**: ganzjährig, verstärkt in den Regenperioden, im Westen Juni – November, im Osten eher ganzjährig

- **Parasit**: P. falciparum insgesamt 75 %, Resistenzen Chloroquin, Sulfa/Pyrimethamin-Kombinationen; P. vivax insgesamt ca. 25 %; P. knowlesi vereinzelt auf Palawan

- **Epidemiologie**: **mittleres Risiko** in ländlichen Gebieten unterhalb 600 m folgender Regionen/Inseln: O von Luzon, Teile von Mindanao, Palawan, Sulu-Archipelago, Mindoro Occidental; **geringes** bzw. **sehr geringes Risiko** in den übrigen Landesteilen/Inseln; als **malariafrei** gelten Höhenlagen über 600 m, Stadtgebiete sowie folgende Provinzen bzw. Inseln: Aklan (NW von Panay), Albay, Benguet, Cavite und Marinduque (Luzon), Bilaran (S von Sulu Archipelago), Surigao del Norte (N von Mindanao), Bohol, Camiguin, Capiz, Catanduanes, Cebu, Guimaras, Iloilo (SO von Panay), Leyte, Masbate, Samar, Sequijor und Sorsogon

- **Vorbeugung**: **Expositionsprophylaxe!**

Medikation	regelm.	stand-by	Bemerkungen
Empfehlung DTG Tourist/organisiert/Hotel	Ø	AL, AP	o.g. Risikogebiete < 600 m ganzjährig
Erwägung für sonst. Aufenthalte mittleres Risiko	AP, D*, M oder Ø	Ø AL, AP	Reisestil u. Reisezeit beachten
geringes Risiko	Ø	AL, AP	

AL = Artemether/Lumefantrin (Riamet®), AP = Atovaquon/Proguanil (Malarone®), D = Doxycyclin, M = Mefloquin (Lariam®), Ø = keine
In der Tabelle durch Komma getrennte Präparate sind als Alternativen zu verstehen.
* Doxycyclin ist in Deutschland zur Malariaprophylaxe nicht zugelassen (s. Seite 318).

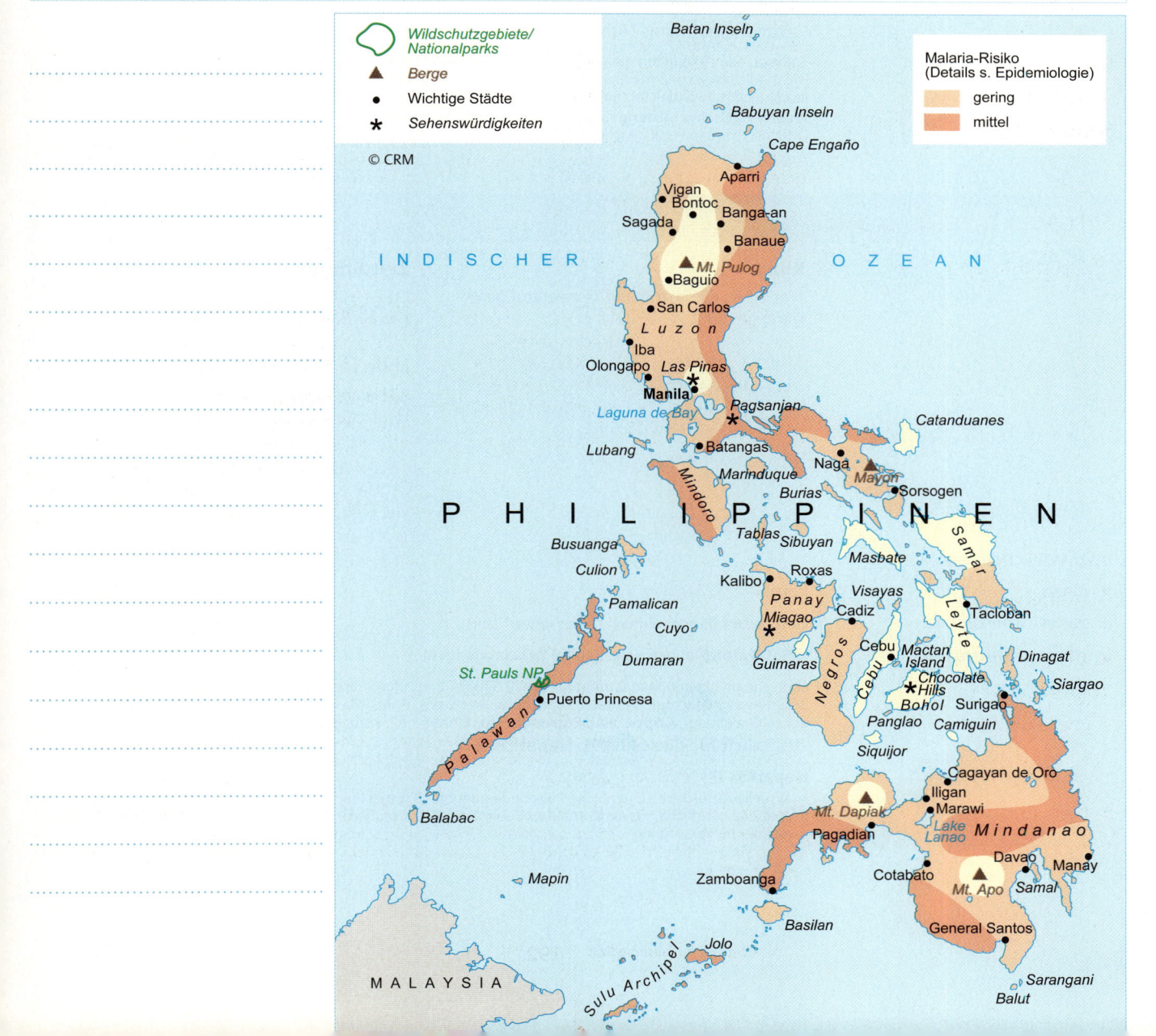

Philippinen (Forts.)

Besondere Infektionsrisiken	(**Fettdruck** = für die **Beratung aller Reisenden** relevant)
• oral	**Darminfektionen** **Hepatitis A, E** Typhus, Cholera Paragonimiasis Leyte, Panay
• arthropod	**Dengue** Filariose, lymphatische ländliche Gebiete in Mindanao, Palawan, Samar und Sorsogon Japanische Enzephalitis ländliche Gebiete auf allen Inseln, Ausbrüche in Nueva Ecija und Manila (Luzon) Chikungunya Fleckfieber, Milben- ländliche Gegenden unterhalb 3000 m Höhe auf Leyte, Samar, Mindoro, Luzon, Negros, Panay, Palawan, Cebu und Mindanao
• aerogen	Tuberkulose
• diverse	**Hepatitis B**, C Bilharziose Luzon (S), Mindoro (O), Mindanao (S), Samar, Bohol, Leyte Leptospirose Venerische Infektionen **Tollwut** Milzbrand Melioidose
Sonstige Beratungsinhalte	(siehe **Checklisten etc.** im Serviceteil)
• allgemein	Flugreise (Langstrecke) Klima, Hygiene Reiseapotheke Auslandskrankenversicherung
• bei Bedarf	Tauchen Gesundheitszeugnis (Arbeits-/Langzeitaufenthalt)
Bemerkungen	**Tollwut:** Die Philippinen melden von allen asiatischen Ländern die höchsten Zahlen von Tiertollwut. Die medizinische und medikamentöse Versorgung (Impfstoff, Immunglobulin) ist zumindest auf abgelegenen Inseln nicht gewährleistet. Bei entsprechendem Risiko prophylaktische Impfung empfohlen. **Ciguatera-Fischvergiftung:** Saisonales Risiko bei Verzehr von größeren Raubfischen (auch gegart). Örtliche Warnhinweise beachten!

Pitcairn Inseln (zu Großbritannien)

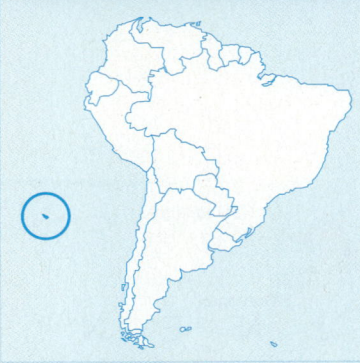

Klima
Tropisches Klima; mittlere Temperatur ganzjährig um 20 °C.

Zeitdifferenz (zu Mitteleuropäischer Zeit):
MEZ - 9 Std.
(Europ. Sommerzeit - 10 Std.)

Hilfe in Notfällen
zu erfragen über:
Deutsche Botschaft Neuseeland

Impfvorschriften	
• direkt	keine
• aus Infektionsgebieten	Gelbfieber (ausgenommen Kinder unter 1 Jahr)
Impfempfehlungen	(STIKO-Empfehlungen siehe **Kapitel Reiseimpfungen**)
• alle Reisenden	altersentsprechende Standardimpfungen lt. STIKO überprüfen und ggf. ergänzen bzw. auffrischen. Besonders zu beachten: **Tetanus, Diphtherie, Pertussis, Polio, Masern** (Grundimmunisierung oder ggf. Auffrischung); **Grippe**, evtl. **Pneumokokken**: Alter > 60, chronische Krankheiten; **zusätzlich für dieses Land: Hepatitis A**
• besondere Risiken	**Hepatitis B** [2,5,6,8] 1 aktuelle Ausbrüche, 2 einfache Reisebedingungen, 3 Exposition im Endemiegebiet, 4 Tierkontakte, 5 spezielle berufliche/soziale Kontakte, 6 Einsätze (Katastrophen), 7 Hygienemängel, 8 unzureichende medizinische Versorgung

Malaria	keine
Besondere Infektionsrisiken	(**Fettdruck** = für die **Beratung aller Reisenden** relevant)
• oral	**Darminfektionen** Hepatitis A
• arthropod	**Dengue** Filariose, lymphatische
• diverse	Venerische Infektionen
Sonstige Beratungsinhalte	(siehe **Checklisten etc. im Serviceteil**)
• allgemein	Flugreise (Langstrecke) Klima, Hygiene Reiseapotheke Auslandskrankenversicherung
• bei Bedarf	Tauchen
Bemerkungen	**Ciguatera-Fischvergiftung:** Saisonales Risiko bei Verzehr von größeren Raubfischen (auch gegart). Örtliche Warnhinweise beachten!

Polen

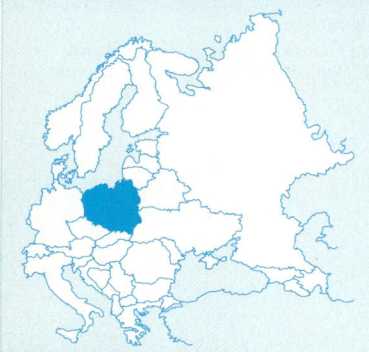

Klima
Feuchtgemäßigtes Klima mit langen kalten Wintern; Durchschnittstemperatur im Sommer im Westen bei 17 °C, im Osten (Warschau) bei 19 °C, im Winter -2 °C bzw. -5 °C.

Zeitdifferenz (zu Mitteleuropäischer Zeit): ganzjährig keine

Hilfe in Notfällen
Deutsche Botschaft
Ul. Jazdow 12
Warschau
Tel. (0048 22) 5 84 17 00

Impfvorschriften	keine
Impfempfehlungen	(**STIKO-Empfehlungen** siehe **Kapitel Reiseimpfungen**)
• alle Reisenden	altersentsprechende Standardimpfungen lt. STIKO überprüfen und ggf. ergänzen bzw. auffrischen. Besonders zu beachten: **Tetanus, Diphtherie, Pertussis, Polio, Masern** (Grundimmunisierung oder ggf. Auffrischung); **Grippe**, evtl. **Pneumokokken**: Alter > 60, chronische Krankheiten;
• besondere Risiken	**FSME** [2,3], **Hepatitis A** [1,2,5,6,7], **Hepatitis B** [2,5,6,8], **Tollwut** [4,6] 1 aktuelle Ausbrüche, 2 einfache Reisebedingungen, 3 Exposition im Endemiegebiet, 4 Tierkontakte, 5 spezielle berufliche/soziale Kontakte, 6 Einsätze (Katastrophen), 7 Hygienemängel, 8 unzureichende medizinische Versorgung
Malaria	keine
Besondere Infektionsrisiken	(**Fettdruck** = für die **Beratung aller Reisenden** relevant)
• oral	**Darminfektionen** Hepatitis A Echinokokkose (E.granulosus) Trichinellose
• arthropod	**FSME** April – Oktober, Risiko landesweit, besonders hoch im NO (Gdansk, Elblag, Olsztyn), O (Provinzen Suwalki und Bialystock) sowie im S (Provinz Opole) Borreliose April – Oktober West Nile-Fieber Sommer
• diverse	Venerische Infektionen **Tollwut**
Sonstige Beratungsinhalte	(siehe **Checklisten etc. im Serviceteil**)
• allgemein	Hygiene Reiseapotheke Auslandskrankenversicherung

Portugal

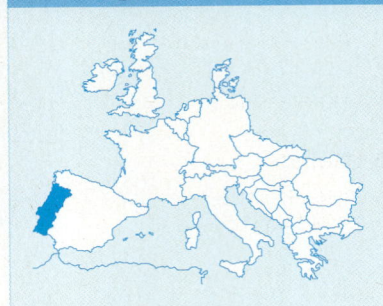

Klima
Im Norden mehr atlantisch, im Süden zunehmend mediterran geprägtes Klima; heiße, trockene Sommer; milde feuchte Winter; durchschnittliche Temperatur in Lissabon im Januar 10,8 °C, im Juli 22,5 °C.

Zeitdifferenz (zu Mitteleuropäischer Zeit):
MEZ - 1 Std. ganzjährig

Azoren
MEZ - 2 Std. ganzjährig

Madeira
MEZ - 1 Std. ganzjährig

Hilfe in Notfällen
Deutsche Botschaft
Campo dos Mártires
da Pátria, 38
Lissabon
Tel. (00351 21) 8 81 02 10

Impfvorschriften	keine
Impfempfehlungen	(**STIKO-Empfehlungen** siehe **Kapitel Reiseimpfungen**)
• alle Reisenden	altersentsprechende Standardimpfungen lt. STIKO überprüfen und ggf. ergänzen bzw. auffrischen. Besonders zu beachten: **Tetanus, Diphtherie, Pertussis, Polio, Masern** (Grundimmunisierung oder ggf. Auffrischung); **Grippe**, evtl. **Pneumokokken**: Alter > 60, chronische Krankheiten
• besondere Risiken	**Hepatitis A** [1,2,5,6,7], **Hepatitis B** [2,5,6,8], **Meningokokken** (s. Bemerkungen) 1 aktuelle Ausbrüche, 2 einfache Reisebedingungen, 3 Exposition im Endemiegebiet, 4 Tierkontakte, 5 spezielle berufliche/soziale Kontakte, 6 Einsätze (Katastrophen), 7 Hygienemängel, 8 unzureichende medizinische Versorgung
Malaria	keine
Besondere Infektionsrisiken	(**Fettdruck** = für die **Beratung aller Reisenden** relevant)
• oral	**Darminfektionen** **Hepatitis A** Brucellose Echinokokkose (E. granulosus)
• arthropod	Leishmaniase, viszerale + cutane Fièvre boutonneuse April – Oktober Borreliose April – Oktober West Nile-Fieber sporadisch
• diverse	Venerische Infektionen Hepatitis B
Sonstige Beratungsinhalte	(siehe **Checklisten** etc. im **Serviceteil**)
• allgemein	Hygiene Reiseapotheke Auslandskrankenversicherung
• bei Bedarf	Tauchen Gesundheitszeugnis (Arbeits-/Langzeitaufenthalt)
Bemerkungen	Die **Meningitis-Impfung Typ C** gehört in diesem Land für bestimmte Altersgruppen (in der Regel Kinder und Jugendliche) zum allgemeinen Impfprogramm. Nach den geltenden Empfehlungen der STIKO wird die Meningitis-Impfung dadurch zur Reise-impfung für „Schüler/Studenten vor Langzeitaufenthalten in Ländern mit empfohlener allgemeiner Impfung für Jugendliche oder selektiver Impfung für Schüler/Studenten entsprechend den Empfehlungen der Zielländer".

Puerto Rico (zu USA)

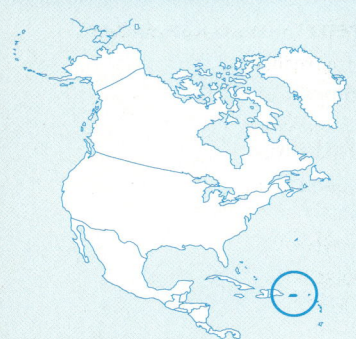

Klima
Tropisches wechselfeuchtes Klima mit Hauptniederschlägen im Sommer; durchschnittliche Temperatur an der Küste ganzjährig um 25 °C.

Zeitdifferenz (zu Mitteleuropäischer Zeit):
MEZ - 5 Std.
(Europ. Sommerzeit - 6 Std.)

Hilfe in Notfällen
zu erfragen über:
Deutsche Botschaft USA

Impfvorschriften	keine
Impfempfehlungen	(STIKO-Empfehlungen siehe Kapitel Reiseimpfungen)
• alle Reisenden	altersentsprechende Standardimpfungen lt. STIKO überprüfen und ggf. ergänzen bzw. auffrischen. Besonders zu beachten: **Tetanus, Diphtherie, Pertussis, Polio, Masern** (Grundimmunisierung oder ggf. Auffrischung); **Grippe**, evtl. **Pneumokokken**: Alter > 60, chronische Krankheiten; **zusätzlich für dieses Land: Hepatitis A**
• besondere Risiken	**Hepatitis B** [2,5,6,8], **Tollwut** [2,4,6,8], **Typhus** [1,2,5,6,7] 1 aktuelle Ausbrüche, 2 einfache Reisebedingungen, 3 Exposition im Endemiegebiet, 4 Tierkontakte, 5 spezielle berufliche/ soziale Kontakte, 6 Einsätze (Katastrophen), 7 Hygienemängel, 8 unzureichende medizinische Versorgung
Malaria	keine
Besondere Infektionsrisiken	(Fettdruck = für die Beratung aller Reisenden relevant)
• oral	**Darminfektionen** **Hepatitis A** Typhus Fasciolose (F. hepatica)
• arthropod	**Dengue** West Nile-Fieber
• diverse	Bilharziose Venerische Infektionen Hepatitis B Tollwut
Sonstige Beratungsinhalte	(siehe Checklisten etc. im Serviceteil)
• allgemein	Flugreise (Langstrecke) Klima, Hygiene Reiseapotheke Auslandskrankenversicherung
• bei Bedarf	Tauchen
Bemerkungen	**Ciguatera-Fischvergiftung:** Saisonales Risiko bei Verzehr von größeren Raubfischen (auch gegart). Örtliche Warnhinweise beachten!

Quatar s. Katar

Réunion (zu Frankreich)

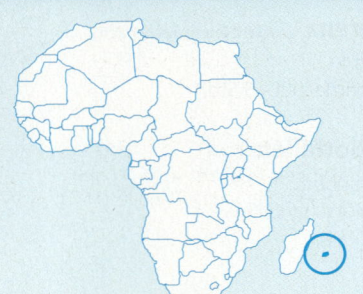

Klima
Tropisch-heißes Klima; Regenzeit von Dezember bis April.

Zeitdifferenz (zu Mitteleuropäischer Zeit):
MEZ + 3 Std.
(Europ. Sommerzeit + 2 Std.)

Hilfe in Notfällen
zu erfragen über:
Deutsche Botschaft Frankreich

Impfvorschriften	
• direkt	keine
• aus Infektionsgebieten	Gelbfieber (ausgenommen Kinder unter 1 Jahr)
Impfempfehlungen	(**STIKO-Empfehlungen** siehe **Kapitel Reiseimpfungen**)
• alle Reisenden	altersentsprechende Standardimpfungen lt. STIKO überprüfen und ggf. ergänzen bzw. auffrischen. Besonders zu beachten: **Tetanus**, **Diphtherie**, **Pertussis**, **Polio**, **Masern** (Grundimmunisierung oder ggf. Auffrischung); **Grippe**, evtl. **Pneumokokken**: Alter > 60, chronische Krankheiten; **zusätzlich für dieses Land: Hepatitis A**
• besondere Risiken	**Hepatitis B** [2,5,6,8], **Typhus** [1,2,5,6,7] 1 aktuelle Ausbrüche, 2 einfache Reisebedingungen, 3 Exposition im Endemiegebiet, 4 Tierkontakte, 5 spezielle berufliche/soziale Kontakte, 6 Einsätze (Katastrophen), 7 Hygienemängel, 8 unzureichende medizinische Versorgung
Malaria	keine
Besondere Infektionsrisiken	(**Fettdruck** = für die **Beratung aller Reisenden** relevant)
• oral	**Darminfektionen** **Hepatitis A** Typhus
• arthropod	Dengue Chikungunya
• diverse	Venerische Infektionen Leptospirose
Sonstige Beratungsinhalte	(siehe **Checklisten** etc. im Serviceteil)
• allgemein	Flugreise (Langstrecke) Klima, Hygiene Reiseapotheke Auslandskrankenversicherung
• bei Bedarf	Tauchen

Ruanda

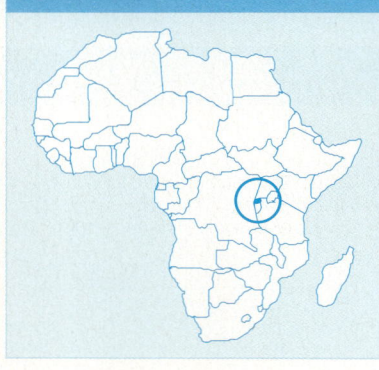

Klima
Wechselfeuchtes tropisches Höhenklima mit zwei Regenzeiten (März/April und Oktober/November); ausgeprägte Trockenzeit von Mai bis September; mittlere Temperaturen in den niedrigeren Regionen ganzjährig um 20 °C, in den höheren Lagen deutlich darunter (Frost möglich); durchschnittliche Jahrestemperatur in Kigali 19 °C.

Zeitdifferenz (zu Mitteleuropäischer Zeit):
MEZ + 1 Std.
(Europ. Sommerzeit ± 0 Std.)

Hilfe in Notfällen
Deutsche Botschaft
10, Avenue Paul VI
Kigali
Tel. (00250) 2 52 57 52 22, 252 57 51 41

Länderprofile | CRM-Handbuch Reisemedizin, Juni 2011 – November 2011

Impfvorschriften	**Gelbfieber** (ausgenommen Kinder unter 1 Jahr)
Impfempfehlungen	(**STIKO-Empfehlungen** siehe **Kapitel Reiseimpfungen**)
• alle Reisenden	altersentsprechende Standardimpfungen lt. STIKO überprüfen und ggf. ergänzen bzw. auffrischen. Besonders zu beachten: **Tetanus, Diphtherie, Pertussis, Polio, Masern** (Grundimmunisierung oder ggf. Auffrischung); **Grippe**, evtl. **Pneumokokken**: Alter > 60, chronische Krankheiten; **zusätzlich für dieses Land: Hepatitis A, Gelbfieber**
• besondere Risiken	**Cholera** [1,5,6,7], **Hepatitis B** [2,5,6,8], **Meningokokken** [1,2,5], **Polio** [1,2,5,6,7], **Tollwut** [2,4,6,8], **Typhus** [1,2,5,6,7] 1 aktuelle Ausbrüche, 2 einfache Reisebedingungen, 3 Exposition im Endemiegebiet, 4 Tierkontakte, 5 spezielle berufliche/soziale Kontakte, 6 Einsätze (Katastrophen), 7 Hygienemängel, 8 unzureichende medizinische Versorgung
Malaria	
• Saison	ganzjährig
• Parasit	P. falciparum >85%, Resistenzen Chloroquin, Sulfa/Pyrimethamin-Kombinationen
• Epidemiologie	**hohes Risiko** in Tieflagen **geringes Risiko** in Höhenlagen
• Vorbeugung	**Expositionsprophylaxe!** **Medikation** regelm. stand-by **Bemerkungen** **Empfehlung DTG** AP, D*, M Ø ganzes Land Tourist/organisiert/Hotel ganzjährig **Erwägung für sonst. Aufenthalte** Reisestil u. Reisezeit beachten hohes Risiko AP, D*, M Ø geringes Risiko Ø AL, AP AL = Artemether/Lumefantrin (Riamet®), AP = Atovaquon/Proguanil (Malarone®), D = Doxycyclin, M = Mefloquin (Lariam®), Ø = keine In der Tabelle durch Komma getrennte Präparate sind als Alternativen zu verstehen. *Doxycyclin ist in Deutschland zur Malariaprophylaxe nicht zugelassen (s. Seite 318).
Besondere Infektionsrisiken	(**Fettdruck** = für die **Beratung aller Reisenden** relevant)
• oral	**Darminfektionen** **Hepatitis A** Polio Typhus Cholera
• arthropod	Filariose, lymphatische, Onchozerkose Gelbfieber Chikungunya West Nile-Fieber Fleckfieber, Läuse- Höhenlagen m. schwacher sozio-ökonomischer Struktur Schlafkrankheit Übertragungsrisiko landesweit, bes. im W
• aerogen	**Meningokokken-Meningitis** Trockenzeit Tuberkulose
• diverse	**Bilharziose** **Hepatitis B, C** Venerische Infektionen Tollwut
Sonstige Beratungsinhalte	(siehe **Checklisten etc. im Serviceteil**)
• allgemein	Flugreise (Langstrecke) Klima, Hygiene Gifttiere (Schlangen, Spinnen, Skorpione u.a.) Reiseapotheke Auslandskrankenversicherung
• bei Bedarf	Aufenthalt in großen Höhen
Bemerkungen	**Medizinische Versorgung:** Landesweit ist mit erheblichen Engpässen bei der ärztlichen und medikamentösen Versorgung zu rechnen. Adäquate Ausstattung der **Reiseapotheke** (Zollbestimmungen beachten, Begleitattest ratsam, Muster im Serviceteil), **Auslandskrankenversicherung** mit Abdeckung des Rettungsrückflug-Risikos für Notfälle dringend empfohlen.

© Centrum für Reisemedizin

Rumänien

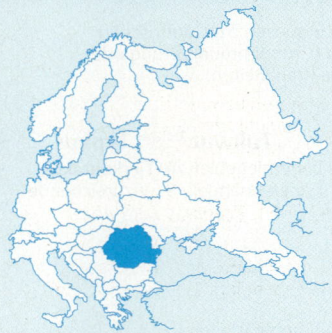

Klima
Gemäßigt-kontinentales Klima, durchschnittliche Temperatur in Bukarest im Januar -2,7 °C, im Juli 23,3 °C.

Zeitdifferenz (zu Mitteleuropäischer Zeit):
MEZ + 1 Std. ganzjährig

Hilfe in Notfällen
Deutsche Botschaft
Strada Av. Cpt. Gheorghe
Demetriade 6–8
Bukarest
Tel. (0040 21) 2 02 98 30

Impfvorschriften	keine
Impfempfehlungen	(**STIKO-Empfehlungen** siehe **Kapitel Reiseimpfungen**)
• alle Reisenden	altersentsprechende Standardimpfungen lt. STIKO überprüfen und ggf. ergänzen bzw. auffrischen. Besonders zu beachten: **Tetanus**, **Diphtherie**, **Pertussis**, **Polio**, **Masern** (Grundimmunisierung oder ggf. Auffrischung); **Grippe**, evtl. **Pneumokokken**: Alter > 60, chronische Krankheiten
• besondere Risiken	**FSME** [2,3], **Hepatitis A** [1,2,5,6,7], **Hepatitis B** [2,5,6,8], **Tollwut** [4,6] 1 aktuelle Ausbrüche, 2 einfache Reisebedingungen, 3 Exposition im Endemiegebiet, 4 Tierkontakte, 5 spezielle berufliche/soziale Kontakte, 6 Einsätze (Katastrophen), 7 Hygienemängel, 8 unzureichende medizinische Versorgung
Malaria	keine
Besondere Infektionsrisiken	(Fettdruck = für die **Beratung aller Reisenden** relevant)
• oral	**Darminfektionen** **Hepatitis A** Echinokokkose (E. granulosus)
• arthropod	West Nile-Fieber Spätsommer/Herbst FSME April–Oktober, Vorkommen im Tulcea-Distrikt im O, am Fuß der transsilvanischen Alpen zentral und der Karpaten im N gesichert, in anderen Landesteilen möglich. Insgesamt geringes Risiko. Keine ausreichenden Daten. Borreliose April–Oktober Krim-Kongo hämorrhagisches Fieber April–Oktober
• aerogen	Tuberkulose
• diverse	Venerische Infektionen Hepatitis B, C Milzbrand sporadisch im SO und NO **Tollwut**
Sonstige Beratungsinhalte	(siehe **Checklisten etc. im Serviceteil**)
• allgemein	Hygiene Reiseapotheke Auslandskrankenversicherung

Russland (Russische Föderation)

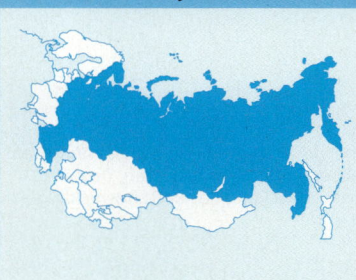

Klima
Kontinentales Klima mit wenig Niederschlag und großen Temperaturgegensätzen; extrem kalte Winter, v.a. im nordöstlichen Sibirien; überwiegend warme, im Süden heiße Sommer; durchschnittliche Temperatur in Moskau im Januar -10 °C, im Juli 18° C.

Zeitdifferenz (zu Mitteleuropäischer Zeit):
mehrere Zeitzonen (W → O)
MEZ + 2 bis + 11 Std.

Hilfe in Notfällen
Deutsche Botschaft
Mosfilmowskaja 56,
Moskau
Tel. (007 495) 9 37 95 00

Regionalarzt
an der Deutschen Botschaft
Tel. (007 495) 7 83 42 69
Handy (007 495) 7 62 87 63

Impfvorschriften	
• direkt	**keine**
• aus Infektionsgebieten	Gelbfieber (ausgenommen Kinder unter 9 Monaten)
Impfempfehlungen	(**STIKO-Empfehlungen** siehe **Kapitel Reiseimpfungen**)
• alle Reisenden	altersentsprechende Standardimpfungen lt. STIKO überprüfen und ggf. ergänzen bzw. auffrischen. Besonders zu beachten: **Tetanus, Diphtherie, Pertussis, Polio, Masern** (Grundimmunisierung oder ggf. Auffrischung); **Grippe**, evtl. **Pneumokokken**: Alter > 60, chronische Krankheiten; **zusätzlich für dieses Land: Hepatitis A**
• besondere Risiken	**FSME** [2,3], **Hepatitis B** [2,5,6,8], **Japanische Enzephalitis** [2,3], **Polio** [1,2,5,6,7], **Tollwut** [2,4,6,8], **Typhus** [1,2,5,6,7] 1 aktuelle Ausbrüche, 2 einfache Reisebedingungen, 3 Exposition im Endemiegebiet, 4 Tierkontakte, 5 spezielle berufliche/soziale Kontakte, 6 Einsätze (Katastrophen), 7 Hygienemängel, 8 unzureichende medizinische Versorgung
Malaria	Die russische Föderation gehört nicht zu den endemischen Malariagebieten. Trotzdem kam es in den letzten Jahren in den Sommermonaten durch Migrationsbewegungen zur Introduktion mit örtlicher Übertragung vor allem im Süden; 143 autochthone Erkrankungen wurden 2006 landesweit registriert, darunter ein zunehmender Anteil durch P. falciparum. Aber auch in Moskau gibt es Malaria. Hier wurden von 2005–2007 jährlich während der warmen Jahreszeit zwischen 40 und 60 Erkrankungen an Malaria tertiana gemeldet. Eine Expositionsprophylaxe sollte beachtet werden. Darüber hinausgehende Vorbeugungsmaßnahmen sind nicht indiziert. Bei unklarem Fieber während oder nach einem Aufenthalt während der Sommermonate ist ggf. an eine Malaria zu denken.
Besondere Infektionsrisiken	(**Fettdruck** = für die **Beratung aller Reisenden** relevant)
• oral	**Darminfektionen** **Hepatitis A** Polio Typhus Echinokokkose (E. granulosus + multilocularis) sporadisch Opisthorchiasis vorw. südl. Sibirien Trichinellose Brucellose Botulismus besonders durch hauseingemachte Konserven
• arthropod	West Nile-Fieber Spätsommer, Wolga-Region, südl. West-Sibirien Karelisches Fieber (Sindbis-F.) Spätsommer/Herbst, vorw. im NW Japanische Enzephalitis vorw. Juli–September, nur in SO-Sibirien (Küstengebiete südl. von Chabarovsk) **FSME/RSSE/Fernöstl. Subtyp** April–Oktober, hohes Risiko im gesamten eurasischen Waldgürtel von Kaliningrad / St. Petersburg im W bis zum Primorskiy-Kray mit Wladiwostock und Khabarovsk im O, besonders hoch in Karelien nördlich des Ladogasees, in West-, Süd- und Ost-Sibirien (Ural, Baikalsee, Amur). Vorkommen auch in anderen Landesteilen. Risiko in der Umgebung von Moskau angeblich gering. **Borreliose** April–Oktober Fièvre boutonneuse April–Oktober im S (Küstenregionen am Schwarzen und Kaspischen Meer) Krim-Kongo hämorrhagisches Fieber April–Oktober, südwestliche Landesteile Fleckfieber, Läuse- kältere Klimazonen
• aerogen	Tuberkulose
• diverse	Venerische Infektionen Hepatitis B Milzbrand südliche Landesteile Hantavirus-Infektionen Spätsommer/Herbst, südliche Landesteile **Tollwut**
Sonstige Beratungsinhalte	(siehe **Checklisten** etc. im **Serviceteil**)
• allgemein	Hygiene Reiseapotheke Auslandskrankenversicherung
• bei Bedarf	Gesundheitszeugnis (Arbeits-/Langzeitaufenthalt)

Salomonen

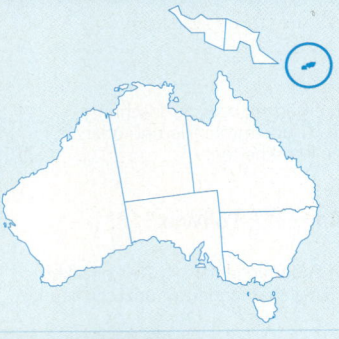

Klima
Tropisches Klima mit hoher Luftfeuchtigkeit; Hauptregenfälle von November bis April; Temperatur ganzjährig um 28 °C.

Zeitdifferenz (zu Mitteleuropäischer Zeit):
MEZ + 10 Std.
(Europ. Sommerzeit + 9 Std.)

Hilfe in Notfällen
zu erfragen über:
Deutsche Botschaft Australien

Impfvorschriften	
• direkt	**keine**
• aus Infektionsgebieten	Gelbfieber
Impfempfehlungen	(**STIKO-Empfehlungen** siehe **Kapitel Reiseimpfungen**)
• alle Reisenden	altersentsprechende Standardimpfungen lt. STIKO überprüfen und ggf. ergänzen bzw. auffrischen. Besonders zu beachten: **Tetanus, Diphtherie, Pertussis, Polio, Masern** (Grundimmunisierung oder ggf. Auffrischung); **Grippe**, evtl. **Pneumokokken**: Alter > 60, chronische Krankheiten; **zusätzlich für dieses Land: Hepatitis A**
• besondere Risiken	**Hepatitis B** [2,5,6,8], **Typhus** [1,2,5,6,7] 1 aktuelle Ausbrüche, 2 einfache Reisebedingungen, 3 Exposition im Endemiegebiet, 4 Tierkontakte, 5 spezielle berufliche/soziale Kontakte, 6 Einsätze (Katastrophen), 7 Hygienemängel, 8 unzureichende medizinische Versorgung
Malaria	
• Saison	ganzjährig
• Parasit	P. falciparum 60 %, Resistenzen Chloroquin, Sulfa/Pyrimethamin-Kombinationen P. vivax insgesamt ca. 40%, herdförmig Resistenzen Chloroquin
• Epidemiologie	**hohes Risiko** landesweit, besonders auf Guadalcanal und Honiara; **geringes Risiko** auf einigen abgelegenen Inseln im O und S
• Vorbeugung	**Expositionsprophylaxe!**

Medikation	regelm.	stand-by	Bemerkungen
Empfehlung DTG Tourist/organisiert/Hotel	AP, D*, M	Ø	auf den meisten Inseln ganzjährig
Erwägung für sonst. Aufenthalte			Reisestil u. Reisezeit beachten
hohes Risiko	AP, D*, M	Ø	
geringes Risiko	Ø	AL, AP	

AL = Artemether/Lumefantrin (Riamet®), AP = Atovaquon/Proguanil (Malarone®), D = Doxycyclin, M = Mefloquin (Lariam®), Ø = keine
In der Tabelle durch Komma getrennte Präparate sind als Alternativen zu verstehen.
* Doxycyclin ist in Deutschland zur Malariaprophylaxe nicht zugelassen (s. Seite 318).

Besondere Infektionsrisiken	(**Fettdruck** = für die **Beratung aller Reisenden** relevant)
• oral	**Darminfektionen** **Hepatitis A** Typhus
• arthropod	**Dengue** Filariose, lymphatische Epidemische Polyarthritis (Ross-River)
• aerogen	Tuberkulose
• diverse	Venerische Infektionen Hepatitis B Melioidose
Sonstige Beratungsinhalte	(siehe **Checklisten** etc. im **Serviceteil**)
• allgemein	Flugreise (Langstrecke) Klima, Hygiene Reiseapotheke Auslandskrankenversicherung
• bei Bedarf	Tauchen

Bemerkungen	Landesweit ist mit erheblichen Engpässen bei der **medizinischen Versorgung** zu rechnen. Adäquate Ausstattung der Reiseapotheke, Auslandskrankenversicherung mit Abdeckung des Rücktransport-Risikos für Notfälle ist dringend zu empfehlen. **Ciguatera-Fischvergiftung:** Saisonales Risiko bei Verzehr von größeren Raubfischen (auch gegart). Örtliche Warnhinweise beachten!

Sambia

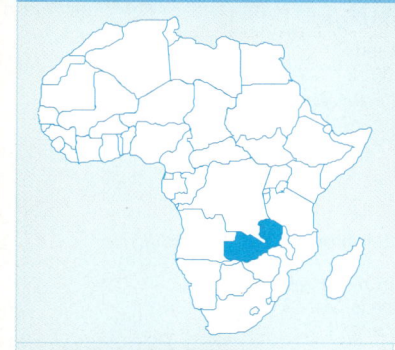

	Klima Tropisch-wechselfeuchtes Klima mit Regenzeit von November bis März; Niederschläge von Norden nach Süden abnehmend; durchschnittliche Temperatur in Lusaka im Juli 16,1 °C, im Oktober 24,4 °C.	**Zeitdifferenz** (zu Mitteleuropäischer Zeit): MEZ + 1 Std. (Europ. Sommerzeit ± 0 Std.) **Hilfe in Notfällen** Deutsche Botschaft United Nations Avenue Stand No. 5209 Lusaka Tel. (00260 211) 25 06 44, 25 12 59
Impfvorschriften • Abweichungen	keine Nach Angaben des sambischen Gesundheitsministeriums ist eine **Gelbfieber**-Impfung bei Einreise aus Infektionsgebieten erforderlich. In der Praxis werden die Impfvorschriften eingehalten, Abweichungen sind in letzter Zeit nicht bekannt geworden. Es ist allerdings nicht auszuschließen, dass in Einzelfällen nicht vorgeschriebene Impfungen verlangt werden. Das kann z. B. die Gelbfieber-Impfung von allen Reisenden oder die **Cholera**-Impfung bei der Einreise aus einem Infektionsgebiet sein.	
Impfempfehlungen • alle Reisenden • besondere Risiken	(**STIKO-Empfehlungen** siehe **Kapitel Reiseimpfungen**) altersentsprechende Standardimpfungen lt. STIKO überprüfen und ggf. ergänzen bzw. auffrischen. Besonders zu beachten: **Tetanus, Diphtherie, Pertussis, Polio, Masern** (Grundimmunisierung oder ggf. Auffrischung); **Grippe**, evtl. **Pneumokokken**: Alter > 60, chronische Krankheiten; **zusätzlich für dieses Land: Hepatitis A** **Cholera** [1,5,6,7], **Gelbfieber** [1,2,3] (s. Bemerkungen), **Hepatitis B** [2,5,6,8], **Meningokokken** [1,2,5], **Polio** [1,2,5,6,7], **Tollwut** [2,4,6,8], **Typhus** [1,2,5,6,7] 1 aktuelle Ausbrüche, 2 einfache Reisebedingungen, 3 Exposition im Endemiegebiet, 4 Tierkontakte, 5 spezielle berufliche/soziale Kontakte, 6 Einsätze (Katastrophen), 7 Hygienemängel, 8 unzureichende medizinische Versorgung	

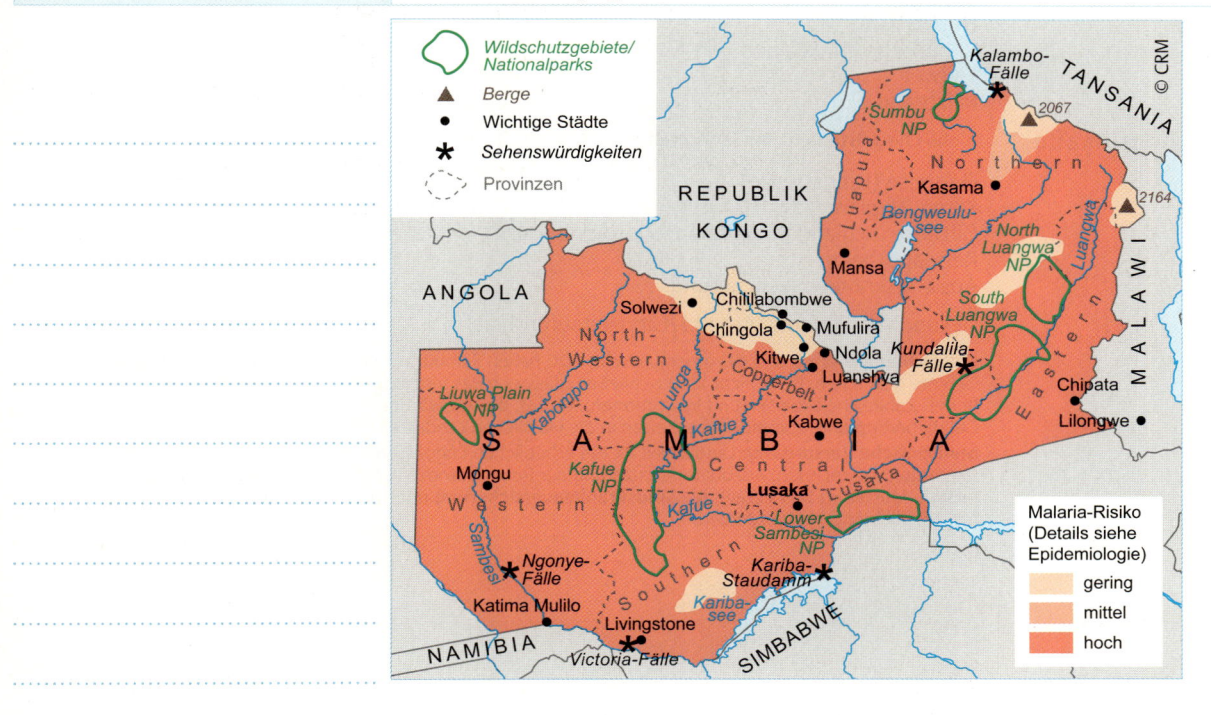

Sambia (Forts.)

Malaria

- **Saison**: ganzjährig
- **Parasit**: P. falciparum >90%, Resistenzen Chloroquin, Sulfa/Pyrimethamin-Kombinationen
- **Epidemiologie**: **hohes Risiko** landesweit, besonders im S (Sambesi-Tal, Kariba-Becken, Victoria-Fälle, Luangwa-Tal), mit Ausnahme einiger höher gelegener Gebiete und Bergregionen; dort **geringes bzw. mittleres Risiko**
- **Vorbeugung**: **Expositionsprophylaxe!**

Medikation	regelm.	stand-by	Bemerkungen
Empfehlung DTG Tourist/organisiert/Hotel	AP, D*, M	Ø	ganzes Land ganzjährig
Erwägung für sonst. Aufenthalte			Reisestil u. Reisezeit beachten
hohes Risiko	AP, D*, M	Ø	
mittleres Risiko	AP, D*, M oder	Ø	
	Ø	AL, AP	
geringes Risiko	Ø	AL, AP	

AL = Artemether/Lumefantrin (Riamet®), AP = Atovaquon/Proguanil (Malarone®), D = Doxycyclin, M = Mefloquin (Lariam®), Ø = keine
In der Tabelle durch Komma getrennte Präparate sind als Alternativen zu verstehen.
* Doxycyclin ist in Deutschland zur Malariaprophylaxe nicht zugelassen (s. Seite 318).

Besondere Infektionsrisiken
(Fettdruck = für die **Beratung aller Reisenden** relevant)

- **oral**:
  Darminfektionen
  Hepatitis A
  Polio
  Typhus
  Cholera

- **arthropod**:
  Leishmaniase, viszerale   sporadisch im NO
  Chikungunya
  Rift Valley-Fieber
  West Nile-Fieber
  Borreliose
  Schlafkrankheit   vorw. im O entlang des Luangwa
  Pest   Naturherde im Namwala-Distrikt (Südprovinz)

- **aerogen**:
  Meningokokken-Meningitis   Trockenzeit
  Tuberkulose

- **diverse**:
  Bilharziose
  Hepatitis B
  Venerische Infektionen   HIV-Praevalenzen b. Erwachsenen > 15%
  Tollwut
  Milzbrand

Sonstige Beratungsinhalte
(siehe **Checklisten etc. im Serviceteil**)

- **allgemein**:
  Flugreise (Langstrecke)
  Klima, Hygiene
  Gifttiere (Schlangen, Spinnen, Skorpione u. a.)
  Reiseapotheke
  Auslandskrankenversicherung

- **bei Bedarf**:
  Gesundheitszeugnis (Arbeits-/Langzeitaufenthalt)

Bemerkungen

Gelbfieber: Die WHO und das amerikanische CDC haben Sambia aus der Liste der gelbfieberendemischen Gebiete gestrichen. Es ist nicht auszuschließen, dass sich das Virus im tierischen Reservoir dort trotzdem findet. Zahlreiche Experten und Institutionen, wie z.B. das Auswärtige Amt, empfehlen nach wie vor die Gelbfieberimpfung, zumindest bei Reisen in die westlichen Landesteile.
Medizinische Versorgung: Landesweit ist mit erheblichen Engpässen bei der ärztlichen und medikamentösen Versorgung zu rechnen. Adäquate Ausstattung der Reiseapotheke (Zollbestimmungen beachten, Begleitattest ratsam, Muster im Serviceteil), **Auslandskrankenversicherung** mit Abdeckung des Rettungsrückflug-Risikos für Notfälle dringend empfohlen.

Samoa (Samoa und American Samoa)

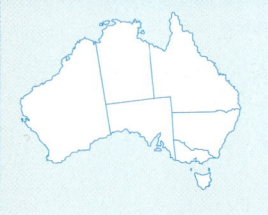

	Klima Tropisches Klima mit Regenzeit von November bis April; Temperaturen ganzjährig um 26 °C.	**Zeitdifferenz** (zu Mitteleuropäischer Zeit): MEZ -12 Std. (Europ. Sommerzeit -13 Std.) **Hilfe in Notfällen** zu erfragen über: Deutsche Botschaft Neuseeland

Impfvorschriften	
Samoa	
• direkt	keine
• aus Infektionsgebieten	Gelbfieber (ausgenommen Kinder unter 1 Jahr)
American Samoa	keine
Impfempfehlungen	(STIKO-Empfehlungen siehe Kapitel Reiseimpfungen)
• alle Reisenden	altersentsprechende Standardimpfungen lt. STIKO überprüfen und ggf. ergänzen bzw. auffrischen. Besonders zu beachten: **Tetanus, Diphtherie, Pertussis, Polio, Masern** (Grundimmunisierung oder ggf. Auffrischung); **Grippe**, evtl. **Pneumokokken**: Alter > 60, chronische Krankheiten; **zusätzlich für dieses Land: Hepatitis A**
• besondere Risiken	**Hepatitis B** [2,5,6,8], **Typhus** [1,2,5,6,7] 1 aktuelle Ausbrüche, 2 einfache Reisebedingungen, 3 Exposition im Endemiegebiet, 4 Tierkontakte, 5 spezielle berufliche/soziale Kontakte, 6 Einsätze (Katastrophen), 7 Hygienemängel, 8 unzureichende medizinische Versorgung
Malaria	keine
Besondere Infektionsrisiken	(**Fettdruck** = für die **Beratung aller Reisenden** relevant)
• oral	**Darminfektionen** Hepatitis A **Typhus**
• arthropod	**Dengue** Filariose, lymphatische Epidemische Polyarthritis (Ross-River)
• diverse	Venerische Infektionen
Sonstige Beratungsinhalte	(siehe **Checklisten etc. im Serviceteil**)
• allgemein	Flugreise (Langstrecke) Klima, Hygiene Reiseapotheke Auslandskrankenversicherung
• bei Bedarf	Tauchen
Bemerkungen	**Ciguatera-Fischvergiftung:** Saisonales Risiko bei Verzehr von größeren Raubfischen (auch gegart). Örtliche Warnhinweise beachten!

San Marino s. Italien

Länderprofile | CRM-Handbuch Reisemedizin, Juni 2011 – November 2011

Sao Tomé und Principe

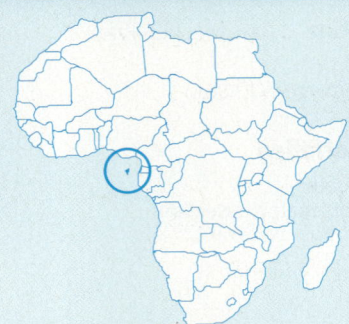

Klima
Tropisch-heißes immerfeuchtes Klima mit Regenzeit von Oktober bis April; Temperatur ganzjährig bei 25 bis 30 °C, in höheren Lagen etwas niedriger.

Zeitdifferenz (zu Mitteleuropäischer Zeit):
MEZ - 1 Std.
(Europ. Sommerzeit - 2 Std.)

Hilfe in Notfällen
zu erfragen über:
Deutsche Botschaft Gabun

Impfvorschriften	**Gelbfieber** (ausgenommen Kinder unter 1 Jahr)
Impfempfehlungen	(**STIKO-Empfehlungen** siehe **Kapitel Reiseimpfungen**)
• alle Reisenden	altersentsprechende Standardimpfungen lt. STIKO überprüfen und ggf. ergänzen bzw. auffrischen. Besonders zu beachten: **Tetanus**, **Diphtherie**, **Pertussis**, **Polio**, **Masern** (Grundimmunisierung oder ggf. Auffrischung); **Grippe**, evtl. **Pneumokokken**: Alter > 60, chronische Krankheiten; **zusätzlich für dieses Land: Hepatitis A**, **Gelbfieber**
• besondere Risiken	**Cholera** [1,5,6,7], **Hepatitis B** [2,5,6,8], **Typhus** [1,2,5,6,7] 1 aktuelle Ausbrüche, 2 einfache Reisebedingungen, 3 Exposition im Endemiegebiet, 4 Tierkontakte, 5 spezielle berufliche/soziale Kontakte, 6 Einsätze (Katastrophen), 7 Hygienemängel, 8 unzureichende medizinische Versorgung
Malaria	
• Saison	ganzjährig
• Parasit	P. falciparum 85%, Resistenzen Chloroquin
• Epidemiologie	**hohes Risiko** landesweit
• Vorbeugung	**Expositionsprophylaxe!**

Medikation	regelm.	stand-by	Bemerkungen
Empfehlung DTG Tourist/organisiert/Hotel	AP, D*, M	Ø	ganzes Land ganzjährig
Erwägung für sonst. Aufenthalte hohes Risiko	AP, D*, M	Ø	

AP = Atovaquon/Proguanil (Malarone®), D = Doxycyclin, M = Mefloquin (Lariam®), Ø = keine
In der Tabelle durch Komma getrennte Präparate sind als Alternativen zu verstehen.
* Doxycyclin ist in Deutschland zur Malariaprophylaxe nicht zugelassen (s. Seite 318).

Besondere Infektionsrisiken	(**Fettdruck** = für die **Beratung aller Reisenden** relevant)
• oral	**Darminfektionen** **Hepatitis A** Typhus Cholera
• arthropod	Gelbfieber Dengue
• diverse	**Bilharziose** Venerische Infektionen Hepatitis B
Sonstige Beratungsinhalte	(siehe **Checklisten** etc. im Serviceteil)
• allgemein	Flugreise (Langstrecke) Klima, Hygiene Reiseapotheke Auslandskrankenversicherung
Bemerkungen	Landesweit ist mit erheblichen Engpässen bei der **medizinischen Versorgung** zu rechnen. Adäquate Ausstattung der Reiseapotheke, Auslandskrankenversicherung mit Abdeckung des Rücktransport-Risikos für Notfälle ist dringend zu empfehlen.

© Centrum für Reisemedizin

Länderprofile | CRM-Handbuch Reisemedizin, Juni 2011 – November 2011

Saudi-Arabien

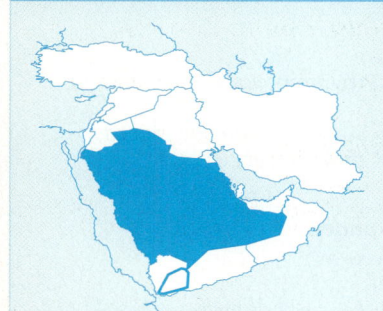

Klima
Subtropisch-trockenes Klima; nur im Bergland des Südwestens Sommerregen; durchschnittliche Temperatur in Riyadh im Januar 14,5 °C, im Juli 33,5°C.

Zeitdifferenz (zu Mitteleuropäischer Zeit):
MEZ + 2 Std.
(Europ. Sommerzeit + 1 Std.)

Hilfe in Notfällen
Deutsche Botschaft
Diplomatic Quarter
Riad
Tel. (00966 1) 4 88 07 00

Impfvorschriften

- **direkt**: keine
- **aus Infektionsgebieten**: Gelbfieber
- **Abweichungen**:

  1. Poliomyelitis: Ab August 2005 müssen **alle Personen unter 15 Jahren**, die **aus Ländern, in denen Polio-Wildviren gemeldet sind**, nach Saudi-Arabien einreisen, eine **Polio-Impfung** vorweisen. Die betroffenen Herkunftsländer sind im „CRM-Infodienst Reisemedizin aktuell" genannt. Ein entsprechender Impfnachweis kann bereits beim Visumantrag verlangt werden. Diese Bestimmung ist unabhängig vom Grund der Einreise; sie gilt auch für die Wiedereinreise von Personen der genannten Altersgruppe, die aus den o.g. Ländern nach Saudi-Arabien zurückkehren.

  2. Hajj und Umrah: Für **Pilger und Saisonarbeiter** gelten bei der Einreise zum **Hajj spezielle Impfvorschriften**. In der Regel wird eine **Meningokokken-Impfung** mit einem **tetravalenten Impfstoff** verlangt. Unabhängig davon wird dieser Impfschutz allen Reisenden nach Mekka (Umrah) oder Medina das ganze Jahr über empfohlen.

  Weitere Einreisevorschriften für Pilger aus bestimmten Ländern sind möglich. Einzelheiten veröffentlicht das saudische Gesundheitsministerium im Internet unter www.hajinformation.com. Aktuelle Hinweise finden sich nach Bekanntgabe durch die saudischen Behörden auch im „CRM-Infodienst Reisemedizin aktuell".

Impfempfehlungen

(**STIKO-Empfehlungen** siehe **Kapitel Reiseimpfungen**)

- **alle Reisenden**: altersentsprechende Standardimpfungen lt. STIKO überprüfen und ggf. ergänzen bzw. auffrischen. Besonders zu beachten: **Tetanus**, **Diphtherie**, **Pertussis**, **Polio**, **Masern** (Grundimmunisierung oder ggf. Auffrischung); **Grippe**, evtl. **Pneumokokken**: Alter > 60, chronische Krankheiten;
  zusätzlich für dieses Land: Hepatitis A

- **besondere Risiken**: **Hepatitis B** [2,5,6,8], **Meningokokken** (s.o.), **Tollwut** [2,4,6,8]

  1 aktuelle Ausbrüche, 2 einfache Reisebedingungen, 3 Exposition im Endemiegebiet, 4 Tierkontakte, 5 spezielle berufliche/soziale Kontakte, 6 Einsätze (Katastrophen), 7 Hygienemängel, 8 unzureichende medizinische Versorgung

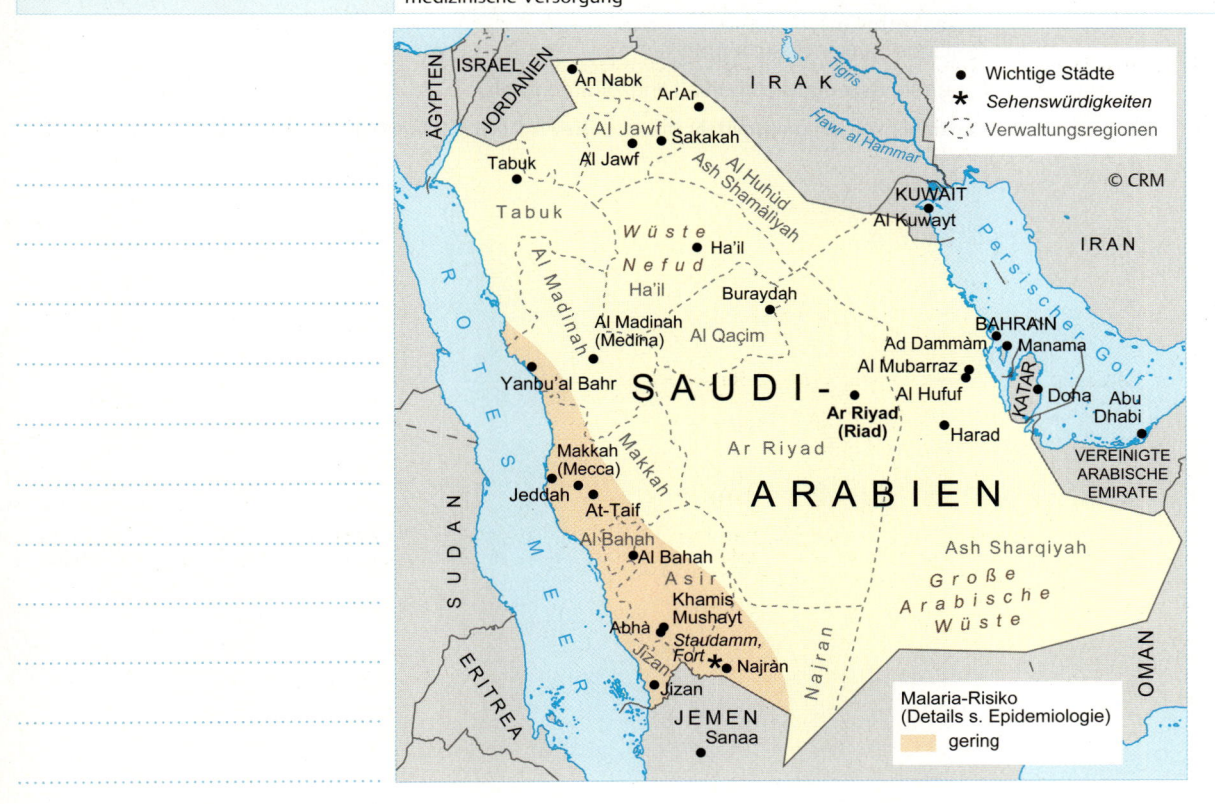

Länderprofile | CRM-Handbuch Reisemedizin, Juni 2011 – November 2011

Saudi-Arabien (Forts.)

Malaria	
• Saison	ganzjährig
• Parasit	P. falciparum >70%, Resistenzen Chloroquin
• Epidemiologie	**geringes Risiko** in ländlichen Gebieten der südwestlichen Provinzen, vor allem während und nach Regenperioden; **kein Risiko** in Höhenlagen von Asir > 2000 m sowie in den Stadtgebieten von Mecca, Medina, Jeddah und Taif; die übrigen Landesteile gelten als **malariafrei**
• Vorbeugung	**Expositionsprophylaxe!**

Medikation	regelm.	stand-by	Bemerkungen
Empfehlung DTG Tourist/organisiert/Hotel	Ø	AL, AP	Provinzen im SW ganzjährig
Erwägung für sonst. Aufenthalte geringes Risiko	Ø	AL, AP	Reisestil u. Reisezeit beachten

AL = Artemether/Lumefantrin (Riamet®), AP = Atovaquon/Proguanil (Malarone®), Ø = keine
In der Tabelle durch Komma getrennte Präparate sind als Alternativen zu verstehen.

Besondere Infektionsrisiken	(**Fettdruck** = für die **Beratung aller Reisenden** relevant)
• oral	**Darminfektionen** **Hepatitis A, E** Echinokokkose (E. granulosus)
• arthropod	**Leishmaniase, cutane** landesweit Leishmaniase, viszerale sporadisch im SW Phlebotomus-Fieber Küstengebiete besonders im NW Dengue Küstenregionen im W Rift Valley-Fieber Küstenregion im SW Krim-Kongo hämorrhagisches Fieber Fleckfieber, Floh- (murines) sporadisch in östlichen Regionen
• aerogen	**Meningokokken-Meningitis** während des Hajj Tuberkulose
• diverse	**Bilharziose** zentrale und westliche Provinzen, bes. in den Oasen Taif, Tabuk, Wadi Fatima u. Qisan, sowie in der Umgebung von Riyadh **Hepatitis B** Tollwut

Sonstige Beratungsinhalte	(siehe **Checklisten etc. im Serviceteil**)
• allgemein	Flugreise (Langstrecke) Klima, Hygiene Reiseapotheke Auslandskrankenversicherung
• bei Bedarf	Gesundheitszeugnis (Arbeits-/Langzeitaufenthalt)
Bemerkungen	Die **Einfuhr von Nahrungsmitteln**, insbesondere Alkohol und Schweinefleisch, ist verboten.

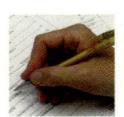

Länderprofile | CRM-Handbuch Reisemedizin, Juni 2011 – November 2011

Schweden

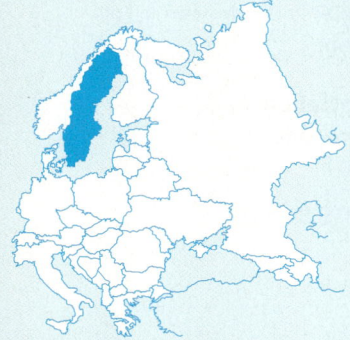

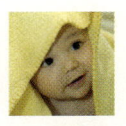

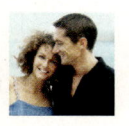

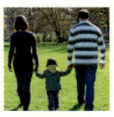

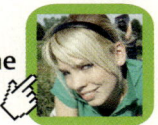

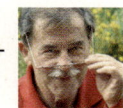

Klima
Überwiegend kontinentales Klima mit langen kalten Wintern und kurzen Sommern; durchschnittliche Temperatur in Stockholm im Januar -3 °C, im Juli 18 °C.

Zeitdifferenz (zu Mitteleuropäischer Zeit): ganzjährig keine

Hilfe in Notfällen
Deutsche Botschaft
Skarpögatan 9
Stockholm
Tel. (0046 8) 6 70 15 00

Impfvorschriften	keine
Impfempfehlungen	(**STIKO-Empfehlungen** siehe **Kapitel Reiseimpfungen**)
• alle Reisenden	altersentsprechende Standardimpfungen lt. STIKO überprüfen und ggf. ergänzen bzw. auffrischen. Besonders zu beachten: **Tetanus**, **Diphtherie**, **Pertussis**, **Polio**, **Masern** (Grundimmunisierung oder ggf. Auffrischung); **Grippe**, evtl. **Pneumokokken**: Alter > 60, chronische Krankheiten;
• besondere Risiken	**FSME** [2,3], **Hepatitis B** [2,5,6] 1 aktuelle Ausbrüche, 2 einfache Reisebedingungen, 3 Exposition im Endemiegebiet, 4 Tierkontakte, 5 spezielle berufliche/soziale Kontakte, 6 Einsätze (Katastrophen)
Malaria	keine
Besondere Infektionsrisiken	(**Fettdruck** = für die **Beratung aller Reisenden** relevant)
• arthropod	**FSME** April–Oktober, herdförmig in der südlichen Landeshälfte bis in Höhe von Värmland und Dalama; höheres Risiko an der südöstlichen Küste in den Provinzen Stockholm, Uppsala und Södermanland mit den vorgelagerten Inseln und landeinwärts bis zum Mälaren. Geringes Risiko in den übrigen Landesteilen sowie auf den Inseln Gotland und Öland. **Borreliose** April–Oktober **Okelbo-Krankheit (Sindbis-Fieber)** Spätsommer/Herbst
Sonstige Beratungsinhalte	(siehe **Checklisten etc. im Serviceteil**)
• allgemein	Auslandskrankenversicherung

© Centrum für Reisemedizin

Schweiz

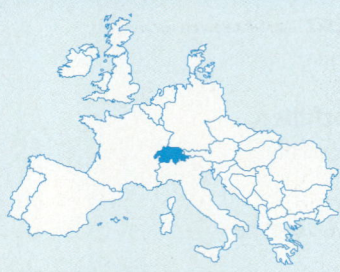

Klima
Gemäßigt, in den Alpen Hochgebirgsklima, in den südlichen Tälern sehr mild; durchschnittliche Temperatur in Zürich im Januar -1,1° C, im Juli 17,6 °C.

Zeitdifferenz (zu Mitteleuropäischer Zeit):
ganzjährig keine

Hilfe in Notfällen
Deutsche Botschaft
Willadingweg 83
Bern
Tel. (0041 31) 3 59 41 11

Impfvorschriften	keine
Impfempfehlungen	(**STIKO-Empfehlungen** siehe **Kapitel Reiseimpfungen**)
• alle Reisenden	altersentsprechende Standardimpfungen lt. STIKO überprüfen und ggf. ergänzen bzw. auffrischen. Besonders zu beachten: **Tetanus, Diphtherie, Pertussis, Polio, Masern** (Grundimmunisierung oder ggf. Auffrischung); **Grippe**, evtl. **Pneumokokken**: Alter > 60, chronische Krankheiten;
• besondere Risiken	**FSME** [2,3], **Hepatitis B** [2,5,6], **Meningokokken** (s. Bemerkungen) 1 aktuelle Ausbrüche, 2 einfache Reisebedingungen, 3 Exposition im Endemiegebiet, 4 Tierkontakte, 5 spezielle berufliche/soziale Kontakte, 6 Einsätze (Katastrophen)
Malaria	keine
Besondere Infektionsrisiken	(Fettdruck = für die **Beratung aller Reisenden** relevant)
• oral	Echinokokkose (E. multilocularis) nördliche Landesteile
• arthropod	**FSME** April–Oktober, herdförmig in den nördlichen Landesteilen unterhalb 1.000 m, auch in Liechtenstein, Schwerpunkte liegen im oberen Rheintal sowie in den Kantonen Zürich, Thurgau, St. Gallen, Aargau, Bern und Region Neuchatel. **Borreliose** April–Oktober
• diverse	Tollwut z. Zt. geringes Risiko nur durch Fledermäuse
Sonstige Beratungsinhalte	(siehe **Checklisten** etc. im **Serviceteil**)
• allgemein	Auslandskrankenversicherung
• bei Bedarf	Aufenthalt in großen Höhen
Bemerkungen	Die obigen Angaben gelten auch für das Fürstentum **Liechtenstein**. Die **Meningitis-Impfung** gehört in diesem Land für bestimmte Altersgruppen (in der Regel Kinder und Jugendliche) zum allgemeinen Impfprogramm. Nach den geltenden Empfehlungen der STIKO wird die Meningitis-Impfung dadurch zur Reiseimpfung für „Schüler/Studenten vor Langzeitaufenthalten in Ländern mit empfohlener allgemeiner Impfung für Jugendliche oder selektiver Impfung für Schüler/Studenten entsprechend den Empfehlungen der Zielländer". **Einreisebestimmungen:** Die private Einfuhr sämtlicher Lebensmittel tierischer Herkunft aus Ländern außerhalb der Europäischen Union in die Schweiz ist verboten. Das betrifft z.B. Fleisch, Fisch, Eier, Honig, Käse und andere Milchprodukte, aber auch damit belegte Brote. Die betreffenden Nahrungsmittel müssen bei der Einreise deklariert und abgegeben werden; bei Nichtbeachtung drohen Geldstrafen.

Senegal

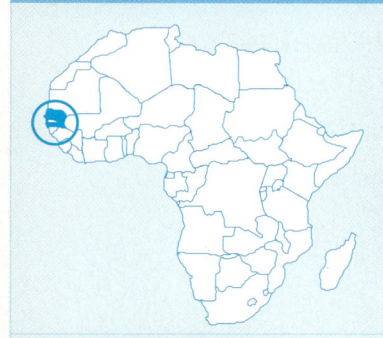

Klima
Tropisches Klima, im Norden überwiegend trocken (kurze, wenig ergiebige Regenzeit von Ende Juli bis Oktober), im Süden wechselfeucht mit Regenzeit von April bis November; durchschnittliche Temperatur im Landesinneren 27° C (Januar 23 °C, Juli 31 °C), an der Küste etwas niedrigere und ausgeglichenere Temperaturen.

Zeitdifferenz (zu Mitteleuropäischer Zeit):
MEZ - 1 Std.
(Europ. Sommerzeit - 2 Std.)

Hilfe in Notfällen
Deutsche Botschaft
20, Avenue Pasteur
Angle Rue Mermoz
Dakar
Tel. (00221) 3 38 89 48 84

Impfvorschriften
- direkt: **keine**
- aus Infektionsgebieten: Gelbfieber

Impfempfehlungen
(**STIKO-Empfehlungen** siehe **Kapitel Reiseimpfungen**)

- **alle Reisenden**: altersentsprechende Standardimpfungen lt. STIKO überprüfen und ggf. ergänzen bzw. auffrischen. Besonders zu beachten: **Tetanus, Diphtherie, Pertussis, Polio, Masern** (Grundimmunisierung oder ggf. Auffrischung); **Grippe**, evtl. **Pneumokokken**: Alter > 60, chronische Krankheiten; **zusätzlich für dieses Land: Hepatitis A, Gelbfieber, Polio**

- **besondere Risiken**: **Cholera** [1,5,6,7], **Hepatitis B** [2,5,6,8], **Meningokokken** [1,2,5], **Tollwut** [2,4,6,8], **Typhus** [1,2,5,6,7]
  1 aktuelle Ausbrüche, 2 einfache Reisebedingungen, 3 Exposition im Endemiegebiet, 4 Tierkontakte, 5 spezielle berufliche/soziale Kontakte, 6 Einsätze (Katastrophen), 7 Hygienemängel, 8 unzureichende medizinische Versorgung

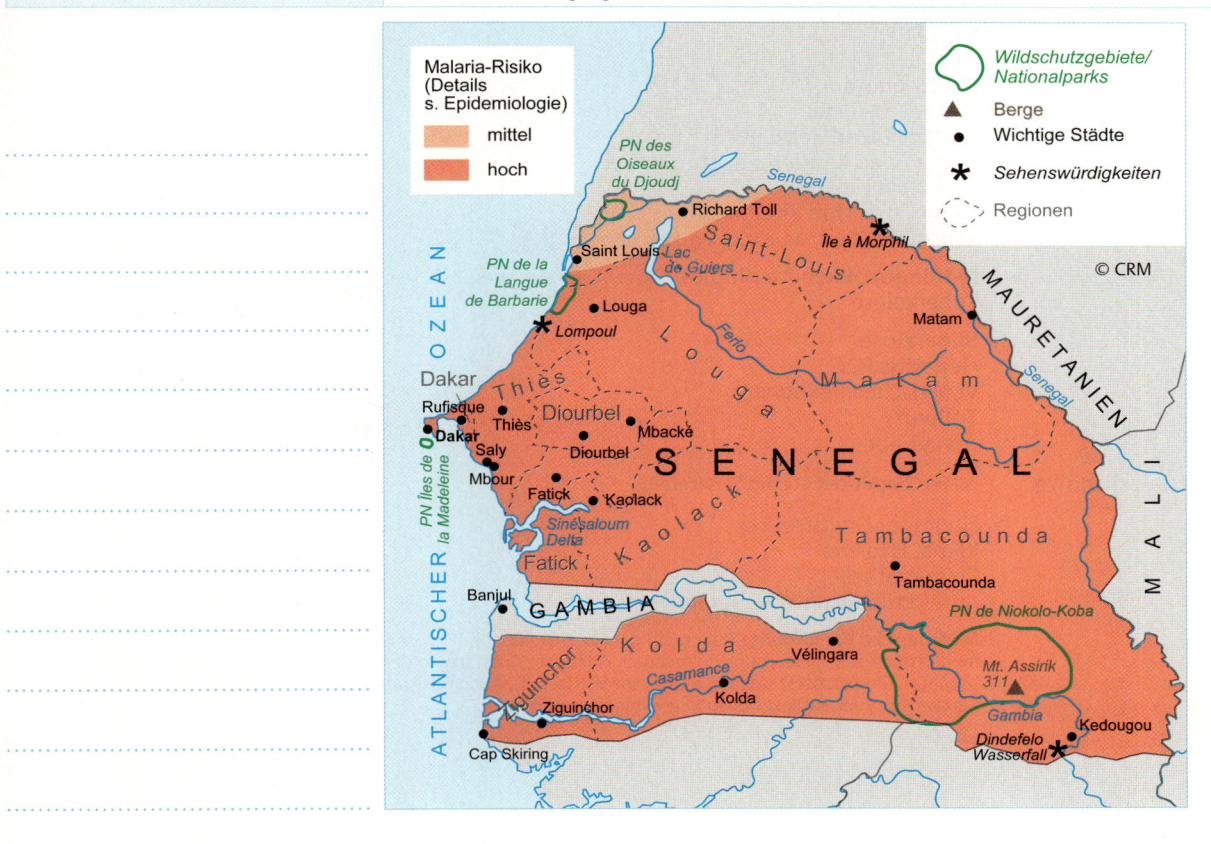

Länderprofile | CRM-Handbuch Reisemedizin, Juni 2011 – November 2011

Senegal (Forts.)

Malaria	
• Saison	ganzjährig
• Parasit	P. falciparum >85%, Resistenzen Chloroquin, Sulfa/Pyrimethamin-Kombinationen
• Epidemiologie	**hohes Risiko** landesweit mit Ausnahme der Sahel-Gebiete an der Grenze zu Mauretanien; dort **mittleres Risiko**
• Vorbeugung	**Expositionsprophylaxe!**

Medikation	regelm.	stand-by	Bemerkungen
Empfehlung DTG Tourist/organisiert/Hotel	AP, D*, M	Ø	ganzes Land ganzjährig
Erwägung für sonst. Aufenthalte			Reisestil u. Reisezeit beachten
hohes Risiko	AP, D*, M	Ø	
mittleres Risiko	AP, D*, M oder Ø	Ø AL, AP	

AL = Artemether/Lumefantrin (Riamet®), AP = Atovaquon/Proguanil (Malarone®), D = Doxycyclin, M = Mefloquin (Lariam®), Ø = keine
In der Tabelle durch Komma getrennte Präparate sind als Alternativen zu verstehen.
* Doxycyclin ist in Deutschland zur Malariaprophylaxe nicht zugelassen (s. Seite 318).

Besondere Infektionsrisiken	(**Fettdruck** = für die **Beratung aller Reisenden** relevant)
• oral	**Darminfektionen** **Hepatitis A, E** **Polio** Typhus Cholera Trichinellose
• arthropod	Leishmaniase, viszerale + cutane vorw. in den semi-ariden Gebieten Filariose, lymphatische + Onchozerkose Gelbfieber Dengue Chikungunya Rift Valley-Fieber Rückfallfieber, Zecken- Krim-Kongo hämorrhagisches Fieber West Nile-Fieber Fleckfieber, Floh- (murines) Schlafkrankheit Übertragung sporadisch möglich
• aerogen	**Meningokokken-Meningitis** Dezember–Mai, vorw. östl. Hinterland Tuberkulose
• diverse	**Bilharziose** **Hepatitis B**, C Venerische Infektionen **Tollwut** Lassa-Fieber
Sonstige Beratungsinhalte	(siehe **Checklisten etc. im Serviceteil**)
• allgemein	Flugreise (Langstrecke) Klima, Hygiene Reiseapotheke Auslandskrankenversicherung
Bemerkungen	**Medizinische Versorgung:** Außerhalb der Hauptstadt ist mit erheblichen Engpässen bei der ärztlichen und medikamentösen Versorgung zu rechnen. Adäquate Ausstattung der **Reiseapotheke** (Zollbestimmungen beachten, Begleitattest ratsam, Muster im Serviceteil), **Auslandskrankenversicherung** mit Abdeckung des Rettungsrückflug-Risikos für Notfälle dringend empfohlen.

Länderprofile | CRM-Handbuch Reisemedizin, Juni 2011 – November 2011

Serbien

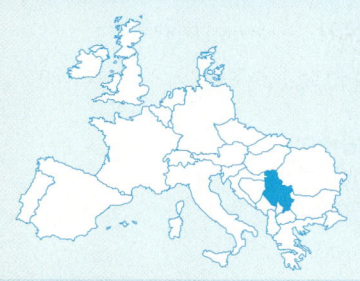

Klima Gemäßigt-kontinentales Klima; durchschnittliche Temperatur in Belgrad im Januar 0 °C, im Juli 22,5 °C.	**Zeitdifferenz** (zu Mitteleuropäischer Zeit): ganzjährig keine **Hilfe in Notfällen** Deutsche Botschaft Ulica Kneza Milosa 76 Belgrad Tel. (00381 11) 3 06 43 00

Impfvorschriften	keine
Impfempfehlungen	(**STIKO-Empfehlungen** siehe **Kapitel Reiseimpfungen**)
• alle Reisenden	altersentsprechende Standardimpfungen lt. STIKO überprüfen und ggf. ergänzen bzw. auffrischen. Besonders zu beachten: **Tetanus**, **Diphtherie**, **Pertussis**, **Polio**, **Masern** (Grundimmunisierung oder ggf. Auffrischung); **Grippe**, evtl. **Pneumokokken**: Alter > 60, chronische Krankheiten
• besondere Risiken	**FSME** [2,3], **Hepatitis A** [1,2,5,6,7], **Hepatitis B** [2,5,6,8], **Tollwut** [4,6]
	1 aktuelle Ausbrüche, 2 einfache Reisebedingungen, 3 Exposition im Endemiegebiet, 4 Tierkontakte, 5 spezielle berufliche/soziale Kontakte, 6 Einsätze (Katastrophen), 7 Hygienemängel, 8 unzureichende medizinische Versorgung
Malaria	keine
Besondere Infektionsrisiken	(**Fettdruck** = für die **Beratung aller Reisenden** relevant)
• oral	**Darminfektionen** Hepatitis A Brucellose Echinokokkose (E. granulosus) Trichinellose
• arthropod	Phlebotomus-Fieber Sommer/Herbst **FSME** April–Oktober, vorw. Donaubecken westl. von Belgrad, herdförmig auch in anderen Landesteilen; keine ausreichenden Daten Borreliose April–Oktober Krim-Kongo hämorrhagisches Fieber April–Oktober, südliche Landesteile
• diverse	Venerische Infektionen Hepatitis B **Tollwut** Tularämie
Sonstige Beratungsinhalte	(siehe **Checklisten etc. im Serviceteil**)
• allgemein	Hygiene Reiseapotheke Auslandskrankenversicherung

© Centrum für Reisemedizin

Länderprofile | CRM-Handbuch Reisemedizin, Juni 2011 – November 2011

Seychellen

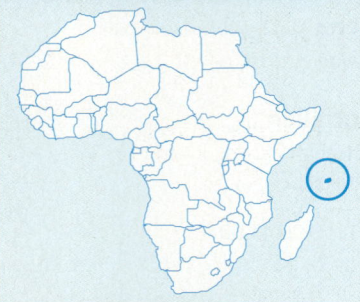

Klima
Tropisches Seeklima; Hauptregenfälle zwischen November und April; durchschnittliche Temperatur ganzjährig um 27 °C.

Zeitdifferenz (zu Mitteleuropäischer Zeit):
MEZ + 3 Std.
(Europ. Sommerzeit + 2 Std.)

Hilfe in Notfällen
zu erfragen über:
Deutsche Botschaft Kenia

Impfvorschriften	
• direkt	keine
• aus Infektionsgebieten	Gelbfieber (ausgenommen Kinder unter 1 Jahr)
Impfempfehlungen	(**STIKO-Empfehlungen** siehe **Kapitel Reiseimpfungen**)
• alle Reisenden	altersentsprechende Standardimpfungen lt. STIKO überprüfen und ggf. ergänzen bzw. auffrischen. Besonders zu beachten: **Tetanus**, **Diphtherie**, **Pertussis**, **Polio**, **Masern** (Grundimmunisierung oder ggf. Auffrischung); **Grippe**, evtl. **Pneumokokken**: Alter > 60, chronische Krankheiten; **zusätzlich für dieses Land: Hepatitis A**
• besondere Risiken	**Hepatitis B** [2,5,6,8], **Typhus** [1,2,5,6,7] 1 aktuelle Ausbrüche, 2 einfache Reisebedingungen, 3 Exposition im Endemiegebiet, 4 Tierkontakte, 5 spezielle berufliche/soziale Kontakte, 6 Einsätze (Katastrophen), 7 Hygienemängel, 8 unzureichende medizinische Versorgung
Malaria	keine
Besondere Infektionsrisiken	(**Fettdruck** = für die **Beratung aller Reisenden** relevant)
• oral	**Darminfektionen** **Hepatitis A** Typhus
• arthropod	Dengue Chikungunya
• diverse	Venerische Infektionen Hepatitis B
Sonstige Beratungsinhalte	(siehe **Checklisten etc. im Serviceteil**)
• allgemein	Flugreise (Langstrecke) Klima, Hygiene Reiseapotheke Auslandskrankenversicherung
• bei Bedarf	Tauchen Gesundheitszeugnis (Arbeits-/Langzeitaufenthalt)

Sierra Leone

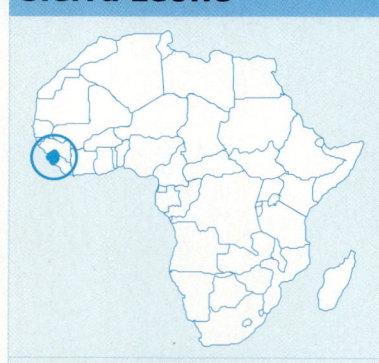

Klima
Tropisch-wechselfeuchtes Klima mit sommerlicher Regenzeit von Mai bis Oktober; durchschnittliche Temperatur an der Küste (Freetown) ganzjährig um 27 °C, zunehmende Tages- und Jahresschwankungen der Temperatur zum Landesinneren hin.

Zeitdifferenz (zu Mitteleuropäischer Zeit):
MEZ - 1 Std.
(Europ. Sommerzeit - 2 Std.)

Hilfe in Notfällen
Deutsche Botschaft
3, Middle Hill Station
Freetown
Tel. (00232 78) 73 21 20

Impfvorschriften	Gelbfieber
• Abweichungen	Laut bestätigten Berichten kann bei Einreise teilweise auch der Nachweis von Impfungen gegen **Tetanus**, **Diphtherie**, **Hepatitis A** und **B** sowie **Typhus** verlangt werden.

Länderprofile — CRM-Handbuch Reisemedizin, Juni 2011 – November 2011

Impfempfehlungen	(STIKO-Empfehlungen siehe Kapitel Reiseimpfungen)
• alle Reisenden	altersentsprechende Standardimpfungen lt. STIKO überprüfen und ggf. ergänzen bzw. auffrischen. Besonders zu beachten: **Tetanus, Diphtherie, Pertussis, Polio, Masern** (Grundimmunisierung oder ggf. Auffrischung); **Grippe**, evtl. **Pneumokokken**: Alter > 60, chronische Krankheiten; **zusätzlich für dieses Land: Hepatitis A, Gelbfieber, Polio**
• besondere Risiken	**Cholera** [1,5,6,7], **Hepatitis B** [2,5,6,8], **Tollwut** [2,4,6,8], **Typhus** [1,2,5,6,7] 1 aktuelle Ausbrüche, 2 einfache Reisebedingungen, 3 Exposition im Endemiegebiet, 4 Tierkontakte, 5 spezielle berufliche/soziale Kontakte, 6 Einsätze (Katastrophen), 7 Hygienemängel, 8 unzureichende medizinische Versorgung

Malaria	
• Saison	ganzjährig
• Parasit	P. falciparum 85%, Resistenzen Chloroquin, Sulfa/Pyrimethamin-Kombinationen
• Epidemiologie	**hohes Risiko** landesweit
• Vorbeugung	**Expositionsprophylaxe!**

Medikation	regelm.	stand-by	Bemerkungen
Empfehlung DTG Tourist/organisiert/Hotel	AP, D*, M	Ø	ganzes Land ganzjährig
Erwägung für sonst. Aufenthalte hohes Risiko	AP, D*, M	Ø	

AP = Atovaquon/Proguanil (Malarone®), D = Doxycyclin, M = Mefloquin (Lariam®), Ø = keine
In der Tabelle durch Komma getrennte Präparate sind als Alternativen zu verstehen.
* Doxycyclin ist in Deutschland zur Malariaprophylaxe nicht zugelassen (s. Seite 318).

Besondere Infektionsrisiken	(Fettdruck = für die **Beratung aller Reisenden** relevant)
• oral	**Darminfektionen** **Hepatitis A** **Polio** Typhus Cholera
• arthropod	Filariose, lymphatische + Onchozerkose Gelbfieber Dengue Rückfallfieber, Zecken- Schlafkrankheit Übertragung sporadisch möglich
• aerogen	Tuberkulose
• diverse	**Bilharziose** **Hepatitis B**, C Venerische Infektionen Tollwut **Lassa-Fieber**

Sonstige Beratungsinhalte	(siehe Checklisten etc. im Serviceteil)
• allgemein	Flugreise (Langstrecke) Klima, Hygiene Reiseapotheke Auslandskrankenversicherung

Bemerkungen	**Medizinische Versorgung:** Landesweit ist mit erheblichen Engpässen bei der ärztlichen und medikamentösen Versorgung zu rechnen. Adäquate Ausstattung der **Reiseapotheke** (Zollbestimmungen beachten, Begleitattest ratsam, Muster im Serviceteil), **Auslandskrankenversicherung** mit Abdeckung des Rettungsrückflug-Risikos für Notfälle dringend empfohlen.

© Centrum für Reisemedizin

Simbabwe

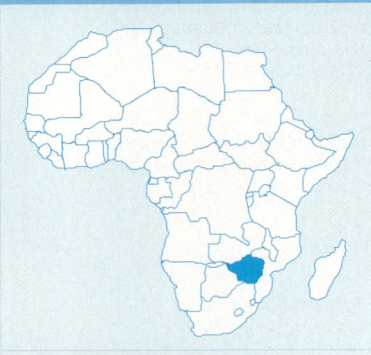

Klima
Überwiegend tropisches wechselfeuchtes Hochlandklima; von Osten nach Westen abnehmende Niederschläge; sommerliche Regenzeit von November bis März, ausgeprägte Trockenzeit von Mai bis September; Flussniederungen wärmer als Hochland (durchschnittliche Temperatur in Harare im Juli 13,6 °C, im Oktober 21,5 °C).

Zeitdifferenz (zu Mitteleuropäischer Zeit):
MEZ + 1 Std.
(Europ. Sommerzeit ± 0 Std.)

Hilfe in Notfällen
Deutsche Botschaft
30, Ceres Road, Avondale
Harare
Tel. (00263 4) 30 86-55, -56

Impfvorschriften	
• direkt	keine
• aus Infektionsgebieten	Gelbfieber
Impfempfehlungen	(STIKO-Empfehlungen siehe Kapitel Reiseimpfungen)
• alle Reisenden	altersentsprechende Standardimpfungen lt. STIKO überprüfen und ggf. ergänzen bzw. auffrischen. Besonders zu beachten: **Tetanus, Diphtherie, Pertussis, Polio, Masern** (Grundimmunisierung oder ggf. Auffrischung); **Grippe**, evtl. **Pneumokokken**: Alter > 60, chronische Krankheiten; **zusätzlich für dieses Land: Hepatitis A**
• besondere Risiken	**Cholera** [1,5,6,7], **Hepatitis B** [2,5,6,8], **Polio** [1,2,5,6,7], **Tollwut** [2,4,6,8], **Typhus** [1,2,5,6,7] 1 aktuelle Ausbrüche, 2 einfache Reisebedingungen, 3 Exposition im Endemiegebiet, 4 Tierkontakte, 5 spezielle berufliche/soziale Kontakte, 6 Einsätze (Katastrophen), 7 Hygienemängel, 8 unzureichende medizinische Versorgung
Malaria	**Karte Malaria – Südliches Afrika** siehe Kartenanhang
• Saison	ganzjährig im N (Sambesi-Tal); November–Juni übrige Landesteile unter 1200 m
• Parasit	P. falciparum >90 %, Resistenzen Chloroquin, Sulfa/Pyrimethamin-Kombinationen
• Epidemiologie	**hohes Risiko** landesweit, besonders N (Sambesi-Tal, Kariba-Becken, Victoria-Fälle); **mittleres** bzw. **geringes** Risiko im Süden (Grenzgebiete zu Südafrika); **geringes** bzw. **kein** Risiko in Harare und Bulawayo sowie in Höhen über 1200 m

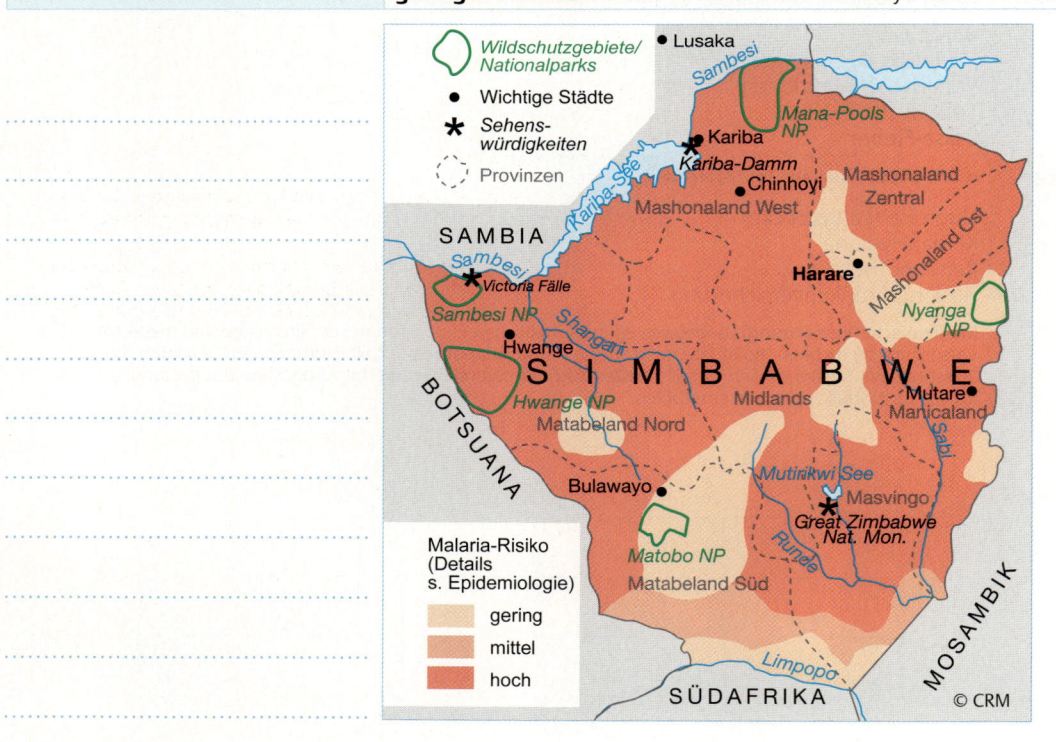

• Vorbeugung	**Expositionsprophylaxe!**			
	Medikation	**regelm.**	**stand-by**	**Bemerkungen**
	Empfehlung DTG Tourist/organisiert/Hotel	AP, D*, M	Ø	im N (Victoriafälle, Sambesi-Tal) ganzjährig;
		AP, D*, M	Ø	übrige Landesteile < 1200 m Nov–Juni
		Ø	AL, AP	dort Juli-Okt
		Ø	AL, AP	Höhenlagen > 1200 m inkl. Harare und Bulawayo ganzjährig
	Erwägung für sonst. Aufenthalte			Reisestil u. Reisezeit beachten
	hohes Risiko	AP, D*, M	Ø	
	mittleres Risiko	AP, D*, M oder	Ø	
		Ø	AL, AP	
	geringes Risiko	Ø	AL, AP	
	AL = Artemether/Lumefantrin (Riamet®), AP = Atovaquon/Proguanil (Malarone®), D = Doxycyclin, M = Mefloquin (Lariam®), Ø = keine In der Tabelle durch Komma getrennte Präparate sind als Alternativen zu verstehen. * Doxycyclin ist in Deutschland zur Malariaprophylaxe nicht zugelassen (s. Seite 318).			
Besondere Infektionsrisiken	(Fettdruck = für die **Beratung aller Reisenden** relevant)			
• oral	**Darminfektionen** **Hepatitis A** Polio Typhus Cholera			
• arthropod	Chikungunya Rift Valley-Fieber Krim-Kongo hämorrhagisches Fieber West Nile-Fieber Schlafkrankheit herdförmig im N, vor allem im Kariba-Becken Pest Naturherde in Nord-Matabeleland			
• aerogen	Tuberkulose			
• diverse	**Bilharziose** **Hepatitis B** Venerische Infektionen HIV-Praevalenzen b. Erwachsenen > 15% **Tollwut** Milzbrand			
Sonstige Beratungsinhalte	(siehe **Checklisten etc. im Serviceteil**)			
• allgemein	Flugreise (Langstrecke) Klima, Hygiene Reiseapotheke Auslandskrankenversicherung			
• bei Bedarf	Gesundheitszeugnis (Arbeits-/Langzeitaufenthalt)			
Bemerkungen	**Tollwut:** Moderne Gewebekultur-Impfstoffe und homologes Immunglobulin im Land schwer erhältlich. Im Bedarfsfall an deutsche Vertretung (Vertrauensarzt) wenden. Bei vorhersehbarem Risiko prophylaktische Impfung vor Reise empfohlen. Medizinische Versorgung: Landesweit ist mit erheblichen Engpässen bei der ärztlichen und medikamentösen Versorgung zu rechnen. Adäquate Ausstattung der **Reiseapotheke** (Zollbestimmungen beachten, Begleitattest ratsam, Muster im Serviceteil), **Auslandskrankenversicherung** mit Abdeckung des Rettungsrückflug-Risikos für Notfälle dringend empfohlen.			

Singapur

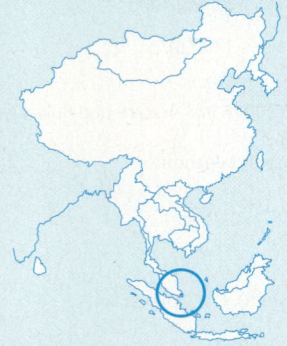

Klima
Tropisches Klima mit Hauptregenzeit von November bis Januar; durchschnittliche Temperatur ganzjährig um 27 °C.

Zeitdifferenz (zu Mitteleuropäischer Zeit):
MEZ + 7 Std.
(Europ. Sommerzeit + 6 Std.)

Hilfe in Notfällen
Deutsche Botschaft
50, Raffles Place
12-00 Singapore Land Tower
Singapur
Tel. (0065) 65 33 60 02

Impfvorschriften	
• direkt	keine
• aus Infektionsgebieten	Gelbfieber (ausgenommen Kinder unter 1 Jahr)
Impfempfehlungen	(**STIKO-Empfehlungen** siehe **Kapitel Reiseimpfungen**)
• alle Reisenden	altersentsprechende Standardimpfungen lt. STIKO überprüfen und ggf. ergänzen bzw. auffrischen. Besonders zu beachten: **Tetanus**, **Diphtherie**, **Pertussis**, **Polio**, **Masern** (Grundimmunisierung oder ggf. Auffrischung); **Grippe**, evtl. **Pneumokokken**: Alter > 60, chronische Krankheiten
• besondere Risiken	**Hepatitis A** [1,2,5,6], **Hepatitis B** [2,5,6], **Typhus** [1,2,5,6] 1 aktuelle Ausbrüche, 2 einfache Reisebedingungen, 3 Exposition im Endemiegebiet, 4 Tierkontakte, 5 spezielle berufliche/soziale Kontakte, 6 Einsätze (Katastrophen)
Malaria	keine
Besondere Infektionsrisiken	(**Fettdruck** = für die **Beratung aller Reisenden** relevant)
• oral	**Darminfektionen** Hepatitis A Typhus
• arthropod	**Dengue** Chikungunya Japanische Enzephalitis Einzelfälle
• diverse	Venerische Infektionen Hepatitis B Melioidose
Sonstige Beratungsinhalte	(siehe **Checklisten etc. im Serviceteil**)
• allgemein	Flugreise (Langstrecke) Klima Reiseapotheke Auslandskrankenversicherung
Bemerkungen	„**Haze**": Durch Brandrodung und Waldbrände in Malaysia und Indonesien verursachter Smog, der zu Schleimhaut- und Atemwegsreizungen führen kann. Gesundheitsstörungen können besonders bei Herz- und Lungenkranken, Asthmatikern, älteren Personen und Kleinkindern auftreten.

Slowakei

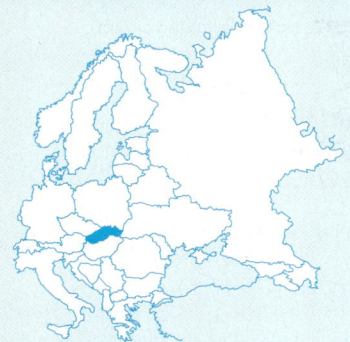

Klima
Gemäßigtes Klima mit Niederschlägen hauptsächlich im Sommer; durchschnittliche Temperatur in Bratislava im Januar 1,6 °C, im Juli 20 °C.

Zeitdifferenz (zu Mitteleuropäischer Zeit): ganzjährig keine

Hilfe in Notfällen
Deutsche Botschaft
Hviezdoslavovo Nam. 10
Bratislava
Tel. (0042 12) 59 20 44 00

Impfvorschriften	keine
Impfempfehlungen	(STIKO-Empfehlungen siehe **Kapitel Reiseimpfungen**)
• alle Reisenden	altersentsprechende Standardimpfungen lt. STIKO überprüfen und ggf. ergänzen bzw. auffrischen. Besonders zu beachten: **Tetanus, Diphtherie, Pertussis, Polio, Masern** (Grundimmunisierung oder ggf. Auffrischung); **Grippe**, evtl. **Pneumokokken**: Alter > 60, chronische Krankheiten
• besondere Risiken	**FSME** [2,3], **Hepatitis B** [2,5,6], **Tollwut** [4,6] 1 aktuelle Ausbrüche, 2 einfache Reisebedingungen, 3 Exposition im Endemiegebiet, 4 Tierkontakte, 5 spezielle berufliche/soziale Kontakte, 6 Einsätze (Katastrophen)
Malaria	keine
Besondere Infektionsrisiken	(**Fettdruck** = für die **Beratung aller Reisenden** relevant)
• oral	**Darminfektionen** Echinokokkose (E. multilocularis) **Hepatitis A**
• arthropod	**FSME** April–Oktober, Risiko landesweit, geringer in den zentralen Höhenlagen, herdförmig besonders hoch im SW (Westkarpaten und Donaubecken) mit den Gebieten um Bratislava und Komarno sowie um Levice, neuerdings auch in östlichen Landesteilen **Borreliose** April–Oktober West Nile-Fieber Sommer
• diverse	Venerische Infektionen Hepatitis B Tollwut
Sonstige Beratungsinhalte	(siehe **Checklisten etc. im Serviceteil**)
• allgemein	Reiseapotheke Auslandskrankenversicherung
• bei Bedarf	Gesundheitszeugnis (Arbeits-/Langzeitaufenthalt)

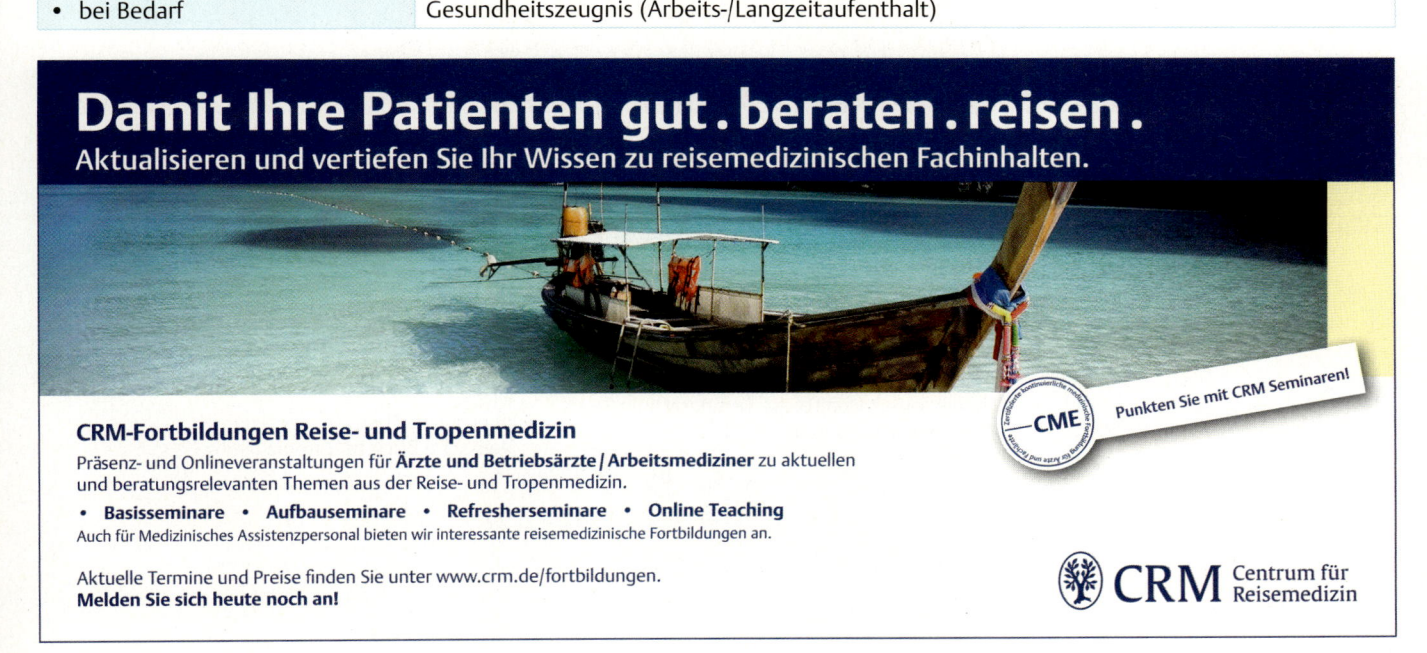

Slowenien

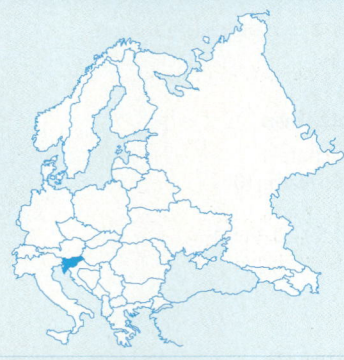

Klima
Gemäßigtes Klima mit reichlichen Niederschlägen; nur an der Adria sommertrocken; im Norden kontinentaler Einfluss; durchschnittliche Temperatur in Ljubljana im Januar -0,8 °C, im Juli 20,3 °C.

Zeitdifferenz (zu Mitteleuropäischer Zeit):
ganzjährig keine

Hilfe in Notfällen
Deutsche Botschaft
Presernowa 27
Ljubljana
Tel. (00386 1) 4 79 03 00

Impfvorschriften	keine
Impfempfehlungen	(**STIKO-Empfehlungen** siehe **Kapitel Reiseimpfungen**)
• alle Reisenden	altersentsprechende Standardimpfungen lt. STIKO überprüfen und ggf. ergänzen bzw. auffrischen. Besonders zu beachten: **Tetanus, Diphtherie, Pertussis, Polio, Masern** (Grundimmunisierung oder ggf. Auffrischung); **Grippe**, evtl. **Pneumokokken**: Alter > 60, chronische Krankheiten
• besondere Risiken	**FSME** [2,3], **Hepatitis A** [1,2,5,6,7], **Hepatitis B** [2,5,6,8], **Tollwut** [4,6] 1 aktuelle Ausbrüche, 2 einfache Reisebedingungen, 3 Exposition im Endemiegebiet, 4 Tierkontakte, 5 spezielle berufliche/soziale Kontakte, 6 Einsätze (Katastrophen), 7 Hygienemängel, 8 unzureichende medizinische Versorgung
Malaria	keine
Besondere Infektionsrisiken	(**Fettdruck** = für die **Beratung aller Reisenden** relevant)
• oral	**Darminfektionen** Hepatitis A
• arthropod	**FSME** April–Oktober, hohes Risiko landesweit, geringer in den zentralen und östlichen Landesteilen zwischen Save und Drau **Borreliose** April–Oktober Fièvre boutonneuse April–Oktober
• diverse	Venerische Infektionen Hepatitis B **Tollwut**
Sonstige Beratungsinhalte	(siehe **Checklisten etc. im Serviceteil**)
• allgemein	Hygiene Reiseapotheke Auslandskrankenversicherung

Solomon-Inseln s. Salomonen

Somalia

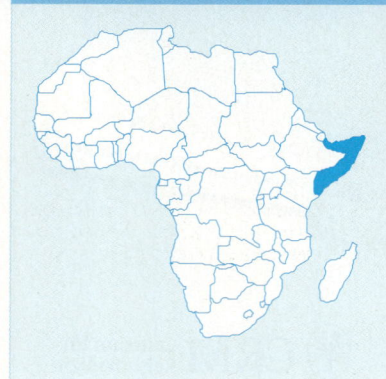

Klima
Tropisches trockenes Monsunklima mit zwei Regenzeiten (April - Juni und Okt. - Nov.) und zwei Trockenzeiten (Juli -Sep. und Dez. - März); an der Nordküste (Somaliland) kaum Niederschläge; durchschnittliche Temperatur in Mogadischu ganzjährig um 27 °C.

Zeitdifferenz (zu Mitteleuropäischer Zeit):
MEZ + 2 Std.
(Europ. Sommerzeit + 1 Std.)

Hilfe in Notfällen
zu erfragen über:
Deutsche Botschaft Kenia

Länderprofile | CRM-Handbuch Reisemedizin, Juni 2011 – November 2011

Impfvorschriften	
• direkt	**keine**
• aus Infektionsgebieten	Gelbfieber
• Abweichungen	Ein gültiger Impfnachweis gegen **Gelbfieber** und **Cholera** kann – abweichend von offiziellen Bestimmungen – gelegentlich verlangt werden. Besonders zu beachten bei – Ankunft aus einem Land der endemischen Zone bzw. Infektionsgebiet; – Einreise außerhalb des internationalen Flughafens der Hauptstadt.
Impfempfehlungen	(**STIKO-Empfehlungen** siehe **Kapitel Reiseimpfungen**)
• alle Reisenden	altersentsprechende Standardimpfungen lt. STIKO überprüfen und ggf. ergänzen bzw. auffrischen. Besonders zu beachten: **Tetanus, Diphtherie, Pertussis, Polio, Masern** (Grundimmunisierung oder ggf. Auffrischung); **Grippe**, evtl. **Pneumokokken**: Alter > 60, chronische Krankheiten; **zusätzlich für dieses Land: Hepatitis A,** **Gelbfieber** (bei Reisen in die endemischen Gebiete – s. Gelbfieberkarte im Kartenteil)
• besondere Risiken	**Cholera** [1,5,6,7], **Hepatitis B** [2,5,6,8], **Polio** [1,2,5,6,7], **Tollwut** [2,4,6,8], **Typhus** [1,2,5,6,7] 1 aktuelle Ausbrüche, 2 einfache Reisebedingungen, 3 Exposition im Endemiegebiet, 4 Tierkontakte, 5 spezielle berufliche/soziale Kontakte, 6 Einsätze (Katastrophen), 7 Hygienemängel, 8 unzureichende medizinische Versorgung
Malaria	
• Saison	ganzjährig
• Parasit	P. falciparum 95%, Resistenzen Chloroquin, Sulfa/Pyrimethamin-Kombinationen
• Epidemiologie	**hohes Risiko** landesweit
• Vorbeugung	**Expositionsprophylaxe!** | Medikation	regelm.	stand-by	Bemerkungen
---	---	---	---
Empfehlung DTG Tourist/organisiert/Hotel	AP, D*, M	Ø	ganzes Land ganzjährig
Erwägung für sonst. Aufenthalte hohes Risiko	AP, D*, M	Ø		 AP = Atovaquon/Proguanil (Malarone®), D = Doxycyclin, M = Mefloquin (Lariam®), Ø = keine In der Tabelle durch Komma getrennte Präparate sind als Alternativen zu verstehen. * Doxycyclin ist in Deutschland zur Malariaprophylaxe nicht zugelassen (s. Seite 318).
Besondere Infektionsrisiken	(**Fettdruck** = für die **Beratung aller Reisenden** relevant)
• oral	**Darminfektionen** **Hepatitis A, E** Polio Typhus Cholera
• arthropod	Leishmaniase, viszerale + cutane Filariose, lymphatische südliche Küstenregion Gelbfieber Dengue Rift Valley-Fieber Rückfallfieber, Zecken- Fièvre boutonneuse
• aerogen	Tuberkulose
• diverse	**Bilharziose** vorw. Flussgebiete Whebi-Skebeli und Ghenale Djuba Venerische Infektionen Hepatitis B, C Tollwut
Sonstige Beratungsinhalte	(siehe **Checklisten etc. im Serviceteil**)
• allgemein	Flugreise (Langstrecke) Klima, Hygiene Medizinische Versorgung, Reiseapotheke Auslandskrankenversicherung
Bemerkungen	**Medizinische Versorgung:** Landesweit ist mit erheblichen Engpässen bei der ärztlichen und medikamentösen Versorgung zu rechnen. Adäquate Ausstattung der **Reiseapotheke** (Zollbestimmungen beachten, Begleitattest ratsam, Muster im Serviceteil), **Auslandskrankenversicherung** mit Abdeckung des Rettungsrückflug-Risikos für Notfälle dringend empfohlen.

© Centrum für Reisemedizin

Länderprofile | CRM-Handbuch Reisemedizin, Juni 2011 – November 2011

Somaliland, Republik (nördl. Teil von Somalia)

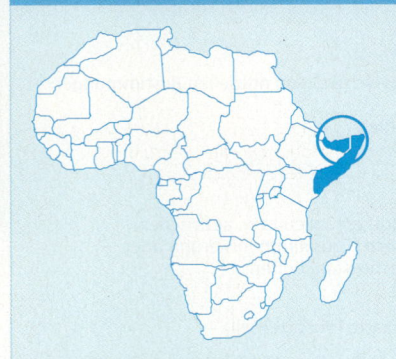

Die Republik Somaliland ist ein praktisch unabhängiger, international aber nicht anerkannter Staat.

Klima
Tropisches trockenes Klima; an der Nordküste kaum Niederschläge; im Bergland Niederschläge von April bis Oktober durch Südwestmonsun; durchschnittliche Temperatur in Berbera (Golf von Aden) im Januar 24,5 °C, im Juli 36,4 °C, in Hargeysa (1.200 m) im Januar 17,8 °C, im Juli 23,1 °C.

Zeitdifferenz (zu Mitteleuropäischer Zeit):
MEZ + 2 Std.
(Europ. Sommerzeit + 1 Std.)

Hilfe in Notfällen
zu erfragen über:
Deutsche Botschaft Kenia

Impfvorschriften	
• direkt	keine
• aus Infektionsgebieten	Gelbfieber
Impfempfehlungen	(**STIKO-Empfehlungen** siehe **Kapitel Reiseimpfungen**)
• alle Reisenden	altersentsprechende Standardimpfungen lt. STIKO überprüfen und ggf. ergänzen bzw. auffrischen. Besonders zu beachten: **Tetanus**, **Diphtherie**, **Pertussis**, **Polio**, **Masern** (Grundimmunisierung oder ggf. Auffrischung); **Grippe**, evtl. **Pneumokokken**: Alter > 60, chronische Krankheiten; **zusätzlich für dieses Land: Hepatitis A**, **Gelbfieber** (bei Reisen in die endemischen Gebiete – s. Gelbfieberkarte im Kartenteil)
• besondere Risiken	**Cholera** [1,5,6,7], **Hepatitis B** [2,5,6,8], **Polio** [1,2,5,6,7], **Tollwut** [2,4,6,8], **Typhus** [1,2,5,6,7] 1 aktuelle Ausbrüche, 2 einfache Reisebedingungen, 3 Exposition im Endemiegebiet, 4 Tierkontakte, 5 spezielle berufliche/soziale Kontakte, 6 Einsätze (Katastrophen), 7 Hygienemängel, 8 unzureichende medizinische Versorgung
Malaria	
• Saison	ganzjährig
• Parasit	P. falciparum 95 %, Resistenzen Chloroquin, Sulfa/Pyrimethamin-Kombinationen
• Epidemiologie	**hohes Risiko** landesweit
• Vorbeugung	**Expositionsprophylaxe!**

Medikation	regelm.	stand-by	Bemerkungen
Empfehlung DTG Tourist/organisiert/Hotel	AP,D*,M	Ø	ganzes Land ganzjährig
Erwägung für sonst. Aufenthalte hohes Risiko	AP,D*,M	Ø	

AP = Atovaquon/Proguanil (Malarone®), D = Doxycyclin, M = Mefloquin (Lariam®), Ø = keine
In der Tabelle durch Komma getrennte Präparate sind als Alternativen zu verstehen.
* Doxycyclin ist in Deutschland zur Malariaprophylaxe nicht zugelassen (s. Seite 318).

Besondere Infektionsrisiken	(**Fettdruck** = für die **Beratung aller Reisenden** relevant)
• oral	**Darminfektionen** **Hepatitis A, E** Polio Typhus Cholera
• arthropod	Leishmaniase, viszerale + cutane Gelbfieber Dengue Rift Valley-Fieber Rückfallfieber, Zecken- Fièvre boutonneuse
• aerogen	Tuberkulose
• diverse	**Bilharziose** Venerische Infektionen Hepatitis B, C Tollwut

© Centrum für Reisemedizin

Sonstige Beratungsinhalte	(siehe **Checklisten etc. im Serviceteil**)
• allgemein	Flugreise (Langstrecke) Klima, Hygiene Medizinische Versorgung, Reiseapotheke Auslandskrankenversicherung
Bemerkungen	**Medizinische Versorgung:** Landesweit ist mit erheblichen Engpässen bei der ärztlichen und medikamentösen Versorgung zu rechnen. Adäquate Ausstattung der **Reiseapotheke** (Zollbestimmungen beachten, Begleitattest ratsam, Muster im Serviceteil), **Auslandskrankenversicherung** mit Abdeckung des Rettungsrückflug-Risikos für Notfälle dringend empfohlen.

Spanien

Klima
Mittelmeerklima; im Nordwesten gemäßigtes Seeklima; durchschnittliche Temperatur in Madrid im Januar 4,9 °C, im Juli 24,2 °C.

Zeitdifferenz (zu Mitteleuropäischer Zeit):
ganzjährig keine
Kanarische Inseln
MEZ - 1 Std. ganzjährig

Hilfe in Notfällen
Deutsche Botschaft
Calle de Fortuny 8
Madrid
Tel. (0034 91) 5 57 90 00

Impfvorschriften	keine
Impfempfehlungen	(**STIKO-Empfehlungen** siehe **Kapitel Reiseimpfungen**)
• alle Reisenden	altersentsprechende Standardimpfungen lt. STIKO überprüfen und ggf. ergänzen bzw. auffrischen. Besonders zu beachten: **Tetanus, Diphtherie, Pertussis, Polio, Masern** (Grundimmunisierung oder ggf. Auffrischung); **Grippe**, evtl. **Pneumokokken**: Alter > 60, chronische Krankheiten
• besondere Risiken	**Hepatitis A** [1,2,5,6,7], **Hepatitis B** [2,5,6,8], **Meningokokken** (s. Bemerkungen) 1 aktuelle Ausbrüche, 2 einfache Reisebedingungen, 3 Exposition im Endemiegebiet, 4 Tierkontakte, 5 spezielle berufliche/soziale Kontakte, 6 Einsätze (Katastrophen), 7 Hygienemängel, 8 unzureichende medizinische Versorgung
Malaria	keine
Besondere Infektionsrisiken	(**Fettdruck** = für die **Beratung aller Reisenden** relevant)
• oral	**Darminfektionen** **Hepatitis A** Brucellose Echinokokkose (E. granulosus)
• arthropod	Leishmaniase, viszerale + cutane Küstenregionen am Mittelmeer, Balearen Phlebotomus-Fieber Mittelmeerküste und Inseln, in den letzten Jahren auch Galicien, Baskenland und im Landesinneren (Madrid) West Nile-Fieber Andalusien Borreliose April–Oktober Fièvre boutonneuse April–Oktober, auch auf den Inseln
• diverse	Venerische Infektionen **Hepatitis B** Tollwut z. Zt. geringes Risiko nur durch Fledermäuse
Sonstige Beratungsinhalte	(siehe **Checklisten etc. im Serviceteil**)
• allgemein	Hygiene Reiseapotheke Auslandskrankenversicherung
• bei Bedarf	Tauchen Aufenthalt in großen Höhen Gesundheitszeugnis (Arbeits-/Langzeitaufenthalt)
Bemerkungen	Die **Meningitis-Impfung Typ C** gehört in diesem Land für bestimmte Altersgruppen (in der Regel Kinder und Jugendliche) zum allgemeinen Impfprogramm. Nach den geltenden Empfehlungen der STIKO wird die Meningitis-Impfung dadurch zur Reise-impfung für „Schüler/Studenten vor Langzeitaufenthalten in Ländern mit empfohlener allgemeiner Impfung für Jugendliche oder selektiver Impfung für Schüler/Studenten entsprechend den Empfehlungen der Zielländer". Die Angaben unter Spanien gelten auch für das Fürstentum **Andorra** mit folgenden **Abweichungen**: Impfempfehlung für Meningitis entfällt; keine besonderen Infektionsrisiken, kein Beratungsbedarf für Tauchsport.

Länderprofile CRM-Handbuch Reisemedizin, Juni 2011 – November 2011

Sri Lanka

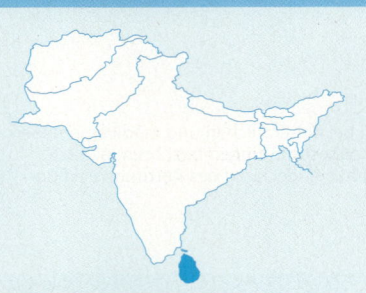

Klima
Tropisches Monsunklima mit ganzjährig hohen Temperaturen und hoher Luftfeuchtigkeit; im Südwesten Regenzeit von Mai bis September, im Norden und Osten ausgeprägte Trockenzeit von mehreren Monaten, an der Ostküste unregelmäßige Niederschläge von Dezember bis Februar; durchschnittliche Temperatur in Colombo ganzjährig um 27 °C.

Zeitdifferenz (zu Mitteleuropäischer Zeit):
MEZ + 5 Std.
(Europ. Sommerzeit + 4 Std.)

Hilfe in Notfällen
Deutsche Botschaft
40, Alfred House Avenue
Colombo
Tel. (0094 11) 2 58 04 31

Impfvorschriften	
• direkt	keine
• aus Infektionsgebieten	Gelbfieber (ausgenommen Kinder unter 1 Jahr)

Impfempfehlungen	(STIKO-Empfehlungen siehe Kapitel Reiseimpfungen)
• alle Reisenden	altersentsprechende Standardimpfungen lt. STIKO überprüfen und ggf. ergänzen bzw. auffrischen. Besonders zu beachten: **Tetanus**, **Diphtherie**, **Pertussis**, **Polio**, **Masern** (Grundimmunisierung oder ggf. Auffrischung); **Grippe**, evtl. **Pneumokokken**: Alter > 60, chronische Krankheiten; **zusätzlich für dieses Land: Hepatitis A**
• besondere Risiken	**Hepatitis B** [2,5,6,8], **Japanische Enzephalitis** [2,3], **Tollwut** [2,4,6,8], **Typhus** [1,2,5,6,7] 1 aktuelle Ausbrüche, 2 einfache Reisebedingungen, 3 Exposition im Endemiegebiet, 4 Tierkontakte, 5 spezielle berufliche/soziale Kontakte, 6 Einsätze (Katastrophen), 7 Hygienemängel, 8 unzureichende medizinische Versorgung

Malaria	**Karte Malaria – Indischer Subkontinent** siehe Kartenanhang
• Saison	ganzjährig
• Parasit	P. vivax vorwiegend; P. falciparum insgesamt 5%, Resistenzen Chloroquin, Sulfa/Pyrimethamin-Kombinationen
• Epidemiologie	**mittleres Risiko** in den nördlichen, östlichen und zentralen Landesteilen, am höchsten im NW; **geringes Risiko** im SW mit den meisten Touristikgebieten, **sehr geringes** bzw. **kein Risiko** in den Distrikten Colombo, Galle, Gampaha, Kalutara, Matara, Nuwara Eliya, Kandy und Umland
• Vorbeugung	**Expositionsprophylaxe!**

Medikation	regelm.	stand-by	Bemerkungen
Empfehlung DTG Tourist/organisiert/Hotel	Ø	AL, AP	ausgewiesene Risikogebiete ganzjährig
Erwägung für sonst. Aufenthalte			Reisestil u. Reisezeit beachten
mittleres Risiko	AP, D*, M oder Ø	Ø AL, AP	
geringes Risiko	Ø	AL, AP	

AL = Artemether/Lumefantrin (Riamet®), AP = Atovaquon/Proguanil (Malarone®), D = Doxycyclin, M = Mefloquin (Lariam®), Ø = keine
In der Tabelle durch Komma getrennte Präparate sind als Alternativen zu verstehen.
* Doxycyclin ist in Deutschland zur Malariaprophylaxe nicht zugelassen (s. Seite 318).

Malaria-Risiko (Details s. Epidemiologie)
- gering
- mittel

▲ Berge
● Wichtige Städte
∗ Sehenswürdigkeiten

Wildschutzgebiete/Nationalparks:
1-Sinharaja RF
2-Uda-Walawe NP
3-Yala NP
4-Bundala NP

Länderprofile | CRM-Handbuch Reisemedizin, Juni 2011 – November 2011

Besondere Infektionsrisiken	(**Fettdruck** = für die **Beratung aller Reisenden** relevant)
• oral	**Darminfektionen** **Hepatitis A** Typhus
• arthropod	**Dengue** vorw. Oktober–Dezember und Mai–Juli Filariose, lymphatische Küstengebiet im SW Japanische Enzephalitis bes. Reisanbaugebiete im zentralen Hochland unterhalb 1.200 m und Küstenebene um Colombo Chikungunya Fleckfieber, Milben- vorw. im S
• diverse	Venerische Infektionen Hepatitis B Leptospirose Melioidose **Tollwut**
Sonstige Beratungsinhalte	(siehe **Checklisten etc. im Serviceteil**)
• allgemein	Flugreise (Langstrecke) Klima, Hygiene Reiseapotheke Auslandskrankenversicherung
• bei Bedarf	Tauchen
Bemerkungen	**Medizinische Versorgung:** Außerhalb der Großstädte und Touristikzentren ist mit erheblichen Engpässen bei der ärztlichen und medikamentösen Versorgung zu rechnen. Adäquate Ausstattung der **Reiseapotheke** (Zollbestimmungen beachten, Begleitattest ratsam, Muster im Serviceteil), **Auslandskrankenversicherung** mit Abdeckung des Rettungsrückflug-Risikos für Notfälle dringend empfohlen.

St. Helena (zu Großbritannien)

Klima Mildes, ozeanisches Klima.	**Zeitdifferenz** (zu Mitteleuropäischer Zeit): MEZ -1 Std. (Europ. Sommerzeit - 2 Std.)

Impfvorschriften	
• direkt	**keine**
• aus Infektionsgebieten	Gelbfieber (ausgenommen Kinder unter 1 Jahr)
Impfempfehlungen	(STIKO-Empfehlungen siehe **Kapitel Reiseimpfungen**)
• alle Reisenden	altersentsprechende Standardimpfungen lt. STIKO überprüfen und ggf. ergänzen bzw. auffrischen. Besonders zu beachten: **Tetanus, Diphtherie, Pertussis, Polio, Masern** (Grundimmunisierung oder ggf. Auffrischung); Grippe, evtl. **Pneumokokken**: Alter > 60, chronische Krankheiten
• besondere Risiken	**Hepatitis A** [1,2,5,6,7], **Hepatitis B** [2,5,6,8] 1 aktuelle Ausbrüche, 2 einfache Reisebedingungen, 3 Exposition im Endemiegebiet, 4 Tierkontakte, 5 spezielle berufliche/soziale Kontakte, 6 Einsätze (Katastrophen), 7 Hygienemängel, 8 unzureichende medizinische Versorgung
Malaria	**keine**
Besondere Infektionsrisiken	(**Fettdruck** = für die **Beratung aller Reisenden** relevant)
• oral	**Darminfektionen** Hepatitis A
• diverse	Venerische Infektionen

Länderprofile | CRM-Handbuch Reisemedizin, Juni 2011 – November 2011

St. Helena (Forts.)

Sonstige Beratungsinhalte	(siehe **Checklisten etc. im Serviceteil**)
• allgemein	Flugreise (Langstrecke) Klima, Hygiene Reiseapotheke Auslandskrankenversicherung
• bei Bedarf	Tauchen

St. Kitts und Nevis

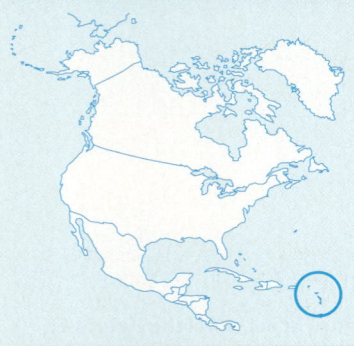

Klima
Tropisches feuchtes Klima;
Temperatur ganzjährig um 26 °C.

Zeitdifferenz (zu Mitteleuropäischer Zeit):
MEZ - 5 Std.
(Europ. Sommerzeit - 6 Std.)

Hilfe in Notfällen
zu erfragen über:
Deutsche Botschaft
Trinidad und Tobago

Impfvorschriften	
• direkt	keine
• aus Infektionsgebieten	Gelbfieber (ausgenommen Kinder unter 1 Jahr)
Impfempfehlungen	(**STIKO-Empfehlungen** siehe **Kapitel Reiseimpfungen**)
• alle Reisenden	altersentsprechende Standardimpfungen lt. STIKO überprüfen und ggf. ergänzen bzw. auffrischen. Besonders zu beachten: **Tetanus**, **Diphtherie**, **Pertussis**, **Polio**, **Masern** (Grundimmunisierung oder ggf. Auffrischung); **Grippe**, evtl. **Pneumokokken**: Alter > 60, chronische Krankheiten; **zusätzlich für dieses Land: Hepatitis A**
• besondere Risiken	**Hepatitis B** [2,5,6,8], **Typhus** [1,2,5,6,7] 1 aktuelle Ausbrüche, 2 einfache Reisebedingungen, 3 Exposition im Endemiegebiet, 4 Tierkontakte, 5 spezielle berufliche/soziale Kontakte, 6 Einsätze (Katastrophen), 7 Hygienemängel, 8 unzureichende medizinische Versorgung
Malaria	keine
Besondere Infektionsrisiken	(**Fettdruck** = für die **Beratung aller Reisenden** relevant)
• oral	**Darminfektionen** **Hepatitis A** Typhus
• arthropod	**Dengue**
• diverse	Bilharziose herdförmiges Vorkommen möglich Venerische Infektionen
Sonstige Beratungsinhalte	(siehe **Checklisten etc. im Serviceteil**)
• allgemein	Flugreise (Langstrecke) Klima, Hygiene Reiseapotheke Auslandskrankenversicherung
• bei Bedarf	Tauchen Gesundheitszeugnis (Arbeits-/Langzeitaufenthalt)
Bemerkungen	**Ciguatera-Fischvergiftung:** Saisonales Risiko bei Verzehr von größeren Raubfischen (auch gegart). Örtliche Warnhinweise beachten!

© Centrum für Reisemedizin

St. Lucia

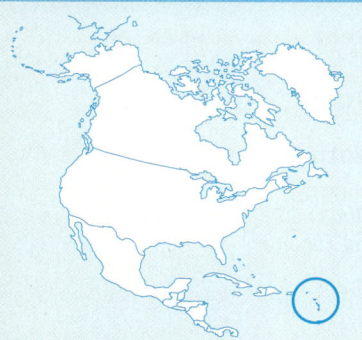

Klima
Tropisches Klima; durchschnittliche Temperatur ganzjährig um 27 °C.

Zeitdifferenz (zu Mitteleuropäischer Zeit):
MEZ - 5 Std.
(Europ. Sommerzeit - 6 Std.)

Hilfe in Notfällen
zu erfragen über:
Deutsche Botschaft
Trinidad und Tobago

Impfvorschriften	
• direkt	**keine**
• aus Infektionsgebieten	Gelbfieber (ausgenommen Kinder unter 1 Jahr)
Impfempfehlungen	(**STIKO-Empfehlungen** siehe **Kapitel Reiseimpfungen**)
• alle Reisenden	altersentsprechende Standardimpfungen lt. STIKO überprüfen und ggf. ergänzen bzw. auffrischen. Besonders zu beachten: **Tetanus**, **Diphtherie**, **Pertussis**, **Polio**, **Masern** (Grundimmunisierung oder ggf. Auffrischung); **Grippe**, evtl. **Pneumokokken**: Alter > 60, chronische Krankheiten; **zusätzlich für dieses Land: Hepatitis A**
• besondere Risiken	**Hepatitis B** [2,5,6,8], **Typhus** [1,2,5,6,7] 1 aktuelle Ausbrüche, 2 einfache Reisebedingungen, 3 Exposition im Endemiegebiet, 4 Tierkontakte, 5 spezielle berufliche/soziale Kontakte, 6 Einsätze (Katastrophen), 7 Hygienemängel, 8 unzureichende medizinische Versorgung
Malaria	**keine**
Besondere Infektionsrisiken	(**Fettdruck** = für die **Beratung aller Reisenden** relevant)
• oral	**Darminfektionen** **Hepatitis A** Typhus
• arthropod	**Dengue**
• diverse	Bilharziose Leptospirose Venerische Infektionen
Sonstige Beratungsinhalte	(siehe **Checklisten etc. im Serviceteil**)
• allgemein	Flugreise (Langstrecke) Klima, Hygiene Reiseapotheke Auslandskrankenversicherung
• bei Bedarf	Tauchen
Bemerkungen	**Ciguatera-Fischvergiftung:** Saisonales Risiko bei Verzehr von größeren Raubfischen (auch gegart). Örtliche Warnhinweise beachten!

Länderprofile CRM-Handbuch Reisemedizin, Juni 2011 – November 2011

St. Vincent und die Grenadinen

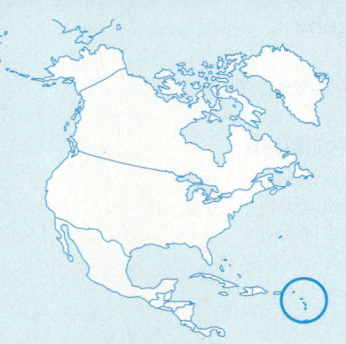

Klima
Tropisches Klima mit Trockenzeit von Januar bis Mai; durchschnittliche Temperatur ganzjährig um 27 °C.

Zeitdifferenz (zu Mitteleuropäischer Zeit):
MEZ - 5 Std.
(Europ. Sommerzeit - 6 Std.)

Hilfe in Notfällen
zu erfragen über:
Deutsche Botschaft
Trinidad und Tobago

Impfvorschriften	
• direkt	keine
• aus Infektionsgebieten	Gelbfieber (ausgenommen Kinder unter 1 Jahr)
Impfempfehlungen	(**STIKO-Empfehlungen** siehe **Kapitel Reiseimpfungen**)
• alle Reisenden	altersentsprechende Standardimpfungen lt. STIKO überprüfen und ggf. ergänzen bzw. auffrischen. Besonders zu beachten: **Tetanus, Diphtherie, Pertussis, Polio, Masern** (Grundimmunisierung oder ggf. Auffrischung); **Grippe**, evtl. **Pneumokokken**: Alter > 60, chronische Krankheiten; **zusätzlich für dieses Land: Hepatitis A**
• besondere Risiken	**Hepatitis B** [2,5,6,8], **Typhus** [1,2,5,6,7] 1 aktuelle Ausbrüche, 2 einfache Reisebedingungen, 3 Exposition im Endemiegebiet, 4 Tierkontakte, 5 spezielle berufliche/soziale Kontakte, 6 Einsätze (Katastrophen), 7 Hygienemängel, 8 unzureichende medizinische Versorgung
Malaria	keine
Besondere Infektionsrisiken	(**Fettdruck** = für die **Beratung aller Reisenden** relevant)
• oral	**Darminfektionen** **Hepatitis A** Typhus
• arthropod	**Dengue**
• diverse	Bilharziose herdförmiges Vorkommen möglich Leptospirose Venerische Infektionen
Sonstige Beratungsinhalte	(siehe **Checklisten etc. im Serviceteil**)
• allgemein	Flugreise (Langstrecke) Klima, Hygiene Reiseapotheke Auslandskrankenversicherung
• bei Bedarf	Tauchen
Bemerkungen	**Ciguatera-Fischvergiftung:** Saisonales Risiko bei Verzehr von größeren Raubfischen (auch gegart). Örtliche Warnhinweise beachten!

Länderprofile | CRM-Handbuch Reisemedizin, Juni 2011 – November 2011

Südafrika

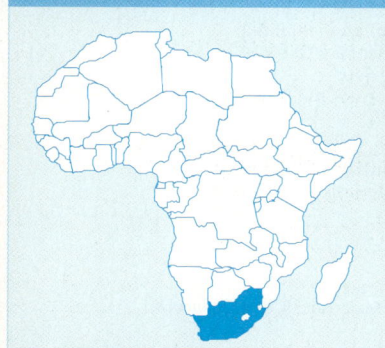

Klima
Kapland winterfeucht, sonst warmgemäßigtes subtropisches Klima; Sommerniederschläge (November bis Mai) von Osten nach Westen stark abnehmend; durchschnittliche Temperatur in Kapstadt im Juli 12,6° C, im Februar 21,5 °C.

Zeitdifferenz (zu Mitteleuropäischer Zeit):
MEZ + 1 Std.
(Europ. Sommerzeit ± 0 Std.)

Hilfe in Notfällen
Deutsche Botschaft
180, Blackwood Street, Arcadia
Pretoria
Tel. (0027 12) 4 27 89 00

Impfvorschriften	
• direkt	keine
• aus Infektionsgebieten	Gelbfieber (ausgenommen Kinder unter 1 Jahr)
Impfempfehlungen	(STIKO-Empfehlungen siehe Kapitel Reiseimpfungen)
• alle Reisenden	altersentsprechende Standardimpfungen lt. STIKO überprüfen und ggf. ergänzen bzw. auffrischen. Besonders zu beachten: **Tetanus, Diphtherie, Pertussis, Polio, Masern** (Grundimmunisierung oder ggf. Auffrischung); **Grippe**, evtl. **Pneumokokken**: Alter > 60, chronische Krankheiten
• besondere Risiken	**Cholera** [1,5,6,7], **Hepatitis A** [1,2,5,6,7], **Hepatitis B** [2,5,6,8], **Polio** [1,2,5,6,7], **Tollwut** [2,4,6,8] 1 aktuelle Ausbrüche, 2 einfache Reisebedingungen, 3 Exposition im Endemiegebiet, 4 Tierkontakte, 5 spezielle berufliche/soziale Kontakte, 6 Einsätze (Katastrophen), 7 Hygienemängel, 8 unzureichende medizinische Versorgung
Malaria	**Karte Malaria – Südliches Afrika** siehe Kartenanhang
• Saison	ganzjährig, verstärkt Oktober–Mai
• Parasit	P. falciparum -90%, Resistenzen Chloroquin, Sulfa/Pyrimethamin-Kombinationen
• Epidemiologie	**hohes Risiko** Tiefland im N und O der Provinz Limpopo (ehem. Nord-Provinz) und im O von Mpumalanga (einschließlich der Nationalparks) sowie Küstengebiet im NO von KwaZulu-Natal, besonders in und nach der Regenzeit (Okt–Mai); im Krüger-Park nimmt das Risiko von W nach O und von N nach S zu; **mittleres bzw. geringes Risiko** im N der Provinz Limpopo (ehem. Nord-Provinz) sowie in der Übergangszone Richtung Witwatersrand; **geringes Risiko** in den genannten Risikogebieten in der Trockenzeit (Juni–Sep); **kein Risiko** in den übrigen Landesteilen

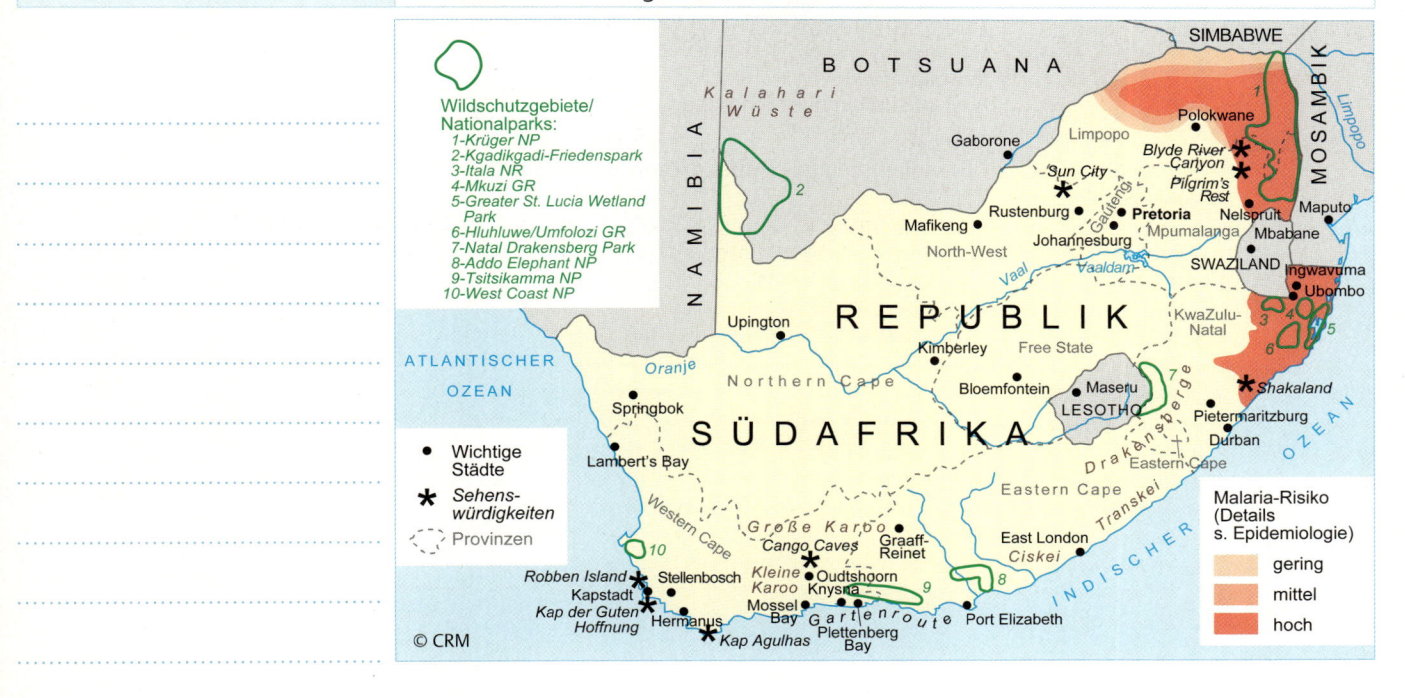

Wildschutzgebiete/Nationalparks:
1-Krüger NP
2-Kgadikgadi-Friedenspark
3-Itala NR
4-Mkuzi GR
5-Greater St. Lucia Wetland Park
6-Hluhluwe/Umfolozi GR
7-Natal Drakensberg Park
8-Addo Elephant NP
9-Tsitsikamma NP
10-West Coast NP

Malaria-Risiko (Details s. Epidemiologie)
- gering
- mittel
- hoch

Südafrika (Forts.)

Vorbeugung	Expositionsprophylaxe!			
	Medikation	**regelm.**	**stand-by**	**Bemerkungen**
	Empfehlung DTG	AP, D*, M	Ø	Gebiete mit hohem Risiko inkl. Krüger-Park Okt-Mai;
	Tourist/organisiert/Hotel	Ø	AL, AP	dort Juni–Sep;
		Ø	Ø	übrige Gebiete mit Risiko ganzjährig
	Erwägung für sonst. Aufenthalte			Reisestil u. Reisezeit beachten
	hohes Risiko	AP, D*, M	Ø	Für Aufenthalt im Krüger-NP < 3 Nächte Risiko-Abwägung!
	mittleres Risiko	AP, D*, M oder	Ø	
		Ø	AL, AP	
	geringes Risiko	Ø	AL, AP	
	AL = Artemether/Lumefantrin (Riamet®), AP = Atovaquon/Proguanil (Malarone®), D = Doxycyclin, M = Mefloquin (Lariam®), Ø = keine In der Tabelle durch Komma getrennte Präparate sind als Alternativen zu verstehen. *Doxycyclin ist in Deutschland zur Malariaprophylaxe nicht zugelassen (s. Seite 318).			

Besondere Infektionsrisiken
(**Fettdruck** = für die **Beratung aller Reisenden** relevant)

- oral

  Darminfektionen
  Hepatitis A
  Polio
  Cholera
  Brucellose

- arthropod

  Sindbis-Fieber
  Chikungunya vorw. im NO
  Dengue
  West Nile-Fieber
  Rift Valley-Fieber
  Fièvre boutonneuse
  Krim-Kongo hämorrhagisches Fieber
  Pest Naturherde im N

- aerogen

  Tuberkulose

- diverse

  Bilharziose Nordprovinz, Mpumalanga und KwaZulu-Natal (einschließlich der Nationalparks); östliche Kap-Provinz: küstennahe Flussniederungen bis Port Elizabeth
  Venerische Infektionen HIV-Praevalenzen b. Erwachsenen > 15%
  Hepatitis B
  Tollwut
  Milzbrand vorw. Nordwest-Provinz

Sonstige Beratungsinhalte
(siehe **Checklisten etc. im Serviceteil**)

- allgemein

  Flugreise (Langstrecke)
  Hygiene
  Reiseapotheke
  Auslandskrankenversicherung

- bei Bedarf

  Tauchen
  Gesundheitszeugnis (Arbeits-/Langzeitaufenthalt)

**Malarone® / Malarone® Junior
Wirkstoffe:** Atovaquon und Proguanil **Zusammensetzung:** Eine Filmtablette Malarone enthält: 250 mg Atovaquon, 100 mg Proguanilhydrochlorid. Eine Filmtablette Malarone® Junior enthält: 62,5 mg Atovaquon, 25 mg Proguanilhydrochlorid. Weitere Bestandteile: Tablettenkern: Poloxamer 188, mikrokristalline Cellulose, Hyprolose, Povidon K30, Carboxymethylstärke-Natrium (Typ A) (Ph. Eur.), Magnesiumstearat (Ph. Eur.). Filmüberzug: Hypromellose, Titandioxid, Eisen(III)-oxid, Macrogol 400, Macrogol 8000. **Anwendungsgebiete:** Malarone® Junior: Prophylaxe der Malaria tropica bei Personen mit 11–40 kg Körpergewicht (KG), Behandlung von akuter, unkomplizierter Malaria tropica bei Kindern mit 5 bis <11 kg KG. Malarone®: Prophylaxe der Malaria tropica bei Personen ab 40 kg KG und Behandlung von akuter, unkomplizierter Malaria tropica bei Personen ab 11 kg KG. Anwendung von Malarone® Junior und Malarone® insbesondere dann, wenn Resistenzen von P. falciparum gegenüber anderen Malariamitteln bestehen können, da Malarone® auch i.d.R. gegen P. falciparum Erreger wirkt, die gegen ein oder mehrere andere Malariamittel resistent sind. **Gegenanzeigen:** Überempfindlichkeit gegenüber Atovaquon, Proguanilhydrochlorid oder einem der Hilfsstoffe. Kontraindiziert zur Malariaprophylaxe bei Patienten mit schwerer Einschränkung der Nierenfunktion (Kreatinin-Clearance < 30 ml/min). **Nebenwirkungen:** Bei Anwendung von Malarone®, Atovaquon oder Proguanil wurden folgende unerwünschte Reaktionen beobachtet: Allergische Reaktionen (z. B. Hautausschlag, Juckreiz), Erythema multiforme, Stevens-Johnson-Syndrom, Bauchschmerzen, Durchfall, Übelkeit und Erbrechen, Appetitlosigkeit, Mundschleimhautentzündung, Geschwüre im Mund, Entzündung der Blutgefäße (Vaskulitis), gelbe Verfärbung von Haut und Augen (Hepatitis und Cholestase), Husten, Fieber, Kopfschmerzen, Schwindel, Schlaflosigkeit, seltsame Träume einschließlich Albträume oder Halluzinationen, Krampfanfälle, Angstgefühl, Depression, Panikattacken und Weinen, Herzrasen oder Herzklopfen, Haarausfall. Weitere Nebenwirkungen, die auftauchen können, sind: Eine zu geringe Anzahl roter (Anämie) oder weißer Blutkörperchen (Neutropenie) und bei Personen mit schweren Nierenproblemen eine zu geringe Anzahl von Blutplättchen, erhöhte Amylasewerte, niedrige Natriumspiegel und erhöhte Leberenzymwerte. **Dosierung:** Die Einnahme der Tagesdosis sollte einmal täglich mit einer Mahlzeit oder mit einem Milchgetränk jeden Tag zur gleichen Zeit erfolgen. **Prophylaxe:** Beginn 24 oder 48 Stunden vor der Einreise in ein Malaria-Endemiegebiet, während der Dauer des Aufenthaltes im Risikogebiet (soll 28 Tage nicht überschreiten) sowie weitere 7 Tage nach Verlassen des Gebietes. Personen > 40 kg KG 1 Tabl. Malarone® tgl.; Personen mit 11–40 kg KG: 11–20 kg KG 1 Tabl. Malarone® Junior tgl.; 21–30 kg KG 2 Tabl. Malarone® Junior tgl.; 31–40 kg KG 3 Tabl. Malarone® Junior tgl.; **Behandlung:** Personen > 40 kg KG: je 4 Malarone® Tabl. als Einzeldosis an 3 aufeinander folgenden Tagen. Kinder mit 11–20 kg KG: je 1 Tabl. Malarone® an 3 aufeinander folgenden Tagen, 21–30 kg KG: je 2 Tabl. Malarone® als Einzeldosis an 3 aufeinander folgenden Tagen, 31–40 kg KG: je 3 Tabl. Malarone® als Einzeldosis an 3 aufeinander folgenden Tagen, 5–8 kg KG: je 2 Tabl. Malarone® Junior als Einzeldosis an 3 aufeinander folgenden Tagen; 9–10 kg KG: je 3 Tabl. Malarone® Junior als Einzeldosis an 3 aufeinander folgenden Tagen. Weitere Hinweise s. Fachinformationen. **Packungsgröße:** Blisterpackungen mit 12 Filmtabletten. **Verschreibungspflichtig.**
GlaxoSmithKline GmbH & Co.KG, 80700 München
Oktober 2010

Unser MED INFO & SERVICE CENTER
erreichen Sie montags bis freitags
von 8 bis 20 Uhr (gebührenfrei)
Tel. 0800 122 33 55
Fax 0800 122 33 66
E-Mail: service.info@gsk.com
E-Mail: medizin.info@gsk.com

Für weitere Informationen empfehlen wir:
www.reisemedizin.de und www.fit-for-travel.de

1) Hogh et al. Lancet 2000; 356: 1888-94.
2) Overbosch D., Schilthuis H., Bienzle U. et al. Clin Infect Dis 2001; 33: 1015-21.
3) Looareesuwan S. et al. Am J Trop Med Hyg 1999; 60:526-532.

Malaria tropica – Prophylaxe, Therapie (Stand-by)

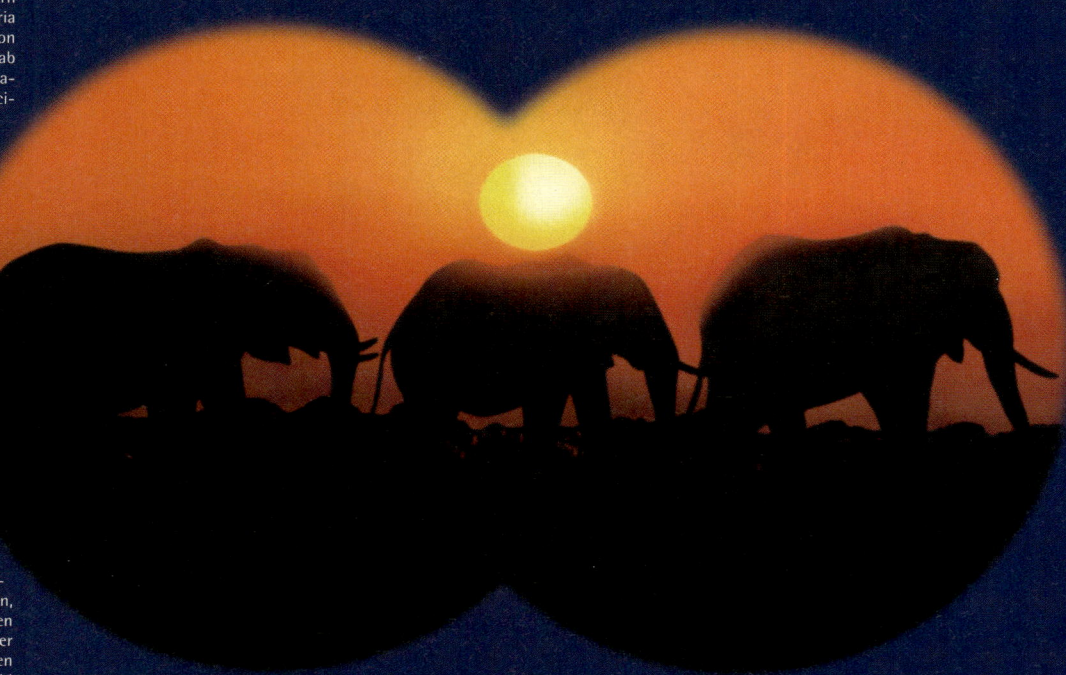

Malarone®
ATOVAQUON + PROGUANIL

- **Hohe Sicherheit der Prophylaxe bei besserer Verträglichkeit**
  gegenüber Chloroquin und Proguanil[1] oder Mefloquin[2]

- **Ausgezeichnete Wirksamkeit**
  auch gegen Mefloquin-resistente P. falciparum[3]

- **Einfache Einnahme, bessere Compliance:**[1][2]
  täglich, nur 1 bis 2 Tage vor, während und
  7 Tage nach Aufenthalt im Malariagebiet

- **www.fit-for-travel.de**

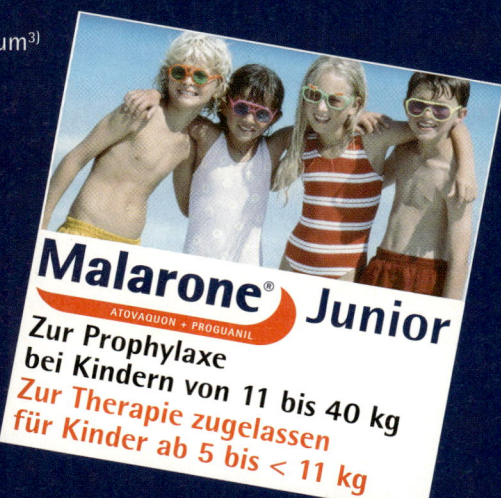

Malarone® Junior
ATOVAQUON + PROGUANIL
Zur Prophylaxe
bei Kindern von 11 bis 40 kg
Zur Therapie zugelassen
für Kinder ab 5 bis < 11 kg

gsk GlaxoSmithKline

Sudan

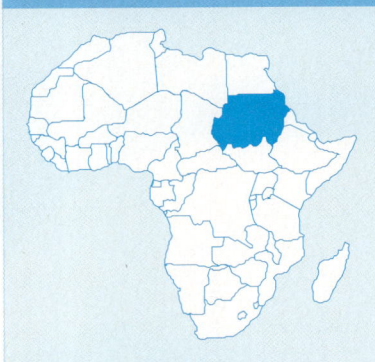

Klima
Im Norden Wüstenklima mit sehr geringen Niederschlägen, sonst tropisches wechselfeuchtes Klima mit Sommerregenzeit von April bis November; durchschnittliche Temperatur in Khartum im Januar 22,8 °C, im Juni 33,9 °C.

Zeitdifferenz (zu Mitteleuropäischer Zeit):
MEZ + 2 Std.
(Europ. Sommerzeit + 1 Std.)

Hilfe in Notfällen
Deutsche Botschaft
53, Baladia Street
Block No. 8 D, Plot No. 2
Khartum
Tel. (00249 183) 74 50 55, 77 79-90

Impfvorschriften
- **direkt**: keine
- **aus Infektionsgebieten**: Gelbfieber (ausgenommen Kinder unter 9 Monaten). Ein Impfnachweis kann bei der Ausreise von allen Reisenden verlangt werden.

Impfempfehlungen
(STIKO-Empfehlungen siehe Kapitel Reiseimpfungen)

- **alle Reisenden**: altersentsprechende Standardimpfungen lt. STIKO überprüfen und ggf. ergänzen bzw. auffrischen. Besonders zu beachten: **Tetanus, Diphtherie, Pertussis, Polio, Masern** (Grundimmunisierung oder ggf. Auffrischung); **Grippe**, evtl. **Pneumokokken**: Alter > 60, chronische Krankheiten; **zusätzlich für dieses Land: Hepatitis A, Polio, Gelbfieber** (südlich des 15. Breitengrades)

- **besondere Risiken**: **Cholera** [1,5,6,7], **Hepatitis B** [2,5,6,8], **Meningokokken** [1,2,5], **Tollwut** [2,4,6,8], **Typhus** [1,2,5,6,7]
  1 aktuelle Ausbrüche, 2 einfache Reisebedingungen, 3 Exposition im Endemiegebiet, 4 Tierkontakte, 5 spezielle berufliche/soziale Kontakte, 6 Einsätze (Katastrophen), 7 Hygienemängel, 8 unzureichende medizinische Versorgung

Malaria
- **Saison**: ganzjährig, im N vorwiegend in den Sommermonaten
- **Parasit**: P. falciparum 90 %, Resistenzen Chloroquin, Sulfa/Pyrimethamin-Kombinationen
- **Epidemiologie**:
  hohes Risiko im Niltal südlich vom Lake Nasser;
  mittleres Risiko nach N abnehmend, in den südlichen Landesteilen;
  geringes Risiko oder **sehr geringes Risiko** in der Nordhälfte des Landes und am Roten Meer nördlich von Port Sudan;
  Khartum und Port Sudan gelten als **malariafrei**
- **Vorbeugung**: **Expositionsprophylaxe!**

Medikation	regelm.	stand-by	Bemerkungen
Empfehlung DTG Tourist/organisiert/Hotel	AP, D*, M	Ø	ganzjährig in der Südhälfte des Landes
	Ø	AL, AP	in der Nordhälfte des Landes
Erwägung für sonst. Aufenthalte			Reisestil u. Reisezeit beachten
hohes Risiko	AP, D*, M	Ø	
mittleres Risiko	AP, D*, M oder Ø	Ø AL, AP	
geringes Risiko	Ø	AL, AP	

AL = Artemether/Lumefantrin (Riamet®), AP = Atovaquon/Proguanil (Malarone®), D = Doxycyclin, M = Mefloquin (Lariam®), Ø = keine
In der Tabelle durch Komma getrennte Präparate sind als Alternativen zu verstehen.
* Doxycyclin ist in Deutschland zur Malariaprophylaxe nicht zugelassen (s. Seite 318).

Besondere Infektionsrisiken
(**Fettdruck** = für die **Beratung aller Reisenden** relevant)

- **oral**:
  Darminfektionen
  Hepatitis A, E
  Polio
  Typhus
  Cholera
  Brucellose
  Echinokokkose (E. granulosus)

• arthropod	**Leishmaniase, viszerale** + cutane besonders im O Phlebotomus-Fieber Gelbfieber südlich 15° N Dengue Rift Valley-Fieber Filariose, lymphatische + Onchozerkose + Loa-loa Krim-Kongo hämorrhagisches Fieber West Nile-Fieber Rückfallfieber, Zecken- Rückfallfieber, Läuse- Fleckfieber, Läuse-	
• aerogen	**Meningokokken-Meningitis** Dezember–Mai Tuberkulose	
• diverse	**Bilharziose** vorw. Niltal und südliche Provinzen **Hepatitis B**, C Venerische Infektionen **Tollwut**	
Sonstige Beratungsinhalte	(siehe **Checklisten etc. im Serviceteil**)	
• allgemein	Flugreise (Langstrecke) Klima, Hygiene Gifttiere Reiseapotheke Auslandskrankenversicherung	
Bemerkungen	**Medizinische Versorgung:** Es ist mit erheblichen Engpässen bei der ärztlichen und medikamentösen Versorgung zu rechnen. Adäquate Ausstattung der **Reiseapotheke** (Zollbestimmungen beachten, Begleitattest ratsam, Muster im Serviceteil), **Auslandskrankenversicherung** mit Abdeckung des Rettungsrückflug-Risikos für Notfälle dringend empfohlen.	

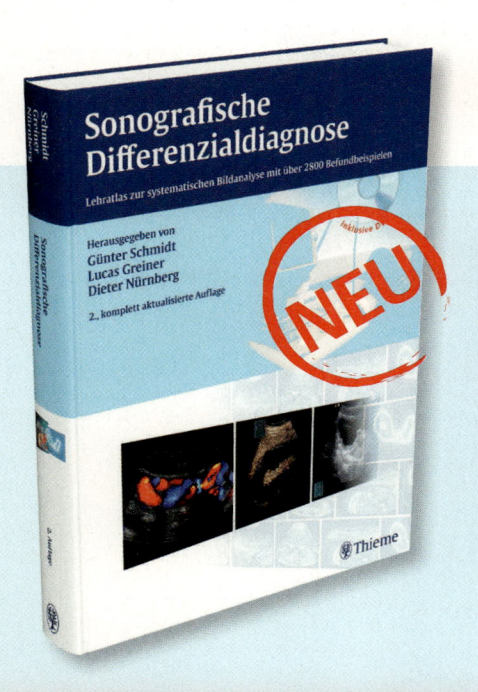

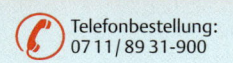

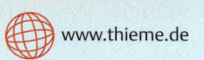

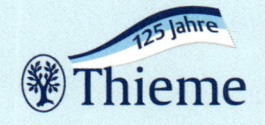

Länderprofile | CRM-Handbuch Reisemedizin, Juni 2011 – November 2011

Südsudan (South Sudan)

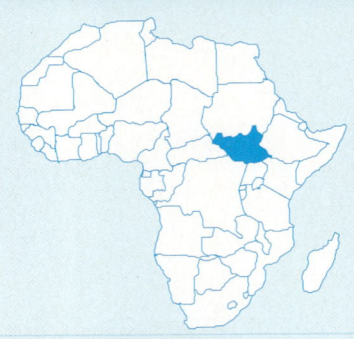

Der Südsudan ist seit 2005 autonome Region im Süden des Sudan. Dlie Unabhängigkeitserklärung ist für den 9. Juli 2011 vorgesehen.

Klima
Tropisch wechselfeuchtes Klima mit Sommerregenzeit von April bis November; durchschnittliche Temperatur in Juba im Februar 28,0 °C, im Juli 24,1 °C.

Zeitdifferenz (zu Mitteleuropäischer Zeit):
MEZ + 2 Std.
(Europ. Sommerzeit + 1 Std.)

Hilfe in Notfällen
Deutsche Botschaft (Sudan)
53, Baladia Street
Block No. 8 D, Plot No. 2
Khartum
Tel. (00249 183) 74 50 55, 77 79-90

Impfvorschriften	
• direkt	**keine**
• aus Infektionsgebieten	Gelbfieber (ausgenommen Kinder unter 9 Monaten) Ein Impfnachweis kann bei der Ausreise von allen Reisenden verlangt werden.
Impfempfehlungen	(**STIKO-Empfehlungen** siehe **Kapitel Reiseimpfungen**)
• alle Reisenden	altersentsprechende Standardimpfungen lt. STIKO überprüfen und ggf. ergänzen bzw. auffrischen. Besonders zu beachten: **Tetanus**, **Diphtherie**, **Pertussis**, **Polio**, **Masern** (Grundimmunisierung oder ggf. Auffrischung); **Grippe**, evtl. **Pneumokokken**: Alter > 60, chronische Krankheiten; **zusätzlich für dieses Land: Hepatitis A, Polio, Gelbfieber**
• besondere Risiken	**Cholera** [1,5,6,7], **Hepatitis B** [2,5,6,8], **Meningokokken** [1,2,5], **Tollwut** [2,4,6,8], **Typhus** [1,2,5,6,7] 1 aktuelle Ausbrüche, 2 einfache Reisebedingungen, 3 Exposition im Endemiegebiet, 4 Tierkontakte, 5 spezielle berufliche/soziale Kontakte, 6 Einsätze (Katastrophen), 7 Hygienemängel, 8 unzureichende medizinische Versorgung
Malaria	
• Saison	ganzjährig
• Parasit	P. falciparum 90%, Resistenzen Chloroquin, Sulfa/Pyrimethamin-Kombinationen
• Epidemiologie	**hohes Risiko** landesweit
• Vorbeugung	**Expositionsprophylaxe!**

Medikation	regelm.	stand-by	Bemerkungen
Empfehlung DTG Tourist/organisiert/Hotel	AP, D*, M	Ø	ganzjährig
Erwägung für sonst. Aufenthalte hohes Risiko	AP, D*, M	Ø	

AP = Atovaquon/Proguanil (Malarone®), D = Doxycyclin, M = Mefloquin (Lariam®), Ø = keine
In der Tabelle durch Komma getrennte Präparate sind als Alternativen zu verstehen.
* Doxycyclin ist in Deutschland zur Malariaprophylaxe nicht zugelassen (s. Seite 318).

Besondere Infektionsrisiken	(**Fettdruck** = für die **Beratung aller Reisenden** relevant)
• oral	**Darminfektionen** **Hepatitis A**, E **Polio** Typhus Cholera Brucellose Echinokokkose (E. granulosus)
• arthropod	**Leishmaniase, viszerale** + cutane Phlebotomus-Fieber Gelbfieber Dengue Rift Valley-Fieber Filariose, lymphatische + Onchozerkose + Loa-loa Krim-Kongo hämorrhagisches Fieber West Nile-Fieber Rückfallfieber, Zecken- Rückfallfieber, Läuse- Fleckfieber, Läuse- **Schlafkrankheit**

© Centrum für Reisemedizin

• aerogen	**Meningokokken-Meningitis** Dezember–Mai Tuberkulose	
• diverse	**Bilharziose** **Hepatitis B**, C Venerische Infektionen **Tollwut** Ebola-Fieber	
Sonstige Beratungsinhalte	(siehe **Checklisten etc. im Serviceteil**)	
• allgemein	Flugreise (Langstrecke) Klima, Hygiene Gifttiere Reiseapotheke Auslandskrankenversicherung	
Bemerkungen	**Medizinische Versorgung:** Es ist mit erheblichen Engpässen bei der ärztlichen und medikamentösen Versorgung zu rechnen. Adäquate Ausstattung der **Reiseapotheke** (Zollbestimmungen beachten, Begleitattest ratsam, Muster im Serviceteil), **Auslandskrankenversicherung** mit Abdeckung des Rettungsrückflug-Risikos für Notfälle dringend empfohlen.	

Suriname

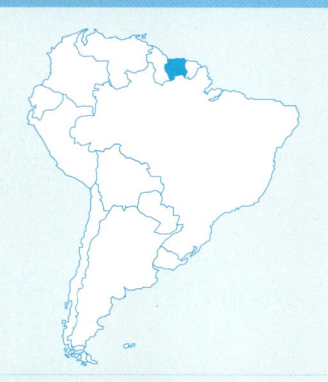

Klima
Tropisches Klima mit gleichbleibend hohen Jahrestemperaturen um 27 °C; zwei Regenzeiten (Mai bis August und November bis Januar).

Zeitdifferenz (zu Mitteleuropäischer Zeit):
MEZ -4 Std.
(Europ. Sommerzeit -5 Std.)

Hilfe in Notfällen
zu erfragen über:
Deutsche Botschaft
Trinidad und Tobago

Impfvorschriften	
• direkt	**keine**
• aus Infektionsgebieten	Gelbfieber (ausgenommen Kinder unter 1 Jahr)
Impfempfehlungen	(**STIKO-Empfehlungen** siehe **Kapitel Reiseimpfungen**)
• alle Reisenden	altersentsprechende Standardimpfungen lt. STIKO überprüfen und ggf. ergänzen bzw. auffrischen. Besonders zu beachten: **Tetanus**, **Diphtherie**, **Pertussis**, **Polio**, **Masern** (Grundimmunisierung oder ggf. Auffrischung); **Grippe**, evtl. **Pneumokokken**: Alter > 60, chronische Krankheiten; **zusätzlich für dieses Land: Hepatitis A, Gelbfieber**
• besondere Risiken	**Hepatitis B** [2,5,6,8], **Tollwut** [2,4,6,8], **Typhus** [1,2,5,6,7] 1 aktuelle Ausbrüche, 2 einfache Reisebedingungen, 3 Exposition im Endemiegebiet, 4 Tierkontakte, 5 spezielle berufliche/soziale Kontakte, 6 Einsätze (Katastrophen), 7 Hygienemängel, 8 unzureichende medizinische Versorgung
Malaria	**Karte Malaria – Südamerika** siehe Kartenanhang
• Saison	ganzjährig
• Parasit	P. falciparum insgesamt 22 %, Resistenzen Chloroquin, Sulfa/Pyrimethamin-Kombinationen, Mefloquin, partiell Chinin;
• Epidemiologie	**hohes Risiko** in den südlichen Landesteilen, am höchsten entlang der Ostgrenze mit Französisch Guayana und im Bereich der Goldbergwerke; **geringes Risiko** im Paramaribo-Distrikt und den übrigen Küstenregionen

Suriname (Forts.)

• Vorbeugung	**Expositionsprophylaxe!**			
	Medikation	**regelm.**	**stand-by**	**Bemerkungen**
	Empfehlung DTG	AP, D*, M	Ø	Gebiete mit hohem Risiko
	Tourist/organisiert/Hotel	Ø	AL, AP	Gebiete mit geringem Risiko ganzjährig
	Erwägung für sonst. Aufenthalte			Reisestil u. Reisezeit beachten
	hohes Risiko	AP, D*, M	Ø	
	geringes Risiko	Ø	AL, AP	
	AL = Artemether/Lumefantrin (Riamet®), AP = Atovaquon/Proguanil (Malarone®), D = Doxycyclin, M = Mefloquin (Lariam®), Ø = keine In der Tabelle durch Komma getrennte Präparate sind als Alternativen zu verstehen. * Doxycyclin ist in Deutschland zur Malariaprophylaxe nicht zugelassen (s. Seite 318).			

Besondere Infektionsrisiken	(**Fettdruck** = für die **Beratung aller Reisenden** relevant)
• oral	**Darminfektionen** **Hepatitis A** Typhus Brucellose
• arthropod	**Dengue** Leishmaniase, cutane + mucocutane Filariose, lymphatische Gelbfieber Chagas-Krankheit
• aerogen	Histoplasmose Tuberkulose
• diverse	Bilharziose mittlere Küstenregion Venerische Infektionen Hepatitis B, C Leptospirose Tollwut

Sonstige Beratungsinhalte	(siehe **Checklisten etc. im Serviceteil**)
• allgemein	Flugreise (Langstrecke) Klima, Hygiene Reiseapotheke Auslandskrankenversicherung

Swasiland

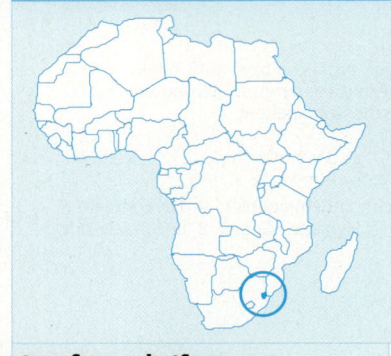

	Klima	**Zeitdifferenz** (zu Mitteleuropäischer Zeit):
	Warmgemäßigtes subtropisches Klima, Niederschläge hauptsächlich in den Sommermonaten Oktober bis März; durchschnittliche Temperatur in Mbabane im Juni 12 °C, im Januar 20 °C.	MEZ + 1 Std. (Europ. Sommerzeit ± 0 Std.) **Hilfe in Notfällen** zu erfragen über: Deutsche Botschaft Südafrika

Impfvorschriften	
• direkt	**keine**
• aus Infektionsgebieten	Gelbfieber

Impfempfehlungen	(**STIKO-Empfehlungen** siehe **Kapitel Reiseimpfungen**)
• alle Reisenden	altersentsprechende Standardimpfungen lt. STIKO überprüfen und ggf. ergänzen bzw. auffrischen. Besonders zu beachten: **Tetanus**, **Diphtherie**, **Pertussis**, **Polio**, **Masern** (Grundimmunisierung oder ggf. Auffrischung); **Grippe**, evtl. **Pneumokokken**: Alter > 60, chronische Krankheiten; **zusätzlich für dieses Land: Hepatitis A**
• besondere Risiken	**Cholera** [1,5,6,7], **Hepatitis B** [2,5,6,8], **Polio** [1,2,5,6,7], **Tollwut** [2,4,6,8] 1 aktuelle Ausbrüche, 2 einfache Reisebedingungen, 3 Exposition im Endemiegebiet, 4 Tierkontakte, 5 spezielle berufliche/soziale Kontakte, 6 Einsätze (Katastrophen), 7 Hygienemängel, 8 unzureichende medizinische Versorgung

Malaria	**Karte Malaria – Südliches Afrika** siehe Kartenanhang
• Saison	ganzjährig, verstärkt September–Juni
• Parasit	P. falciparum 90%, Resistenzen Chloroquin
• Epidemiologie	**hohes Risiko** Regenwaldebene im O (Big Bend, Mhlume, Simunye und Tshaneni) während der Regenzeit (September–Juni); **mittleres Risiko** dort während der Trockenzeit; **geringes Risiko** in Mbabana und höher gelegenen Gebieten im W
• Vorbeugung	**Expositionsprophylaxe!**

Medikation	regelm.	stand-by	Bemerkungen
Empfehlung DTG Tourist/organisiert/Hotel	AP, D*, M Ø	Ø AL, AP	Tiefland im O Sep-Juni Juli–Aug
Erwägung für sonst. Aufenthalte hohes Risiko mittleres Risiko geringes Risiko	 AP, D*, M AP, D*, M oder Ø Ø	 Ø Ø AL, AP AL, AP	Reisestil u. Reisezeit beachten

AL = Artemether/Lumefantrin (Riamet®), AP = Atovaquon/Proguanil (Malarone®), D = Doxycyclin, M = Mefloquin (Lariam®), Ø = keine
In der Tabelle durch Komma getrennte Präparate sind als Alternativen zu verstehen.
* Doxycyclin ist in Deutschland zur Malariaprophylaxe nicht zugelassen (s. Seite 318).

Besondere Infektionsrisiken	(**Fettdruck** = für die **Beratung aller Reisenden** relevant)
• oral	**Darminfektionen** **Hepatitis A** Polio Cholera
• arthropod	Chikungunya Fièvre boutonneuse Schlafkrankheit Übertragung sporadisch möglich West Nile-Fieber
• aerogen	Tuberkulose
• diverse	**Bilharziose** **Hepatitis B**, C Venerische Infektionen HIV-Praevalenzen b. Erwachsenen > 15% Tollwut
Sonstige Beratungsinhalte	(siehe **Checklisten etc. im Serviceteil**)
• allgemein	Flugreise (Langstrecke) Gifttiere Hygiene Reiseapotheke Auslandskrankenversicherung
Bemerkungen	**Medizinische Versorgung:** Landesweit ist mit erheblichen Engpässen bei der ärztlichen und medikamentösen Versorgung zu rechnen. Adäquate Ausstattung der **Reiseapotheke** (Zollbestimmungen beachten, Begleitattest ratsam, Muster im Serviceteil), **Auslandskrankenversicherung** mit Abdeckung des Rettungsrückflug-Risikos für Notfälle dringend empfohlen.

Syrien

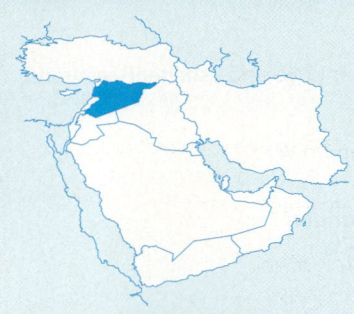

Klima
Subtropisches trockenes Klima, im Westen Winterregen; durchschnittliche Temperatur in Damaskus im Januar 7 °C, im August 28 °C.

Zeitdifferenz (zu Mitteleuropäischer Zeit):
MEZ + 1 Std.
Oktober MEZ ± 0 Std.

Hilfe in Notfällen
Deutsche Botschaft
Abdulmunem Al-Riad Street
corner Ebla Street, Malki
Damaskus
Tel. (00963 11) 37 90 00 00

Impfvorschriften	
• direkt	**keine**
• aus Infektionsgebieten	Gelbfieber
Impfempfehlungen	(STIKO-Empfehlungen siehe Kapitel Reiseimpfungen)
• alle Reisenden	altersentsprechende Standardimpfungen lt. STIKO überprüfen und ggf. ergänzen bzw. auffrischen. Besonders zu beachten: **Tetanus, Diphtherie, Pertussis, Polio, Masern** (Grundimmunisierung oder ggf. Auffrischung); **Grippe**, evtl. **Pneumokokken**: Alter > 60, chronische Krankheiten; **zusätzlich für dieses Land: Hepatitis A**
• besondere Risiken	**Hepatitis B** [2,5,6,8], **Tollwut** [2,4,6,8] 1 aktuelle Ausbrüche, 2 einfache Reisebedingungen, 3 Exposition im Endemiegebiet, 4 Tierkontakte, 5 spezielle berufliche/soziale Kontakte, 6 Einsätze (Katastrophen), 7 Hygienemängel, 8 unzureichende medizinische Versorgung

Malaria

• Saison	Mai–Oktober
• Parasit	P. vivax ausschließlich
• Epidemiologie	**geringes Risiko** herdförmig im Norden, speziell im Al Hasaka-Gouvernorat (Grenzgebiet zur Türkei und zum Irak), keine autochthonen Fälle seit 2005; **kein Risiko** in den übrigen Landesteilen
• Vorbeugung	**Expositionsprophylaxe!**

Medikation	regelm.	stand-by	Bemerkungen
Empfehlung DTG Tourist/organisiert/Hotel	Ø	Ø	nördliches Grenzgebiet minimales Risiko Mai-Okt
Erwägung für sonst. Aufenthalte geringes Risiko	Ø	C	Reisestil u. Reisezeit beachten

C = Chloroquin (Resochin® u.a.), Ø = keine

Besondere Infektionsrisiken
(**Fettdruck** = für die **Beratung aller Reisenden** relevant)

• oral	**Darminfektionen** **Hepatitis A**, E Echinokokkose (E. granulosus) Brucellose
• arthropod	**Leishmaniase, cutane** landesweit Leishmaniase, viszerale im NW Phlebotomus-Fieber Krim-Kongo hämorrhagisches Fieber West Nile-Fieber
• diverse	Bilharziose vorw. am Oberlauf des Euphrat und im N bis zur Türkei Hepatitis B Tollwut

Sonstige Beratungsinhalte
(siehe **Checklisten** etc. im Serviceteil)

• allgemein	Flugreise (Langstrecke) Hygiene, Reiseapotheke Auslandskrankenversicherung
• bei Bedarf	Gesundheitszeugnis (Arbeits-/Langzeitaufenthalt)
Bemerkungen	In ländlichen Gegenden ist mit erheblichen Engpässen bei der **medizinischen Versorgung** zu rechnen. Adäquate Ausstattung der Reiseapotheke, Auslandskrankenversicherung mit Abdeckung des Rücktransport-Risikos für Notfälle ist dringend zu empfehlen.

Tahiti s. Franz. Polynesien

Tadschikistan

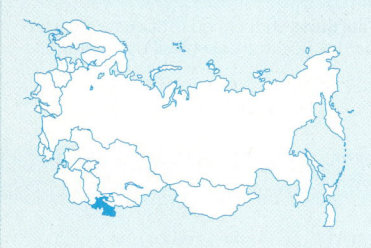

Klima
Kontinentales Gebirgsklima mit kalten Wintern, in den Niederungen teils subtropisch mild; heiße, trockene Sommer; durchschnittliche Temperatur in Duschanbe im Januar 1,4 °C, im Juli 28,2 °C.

Zeitdifferenz (zu Mitteleuropäischer Zeit):
MEZ + 4 Std.
(Europ. Sommerzeit + 3 Std.)

Hilfe in Notfällen
Deutsche Botschaft
Ul. Somoni 59/1
Duschanbe
Tel. (00992 37) 2 21 21-89, -98
(00992 43) 3 77 30 00

Impfvorschriften	keine
Impfempfehlungen	(**STIKO-Empfehlungen** siehe **Kapitel Reiseimpfungen**)
• alle Reisenden	altersentsprechende Standardimpfungen lt. STIKO überprüfen und ggf. ergänzen bzw. auffrischen. Besonders zu beachten: **Tetanus**, **Diphtherie**, **Pertussis**, **Polio**, **Masern** (Grundimmunisierung oder ggf. Auffrischung); **Grippe**, evtl. **Pneumokokken**: Alter > 60, chronische Krankheiten; **zusätzlich für dieses Land: Hepatitis A, Polio**
• besondere Risiken	**Hepatitis B** [2,5,6,8], **Tollwut** [2,4,6,8], **Typhus** [1,2,5,6,7] 1 aktuelle Ausbrüche, 2 einfache Reisebedingungen, 3 Exposition im Endemiegebiet, 4 Tierkontakte, 5 spezielle berufliche/soziale Kontakte, 6 Einsätze (Katastrophen), 7 Hygienemängel, 8 unzureichende medizinische Versorgung
Malaria	**Karte Malaria – Türkei/GUS-Länder** siehe Kartenanhang
• Saison	Juni–Oktober
• Parasit	P. vivax vorwiegend; P. falciparum Anteil regional 1–16 %, Resistenzen Chloroquin, Sulfa/Pyrimethamin-Kombinationen (im Süden)
• Epidemiologie	**mittleres Risiko** herdförmig im südlichen Tiefland (Grenzgebiet zu Afghanistan), vor allem in der Khatlon-Region; **geringes Risiko** fast ausschließlich durch P. vivax herdförmig in ländlichen Regionen von Dushanbe (W), Gorno-Badakhshan (zentral) und Leninabad (N); **kein Risiko** im Winter, im Hochland sowie in Städten
• Vorbeugung	**Expositionsprophylaxe!**

Medikation	regelm.	stand-by	Bemerkungen
Empfehlung DTG Tourist/organisiert/Hotel	Ø	C	in Gebieten mit Risiko Juni–Okt
Erwägung für sonst. Aufenthalte mittleres Risiko	C oder	AL, AP	Reisestil u. Reisezeit beachten
	Ø	AL, AP	
geringes Risiko	Ø	C	

AL = Artemether/Lumefantrin (Riamet®), AP = Atovaquon/Proguanil (Malarone®),
C = Chloroquin (Resochin® u. a.), Ø = keine
In der Tabelle durch Komma getrennte Präparate sind als Alternativen zu verstehen.

Besondere Infektionsrisiken	(**Fettdruck** = für die **Beratung aller Reisenden** relevant)
• oral	**Darminfektionen** **Hepatitis A**, E **Polio** Typhus Echinokokkose (E. granulosus)
• arthropod	Leishmaniase, cutane sporadisch im S Borreliose April–Oktober Krim-Kongo hämorrhagisches Fieber April–Oktober
• aerogen	Tuberkulose
• diverse	**Hepatitis B, C** Venerische Infektionen Milzbrand Tollwut

Tadschikistan (Forts.)

Sonstige Beratungsinhalte	(siehe **Checklisten etc. im Serviceteil**)
• allgemein	Flugreise (Langstrecke) Hygiene Reiseapotheke Auslandskrankenversicherung
• bei Bedarf	Aufenthalt in großen Höhen
Bemerkungen	Landesweit ist mit erheblichen Engpässen bei der **medizinischen Versorgung** zu rechnen. Adäquate Ausstattung der Reiseapotheke, Auslandskrankenversicherung mit Abdeckung des Rücktransport-Risikos für Notfälle ist dringend zu empfehlen.

Taiwan

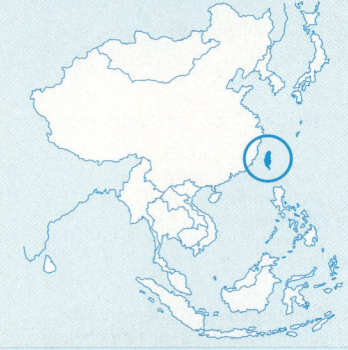

Klima
Tropisches bis subtropisches Monsunklima mit Jahresmitteltemperaturen von 21 °C im Norden bis 25 °C im Süden;
durchschnittliche Temperatur in Taipeh im Februar 14 °C, im Juli 28,2 °C.

Zeitdifferenz (zu Mitteleuropäischer Zeit):
MEZ +7 Std.
(Europ. Sommerzeit +6 Std.)

Hilfe in Notfällen
Deutsches Institut
4F, No. 2, Minsheng East Road, Sec. 3
Taipei, Taiwan 104
Tel. (00886 2) 25 01 61 88

Impfvorschriften	keine
Impfempfehlungen	(**STIKO-Empfehlungen** siehe **Kapitel Reiseimpfungen**)
• alle Reisenden	altersentsprechende Standardimpfungen lt. STIKO überprüfen und ggf. ergänzen bzw. auffrischen. Besonders zu beachten: **Tetanus, Diphtherie, Pertussis, Polio, Masern** (Grundimmunisierung oder ggf. Auffrischung); **Grippe**, evtl. **Pneumokokken**: Alter > 60, chronische Krankheiten; **zusätzlich für dieses Land: Hepatitis A**
• besondere Risiken	Cholera [1,5,6,7], **Hepatitis B** [2,5,6,8], **Japanische Enzephalitis** [2,3], **Typhus** [1,2,5,6,7] 1 aktuelle Ausbrüche, 2 einfache Reisebedingungen, 3 Exposition im Endemiegebiet, 4 Tierkontakte, 5 spezielle berufliche/soziale Kontakte, 6 Einsätze (Katastrophen), 7 Hygienemängel, 8 unzureichende medizinische Versorgung
Malaria	keine
Besondere Infektionsrisiken	(Fettdruck = für die **Beratung aller Reisenden** relevant)
• oral	**Darminfektionen** **Hepatitis A** Cholera Typhus Clonorchiasis Paragonimiasis Hand-Fuß-Mund-Krankheit (auch aerogen)
• arthropod	**Dengue** Juni–Oktober Japanische Enzephalitis April–Oktober, ländliche und suburbane Gebiete Borreliose vorw. Im N Fleckfieber, Milben-
• diverse	**Hepatitis B** Venerische Infektionen Melioidose
Sonstige Beratungsinhalte	(siehe **Checklisten etc. im Serviceteil**)
• allgemein	Flugreise (Langstrecke) Klima, Hygiene Reiseapotheke Auslandskrankenversicherung
Bemerkungen	Taiwan wird von der Mehrzahl der Länder nicht als eigenständiger Staat anerkannt. Die **medizinische Versorgung** kann vor allem in ländlichen Gebieten problematisch sein.

Länderprofile | CRM-Handbuch Reisemedizin, Juni 2011 – November 2011

Tansania

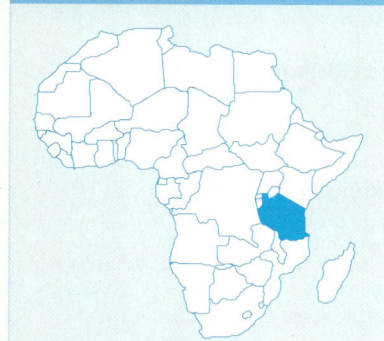

Klima
Überwiegend tropisches Hochlandklima mit Jahresmitteltemperaturen um 20 °C; Küstenbereich ganzjährig tropisch-heiß (Jahresmittel um 26 °C); Regenzeit von Dezember bis Mai, in Äquatornähe zwei Regenperioden (März bis Mai und Oktober/November).

Zeitdifferenz (zu Mitteleuropäischer Zeit):
MEZ + 2 Std.
(Europ. Sommerzeit + 1 Std.)

Hilfe in Notfällen
Deutsche Botschaft
Umoja House, Mirambo Street / Garden Ave., 2nd Floor
Daressalam
Tel. (00255 22) 2 11 74-09 bis -15

Impfvorschriften	
• direkt	**keine**
• aus Infektionsgebieten	Gelbfieber (ausgenommen Kinder unter 1 Jahr)
• Abweichungen	Seit Mitte Januar 2008 wird bei Einreise verstärkt der Nachweis einer gültigen **Gelbfieber**-Impfung kontrolliert. Dies gilt besonders für die Einreise nach Sansibar.
Impfempfehlungen	(**STIKO-Empfehlungen** siehe **Kapitel Reiseimpfungen**)
• alle Reisenden	altersentsprechende Standardimpfungen lt. STIKO überprüfen und ggf. ergänzen bzw. auffrischen. Besonders zu beachten: **Tetanus, Diphtherie, Pertussis, Polio, Masern** (Grundimmunisierung oder ggf. Auffrischung); **Grippe**, evtl. **Pneumokokken**: Alter > 60, chronische Krankheiten; **zusätzlich für dieses Land: Hepatitis A, Gelbfieber**
• besondere Risiken	**Cholera** [1,5,6,7], **Hepatitis B** [2,5,6,8], **Meningokokken** [1,2,5], **Polio** [1,2,5,6,7], **Tollwut** [2,4,6,8], **Typhus** [1,2,5,6,7] 1 aktuelle Ausbrüche, 2 einfache Reisebedingungen, 3 Exposition im Endemiegebiet, 4 Tierkontakte, 5 spezielle berufliche/soziale Kontakte, 6 Einsätze (Katastrophen), 7 Hygienemängel, 8 unzureichende medizinische Versorgung
Malaria	
• Saison	ganzjährig, verstärkt während der Regenzeit
• Parasit	P. falciparum >85 %, Resistenzen Chloroquin, Sulfa/Pyrimethamin-Kombinationen

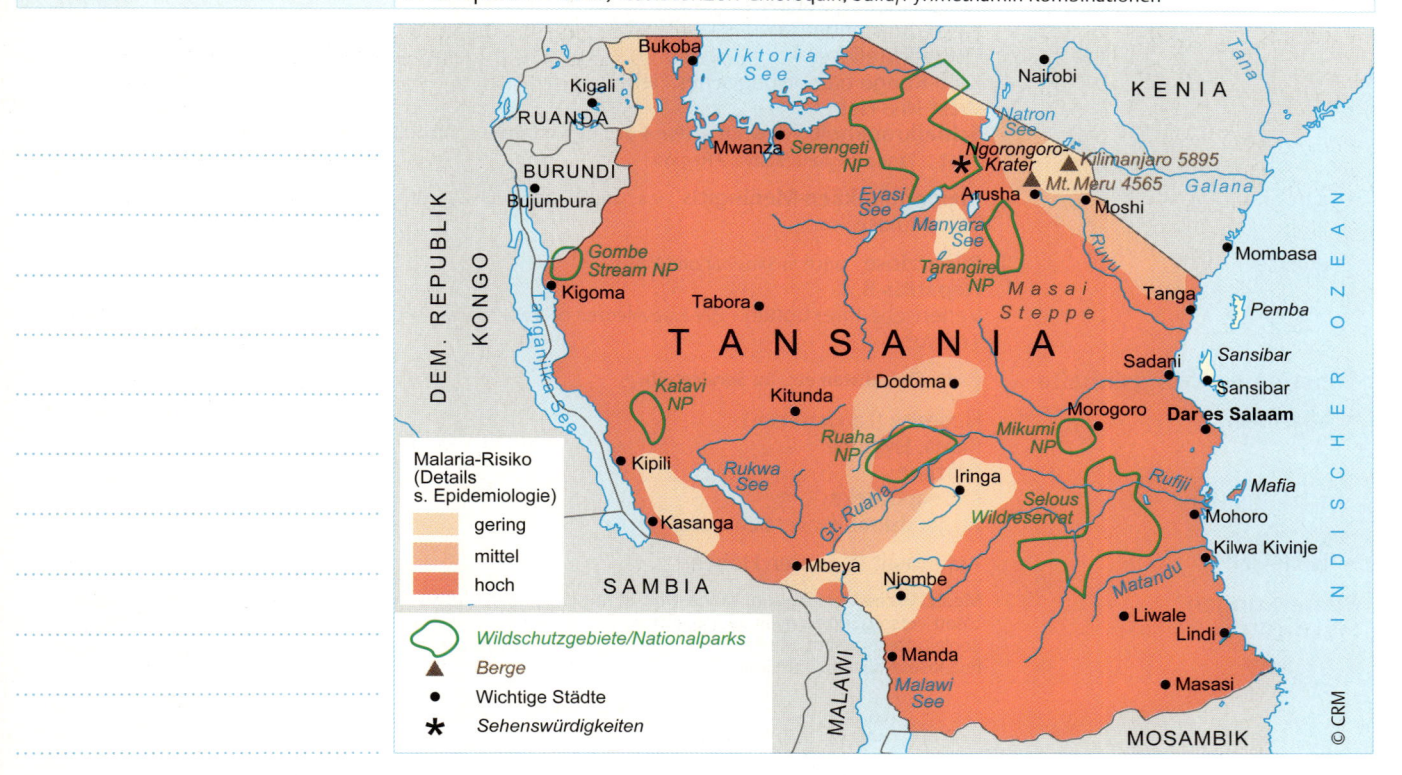

© Centrum für Reisemedizin

Tansania (Forts.)

• Epidemiologie	**hohes Risiko** landesweit unterhalb 1800 m; **mittleres bis geringes Risiko** im zentralen Hochland (Gebiete zwischen Mbeya und Dodoma) sowie in den Grenzgebieten zu Kenia im Nordosten; **geringes bis kein Risiko** um den Kilimanjaro; von 1800 bis 2500 m Höhe ist regional mit einem **geringen Risiko** zu rechnen, höhere Lagen gelten als **malariafrei**; die Inseln Sansibar und Pemba sind seit 2008 **malariafrei**
• Vorbeugung	**Expositionsprophylaxe!**

Medikation	regelm.	stand-by	Bemerkungen
Empfehlung DTG			ganzjährig
Tourist/organisiert/Hotel	AP, D*, M	Ø	ganzes Land unter 1800 m
	Ø	AL, AP	Höhenlagen von 1800 bis 2500 m, Dar es Salaam, Insel Sansibar
Erwägung für sonst. Aufenthalte			Reisestil u. Reisezeit beachten
hohes Risiko	AP, D*, M	Ø	
mittleres Risiko	AP, D*, M oder	Ø	
	Ø	AL, AP	
geringes Risiko	Ø	AL, AP	

AL = Artemether/Lumefantrin (Riamet®), AP = Atovaquon/Proguanil (Malarone®), D = Doxycyclin, M = Mefloquin (Lariam®), Ø = keine
In der Tabelle durch Komma getrennte Präparate sind als Alternativen zu verstehen.
* Doxycyclin ist in Deutschland zur Malariaprophylaxe nicht zugelassen (s. Seite 318).

Besondere Infektionsrisiken	(**Fettdruck** = für die **Beratung aller Reisenden** relevant)
• oral	**Darminfektionen** **Hepatitis A** Polio Typhus Cholera Brucellose
• arthropod	Filariose, lymphatische + Onchozerkose Gelbfieber Dengue Chikungunya Rift Valley-Fieber Rückfallfieber, Zecken- Fièvre boutonneuse Lyme-Borreliose Krim-Kongo hämorrhagisches Fieber West Nile-Fieber **Schlafkrankheit** vorw. im W (Provinzen Kigoma, Rukwa, Tabora) sowie im N (Nationalparks in der Serengeti) Pest Tanga-Region, Manyara-Region
• aerogen	**Meningokokken-Meningitis** v.a. Januar – April, vorw. im N Tuberkulose
• diverse	**Bilharziose** auch in Sansibar und Pemba **Hepatitis B, C** Venerische Infektionen HIV-Praevalenzen b. Erwachsenen 5–15% Tollwut
Sonstige Beratungsinhalte	(siehe **Checklisten etc. im Serviceteil**)
• allgemein	Flugreise (Langstrecke) Klima, Hygiene Gifttiere Reiseapotheke Auslandskrankenversicherung
• bei Bedarf	Aufenthalt in großen Höhen
Bemerkungen	**Medizinische Versorgung:** Landesweit ist mit Engpässen und Mängeln bei der ärztlichen und medikamentösen Versorgung zu rechnen. Adäquate Ausstattung der **Reiseapotheke** (Zollbestimmungen beachten, Begleitattest ratsam, Muster im Serviceteil), **Auslandskrankenversicherung** mit Abdeckung des Rettungsrückflug-Risikos für Notfälle dringend empfohlen.

Thailand

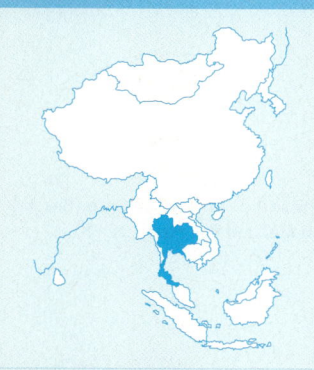

Klima
Tropisches Monsunklima mit Regenzeit von Mai bis Oktober; winterliche Trockenzeit; heißeste Jahreszeit von März bis Mitte Mai; durchschnittliche Temperatur in Bangkok im Dezember 25,7 °C, im April 30,1 °C.

Zeitdifferenz (zu Mitteleuropäischer Zeit):
MEZ + 6 Std.
(Europ. Sommerzeit + 5 Std.)

Hilfe in Notfällen
Deutsche Botschaft
9, South Sathorn Road
Bangkok
Tel. (0066 2) 2 87 90 00

Impfvorschriften
- **direkt**: keine
- **aus Infektionsgebieten**: Gelbfieber (ausgenommen Kinder unter 9 Monaten)

Impfempfehlungen
(STIKO-Empfehlungen siehe Kapitel Reiseimpfungen)

- **alle Reisenden**: altersentsprechende Standardimpfungen lt. STIKO überprüfen und ggf. ergänzen bzw. auffrischen. Besonders zu beachten: **Tetanus, Diphtherie, Pertussis, Polio, Masern** (Grundimmunisierung oder ggf. Auffrischung); **Grippe**, evtl. **Pneumokokken**: Alter > 60, chronische Krankheiten; zusätzlich für dieses Land: **Hepatitis A**

- **besondere Risiken**: **Cholera** [1,5,6,7], **Hepatitis B** [2,5,6,8], **Japanische Enzephalitis** [2,3], **Tollwut** [2,4,6,8], **Typhus** [1,2,5,6,7]
  1 aktuelle Ausbrüche, 2 einfache Reisebedingungen, 3 Exposition im Endemiegebiet, 4 Tierkontakte, 5 spezielle berufliche/soziale Kontakte, 6 Einsätze (Katastrophen), 7 Hygienemängel, 8 unzureichende medizinische Versorgung

Malaria
Karte Malaria – Südostasien siehe Kartenanhang

- **Saison**: ganzjährig

- **Parasit**:
  P. falciparum insgesamt etwa 40-50%, Anteil in einigen Grenzgebieten höher;
  Multi-Resistenzen Chloroquin, Sulfa/Pyrimethamin-Kombinationen, Mefloquin, Chinin;
  P. vivax insgesamt etwa 50%, Anteil im Landesinneren höher, herdförmig Resistenzen Chloroquin;
  P. knowlesi vereinzelt

- **Epidemiologie**:
  geringes Risiko mit den höchsten Inzidenzen (> 5 auf 1000) im nordwestlichen Grenzgebiet zu Myanmar, vor allem in den Provinzen Tak und Mae Hong Son, im westlichen Grenzgebiet in der Provinz Ranong sowie im Süden in der Provinz Yala;
  weniger ausgeprägt (Inzidenzen > 1 bis < 5 auf 1000) im westlichen Grenzgebiet zu Myanmar mit den Provinzen Chumphon, Prachuab Khiri Khan, Kanchanaburi und Petchaburi, im Süden mit den Provinzen Narathiwat und Songkhla, im südöstlichen Grenzgebiet zu Kambodscha mit den Provinzen Trat und Chantaburi sowie auf einigen Inseln, z.B. Ko Chang bei Ranong;
  Malaria kommt vor (mehr in der Regenzeit, weniger in der Trockenzeit) in den Waldgebieten des mittleren Westens sowie der nördlichen und östlichen Landesteile; auf einigen Inseln, z.B. Ko Chang und Ko Mak vor Trat im SO, Similan-Inseln vor Surat Thani im SW;
  kein bzw. **sehr geringes Risiko** in den zentralen Landesteilen und Küstengebieten, auf den meisten vorgelagerten Inseln sowie in den höheren Gebirgslagen;
  Großstädte und Touristikzentren wie Bangkok, Pattaya, Hua Hin, Cha Am, Chiang Mai, Ko Samui, Phuket, Krabi (Stadtgebiet), Songkhla (Stadtgebiet), Hat Yai gelten als **malariafrei**

- **Vorbeugung**: **Expositionsprophylaxe!**

Medikation	regelm.	stand-by	Bemerkungen
Empfehlung DTG Tourist/organisiert/Hotel	Ø	AL, AP	alle Gebiete mit Risiko ganzjährig
Erwägung für sonst. Aufenthalte geringes Risiko	Ø	AL, AP	Reisestil u. Reisezeit beachten

AL = Artemether/Lumefantrin (Riamet®), AP = Atovaquon/Proguanil (Malarone®), Ø = keine
In der Tabelle durch Komma getrennte Präparate sind als Alternativen zu verstehen.
* Doxycyclin ist in Deutschland zur Malariaprophylaxe nicht zugelassen (s. Seite 318).

Thailand (Forts.)

Besondere Infektionsrisiken	(**Fettdruck** = für die **Beratung aller Reisenden** relevant)
• oral	**Darminfektionen** **Hepatitis A** Cholera Typhus Trichinellose vorw. im N Opisthorchiasis vorw. im NO
• arthropod	**Dengue** Filariose, lymphatische Grenzgebiete im W (Wuchereria) und Feuchtbiotope an der SO-Küste (Brugia) Japanische Enzephalitis ländliche u. suburbane Gebiete (auch Chiang Mai und Bangkok), N > S, geringes Risiko in den Touristenresorts am Meer Chikungunya Lyme-Borreliose Zeckenbissfieber (*„Thai tick typhus"*) Fleckfieber, Milben- Buschland im N und NO
• aerogen	Tuberkulose
• diverse	Bilharziose einzelne Herde in den Provinzen Phitsanulok, Phichit u. Suratthani **Hepatitis B**, C Venerische Infektionen Leptospirose Mai – Oktober, vorw. im NO Melioidose **Tollwut**
Sonstige Beratungsinhalte	(siehe **Checklisten** etc. im Serviceteil)
• allgemein	Flugreise (Langstrecke) Klima, Hygiene Reiseapotheke Auslandskrankenversicherung
• bei Bedarf	Tauchen

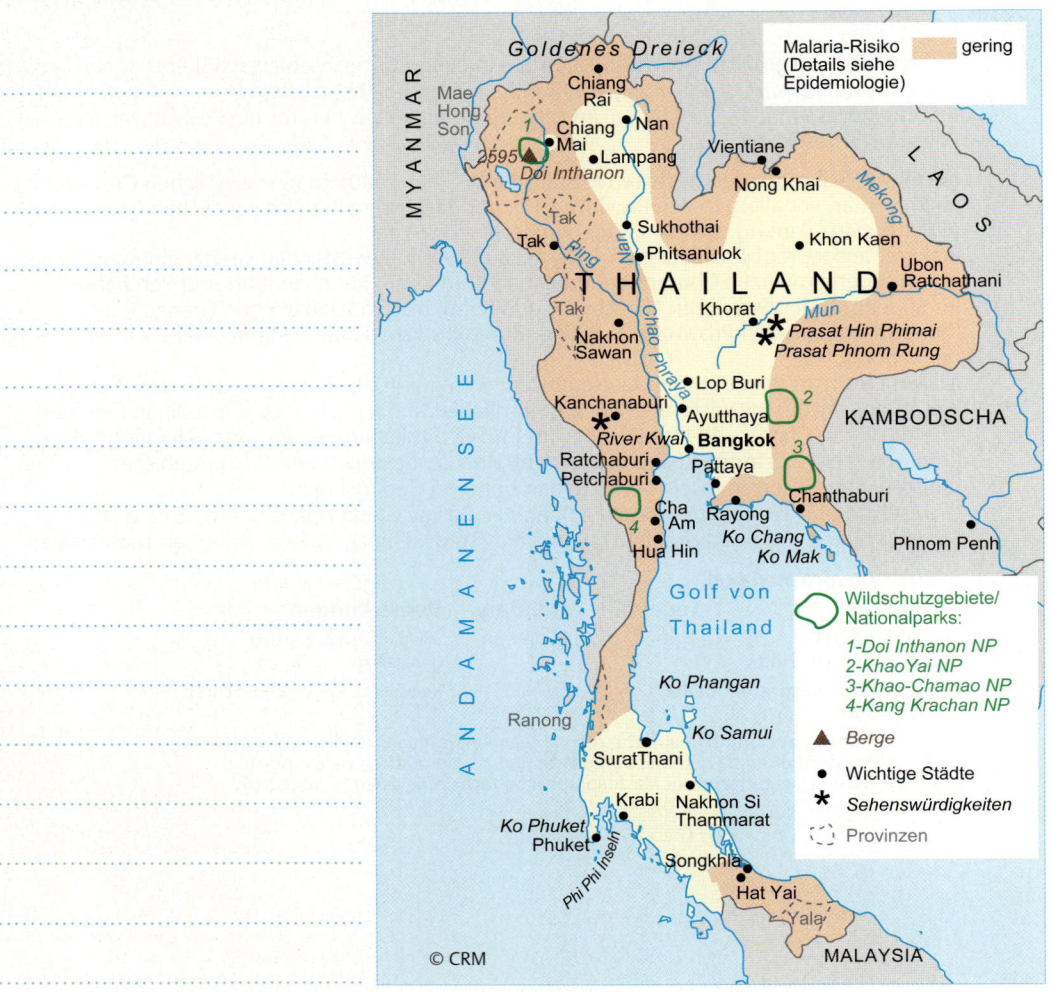

Aussicht First Class.. Hygiene landestypisch?

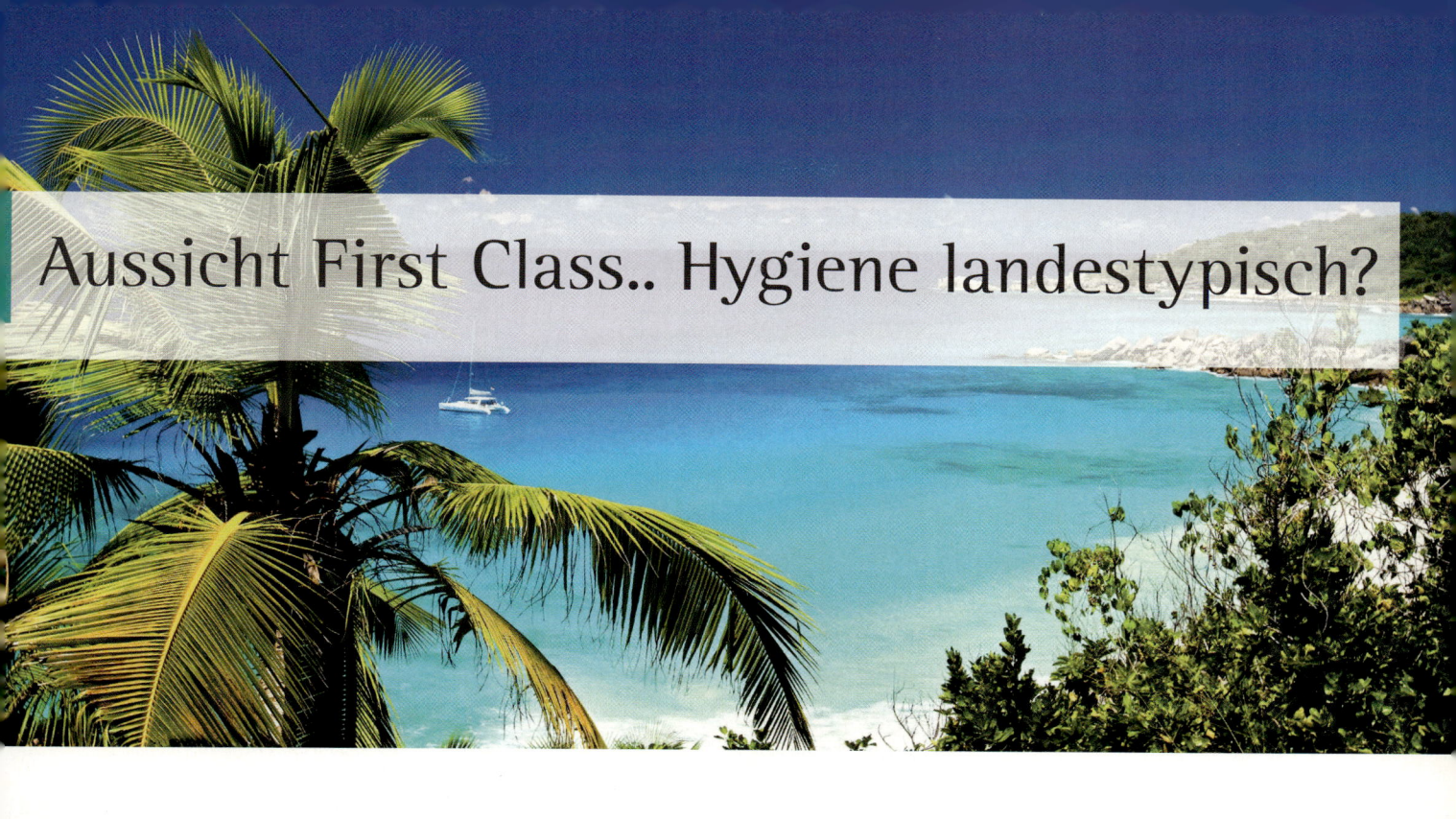

Cholera- und Typhus-Schluckimpfung bei Reisen in folgende Regionen:

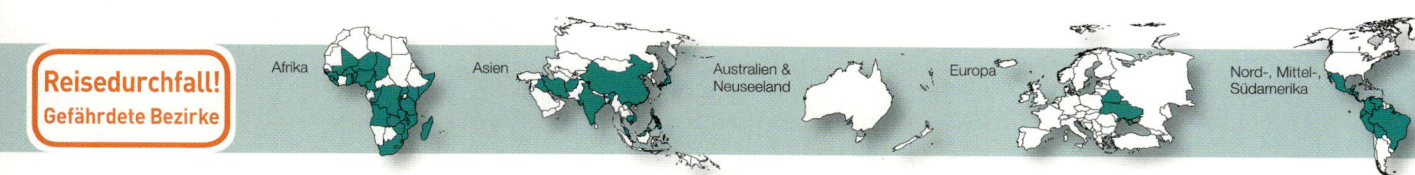

Reisedurchfall! Gefährdete Bezirke

Afrika · Asien · Australien & Neuseeland · Europa · Nord-, Mittel-Südamerika

weiß = geringes Infektionsrisiko · dunkle Bereiche = sehr hohes Infektionsrisiko

DUKORAL®
TYPHORAL® L

Grenzenlos reisen..

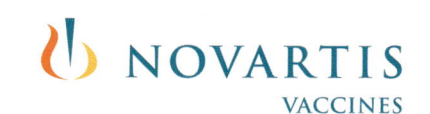

NOVARTIS VACCINES

Basisinformation Dukoral®
Wirkstoff: Cholera-Schluckimpfstoff. Verschreibungspflichtig. Zusammensetzung: 1 Impfdosis (Suspension + Brausegranulat) enthält: arzneilich wirksame Bestandteile: 25 x 10^9 Bakt. hitzeinaktivierte Vibrio cholerae O1 Inaba, klass. Biotyp; 25 x 10^9 Bakt. formalininaktivierte Vibrio cholerae O1 Inaba, El Tor Biotyp; 25 x 10^9 Bakt. hitzeinaktivierte Vibrio cholerae O1 Ogawa, klass. Biotyp; 25 x 10^9 Bakt. formalininaktivierte Vibrio Cholerae O1 Ogawa, klass. Biotyp; 1 mg rekombinate Cholera-Toxin B Untereinheit (CTB); andere Bestandteile der Suspension: Natriumdihydrogenphosphat-Monohydrat, Dinatriumphosphat-Dihydrat, NaCl, Wasser für Injektionszwecke; andere Bestandteile des Brausegranulats: Natriumhydrogencarbonat; Zitronensäure, Natirumcarbonat, Saccharinnatrium, Natriumcitrat, Himbeeraroma. Anwendungsgebiete: Dukoral® ist zur aktiven Immunisierung gegen die durch Vibrio cholerae Serogruppe O1 verursachten Erkrankungen bei Erwachsenen und Kindern ab 2 Jahren, die in endemische/epidemische Gebiete reisen wollen, angezeigt. Pharmakologische Eigenschaften: Der Impfstoff enthält abgetötete ganze V. cholerae O1 Bakterien und die rekombinant erzeugte nicht toxische B-Untereinheit des Cholera-Toxins (CTB). Der Impfstoff wirkt durch Induzieren von Antikörpern sowohl gegen die bakteriellen Komponenten (antibakterielle Antikörper: verhindern die Besiedelung mit V. cholerae O1 Bakterien) als auch gegen CTB (antitoxische Antikörper: verhindern Durchfallsymptome). Das hitzelabile Toxin (LT) der enterotoxischen E. coli (ETEC) ist strukturell und immunologisch dem CTB ähnlich. Es kommt dann zu einer immunologischen Kreuzreaktion beider Toxine. Gegenanzeigen: Überempfindlichkeit gegenüber den arzneilich wirksamen Bestandteilen oder einem der Hilfsstoffe. Die Verabreichung von Dukoral® sollte bei Personen mit akuter Magen-Darmerkrankung oder fiebriger Erkrankung auf einen späteren Zeitpunkt verschoben werden. Nebenwirkungen: gelegentlich (> 1:1.000 – < 1:100): Diarrhöe, Bauchschmerzen, Bauchkrämpfe, Magen-/Bauchgeräusche (Gase), Bauchbeschwerden, Kopfschmerzen; selten (> 1:10.000 – < 1:1.000): Fieber, Unwohlsein, Übelkeit, Erbrechen, kein oder wenig Appetit, respiratorische Symptome (einschl. Rhinitis und Husten), Schwindel; sehr selten (< 1:10.000): Erschöpfung/Schläfrigkeit, Dyspepsie, Frösteln, Gelenkschmerzen, Wundgefühl im Rachen, verminderter Geschmackssinn, Schwitzen, Insomnie, Dehydratation, Ohnmacht, Ausschlag. Im Rahmen von Postmarketing-Beobachtungen traten sehr selten (< 1:10.000) auf: Schmerzen, Urtikaria, Ausschlag, Erkältungssyndrome, Asthenie, Frösteln. Dyspnoe, Gastroenteritis, Flatulenz, Dehydratation, Parästhesie, Angioödem, Hypertonie, vermehrtes Sputum, Pruritus, Lympadenitis und Arthralgie. Name und Anschrift des pharmazeutischen Unternehmens: SBL Vaccin AB, 105 21 Stockholm, Schweden. Mitvertrieb in Deutschland: Novartis Vaccines and Diagnostics GmbH, Postfach 16 30, 35006 Marburg, Deutschland. Stand: 04/2004

Basisinformation Typhoral® L
Wirkstoff: Typhus-Lebend-Impfstoff. Verschreibungspflichtig. Zusammensetzung: 1 Kapsel enthält: arzneilich wirksame Bestandteile: Salmonella typhi, Stamm Ty 21 a Berna; apathogene Lebendkeime und inaktivierte Keime; Andere Bestandteile: Saccharose, Laktose, Ascorbinsäure, Salze, Gelatine. Anwendungsgebiete: Orale aktive Immunisierung gegen Typhus abdominalis ab dem 2. Lebensjahr. Gegenanzeigen: alle Personen mit akuten, behandlungsbedürftigen Erkrankungen sollen nicht geimpft werden (Ausnahme: Impfung nach möglicher Ansteckung), ebenso bei Allergien gegen Bestandteile des Impfstoffes. Banale Infekte – auch mit subfebrilen Temperaturen sowie ein möglicher Kontakt des Impflings zu Personen mit ansteckenden Krankheiten sind keine Kontraindikationen. Typhoral® L ist kontraindiziert bei angeborener, erworbener oder therapiebedingter Immundefizienz. Eine mit Komplikationen verlaufende Impfung ist bis zur Klärung der Ursache eine Kontraindikation gegen eine nochmalige Impfung mit dem gleichen Impfstoff. Es liegen weder tierexperimentelle Daten noch Untersuchungen aus klinischen Prüfungen zur Anwendung von Typhoral® L in der Schwangerschaft vor. Ein fetales Risiko ist bisher nicht bekannt. Trotzdem sollten Schwangere nur bei strenger Indikationsstellung mit Typhoral® L geimpft werden. Da Salmonellen nicht in die Muttermilch übertreten, sind nach einer Impfung während der Stillzeit keine negativen Auswirkungen auf das Kind zu erwarten. Nebenwirkungen: Häufig (≥ 1:100 bis < 1:10) gastrointestinale Beschwerden wie Abdominalschmerzen, Übelkeit, Erbrechen, Diarrhoe, Fieber, Kopfschmerzen und Hautausschlag; Symptome klangen innerhalb von wenigen Tagen ab; keine unerwünschten schweren systemischen Reaktionen. Spontanmeldungen (< 1:10.000) im Rahmen von Postmarketing-Beobachtungen: Abdominalschmerz, Übelkeit, Nausea, Erbrechen; Fieber; Kopfschmerzen und Hautreaktionen (Dermatitis, Exanthem, Pruritus, Urticaria). In Einzelfällen auch Astenie, Malaise, Müdigkeit, Schüttelfrost; Parestesien, Schwindel; Arthralgien und Myalgien. Ganz selten (< 1:10.000): allergische und anaphylaktische Reaktionen. Name und Anschrift des pharmazeutischen Unternehmens: Novartis Vaccines and Diagnostics GmbH, Postfach 16 30, 35006 Marburg, Deutschland. Stand: 03/2008

Timor-Leste

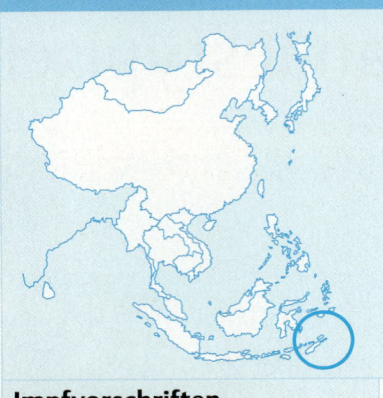

Klima
Tropisches feuchtheißes Klima mit Temperaturen von 20–35 °C, Trockenzeit Mai bis November, Regenzeit Dezember bis April.

Zeitdifferenz (zu Mitteleuropäischer Zeit):
MEZ + 8 Std.
(Europ. Sommerzeit + 7 Std.)

Hilfe in Notfällen
zu erfragen über:
Deutsche Botschaft Indonesien

Impfvorschriften
- **direkt**: keine
- **aus Infektionsgebieten**: Gelbfieber (ausgenommen Kinder unter 1 Jahr)

Impfempfehlungen
(**STIKO-Empfehlungen** siehe **Kapitel Reiseimpfungen**)

- **alle Reisenden**: altersentsprechende Standardimpfungen lt. STIKO überprüfen und ggf. ergänzen bzw. auffrischen. Besonders zu beachten: **Tetanus, Diphtherie, Pertussis, Polio, Masern** (Grundimmunisierung oder ggf. Auffrischung); **Grippe**, evtl. **Pneumokokken**: Alter > 60, chronische Krankheiten;
  zusätzlich für dieses Land: Hepatitis A

- **besondere Risiken**: **Hepatitis B** [2,5,6,8], **Japanische Enzephalitis** [2,3], **Tollwut** [2,4,6,8], **Typhus** [1,2,5,6,7]
  1 aktuelle Ausbrüche, 2 einfache Reisebedingungen, 3 Exposition im Endemiegebiet, 4 Tierkontakte, 5 spezielle berufliche/soziale Kontakte, 6 Einsätze (Katastrophen), 7 Hygienemängel, 8 unzureichende medizinische Versorgung

Malaria
Karte Malaria – Südostasien siehe Kartenanhang

- **Saison**: ganzjährig
- **Parasit**: P. falciparum 70 %, Resistenzen Chloroquin, Sulfa/Pyrimethamin-Kombinationen
- **Epidemiologie**: **hohes Risiko** landesweit
- **Vorbeugung**: **Expositionsprophylaxe!**

Medikation	regelm.	stand-by	Bemerkungen
Empfehlung DTG Tourist/organisiert/Hotel	AP, D*, M	Ø	ganzes Land ganzjährig
Erwägung für sonst. Aufenthalte hohes Risiko	AP, D*, M	Ø	

AP = Atovaquon/Proguanil (Malarone®), D = Doxycyclin, M = Mefloquin (Lariam®), Ø = keine
In der Tabelle durch Komma getrennte Präparate sind als Alternativen zu verstehen.
* Doxycyclin ist in Deutschland zur Malariaprophylaxe nicht zugelassen (s. Seite 318).

Besondere Infektionsrisiken
(**Fettdruck** = für die **Beratung aller Reisenden** relevant)

- **oral**:
  Darminfektionen
  Hepatitis A, E
  Typhus

- **arthropod**:
  Dengue
  Filariose, lymphatische
  Japanische Enzephalitis
  Chikungunya
  Fleckfieber, Floh- (murines)
  Fleckfieber, Milben-

- **aerogen**: Tuberkulose

- **diverse**:
  Hepatitis B, C
  Venerische Infektionen
  Leptospirose
  Milzbrand
  Tollwut

Sonstige Beratungsinhalte	(siehe **Checklisten etc. im Serviceteil**)
• allgemein	Flugreise (Langstrecke) Klima, Hygiene Reiseapotheke Auslandskrankenversicherung
Bemerkungen	**Medizinische Versorgung:** Landesweit ist mit erheblichen Engpässen bei der ärztlichen und medikamentösen Versorgung zu rechnen. Adäquate Ausstattung der **Reiseapotheke** (Zollbestimmungen beachten, Begleitattest ratsam, Muster im Serviceteil), **Auslandskrankenversicherung** mit Abdeckung des Rettungsrückflug-Risikos für Notfälle dringend empfohlen.

Togo

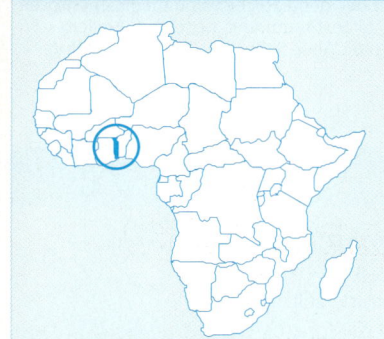

Klima
Tropisch-wechselfeuchtes Klima mit einer Regenzeit im Norden (Mai bis Oktober) und zwei Regenzeiten im Süden (April bis Juni und September bis November); jährliche Durchschnittstemperatur an der Küste bei 27 °C, im Norden bei 30 °C; durchschnittliche Temperatur in Lomé ganzjährig um 28 °C.

Zeitdifferenz (zu Mitteleuropäischer Zeit):
MEZ - 1 Std.
(Europ. Sommerzeit - 2 Std.)

Hilfe in Notfällen
Deutsche Botschaft
Boulevard de la République
Lomé
Tel. (00228) 2 23 32 32

Impfvorschriften	**Gelbfieber** (ausgenommen Kinder unter 1 Jahr)
Impfempfehlungen	(**STIKO-Empfehlungen** siehe **Kapitel Reiseimpfungen**)
• alle Reisenden	altersentsprechende Standardimpfungen lt. STIKO überprüfen und ggf. ergänzen bzw. auffrischen. Besonders zu beachten: **Tetanus, Diphtherie, Pertussis, Polio, Masern** (Grundimmunisierung oder ggf. Auffrischung);**Grippe**, evtl. **Pneumokokken**: Alter > 60, chronische Krankheiten; **zusätzlich für dieses Land: Hepatitis A, Gelbfieber, Polio**
• besondere Risiken	**Cholera** [1,5,6,7], **Hepatitis B** [2,5,6,8], **Meningokokken** [1,2,5], **Tollwut** [2,4,6,8], **Typhus** [1,2,5,6,7] 1 aktuelle Ausbrüche, 2 einfache Reisebedingungen, 3 Exposition im Endemiegebiet, 4 Tierkontakte, 5 spezielle berufliche/soziale Kontakte, 6 Einsätze (Katastrophen), 7 Hygienemängel, 8 unzureichende medizinische Versorgung

Malaria	
• Saison	ganzjährig
• Parasit	P. falciparum 85%, Resistenzen Chloroquin
• Epidemiologie	**hohes Risiko** landesweit
• Vorbeugung	**Expositionsprophylaxe!**

Medikation	regelm.	stand-by	Bemerkungen
Empfehlung DTG Tourist/organisiert/Hotel	AP, D*, M	Ø	ganzes Land ganzjährig
Erwägung für sonst. Aufenthalte hohes Risiko	AP, D*, M	Ø	

AP = Atovaquon/Proguanil (Malarone®), D = Doxycyclin, M = Mefloquin (Lariam®), Ø = keine
In der Tabelle durch Komma getrennte Präparate sind als Alternativen zu verstehen.
* Doxycyclin ist in Deutschland zur Malariaprophylaxe nicht zugelassen (s. Seite 318).

Besondere Infektionsrisiken	(**Fettdruck** = für die **Beratung aller Reisenden** relevant)
• oral	**Darminfektionen** **Hepatitis A** **Polio** Typhus Cholera
• arthropod	Leishmaniase, cutane Landesinnere Filariose, lymphatische + Onchozerkose Gelbfieber Chikungunya Rückfallfieber, Zecken- Fleckfieber, Floh- (murines) Schlafkrankheit Übertragung sporadisch möglich

Länderprofile | CRM-Handbuch Reisemedizin, Juni 2011 – November 2011

Togo (Forts.)

• aerogen	**Meningokokken-Meningitis** Dezember–Mai, vorw. im N Tuberkulose
• diverse	**Bilharziose** **Hepatitis B**, C Venerische Infektionen Tollwut Milzbrand Norden
Sonstige Beratungsinhalte	(siehe **Checklisten etc. im Serviceteil**)
• allgemein	Flugreise (Langstrecke) Klima, Hygiene Reiseapotheke Auslandskrankenversicherung
Bemerkungen	**Medizinische Versorgung:** Landesweit ist mit erheblichen Engpässen bei der ärztlichen und medikamentösen Versorgung zu rechnen. Adäquate Ausstattung der **Reiseapotheke** (Zollbestimmungen beachten, Begleitattest ratsam, Muster im Serviceteil), **Auslandskrankenversicherung** mit Abdeckung des Rettungsrückflug-Risikos für Notfälle dringend empfohlen.

Tonga

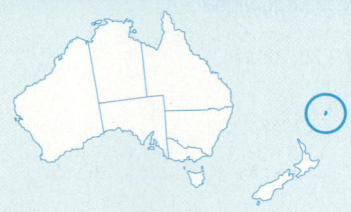

Klima
Tropisch-feuchtes Klima mit Regenzeit von Dezember bis April; Jahresmittel zwischen 21 °C im Süden und 25 °C im Norden.

Zeitdifferenz (zu Mitteleuropäischer Zeit):
MEZ + 12 Std.
(Europ. Sommerzeit + 11 Std.)

Hilfe in Notfällen
zu erfragen über:
Deutsche Botschaft Neuseeland

Impfvorschriften	keine
Impfempfehlungen	(**STIKO-Empfehlungen** siehe **Kapitel Reiseimpfungen**)
• alle Reisenden	altersentsprechende Standardimpfungen lt. STIKO überprüfen und ggf. ergänzen bzw. auffrischen. Besonders zu beachten: **Tetanus**, **Diphtherie**, **Pertussis**, **Polio**, **Masern** (Grundimmunisierung oder ggf. Auffrischung); **Grippe**, evtl. **Pneumokokken**: Alter > 60, chronische Krankheiten; **zusätzlich für dieses Land: Hepatitis A**
• besondere Risiken	**Hepatitis B** [2,5,6,8], **Typhus** [1,2,5,6,7] 1 aktuelle Ausbrüche, 2 einfache Reisebedingungen, 3 Exposition im Endemiegebiet, 4 Tierkontakte, 5 spezielle berufliche/soziale Kontakte, 6 Einsätze (Katastrophen), 7 Hygienemängel, 8 unzureichende medizinische Versorgung
Malaria	keine
Besondere Infektionsrisiken	(**Fettdruck** = für die **Beratung aller Reisenden** relevant)
• oral	**Darminfektionen** Hepatitis A Typhus
• arthropod	**Dengue** Januar–September (Gipfel im März) Filariose, lymphatische Epidemische Polyarthritis (Ross-River)
• diverse	Venerische Infektionen
Sonstige Beratungsinhalte	(siehe **Checklisten etc. im Serviceteil**)
• allgemein	Flugreise (Langstrecke) Klima, Hygiene Reiseapotheke Auslandskrankenversicherung
• bei Bedarf	Tauchen Gesundheitszeugnis (Arbeits-/Langzeitaufenthalt)

© Centrum für Reisemedizin

Trinidad und Tobago

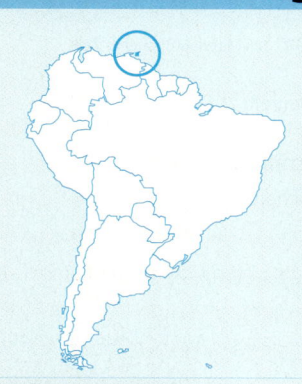

Klima
Tropisches feuchtes Klima mit Hauptniederschlägen von Juli bis Dezember; Trockenzeit von Januar bis Mai; durchschnittliche Temperatur ganzjährig um 25 °C.

Zeitdifferenz (zu Mitteleuropäischer Zeit):
MEZ -5 Std.
(Europ. Sommerzeit -6 Std.)

Hilfe in Notfällen
Deutsche Botschaft
7-9 Marli Street
Port-of-Spain/Trinidad
Tel. (001868) 6 28 16-30 bis -32

Impfvorschriften	
• direkt	keine
• aus Infektionsgebieten	Gelbfieber (ausgenommen Kinder unter 1 Jahr)
Impfempfehlungen	(STIKO-Empfehlungen siehe **Kapitel Reiseimpfungen**)
• alle Reisenden	altersentsprechende Standardimpfungen lt. STIKO überprüfen und ggf. ergänzen bzw. auffrischen. Besonders zu beachten: **Tetanus, Diphtherie, Pertussis, Polio, Masern** (Grundimmunisierung oder ggf. Auffrischung); **Grippe**, evtl. **Pneumokokken**: Alter > 60, chronische Krankheiten; **zusätzlich für dieses Land: Hepatitis A**
• besondere Risiken	**Gelbfieber** [1,2,3] (für Trinidad), **Hepatitis B** [2,5,6,8], **Tollwut** [2,4,6,8], **Typhus** [1,2,5,6,7] 1 aktuelle Ausbrüche, 2 einfache Reisebedingungen, 3 Exposition im Endemiegebiet, 4 Tierkontakte, 5 spezielle berufliche/soziale Kontakte, 6 Einsätze (Katastrophen), 7 Hygienemängel, 8 unzureichende medizinische Versorgung
Malaria	keine
Besondere Infektionsrisiken	(Fettdruck = für die **Beratung aller Reisenden** relevant)
• oral	**Darminfektionen** **Hepatitis A** Typhus
• arthropod	**Dengue** West Nile-Fieber Trinidad Gelbfieber Virus im Landesinneren von Trinidad endemisch Filariose, lymphatische
• diverse	Venerische Infektionen Hepatitis C Tollwut Leptospirose
Sonstige Beratungsinhalte	(siehe **Checklisten etc. im Serviceteil**)
• allgemein	Flugreise (Langstrecke) Klima, Hygiene Reiseapotheke Auslandskrankenversicherung
• bei Bedarf	Tauchen Gesundheitszeugnis (Arbeits-/Langzeitaufenthalt)
Bemerkungen	Nachweis von **Gelbfieber-Viren** in Überträgermücken in den südöstlichen Urwaldgebieten von **Trinidad**. Reisende in diese Gebiete sollten geimpft sein. Eine generelle Impfvorschrift besteht nicht; es empfiehlt sich jedoch, Personen, die über Trinidad in ein Land weiterreisen, das die Impfung bei Einreise aus Infektionsgebieten verlangt, ebenfalls zu impfen. Menschliche Erkrankungen sind bisher nicht gemeldet. Die **Insel Tobago ist nicht betroffen.** **Ciguatera-Fischvergiftung:** Saisonales Risiko bei Verzehr von größeren Raubfischen (auch gegart). Örtliche Warnhinweise beachten!

Länderprofile | CRM-Handbuch Reisemedizin, Juni 2011 – November 2011

Tschad

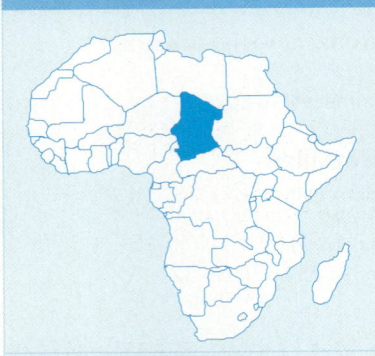

Klima
Im Norden Wüstenklima mit sehr geringen Jahresniederschlägen; im Süden wechselfeucht mit Regenzeit von Mai bis Mitte Oktober; durchschnittlixhe Temperatur in N'Djamena im Dezember 24,3 °C, im Juni 32,4 °C.

Zeitdifferenz (zu Mitteleuropäischer Zeit):
MEZ ± 0 Std.
(Europ. Sommerzeit - 1 Std.)

Hilfe in Notfällen
Deutsche Botschaft
Av. Félix Eboué
N'Djamena
Tel. (00235) 22 51 62 02, 22 51 56 47

Impfvorschriften	
• direkt	**keine**
• aus Infektionsgebieten	Gelbfieber
• Abweichungen	In der Regel wird eine Impfung gegen **Gelbfieber** von allen Reisenden verlangt.
Impfempfehlungen	(STIKO-Empfehlungen siehe Kapitel Reiseimpfungen)
• alle Reisenden	altersentsprechende Standardimpfungen lt. STIKO überprüfen und ggf. ergänzen bzw. auffrischen. Besonders zu beachten: **Tetanus, Diphtherie, Pertussis, Polio, Masern** (Grundimmunisierung oder ggf. Auffrischung); **Grippe**, evtl. **Pneumokokken**: Alter > 60, chronische Krankheiten; **zusätzlich für dieses Land: Hepatitis A, Polio, Gelbfieber** (südlich des 15. Breitengrades)
• besondere Risiken	**Cholera** [1,5,6,7], **Hepatitis B** [2,5,6,8], **Meningokokken** [1,2,5], **Tollwut** [2,4,6,8], **Typhus** [1,2,5,6,7] 1 aktuelle Ausbrüche, 2 einfache Reisebedingungen, 3 Exposition im Endemiegebiet, 4 Tierkontakte, 5 spezielle berufliche/soziale Kontakte, 6 Einsätze (Katastrophen), 7 Hygienemängel, 8 unzureichende medizinische Versorgung
Malaria	
• Saison	ganzjährig
• Parasit	P. falciparum 85%, Resistenzen Chloroquin, Sulfa/Pyrimethamin-Kombinationen
• Epidemiologie	**hohes Risiko** landesweit
• Vorbeugung	**Expositionsprophylaxe!**

Medikation	regelm.	stand-by	Bemerkungen
Empfehlung DTG Tourist/organisiert/Hotel	AP, D*, M	Ø	ganzes Land ganzjährig
Erwägung für sonst. Aufenthalte hohes Risiko	AP, D*, M	Ø	

AP = Atovaquon/Proguanil (Malarone®), D = Doxycyclin, M = Mefloquin (Lariam®), Ø = keine
In der Tabelle durch Komma getrennte Präparate sind als Alternativen zu verstehen.
* Doxycyclin ist in Deutschland zur Malariaprophylaxe nicht zugelassen (s. Seite 318).

Besondere Infektionsrisiken	(Fettdruck = für die Beratung aller Reisenden relevant)
• oral	**Darminfektionen** **Hepatitis A, E** **Polio** Typhus Cholera Brucellose
• arthropod	Leishmaniase, viszerale sporadisch im W Leishmaniase, cutane Filariose, lymphatische + Loa-loa + Onchozerkose vorw. im S Gelbfieber südlich 15° N Rift Valley-Fieber Rückfallfieber, Zecken- **Schlafkrankheit** nur im S (Provinz Logone Oriental)
• aerogen	**Meningokokken-Meningitis** Dezember–Mai Tuberkulose
• diverse	**Bilharziose** vorw. im Süden **Hepatitis B, C** Venerische Infektionen Tollwut

© Centrum für Reisemedizin

Länderprofile | CRM-Handbuch Reisemedizin, Juni 2011 – November 2011

Sonstige Beratungsinhalte	(siehe **Checklisten etc. im Serviceteil**)
• allgemein	Flugreise (Langstrecke) Klima, Hygiene Reiseapotheke Auslandskrankenversicherung
Bemerkungen	**Tollwut:** Moderne Gewebekultur-Impfstoffe und homologes Immunglobulin im Land schwer erhältlich. Im Bedarfsfall an deutsche Vertretung (Vertrauensarzt) wenden. Bei vorhersehbarem Risiko prophylaktische Impfung vor Reise empfohlen. **Medizinische Versorgung:** Landesweit ist mit erheblichen Engpässen bei der ärztlichen und medikamentösen Versorgung zu rechnen. Adäquate Ausstattung der **Reiseapotheke** (Zollbestimmungen beachten, Begleitattest ratsam, Muster im Serviceteil), **Auslandskrankenversicherung** mit Abdeckung des Rettungsrückflug-Risikos für Notfälle dringend empfohlen.

Tschechische Republik

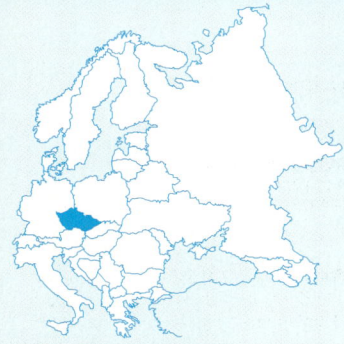

Klima
Feucht-gemäßigtes Klima, Niederschläge hauptsächlich im Sommer; durchschnittliche Temperatur in Prag im Januar -2,6 °C, im Juli 18 °C.

Zeitdifferenz (zu Mitteleuropäischer Zeit):
ganzjährig keine

Hilfe in Notfällen
Deutsche Botschaft
Vlasská 19, Mala Strana,
Prag
Tel. (00420 2) 57 11 31 11

Impfvorschriften	keine
Impfempfehlungen	(**STIKO-Empfehlungen** siehe **Kapitel Reiseimpfungen**)
• alle Reisenden	altersentsprechende Standardimpfungen lt. STIKO überprüfen und ggf. ergänzen bzw. auffrischen. Besonders zu beachten: **Tetanus, Diphtherie, Pertussis, Polio, Masern** (Grundimmunisierung oder ggf. Auffrischung); **Grippe**, evtl. **Pneumokokken**: Alter > 60, chronische Krankheiten; **zusätzlich für dieses Land: Hepatitis A**
• besondere Risiken	**FSME** [2,3], **Hepatitis B** [2,5,6], **Tollwut** [4,6] 1 aktuelle Ausbrüche, 2 einfache Reisebedingungen, 3 Exposition im Endemiegebiet, 4 Tierkontakte, 5 spezielle berufliche/soziale Kontakte, 6 Einsätze (Katastrophen),
Malaria	keine
Besondere Infektionsrisiken	(**Fettdruck** = für die **Beratung aller Reisenden** relevant)
• oral	**Darminfektionen** **Hepatitis A** Echinokokkose (E. multilocularis)
• arthropod	**FSME** April–Oktober, hohes Risiko landesweit, besonders in den Flussniederungen mit Schwerpunkten in Böhmen südlich von Prag bis zum Böhmerwald sowie in Mähren um Ostrava und Olomouc, im Westen um Pilsen **Borreliose** April–Oktober West Nile-Fieber Sommer
• diverse	Venerische Infektionen Hepatitis B Tollwut z. Zt. geringes Risiko nur durch Fledermäuse
Sonstige Beratungsinhalte	(siehe **Checklisten etc. im Serviceteil**)
• allgemein	Reiseapotheke Auslandskrankenversicherung

Tunesien

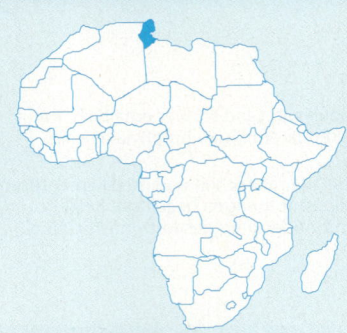

Klima
Im Norden Mittelmeerklima mit trockenheißen Sommern und milden Wintern, in denen der Großteil der Gesamtniederschläge fällt; südlich des Atlas trockenheißes Wüstenklima mit sehr unregelmäßigen Niederschlägen; durchschnittliche Temperatur in Tunis im Januar 10,2 °C, im August 26,2 °C.

Zeitdifferenz (zu Mitteleuropäischer Zeit):
MEZ ± 0 Std.
(Europ. Sommerzeit - 1 Std.)

Hilfe in Notfällen
Deutsche Botschaft
1, Rue el Hamra, Mutuelleville
Tunis (Belvédère)
Tel. (00216 71) 78 64 55

Impfvorschriften	
• direkt	**keine**
• aus Infektionsgebieten	Gelbfieber (ausgenommen Kinder unter 1 Jahr)
Impfempfehlungen	(**STIKO-Empfehlungen** siehe **Kapitel Reiseimpfungen**)
• alle Reisenden	altersentsprechende Standardimpfungen lt. STIKO überprüfen und ggf. ergänzen bzw. auffrischen. Besonders zu beachten: **Tetanus, Diphtherie, Pertussis, Polio, Masern** (Grundimmunisierung oder ggf. Auffrischung); **Grippe**, evtl. **Pneumokokken**: Alter > 60, chronische Krankheiten; **zusätzlich für dieses Land: Hepatitis A**
• besondere Risiken	**Hepatitis B** [2,5,6,8], **Polio** [1,2,5,6,7], **Tollwut** [2,4,6,8], **Typhus** [1,2,5,6,7] 1 aktuelle Ausbrüche, 2 einfache Reisebedingungen, 3 Exposition im Endemiegebiet, 4 Tierkontakte, 5 spezielle berufliche/soziale Kontakte, 6 Einsätze (Katastrophen), 7 Hygienemängel, 8 unzureichende medizinische Versorgung
Malaria	**keine**
Besondere Infektionsrisiken	(**Fettdruck** = für die **Beratung aller Reisenden** relevant)
• oral	**Darminfektionen** **Hepatitis A**, E Typhus Polio Echinokokkose (E. granulosus)
• arthropod	Leishmaniase, viszerale + cutane Phlebotomus-Fieber West Nile-Fieber Fièvre boutonneuse Küstenregion Fleckfieber, Floh- (murines)
• diverse	**Bilharziose** herdförmig in den Regionen Gafsa und Schott Djerit Hepatitis B Tollwut
Sonstige Beratungsinhalte	(siehe **Checklisten etc. im Serviceteil**)
• allgemein	Klima, Hygiene Reiseapotheke Auslandskrankenversicherung
• bei Bedarf	Tauchen

Türkei

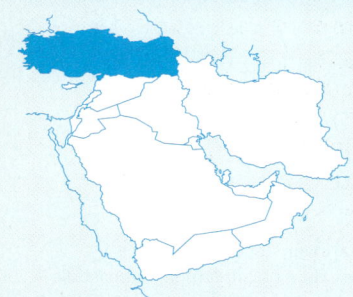

Klima
Im Landesinnern Steppen- und Gebirgsklima; an der Süd- und Westküste Mittelmeerklima; am Schwarzen Meer subtropisch-feucht; durchschnittliche Temperatur in Ankara im Januar 0 °C, im August 23 °C.

Zeitdifferenz (zu Mitteleuropäischer Zeit):
MEZ + 1 Std. ganzjährig

Hilfe in Notfällen
Deutsche Botschaft
114 Atatürk Bulvari, Kavaklidere
Ankara
Tel. (0090 312) 4 55 51 00

Impfvorschriften	keine
Impfempfehlungen	(**STIKO-Empfehlungen** siehe **Kapitel Reiseimpfungen**)
• alle Reisenden	altersentsprechende Standardimpfungen lt. STIKO überprüfen und ggf. ergänzen bzw. auffrischen. Besonders zu beachten: **Tetanus**, **Diphtherie**, **Pertussis**, **Polio**, **Masern** (Grundimmunisierung oder ggf. Auffrischung); **Grippe**, evtl. **Pneumokokken**: Alter > 60, chronische Krankheiten; **zusätzlich für dieses Land: Hepatitis A**
• besondere Risiken	**Hepatitis B** [2,5,6,8], **Meningokokken** [1,2,5], **Tollwut** [2,4,6,8], **Typhus** [1,2,5,6,7] 1 aktuelle Ausbrüche, 2 einfache Reisebedingungen, 3 Exposition im Endemiegebiet, 4 Tierkontakte, 5 spezielle berufliche/soziale Kontakte, 6 Einsätze (Katastrophen), 7 Hygienemängel, 8 unzureichende medizinische Versorgung
Malaria	**Karte Malaria – Türkei/GUS-Länder** siehe Kartenanhang
• Saison	Mai–Oktober
• Parasit	P. vivax ausschließlich, herdförmig Resistenzen Chloroquin
• Epidemiologie	**mittleres Risiko** in SO-Anatolien (Grenzgebiete zu Syrien und Irak), speziell im Rahmen des GAP-Projektes in der Harin-Ebene (Sanliurfa-Provinz) und in der Ceylanpinar-Ebene (Mardin-Provinz); **geringes Risiko** in den tiefer gelegenen Gebieten östlich von Adana; übrige Landesteile mit den Touristenzentren im W und SW gelten als **malariafrei**
• Vorbeugung	**Expositionsprophylaxe!**

Medikation	regelm.	stand-by	Bemerkungen
Empfehlung DTG Tourist/organisiert/Hotel	Ø	Ø	Gebiete im SO minimales Risiko Mai–Okt
Erwägung für sonst. Aufenthalte mittleres Risiko geringes Risiko	 Ø Ø	 C Ø	Reisestil u. Reisezeit beachten

C = Chloroquin (Resochin® u. a.), Ø = keine

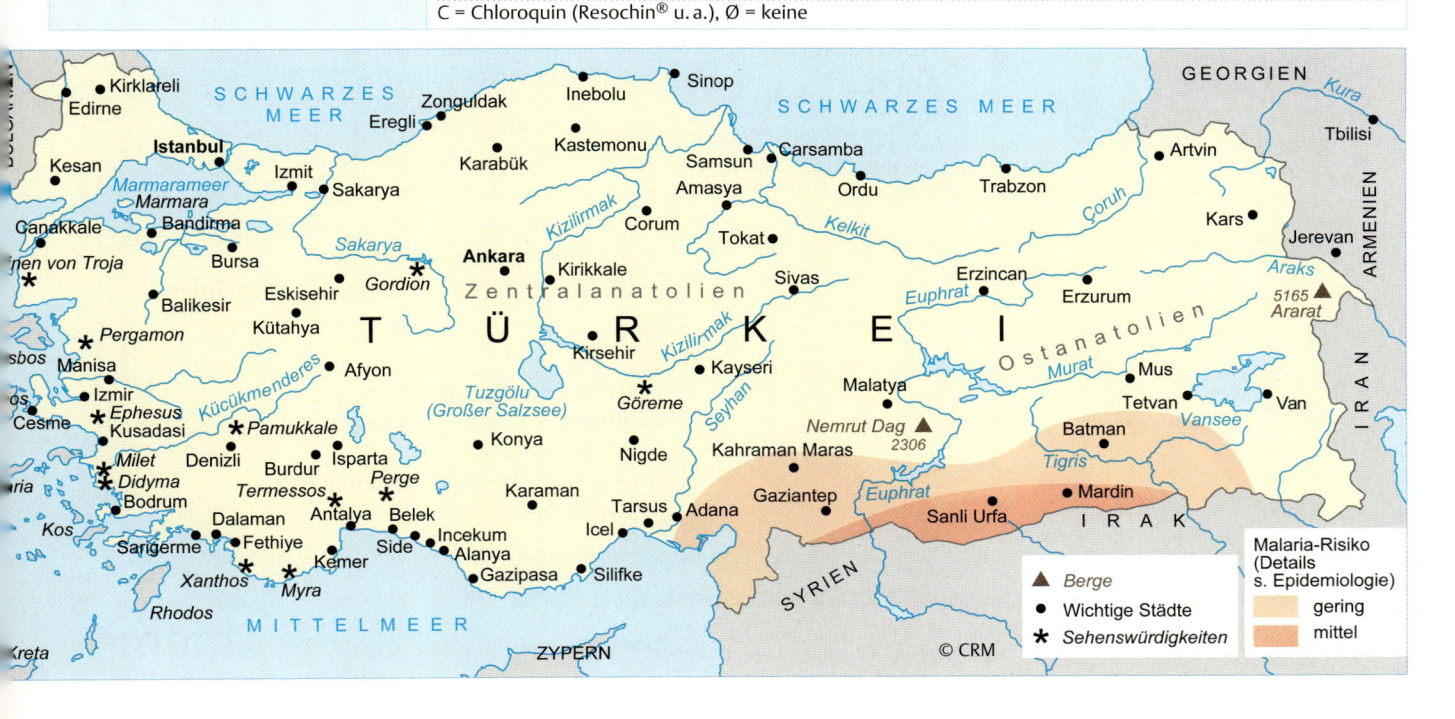

Türkei (Forts.)

Besondere Infektionsrisiken	(Fettdruck = für die Beratung aller Reisenden relevant)
• oral	**Darminfektionen** **Hepatitis A** **Typhus, Paratyphus** Brucellose Echinokokkose (E. granulosus + E. multilocularis)
• arthropod	Leishmaniase, cutane sporadisch im S Leishmaniase, viszerale sporadisch nur in SO-Anatolien Phlebotomus-Fieber Fièvre boutonneuse April–Oktober Krim-Kongo hämorrhagisches Fieber April–Oktober, v.a. Zentral-, Nord- und Ostanatolien FSME Neue Studien zeigen ein Vorhandensein von FSME in der Türkei. Für eine Impfempfehlung ist die bisherige Datenlage nicht ausreichend. West Nile-Fieber Westen des Landes (bisher wurden Erkrankungen in den Provinzen Manisa, Izmir, Isparta, Sakarya und Aydin beschrieben)
• aerogen	Hantavirus-Infektionen (Hämorrhag. Fieber mit renalem Syndrom) Region Zonguldak/Schwarzmeerküste **Meningokokken-Meningitis**
• diverse	Venerische Infektionen Hepatitis B Milzbrand **Tollwut**
Sonstige Beratungsinhalte	(siehe **Checklisten etc. im Serviceteil**)
• allgemein	Flugreise (Langstrecke) Hygiene Reiseapotheke Auslandskrankenversicherung
• bei Bedarf	Tauchen

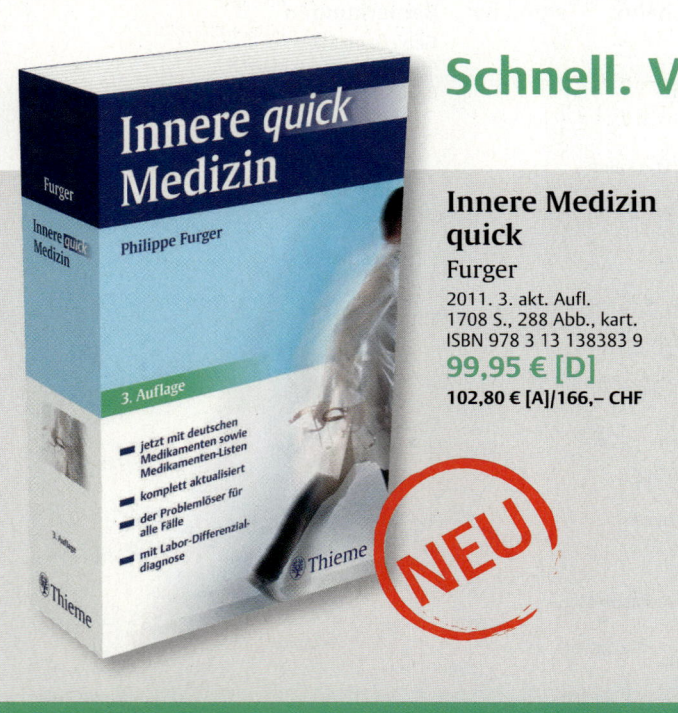

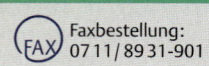

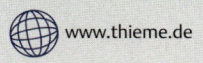

Turkmenistan

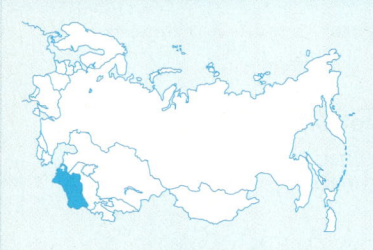

Klima
Überwiegend Wüstenklima mit heißen Sommern und kühlen Wintern; geringe Niederschläge fallen ausschließlich im Winter; durchschnittliche Temperatur in Aschchabad im Januar 0 °C, im Juli 30 °C.

Zeitdifferenz (zu Mitteleuropäischer Zeit):
MEZ + 4 Std.
(Europ. Sommerzeit + 3 Std.)

Hilfe in Notfällen
Deutsche Botschaft
Hotel „Ak Altin"
Aschgabat
Tel. (0099 312) 36 35 15

Impfvorschriften	keine
Impfempfehlungen	(STIKO-Empfehlungen siehe Kapitel Reiseimpfungen)
• alle Reisenden	altersentsprechende Standardimpfungen lt. STIKO überprüfen und ggf. ergänzen bzw. auffrischen. Besonders zu beachten: **Tetanus**, **Diphtherie**, **Pertussis**, **Polio**, **Masern** (Grundimmunisierung oder ggf. Auffrischung); **Grippe**, evtl. **Pneumokokken**: Alter > 60, chronische Krankheiten; **zusätzlich für dieses Land: Hepatitis A, Polio**
• besondere Risiken	**Hepatitis B** [2,5,6,8], **Tollwut** [2,4,6,8], **Typhus** [1,2,5,6,7] 1 aktuelle Ausbrüche, 2 einfache Reisebedingungen, 3 Exposition im Endemiegebiet, 4 Tierkontakte, 5 spezielle berufliche/soziale Kontakte, 6 Einsätze (Katastrophen), 7 Hygienemängel, 8 unzureichende medizinische Versorgung
Malaria	**Karte Malaria – Türkei/GUS-Länder** siehe Kartenanhang
• Saison	Juni–Oktober
• Parasit	P. vivax ausschließlich
• Epidemiologie	**geringes Risiko** herdförmig im äußersten S der Maryyskaya-Provinz (Grenzgebiet zu Afghanistan), besonders in der Gushgy-Region (seit 2006 wurden keine autochthonen Fälle gemeldet); **kein Risiko** in den übrigen Landesteilen
• Vorbeugung	**Expositionsprophylaxe!**

Medikation	regelm.	stand-by	Bemerkungen
Empfehlung DTG Tourist/organisiert/Hotel	Ø	Ø	Südosten minimales Risiko Juni–Okt
Erwägung für sonst. Aufenthalte geringes Risiko	Ø	C	Reisestil u. Reisezeit beachten

C = Chloroquin (Resochin® u. a.), Ø = keine

Besondere Infektionsrisiken	(**Fettdruck** = für die **Beratung aller Reisenden** relevant)
• oral	**Darminfektionen** **Hepatitis A**, E **Polio** Typhus Echinokokkose (E. granulosus)
• arthropod	Leishmaniase, cutane sporadisch Phlebotomus-Fieber Sommer/Herbst im SO Borreliose April–Oktober Krim-Kongo hämorrhagisches Fieber April–Oktober Pest
• aerogen	Tuberkulose
• diverse	**Hepatitis B** Venerische Infektionen Milzbrand Tollwut
Sonstige Beratungsinhalte	(siehe **Checklisten** etc. im Serviceteil)
• allgemein	Flugreise (Langstrecke) Hygiene Reiseapotheke Auslandskrankenversicherung
• bei Bedarf	Gesundheitszeugnis (Arbeits-/Langzeitaufenthalt)

Länderprofile | CRM-Handbuch Reisemedizin, Juni 2011 – November 2011

Turks und Caicos Inseln (zu Großbritannien)

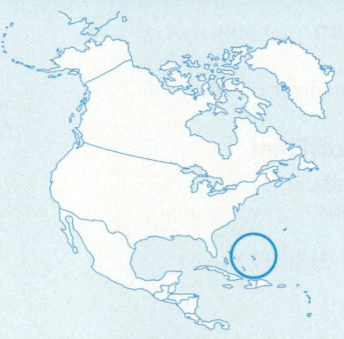

Klima
Tropisches wechselfeuchtes Klima mit Regenzeit von Juni bis November; Jahresdurchschnittstemperatur 24,4 °C; durchschnittliche Tagestemperatur im Sommer um 32 °C.

Zeitdifferenz (zu Mitteleuropäischer Zeit):
MEZ - 6 Std. ganzjährig

Hilfe in Notfällen
zu erfragen über:
Deutsche Botschaft Jamaika

Impfvorschriften	
• direkt	keine
• aus Infektionsgebieten	Gelbfieber (ausgenommen Kinder unter 1 Jahr)
Impfempfehlungen	(**STIKO-Empfehlungen** siehe **Kapitel Reiseimpfungen**)
• alle Reisenden	altersentsprechende Standardimpfungen lt. STIKO überprüfen und ggf. ergänzen bzw. auffrischen. Besonders zu beachten: **Tetanus**, **Diphtherie**, **Pertussis**, **Polio**, **Masern** (Grundimmunisierung oder ggf. Auffrischung); **Grippe**, evtl. **Pneumokokken**: Alter > 60, chronische Krankheiten; **zusätzlich für dieses Land: Hepatitis A**
• besondere Risiken	Hepatitis B [2,5,6,8] 1 aktuelle Ausbrüche, 2 einfache Reisebedingungen, 3 Exposition im Endemiegebiet, 4 Tierkontakte, 5 spezielle berufliche/soziale Kontakte, 6 Einsätze (Katastrophen), 7 Hygienemängel, 8 unzureichende medizinische Versorgung
Malaria	keine
Besondere Infektionsrisiken	(**Fettdruck** = für die **Beratung aller Reisenden** relevant)
• oral	**Darminfektionen** **Hepatitis A** Typhus
• arthropod	**Dengue**
• diverse	Venerische Infektionen
Sonstige Beratungsinhalte	(siehe **Checklisten etc. im Serviceteil**)
• allgemein	Flugreise (Langstrecke) Klima, Hygiene Reiseapotheke Auslandskrankenversicherung
• bei Bedarf	Tauchen Gesundheitszeugnis (Arbeits-/Langzeitaufenthalt)
Bemerkungen	**Ciguatera-Fischvergiftung:** Saisonales Risiko bei Verzehr von größeren Raubfischen (auch gegart). Örtliche Warnhinweise beachten!

Tuvalu

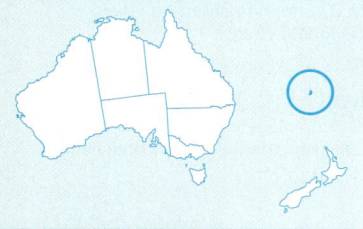

	Klima Tropisches Klima mit Regenzeit von Oktober bis März; Durchschnittstemperatur zwischen 25 und 30 °C.	**Zeitdifferenz** (zu Mitteleuropäischer Zeit): MEZ + 11 Std. (Europ. Sommerzeit + 10 Std.) **Hilfe in Notfällen** zu erfragen über: Deutsche Botschaft Neuseeland

Impfvorschriften	keine
Impfempfehlungen	(**STIKO-Empfehlungen** siehe **Kapitel Reiseimpfungen**)
• alle Reisenden	altersentsprechende Standardimpfungen lt. STIKO überprüfen und ggf. ergänzen bzw. auffrischen. Besonders zu beachten: **Tetanus**, **Diphtherie**, **Pertussis**, **Polio**, **Masern** (Grundimmunisierung oder ggf. Auffrischung); **Grippe**, evtl. **Pneumokokken**: Alter > 60, chronische Krankheiten; **zusätzlich für dieses Land: Hepatitis A**
• besondere Risiken	**Hepatitis B** [2,5,6,8] 1 aktuelle Ausbrüche, 2 einfache Reisebedingungen, 3 Exposition im Endemiegebiet, 4 Tierkontakte, 5 spezielle berufliche/soziale Kontakte, 6 Einsätze (Katastrophen), 7 Hygienemängel, 8 unzureichende medizinische Versorgung
Malaria	keine
Besondere Infektionsrisiken	(**Fettdruck** = für die **Beratung aller Reisenden** relevant)
• oral	**Darminfektionen** Hepatitis A
• arthropod	**Dengue** Filariose, lymphatische
• diverse	Venerische Infektionen
Sonstige Beratungsinhalte	(siehe **Checklisten etc. im Serviceteil**)
• allgemein	Flugreise (Langstrecke) Klima, Hygiene Reiseapotheke Auslandskrankenversicherung
• bei Bedarf	Tauchen
Bemerkungen	**Ciguatera-Fischvergiftung:** Saisonales Risiko bei Verzehr von größeren Raubfischen (auch gegart). Örtliche Warnhinweise beachten!

Uganda

	Klima Tropisch-wechselfeuchtes, aufgrund der Höhenlage gemildertes Klima; zwei Regenmaxima (April/Mai und November); durchschnittliche Temperatur in Kampala ganzjährig um 22 °C.	**Zeitdifferenz** (zu Mitteleuropäischer Zeit): MEZ + 2 Std. (Europ. Sommerzeit + 1 Std.) **Hilfe in Notfällen** Deutsche Botschaft 15 Philip Road, Kololo Kampala Tel. (00256 41) 4 50 11 11

Impfvorschriften	
• direkt	keine
• aus Infektionsgebieten	Gelbfieber (ausgenommen Kinder unter 1 Jahr)

Länderprofile | CRM-Handbuch Reisemedizin, Juni 2011 – November 2011

Uganda (Forts.)

Impfempfehlungen	(**STIKO-Empfehlungen** siehe **Kapitel Reiseimpfungen**)
• alle Reisenden	altersentsprechende Standardimpfungen lt. STIKO überprüfen und ggf. ergänzen bzw. auffrischen. Besonders zu beachten: **Tetanus**, **Diphtherie**, **Pertussis**, **Polio**, **Masern** (Grundimmunisierung oder ggf. Auffrischung); **Grippe**, evtl. **Pneumokokken**: Alter > 60, chronische Krankheiten; **zusätzlich für dieses Land: Hepatitis A, Polio, Gelbfieber**
• besondere Risiken	**Cholera** [1,5,6,7], **Hepatitis B** [2,5,6,8], **Meningokokken** [1,2,5], **Tollwut** [2,4,6,8], **Typhus** [1,2,5,6,7] 1 aktuelle Ausbrüche, 2 einfache Reisebedingungen, 3 Exposition im Endemiegebiet, 4 Tierkontakte, 5 spezielle berufliche/soziale Kontakte, 6 Einsätze (Katastrophen), 7 Hygienemängel, 8 unzureichende medizinische Versorgung
Malaria	
• Saison	ganzjährig
• Parasit	P. falciparum >85%, Resistenzen Chloroquin, Sulfa/Pyrimethamin-Kombinationen
• Epidemiologie	**hohes Risiko** landesweit
• Vorbeugung	**Expositionsprophylaxe!** **Medikation** regelm. stand-by **Bemerkungen** **Empfehlung DTG** AP,D*,M Ø ganzes Land Tourist/organisiert/Hotel ganzjährig **Erwägung für sonst. Aufenthalte** hohes Risiko AP,D*,M Ø AP = Atovaquon/Proguanil (Malarone®), D = Doxycyclin, M = Mefloquin (Lariam®), Ø = keine In der Tabelle durch Komma getrennte Präparate sind als Alternativen zu verstehen. * Doxycyclin ist in Deutschland zur Malariaprophylaxe nicht zugelassen (s. Seite 318).
Besondere Infektionsrisiken	(**Fettdruck** = für die **Beratung aller Reisenden** relevant)
• oral	**Darminfektionen** **Hepatitis A, E** **Polio** Typhus Cholera Echinokokkose (E. granulosus) vorw. im N
• arthropod	Leishmaniase, viszerale + cutane vorw. im NO Filariose, lymphatische + Loa-loa + Onchozerkose Chikungunya O'nyong-nyong Gelbfieber nördl. Distrikte: Abim, Agago, Lawo, Pader, Kitgum, Gulu, Arua, Kabong, Kotido und Lira Rift Valley-Fieber West Nile-Fieber Rückfallfieber, Zecken- Krim-kongo hämorrhagisches Fieber **Schlafkrankheit** Übertragungsrisiko landesweit, bes. im NW (T.b.gambiense) und SO (T.b.rhodesiense) Pest West- und Nordregion
• aerogen	**Meningokokken-Meningitis** Dezember–Mai, vorw. im N Tuberkulose
• diverse	**Bilharziose** landesweit, vorw. in der Umgebung des Lake Albert bis nach Pakwach im NW und am Viktoria-See **Hepatitis B, C** Venerische Infektionen HIV-Praevalenzen bei Erwachsenen 5-15% **Tollwut** Milzbrand Ebola-Fieber Marburg-Virus-Krankheit
Sonstige Beratungsinhalte	(siehe **Checklisten etc. im Serviceteil**)
• allgemein	Flugreise (Langstrecke) Klima, Hygiene Gifttiere Reiseapotheke Auslandskrankenversicherung
Bemerkungen	Landesweit ist mit erheblichen Engpässen bei der **medizinischen Versorgung** zu rechnen. Adäquate Ausstattung der Reiseapotheke, Auslandskrankenversicherung mit Abdeckung des Rücktransport-Risikos für Notfälle ist dringend zu empfehlen. **Tollwut:** Moderne Gewebekultur-Impfstoffe und homologes Immunglobulin im Land schwer erhältlich. Im Bedarfsfall an deutsche Vertretung (Vertrauensarzt) wenden. Bei vorhersehbarem Risiko prophylaktische Impfung vor Reise empfohlen.

Länderprofile | CRM-Handbuch Reisemedizin, Juni 2011 – November 2011

Ukraine

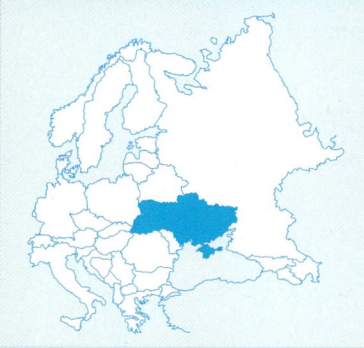

Klima
Gemäßigtes Kontinentalklima, im Süden Steppenklima mit wenig Niederschlägen; durchschnittliche Temperatur in Kiew im Januar -6 °C, im Juli 19,3 °C.

Zeitdifferenz (zu Mitteleuropäischer Zeit):
MEZ + 1 Std. ganzjährig

Hilfe in Notfällen
Deutsche Botschaft
Wul. Bohdana Chmelnyzkoho 25
Kiew
Tel. (00380 44) 2 47 68 00

Impfvorschriften	keine
Impfempfehlungen	(**STIKO-Empfehlungen** siehe **Kapitel Reiseimpfungen**)
• alle Reisenden	altersentsprechende Standardimpfungen lt. STIKO überprüfen und ggf. ergänzen bzw. auffrischen. Besonders zu beachten: **Tetanus, Diphtherie, Pertussis, Polio, Masern** (Grundimmunisierung oder ggf. Auffrischung); **Grippe**, evtl. **Pneumokokken**: Alter > 60, chronische Krankheiten; **zusätzlich für dieses Land: Hepatitis A**
• besondere Risiken	**FSME** [2,3], **Hepatitis B** [2,5,6,8], **Tollwut** [2,4,6,8], **Typhus** [1,2,5,6,7] 1 aktuelle Ausbrüche, 2 einfache Reisebedingungen, 3 Exposition im Endemiegebiet, 4 Tierkontakte, 5 spezielle berufliche/soziale Kontakte, 6 Einsätze (Katastrophen), 7 Hygienemängel, 8 unzureichende medizinische Versorgung
Malaria	keine
Besondere Infektionsrisiken	(**Fettdruck** = für die **Beratung aller Reisenden** relevant)
• oral	**Darminfektionen** **Hepatitis A** Typhus Echinokokkose (E. granulosus)
• arthropod	Phlebotomus-Fieber Sommer/Herbst, vorw. im S (Krim) West Nile-Fieber Sommer **FSME** April–Oktober, bekannte Endemiegebiete im S auf der Krim und im NW in Wolhynien. Datenlage spärlich. Borreliose April–Oktober Krim-Kongo hämorrhagisches Fieber April–Oktober
• aerogen	Tuberkulose
• diverse	Venerische Infektionen Hepatitis B Leptospirose Milzbrand **Tollwut**
Sonstige Beratungsinhalte	(siehe **Checklisten etc. im Serviceteil**)
• allgemein	Hygiene Reiseapotheke Auslandskrankenversicherung
• bei Bedarf	Gesundheitszeugnis (Arbeits-/Langzeitaufenthalt)

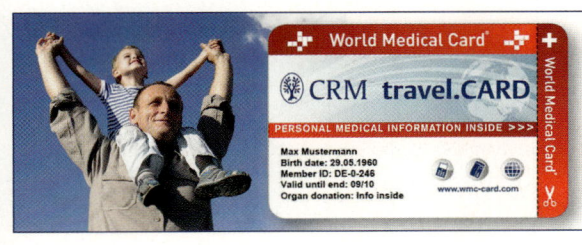

Für die Sicherheit Ihrer Patienten und Kunden!
Einfach. Überall. Sicher.

CRM Centrum für Reisemedizin

© Centrum für Reisemedizin

Ungarn

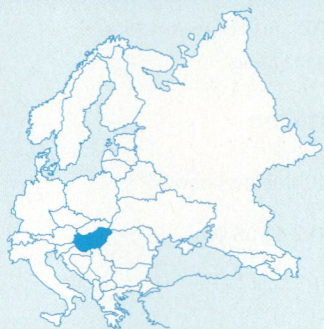

Klima
Kontinentales Klima mit atlantischen und mediterranen Einflüssen; warme Sommer mit längeren Trockenperioden; durchschnittliche Temperatur in Budapest im Januar -2 °C, im Juli 22 °C.

Zeitdifferenz (zu Mitteleuropäischer Zeit):
ganzjährig keine

Hilfe in Notfällen
Deutsche Botschaft
Úri utca 64-66
Budapest
Tel. (0036 1) 4 88 35-00, -67

Impfvorschriften	keine
Impfempfehlungen	(**STIKO-Empfehlungen** siehe **Kapitel Reiseimpfungen**)
• alle Reisenden	altersentsprechende Standardimpfungen lt. STIKO überprüfen und ggf. ergänzen bzw. auffrischen. Besonders zu beachten: **Tetanus**, **Diphtherie**, **Pertussis**, **Polio**, **Masern** (Grundimmunisierung oder ggf. Auffrischung); **Grippe**, evtl. **Pneumokokken**: Alter > 60, chronische Krankheiten
• besondere Risiken	**FSME** [2,3], **Hepatitis A** [1,2,5,6,7], **Hepatitis B** [2,5,6,8], **Tollwut** [4,6] 1 aktuelle Ausbrüche, 2 einfache Reisebedingungen, 3 Exposition im Endemiegebiet, 4 Tierkontakte, 5 spezielle berufliche/soziale Kontakte, 6 Einsätze (Katastrophen), 7 Hygienemängel, 8 unzureichende medizinische Versorgung
Malaria	keine
Besondere Infektionsrisiken	(**Fettdruck** = für die **Beratung aller Reisenden** relevant)
• oral	**Darminfektionen** Hepatitis A Echinokokkose (E. granulosus)
• arthropod	**FSME** April–Oktober, Vorkommen landesweit, hohes Risiko westlich der Donau bis zur Westgrenze mit Schwerpunkt um den Balaton, im N entlang der Grenze zur Slowakei mit dem Donautal. Geringeres Risiko herdförmig im O an der Theiss. **Borreliose** April–Oktober Krim-Kongo hämorrhagisches Fieber April–Oktober West Nile-Fieber Sommer
• diverse	Venerische Infektionen **Tollwut**
Sonstige Beratungsinhalte	(siehe **Checklisten etc. im Serviceteil**)
• allgemein	Hygiene Reiseapotheke Auslandskrankenversicherung
• bei Bedarf	Gesundheitszeugnis (Arbeits-/Langzeitaufenthalt)

Uruguay

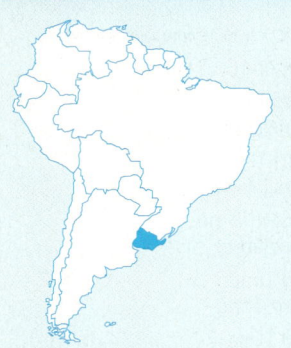

Klima
Subtropisch-feuchtes Klima mit gelegentlichen Kaltluftvorstößen aus dem Süden; durchschnittliche Temperatur in Montevideo im Juli 9,4 °C, im Januar 23,1 °C.

Zeitdifferenz (zu Mitteleuropäischer Zeit):
MEZ - 4 Std.
(Europ. Sommerzeit - 5 Std.)

Hilfe in Notfällen
Deutsche Botschaft
La Cumparsita 1435
Plaza Alemania
Montevideo
Tel. (00598 2) 9 02 52 22

Impfvorschriften	
• direkt	**keine**
• aus Infektionsgebieten	Gelbfieber
• Abweichungen	Laut Gesundheitsbehörden von Uruguay ist die Forderung eines **Gelbfieber**-Impfnachweises „abhängig von epidemiologischer Situation und Risiko-Einschätzung".
Impfempfehlungen	(**STIKO-Empfehlungen** siehe **Kapitel Reiseimpfungen**)
• alle Reisenden	altersentsprechende Standardimpfungen lt. STIKO überprüfen und ggf. ergänzen bzw. auffrischen. Besonders zu beachten: **Tetanus, Diphtherie, Pertussis, Polio, Masern** (Grundimmunisierung oder ggf. Auffrischung); **Grippe**, evtl. **Pneumokokken**: Alter > 60, chronische Krankheiten; **zusätzlich für dieses Land: Hepatitis A**
• besondere Risiken	**Hepatitis B** [2,5,6,8], **Tollwut** [2,4,6,8], **Typhus** [1,2,5,6,7] 1 aktuelle Ausbrüche, 2 einfache Reisebedingungen, 3 Exposition im Endemiegebiet, 4 Tierkontakte, 5 spezielle berufliche/soziale Kontakte, 6 Einsätze (Katastrophen), 7 Hygienemängel, 8 unzureichende medizinische Versorgung
Malaria	keine
Besondere Infektionsrisiken	(**Fettdruck** = für die **Beratung aller Reisenden** relevant)
• oral	**Darminfektionen** Hepatitis A Typhus Brucellose Echinokokkose (E. granulosus)
• diverse	Venerische Infektionen Tollwut Milzbrand
Sonstige Beratungsinhalte	(siehe **Checklisten** etc. im **Serviceteil**)
• allgemein	Flugreise (Langstrecke) Hygiene Reiseapotheke Auslandskrankenversicherung

Länderprofile | CRM-Handbuch Reisemedizin, Juni 2011 – November 2011

USA

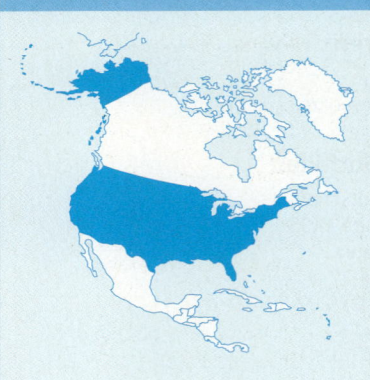

Klima
Im Norden gemäßigt; im Südwesten subtropisch-trockenes, im Südosten subtropisch-feuchtes Klima; Alaska überwiegend subpolar; durchschnittliche Temperatur in New York im Januar 0,7 °C, im Juli 24,9 °C.

Hilfe in Notfällen
Deutsche Botschaft
2300 M Street, N.W., Suite 300
Washington, D.C.
Tel. (001 202) 2 98 40 00

Zeitdifferenz (zu Mitteleuropäischer Zeit):
mehrere Zeitzonen (O → W)
Eastern Standard Time
MEZ - 6 Std. ganzjährig
Central Standard Time
MEZ - 7 Std. ganzjährig
Mountain Standard Time
MEZ - 8 Std. ganzjährig
Pacific Standard Time
MEZ - 9 Std. ganzjährig
Alaska Standard Time
MEZ - 10 Std. ganzjährig
amerikanische und europäische Sommerzeit etwa zeitgleich, keine Sommerzeit in Indiana und Arizona

Impfvorschriften	keine
Impfempfehlungen	(**STIKO-Empfehlungen** siehe **Kapitel Reiseimpfungen**)
• alle Reisenden	altersentsprechende Standardimpfungen lt. STIKO überprüfen und ggf. ergänzen bzw. auffrischen. Besonders zu beachten: **Tetanus**, **Diphtherie**, **Pertussis**, **Polio**, **Masern** (Grundimmunisierung oder ggf. Auffrischung); **Grippe**, evtl. **Pneumokokken**: Alter > 60, chronische Krankheiten;
• besondere Risiken	**Hepatitis B** [2,5,6], **Meningokokken** (s. Bemerkungen), **Tollwut** [4] 1 aktuelle Ausbrüche, 2 einfache Reisebedingungen, 3 Exposition im Endemiegebiet, 4 Tierkontakte, 5 spezielle berufliche/soziale Kontakte, 6 Einsätze (Katastrophen)
Malaria	keine
Besondere Infektionsrisiken	(**Fettdruck** = für die **Beratung aller Reisenden** relevant)
• oral	Echinokokkose (E. multilocularis) nördliche Zentralregion und Alaska
• arthropod	Lacrosse Spätsommer/Herbst, Osten, zentral u. mittlerer Westen, bes. West-Virginia, North Carolina und Georgia St. Louis-Enzephalitis Spätsommer/Herbst Dengue Sommer/Herbst, südliches Texas, Florida (Miami-Dade-County und Florida Keys) West Nile-Fieber Sommer/Herbst Leishmaniase, cutane sporadisch im S von Texas **Borreliose** April–September, nördl. u. östl. Staaten Rocky Mountain spotted fever April–September, Süd-Atlantik- und südl. Zentralstaaten, bes. North-Carolina, Virginia, Georgia, Maryland, Oklahoma, Tennessee, Kansas Rückfallfieber, Zecken- mittlerer Westen und Westen Fleckfieber, Floh- (murines) vorw. S von Texas und S von California Pest Naturherde im mittleren Westen und Westen Zeckenlähmung April–September, vorw. im W
• aerogen	Blastomykose Coccidioidomykose trockene Gebiete im S und W Histoplasmose trockene Gebiete im S und W
• diverse	Tollwut Hantavirus Pulmonales Syndrom ländliche Regionen im W und SW
• **Sonstige Beratungsinhalte**	(siehe **Checklisten etc. im Serviceteil**)
• allgemein	Flugreise (Langstrecke) Auslandskrankenversicherung
• bei Bedarf	Tauchen Aufenthalt in großen Höhen Gesundheitszeugnis (Arbeits-/Langzeitaufenthalt)

© Centrum für Reisemedizin

Bemerkungen	Gesundheitszeugnis: Einwanderer müssen sich bei Visumantrag einer **ärztlichen Untersuchung** unterziehen. Mit Gültigkeit ab dem 4. Januar 2010 wurden Einreise- und Einwanderungsbeschränkungen für HIV-Positive aufgehoben. Ein HIV-Test ist seitdem nicht mehr Bestandteil der Gesundheitsuntersuchung für Einwanderer. **Impfungen: Einwanderer** müssen altersentsprechenden Impfschutz gegen **Diphtherie, Pertussis, Tetanus, Polio, Masern,** Mumps, Röteln, Hepatitis B, Haemophilus influenzae B, **Pneumokokken,** Influenza, Rotaviren, Hepatitis A, Meningokokken, Humanes Papilloma-virus und Zoster nachweisen. Derartige Impfauflagen gibt es auch für **Personen,** die **Gemeinschaftseinrichtungen** wie Kindergärten, Schulen, Colleges, Ferienlager etc. besuchen oder dort leben. Für andere visumpflichtige Einreisen, wie z.B. Arbeitsaufenthalte, gelten diese Bestimmungen in der Regel nicht. Es wird dringend empfohlen, sich hierüber rechtzeitig Auskünfte von der hiesigen US-Vertretung oder der betreffenden Institution in den USA einholen. **Touristen sind von diesen Maßnahmen nicht betroffen!** Die **Meningitis-Impfung Typ C** gehört in diesem Land für bestimmte Altersgruppen (in der Regel Kinder und Jugendliche) zum allgemeinen Impfprogramm. Nach den geltenden Empfehlungen der STIKO wird die Meningitis-Impfung dadurch zur Reiseimpfung für „Schüler/Studenten vor Langzeitaufenthalten in Ländern mit empfohlener allgemeiner Impfung für Jugendliche oder selektiver Impfung für Schüler/Studenten entsprechend den Empfehlungen der Zielländer". Personen, die sich zwischen dem 1. Juni und 30. November eines Jahres in den USA oder in Kanada aufgehalten haben, dürfen wegen der potentiellen Gefahr einer West Nile-Virus-Übertragung nach ihrer Rückkehr in Deutschland für 4 Wochen kein Blut spenden (siehe **Checkliste Bluttransfusion**).

Usbekistan

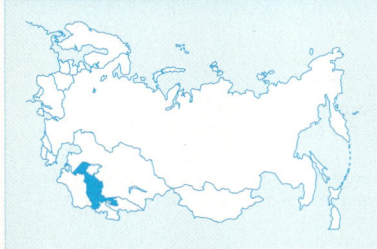

	Klima Kontinentales Klima mit heißen Sommern und kalten Wintern, im Westen wüstenhaft trocken; durchschnittliche Temperatur in Taschkent im Januar -1 °C, im Juli 27,4 °C.	**Zeitdifferenz** (zu Mitteleuropäischer Zeit): MEZ + 4 Std. (Europ. Sommerzeit + 3 Std.) **Hilfe in Notfällen** Deutsche Botschaft Sharaf-Rashidov-Ko'chasi 15 Taschkent Tel. (00998 71) 1 20 84 40
Impfvorschriften	keine	
Impfempfehlungen	(STIKO-Empfehlungen siehe Kapitel Reiseimpfungen)	
• alle Reisenden	altersentsprechende Standardimpfungen lt. STIKO überprüfen und ggf. ergänzen bzw. auffrischen. Besonders zu beachten: **Tetanus, Diphtherie, Pertussis, Polio, Masern** (Grundimmunisierung oder ggf. Auffrischung); **Grippe,** evtl. **Pneumokokken**: Alter > 60, chronische Krankheiten; **zusätzlich für dieses Land: Hepatitis A**	
• besondere Risiken	**FSME** (s. Bemerkungen), **Hepatitis B** [2,5,6,8], **Polio** [1,2,5,6,7], **Tollwut** [2,4,6,8], **Typhus** [1,2,5,6,7] 1 aktuelle Ausbrüche, 2 einfache Reisebedingungen, 3 Exposition im Endemiegebiet, 4 Tierkontakte, 5 spezielle berufliche/soziale Kontakte, 6 Einsätze (Katastrophen), 7 Hygienemängel, 8 unzureichende medizinische Versorgung	
Malaria	**Karte Malaria – Türkei/GUS-Länder** siehe Kartenanhang	
• Saison	Juni–Oktober	
• Parasit	P. vivax ausschließlich	
• Epidemiologie	**geringes Risiko** herdförmig im S und O des Landes (Grenzgebiete zu Afghanistan, Tadschikistan, Turkmenistan und Kirgisistan); **kein Risiko** in den übrigen Landesteilen	
• Vorbeugung	**Expositionsprophylaxe!**	

Medikation	regelm.	stand-by	Bemerkungen
Empfehlung DTG Tourist/organisiert/Hotel	Ø	Ø	Grenzgebiete im SO minimales Risiko Juni–Okt
Erwägung für sonst. Aufenthalte geringes Risiko	Ø	C	Reisestil u. Reisezeit beachten nur in den o.g. Gebieten

C = Chloroquin (Resochin® u. a.), Ø = keine

Usbekistan (Forts.)

Besondere Infektionsrisiken	(**Fettdruck** = für die **Beratung aller Reisenden** relevant)
• oral	**Darminfektionen** **Hepatitis A, E** Polio Typhus Echinokokkose (E. granulosus)
• arthropod	Phlebotomus-Fieber Sommer/Herbst, bes. im SO Borreliose April–Oktober RSSE April–Oktober, Vorkommen aus tiefer gelegenen Gebieten berichtet, genauere Daten fehlen Krim-Kongo hämorrhagisches Fieber April–Oktober
• aerogen	Tuberkulose
• diverse	**Hepatitis B** Venerische Infektionen Milzbrand Tollwut
Sonstige Beratungsinhalte	(siehe **Checklisten etc. im Serviceteil**)
• allgemein	Flugreise (Langstrecke) Hygiene Reiseapotheke Auslandskrankenversicherung
• bei Bedarf	Gesundheitszeugnis (Arbeits-/Langzeitaufenthalt)
Bemerkungen	Landesweit ist mit erheblichen Engpässen bei der **medizinischen Versorgung** zu rechnen. Adäquate Ausstattung der Reiseapotheke, Auslandskrankenversicherung mit Abdeckung des Rücktransport-Risikos für Notfälle ist dringend zu empfehlen. Das **FSME**-Risiko ist offenbar gering, die Datenlage spärlich. Eine Impfempfehlung ist nur bei sehr hohem Expositionsrisiko indiziert. Die hier zugelassenen Impfstoffe sind auch gegen den östlichen Subtyp (RSSE) wirksam.

Ortsunabhängiges, zeitnahes Lernen

CRM Online Teaching

www.crm.de

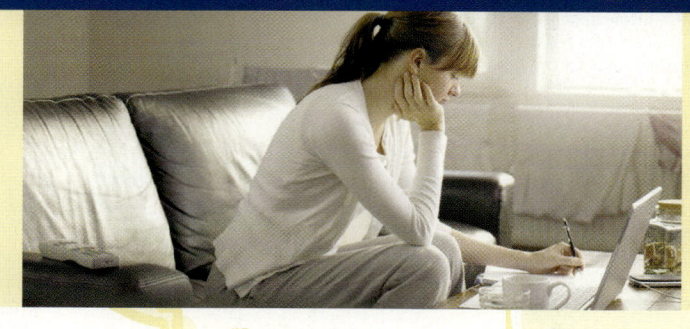

Orts- und zeitunabhängiges Lernen mit dem CRM Online Teaching!

Internetbasierte Live-Vorträge informieren Sie regelmäßig zu aktuellen Themen der Reisemedizin!

Update Weltseuchenlage*

Aktuelle epidemiologische Schwerpunkte und andere Gesundheitsgefahren auf Reisen

- jeden 1. Mittwoch im Monat
- jeweils 15:00 – 16:00 Uhr

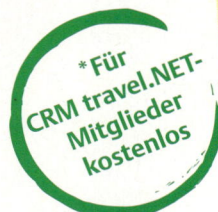

Spezielle Themen der Reisemedizin

Wechselnde reisemedizinische Themen zur Aktualisierung und Vertiefung beratungsrelevanter Inhalte

- jeden 3. Mittwoch im Monat
- jeweils 15:00 – 16:00 Uhr

*Für CRM travel.NET-Mitglieder kostenlos

CRM Centrum für Reisemedizin

Vanuatu

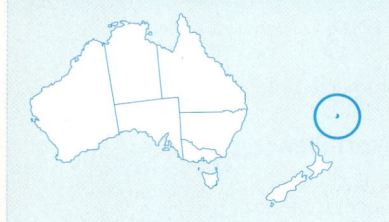

Klima
Tropisch-wechselfeuchtes Klima mit Trockenzeit im Juli/August; durchschnittliche Temperatur ganzjährig um 25 °C.

Zeitdifferenz (zu Mitteleuropäischer Zeit):
MEZ + 10 Std.
(Europ. Sommerzeit + 9 Std.)

Hilfe in Notfällen
zu erfragen über:
Deutsche Botschaft Australien

Impfvorschriften	keine
Impfempfehlungen	(STIKO-Empfehlungen siehe Kapitel Reiseimpfungen)
• alle Reisenden	altersentsprechende Standardimpfungen lt. STIKO überprüfen und ggf. ergänzen bzw. auffrischen. Besonders zu beachten: **Tetanus, Diphtherie, Pertussis, Polio, Masern** (Grundimmunisierung oder ggf. Auffrischung); **Grippe**, evtl. **Pneumokokken**: Alter > 60, chronische Krankheiten; **zusätzlich für dieses Land: Hepatitis A**
• besondere Risiken	**Hepatitis B** [2,5,6,8], **Typhus** [1,2,5,6,7] 1 aktuelle Ausbrüche, 2 einfache Reisebedingungen, 3 Exposition im Endemiegebiet, 4 Tierkontakte, 5 spezielle berufliche/soziale Kontakte, 6 Einsätze (Katastrophen), 7 Hygienemängel, 8 unzureichende medizinische Versorgung
Malaria	
• Saison	ganzjährig, verstärkt Dezember–Mai
• Parasit	P. falciparum 60%, Resistenzen Chloroquin, Sulfa/Pyrimethamin-Kombinationen; P. vivax 40%, Resistenzen Chloroquin
• Epidemiologie	**mittleres Risiko** auf den meisten Inseln, höher in der Regenzeit; **geringes oder kein Risiko** in den Städten Luganville (Espiritu Santo) und Port Vila (Efate) sowie auf den südlichen Inseln Futuna, Aneityum, Aniwa und Tongoa
• Vorbeugung	**Expositionsprophylaxe!**

Medikation	regelm.	stand-by	Bemerkungen
Empfehlung DTG Tourist/organisiert/Hotel	Ø	AL, AP	in den o.g. Risikogebieten ganzjährig
Erwägung für sonst. Aufenthalte			Reisestil u. Reisezeit beachten
mittleres Risiko	AP, D*, M oder	Ø	
	Ø	AL, AP	
geringes Risiko	Ø	AL, AP	

AL = Artemether/Lumefantrin (Riamet®), AP = Atovaquon/Proguanil (Malarone®), D = Doxycyclin, M = Mefloquin (Lariam®), Ø = keine
In der Tabelle durch Komma getrennte Präparate sind als Alternativen zu verstehen.
* Doxycyclin ist in Deutschland zur Malariaprophylaxe nicht zugelassen (s. Seite 318).

Besondere Infektionsrisiken	(Fettdruck = für die Beratung aller Reisenden relevant)
• oral	**Darminfektionen** **Hepatitis A** Typhus
• arthropod	**Dengue** Filariose, lymphatische Epidemische Polyarthritis (Ross-River)
• diverse	**Hepatitis B** Venerische Infektionen
Sonstige Beratungsinhalte	(siehe Checklisten etc. im Serviceteil)
• allgemein	Flugreise (Langstrecke) Klima, Hygiene Reiseapotheke Auslandskrankenversicherung
• bei Bedarf	Tauchen
Bemerkungen	**Ciguatera-Fischvergiftung:** Saisonales Risiko bei Verzehr von größeren Raubfischen (auch gegart). Örtliche Warnhinweise beachten!

Länderprofile CRM-Handbuch Reisemedizin, Juni 2011 – November 2011

Venezuela

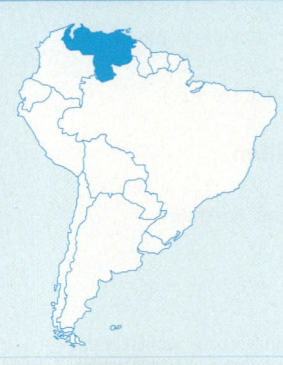

Klima
Tropisch-wechselfeuchtes Klima mit einer Trockenzeit im Winter und Regenperioden im Frühjahr und Herbst; im Nordwesten Wüstenklima; Küste und Tiefland feucht-heiß (mittlere Jahrestemperatur 25–29 °C), Temperaturen mit der Höhe abnehmend; durchschnittliche Temperatur in Caracas ganzjährig um 20 °C.

Zeitdifferenz (zu Mitteleuropäischer Zeit):
MEZ - 5 Std.
(Europ. Sommerzeit - 6 Std.)

Hilfe in Notfällen
Deutsche Botschaft
Avenida Eugenio Mendoza
y Avenida José Angel Lamas,
Edif. La Castellana, 10. Stock
Caracas
Tel. (0058 212) 2 19 25 00

Impfvorschriften	keine
Impfempfehlungen	(STIKO-Empfehlungen siehe Kapitel Reiseimpfungen)
• alle Reisenden	altersentsprechende Standardimpfungen lt. STIKO überprüfen und ggf. ergänzen bzw. auffrischen. Besonders zu beachten: **Tetanus, Diphtherie, Pertussis, Polio, Masern** (Grundimmunisierung oder ggf. Auffrischung); **Grippe**, evtl. **Pneumokokken**: Alter > 60, chronische Krankheiten; **zusätzlich für dieses Land: Hepatitis A**, **Gelbfieber** (bei Reisen in die endemischen Gebiete – s. Gelbfieberkarte im Kartenteil)
• besondere Risiken	**Hepatitis B** [2,5,6,8], **Tollwut** [2,4,6,8], **Typhus** [1,2,5,6,7] 1 aktuelle Ausbrüche, 2 einfache Reisebedingungen, 3 Exposition im Endemiegebiet, 4 Tierkontakte, 5 spezielle berufliche/soziale Kontakte, 6 Einsätze (Katastrophen), 7 Hygienemängel, 8 unzureichende medizinische Versorgung
Malaria	**Karte Malaria – Südamerika** siehe Kartenanhang
• Saison	ganzjährig
• Parasit	P. vivax überwiegend; P. falciparum insgesamt 10-15%, Resistenzen Chloroquin, Sulfa/Pyrimethamin-Kombinationen
• Epidemiologie	**mittleres Risiko** in den Regenwaldgebieten folgender Bundesstaaten (Bezirke) südlich des Orinoco: Amazonas (Alto Orinoco, Atabapo, Atures, Autana, Manapiare, Rio Negro), Bolivar (Cedeno, Gran Sabana, Piar, Raul Leoni, Sifontes, Sucre), Delta Amacuro (südöstliche Teile); 84% aller landesweit gemeldeten Malariafälle stammen aus Bolivar und Amazonas, fast alle Tropica-Fälle aus den genannten Bezirken, wobei der Anteil von P. falciparum nach S zunimmt und regional >20% liegt. **geringes Risiko**, vorwiegend P. vivax, herdförmig im NW mit den Staaten Zulia, Tachira, Mérida, Trujillo, Barinas, Portuguesa und Apure, im N in Carabobo, im NO in Anzoategui, Sucre, Monagas und den nordwestlichen Teilen von Delta Amacuro mit dem Orinoco-Delta; als **malariafrei** gelten die mittleren Küstenabschnitte mit den vorgelagerten Inseln (z. B Margarita) sowie Höhenlagen und Stadtgebiete

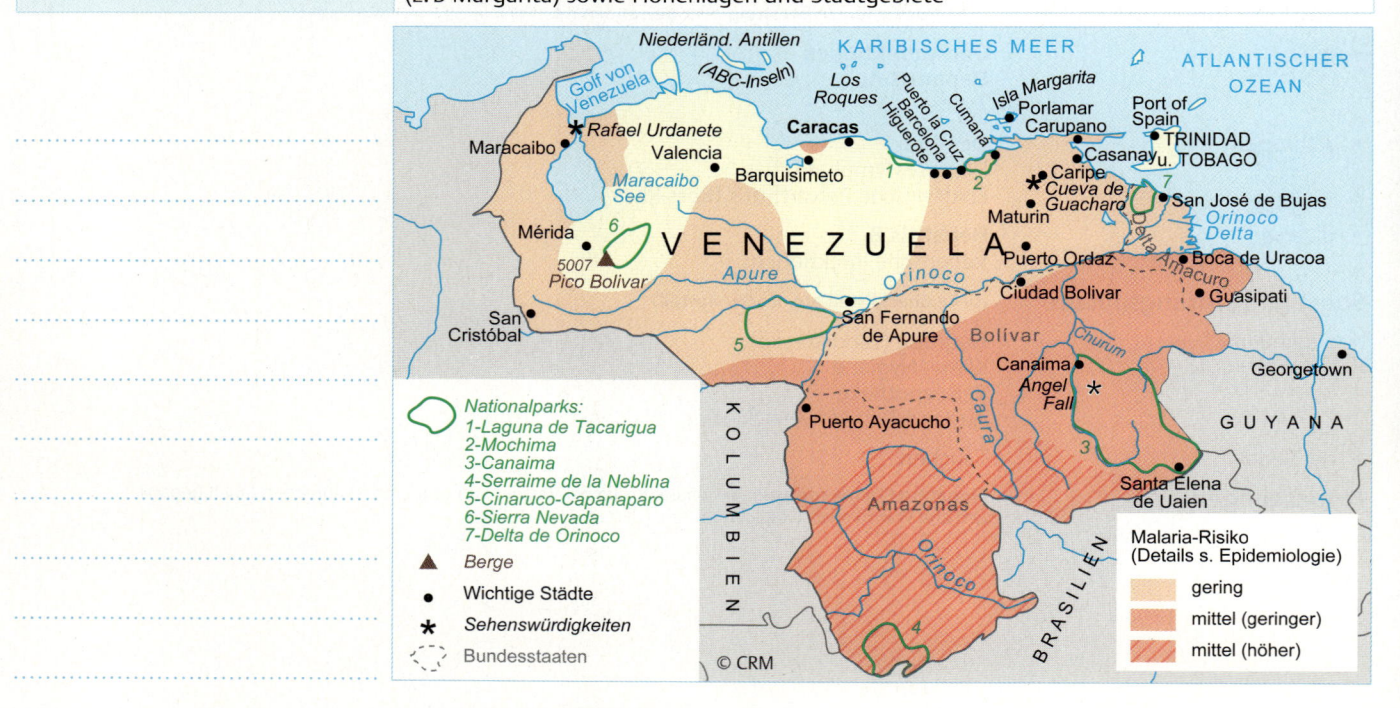

• Vorbeugung	**Expositionsprophylaxe!**			
	Medikation	**regelm.**	**stand-by**	**Bemerkungen**
	Empfehlung DTG Tourist/organisiert/Hotel	Ø	AL, AP	Gebiete mit Risiko ganzjährig
	Erwägung für sonst. Aufenthalte mittleres Risiko oder	AP, D*, M Ø	Ø AL, AP	Reisestil u. Reisezeit beachten
	geringes Risiko	Ø	AL, AP	
	AL = Artemether/Lumefantrin (Riamet®), AP = Atovaquon/Proguanil (Malarone®), D = Doxycyclin, M = Mefloquin (Lariam®), Ø = keine In der Tabelle durch Komma getrennte Präparate sind als Alternativen zu verstehen. * Doxycyclin ist in Deutschland zur Malariaprophylaxe nicht zugelassen (s. Seite 318).			

Besondere Infektionsrisiken

(**Fettdruck** = für die **Beratung aller Reisenden** relevant)

- **oral**

  Darminfektionen
  Hepatitis A
  Typhus

- **arthropod**

  Dengue
  Leishmaniase, cutane + mucocutane
  Leishmaniase, viszerale   sporadisch im N
  Filariose, Onchozerkose   zwei Herde im N, ein Herd in Amazonas
  Gelbfieber   vorw. im S, neuerdings auch in Aragua (N)
  Chagas-Krankheit   ländliche Gebiete im N, auch orale Übetragung (Fruchtsäfte)

- **aerogen**

  Histoplasmose
  Paracoccidioidomykose

- **diverse**

  Bilharziose   Herde in ländl. Gebieten von Maracay, Aragua, Corabobo, Valencia, Guarico, Federal District, Miranda
  Venerische Infektionen
  Hepatitis B
  Tollwut

Sonstige Beratungsinhalte

(siehe **Checklisten etc. im Serviceteil**)

- **allgemein**

  Flugreise (Langstrecke)
  Klima, Hygiene
  Reiseapotheke
  Auslandskrankenversicherung

- **bei Bedarf**

  Aufenthalt in großen Höhen
  Gesundheitszeugnis (Arbeits-/Langzeitaufenthalt)

Bemerkungen

Impfungen: Es ist möglich, dass für visumpflichtige Langzeitaufenthalte der Nachweis einer Masern-Impfung verlangt wird.
Medizinische Versorgung: Außerhalb der Großstädte und Touristikzentren ist mit erheblichen Engpässen bei der ärztlichen und medikamentösen Versorgung zu rechnen. Adäquate Ausstattung der **Reiseapotheke** (Zollbestimmungen beachten, Begleitattest ratsam, Muster im Serviceteil), **Auslandskrankenversicherung** mit Abdeckung des Rettungsrückflug-Risikos für Notfälle dringend empfohlen.

Länderprofile | CRM-Handbuch Reisemedizin, Juni 2011 – November 2011

Vereinigte Arabische Emirate

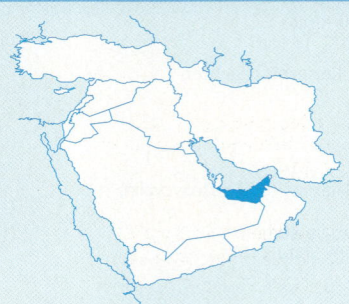

Klima
Subtropisches bis tropisches Wüstenklima mit sehr geringen Jahresniederschlägen (meist im Winter); extreme Hitze und Schwüle von Mai bis Oktober (Tageshöchsttemperatur über 45° C); durchschnittliche Temperatur in Schardscha im Januar 18 °C, im August 34 °C.

Zeitdifferenz (zu Mitteleuropäischer Zeit):
MEZ + 3 Std.
(Europ. Sommerzeit + 2 Std.)

Hilfe in Notfällen
Deutsche Botschaft
The Towers at the Trade Center
West Tower, 14th Floor
Abu Dhabi Mall, Abu Dhabi
Tel. (0097 12) 6 44 66 93

Impfvorschriften	keine
Impfempfehlungen	(STIKO-Empfehlungen siehe Kapitel Reiseimpfungen)
• alle Reisenden	altersentsprechende Standardimpfungen lt. STIKO überprüfen und ggf. ergänzen bzw. auffrischen. Besonders zu beachten: **Tetanus, Diphtherie, Pertussis, Polio, Masern** (Grundimmunisierung oder ggf. Auffrischung); **Grippe**, evtl. **Pneumokokken**: Alter > 60, chronische Krankheiten; **zusätzlich für dieses Land: Hepatitis A**
• besondere Risiken	**Hepatitis B** [2, 5, 6, 8] 1 aktuelle Ausbrüche, 2 einfache Reisebedingungen, 3 Exposition im Endemiegebiet, 4 Tierkontakte, 5 spezielle berufliche/soziale Kontakte, 6 Einsätze (Katastrophen), 7 Hygienemängel, 8 unzureichende medizinische Versorgung
Malaria	keine
Besondere Infektionsrisiken	(**Fettdruck** = für die **Beratung aller Reisenden** relevant)
• oral	**Darminfektionen** **Hepatitis A**, E
• arthropod	**Leishmaniase, cutane** Leishmaniase, viszerale sporadisch im N Phlebotomus-Fieber West Nile-Fieber Krim-Kongo hämorrhagisches Fieber
Sonstige Beratungsinhalte	(siehe **Checklisten etc. im Serviceteil**)
• allgemein	Flugreise (Langstrecke) Hygiene Reiseapotheke Auslandskrankenversicherung
• bei Bedarf	Gesundheitszeugnis (Arbeits-/Langzeitaufenthalt)
Bemerkungen	Die **Einfuhr von Medikamenten** unterliegt in den VAE besonders strengen Vorschriften und sollte möglichst unterbleiben. Das Mitführen von Arzneimitteln zum regelmäßigen persönlichen Gebrauch in der Originalverpackung kann gestattet werden, wenn eine ärztliche Bescheinigung (englisch) über den Verwendungszweck und für die Dauer des Aufenthaltes benötigte Menge vorliegt. Eine Garantie hierfür gibt es nicht, da die Einfuhr bestimmter Substanzen prinzipiell verboten ist. Das Auswärtige Amt empfiehlt dringend, sich bei Bedarf vor der Reise durch eine Vertretung der VAE in Deutschland beraten zu lassen. Mit verstärkten Kontrollen auf **Drogen** ist an den Flughäfen zu rechnen; auf den Besitz auch nur geringster Mengen oder den nachweisbaren Konsum stehen hohe Haftstrafen ohne Ansehen der Person; das gilt auch für Transitreisende.

Vietnam

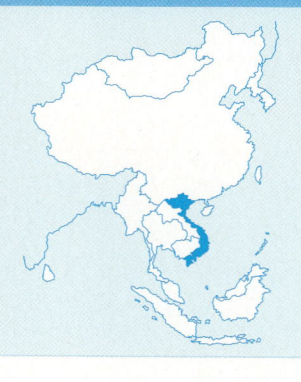

Klima
Im Norden subtropisches Klima mit kühlen Wintern (Hanoi: Januarmittel 16,5 °C, Julimittel 29 °C); Süden tropisch mit wenig schwankenden Temperaturen (Ho-Chi-Minh-Stadt ganzjährig um 27 °C); Hauptregenzeit von April bis Oktober.

Zeitdifferenz (zu Mitteleuropäischer Zeit):
MEZ + 6 Std.
(Europ. Sommerzeit + 5 Std.)

Hilfe in Notfällen
Deutsche Botschaft
29, Tran Phu
Hanoi
Tel. (0084 4) 38 43 02-45, -46

© Centrum für Reisemedizin

Länderprofile CRM-Handbuch Reisemedizin, Juni 2011 – November 2011

Impfvorschriften	
• direkt	keine
• aus Infektionsgebieten	Gelbfieber (ausgenommen Kinder unter 1 Jahr)
Impfempfehlungen	(**STIKO-Empfehlungen** siehe **Kapitel Reiseimpfungen**)
• alle Reisenden	altersentsprechende Standardimpfungen lt. STIKO überprüfen und ggf. ergänzen bzw. auffrischen. Besonders zu beachten: **Tetanus, Diphtherie, Pertussis, Polio, Masern** (Grundimmunisierung oder ggf. Auffrischung); **Grippe**, evtl. **Pneumokokken**: Alter > 60, chronische Krankheiten; **zusätzlich für dieses Land: Hepatitis A**
• besondere Risiken	**Cholera** [1,5,6,7], **Hepatitis B** [2,5,6,8], **Japanische Enzephalitis** [2,3], **Tollwut** [2,4,6,8], **Typhus** [1,2,5,6,7] 1 aktuelle Ausbrüche, 2 einfache Reisebedingungen, 3 Exposition im Endemiegebiet, 4 Tierkontakte, 5 spezielle berufliche/soziale Kontakte, 6 Einsätze (Katastrophen), 7 Hygienemängel, 8 unzureichende medizinische Versorgung
Malaria	**Karte Malaria – Südostasien** siehe Kartenanhang
• Saison	ganzjährig, verstärkt in der Regenzeit, im Norden vermindert in den kühlen Monaten Oktober–April
• Parasit	P. falciparum 80%, Resistenzen Chloroquin, Mefloquin, Sulfa/Pyrimethamin-Kombinationen; P. knowlesi vereinzelt möglich
• Epidemiologie	**mittleres Risiko** (**höher** in der Regenzeit, **geringer** in der Trockenzeit) vor allem im zentralen Hochland unterhalb 1500 m südlich des 18. Breitengrades mit den Provinzen Kon Tum, Gia Lai, Dak Lak, Binh Phuoc und Dak Nong sowie im Hinterland der Küstenprovinzen Quang Tri, Ninh Thuan, Quang Nam und Khanh Hoa; weniger ausgeprägt im gesamten Süden mit dem Mekong-Delta und den nach Norden anschließenden Küstenregionen bis Nha Trang, im Norden nördlich und westlich von Hanoi (Grenzgebiete zu Yunnan/China und Laos), dort besonders in den Sommermonaten Mai-September; **geringes oder kein Risiko** in der Umgebung von Ho Chi Minh-Stadt, in den Küstenregionen nördlich von Nha Trang einschließlich des Red River-Deltas mit dem Großraum Hanoi; Stadtgebiete gelten als **malariafrei**
• Vorbeugung	**Expositionsprophylaxe!**

Medikation	regelm.	stand-by	Bemerkungen
Empfehlung DTG Tourist/organisiert/Hotel	Ø	AL, AP	in den o.g. Risikogebieten ganzjährig
Erwägung für sonst. Aufenthalte			Reisestil u. Reisezeit beachten
mittleres Risiko	AP, D* oder Ø	Ø AL, AP	
geringes Risiko	Ø	AL, AP	

AL = Artemether/Lumefantrin (Riamet®), AP = Atovaquon/Proguanil (Malarone®), D = Doxycyclin, Ø = keine
In der Tabelle durch Komma getrennte Präparate sind als Alternativen zu verstehen.
* Doxycyclin ist in Deutschland zur Malariaprophylaxe nicht zugelassen (s. Seite 318).

Vietnam (Forts.)

Besondere Infektionsrisiken	(**Fettdruck** = für die **Beratung aller Reisenden** relevant)	
• oral	**Darminfektionen** **Hepatitis A**, E Typhus Cholera Clonorchiasis vorw. in der Hanoi-Ebene Fasciolose zentral und zentrales Hochland	
• arthropod	**Dengue** vorw. südliche Landesteile (Mekong-Delta), Mai–November Filariose, lymphatische ländliche Gebiete Japanische Enzephalitis ländliche und suburbane Gebiete Fleckfieber, Milben- Pest vorw. Provinzen Gia Lai, Cong Tum, Lam Dong und Phú Khánh	
• aerogen	Tuberkulose	
• diverse	Bilharziose einzelne Herde im Mekong-Delta **Hepatitis B**, C Venerische Infektionen Melioidose Vogelgrippe **Tollwut**	
Sonstige Beratungsinhalte	(siehe **Checklisten etc. im Serviceteil**)	
• allgemein	Flugreise (Langstrecke) Klima, Hygiene Reiseapotheke Auslandskrankenversicherung	
Bemerkungen	**Tollwut:** Moderne Gewebekultur-Impfstoffe und homologes Immunglobulin im Land schwer erhältlich. Im Bedarfsfall an deutsche Vertretung (Vertrauensarzt) wenden. Bei vorhersehbarem Risiko prophylaktische Impfung vor Reise empfohlen. **Medizinische Versorgung:** Außerhalb der Städte ist mit erheblichen Engpässen bei der ärztlichen und medikamentösen Versorgung zu rechnen. Adäquate Ausstattung der **Reiseapotheke** (Zollbestimmungen beachten, Begleitattest ratsam, Muster im Serviceteil), **Auslandskrankenversicherung** mit Abdeckung des Rettungsrückflug-Risikos für Notfälle dringend empfohlen.	

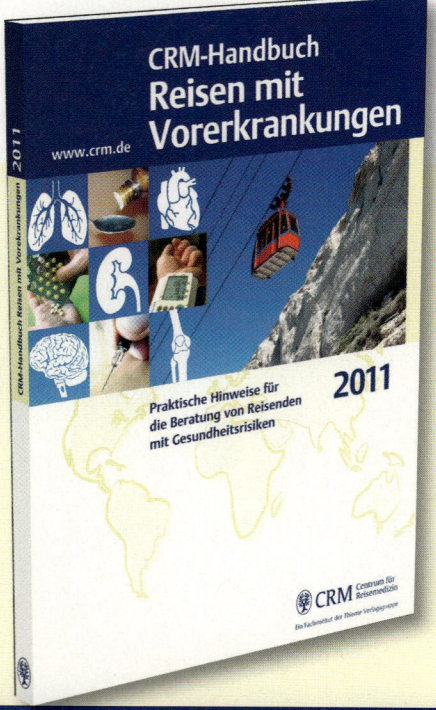

Sicher reisen
trotz Vorerkrankung!

Dürfen chronisch Kranke reisen?
Finden Sie die richtigen Antworten schnell und kompetent!
Das Handbuch bietet Ihnen praktische Hinweise für die Beratung von Reisenden mit Gesundheitsrisiken.

**CRM-Handbuch
Reisen mit Vorerkrankungen**

Erscheinungsweise 1 x jhrl.
Komplett überarbeitete 5. Ausgabe 2011
ca. 240 Seiten
ISBN 978-3-941386-06-8
Einzelpreis: 38,90 € (zzgl. 3,– € Versandkostenpauschale)
Abo-Preis pro Bezugsjahr: 33,90 € (zzgl. 3,– € Versandkostenpauschale)

Bestellen Sie jetzt die aktuelle Ausgabe

Telefonbestellung: 0211/90429-55
Faxbestellung: 0211/90429-69
Kundenservice @crm.de
www.crm.de/medien

CRM Centrum für Reisemedizin

Wake (zu USA)

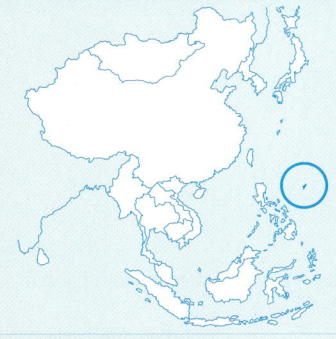

Klima
Tropisch-immerfeuchtes Klima; mittlere Temperatur ganzjährig um 27 °C.

Zeitdifferenz (zu Mitteleuropäischer Zeit):
MEZ - 13 Std.
(Europ. Sommerzeit - 14 Std.)

Hilfe in Notfällen
zu erfragen über:
Deutsche Botschaft Philippinen

Impfvorschriften	keine
Impfempfehlungen	(STIKO-Empfehlungen siehe Kapitel Reiseimpfungen)
• alle Reisenden	altersentsprechende Standardimpfungen lt. STIKO überprüfen und ggf. ergänzen bzw. auffrischen. Besonders zu beachten: **Tetanus**, **Diphtherie**, **Pertussis**, **Polio**, **Masern** (Grundimmunisierung oder ggf. Auffrischung); **Grippe**, evtl. **Pneumokokken**: Alter > 60, chronische Krankheiten; **zusätzlich für dieses Land: Hepatitis A**
• besondere Risiken	**Hepatitis B** [2,5,6,8] 1 aktuelle Ausbrüche, 2 einfache Reisebedingungen, 3 Exposition im Endemiegebiet, 4 Tierkontakte, 5 spezielle berufliche/soziale Kontakte, 6 Einsätze (Katastrophen), 7 Hygienemängel, 8 unzureichende medizinische Versorgung
Malaria	keine
Besondere Infektionsrisiken	(**Fettdruck** = für die **Beratung aller Reisenden** relevant)
• oral	**Darminfektionen** Hepatitis A
• arthropod	**Dengue**
• diverse	Venerische Infektionen
Sonstige Beratungsinhalte	(siehe **Checklisten** etc. im Serviceteil)
• allgemein	Flugreise (Langstrecke) Klima, Hygiene Reiseapotheke Auslandskrankenversicherung
Bemerkungen	**Ciguatera-Fischvergiftung:** Saisonales Risiko bei Verzehr von größeren Raubfischen (auch gegart). Örtliche Warnhinweise beachten!

Weißrussland (Belarus)

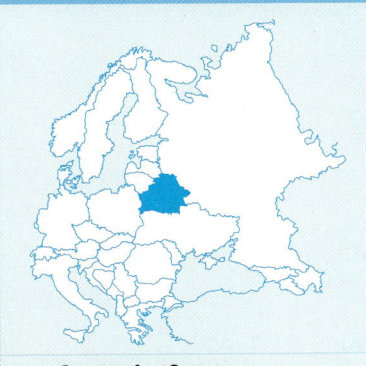

Klima
Gemäßigt kontinentales Klima mit ausreichenden Niederschlägen, meist im Sommer; durchschnittliche Temperatur in Minsk im Januar -6,6 °C, im Juli 17,6 °C.

Zeitdifferenz (zu Mitteleuropäischer Zeit):
MEZ + 1 Std. ganzjährig

Hilfe in Notfällen
Deutsche Botschaft
Uliza Sacharowa 26
Minsk
Tel. (00375 17) 2 17 59 00

Impfvorschriften	keine
Impfempfehlungen	(STIKO-Empfehlungen siehe Kapitel Reiseimpfungen)
• alle Reisenden	altersentsprechende Standardimpfungen lt. STIKO überprüfen und ggf. ergänzen bzw. auffrischen. Besonders zu beachten: **Tetanus**, **Diphtherie**, **Pertussis**, **Polio**, **Masern** (Grundimmunisierung oder ggf. Auffrischung); **Grippe**, evtl. **Pneumokokken**: Alter > 60, chronische Krankheiten; **zusätzlich für dieses Land: Hepatitis A**

Weißrussland (Forts.)

• besondere Risiken	**FSME** [2,3], **Hepatitis B** [2,5,6,8], **Tollwut** [2,4,6,8] 1 aktuelle Ausbrüche, 2 einfache Reisebedingungen, 3 Exposition im Endemiegebiet, 4 Tierkontakte, 5 spezielle berufliche/soziale Kontakte, 6 Einsätze (Katastrophen), 7 Hygienemängel, 8 unzureichende medizinische Versorgung
Malaria	keine
Besondere Infektionsrisiken	(**Fettdruck** = für die **Beratung aller Reisenden** relevant)
• oral	**Darminfektionen** **Hepatitis A** Echinokokkose (E. granulosus) Trichinellose
• arthropod	Borreliose April–Oktober FSME April–Oktober, mit einem Risiko ist landesweit zu rechnen, vor allem in den mittleren und südlichen Landesteilen. Fallzahlen gering, Datenlage spärlich. West Nile-Fieber Sommer
• diverse	Venerische Infektionen Hepatitis B **Tollwut**
Sonstige Beratungsinhalte	(siehe **Checklisten etc. im Serviceteil**)
• allgemein	Hygiene Reiseapotheke Auslandskrankenversicherung
• bei Bedarf	Gesundheitszeugnis (Arbeits-/Langzeitaufenthalt)

Yemen s. Jemen

Zambia s. Sambia

Zentralafrikanische Republik

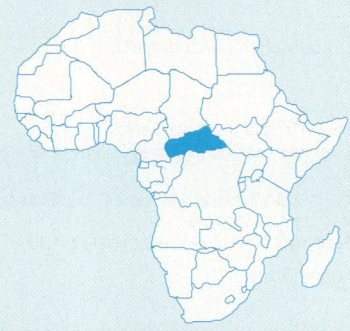

Klima
Überwiegend tropisch-wechselfeuchtes Klima, nach Norden hin trockener; im Norden Wechsel von Regenzeit (Mai bis September) und Trockenzeit, im Süden gleichmäßiger übers Jahr verteilte Niederschläge und hohe Luftfeuchtigkeit; durchschnittliche Temperatur in Bangui ganzjährig um 26 °C, im Norden monatliche Mittelwerte zwischen 22 und 30 °C.

Zeitdifferenz (zu Mitteleuropäischer Zeit):
MEZ ± 0 Std.
(Europ. Sommerzeit - 1 Std.)

Hilfe in Notfällen
zu erfragen über:
Deutsche Botschaft Kamerun

Impfvorschriften	**Gelbfieber** (ausgenommen Kinder unter 1 Jahr)
Impfempfehlungen	(**STIKO-Empfehlungen** siehe **Kapitel Reiseimpfungen**)
• alle Reisenden	altersentsprechende Standardimpfungen lt. STIKO überprüfen und ggf. ergänzen bzw. auffrischen. Besonders zu beachten: **Tetanus, Diphtherie, Pertussis, Polio, Masern** (Grundimmunisierung oder ggf. Auffrischung); **Grippe**, evtl. **Pneumokokken**: Alter > 60, chronische Krankheiten; **zusätzlich für dieses Land: Hepatitis A, Polio, Gelbfieber**
• besondere Risiken	**Cholera** [1,5,6,7], **Hepatitis B** [2,5,6,8], **Meningokokken** [1,2,5], **Tollwut** [2,4,6,8], **Typhus** [1,2,5,6,7] 1 aktuelle Ausbrüche, 2 einfache Reisebedingungen, 3 Exposition im Endemiegebiet, 4 Tierkontakte, 5 spezielle berufliche/soziale Kontakte, 6 Einsätze (Katastrophen), 7 Hygienemängel, 8 unzureichende medizinische Versorgung

Malaria	
• Saison	ganzjährig
• Parasit	P. falciparum 85%, Resistenzen Chloroquin, Sulfa/Pyrimethamin-Kombinationen
• Epidemiologie	**hohes Risiko** landesweit
• Vorbeugung	**Expositionsprophylaxe!**

Medikation	regelm.	stand-by	Bemerkungen
Empfehlung DTG Tourist/organisiert/Hotel	AP, D*, M	Ø	ganzes Land ganzjährig
Erwägung für sonst. Aufenthalte hohes Risiko	AP, D*, M	Ø	

AP = Atovaquon/Proguanil (Malarone®), D = Doxycyclin, M = Mefloquin (Lariam®), Ø = keine
In der Tabelle durch Komma getrennte Präparate sind als Alternativen zu verstehen.
*Doxycyclin ist in Deutschland zur Malariaprophylaxe nicht zugelassen (s. Seite 318).

Besondere Infektionsrisiken	(**Fettdruck** = für die **Beratung aller Reisenden** relevant)
• oral	**Darminfektionen** **Hepatitis A**, E **Polio** Typhus Cholera
• arthropod	Leishmaniase, viszerale + cutane sporadisch im N Filariose, lymphatische + Loa + Onchozerkose Gelbfieber Chikungunya vorw. im S Rift Valley-Fieber Rückfallfieber, Zecken- Krim-Kongo hämorrhagisches Fieber West Nile-Fieber **Schlafkrankheit** vorw. in den Präfekturen Haut-Mbomou (O), Ouham (NW), Lobaye und Shanga-Mbaere (SW)
• aerogen	**Meningokokken-Meningitis** Dezember–Mai, vorw. im N Tuberkulose
• diverse	**Bilharziose** **Hepatitis B**, C Venerische Infektionen HIV-Praevalenzen b. Erwachsenen 5–15% Tollwut
Sonstige Beratungsinhalte	(siehe **Checklisten etc. im Serviceteil**)
• allgemein	Flugreise (Langstrecke) Klima, Hygiene Medizinische Versorgung, Reiseapotheke Auslandskrankenversicherung
Bemerkungen	**Tollwut:** Moderne Gewebekultur-Impfstoffe und homologes Immunglobulin im Land schwer erhältlich. Im Bedarfsfall an deutsche Vertretung (Vertrauensarzt) wenden. Bei vorhersehbarem Risiko prophylaktische Impfung vor Reise empfohlen. **Medizinische Versorgung:** Landesweit ist mit erheblichen Engpässen bei der ärztlichen und medikamentösen Versorgung zu rechnen. Adäquate Ausstattung der **Reiseapotheke** (Zollbestimmungen beachten, Begleitattest ratsam, Muster im Serviceteil), **Auslandskrankenversicherung** mit Abdeckung des Rettungsrückflug-Risikos für Notfälle dringend empfohlen.

Zimbabwe s. Simbabwe

Zypern

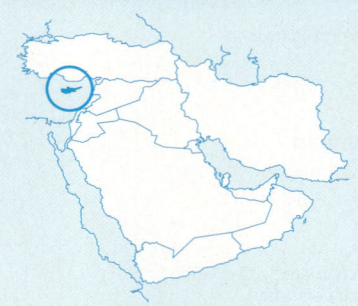

Klima
Mittelmeerklima mit langen, heißen Sommern und kühlen, feuchten Wintern; durchschnittliche Temperatur in Nikosia im Januar 10 °C, im August 28 °C.

Zeitdifferenz (zu Mitteleuropäischer Zeit):
MEZ + 1 Std. ganzjährig

Hilfe in Notfällen
Deutsche Botschaft
10 Nikitaras Street
Nikosia
Tel. (00357 2) 2 45 11 45

Impfvorschriften	keine
Impfempfehlungen	(**STIKO-Empfehlungen** siehe **Kapitel Reiseimpfungen**)
• alle Reisenden	altersentsprechende Standardimpfungen lt. STIKO überprüfen und ggf. ergänzen bzw. auffrischen. Besonders zu beachten: **Tetanus**, **Diphtherie**, **Pertussis**, **Polio**, **Masern** (Grundimmunisierung oder ggf. Auffrischung); **Grippe**, evtl. **Pneumokokken**: Alter > 60, chronische Krankheiten
• besondere Risiken	**Hepatitis A** [1,2,5,6,7], **Hepatitis B** [2,5,6,8] 1 aktuelle Ausbrüche, 2 einfache Reisebedingungen, 3 Exposition im Endemiegebiet, 4 Tierkontakte, 5 spezielle berufliche/soziale Kontakte, 6 Einsätze (Katastrophen), 7 Hygienemängel, 8 unzureichende medizinische Versorgung
Malaria	keine
Besondere Infektionsrisiken	(**Fettdruck** = für die **Beratung aller Reisenden** relevant)
• oral	**Darminfektionen** Hepatitis A Brucellose Echinokokkose (E. granulosus)
• arthropod	**Leishmaniase, cutane** Phlebotomus-Fieber Fièvre boutonneuse April–Oktober
• diverse	Venerische Infektionen Hepatitis B
Sonstige Beratungsinhalte	(siehe **Checklisten etc. im Serviceteil**)
• allgemein	Flugreise (Langstrecke) Hygiene Reiseapotheke Auslandskrankenversicherung
• bei Bedarf	Tauchen Gesundheitszeugnis (Arbeits-/Langzeitaufenthalt)

Vom Reiseziel zum Reiseland

Die nachstehende Liste ist als Hilfe zur geographischen Lokalisation und staatlichen Zuordnung von touristisch relevanten Reisezielen (Inseln, Inselgruppen, Landesteile, Landschaften etc.) gedacht. Sie erhebt keinerlei Anspruch auf Vollständigkeit.

Ziel (Region, Insel etc.)	Staat	Geographische Kurzbeschreibung (Lage etc.)
A		
ABC-Inseln	zu Niederlande	Karibische Inseln vor der Nordküste Venezuelas
Aruba, Bonaire, Curacao		(➔ Niederländische Antillen, ➔ Kleine Antillen)
Abu Dhabi	Vereinigte Arabische Emirate	Emirat am Persischen Golf
Algarve	Portugal	Küstenstreifen und Hinterland im SW des Landes
Anatolien	Türkei	Binnenland Kleinasiens (Beckenlandschaften)
Andamanen & Nikobaren	zu Indien	Inselgruppen vor der Südspitze Myanmars
Andros	Bahamas	Größte Insel der Bahamas (Karibik)
Anguilla	zu Großbritannien	Insel in der Karibik (zwischen Jungferninseln und Antigua & Barbuda)
Antillen		
Große Antillen		Inseln/Inselstaaten im nordwestlichen Karibischen Meer
Kuba	Kuba	
Hispaniola	Dominikanische Republik	
	Haiti	
Puerto Rico	zu USA	
Jamaica	Jamaica	
Kleine Antillen		Inseln/Inselstaaten im östl. und südl. Karibischen Meer
Jungferninseln	Jungferninseln	
Anguilla	zu Großbritannien	
Antigua & Barbuda	Antigua & Barbuda	
St. Kitts & Nevis	St. Kitts & Nevis	
Montserrat	zu Großbritannien	
Guadeloupe	zu Frankreich	
Dominica	Dominica	
Martinique	zu Frankreich	
St. Lucia	St. Lucia	
St. Vincent & Grenadinen	St. Vincent & Grenadinen	
Barbados	Barbados	
Grenada	Grenada	
Trinidad & Tobago	Trinidad & Tobago	
Isla de Margarita	Venezuela	
Niederländische Antillen	zu Niederlande	
(Aruba, Bonaire, Curacao;		
St. Martin, St. Eustatius, Saba)		
Aruba	zu Niederlande	Karibische Insel vor der Nordküste Venezuelas, eine der Niederländischen Antillen (➔ Kleine Antillen)
Azoren	Portugal	Inselgruppe im Nordatlantik, ca. 1.500 km vor der portugiesischen Westküste
B		
Baja California	Mexiko	1.300 km lange Halbinsel an der Pazifikküste
Balearen	Spanien	Inseln im Mittelmeer vor der Ostküste Spaniens
Mallorca, Menorca, Ibiza, Formentera		
Bali	Indonesien	Indonesische Insel, westlichste der Kleinen Sundainseln
Baltikum, Baltische Länder	Lettland, Litauen, Estland	geographisches und historisches Gebiet in Nordosteuropa an der Ostsee
Bintan	Indonesien	Insel im Riau-Archipel südlich von Singapur
Bonaire	zu Niederlande	Karibische Insel vor der Nordküste Venezuelas, eine der Niederländischen Antillen (➔ Kleine Antillen)
Bora-Bora	Französisch Polynesien	eine der Gesellschaftsinseln, Südpazifik
Borneo		Insel im südchinesischen Meer (➔ Große Sundainseln)
Kalimantan	Indonesien	südlicher Teil der Insel
Sabah, Sarawak	Malaysia	Bundesstaaten im Norden
	Brunei Darussalam	Sultanat im Norden
Bougainville	Papua-Neu Guinea	Insel im Pazifischen Ozean (größte der Solomon-Inseln)

Vom Reiseziel zum Reiseland

Länderinformationen

Ziel (Region, Insel etc.)	Staat	Geographische Kurzbeschreibung (Lage etc.)
C		
Caprivizipfel / -streifen	Namibia	schmaler, 450 km langer Landstreifen (O-W) im Norden Namibias zwischen Angola, Zambia und Botswana
Cebu	Philippinen	eine der Hauptinseln im Zentrum der Philippinen
Celebes (=Sulawesi)	Indonesien	Indonesische Insel östl. von Borneo (→ Große Sundainseln)
Costa Brava	Spanien	Küstensaum am Mittelmeer im Nordosten Spaniens
Costa del Sol	Spanien	Südküste Andalusiens (Südspanien)
Cozumel	Mexiko	Insel vor der Nordküste Yucatáns
Curacao	zu Niederlande	Karibische Insel vor der Nordküste Venezuelas, eine der Niederländischen Antillen (→ Kleine Antillen)
D		
Djerba	Tunesien	Insel vor der Nordküste Tunesiens (Golf v. Gabès)
Dubai	Vereinigte Arabische Emirate	Emirat am Persischen Golf
E		
El Faiyum	Ägypten	Oase ca. 100 km südwestlich von Kairo
El Hierro	Spanien	Insel im Atlantischen Ozean vor der Westküste Marokkos (→ Kanarische Inseln)
Etoschapfanne/-Nationalpark	Namibia	Salztonebene im Norden Namibias
Everglades	USA	Sumpfgebiet im Süden Floridas
F		
Färöer-Inseln	zu Dänemark	Inselgruppe im Nordatlantik zwischen den Britischen Inseln, Norwegen und Island
Falklandinseln	zu Großbritannien	Inselgruppe im südlichen Atlantik, 600 bis 800 km östlich von Südargentinien und Feuerland, britisches Überseegebiet, seit 1833 von Argentinien beansprucht
Feuerland	Argentinien/Chile	Inselarchipel an der Südspitze Südamerikas
Flores	Indonesien	Insel im Südosten Indonesiens (→ Kleine Sundainseln)
Formentera	Spanien	Insel im Mittelmeer vor der Ostküste Spaniens (→ Balearen)
Fuschaira	Vereinigte Arabische Emirate	Emirat am Persischen Golf
Fuerteventura	Spanien	Insel im Atlantischen Ozean vor der Ostküste Marokkos (→ Kanarische Inseln)
G		
Galapagosinseln	Ecuador	Inselgruppe ca. 1.000 km vor der Küste Ecuadors
Gambierinseln	Französisch Polynesien	Inselgruppe im Südpazifik
Gesellschaftsinseln Tahiti, Bora-Bora etc.	Französisch Polynesien	Inselgruppe im Südpazifik
Gibraltar	zu Großbritannien	Halbinsel an der Südspitze Spaniens
Grönland	zu Dänemark	größte Insel der Erde, wird geographisch zum arktischen Nordamerika gezählt
Goa	Indien	Bundesstaat an der Westküste Indiens
Goldenes Dreieck	Thailand	Region im Grenzgebiet Thailand – Laos – Myanmar
Gomera, La	Spanien	Insel im Atlantischen Ozean vor der Westküste Marokkos (→ Kanarische Inseln)
Gozo	Malta	Insel im Mittelmeer südlich von Sizilien
Gran Canaria	Spanien	Insel im Atlantischen Ozean vor der Westküste Marokkos (→ Kanarische Inseln)
Great Exuma	Bahamas	Karibische Insel
Große Antillen → s. Antillen		
Große Sundainseln → s. Sundainseln		
H		
Hainan	China	Insel im Südchinesischen Meer, durch die Straße von Qiongzhou vom chinesischen Festland abgetrennt
Hierro, El	Spanien	Insel im Atlantischen Ozean vor der Westküste Marokkos (→ Kanarische Inseln)
Hispaniola		Karibische Insel (→ Große Antillen)
	Dominikanische Republik	Staat im Osten der Insel
	Haiti	Staat im Westen der Insel

Vom Reiseziel zum Reiseland

Ziel (Region, Insel etc.)	Staat	Geographische Kurzbeschreibung (Lage etc.)
Hokkaido	Japan	zweitgrößte der japanischen Hauptinseln
Hongkong	China	Sonderverwaltungsregion der VR China (Südküste)
Honshu	Japan	größte der japanischen Hauptinseln (mit Hauptstadt Tokyo)
I		
Ibiza	Spanien	Insel im Mittelmeer vor der Ostküste Spaniens (→ Balearen)
Irian Jaya	Indonesien	größte Provinz Indonesiens, Westhälfte der Insel Neu Guinea
Isla de Margarita	Venezuela	Insel vor der Nordküste Venezuelas (→ Kleine Antillen)
J		
Java	Indonesien	Indonesische Insel zwischen Sumatra (O) und Bali (W)
K		
Kalimantan	Indonesien	Indonesischer Teil der Insel Borneo (S)
Kamtschatka	Russland	Halbinsel im ostasiatischen Teil Russlands zwischen der Beringstraße und dem Ochotskischen Meer, größte Halbinsel Ostasiens
Kanarische Inseln Teneriffa, Gran Canaria, Lanzarote, Fuerteventura, La Palma, La Gomera, El Hierro	Spanien	Inselgruppe vor der Westküste Marokkos
Karolinen	Mikronesien/Palau	Inselgruppe im westlichen Pazifik
Kathmandu	Nepal	Stadt und Distrikt in Zentral-Nepal
Kleine Antillen → s. Antillen		
Kleine Sundainseln → s. Sundainseln		
Korsika	Frankreich	Insel im Mittelmeer westlich von Italien, nördlich von Sardinien; viertgrößte Mittelmeerinsel nach Sizilien, Sardinien und Zypern
Ko Samui	Thailand	Insel vor der Südostküste Thailands
Kreta	Griechenland	Mittelmeerinsel
Krim	Ukraine	Halbinsel im Süden der Ukraine
Krüger-Nationalpark	Südafrika	östliches Transvaal an der Grenze zu Mosambik
(River-)Kwai-Brücke	Thailand	ca. 100 km westlich von Bangkok im Grenzgebiet zu Myanmar, nahe Stadt Kanchanaburi
Kyushu	Japan	drittgrößte der japanischen Hauptinseln
L		
La Gomera	Spanien	Insel im Atlantischen Ozean vor der Westküste Marokkos (→ Kanarische Inseln)
Lakkadiven	Indien	Inselgruppe nördlich der Malediven im Arabischen Meer
Lampedusa	Italien	Insel im Mittelmeer zwischen Tunesien und Sizilien
Langkawi	Malaysia	Insel vor der Nordwestküste der Malayischen Halbinsel
Lanzarote	Spanien	Insel im Atlantischen Ozean vor der Westküste Marokkos (→ Kanarische Inseln)
La Palma	Spanien	Insel im Atlantischen Ozean vor der Westküste Marokkos (→ Kanarische Inseln)
Liparische Inseln	Italien	Inselgruppe im Tyrrhenischen Meer nördlich von Sizilien
Lombok	Indonesien	Indonesische Insel zwischen Bali und Sumbawa (→ Kleine Sundainseln)
Luzon	Philippinen	größte philippinische Insel (mit Hauptstadt Manila)
M		
Macau	China	Sonderverwaltungsregion der VR China (Südküste)
Madeira	Portugal	Inselgruppe im Ostatlantik ca. 600 km vor der Küste Marokkos
Mallorca	Spanien	Insel im Mittelmeer vor der Ostküste Spaniens (→ Balearen)
Mandschurei	China	Region im Nordosten Chinas
Margarita, Isla de	Venezuela	Insel vor der Nordküste Venezuelas (→ Kleine Antillen)
Marquesasinseln	Französisch Polynesien	Südpazifik
Mekong-Delta	Vietnam	Region im Südwesten von Vietnam, Mündungsbereich des Flusses Mekong in das Südchinesische Meer
Menorca	Spanien	Insel im Mittelmeer vor der Ostküste Spaniens (→ Balearen)
Mindanao	Philippinen	zweitgrößte philippinische Insel
Mindoro	Philippinen	Insel südwestlich der Hauptinsel Luzon
Molukken	Indonesien	Inselgruppe zwischen Sulawesi, Neuguinea und Timor

Vom Reiseziel zum Reiseland

Ziel (Region, Insel etc.)	Staat	Geographische Kurzbeschreibung (Lage etc.)
N		
Negros	Philippinen	viertgrößte der philippinischen Inseln
Niederländische Antillen	zu Niederlande	Inseln in der Karibik
Aruba, Bonaire, Curacao (ABC-Inseln)		Inseln vor der Nordküste Venezuelas (→ Kleine Antillen)
St. Martin (St. Maarten), St. Eustatius, Saba		Inseln im nordöstlichen Karibischen Meer (→ Kleine Antillen)
Nikobaren → s. Andamanen & Nikobaren		
O		
Okavangodelta	Botswana	Binnendelta (Sumpfgebiet) im NW von Botswana
Osterinsel	Chile	Insel im Südostpazifik
Ovamboland	Namibia	Region im Norden Namibias an der Grenze zu Angola
P		
Patagonien	Argentinien (Ostpatagonien) Chile (Westpatagonien)	Landschaftsraum, der die Südspitze Südamerikas jenseits 40° südlicher Breite einnimmt
Pemba	Tansania	Insel im Indischen Ozean vor der Nordostküste Tansanias
Penang	Malaysia	Insel und Bundesstaat an der Nordwestküste der malayischen Halbinsel
Phoenixinseln	Kiribati	Inselgruppe im Pazifischen Ozean
Phuket	Thailand	Insel in der Andamanensee vor der Ostküste Thailands
Phi-Phi-Inseln	Thailand	Inseln in der Andamanensee südöstlich von Phuket
R		
River-Kwai-Brücke	Thailand	ca. 100 km westlich von Bangkok im Grenzgebiet zu Myanmar, nahe Stadt Kanchanaburi
S		
Sabah	Malaysia	malayischer Bundesstaat im Norden der Insel Borneo
San Andres	Kolumbien	Insel vor der Ostküste Nicaraguas
San Marino	eigenständiger Zwergstaat	ca. 100 km östlich von Florenz an der Ostflanke der Apenninen
Samaná	Dominikanische Republik	Halbinsel im Norden des Inselstaates
Sansibar	Tansania	Insel im Indischen Ozean vor der Nordostküste Tansanias
Sarawak	Malaysia	malayischer Bundesstaat im Norden der Insel Borneo
Sardinien	Italien	Mittelmeerinsel
Serengeti/Serengeti-Nationalpark	Tanzania	Savannenlandschaft im Nordosten Tansanias
Sharja	Vereinigte Arabische Emirate	Emirat am Persischen Golf
Shikoku	Japan	kleinste der vier japanischen Hauptinseln
Similan-Inseln	Thailand	Inselgruppe in der Andamanensee nordwestlich von Phuket (ca. 60 km westlich von Khao Lak)
Sinai	Ägypten	wüstenhafte Halbinsel am Nordende des Roten Meeres
Sizilien	Italien	Mittelmeerinsel
Spitzbergen	Norwegen	Inselgruppe im Nordpolarmeer, ca. 580 km nördlich der Nordküste Norwegens und ca. 1000 km vom Nordpol entfernt
Sulawesi (=Celebes)	Indonesien	Indonesische Insel östl. von Borneo (→ Große Sundainseln)
Sumatra	Indonesien	Insel im Westen Indonesiens (→ Große Sundainseln)
Sundainseln		zus.fassende Bezeichnung für die Inseln des malayischen Archipels
Große Sundainseln		
Sumatra	Indonesien	
Java	Indonesien	
Sulawesi (Celebes)	Indonesien	
Borneo	Indonesien/Malaysia/ Brunei Darussalam	
Kleine Sundainseln		
Bali, Lombok, Sumbawa, Sumba, Flores, Timor (westl. Teil)	Indonesien	
Timor (östl. Teil)	Timor-Leste	
Sumba	Indonesien	Kleine Insel im Südosten Indonesiens (→ Kleine Sundainseln)
Sumbawa	Indonesien	Kleine Insel im Südosten Indonesiens (→ Kleine Sundainseln)

Vom Reiseziel zum Reiseland | CRM-Handbuch Reisemedizin, Juni 2011 – November 2011

Ziel (Region, Insel etc.)	Staat	Geographische Kurzbeschreibung (Lage etc.)
T		
Tahiti	Französisch Polynesien	Hauptinsel der Gesellschaftsinseln, Südpazifik
Taiwan	China (Republik)	Inselrepublik vor der Südostküste Chinas
Tasmanien	Australien	Insel vor der Südostküste Australiens
Teneriffa	Spanien	Insel im Atlantischen Ozean vor der Westküste Marokkos (➔ Kanarische Inseln)
Terai	Nepal	Tiefland am Fuß des Himalaya
Tibet	China	autonome Volksrepublik im Südwesten Chinas
Timor		Insel im Südosten Indonesiens, größte der ➔ Kl. Sundainseln
westlicher Teil	Indonesien	
östlicher Teil	Timor-Leste	
Tuamotu-Archipel	Französisch Polynesien	Inselgruppe im Südpazifik östlich von Tahiti
Mururoa-Atoll etc.		
Turks- & Caicosinseln	zu Großbritannien	Inselgruppe in der nördlichen Karibik östlich der Bahamas
W		
Wallis & Futuna	zu Frankreich	Inselgruppe im Pazifischen Ozean
Weihnachtsinsel	zu Australien	Insel im Indischen Ozean ca. 400 km südlich von Java
Westindien		Bezeichnung für die kettenförmig angeordneten Inseln Mittelamerikas im Atlantischen Ozean und Karibischen Meer (➔ Bahamas, ➔ Große Antillen, ➔ Kleine Antillen)
Y		
Yucatán	Mexiko	Halbinsel und Bundesstaat an der Ostküste Mexikos

Reiseimpfungen

Allgemeine Hinweise

Die ärztliche Beratung vor einer Reise ist in unserem Land der häufigste Anlass, den Impfstatus zu überprüfen und ggf. zu ergänzen. Diese Tatsache wirkt sich nicht nur auf den Schutz des Einzelnen sondern auch auf die Populationsimmunität aus. Als Basis dient dafür der gültige **Impfkalender der STIKO** (Ständige Impfkommission am Robert Koch-Institut) mit den für die verschiedenen Altersgruppen empfohlenen Standardimpfungen.

Auf den folgenden Seiten finden Sie eine Auswahl von Impfungen mit Angaben zu Impfstoffen, soweit sie für praktische Belange der Reise-medizin relevant sind. Zur weitergehenden Information wird auf die Packungsbeilagen bzw. Gebrauchsinformationen der jeweiligen Hersteller, auf die aktuellen Angaben der STIKO sowie auf die einschlägige Fachliteratur verwiesen. Soweit es sich um Impfstoffe mit deutscher Zulassung handelt, sind die Daten der STIKO sowie des Paul-Ehrlich-Instituts (PEI) berücksichtigt. Bei Impfstoffen ohne formale Zulassung in Deutschland sind die Bestimmungen des Arzneimittelgesetzes zu beachten.

Alle Impfungen dürfen von jedem Arzt vorgenommen werden. Die Dokumentation der Gelbfieber-Impfung im Internationalen Impfpass ist im Internationalen Reiseverkehr nur gültig, wenn sie von einer staatlich zugelassenen Impfstelle durchgeführt wurde (siehe unter „Gelbfieber-Impfstellen" im Kapitel „Service").

Impfvorschriften

Hierbei geht es in erster Linie um die Impfung gegen **Gelbfieber**, selten um andere, die – unabhängig von der medizinischen Indikation – bei Ein-/Ausreise von bestimmten Ländern verlangt werden. Die Vorschriften richten sich nach der Reiseroute; meist werden sie nur bei Einreise aus Risiko- bzw. Endemiegebieten wirksam, d.h. nicht bei Direktflug zwischen Europa und dem betreffenden Land. Zwischenaufenthalte, auch im Transit, können aber eine Impfpflicht bedingen. Gelegentlich kann die Praxis vor Ort von den offiziellen Bestimmungen abweichen. Achten Sie immer auf die entsprechenden Angaben bei den einzelnen Ländern in diesem Buch bzw. im CRM-Infodienst Reisemedizin aktuell. Im Zweifelsfall sollte man impfen – vorausgesetzt, dass keine Kontraindikation vorliegt –, um dem Reisenden Schwierigkeiten und Risiken zu ersparen. Vorgeschriebene Impfungen müssen im **Internationalen Impfpass** eingetragen sein.

Impfempfehlungen

Sie dienen primär dem Schutz des Reisenden. Einige Empfehlungen, z. B. Standardimpfungen wie **Tetanus**, **Diphtherie**, gelten generell, andere nur bei besonderer Gefährdung. Derartige **Risiken** liegen **beim Reisenden**, z. B. Alter, Schwangerschaft, chronische Krankheit, oder **im Reiseland**, z. B. spezielle Krankheitsvorkommen, Ausbrüche, niedriger Hygienestandard, unzureichende medizinische Versorgung, oder **im Reisestil**, z. B. einfache Reisebedingungen, Langzeitaufenthalte, bestimmte Aktivitäten (Beruf, Freizeit), Einsätze (Katastrophenhilfe, Militär), Tierkontakte, Exposition gegenüber speziellen Infektionsrisiken. Daraus ergeben sich Indikationen für Impfungen wie **Hepatitis A, Typhus, Tollwut, Meningokokken-Meningitis, Japanische Enzephalitis, FSME**, ferner für **Hepatitis B, Poliomyelitis, Masern, Varizellen, Grippe, Pneumokokken**, letztere, soweit der Impfschutz nicht durch die Standardimpfungen abgedeckt ist; ggf. sind hierbei Auffrischimpfungen erforderlich. Eine Impfung gegen **Tuberkulose** wird derzeit in Deutschland prinzipiell nicht empfohlen.

Impfplan

Die Aufstellung des Impfplanes erfolgt nach Indikation, Zeit, Priorität und Wirkdauer; detaillierte Hinweise zu Impfabständen finden Sie nachstehend. Sofern eine **Gelbfieberimpfung** indiziert ist, sollte man mit dieser **beginnen**.

> Im Hinblick auf die übliche Zeitdauer bis zum Eintritt der Wirksamkeit sowie auf eventuelle Nebenwirkungen soll das **Impfprogramm möglichst 10 bis 14 Tage vor der Reise abgeschlossen** sein.

Zeitabstände

Attenuierte Erreger (Lebendimpfungen)

Grundregel (STIKO): simultan (am gleichen Tage) **oder** Mindestabstand von 4 Wochen

Voraussetzung:	Reaktion der vorangegangenen Impfung muss vollständig abgeklungen und Komplikationen dürfen nicht aufgetreten sein.
Ausnahmen:	*Typhus oral:* keine Zeitabstände zu anderen Impfungen oder Immunglobulinen erforderlich.

Inaktivierte Erreger, Antigenbestandteile oder Toxoide (Totimpfungen)

Keine Zeitabstände untereinander, zu Lebendimpfungen oder zu Standard-Immunglobulinen erforderlich. Bei Gabe spezifischer Immunglobuline in Zusammenhang mit der entsprechenden Impfung (z. B. Tollwut) Hinweise bei den einzelnen Impfstoffen bzw. in den Fachinfos beachten!

Immunglobuline („passive" Immunisierung)

Nach homologen Immunglobulinen sowie Bluttransfusionen Mindestabstand zu parenteralen Lebend-Virus-Impfstoffen 3 Monate, bei umgekehrter Reihenfolge in der Regel 2 Wochen (bei Gelbfieber 1 Woche). Zu Totimpfungen keine Abstände erforderlich (Ausnahmen bei Hyperimmunglobulinen s.o.)

Grundimmunisierung und Zeitabstände

Sind zum Aufbau einer **Grundimmunisierung** – egal ob attenuiert oder inaktiviert – **mehrere Einzelimpfungen** erforderlich, sollen die hierfür angegebenen **Mindestabstände** nicht unterschritten werden. Dagegen gibt es **keine unzulässigen Maximalabstände. Jede Impfung zählt.** Auch eine für viele Jahre unterbrochene oder zurückliegende Grundimmunisierung muss nicht neu begonnen werden. Nach der jetzigen Datenlage ist davon auszugehen, dass diese Regel für alle T-Zell-abhängigen Impfstoffe (Antigene) gilt, die durch Ausbildung eines immunologischen Gedächtnisses jederzeit rasch boosterfähig sind. Aus forensischen Gründen sollten die Angaben des Herstellers zu **Auffrischimpfungen** nach Möglichkeit beachtet werden.

Impfrisiken

„Der Aufklärung über das einer Impfung anhaftende Risiko und das weitaus größere Risiko, nicht geimpft zu sein, kommt in der ärztlichen Praxis hohe Bedeutung zu" (STIKO 2007). Die wichtigsten „Unerwünschten Arzneimittel-Reaktionen UAR", früher Nebenwirkungen genannt, sind unter der Spalte „Impfrisiko" bei den einzelnen Impfungen angesprochen. Hier sind ggf. auch Krankheitserscheinungen aufgeführt, deren ursächlicher Zusammenhang mit der Impfung ungeklärt oder hypothetisch ist. Ausführliche Angaben finden Sie bei der STIKO und in den Gebrauchsinformationen der jeweiligen Hersteller.

Die Nomenklatur zur Häufigkeit der UAR ordnet den Prozentbereichen bestimmte Bezeichnungen zu. Hierfür gibt es eine Vorlage der europäischen Zulassungsbehörde, die für die Fachinformationen der Pharma-Hersteller („Summary Product Characterisation – SPC") verbindlich ist. Sie sieht folgende Einteilung vor:

SPC-Guideline	%-Angaben	deutsch
very common	> 10%	sehr häufig
common	1% – 10%	häufig
uncommon	0,1% – 1%	gelegentlich
rare	0,01% – 0,1%	selten
very rare	< 0,01%	sehr selten

„very rare – sehr selten" schließt Einzelfälle mit ein.

Klären Sie den Reisenden darüber auf, verweisen Sie ihn auf die Packungsbeilage, geben Sie ihm Gelegenheit, Fragen zu stellen und führen Sie ihn zu einer für ihn verständlichen und zustimmungsfähigen Risiko-Nutzen-Abwägung. Ein begründeter Verdacht auf eine Impfkomplikation ist nach IfSG meldepflichtig (s. am Ende des Impfkapitels).

Impfungen – Profile

Cholera   Schluckimpfung (inaktiviert)

Indikation	Reisen in endemische/epidemische Gebiete unter einfachen Aufenthalts- bzw. Arbeitsbedingungen (z. B. Hilfseinsätzen), speziell bei aktuellen Ausbrüchen
Impfstoff	tot (Vibrio cholerae WC-rBS inaktiviert, Serovar O1, alle Serotypen und Biovare) +1 mg rekombinantes Cholera-Toxin Subunit B
Zusatz	Na-Salze, Zitronensäure, Saccharin, Geschmackstoffe (Suspension und Brausegranulat)
Applikation	Erwachsene und Kinder ab 6 Jahre 2 mal 1 Dosis, Kinder von 2–6 Jahren 3 mal 1 Dosis; Abstand zwischen den Einzeldosen mindestens 1 Woche, maximal 6 Wochen; Brausegranulat aus dem Beutel in Wasser auflösen (für Kinder von 2–6 Jahren davon die Hälfte verwerfen), gesamten Impfstoff aus Glasbehälter zufügen (auch für Kinder) und trinken; 1 Stunde vor und nach Applikation nicht essen und trinken, keine Medikamente, keine anderen oralen Impfstoffe. **Gebrauchsanweisung beachten.**
Wirksamkeit	gut; nach Feldstudien Schutzraten von 85 % gegen symptomatische Verläufe (Serovar O1) je nach Alter für 6 Monate (Kinder) bis 2 Jahre (Erwachsene); Beginn des Impfschutzes 1 Woche nach der 2. Dosis, Wiederimpfung (wenn erforderlich) mit einer Dosis Erwachsene und Kinder ab 6 Jahre nach 2 Jahren, Kinder von 2–6 Jahren nach 6 Monaten
Kontraindikation	**Allergie gegen den Impfstoff oder Zusätze Kinder unter 2 Jahren akute fieberhafte oder gastro-intestinale Erkrankungen**
Impfrisiko	gelegentlich leichte Verdauungsstörungen; sehr selten bis selten leichte Allgemeinerscheinungen

Hinweise	**Zeitabstand zu anderen Impfungen** nicht umfassend untersucht, theoretisch nicht erforderlich.	Kontraindikation	**akute, behandlungsbedürftige Erkrankungen** (Impfung frühestens 2 Wochen nach Genesung) **Allergien gegen Impfstoff oder Zusätze Unverträglichkeit vorangegangener Diphtherie-Impfung**

Die impfinduzierten antitoxischen Antikörper im Darm können auch eine **Schutzwirkung gegen** das hitzelabile „cholera-like-Toxin" **enterotoxischer E. coli (ETEC)**, häufiger Erreger der **Reisediarrhoe**, vermitteln. Insgesamt zeigt sich in Studien für die ätiologisch nicht differenzierte Reisediarrhoe eine Wirksamkeit von 50–57%. Die Anwendung sollte daher Personen empfohlen werden, für die eine Reisediarrhoe ein erhöhtes Risiko darstellt. Dies trifft insbesondere zu für
Reisende in Hochrisikogebiete für Durchfall, solche mit geplanten **Aktivitäten, die durch Durchfall behindert werden** (besonders auch Aufenthalte in großen Höhen),
Reisende mit Prädisposition (fehlende Magensäurebarriere, Immunsuppression, Neigung zu rezidivierenden Durchfallepisoden) und
Reisende mit Gefahr schwerer Verläufe (chronisch-entzündliche Darmerkrankungen, chronische Erkrankungen mit erhöhtem Komplikationsrisiko durch Flüssigkeits- und Elektrolytstörungen, evtl. Kleinkinder ab 2 Jahren).

Bei **Schwangerschaft** und **Stillzeit** keine ausreichenden Daten, Impfung unter Risiko-Abwägung.

Zur Immunogenität, Schutzwirkung und Sicherheit bei **HIV-Infizierten** und **Personen > 65 Jahren** liegen z. T. keine oder nur begrenzte Daten vor.

Die Impfung ersetzt nicht die gebotenen Maßnahmen zur Nahrungs- und Trinkwasserhygiene! Lagerungshinweise beachten!

Handelsnamen/Hersteller: Dukoral® (Novartis Behring)

Diphtherie

Indikation	alle Personen ab 3. Lebensmonat, alle Länder
Impfstoff	tot „D" enthält mindestens 30 I.E. Toxoid „d" enthält mindestens 2 I.E. Toxoid
Zusatz	Aluminiumhydroxid, Natriummerfonat, Spuren von Formaldehyd
Applikation	ED 0,5 ml i.m. (vor Gebrauch schütteln), bei hämorrhagischer Diathese evtl. auch subcutan, nicht intravasal!
Grundimmunisierung	**Kinder ab 6. Lebensjahr, Jugendliche, Erwachsene: Impfstoff „d"** 2 mal ED im Abstand von 4–8 Wochen 1 weitere ED nach ca. 1 Jahr **Säuglinge, Kleinkinder bis Ende 5. Jahr: Impfstoff „D"** s. Hersteller-Infos bzw. Impfkalender (STIKO)
Booster	1 ED alle 10 Jahre
Wirksamkeit	zuverlässig, nach vollständiger Grundimmunisierung etwa 10 Jahre

Impfrisiko	sehr häufig leichte Lokalreaktionen an der Impfstelle, häufig leichte Allgemeinreaktionen, beides besonders bei Überimmunisierten; selten allergische Hautreaktionen; sehr selten allergische Allgemeinreaktionen, Erkrankungen des pripheren Nervensystems; Einzelfälle in zeitlichem Zusammenhang: Vaskulitis, Thrombozytopenie, Glomerulonephritis
Hinweise	**Zeitabstand** zu anderen Impfungen **nicht erforderlich**. **Kombinationsimpfstoffe** nutzen! Nach vollständiger Grundimmunisierung sollte im Fall einer **Exposition** mit einer Dosis des altersgemäßen Impfstoffes **nachgeimpft** werden, wenn die letzte Impfung mehr als 5 Jahre zurückliegt; das gilt auch für Reisen in Infektionsgebiete. Für unmittelbare Kontaktpersonen **Chemoprophylaxe** und klinische Überwachung unabhängig vom Impfstatus. **Schwangerschaft** und **Stillzeit** sind keine Kontraindikationen. Schwangere im **1. Trimenon** sollten allerdings **nur bei entsprechendem Risiko** (Reisen in Infektionsgebiete, Expositionsverdacht) geimpft werden.
Handelsnamen/Hersteller	nur in Kombinationen mit Tetanus, Polio, Pertussis: s. unter Tetanus (diverse Hersteller)

FSME

Indikation	Personen mit Zeckenexposition in Risikogebieten
Impfstoff	tot (formol-inaktivierte FSME-Viren von Hühnerfibroblasten-Zellkulturen bzw. von Hühnerembryonalzellen)
Zusatz	Spuren von Formaldehyd, Aluminiumhydroxid als Adjuvans, diverse Salze als Puffer; div. Antbiotika oder Humanalbumin (je nach Hersteller)
Applikation	0,5 ml i.m. (Erwachsene) bzw. 0,25 ml i.m. (Kinder) vorzugsweise Deltoides, evtl. subcutan (bei Indikation), nicht intravasal!
Grundimmunisierung	besteht aus 3 Dosen: 1. Dosis am Tag 0, 2. Dosis 2 Wochen - 3 Monate danach, 3. Dosis (5)9–12 Monate nach der 2. Teilimpfung; Schnellimmunisierung mit verkürztem Impfschema s. Herstellerangaben
Booster	0,5 ml nach 3 Jahren; danach altersabhängig nach 3–5 Jahren (s. Hersteller-Info)
Wirksamkeit	zuverlässig; etwa 14 Tage nach der 2. Teilimpfung bis mindestens 3–5 Jahre nach vollständiger Grundimmunisierung, wahrscheinlich wesentlich länger. (Vom Schweizer Bundesamt für Gesundheit wird Auffrischung nach 10 Jahren empfohlen.)

Kontra-indikation	**akute, behandlungsbedürftige Erkrankungen** (Impfung frühestens 2 Wochen nach Genesung) **Allergien gegen Impfstoffbestandteile** evtl. Hühnereiweißallergie (je nach Impfstoff)
Impfrisiko	häufig leichte Lokal- und/oder Allgemeinreaktion, vor allem nach der 1. Teilimpfung, besonders bei Kleinkindern; sehr selten allergische Reaktionen, periphere Neuritiden, Guillain-Barré-Syndrom; hypothetisch: Auslösung demyelisierender Erkrankungen
Hinweise	**Zeitabstand** zu anderen **Impfungen nicht erforderlich.** Für **Kinder** vom vollendeten 1. bis 12. (bzw.16.) Lebensjahr (je nach Hersteller) gibt es eine **spezielle Darreichungsform** mit verringerter Dosis. **Kinder bis zum vollendeten 3. Lebensjahr** sollen wegen sehr häufig (15%) auftretender Fieberreaktionen nur nach strenger **Nutzen-Risiko-Abwägung** geimpft werden. Das gleiche gilt auch für Vorerkrankungen im Bereich des **ZNS**, **Autoimmunerkrankungen** oder **Allergien** sowie mangels vorliegender Daten auch für **Schwangerschaft** und **Stillzeit**. Die handelsüblichen **Impfstoffe schützen auch** gegen den **östlichen** (RSSE – Russische Frühsommer-Meningoenzephalitis) und den **fernöstlichen** Subtyp des Erregers. **FSME-Immunglobulin** ist **nicht mehr indiziert** und nicht mehr erhältlich.
Handelsnamen/ Hersteller	Encepur®* (Novartis Behring) FSME-Immun®* (Baxter) * spezielle Darreichungsform für Kinder verfügbar

Gelbfieber

Indikation	wenn vorgeschrieben (formale Indikation); Reisen in Risiko- bzw. Endemiegebiete (medizinische Indikation)
Impfstoff	lebend (attenuiertes YF-Virus Stamm 17 D, vermehrt auf Hühnerembryonen, lyophilisiert)
Zusatz	Aminosäuren, Lactose, Sorbit, Salze
Applikation	0,5 ml vorzugsweise subcutan, sonst i.m., nicht intravasal! Herstellerhinweise zu Lagerung und Re-Suspension beachten.
Wirksamkeit	zuverlässig, Beginn ca. 10 Tage nach Impfung, Dauer länger als 10 Jahre, nach WHO länger als 30 Jahre
Kontra-indikation	**akute, schwere, fieberhafte Erkrankungen Unverträglichkeit vorangegangener Gelbfieber-impfung Allergie gegen Impfstoffbestandteile speziell gegen Hühnereiweiß Immundefekte oder -suppression, Dysfunktion des Thymus, Thymektomie Säuglinge unter 9 (6) Monaten**
Impfrisiko	sehr häufig leichte Lokalreaktionen, gelegentlich bis häufig leichte Allgemeinreaktionen; sehr selten allergische Reaktionen, sehr selten neurologische bzw. organische Komplikationen; In den letzten Jahren wurden in einer Größenordnung von 2,1–2,3 auf 100 000 verabreichter Dosen in Zusammenhang mit der Impfung schwere neuro- und/oder viszerotrope Nebenwirkungen beschrieben, letztere endeten in mehr als der Hälfte der Fälle tödlich (Daten von US-Reisenden). Für die Pathogenese sind nach heutigem Kenntnisstand Wirtsfaktoren verantwortlich. Das Risiko, das nach bisherigen Erfahrungen auf die Erstimpfung beschränkt ist, steigt im höheren Lebensalter (> 60 Jahre) sowie bei gestörter Immunkompetenz deutlich an. **In jedem Fall ist eine individuelle Risikoabwägung erforderlich.** Bei medizinischer Indikation ist das Infektionsrisiko in der Regel immer noch höher als das Impfrisiko.
Hinweise	**Zeitabstand zu anderen Impfungen oder Immunglobulinen – s. S. 279** Eine **Gelbfieberimpfung darf nur bei aktueller medizinischer oder formaler Indikation** gegeben werden. Bei **Personen über 60 Jahre** ist wegen eines höheren Risikos schwerer Nebenwirkungen die Indikation für eine Erstimpfung **besonders streng** zu stellen. **Schwangerschaft** und **Stillzeit** gelten mangels ausreichender Daten als relative Kontraindikation. Impfung nur unter strenger Nutzen-Risiko-Anwägung. **Säuglinge** können ab dem vollendeten 9. Lebensmonat geimpft werden (WHO); der Hersteller konzidiert eine Impfung bereits ab vollendetem 6. Lebensmonat, allerdings nur unter besonderen Umständen, z. B. bei einem Ausbruch entsprechend offizieller Empfehlungen. (siehe auch Abschnitt „Reiseimpfungen – Kinder, Schwangere"). Bei **Immundefizienzen** jeder Art ist die Impfung kontraindiziert. Das gilt auch für asymptomatische **HIV-Infektionen** mit verminderter Immunfunktion. Die WHO konzidiert die Impfung bei CD_4-Lymphozyten von mindestens 200/mm³; der Hersteller gibt hierfür keinen Grenzwert an. Als Kontraindikation gilt auch eine **Strahlen-** und/oder **Zytostatikatherapie** sowie eine **systemische Behandlung mit Steroiden** in einer höheren als der Standard-Dosierung bei topischen oder inhalativen Anwendungen. **In jedem Fall ist eine individuelle Risikoabwägung erforderlich.** Dabei ist zu berücksichtigen, dass der **Impferfolg bei Immundefizienz eingeschränkt** sein kann. **Dokumentation** im **Impfpass** mit Hersteller und Chargen-Nummer. Im **Internationalen Reiseverkehr** werden bei Impfpflicht nur **Impfnachweise von staatlich zugelassenen Impfstellen** anerkannt (siehe unter „GelbfieberImpfstellen" im Kapitel „Service"). **Gültigkeit: 10 Tage bis 10 Jahre** nach Impfung; danach ist aus formalen Gründen eine Wiederimpfung erforderlich.

Hinweise (Forts.)	**Impfbefreiung** aus medizinischen Gründen möglich, bei Reisen in Infektionsgebiete **Risiko-Abwägung**! Das „Exemption Certificate" muss in englischer oder französischer Sprache im Impfpass eingetragen, unterschrieben und gestempelt sein. **Die Länder sind zur Anerkennung dieses Zeugnisses nicht verpflichtet**; im Extremfall kann bei Einreise Nachimpfung, Quarantäne oder Ausweisung erfolgen (Vorschlag zur Formulierung s.u.).
Handelsnamen/ Hersteller	Stamaril® (Sanofi Pasteur MSD)

International certificate of vaccination or prophylaxis

This is to certify, that (name)..
date of birth...........................sex.....................nationality.......................
national identification document, if applicable.............................
whose signature follows ....
has on the date indicated been vaccinated or received prophylaxis against (name of disease or condition) in accordance with the International Health Regulations.

Vaccine or prophylaxis	Date	Signature and professional status of supervising clinician	Manufacturer and batch no. of vaccine or prophylaxis	Certificate valid from............. until.............	Official stamp of administering centre
1					
2					

This certificate is valid only if the vaccine or prophylaxis used has been approved by the World Health Organization.

EXEMPTION CERTIFICATE

This is to certify that

Mr / Mrs ....

born .... in...

nationality ....

cannot be vaccinated against yellow fever for medical reasons.

Stamp

Place ....
Date ....
Signature ....

Hepatitis A

Indikation	Reisen in Länder mit hoher Hepatitis A-Prävalenz (südliche und östliche Länder mit Hygienedefizit) (Reiseimpfung nach STIKO); Personen, die auch hier im Risiko stehen bzw. die durch eine Hepatitis A besonders gefährdet wären (Indikationsimpfung nach STIKO)
Impfstoff	tot (formol-inaktiviertes HAV aus humanen diploiden Zellkulturen)
Zusatz	Al-Hydroxid bzw. Influenza-Virosome als Adjuvans, diverse Zusatzstoffe (je nach Hersteller)
Applikation	0,5 bzw. 1,0 ml i.m. (vorzugsweise Deltoides), bei hämorrhagischer Diathese evtl. auch subcutan, nicht intravasal!
Grundimmunisierung	eine Dosis am Tag 0 zweite Dosis nach 6–12 (18) Monaten (je nach Hersteller)
Wirksamkeit	zuverlässig, Beginn ca. 2 Wochen nach der ersten Dosis, Dauer nach Grundimmunisierung mindestens 10 Jahre, wahrscheinlich wesentlich länger (Havrix® 25 Jahre, HAVpur® 30 Jahre).
Kontraindikation	**akute, behandlungsbedürftige Krankheiten Allergie gegen Impfstoffbestandteile**
Impfrisiko	häufig leichte Lokal- und Allgemeinreaktionen, sehr selten allergische Hautreaktionen, Erythema multiforme; Einzelfälle in zeitlichem Zusammenhang: neurologische Erkrankungen, Thrombozytopenien
Hinweise	**Zeitabstand** zu anderen Impfungen ist prinzipiell **nicht erforderlich**. **Simultangabe von Immunglobulin** beeinträchtigt Serokonversion nicht, Einfluss auf Antikörperhöhe und -persistenz jedoch möglich. Für **Schwangerschaft** und **Stillzeit** liegen bisher keine Erfahrungen vor; Impfung ggf. nach Risikoabwägung. Für **Kinder/Jugendliche** vom 2. bis zum vollendeten 15. bzw. 17. Lebensjahr gibt es von diversen Herstellern Präparate mit reduzierter Dosis, ein Impfstoff (HAVpur®) ist in unveränderter Dosis für Erwachsene und Kinder ab dem 1. Lebensjahr zugelassen. Bei **vor 1950 Geborenen**, Personen aus Endemiegebieten sowie anamnestisch durchgemachter Hepatitis ist die **Testung auf HAV-Antikörper** vor der ersten Impfung sinnvoll; wenn vorhanden, ist eine Impfung auch künftig überflüssig. Bei gleichzeitiger Indikation für **Hepatitis A + B** sowie für **Hepatitis A + Typhus** sind **Kombinationsimpfstoffe** verfügbar. Ggf. abweichendes Impfschema beachten. **Passive Immunisierung** mit **Immunglobulin** wird von der STIKO nur noch optional bei **aktueller Exposition** von Personen empfohlen, für die eine Hepatitis A ein besonderes Risiko darstellt; es soll dann zeitgleich mit der ersten Impfung gegeben

Hinweise (Forts.)	werden. **Zeitabstand** zu parenteralen Lebendvirus-Impfstoffen (s. Seite 279) sowie besondere **Dokumentationspflicht** nach dem **Transfusionsgesetz** (s. Hersteller-Info) beachten.	Kontraindikation	**akute, behandlungsbedürftige Krankheiten Allergie gegen Impfstoffbestandteile**
Handelsnamen/ Hersteller	HAVpur® (Novartis Behring) Havrix®*1440 (GlaxoSmithKline) Vaqta®* (Sanofi Pasteur MSD) *Hepatitis A + B:* Twinrix®* (GlaxoSmithKline) *Hepatitis A + Typhus:* Hepatyrix® (GlaxoSmithKline) *Hepatitis A + Typhus:* VIATIM® (Sanofi Pasteur MSD) *Hepatitis A passiv:* Beriglobin® (ZLB Behring) * spezielle Darreichungsform für Kinder verfügbar	Impfrisiko	sehr häufig leichte Lokalreaktionen, selten leichte Allgemeinreaktionen; sehr selten allergische Haut- oder Allgemeinreaktionen (Urticaria, Vasculitis, Hypotonie); Einzelfälle in zeitlichem Zusammenhang: Neurologische Störungen, Arthritis, Angioödem, Erythema multiforme, LE, Thrombozytopenie; hypothetisch: Auslösung demyelisierender Erkrankungen.
		Hinweise	**Zeitabstand** zu anderen Impfungen **nicht erforderlich**. Für **Kinder** bis zum vollendeten 15. Lebensjahr stehen besondere Darreichungsformen mit verringerter Dosis zur Verfügung. Bei **Schwangerschaft** und **Stillzeit** keine ausreichenden Erfahrungen, Impfung unter **Risikoabwägung** möglich. Stillen gilt nicht als Kontraindikation. Bei gleichzeitiger Indikation für **Hepatitis B + A Kombinationsimpfstoff** verfügbar.

Hepatitis B

Indikation	Reisende in Regionen mit hoher Hepatitis B-Prävalenz bei längeren Aufenthalten (>1 Monat nach WHO) und/oder bei zu erwartenden engen Kontakten zur einheimischen Bevölkerung (Reiseimpfung nach STIKO); Personen, die auch hier im Risiko stehen bzw. die durch eine Hepatitis B besonders gefährdet wären (Indikationsimpfung nach STIKO); Säuglinge/Kinder/Jugendliche lt. deutschem Impfkalender (Standardimpfung nach STIKO)
Impfstoff	tot (HBs-Antigen, gentechnologisch hergestellt)
Zusatz	Aluminiumhydroxid diverse Zusatzstoffe (je nach Hersteller)
Applikation	1 ml i.m. (vorzugsweise Deltoides), bei entsprechender Indikation evtl. auch subcutan, nicht intravasal!
Grundimmunisierung	2 mal 1 Dosis im Abstand von einem Monat, 1 mal 1 Dosis 6 Monate nach der ersten Dosis; Abweichung von diesem Schema ist möglich (Schnellimmunisierung), hierbei ist eine vierte Dosis erforderlich; Herstellerangaben beachten.
Wirksamkeit	zuverlässig, Beginn meist schon 14 Tage nach der 2. Dosis, Dauer nach erfolgreich abgeschlossener Grundimmunisierung in der Regel länger als 10 Jahre.
Kontrolle/ Booster	**Antikörperkontrolle** des Impferfolges bei Kindern und Jugendlichen nicht erforderlich, bei **Erwachsenen** 4–8 Wochen nach Abschluss der Grundimmunisierung bei Expositionsrisiko nur ausnahmsweise empfehlenswert, besonders wichtig bei **Personen mit erhöhtem Infektionsrisiko** (z.B. Personal im Sozial- oder Gesundheitsdienst) und **Personen mit evtl. eingeschränkter Immunantwort** (z.B. Immundefekte). Weiteres Vorgehen: Anti-HBs ≥ 100 I.E./l – Auffrischimpfung (eine Dosis) nach 10 Jahren Anti-HBs < 100 I.E./l – Wiederimpfung(en) (eine Dosis) und regelmäßige Kontrolle(n) im Abstand von 4–8 Wochen **In der Kindheit Geimpfte** mit neu aufgetretenem **Risiko im Erwachsenenalter** (z.B. Beruf, Immundefekt, Reise) erhalten **eine Auffrischung** mit 1 Dosis, ggf. Titerkontrolle nach 4–8 Wochen (STIKO 2010).
Handelsnamen/ Hersteller	Engerix-B®* (GlaxoSmithKline) HBVAXPRO®* (Sanofi Pasteur MSD) *Hepatitis A + B:* Twinrix®* (GlaxoSmithKline) * spezielle Darreichungsform für Kinder verfügbar

Herpes zoster (Gürtelrose)

Indikation	Personen über 50 Jahre
Impfstoff	lebend (attenuierter Varicella-Zoster-Virus Stamm Ocka/Merck) (mind. 14-mal mehr vermehrungsfähige VZV als im Varizellen-Impfstoff), Wirtssystem: humane diploide Zellen
Zusatz	Saccharose, Gelatine, Salze
Applikation	0,65 ml subcutan, vorzugsweise im Bereich des Deltamuskels; einmalige Impfung (derzeit ist nicht bekannt, ob eine weitere Dosis erforderlich ist)
Wirksamkeit	Der Impfstoff verringert - die Inzidenz von Zoster um 51% - die Inzidenz einer post-herpetischen Neuralgie um 67% - die Krankheitslast (Dauer und Schwere der Erkrankung) um 61% - die Inzidenz von Zoster mit schweren und langanhaltenden Schmerzen um 73%
Kontraindikation	**akute, behandlungsbedürftige Krankheiten Immundefekte oder -suppression Allergie gegen Impfstoffbestandteile Schwangerschaft**
Impfrisiko	sehr häufig leichte Lokalreaktion (Erythem, Schmerzen, Schwellung, Pruritus); häufig leichte Allgemeinreaktionen; sehr selten allergische bzw. anaphylaktische Reaktionen

Hinweise	Zeitabstand zu anderen Impfungen oder Immunglobulinen – s. S. 279 Der Impfstoff darf nicht gleichzeitig mit dem 23-valenten **Pneumokokken Polysaccharid-Impfstoff** verabreicht werden, da die gleichzeitige Verabreichung im Rahmen einer klinischen Studie zu einer geringeren Immunogenität des Herpes-Zoster-Impfstoffes führte. Der Impfstoff ist in **Europa** seit 2006 zugelassen und unter dem Namen Zostavax® auf dem Markt. Aufgrund von Produktionsproblemen wird der Impfstoff von März 2010 bis voraussichtlich Anfang 2012 in Europa nicht verfügbar sein.	Hinweise	Die **Impfung** sollte **möglichst vor Beginn der „Grippesaison"** auf der betreffenden Hemisphäre **N: November–April S: Mai–Oktober** erfolgen. Die aktuellen Empfehlungen zur Zusammensetzung der Impfstoffe für die betreffende Hemisphäre werden von der WHO jeweils ein halbes Jahr zuvor publiziert; sie können voneinander abweichen. Bisher ist davon auszugehen, dass die hier handelsüblichen Impfstoffe auch für **Reisen auf die südliche Halbkugel** ausreichend schützen. Ein Problem besteht darin, dass sie ab Mai kaum noch verfügbar sind. Bei entsprechender Indikation sollte die Impfung daher möglichst vorher erfolgen, wobei mit einer Schutzdauer von 6–12 Monaten gerechnet werden kann. Gegen die Vogelgrippe ist die Impfung unwirksam; die STIKO empfiehlt sie trotzdem **Risiko-Personen mit** direktem **Kontakt zu Geflügel oder Wildvögeln**, um eine Doppelinfektion zu verhindern. **Zeitabstand** zu anderen Impfungen **nicht erforderlich**. **Stillzeit** ist **keine Kontraindikation**. Bei **Immundefekten** oder Behandlung mit **Immunsuppressiva** ist der Impferfolg fraglich. Für **Personen > 60 Jahre** gibt es Impfstoffe mit **verbesserter Immunogenität** durch unterschiedliche Adjuvantien. **Der Impfstoff für die Saison Herbst/Winter 2011/2012 wird identisch zur Saison 2010/2011 sein und unter anderem Antigene von H1N1 („Schweinegrippe") enthalten. Die separate Impfung gegen die Neue Influenza ist entfallen.**
Handelsnamen/ Hersteller	Zostavax® (Sanofi Pasteur MSD)		

Influenza

Indikation	Personen über 60 Jahre (Standardimpfung nach STIKO); Kinder, Jugendliche und Erwachsene mit erhöhter Gefährdung infolge eines Grundleidens, bei beruflicher Exposition oder bei drohender Epidemie (Indikationsimpfung nach STIKO); Schwangere ab 2. Trimenon, bei erhöhter gesundheitlicher Gefährdung infolge eines Grundleidens ab 1. Trimenon (Indikationsimpfung nach STIKO); Reisemedizinische Aspekte: Obengenannte Personen sollten auf Reisen in der jeweiligen Grippesaison (s. unten) sowie bei Reisen in Gebiete mit aktuellen Ausbrüchen prinzipiell geimpft sein. Ein erhöhtes Expositionsrisiko besteht z. B. auf Kreuzfahrtschiffen, längeren Bus-, Bahn- oder Flugreisen, in organisierten Touristengruppen, auf Großveranstaltungen sowie speziell für Pilger zum Hajj.
Impfstoff	tot (Antigene aktuell zirkulierender Influenzaviren) als Spalt-, Subunit- oder adjuvierter impfstoff Wirtssystem: embryonierte Hühnereier oder MDCK-Zellkultur (je nach Hersteller)
Zusatz	Formaldehyd, Antibiotika, Adjuvantien, div. Salze (je nach Hersteller)
Applikation	einmal 0,5 ml i.m. (vorzugsweise Deltoides), evtl. subcutan, nicht intravasal! Dosierung für Kinder s. Beipackzettel
Wiederimpfung	jährlich mit aktuellem Impfstoff nach Empfehlungen der WHO
Wirksamkeit	gut bis befriedigend, Beginn 1–2 Wochen nach Impfung, Dauer ca. ein halbes Jahr
Kontraindikation	**akute, behandlungsbedürftige Krankheiten** **Allergie gegen Impfstoffbestandteile,** **speziell Hühnereiweiß**
Impfrisiko	häufig leichte Lokal- und/oder Allgemeinreaktionen; sehr selten allergische Haut- oder Allgemeinreaktionen, Vaskulitis, Thrombozytopenie, Guillain-Barré; Einzelfälle in zeitlichem Zusammenhang: Nierenfunktionsstörung, Erythema exsudativum multiforme, Uveitis, Neuritis, Krampfanfälle

Handelsnamen/ Hersteller	diverse

Japanische Enzephalitis

Indikation	Reisende mit Expositionsrisiko in Endemiegebieten (Asien), speziell in ländlichen Regionen bei Außenaufenthalten bzw. -aktivitäten während der Abend- und Nachtstunden
Impfstoff	tot (formol-inaktiviertes JEV Stamm SA14-14-2) Wirtssystem: Verozellkultur
Zusatz	Aluminiumhydroxyd als Adsorbens, div. Salze
Applikation	0,5 ml i.m., vorzugsweise Deltoides bei Indikation (Blutungsgefahr) notfalls auch subcutan, nicht intravasal
Grundimmunisierung	je eine Dosis an den Tagen 0 und 28
Wirksamkeit	zuverlässig; Beginn der Schutzwirkung eine Woche nach der 2. Teilimpfung.
Booster	nach 1–2 Jahren; aufgrund der jetzigen Datenlage gibt es noch keine Empfehlung für den Zeitpunkt einer weiteren Auffrischimpfung
Kontraindikation	**akute, behandlungsbedürftige Krankheiten unerwünschte Reaktionen auf vorangegangene Impfung(en) mit dem gleichen Impfstoff Allergie gegen Impfstoffbestandteile**
Impfrisiko	häufig bis sehr häufig leichte Lokal- und Allgemeinreaktionen, vor allem Kopf- und Muskelschmerzen (bis zu 20%); die Nebenwirkungen sind in der Regel mild und temporär, eine Zunahme nach der 2. Teilimpfung wurde nicht beobachtet. Weitere Angaben aus Studien s. Gebrauchsinformation.
Hinweise	Das **Infektionsrisiko** nimmt mit der Dauer des Aufenthaltes im Endemiegebiet zu; **Langzeitreisende** (Expatriates) **sollten geimpft sein**. Für **Kurzzeitreisende** (Touristen) ist das **Risiko sehr gering, aber nicht ausgeschlossen**. Bei der Risikoabwägung ist neben dem Reisestil auch eine eventuelle Übertragungssaisonalität zu berücksichtigen (s. bei den einzelnen Ländern).

Zeitabstand zu anderen Impfungen theoretisch nicht erforderlich. Studien zu Wechselwirkungen liegen nicht vor mit Ausnahme von Hepatitis A; hierbei ergab sich bei beiden Impfungen keine Beeinträchtigung der Immunogenität und Toleranz.

Bei **Schwangerschaft** und **Stillzeit** keine ausreichenden Daten; nach Angaben des Herstellers soll die Impfung während der Schwangerschaft und Stillzeit vorsichtshalber vermieden werden.

Der **Impfstoff** ist **in Deutschland** (Europa) **zugelassen** und seit Mai 2009 unter dem **Handelsnamen Ixiaro®** (Novartis Behring) auf dem deutschen Markt. Die Zulassung gilt zunächst **nur für Erwachsene**; Daten zur Anwendung bei Kindern und Jugendlichen liegen vor, die Zulassung soll beantragt werden. |
| Handelsnamen/ Hersteller | Ixiaro® (Novartis Behring) |

Masern

Indikation	Alle nicht immunen Personen ab dem 12. Lebensmonat, alle Länder (für Kinder Standardimpfung nach STIKO)
Impfstoff	lebend (attenuierte Masern-Viren div. Stämme), lyophilisiert Wirtssystem: Hühnerfibroblasten-Zellkulturen
Zusatz	Neomycin, Humanalbumin, div. Hilfsstoffe je nach Hersteller
Applikation	nach Restitution 0,5 ml i.m. oder subcutan, nicht intravasal! Wiederimpfung nicht vor 4 Wochen (s.u.)
Wirksamkeit	zuverlässig; Beginn ca. 10 Tage nach Impfung, Dauer mindestens 20 Jahre
Kontraindikation	**akute, behandlungsbedürftige Erkrankungen** (Impfung frühestens 2 Wochen nach Genesung) **Immundefekte oder -supression Allergie gegen Impfstoffbestandteile Schwangerschaft**
Impfrisiko	häufig leichte Lokal- und/oder Allgemeinreaktion, in 1–2 % Symptome leichter „Impfkrankheit" 1–4 Wochen nach Impfung; sehr selten allergische bzw. anaphylaktische Reaktionen; Einzelfälle in zeitlichem Zusammenhang: Neurologische Störungen, Erythema multiforme, Thrombozytopenie, Guillain-Barré; Bei Verwendung von Kombinationsimpfstoffen kann sich das NW-Spektrum erweitern, z. B. selten Hodenschwellung und Reaktion der Speicheldrüsen nach Mumps-, sehr selten Arthritiden bei Jugendlichen/ Erwachsenen nach Röteln-Impfung
Hinweise	**Zeitabstand zu anderen Impfungen oder Immunglobulinen – s. S. 279**

Eine **Schwangerschaft** muss zum Zeitpunkt der Impfung ausgeschlossen sein und danach für 3 Monate verhindert werden. Eine versehentlich während der Schwangerschaft durchgeführte Impfung ist jedoch keine Indikation für eine Interruptio. Zur Impfung während der Stillzeit gibt es keine verwertbaren Daten.

Zur **Sicherstellung des Immunschutzes** soll jeder Mensch **zweimal geimpft** werden, möglichst im Kindesalter; zwischen den beiden Impfungen ist ein Mindestabstand von 4 Wochen einzuhalten; danach sind weitere Wiederimpfungen nicht erforderlich.

Möglichkeit von **Kombinationsimpfungen** (Mumps, Röteln, Varizellen) nutzen!

Bei **erhöhter Infektionsgefahr** (z. B. Berufe im Gesundheits- und Sozialdienst, Kinderbetreuung, Reisen in Länder mit hohen Prävalenzen oder bei Ausbrüchen) ist Immunschutz sicherzustellen. **Kinder** können in diesem Fall bereits **ab dem 9.** (nach WHO ab dem 6.) **Lebensmonat** gegen Masern geimpft werden. Da der Impferfolg durch evtl. noch vorhandene mütterliche Antikörper nicht sicher ist, soll die Impfung zu Beginn des 2. Lebensjahr wiederholt wer- |

Hinweise (Forts.)	den. Ungeimpfte empfängliche **Erwachsene** erhalten mindestens eine einmalige Impfung MMR; das gilt auch für Personen ab Jahrgang 1970 mit unbekanntem Immunstatus. Zur Optimierung des Impfschutzes wird eine zweite Impfung im Mindestabstand von 4 Wochen empfohlen (STIKO 2010). Eine AK-Bestimmung sollte nur dann erfolgen, wenn die Impfung kontraindiziert ist. Bei unmittelbarem **Kontakt** empfiehlt die STIKO eine aktive Impfung möglichst innerhalb von 3 Tagen nach Exposition. Eine obere **Altersbegrenzung** für die Masern (MMR)-Impfung besteht nicht; es gibt auch keine Hinweise auf vermehrte Nebenwirkungen nach mehrmaligen Impfungen oder anamnestisch angegebener (meist nicht bewiesener) Masernerkrankung.	Wirksamkeit (Forts.)	b) Beginn innerhalb eines Monats nach Impfung, Dauer für 4 Jahre mit 90% sicher, für 10 Jahre wahrscheinlich (bei Impfung im 1. Lebenshalbjahr kürzer); zur Langzeitwirkung keine Daten; boosterfähig
		Wiederimpfung	a) Erwachsene frühestens nach 3 Jahren bei anhaltendem Risiko b) bei Säuglingen evtl. nach 1 Jahr, für ältere Kinder und Erwachsene noch keine ausreichenden Daten
Handelsnamen/ Hersteller	Masern-Impfstoff Mérieux® (Sanofi Pasteur MSD) *mit Mumps, Röteln:* diverse Hersteller	Kontraindikation	**akute, behandlungsbedürftige Erkrankungen** (Impfung in der Regel frühestens 2 Wochen nach Genesung) **Unverträglichkeit vorangegangener Impfungen mit dem betreffenden Impfstoff** **Allergie gegen Impstoffbestandteile**

Meningokokken-Meningitis

Indikation	1. **Reisemedizin** 1.1 Reisende in endemische Gebiete (tropisches Afrika), spez. bei engen Kontakten zur einheimischen Bevölkerung (z.B. medizinische/soziale Berufe, Abenteuer-Reisende); Reisen in aktuelle epidemische Ausbrüche 1.2 Impfpflicht bei Einreise 1.3 Schüler/Studenten vor Langzeit-Aufenthalten in Ländern mit empfohlener allgemeiner Impfung für Jugendliche oder selektiver Impfung für Schüler/Studenten 2. **sonstige** Inland 2.1. Kleinkinder im 2. Lebensjahr (Standardimpfung nach STIKO) 2.2. Gesundheitlich Gefährdete (spez. Immundefekte, Asplenie), gefährdetes Laborpersonal, bei Häufungen oder Ausbrüchen auf Empfehlung der Gesundheitsbehörde (Indikationsimpfung nach STIKO) 2.3. Postexpositionelle Impfung (Haushaltskontakte einer invasiven Meningokokkenerkrankung)	Impfrisiko	häufig leichte Lokal- und Allgemeinreaktion; häufig Kopfschmerzen, Myalgien, gastrointestinale Beschwerden; sehr selten stärkere allgemeine oder allergische Reaktion; Einzelfälle in zeitlichem Zusammenhang: Neurologische Störungen, Nephritis (Polysaccharid-Impfstoffe); Erythema multiforme, Stevens-Johnson-Syndrom (Konjugatimpfstoffe)
		Hinweise	**Zeitabstand** zu anderen Impfungen generell **nicht erforderlich**. Bei gleichzeitiger Gabe von Konjugatimpfstoffen mit dem gleichen Trägerprotein (z.B. Pneumokokken, HiB) sowie Kombinationsimpfstoffen, die eine azelluläre Pertussis-Komponente enthalten, Hersteller-Infos beachten. **Immunogenität** für **Polysaccharid-Impfstoffe** (a) **bei Kindern** unter 2 Jahren nicht zuverlässig; **Konjugatimpstoffe** (b) mit besserer Immunogenität für dieses Alter sind bisher nur zugelassen **gegen die Serogruppe C**; sie sind für die endemischen Gebiete in Afrika nicht geeignet. Ein **tetravalenter Konjugatimpfstoff** ist seit März 2010 ab dem 11. Lebensjahr zugelassen. Studien zur Erweiterung der Zulassung auf Kleinkinder sind bereits 2009 angelaufen, eine Zulassung wird für Ende 2011 erwartet. **Kleinkinder** können daher aktuell bei Risikoaufenthalten **im Meningitis-Gürtel** entweder mit tetravalenter Polysaccharid-Vakzine geimpft werden, oder im Rahmen einer erweiterten Indikationsstellung bereits jetzt den tetravalenten Konjugatimpfstoff erhalten. Letztere Option ist im Sinne eines deutlich besseren Impfschutzes zu bevorzugen. Bei **Schwangerschaft** und **Stillzeit** keine ausreichenden Erfahrungen, Impfung ggf. unter **Risiko-Abwägung**. Für die reisemedizinischen Indikationen 1.1 und 1.2 ist derzeit der **tetravalente Konjugatimpfstoff** zu bevorzugen, für **Pilger** nach **Saudi-Arabien** ist eine tetravalente Impfung vorgeschrieben. Hierfür beginnt die Gültigkeit der Impfung nach 10 Tagen und endet nach 3 Jahren bei der Polysaccharid-Vakzine. Die Schutzdauer des Konjugatimpfstoffes ist noch nicht endgültig definiert, sie liegt bei mindestens 10 Jahren.
Impfstoff	tot a) Hüllenpolysaccharide der Serogruppen A und C (bivalent) der Serogruppen A, C, W 135 und Y (tetravalent) b) Oligosaccharide der Serogruppe C (monovalent), der Serogruppen A, C, W 135 und Y (tetravalent), konjugiert an Trägerproteine (CRM, Cross-Reacting Material = dem Diphtherietoxoid ähnliches Material)		
Zusatz	a) Lactose, Salze b) div. Proteinkonjugate u. Salze (je nach Hersteller)		
Applikation	a) einmal 0,5 ml sc. b) einmal 0,5 ml i.m. (Säuglinge 2–3 Dosen – s. Hersteller-Info)		
Wirksamkeit	zuverlässig für die enthaltenen Serogruppen: a) Beginn 2–3 Wochen nach Impfung, Dauer für 3–5 Jahre;		

Impfungen – Profile | CRM-Handbuch Reisemedizin, Juni 2011 – November 2011

Hinweise (Forts.)	Die **Verhinderung** oder **Sanierung** einer **Keimausscheidung** ist mit Polysaccharid-Impfstoffen nicht, mit **Konjugat-Impfstoffen** wohl möglich.	Hinweise	**Zeitabstand** zu anderen Impfungen **nicht erforderlich**.
Handelsnamen/ Hersteller	*Konjugat ACWY:* Menveo® (Novartis Behring) *Konjugat C:* Meningitec® (Wyeth) *Konjugat C:* Menjugate® (Novartis Behring) *Konjugat C:* NeisVac-C® (Baxter) *Polysaccharid:* Mencevax ACWY® (GlaxoSmithKline) *Polysaccharid:* Meningokokken–Impfstoff A + C® (Sanofi Pasteur MSD)		**Indikation** zur Pneumokokken-Erstimpfung ähnlich wie Grippe. Reisemedizinisch besonders gefährdet sind **ältere Menschen**, **chronisch Kranke** und **Immundefiziente** auf **Gruppenreisen** und **Großveranstaltungen**.

Pneumokokken-Krankheiten

Indikation	Säuglinge und Kleinkinder bis zum vollendeten 2. Lebensjahr, Personen über 60 Jahre (Standardimpfung nach STIKO); Kinder ab vollendetem 2. Lebensjahr, Jugendliche und Erwachsene mit erhöhter gesundheitlicher Gefährdung bei chronischen Grundleiden oder Immundefizienz (Indikationsimpfung nach STIKO)
Impfstoff	tot a) Kapselpolysaccharide der 23 häufigsten Kapseltypen oder b) Polysaccharide der 7, 10 bzw. 13 häufigsten Serotypen von S.pneumoniae, konjugiert an Trägerproteine, adsorbiert an Aluminiumphosphat
Zusatz	NaCl (a und b), Phenol (nur a)
Applikation	einmal 0,5 ml i.m. oder sc (a) bzw. i.m. (b), beide nicht intravasal, nicht intracutan! Impfschema für Säuglinge (nur b) und Kinder s. Hersteller-Info
Wirksamkeit	gut gegen septische Verläufe bei invasiven Erkrankungen, befriedigend bis unzureichend gegen andere Formen (z.B. Otitis media). Beginn etwa 2 (b) bzw. 3 (a) Wochen nach Impfung, zur Schutzdauer gibt es kaum Daten, etwa 3–5 Jahre, individuell unterschiedlich
Wiederimpfung	Polysaccharid-Impfstoffe: Alters- und indikationsabhängig nach 3–6 Jahren, Personen ≥ 60 Jahre nur bei erhöhtem Risiko (Hersteller-Infos beachten); Konjugat-Impfstoffe: Keine ausreichenden Daten
Kontraindikation	**akute, behandlungsbedürftige Erkrankungen Überempfindlichkeit gegen Impfstoffbestandteile**
Impfrisiko	häufig leichte Lokalreaktion, ausgeprägter bei Wiederimpfungen; selten leichte Allgemeinreaktion; selten stärkere allgemeine oder allergische Reaktion; sehr selten Thrombozytopenie (bei Polysaccharid-Impfstoff); Einzelfällen in zeitlichem Zusammenhang: Neurologische Störungen, Guillain-Barré (bei Polysaccharid-Impfstoff)

Bei **Wiederimpfungen von Personen > 60 Jahre** wurden vermehrt stärkere Lokalreaktionen beobachtet. Die STIKO empfiehlt daher in dieser Altersgruppe Wiederimpfungen im Abstand von 6 Jahren nur bei erhöhter Gefährdung nach entsprechender Nutzen-Risiko-Abwägung (STIKO 2010). Für Ende 2011 wird die Zulassung des 13-valenten Konjugatimpfstoffes auch für Erwachsene erwartet. Bei etwas eingeschränktem Antigen-Spektrum ist hier eine deutlich vebesserte Immunogenität zu erwarten. Daher kann der 13-valente Impfstoff bereits im Vorfeld im Rahmen einer erweiterten Indikationsstellung bei Erwachsenen erwogen werden.

Immunantwort bei Kindern unter 2 Jahren bei Polysaccharid-Impfstoffen (a) unzuverlässig, für diese Altersgruppe sind **Konjugat-Impfstoffe** (b) gegen die 7, 10 bzw. 13 häufigsten Serotypen verfügbar.

Bei **Schwangerschaft** und **Stillzeit** keine ausreichenden Daten, Anwendung allenfalls unter Risikoabwägung.

Handelsnamen/ Hersteller	*Polysaccharid:* Pneumovax 23® (Sanofi Pasteur MSD) *Konjugat:* Prevenar® (Wyeth) *Konjugat:* Prevenar 13® (Wyeth) *Konjugat:* Synflorix® (GlaxoSmithKline)

Polio

Indikation	alle Personen ab 3. Lebensmonat bei fehlender oder unvollständiger Grundimmunisierung lt. Impfkalender (Standardimpfung nach STIKO)
Impfstoff	tot (inaktivierte Polioviren Typ I-III) Wirtssystem: Affennieren-Zellkulturen oder Vero-Zellen (je nach Hersteller)
Zusatz	Phenoxyethanol, Formaldehyd, Spuren von Neomycin, Streptomycin, Polymyxin B
Applikation	1,0 ml bzw. 0,5 ml i.m., evtl. auch sc (je nach Hersteller)
Grundimmunisierung	2 mal 1 Dosis im Abstand von 8 Wochen bis 6 Monaten bzw. 3 Dosen im Mindestabstand von jeweils einem Monat (je nach Hersteller)
Auffrischimpfung	10 Jahre nach vollständiger Grundimmunisierung für alle Personen (Standardimpfung nach STIKO); weitere Auffrischungen ggf. alle 10 Jahre für bestimmte Personengruppen, speziell bei Reisen in Risikoregionen oder spezieller (beruflicher) Gefährdung (Indikationsimpfung nach STIKO)

Wirksamkeit	zuverlässig für alle 3 Typen nach vollständiger Grundimmunisierung für mindestens 10 Jahre, wahrscheinlich länger; Impferfolg bei Immunschwäche fraglich, Kontrolle durch AK-Bestimmung möglich.	Booster	1 mal 1 Dosis alle 10 Jahre (im Verletzungsfall bereits früher)
Kontraindikation	**akute, behandlungsbedürftige Krankheiten Unverträglichkeit vorangegangener Impfungen mit dem betreffenden Impfstoff Allergie gegen Impfstoffbestandteile**	Wirksamkeit	zuverlässig; Beginn ca. 2 Wochen nach der 2. Dosis, Dauer mindestens 10 Jahre nach der 3. Dosis
Impfrisiko	selten leichte Lokal- u. Allgemeinerscheinungen, sehr selten allergische Reaktion	Kontraindikation	**akute, behandlungsbedürftige Erkrankungen** (Impfung frühestens 2 Wochen nach Genesung) **Unverträglichkeit vorangegangener Impfungen mit dem betreffenden Impfstoff Allergie gegen Impfstoffbestandteile**
Hinweise	**Zeitabstand** zu anderen Impfungen **nicht erforderlich. Kombinationsimpfstoffe** nutzen! Bei **Schwangerschaft** keine ausreichenden Daten, Impfung ggf. unter Risikoabwägung, möglichst nicht im 1. Trimenon. **Stillen** gilt nicht als Kontra. indikation. **Schluckimpfung (OPV)** in Deutschland seit 1998 nicht mehr eingesetzt. Durch das **Eradikationsprogramm der WHO** sind weite Teile der Welt poliofrei. **Wildviren** sind derzeit noch in einigen Ländern endemisch, in zahlreichen anderen sind sie nach vorübergehender Ausrottung durch Reimporte wieder in Zirkulation. Dies gilt besonders für das tropische Afrika sowie vereinzelt für Asien. Nähere Angaben bei den einzelnen Ländern. **Remutierte Impfviren** können in der Übergangsphase in Ländern mit unzureichender Populationsimmunität zirkulieren. Die Aufrechterhaltung eines sicheren **Impfschutzes** ist derzeit **für alle**, speziell für Risikogruppen und Tropenreisende, sinnvoll. Nach vollständiger Grundimmunisierung und einmaliger **Auffrischimpfung** werden bei Erwachsenen routinemäßige weitere Auffrischimpfungen nicht empfohlen (außer bei Indikation). Lediglich im Bundesland Sachsen besteht derzeit eine öffentliche Empfehlung für eine generelle 10-jährige Auffrischimpfung im Erwachsenenalter.	Impfrisiko	sehr häufig leichte Lokalreaktion; selten leichte Allgemeinreaktion; sehr selten stärkere Lokalreaktion (meist bei Hyperimmunisierung), (sehr) selten allergische Haut- und Allgemeinreaktionen; neurologische Störungen, Guillain-Barré; Einzelfälle in zeitlichem Zusammenhang: Thrombozytopenien, Nephropathie, Encephalopathie
		Hinweise	**Zeitabstand** zu anderen Impfungen **nicht erforderlich. Kombinationsimpfstoffe** nutzen, z. B. mit Diphtherie, Polio, Pertussis. Bei unterbrochener Grundimmunisierung und längeren Booster-Abständen muß nicht von vorne begonnen werden. „**Jede Impfung zählt**" (STIKO) **Schwangerschaft** und **Stillzeit** sind keine Kontraindikationen. Bei **Immuninkompetenz** ist der Impferfolg fraglich; hierbei wie bei sonstigen **Problemfällen** ist eine **Antikörper-Bestimmung** sinnvoll. Die Schutzschwelle wird bei einem Antitoxintiter von mindestens 0,01 I.E./ml im Neutralisationstest bzw. 0,1 I.E./ml im ELISA angesetzt. **Die Angaben auf dieser Seite gelten nur für die prophylaktische Impfung!**
Handelsnamen/ Hersteller	IPV Virelon® (Novartis Behring) IPV Mérieux® (Sanofi Pasteur MSD) *Kombinationen mit Diphtherie, Pertussis, Polio:* s. unter Tetanus (diverse Hersteller)	Handelsnamen/ Hersteller	Tetanol pur® (Novartis Behring) Tetanus-Impfstoff Mérieux® (Sanofi Pasteur MSD) *mit Di.:* Td-Impfstoff Mérieux® (Sanofi Pasteur MSD) *mit Di.:* Td-pur® (Novartis Behring) *mit Di.:* Td-RIX® (GlaxoSmithKline) *mit Di.+Polio:* Revaxis® (Sanofi Pasteur MSD) *mit Di.+Pertussis:* Boostrix® (GlaxoSmithKline) *mit Di.+Pertussis:* Covaxis® (Sanofi Pasteur MSD) *mit Di.+Polio+Pertussis:* Repevax® (Sanofi Past. MSD) *mit Di.+Polio+Pertussis:* Boostrix-Polio® (GSK) andere Kombinationen (Kinder): diverse Hersteller

Tetanus

Indikation	alle Personen ab 3. Lebensmonat (Standardimpfung nach STIKO)
Impfstoff	tot (Tetanus-Toxoid)
Zusatz	Al-Hydroxid, Salze, Spuren von Formaldehyd
Applikation	0,5 ml i.m., bei entsprechender Indikation evtl. auch subcutan, nicht intravasal!
Grundimmunisierung	2 mal 1 Dosis im Abstand von 4–8 Wochen 1 mal 1 Dosis nach 6–12 Monaten

Tollwut

Indikation	**1. Reisemedizin:** Reisen in Länder mit hohem Tollwut-Aufkommen, bes. Langzeitaufenthalte, Gebiete ohne ärztliche Versorgung, Mangel an modernen Gewebekulturimpfstoffen und Immunglobulin, Umgang mit Tieren
	2. sonstige Inland (STIKO 2010) Beruflicher oder privater Umgang mit Tieren sowie ähnliche Risikogruppen (z. B. Personen mit engem Kontakt zu Fledermäusen), Laborpersonal mit Tollwutrisiko
Impfstoff	tot (inaktivierte Tollwut-Viren) Wirtssystem: div. Gewebekulturen (je nach Hersteller) In D: HDC – human diploid cells oder PCEC – Hühnerfibroblasten
Zusatz	Salze, Zucker, Polygelin oder Humanalbumin, Spuren diverser Antibiotika (je nach Hersteller)
Applikation	Resuspension mit beigefügtem Lösungsmittel, 1 ml i.m. (vorzugsweise Deltoides), nicht intravasal!
Grundimmunisierung	je 1 Dosis an den Tagen 0, 7, 21 oder 0, 7, 28
Auffrischimpfung	Schema für die beiden in D zugelassenen Impfstoffe unterschiedlich: HDC: 1 Dosis nach einem Jahr, danach bei anhaltender Exposition 1 Dosis alle 5 Jahre PCEC: bei anhaltender Exposition 1 Dosis alle 2–5 Jahre. Beide Hersteller empfehlen – wenn möglich – AK-Bestimmungen je nach Exposition alle halbe Jahre oder alle ein bis zwei Jahre und Boosterung mit 1 Dosis, wenn Titer neutralisierender Antikörper unter 0,5 I.E./ml abfällt. Nach tollwutverdächtiger Bissverletzung sollen auch vollständig Geimpfte sicherheitshalber mit je 1 Dosis am Tag 0 und 3 geboostert werden. In diesem Fall kein Immunglobulin!
Wirksamkeit	zuverlässig, Einsetzen innerhalb von 4 Wochen nach Beginn der Grundimmunisierung mit 3 Dosen, Dauer 2–5 Jahre nach Herstellerangaben, nach Studien länger
Kontraindikation	**akute, behandlungsbedürftige Erkrankungen** (Impfung frühestens 2 Wochen nach Genesung) **Allergie gegen Impfstoffbestandteile systemisch-allergische Reaktion nach vorangegangener Tollwutimpfung**
Impfrisiko	häufig leichte Lokalreaktion; selten leichte Allgemeinreaktion; sehr selten allergische Reaktionen; Einzelfälle in zeitlichem Zusammenhang: Neurologische Störungen, Guillain-Barré, hypothetisch: Auslösung demyelisierender Erkrankungen
Hinweise	**Zeitabstand** zu anderen Impfungen **nicht erforderlich**. Bei **Schwangerschaft** und **Stillzeit** keine ausreichenden Daten, bisher wurden keine Schädigungen gesehen; vorbeugende Impfung nur nach Risiko-Abwägung. Unter **Chloroquin-Medikation** kann die Immunantwort auf eine Tollwutimpfung mit HDC-Impfstoffen vermindert sein. Bei **immunsupprimierten Personen** ist der Impferfolg fraglich, **Antikörperbestimmung** 2–4 Wochen nach Grundimmunisierung empfohlen (Schutzschwelle bei 0,5 I.E./ml im NT), ggf. Nachimpfung. **Die vorstehenden Angaben gelten nur für die prophylaktische Impfung!** Vorgehen im Expositionsfall s. Packungsbeilage bzw. Gebrauchsinformation, STIKO- oder WHO-Empfehlungen.
Handelsnamen/Hersteller	Rabipur® (Novartis Behring) Tollwut-Impfstoff (HDC) inakt.® (Sanofi Past. MSD)

Typhus — Orale Impfung

Indikation	Reisen in endemische Gebiete mit niedrigem Hygiene-Standard unter einfachen Reise-, Aufenthalts- bzw. Arbeitsbedingungen (z. B. Trekking, Hilfseinsätze), speziell bei höheren Inzidenzen, aktuellen Ausbrüchen, Katastrophen sowie für Gebiete mit bekannten Multiresistenzen
Impfstoff	lebend (S.typhi 21a Berna)
Zusatz	Salze, Vitamine, Zucker
Applikation	je 1 Kapsel oral Tag 1, 3 und 5 unzerkaut nüchtern eine Stunde vor dem Essen
Wirksamkeit	befriedigend; Schutzrate 50 %–70 % bei Personen älter als 3 Jahre; Beginn 7–10 Tage nach Einnahme der letzten Kapsel; Schutzdauer im Endemiegebiet mehrere Jahre, außerhalb endemischer Gebiete nicht bekannt.
Wiederimpfung	bei Aufenthalt im Endemiegebiet nach 3 Jahren, sonst nach 1 Jahr (lt. Hersteller)
Kontraindikation	**akute, behandlungsbedürftige Erkrankungen Unverträglichkeit vorangegangener Impfungen mit dem betreffenden Impfstoff Immundefizienz Kinder unter 1 Jahr**
Impfrisiko	gelegentlich leichte Verdauungsstörungen und/oder leichte Allgemeinreaktion; sehr selten allergische Reaktionen (Haut, Bronchien, Kreislauf)
Hinweise	**Zeitabstand** zu anderen Impfungen **nicht erforderlich**. Nach neueren Studien verleiht der Impfstoff bei Bewohnern endemischer Gebiete auch eine **Schutzwirkung** von etwa 50–70 % **gegen Paratyphus A und B** (nicht gegen C).

Hinweise (Forts.)	Unmittelbar vor, während und 3 Tage nach der Impfung dürfen **keine Antibiotika, Sulfonamide** oder **Malariamittel** gegeben werden. (Nach WHO keine Antibiotika, Proguanil, Mefloquin 1 Woche vor bis 1 Woche nach der Impfung.) **Abführmittel** sind während der Impfzeit zu vermeiden. Bei **Schwangerschaft** und **Stillzeit** keine ausreichenden Erfahrungen, Schäden sind bisher nicht bekannt, Impfung nur nach strenger Risiko-Abwägung. **Schutzwirkung bei Kindern** unter 3 Jahren nicht ausreichend dokumentiert. Bei **Immundefizienz** ist der Impferfolg fraglich. Unter **immunsuppressiver Therapie** kann es zu einer manifesten **Erkrankung durch** die **Impfkeime** kommen.
Handelsnamen/ Hersteller	Typhoral L® (Novartis Behring)

Typhus — Parenterale Impfung

Indikation	Reisen in endemische Gebiete mit niedrigem Hygiene-Standard unter einfachen Reise-, Aufenthalts- bzw. Arbeitsbedingungen (z.B. Trekking, Hilfseinsätze), speziell bei höheren Inzidenzen, aktuellen Ausbrüchen, Katastrophen sowie für Gebiete mit bekannten Multi-resistenzen
Impfstoff	tot (Vi-Kapselpolysaccharid von S.typhi Ty 2)
Zusatz	Phenol gepufferte Salzlösung (Natrium, Chlorid, Phosphat)
Applikation	einmal 0,5 ml intramuskulär, evtl. subcutan (nicht intravasal)
Wirksamkeit	befriedigend; Schutzrate 50%–70% bei Personen älter als 3 Jahre; Beginn 7 Tage nach Applikation; Schutzdauer im Endemiegebiet mehrere Jahre, außerhalb endemischer Gebiete nicht bekannt.
Wiederimpfung	wenn indiziert, lt. Hersteller nach 3 Jahren
Kontraindikation	**akute, behandlungsbedürftige Erkrankungen Unverträglichkeit vorangegangener Impfungen mit dem betreffenden Impfstoff Allergie gegen Impfstoffbestandteile Kinder unter 2 Jahren**
Impfrisiko	häufig leichte Lokal- (vermehrt nach Wiederimpfung) und Allgemeinerscheinungen; selten gastrointestinale Beschwerden; sehr selten allergische Haut- und Allgemeinreaktionen
Hinweise	**Zeitabstand** zu anderen Impfungen **nicht erforderlich.** Bei **Schwangerschaft** und **Stillzeit** keine ausreichenden Erfahrungen, Schäden sind bisher nicht bekannt. Impfung nur nach strenger Risiko-Abwägung.
Hinweise (Forts.)	**Immunantwort bei Kindern** unter 2 Jahren unzuverlässig (wie bei allen Polysaccharid-Impfstoffen), Schutzwirkung gegen Vi-negative Stämme von S. typhi nicht zu erwarten. Bei **Immundefekten** ist der Impferfolg fraglich. Bei gleichzeitiger Indikation für **Typhus + Hepatitis A** sind **Kombinationsimpfstoffe** verfügbar.
Handelsnamen/ Hersteller	Typhim Vi® (Sanofi Pasteur MSD) Typherix® (GlaxoSmithKline) *Typhus + Hepatitis A:* Hepatyrix® (GlaxoSmithKline) *Typhus + Hepatitis A:* ViATIM® (Sanofi Pasteur MSD)

Kinder

Kinder sollten generell vor einer Reise **alle nach dem Impfkalender der Ständigen Impfkommission für ihr Alter empfohlenen Impfungen** haben (s. Seite 294). Auf fällige Boosterungen während der Reise ist besonders bei Langzeitaufenthalten hinzuweisen; ggf. kann der betreffende Impfstoff mitgegeben werden; Lagerungshinweise und Verfallsdaten sind zu beachten.

Achten Sie auf den altersentsprechenden Schutz gegen
Diphtherie
Haemophilus influenzae B
Hepatitis B
Masern, Mumps, Röteln
Meningokokken
Pertussis
Pneumokokken
Polio
Tetanus
Varizellen

Geeignet sind bei entsprechender Indikation Impfungen gegen
FSME
Gelbfieber
Grippe
Hepatitis A
Japanische Enzephalitis
Tollwut
Typhus

Bei folgenden Impfungen besteht aus diversen Gründen eine Alterseinschränkung:

Grippe	– nicht unter 6 Monaten
Gelbfieber	– nicht unter 6 (9*) Monaten
Masern	– nicht unter 9 (6*) Monaten
Varizellen	– nicht unter 9 Monaten
FSME	– nicht unter 1 Jahr
Hepatitis A	– nicht unter 1 Jahr
Typhus (oral)	– nicht unter 1 Jahr
Typhus (parenteral)	– nicht unter 2 Jahren
Cholera (oral)	– nicht unter 2 Jahren
Pneumokokken (Polysaccharid)	– nicht unter 2 Jahren
Meningokokken (Polysaccharid)	– nicht unter 2 Jahren
Meningokokken (Konjugat, tetravalent)	– nicht unter 11 Jahren
Japan. Enzephalitis	– nicht unter 18 Jahren

*WHO 2009

Schwangere

Zur Anwendung bei schwangeren Frauen sowie zu intrauterinen Auswirkungen auf das Kind gibt es für die meisten Impfstoffe keine oder nur wenige Daten. Im einzelnen werden von den Herstellern in den Gebrauchsinformationen folgende Angaben gemacht:

unbedenklich
Diphtherie (möglichst nicht im 1.Trimenon)
Grippe (möglichst nicht im 1.Trimenon)
Polio (IPV)
Tetanus

Impfung nach Nutzen-Risiko-Abwägung möglich
Cholera
FSME
Hepatitis A
Hepatitis B
Tollwut (präexpositionell)

Impfung nur nach strenger Nutzen-Risiko-Abwägung
Gelbfieber (s. unten)
Japanische Enzephalitis
Meningokokken
Pneumokokken
Typhus

kontraindiziert
Masern (Mumps, Röteln)
Varizellen

spezielle Hinweise zu Gelbfieber:
Prinzipiell sollten während der Schwangerschaft keine Lebendimpfungen erfolgen. Andererseits wurden bisher keine Fruchtschäden beobachtet, die sich eindeutig auf eine Gelbfieberimpfung zurückführen lassen. Schwangerschaft ist daher keine absolute Kontraindikation gegen eine indizierte Gelbfieberimpfung. Eine während der Schwangerschaft (versehentlich) durchgeführte Gelbfieberimpfung ist keine Indikation für eine Interruptio.

Für die Praxis empfiehlt sich
- bei **formaler Indikation** (Impfpflicht bei Einreise): **Impfung vermeiden**, evtl. Impfbefreiungszeugnis;
- bei **medizinischer Indikation** (Reisen in Risikogebiete): **Reise** möglichst **vermeiden**, ggf. Impfung unter Risikoabwägung.

Stillzeit

Zur Anwendung bei stillenden Frauen sowie zu Auswirkungen auf das gestillte Kind liegen für keinen der hier aufgeführten Impfstoffe spezielle Daten aus entsprechenden Studien vor. Im einzelnen werden von den Herstellern in den Gebrauchsinformationen folgende Angaben gemacht:

unbedenklich
Diphtherie
Grippe
Hepatitis B
Polio (IPV)
Tetanus

Impfung nach Nutzen-Risiko-Abwägung möglich
Cholera
Hepatitis A
Tollwut (präexpositionell)
Typhus

Impfung nur nach strenger Nutzen-Risiko-Abwägung
FSME
Gelbfieber
Japanische Enzephalitis
Meningokokken
Pneumokokken
Varizellen

keine verwertbaren Angaben
Masern (Mumps, Röteln)

HIV-Infizierte, Immundefekte

Impfstoffe	Stadium der HIV-Infektionen	
	asymptom.	symptom.
Inaktiviert/Toxoid	+	+
Masern	+	– *
Mumps, Röteln u. andere Lebendimpfstoffe (z. B. Gelbfieber)	+	–
Varizellen	? **	Ø

+ Impfung empfohlen – Impfung nicht empfohlen
? Impfung möglich Ø Impfung kontraindiziert

* Impfung evtl. bei erhöhter Gefährdung (Risiko-Abwägung), Kontrolle des Impferfolges durch AK-Bestimmung; bei akuter Exposition und fehlender Immunität Immunglobulin zu erwägen.

** Impfung evtl. bei Varizellen-empfänglichen HIV-Infizierten mit noch funktionierender zellulärer Abwehr (CD_4-Zellen mindestens 25% der altersentsprechenden Gesamtlymphozytenzahl). (nach STIKO Juli 2003)

Diese Angaben gelten sinngemäß auch für andere Immundefekte. Bei fortgeschrittenen Zuständen ist eine Immunantwort nicht gewährleistet und die Wirksamkeit jeder aktiven Impfung dadurch zumindest zweifelhaft.

Aufklärung bei nicht zugelassenen Impfstoffen

Muster

Bei Verwendung eines in Deutschland nicht zugelassenen Impfstoffes ist eine besondere Aufklärung in schriftlicher Form dringend angeraten. Für die Impfung muss eine klare, dem Impfling plausible Indikation bestehen. Es empfiehlt sich, die Gründe der Nicht-Zulassung (z. B. kommerzielle) zu nennen.

Impfung mit einem in Deutschland nicht zugelassenen Impfstoff

Über die Indikation zur Impfung mit dem Impfstoff ....

des Herstellers .... Impfschema, Dosis ....

Chargennummer ....,

sowie über mögliche Unverträglichkeit und Nebenfolgen wurde ich im Rahmen eines persönlichen Aufklärungsgespräches umfassend informiert. Mit der Impfung bin ich einverstanden. Ich weiß, daß dieser Impfstoff in Deutschland nicht zugelassen ist und ich damit gegen den Impfstoffhersteller und gegen den Staat keinen gesetzlichen Entschädigungsanspruch im Falle impfstoffbedingter Gesundheitsstörungen habe. Davon unberührt bleibt der Haftungsanspruch wegen schuldhafter Verletzung ärztlicher Sorgfaltspflichten.

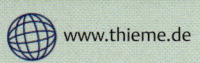

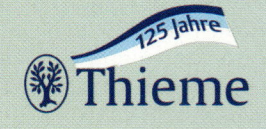

Datum .... Unterschrift ....

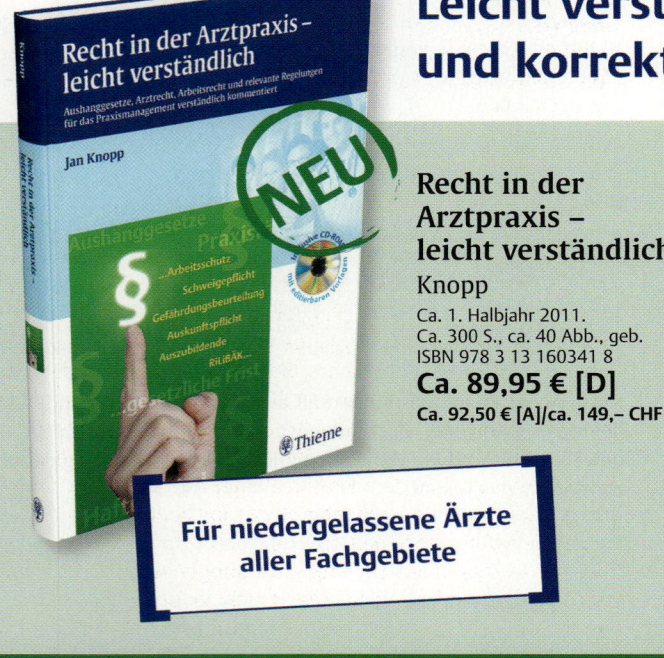

Mitteilungen der Ständigen Impfkommission (STIKO)

*Die **STIKO-Empfehlungen** (Stand Juli 2010) sind hier auszugsweise wiedergegeben, sofern sie von grundsätzlicher Bedeutung oder reisemedizinischer Relevanz sind. Der vollständige Text ist im Epidemiologischen Bulletin des RKI Nr. 30 vom 2. August 2010 veröffentlicht und kann im Internet unter www.rki.de > Infektionsschutz > Epidemiologisches Bulletin > Archiv > 2010/30 abgerufen werden.*

*Die **STIKO-Empfehlungen zur Impfung gegen die Neue Influenza A(H1N1)** einschließlich der Empfehlung des Paul-Ehrlich-Instituts (PEI) und des RKI zur Dosierung der Impfungen gegen die Neue Influenza sind im Epidemiologischen Bulletin des RKI Nr. 41 vom 12. Oktober 2009 veröffentlicht und können unter www.rki.de > Infektionsschutz > Epidemiologisches Bulletin > Archiv > 2009/41 abgerufen werden.*

*Die **STIKO-Hinweise für Ärzte zum Aufklärungsbedarf bei Schutzimpfungen** (Stand Juni 2007) sind unter der Rubrik „Impfrisiko" bei den einzelnen Impfungen orientierend eingearbeitet. Der vollständige Text ist im Epidemiologischen Bulletin des RKI Nr. 25 vom 22. Juni 2007 veröffentlicht und kann ebenfalls im Internet unter www.rki.de > Infektionsschutz > Epidemiologisches Bulletin > Archiv > 2007/25 abgerufen werden.*

*Die **STIKO-Hinweise zu Impfungen für Patienten mit Immundefizienz** (Stand September 2005) mit detaillierten Angaben zu verschiedenen Erkrankungen bzw. Defekten in Korrelation mit den einzelnen Impfstoffen sind im Epidemiologischen Bulletin des RKI Nr. 39 vom 30. September 2005 veröffentlicht und können im Internet unter www.rki.de > Infektionsschutz > Epidemiologisches Bulletin > Archiv > 2005/39 abgerufen werden.*

Die STIKO-Publikationen können bis zu 3 Exemplaren kostenfrei nach Einsenden eines adressierten und mit 1,45 € frankierten Rückumschlages für das Format A4 unter folgender Anschrift bezogen werden: Robert Koch-Institut, Kennwort „STIKO-Empfehlungen bzw. -Hinweise", Nordufer 20, 13353 Berlin.

Impfberatung der Geschäftsstelle der STIKO am RKI (nur für Ärzte): Tel.: 030/18754-3539, Montag und Donnerstag von 9.30 – 11.30 Uhr

STIKO-Empfehlungen (Stand Juli 2010, auszugsweise)
Vorbemerkungen

Impfungen gehören zu den wirksamsten präventiven Maßnahmen der Medizin. Moderne Impfstoffe sind gut verträglich; bleibende unerwünschte gravierende Arzneimittelwirkungen werden nur in ganz seltenen Fällen beobachtet. Unmittelbares Ziel der Impfung ist es, den Geimpften vor einer Krankheit zu schützen. Bei Erreichen hoher Durchimpfungsraten ist es möglich, einzelne Krankheitserreger regional zu eliminieren und schließlich weltweit auszurotten. Die Eliminierung der Masern und der Poliomyelitis ist erklärtes und erreichbares Ziel nationaler und internationaler Gesundheitspolitik. In der Bundesrepublik Deutschland besteht keine Impfpflicht. Impfungen von besonderer Bedeutung für die Gesundheit der Bevölkerung und andere Maßnahmen der spezifischen Prophylaxe von den obersten Gesundheitsbehörden der Länder auf der Grundlage der STIKO-Empfehlungen entsprechend §20 Abs. 3 des Infektionsschutzgesetzes (IfSG) „öffentlich empfohlen" werden. Versorgung bei Impfschäden durch „öffentlich empfohlene" Impfungen leisten die Bundesländer.

Für einen ausreichenden Impfschutz der von ihm betreuten Personen zu sorgen, ist eine wichtige Aufgabe des Arztes. Dies bedeutet, die Grundimmunisierung bei Säuglingen und Kleinkindern frühzeitig zu beginnen, ohne unnötige Verzögerungen durchzuführen und zeitgerecht abzuschließen. Nach der Grundimmunisierung ist lebenslang ggf. durch regelmäßige Auffrischimpfungen sicherzustellen, dass der notwendige Impfschutz erhalten bleibt und – wenn indiziert – ein Impfschutz gegen weitere Infektionskrankheiten aufgebaut wird. Arztbesuche von Kindern, Jugendlichen und Erwachsenen sollten auch dazu genutzt werden, die Impfdokumentation zu überprüfen und im gegebenen Fall den Impfschutz zu vervollständigen.

Die **Impfleistung des Arztes** umfasst neben der Impfung:

- Informationen über den Nutzen der Impfung und über die zu verhütende Krankheit,
- Hinweise auf mögliche unerwünschte Arzneimittelwirkungen und Komplikationen,
- Erhebung der Anamnese und der Impfanamnese, einschließlich der Befragung über das Vorliegen möglicher Kontraindikationen,
- Feststellen der aktuellen Befindlichkeit zum Ausschluss akuter Erkrankungen,
- Empfehlungen über Verhaltensmaßnahmen im Anschluss an die Impfung,
- Aufklärung über Beginn und Dauer der Schutzwirkung,
- Hinweise zu Auffrischimpfungen,
- Dokumentation der Impfung im Impfausweis bzw. Ausstellen einer Impfbescheinigung.

Impfkalender

Der Impfkalender für Säuglinge, Kinder, Jugendliche und Erwachsene (Tabelle 1) umfasst Impfungen zum Schutz vor Tetanus (T), Diphtherie (D/d), Pertussis (aP/ap), Haemophilus influenzae Typ b (Hib), Poliomyelitis (IPV), Hepatitis B (HB), Pneumokokken, Meningokokken, Masern, Mumps, Röteln (MMR), Varizellen sowie gegen humane Papillomviren (HPV) und für ≥ 60-Jährige gegen Influenza und Pneumokokken (s. auch www.rki.de).

Im Impfkalender sind den empfohlenen Impfungen die Impftermine zugeordnet. Abweichungen vom empfohlenen Impfalter sind möglich und unter Umständen notwendig. Die angegebenen Impftermine berücksichtigen die für den Aufbau eines Impfschutzes notwendigen Zeitabstände zwischen den Impfungen.

Unabhängig von den in Tabelle 1 genannten Terminen sollten, wann immer eine Arztkonsultation erfolgt, die Impfdokumentation überprüft und fehlende Impfungen nachgeholt werden.

Indikations- und Auffrischimpfungen

Zur Erfüllung des Impfplanes für Säuglinge, Kinder, Jugendliche und Erwachsene (Tabelle 1) sollte der Impfstatus gegen bestimmte Infektionskrankheiten regelmäßig überprüft und ggf. aufgefrischt werden; jede Arztkonsultation sollte dafür genutzt werden.

Andere Impfungen können bei besonderer epidemiologischer Situation oder Gefährdung für Kinder, Jugendliche und Erwachsene indiziert sein (Indikationsimpfungen). Zu den Indikationsimpfungen gehören auch Reiseimpfungen. Sie können aufgrund der internationalen Gesundheitsvorschriften (Gelbfieber-Impfung) erforderlich sein oder sie werden zum individuellen Schutz dringend empfohlen. Die Empfehlung über Art und zeitliche Reihenfolge der Impfungen obliegt dem Arzt in jedem Einzelfall unter Abwägung der Indikation und gegebenenfalls bestehender Kontraindikationen.

Neben den von der STIKO empfohlenen Impfungen sind auf der Basis der existierenden Impfstoff-Zulassungen weitere ‚Impfindikationen' möglich, auf die nachfolgend nicht weiter eingegangen wird, die aber für den Einzelnen seiner individuellen (gesundheitlichen) Situation entsprechend sinnvoll sein können. Es liegt in der Verantwortung des Arztes, seine Patienten auf diese weiteren Schutzmöglichkeiten hinzuweisen. Insofern hindert auch eine fehlende STIKO-Empfehlung den Arzt nicht an einer begründeten Impfung. Wenn die individuell gestellte Impfindikation jedoch nicht Bestandteil einer für Deutschland gültigen Zulassung und der Fachinforma-

Tabelle 1: Impfkalender (Standardimpfungen) für Säuglinge, Kinder, Jugendliche und Erwachsene
Empfohlenes Impfalter und Mindestabstände zwischen den Impfungen

Impfstoff / Antigenkombinationen	Geburt	Alter in Monaten					Alter in Jahren				
		2	3	4	11–14	15–23 a)	5–6 a)	9–11 a)	12–17 a)	ab 18	≥ 60
T *		1.	2.	3.	4.			A	A	A ******	
D/d * siehe b)		1.	2.	3.	4.			A	A	A ******	
aP/ap *		1.	2.	3.	4.			A	A	A *******	
Hib *		1.	2.c)	3.	4.						
IPV *		1.	2.c)	3.	4.				A		
HB *	d)	1.	2.c)	3.	4.				G		
Pneumokokken **		1.	2.	3.	4.						S
Meningokokken					1. e) ab 12. Monate						
MMR ***					1.	2.					
Varizellen ***					1.	2.			s. Tab. 2¹⁾		
Influenza ****											S
HPV *****									SM		

Um die Zahl der Injektionen möglichst gering zu halten, sollten vorzugsweise Kombinationsimpfstoffe verwendet werden. Impfstoffe mit unterschiedlichen Antigenkombinationen von D/d, T, aP/ap, HB, Hib, IPV sowie von MMR und MMR-Varizellen sind verfügbar. Bei Verwendung von Kombinationsimpfstoffen sind die Angaben des Herstellers zu den Impfabständen zu beachten. Zur gleichzeitigen Gabe von Impfstoffen sind die Angaben der Hersteller zu beachten. Der Zeitpunkt der empfohlenen Impfungen wird in Monaten und Jahren angegeben. Die Impfungen sollen zum frühestmöglichen Zeitpunkt erfolgen. Die untere Grenze bezeichnet vollendete Lebensjahre bzw. Lebensmonate. Die obere Grenze ist definiert durch den letzten Tag des aufgeführten Alters in Jahren/Monaten. Beispiel: 12–17 Jahre: Vom vollendeten 12. Lebensjahr (12. Geburtstag) bis zum Ende des 18. Lebensjahres (letzter Tag vor dem 18. Geburtstag).

A   Auffrischimpfung: zu den Impfabständen bei Verwendung von Kombinationsimpfstoffen, die Td-Antigen beinhalten, siehe Anwendungshinweis in den Neuerungen der Empfehlungen der STIKO Epid. Bull. 33/2009.
G   Grundimmunisierung aller noch nicht geimpften Jugendlichen bzw. Komplettierung eines unvollständigen Impfschutzes
S   Standardimpfungen mit allgemeiner Anwendung = Regelimpfungen
SM Standardimpfungen für Mädchen
a) Zu diesen Zeitpunkten soll der Impfstatus unbedingt überprüft und gegebenenfalls vervollständigt werden.
b) Ab einem Alter von 5 bzw. 6 Jahren wird zur Auffrischung ein Impfstoff mit reduziertem Diphtherietoxoid-Gehalt (d) verwendet.
c) Bei monovalenter Anwendung bzw. bei Kombinationsimpfstoffen ohne Pertussiskomponente kann diese Dosis entfallen.
d) Siehe Anmerkungen „Postexpositionelle Hepatitis-B-Prophylaxe bei Neugeborenen" (besonderes Schema)
e) Zur Möglichkeit der Koadministration von Impfstoffen sind die Fachinformationen zu beachten.
*   Abstände zwischen den Impfungen der Grundimmunisierung mindestens 4 Wochen; Abstand zwischen vorletzter und letzter Impfung der Grundimmunisierung mindestens 6 Monate
** Generelle Impfung gegen Pneumokokken für Säuglinge und Kleinkinder bis zum vollendeten 2. Lebensjahr mit einem Pneumokokken-Konjugatimpfstoff; Standard-Impfung für Personen ≥ 60 Jahre mit Polysaccharid-Impfstoff; Wiederholungsimpfung im Abstand von 5 Jahren nur bei bestimmten Indikationen
*** Mindestabstand zwischen den Impfungen 4 bis 6 Wochen
**** Jährlich mit dem von der WHO empfohlenen aktuellen Impfstoff
***** Grundimmunisierung mit 3 Dosen für alle Mädchen im Alter von 12 bis 17 Jahren
****** Jeweils 10 Jahre nach der letzten vorangegangenen Dosis
******* Alle Erwachsenen sollen die nächste fällige Td-Impfung einmalig als Tdap (bei entsprechender Indikation als Tdap-IPV)-Kombinationsimpfung erhalten
1) Siehe Original-Tabelle STIKO: ungeimpfte 9–17jährige Jugendliche ohne Varizellen-Anamnese

tion des entsprechenden Impfstoffes ist, erfolgt die Anwendung außerhalb der zugelassenen Indikation. Das hat im Schadensfall Folgen für Haftung und Entschädigung und bedingt besondere Dokumentations- und Aufklärungspflichten des impfenden Arztes. Versorgungsansprüche wegen eines Impfschadens gemäß § 60 IfSG werden nur bei den von den Landesgesundheitsbehörden öffentlich empfohlenen Impfungen gewährt.

Die in Tabelle 2 genannten Impfungen sind sowohl hinsichtlich ihrer epidemiologischen Bedeutung als auch hinsichtlich ihrer Kostenübernahme unterschiedlich (siehe Hinweise zur Kostenübernahme von Schutzimpfungen); sie werden in folgende Kategorien eingeteilt:

S   **Standard**impfungen mit allgemeiner Anwendung = Regelimpfungen (siehe auch Tabelle 1)
SM **Standard**impfung für **Mädchen**
A   **Auffrisch**impfungen
I   **Indikations**impfungen für Risikogruppen bei individuell (nicht beruflich) erhöhtem Expositions-, Erkrankungs- oder Komplikationsrisiko sowie auch zum Schutz Dritter
B   Impfungen auf Grund eines erhöhten **beruf**lichen Risikos, z. B. nach Gefährdungsbeurteilung gemäß Arbeitsschutzgesetz/Biostoffverordnung/Verordnung zur arbeitsmedizinischen Vorsorge (ArbMedVV) und dem G 42 und aus hygienischer Indikation
R   Impfungen auf Grund von **Reisen**
P   **Postexpositionelle** Prophylaxe/Riegelungsimpfungen bzw. andere Maßnahmen der spezifischen Prophylaxe (Immunglobulingabe oder Chemoprophylaxe) bei Kontaktpersonen in Familie und Gemeinschaft

Tabelle 2: Indikations- und Auffrischimpfungen sowie andere Maßnahmen der spezifischen Prophylaxe (auszugsweise)

Impfung gegen	Kategorie	Indikation bzw. Reiseziel	Anwendungshinweise (Packungsbeilage/Fachinformationen beachten)
Cholera	R	Aufenthalte in Infektionsgebieten, speziell unter mangelhaften Hygienebedingungen bei aktuellen Ausbrüchen, z. B. in Flüchtlings-lagern oder bei Naturkatastrophen.	Nach Angaben des Herstellers
Diphtherie	S/A	Alle Personen bei fehlender oder unvollständiger Grundimmunisierung, oder wenn die letzte Impfung der Grundimmunisierung oder die letzte Auffrischimpfung länger als 10 Jahre zurückliegt.	Erwachsene sollen die nächste fällige Diphtherie-Impfung einmalig als Tdap-Kombinationsimpfung erhalten, bei entsprechender Indika-tion als Tdap-IPV-Kombinationsimpfung. Bei bestehender Diphtherie-Impfindikation und ausreichendem Tetanus–Impfschutz sollte monovalent gegen Diphtherie geimpft werden. Ungeimpfte oder Personen mit fehlendem Impfnachweis sollten 2 Impfungen im Abstand von 4–8 Wochen und eine 3. Impfung 6–2 Monate nach der 2. Impfung erhalten. Eine Reise in ein Infektionsgebiet sollte frühestens nach der 2. Impfung angetreten werden.
	P	Bei Epidemien oder regional erhöhter Morbidität	Entsprechend den Empfehlungen der Gesundheitsbehörden
	P	Für Personen mit engem (face to face) Kontakt zu Erkrankten, Auffrischimpfung 5 Jahre nach der letzten Impfung	Chemoprophylaxe Unabhängig vom Impfstatus präventive antibiotische Therapie z. B. mit Erythromycin (s. „Ratgeber Diphtherie", www.rki.de > Infektionskrankheiten A – Z > Diphtherie)
FSME (Frühsommermeningoenzephalitis)	I B	Personen, die in FSME-Risikogebieten Zecken exponiert sind oder Personen, die durch FSME beruflich gefährdet sind (exponiertes Laborpersonal sowie in Risikogebieten z. B. Forstarbeiter und Exponierte in der Landwirtschaft) Saisonalität beachten: April–November **Risikogebiete in Deutschland** sind zur Zeit insbesondere: ● **Baden-Württemberg** ● **Bayern** (außer dem größten Teil Schwabens und dem westlichen Teil Oberbayerns) ● **Hessen** (Landkreis (LK) Odenwald, LK Bergstraße, LK Darmstadt-Dieburg, Stadtkreis (SK) Darmstadt, LK Groß-Gerau, LK Offenbach, LK Main-Kinzig-Kreis, LK Marburg-Biedenkopf) ● **Rheinland-Pfalz** (LK Birkenfeld) ● **Thüringen** (SK Jena, SK Gera, LK Saale-Holzland-Kreis, LK Saale-Orla-Kreis, LK Saalfeld-Rudolstadt, LK Hildburghausen, LK Sonneberg)	Grundimmunisierung und Auffrischimpfungen mit einem für Erwachsene bzw. Kinder zugelassenen Impfstoff nach Angaben des Herstellers Entsprechend den Empfehlungen der Gesundheitsbehörden; Hinweise zu FSME-Risikogebieten – veröffentlicht im *Epidemiologischen Bulletin* des RKI, Ausgabe 17/2010 – sind zu beachten.
	R	Zeckenexposition in FSME-Risikogebieten außerhalb Deutschlands	
Gelbfieber	R/B	Entsprechend den Impfanforderungen der Ziel- oder Transitländer sowie vor Aufenthalt in bekannten Endemiegebieten im tropischen Afrika und in Südamerika; die Hinweise der WHO zu Gelbfieber-Infektionsgebieten sind zu beachten.	Einmalige Impfung in den von den Gesundheitsbehörden zugelassenen Gelbfieber-Impfstellen; Auffrischimpfungen in 10-jährigen Intervallen.
Hepatitis A (HA)	I B	diverse Indikationen diverse Indikationen	Grundimmunisierung und Auffrischimpfung nach Angaben des Herstellers Die serologische Vortestung auf anti-HAV ist nur bei den Personen erforderlich, die länger in Endemiegebieten gelebt haben **oder** in Familien aus Endemiegebieten aufgewachsen sind **oder** vor 1950 geboren wurden.
	P	Kontakt zu Hepatitis-A-Kranken (Riegelungsimpfung vor allem in Gemeinschaftseinrichtungen; s.a. „Ratgeber Hepatitis A", www.rki.de > Infektionskrankheiten von A-Z > Hepatitis A)	Nach einer Exposition von Personen, für die eine Hepatitis A eine besonders große Gefahr darstellt (z. B. chronisch HBV- oder HCV-Infizierte), sollte simultan mit der ersten Impfung ein Immunglobulin-Präparat gegeben werden.
	R	Reisende in Regionen mit hoher Hepatitis-A-Prävalenz	

STIKO-Empfehlungen — Reiseimpfungen

Impfung gegen	Kategorie	Indikation bzw. Reiseziel	Anwendungshinweise (Packungsbeilage/Fachinformationen beachten)
Hepatitis B (HB)	I	diverse Indikationen	Hepatitis-B-Impfung nach serologischer Vortestung (Indikationen 1–4, 6, 7, anti-HBc-Test negativ); Impferfolgskontrolle erforderlich (Indikationen 1, 2, 7, 8: anti-HBs-Test 4–8 Wochen nach 3. Dosis) bzw. sinnvoll bei über 40-Jährigen/anderen Personen mit möglicher schlechter Ansprechrate (z. B. Immundefizienz).
	B	diverse Indikationen	
	R/B	Reisende in Regionen mit hoher Hepatitis-B-Prävalenz bei Langzeit-aufenthalt mit engem Kontakt zu Einheimischen	Bei Anti-HBs-Werten < 100 IE/l sofort Wiederimpfung mit erneuter Kontrolle; bei erneutem Nichtansprechen Wiederimpfungen mit in der Regel max. 3 Dosen wiederholen.
			Bei erfolgreicher Impfung (anti HBs > 100 IE/l) Auffrischung nach 10 Jahren (1 Dosis).
			Bei in der Kindheit Geimpften mit neu aufgetretenem HB-Risiko (z. B. Indikation 1–8) eine Dosis HB-Impfstoff mit anschließender serologischer Kontrolle (anti-HBs- und anti-HBc-Bestimmung) 4–8 Wochen nach Wiederimpfung für die Indikation 1, 2, 7, 8.
	P	• Verletzungen mit möglicherweise HBV-haltigen Gegenständen, z. B. Nadelstich	besonderes Schema
		• Neugeborene HBsAg-positiver Mütter oder von Müttern mit unbekanntem HBsAg-Status (unabhängig vom Geburtsgewicht)	besonderes Schema
Influenza (Saisonale)	S	Personen über 60 Jahre	Jährliche Impfung im Herbst mit einem Impfstoff mit aktueller von der WHO empfohlener Antigenkombination
	I	Alle Schwangeren ab 2. Trimenon, bei erhöhter gesundheitlicher Gefährdung infolge eines Grundleidens ab 1. Trimenon	Impfung mit einem Impfstoff mit aktueller von der WHO empfohlener Antigenkombination
		Kinder, Jugendliche und Erwachsene mit erhöhter gesundheitlicher Gefährdung infolge eines Grundleidens – wie z. B. chronische Krankheiten, angeborene oder erworbene Immundefekte (*spezifizierte Angaben s. Originaltext*), HIV-Infektion	Jährliche Impfung im Herbst mit einem Impfstoff mit aktueller von der WHO empfohlener Antigenkombination
		Bewohner von Alters- und Pflegeheimen	
	B/I	Personen mit erhöhter Gefährdung, z. B. medizinisches Personal, Personen in Einrichtungen mit umfangreichem Publikumsverkehr sowie Personen, die als mögliche Infektionsquelle für von ihnen betreute ungeimpfte Risikopersonen fungieren können	
	I/B	Personen mit erhöhter Gefährdung durch direkten Kontakt zu Geflügel und Wildvögeln	Eine Impfung mit dem aktuellen saisonalen humanen Influenza-Impfstoff bietet keinen direkten Schutz vor Infektionen durch den Erreger der aviären Influenza, sie kann jedoch Doppelinfektionen mit den aktuell zirkulierenden Influenzaviren verhindern (für Beschäftigte s auch: TRBA 608 des ABAS unter www.baua.de > Themen von A–Z > Biologische Arbeitsstoffe > Ausschuss für Biologische Arbeitsstoffe > Aktuell > Beschluss).
	R/I	Für Reisende aus den unter S (Standard-) und I (indikationsimpfung) genannten Personengruppen, die nicht über einen aktuellen Impfschutz verfügen, ist die Impfung generell empfehlenswert, für andere Reisende ist eine Influenza-Impfung nach Risikoabwägung entsprechend Exposition und Impfstoffverfügbarkeit sinnvoll.	
	I	Wenn eine intensive Epidemie aufgrund von Erfahrungen in anderen Ländern droht oder nach deutlicher Antigendrift bzw. einer Antigenshift zu erwarten ist und der Impfstoff die neue Variante enthält	Entsprechend den Empfehlungen der Gesundheitsbehörden
Masern	S	Nach 1970 geborene ungeimpfte bzw. in der Kindheit nur einmal geimpfte Personen ≥ 18 Jahre oder nach 1970 geborene Personen ≥ 18 Jahre mit unklarem Impfstatus	Einmalige Impfung, vorzugsweise mit MMR-Impfstoff
	B	Nach 1970 Geborene mit unklarem Impfstatus, ohne Impfung oder mit nur einer Impfung in der Kindheit, die im Gesundheitsdienst und bei der Betreuung von Immundefizienten sowie in Gemeinschaftseinrichtungen tätig sind	Einmalige Impfung, vorzugsweise mit MMR-Impfstoff
			Einmalige Impfung, vorzugsweise mit MMR-Impfstoff
	P	Postexpositionsprophylaxe Ungeimpfte ab dem Alter von 9 Monaten bzw. in der Kindheit nur einmal geimpfte Personen oder Personen mit unklarem Impfstatus mit Kontakt zu Masernkranken; möglichst innerhalb von 3 Tagen nach Exposition	Eine Immunglobulingabe ist zu erwägen für gefährdete Personen mit hohem Komplikationsrisiko und für Schwangere

Impfung gegen	Kategorie	Indikation bzw. Reiseziel	Anwendungshinweise (Packungsbeilage/Fachinformationen beachten)
Masern (Fortsetzung)	I	Im Rahmen eines Ausbruchs Nach 1970 Geborene mit unklarem Impfstatus, ohne Impfung oder mit nur einer Impfung in der Kindheit	Einmalige Impfung, vorzugsweise mit MMR-Impfstoff
Meningokokkeninfektionen (Gruppen A, C, W135, Y)	I	Gesundheitlich Gefährdete: Personen mit angeborenen oder erworbenen Immundefekten mit T- und/oder B-zellulärer Restfunktion, insbesondere Komplement-/Properdindefekte, Hypogammaglobulinaemie; Asplenie	**Kinder im Alter von 2 Monaten bis 2 Jahren:** Impfung mit kon-jugiertem Meningokokken-C- (MenC-)Impfstoff; nach Vollendung des 2. Lebensjahres durch 4-valenten Polysaccharid-Impfstoff (PS-Impfstoff) ergänzen. Mindestabstand von 2 Monaten beachten. **Kinder im Alter von 2 bis 10 Jahren:** ggf. fehlende Impfung mit konjugiertem MenC-Impfstoff nachholen, gefolgt von einer Impfung mit 4-valentem PS-Impfstoff. Mindestabstand von 2 Monaten beachten. **Ab einem Alter von 11 Jahren** Impfung mit 4-valentem Konjugat-Impfstoff.
	B	Gefährdetes Laborpersonal (bei Arbeiten mit dem Risiko eines N.-meningitidis-Aerosol!)	Impfung mit 4-valentem Konjugat-Impfstoff. Bei bereits mit einem PS-Impfstoff geimpften Personen sollte bei der nächsten fälligen Auffrischung mit 4-valentem Konjugat-Impfstoff geimpft werden. Ist bereits eine Impfung mit konjugiertem MenC-Impfstoff erfolgt, ist eine weitere Impfung mit 4-valentem Konjugat-Impfstoff empfohlen.
	R	Reisende in Länder mit epidemischem/hyperendemischem Vorkommen, besonders bei engem Kontakt zur einheimischen Bevölkerung; Entwicklungshelfer; dies gilt auch für Aufenthalte in Regionen mit Krankheitsausbrüchen und Impfempfehlungen für die einheimische Bevölkerung (WHO- und Länderhinweise beachten)	Ab einem Alter von 11 Jahren Impfung mit einem 4-valentem Konjugat-Impfstoff. Bis zu einem Alter von 10 Jahren eine Impfung mit epidemiologisch indiziertem AC- oder A, C, W135, Y-Polysaccharid-Impfstoff (für den afrikanischen Meningitis-Gürtel wird wegen der Zirkulation der Serogruppe W135 in einigen Ländern derzeit der A, C, W135, Y-Impfstoff bevorzugt). Der Impferfolg ist bei Kindern unter 2 Jahren vor allem für die Serogruppen C, W135 und Y deutlich schlechter als bei Erwachsenen; es kann für diese Altersgruppe jedoch zumindest ein kurzfristiger Schutz gegen die Serogruppe A erreicht werden. Bei Kindern von 1 bis 10 Jahren sollte die Standard-impfung mit MenC-Konjugatimpfstoff möglichst vor einer PS-Impfung durchgeführt werden. Wenn vor einer Krankheit durch die Serogruppe C geschützt werden soll, steht für Personen ab 2 Monaten eine Impfprophylaxe mit konjugiertem Impfstoff zur Verfügung.
	R	Vor Pilgerreise (Hadj)	Bis zum Alter von 10 Jahren Impfung mit 4-valentem PS-Impfstoff. Ab dem Alter von 11 Jahren Impfung mit 4-valentem Konjugat-Impfstoff (Einreisebestimmungen beachten)
	R	Schüler/Studenten vor Langzeit-Aufenthalten in Ländern mit empfohlener allgemeiner Impfung für Jugendliche oder selektiver Impfung für Schüler/Studenten	Entsprechend den Empfehlungen der Zielländer Bei fortbestehendem Infektionsrisiko Wiederimpfung für alle oben angegebenen Indikationen nach Angaben des Herstellers, für PS-Impfstoff im Allgemeinen nach 3 Jahren. Die Wiederimpfung erfolgt bei Personen ab 11 Jahren mit 4-valentem Konjugat-Impfstoff.
	I/P	Bei Ausbrüchen oder regionalen Häufungen auf Empfehlung der Gesundheitsbehörde	*Einzelheiten s. im Originaltext der STIKO, Epid. Bull. des RKI Nr 30/2010, Abschnitt „Spezielle Hinweise zur Durchführung von Schutzimpfungen"*
	P	Für enge Kontaktpersonen zu einem Erkrankten mit einer invasiven Meningokokken-Infektion (alle Serogruppen) wird eine Rifampicin-Prophylaxe empfohlen (außer für Schwangere; s. dort) Hierzu zählen: • alle Haushaltskontaktmitglieder • Personen mit Kontakt zu oropharyngealen Sekreten eines Patienten • Kontaktpersonen in Kindereinrichtungen mit Kindern unter 6 Jahren (bei guter Gruppentrennung nur die betroffene Gruppe) • Personen mit engen Kontakten in Gemeinschaftseinrichtungen mit haushaltsähnlichem Charakter (Internate, Wohnheime sowie Kasernen)	**Dosierung:** *Rifampicin:* **Neugeborene:** 10 mg/kg/Tag in 2 ED p.o. für 2 Tage **Säuglinge, Kinder und Jugendliche bis 60 kg:** 20 mg/kg/Tag in 2 ED p.o. für 2 Tage (maximale ED 600 mg) **Jugendliche und Erwachsene ab 60 kg:** 2 x 600 mg/Tag für 2 Tage Eradikationsrate: 72–90 % *ggf. Ceftriaxon:* **ab 12 Jahre:** 250 mg i.m. **bis 12 Jahre:** 125 mg i.m. in einer ED Eradikationsrate: 97 % *ggf. Ciprofloxacin:* **ab 18 Jahre:** einmal 500 mg p.o. Eradikationsrate: 90–95 %

Impfung gegen	Kategorie	Indikation bzw. Reiseziel	Anwendungshinweise (Packungsbeilage/Fachinformationen beachten)
Meningokokkeninfektionen (Fortsetzung)	P	Die Chemoprophylaxe ist indiziert, falls enge Kontakte mit dem Indexpatienten in den letzten 7 Tagen vor dessen Erkrankungsbeginn stattgefunden haben. Sie sollte möglichst bald nach der Diagnosestellung beim Indexpatienten erfolgen, ist aber bis zu 10 Tage nach letzter Exposition sinnvoll.	Da bei Schwangeren die Gabe von Rifampicin und Gyrasehemmern kontraindiziert ist, kommt bei ihnen zur Prophylaxe ggf. Ceftriaxon in Frage. Der Indexpatient mit einer invasiven Meningokokken-Infektion sollte nach Abschluss der Therapie ebenfalls Rifampicin erhalten, sofern er nicht intravenös mit einem Cephalosporin der 3. Generation behandelt wurde.
		Zusätzlich zur Chemoprophylaxe wird für bisher ungeimpfte, enge Kontaktpersonen (Haushaltskontakte oder enge Kontakte mit haushaltsähnlichem Charakter) eines Erkrankten mit einer impfpräventablen invasiven Meningokokken-Infektion so bald wie möglich nach dem Kontakt die Meningokokken-Impfung empfohlen	**Bei Serogruppe C:** Impfung mit einem Konjugatimpfstoff ab dem Alter von 2 Monten, nach Empfehlungen des Herstellers **Bei Serogruppe W135 oder Y:** Ab dem Alter von 24 Monaten bis zum Alter von 10 Jahren Impfung mit einem 4-valentem PS-Impfstoff. Ab dem Alter von 11 Jahren: Impfung mit 4-valentem Konjugat-Impfstoff. **Bei Serogruppe A:** Ab dem Alter von 3 Monaten bis zum Alter von 10 Jahren Impfung mit einem bivalenten (A, C) oder ab dem Alter von 6 Monaten bis zum Alter von 10 Jahren mit einem 4-valentem PS-Impfstoff. Ab dem Alter von 11 Jahren: Impfung mit 4-valentem Konjugat-Impfstoff.
Pertussis	S/A	Erwachsene sollen die nächste fällige Td-Impfung einmalig als Tdap-Kombinationsimpfung erhalten	Tdap-Kombinationsimpfstoff, bei entsprechender Indikation als Tdap-IPV-Kombinationsimpfung
	I	Sofern in den letzten 10 Jahren keine Pertussis-Impfung stattgefunden hat, sollen • Frauen im gebärfähigen Alter; • enge Haushaltskontaktpersonen (Eltern, Geschwister) und Betreuer (z. B. Tagesmütter, Babysitter, ggf. Großeltern) möglichst vier Wochen vor Geburt des Kindes eine Dosis Pertussis-Impfstoff erhalten. Erfolgte die Impfung nicht vor der Konzeption, sollte die Mutter bevorzugt in den ersten Tagen nach der Geburt des Kindes geimpft werden.	
	B	Sofern in den letzten 10 Jahren keine Pertussis-Impfung stattgefunden hat, sollte Personal im Gesundheitsdienst sowie in Gemeinschaftseinrichtungen eine Dosis Pertussis-Impfstoff erhalten.	
	P	In einer Familie bzw. Wohngemeinschaft oder einer Gemeinschaftseinrichtung ist für Personen mit engen Kontakten ohne Impfschutz eine Chemoprophylaxe mit einem Makrolid empfehlenswert (s.a. „Ratgeber Pertussis": www.rki.de > Infektionskrankheiten von A–Z > Pertussis).	
Pneumokokken-Krankheiten	S	Personen über 60 Jahre	Eine Impfung mit Polysaccharid-Impfstoff
	I	Kinder (ab vollendetem 2. Lebensjahr), Jugendliche und Erwachsene mit erhöhter gesundheitlicher Gefährdung infolge einer Grundkrankheit: diverse Indikationen	Gefährdete Kleinkinder (vom vollendeten 2. Lebensjahr bis zum vollendeten 5. Labensjahr) erhalten eine Impfung mit **Pneumokokken-Konjugatimpfstoff**. Personen mit fortbestehender gesundheitlicher Gefährdung können ab vollendetem 2. Lebensjahr **Polysaccharid**-Impfstoff erhalten. Bei den – wie empfohlen – zuvor mit Konjugat-Impfstoff geimpften Kindern (s.o.) beträgt der Mindestabstand zur nachfolgenden Impfung mit Polysaccharid-Impfstoff 2 Monate. Bei folgenden Indikationen sind eine, ggf. auch mehrere Wiederholungsimpfungen mit Polysaccharid-Impfstoff im Abstand von 5 (Erwachsene) bzw. mindestens 3 Jahren (Kinder unter 10 Jahren) in Erwägung zu ziehen (Risiko-Nutzen-Abwägung beachten): 1. Angeborene oder erworbene Immundefekte mit T- und/oder B-zellulärer Restfunktion 2. chronische Nierenkrankheiten/nephrotisches Syndrom

STIKO-Empfehlungen | CRM-Handbuch Reisemedizin, Juni 2011 – November 2011

Impfung gegen	Kategorie	Indikation bzw. Reiseziel	Anwendungshinweise (Packungsbeilage/Fachinformationen beachten)
Poliomyelitis	S	Alle Personen bei fehlender oder unvollständiger Grundimmunisierung Alle Personen ohne einmalige Auffrischung	Erwachsene, die im Säuglings- und Kleinkindalter eine vollständige Grundimmunisierung und im Jugendalter oder später mindestens eine Auffrischimpfung erhalten haben oder die als Erwachsene nach Angaben des Herstellers grundimmunisiert wurden und eine Auffrischung erhalten haben, gelten als vollständig immunisiert. Darüber hinaus wird eine routinemäßige Auffrischimpfung nach dem vollendeten 18. Lebensjahr nicht empfohlen. Ungeimpfte Personen erhalten IPV entsprechend den Angaben des Herstellers. Ausstehende Impfungen der Grundimmunisierung werden mit IPV nachgeholt.
	I	Für folgende Personengruppen ist eine Auffrischimpfung indiziert: • Reisende in Regionen mit Infektionsrisiko (die aktuelle epidemische Situation ist zu beachten, insbesondere die Meldungen der WHO) • Aussiedler, Flüchtlinge und Asylbewerber, die in Gemeinschafts-unterkünften leben, bei der Einreise aus Gebieten mit Polio-Risiko	Impfung mit IPV, wenn die Impfungen der Grundimmunisierung nicht vollständig dokumentiert sind oder die letzte Impfung der Grundimmunisierung bzw. die letzte Auffrischimpfung länger als 10 Jahre zurückliegen. Personen ohne Nachweis einer Grundimmunisierung sollten vor Reisebeginn wenigstens 2 Dosen IPV erhalten.
	B	• Personal der o.g. Einrichtungen • Medizinisches Personal, das engen Kontakt zu Erkrankten haben kann • Personal in Laboratorien mit Poliomyelitis-Risiko	
	P	Bei einer Poliomyelitis-Erkrankung sollten **alle** Kontaktpersonen unabhängig vom Impfstatus ohne Zeitverzug eine Impfung mit IPV erhalten. Ein Sekundärfall ist Anlass für Riegelungsimpfungen.	Sofortige umfassende Ermittlung und Festlegung von Maßnahmen durch die Gesundheitsbehörde Riegelungsimpfung mit IPV und Festlegung weiterer Maßnahmen durch Anordnung der Gesundheitsbehörden
Tetanus	S/A	Alle Personen bei fehlender oder unvollständiger Grundimmunisierung, wenn die letzte Impfung der Grundimmunisierung oder die letzte Auffrischimpfung länger als 10 Jahre zurückliegt. Eine begonnene Grundimmunisierung wird vervollständigt, Auffrischimpfung in 10-jährigem Intervall.	Erwachsene sollen die nächste fällige Tetanus-Impfung einmalig als Tdap-Kombinationsimpfung erhalten, bei entsprechender Indikation als Tdap-IPV-Kombinationsimpfung.
	P	besonderes Schema	
Tollwut	B	• Tierärzte, Jäger, Forstpersonal u.a. Personen mit Umgang mit Tieren in Gebieten mit neu aufgetretener Wildtiertollwut • Personen mit beruflichem oder sonstigem engen Kontakt zu Fledermäusen • Laborpersonal mit Expositionsrisiko gegenüber Tollwutviren	Dosierungsschema nach Angaben des Herstellers Personen mit weiter bestehendem Expositionsrisiko sollten regelmäßig eine Auffrischimpfung entsprechend den Angaben des Herstellers erhalten. Mit Tollwutvirus arbeitendes Laborpersonal sollte halbjährlich auf neutralisierende Antikörper untersucht werden. Eine Auffrischimpfung ist bei <0,5 IE/ml Serum indiziert.
	R	Reisende in Regionen mit hoher Tollwutgefährdung (z. B. durch streunende Hunde)	
	P	besonderes Schema	
Typhus	R	Bei Reisen in Endemiegebiete	Nach Angaben des Herstellers

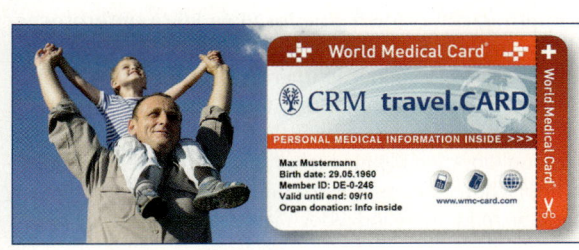

Spezielle Hinweise zur Durchführung von Schutzimpfungen

Aufklärungspflicht vor Schutzimpfungen
Die Aufklärung ist ein wichtiger Teil der Impfleistung des Arztes (s. Vorbemerkung). Vor Durchführung einer Schutzimpfung hat der Arzt die Pflicht, den Impfling oder den anwesenden Elternteil bzw. Sorgeberechtigten über die zu verhütende Krankheit und die Impfung aufzuklären, damit sie über die Durchführung der Impfung entscheiden können. Die Aufklärung sollte umfassen: Informationen über die zu verhütende Krankheit und den Nutzen der Impfung, die Kontraindikationen, Durchführung der Impfung, den Beginn der und die Dauer des Impfschutzes, das Verhalten nach der Impfung, mögliche unerwünschte Arzneimittelwirkungen und Impfkomplikationen (s. *Epid. Bull. 25/2007*; www.rki.de > Infektionsschutz > Epidemiologisches Bulletin > Archiv > 2007/25) sowie die Notwendigkeit und die Termine von Folge- und Auffrischimpfungen.

Für öffentliche Impftermine wird eine vorherige Aufklärung in schriftlicher Form empfohlen. Eine Gelegenheit zu weitergehenden Informationen durch ein Gespräch mit dem Arzt muss aber gegeben sein. Aufklärungsmerkblätter für Impfungen durch die niedergelassenen Ärzte sind z. B. verfügbar beim Deutschen Grünen Kreuz, Schuhmarkt 4, 35037 Marburg, und bei Thieme Compliance GmbH, Am Weichselgarten 30, 91058 Erlangen. Außerdem stehen Aufklärungsmerkblätter über die Homepage des „Forum impfende Ärzte" (www.forum-impfen.de) mit Passwort unentgeltlich zur Verfügung. Die Merkblätter enthalten auch einen zur jeweiligen Impfung adäquaten Fragebogen zum Gesundheitszustand des Impflings und zu vorausgegangenen Schutzimpfungen. Ergeben sich bei der Beantwortung Unklarheiten, ist in jedem Fall ein Gespräch mit dem Impfling oder den Eltern bzw. Sorgeberechtigten erforderlich. Die Merkblätter enthalten eine Einwilligungserklärung. Bei Minderjährigen ist regelmäßig die Einwilligung der Eltern bzw. Sorgeberechtigten einzuholen. Jugendliche können selbst einwilligen, wenn sie die erforderliche Einsichts- und Entscheidungsfähigkeit besitzen; das ist in der Regel mit 16 Jahren der Fall. Bei Einzelimpfungen ist die mündliche Form der Aufklärung ausreichend. Es bedarf zur Einwilligung auch keiner Unterschrift. Die durchgeführte Aufklärung ist durch den impfenden Arzt in den Patientenunterlagen zu dokumentieren. Wird der Aufklärung ein entsprechendes Aufklärungsmerkblatt zugrunde gelegt, sollte der impfende Arzt in seiner Dokumentation darauf verweisen. Auch in diesem Fall ist dem Impfling bzw. Sorgeberechtigten Gelegenheit für gezielte Nachfragen zu geben.

Kontraindikationen
Kinder, Jugendliche und Erwachsene mit akuten behandlungsbedürftigen Erkrankungen sollten frühestens 2 Wochen nach Genesung geimpft werden (Ausnahme: postexpositionelle Impfung).

Unerwünschte Arzneimittelwirkungen im zeitlichen Zusammenhang mit einer Impfung müssen in Abhängigkeit von der Diagnose keine absolute Kontraindikation gegen eine nochmalige Impfung mit dem gleichen Impfstoff sein. Impfhindernisse können Allergien gegen Bestandteile des Impfstoffs sein. In Betracht kommen vor allem Neomycin und Streptomycin sowie in seltenen Fällen Hühnereiweiß. Personen, die nach oraler Aufnahme von Hühnereiweiß mit anaphylaktischen Symptomen reagierten, sollten nicht mit Impfstoffen, die Hühnereiweiß enthalten (Gelbfieber-, Influenzaimpfstoff), geimpft werden.

Im Falle eines angeborenen oder erworbenen Immundefekts sollte vor der Impfung mit einem Lebendimpfstoff der den Immundefekt behandelnde Arzt konsultiert werden. **Die serologische Kontrolle des Impferfolgs ist bei Patienten mit Immundefizienz angezeigt.** Nicht dringend indizierte Impfungen sollten während der Schwangerschaft nicht durchgeführt werden, dies gilt vor allem für Impfungen mit Lebendimpfstoffen gegen Gelbfieber, Masern, Mumps, Röteln, Varizellen.

Falsche Kontraindikationen
Häufig unterbleiben indizierte Impfungen, weil bestimmte Umstände irrtümlicherweise als Kontraindikationen angesehen werden. Dazu gehören zum Beispiel:
- banale Infekte, auch wenn sie mit subfebrilen Temperaturen (< 38,5 °C) einhergehen;
- ein möglicher Kontakt des Impflings zu Personen mit ansteckenden Krankheiten;
- Krampfanfälle in der Familie;
- Fieberkrämpfe in der Anamnese des Impflings (Da fieberhafte Impfreaktionen einen Krampfanfall provozieren können, ist zu erwägen, Kindern mit Krampfneigung Antipyretika zu verabreichen: z. B. bei Totimpfstoffen zum Zeitpunkt der Impfung und jeweils 4 und 8 Stunden nach der Impfung sowie bei der MMR-Impfung zwischen dem 7. und 12. Tag im Falle einer Temperaturerhöhung);
- Ekzem u. a. Dermatosen, lokalisierte Hautinfektionen;
- Behandlung mit Antibiotika oder mit niedrigen Dosen von Kortikosteroiden oder lokal angewendeten steroidhaltigen Präparaten;
- Schwangerschaft der Mutter des Impflings (Varizellenimpfung nach Risikoabwägung);
- angeborene oder erworbene Immundefekte bei Impfung mit Totimpfstoffen;
- Neugeborenenikterus;
- Frühgeburtlichkeit; Frühgeborene sollten unabhängig von ihrem Reifealter und aktuellen Gewicht entsprechend dem empfohlenen Impfalter geimpft werden;
- chron. Erkrankungen sowie nicht progrediente Erkrankungen des ZNS.

Indizierte Impfungen sollen auch bei Personen mit chronischen Erkrankungen durchgeführt werden, da diese Personen durch schwere Verläufe und Komplikationen impfpräventabler Krankheiten besonders gefährdet sind. Personen mit chronischen Erkrankungen sollen über den Nutzen der Impfung im Vergleich zum Risiko der Krankheit aufgeklärt werden. Es liegen keine gesicherten Erkenntnisse darüber vor, dass eventuell zeitgleich mit der Impfung auftretende Krankheitsschübe ursächlich durch eine Impfung bedingt sein können.

Impfabstände
Die sich aus den Tabellen 1 und 2 und den entsprechenden Fachinformationen ergebenden Impfabstände sollten in der Regel eingehalten und weder unter- noch überschritten werden. Bei dringenden Indikationsimpfungen, wie beispielsweise der postexpositionellen Tollwutprophylaxe oder der postnatalen Immunprophylaxe der Hepatitis B des Neugeborenen, ist das empfohlene Impfschema strikt einzuhalten. Mindestabstände sollten nur im dringenden Ausnahmefall (z. B. kurzfristige Auslandsreise) unterschritten werden. **Für einen lang dauernden Impfschutz ist von besonderer Bedeutung, dass bei der Grundimmunisierung der empfohlene Mindestzeitraum zwischen vorletzter und letzter Impfung nicht unterschritten wird.**
Andererseits gilt für die Mehrzahl der Impfschemata, dass es keine unzulässig großen Abstände zwischen den Impfungen gibt. Jede Impfung zählt! Auch eine für viele Jahre unterbrochene Grundimmunisierung oder nicht zeitgerecht durchgeführte Auffrischimpfung, z. B. gegen Diphtherie, Tetanus, Poliomyelitis, Hepatitis B **muss nicht neu begonnen werden**, sondern wird mit den fehlenden Impfstoffdosen komplettiert. Dies gilt im Ausnahmefall auch im Säuglings- und Kleinkindalter. Im Interesse eines frühestmöglichen Impfschutzes sollten Überschreitungen der empfohlenen Impfabstände beim jungen Kind jedoch vermieden werden.

Für Abstände zwischen unterschiedlichen Impfungen gilt:
- Lebendimpfstoffe (attenuierte, vermehrungsfähige Viren oder Bakterien) können simultan verabreicht werden; werden sie nicht simultan verabreicht, ist bei viralen Lebendimpfstoffen in der Regel ein Mindestabstand von 4 Wochen einzuhalten.
- Bei Schutzimpfungen mit Totimpfstoffen (inaktivierte Krankheitserreger, deren Antigenbestandteile, Toxoide) ist die Einhaltung von Mindestabständen zu anderen Impfungen, auch zu solchen mit Lebendimpfstoffen, nicht erforderlich. Impfreaktionen vorausgegangener Impfungen sollten vor erneuter Impfung vollständig abgeklungen sein.

Zeitabstand zwischen Impfungen und Operationen
Bei dringender Indikation kann ein operativer Eingriff jederzeit durchgeführt werden, auch wenn eine Impfung vorangegangen ist. Bei Wahleingriffen sollte nach Gabe von Totimpfstoffen ein Mindestabstand von 3 Tagen und nach Verabreichung von Lebendimpfstoffen ein Mindestabstand von 14 Tagen eingehalten werden.

Weder klinische Beobachtungen noch theoretische Erwägungen geben Anlass zu der Befürchtung, dass Impfungen und operative Eingriffe inkompatibel sind. Um aber mögliche Impfreaktionen und Komplikationen der Operation unterscheiden zu können, wird empfohlen, zwischen Impfungen und Operationen diese Mindestabstände einzuhalten.

Diese Mindestabstände gelten, mit Ausnahme von Impfungen aus vitaler Indikation (z. B. Tetanus-, Tollwut-, Hepatitis-B-Schutzimpfung), auch für die Durchführung von Impfungen nach größeren operativen Eingriffen. Nach Operationen, die mit einer immunsuppressiven Behandlung verbunden sind, z. B. Transplantationen, sind Impfungen in Zusammenarbeit mit dem behandelnden Arzt zu planen.

Umgang mit Impfstoffen und Vorgehen bei der Impfung
Impfstoffe sind empfindliche biologische Produkte und müssen vor allem vor Erwärmung geschützt werden. Besonders empfindlich sind Impfstoffe, die vermehrungsfähige Viren enthalten. Alle Impfstoffe sollen im Kühlschrank bei 2 bis 8 °C gelagert werden. Die Lagertemperatur muss regelmäßig überprüft werden. Impfstoffe, die versehentlich falsch gelagert oder eingefroren wurden, sind zu verwerfen. Impfstoffe dürfen nicht mit Desinfektionsmitteln in Kontakt kommen. Durchstechstopfen müssen trocken sein!

Die Injektionskanüle sollte trocken sein, insbesondere sollte Impfstoff die Kanüle außen nicht benetzen. Dies macht die Injektion schmerzhaft und kann zu Entzündungen im Bereich des Stichkanals führen. Nach Aufziehen des Impfstoffs in die Spritze und dem Entfernen evtl. vorhandener Luft sollte eine neue Kanüle für die Injektion aufgesetzt werden. Vor der Injektion muss die Impfstelle desinfiziert werden. Bei Injektion sollte die Haut wieder trocken sein.

Für intramuskulär zu injizierende Impfstoffe ist die bevorzugte Impfstelle der M. deltoideus. Solange dieser Muskel nicht ausreichend ausgebildet ist, wird empfohlen, in den M. vastus lateralis (anterolateraler Oberschenkel) zu injizieren. Hier ist die Gefahr einer Verletzung von Nerven oder Gefäßen gering. Bei Injektion von Adsorbatimpfstoffen in das subkutane Fettgewebe kann es zu schmerzhaften Entzündungen und zur Bildung von Granulomen oder Zysten kommen. Darüber hinaus ist bei Injektion in das Fettgewebe der Impferfolg in Frage gestellt.

Dokumentation der Impfung
Im Impfausweis und in der Dokumentation des impfenden Arztes müssen den Vorgaben des IfSG §22 entsprechend die Chargen-Nummer, die Bezeichnung des Impfstoffes (Handelsname), das Impfdatum sowie die Krankheit, gegen die geimpft wurde, eingetragen werden. Ebenfalls zur Impfdokumentation gehören Stempel und Unterschrift des Arztes. Dies gilt für alle Impfstoffe und kann retrospektive Ermittlungen erleichtern, wenn Fragen zu Wirksamkeit und Sicherheit bestimmter Impfstoffe oder einzelner Impfstoffchargen aufkommen sollten. Als Impfausweis kann jedes WHO-gerechte Formular, das die Vorgaben des IfSG berücksichtigt, wie z. B. „Internationale Bescheinigungen über Impfungen und Impfbuch", benutzt werden.

Fehlende Impfdokumentation: Häufig ist der Arzt damit konfrontiert, dass Impfdokumente fehlen, nicht auffindbar oder lückenhaft sind. Dies ist kein Grund, notwendige Impfungen zu verschieben, fehlende Impfungen nicht nachzuholen oder eine Grundimmunisierung nicht zu beginnen. Von zusätzlichen Impfungen bei bereits bestehendem Impfschutz geht kein besonderes Risiko aus. Dies gilt auch für Mehrfachimpfungen mit Lebendvirusimpfstoffen. Serologische Kontrollen zur Überprüfung des Impfschutzes sind nur in Ausnahmefällen angezeigt (z. B. Anti-HBsAg bei Risikopersonen, Röteln-Antikörper bei Frauen mit Kinderwunsch); zum Nachweis vorausgegangener Impfungen, z. B. unter dem Aspekt „unklarer Impfstatus", sind serologische Kontrollen ungeeignet.

Impfreaktionen
Lokalreaktionen, wie Rötung, Schwellung und Schmerzhaftigkeit im Bereich der Injektionsstelle, oder Allgemeinreaktionen, wie z. B. Fieber ($\leq 39{,}5°C$), Kopf- und Gliederschmerzen, Unwohlsein werden im Allgemeinen innerhalb der ersten 72 Stunden nach der Impfung beobachtet. 1 bis 4 Wochen nach der MMR-Impfung kann es zu einer leichten „Impfkrankheit" kommen, z. B. mit masern- oder mumpsähnlicher Symptomatik (Impfmasern, leichte Parotisschwellung) und erhöhten Temperaturen. Die prophylaktische Gabe von Antipyretika für den Zeitraum möglicher Impfreaktionen ist zu erwägen.

Schwere unerwünschte Arzneimittelwirkungen nach Impfungen sind äußerst selten. Zeitgleich mit der Impfung auftretende Erkrankungen anderer Genese können als unerwünschte Arzneimittelwirkungen imponieren, deshalb ist ein über die normale Impfreaktion hinausgehendes Vorkommnis unverzüglich differentialdiagnostisch abzuklären.

Vorgehen bei unerwünschten Arzneimittelwirkungen
Der Verdacht einer über das übliche Ausmaß einer Impfreaktion hinausgehenden gesundheitlichen Schädigung ist umgehend an das Gesundheitsamt zu melden (Meldepflicht nach §6 Abs. 1 Nr. 3 IfSG; Meldeformular beim Gesundheitsamt oder unter www.pei.de/uaw/ifsg.htm)*. Über unerwünschte Arzneimittelwirkungen ist auch die Arzneimittelkommission der Deutschen Ärzteschaft zu unterrichten. Die für diese Meldungen benötigten Formblätter werden regelmäßig im Deutschen Ärzteblatt veröffentlicht. Ebenso kann der Hersteller informiert werden. Die für die Klärung einer unerwünschten Arzneimittelwirkung relevanten immunologischen (z. B. zum Ausschluss eines Immundefektes) oder mikrobiolo-gischen Untersuchungen (z. B. zum differentialdiagnostischen Ausschluss einer interkurrenten Infektion) sollten unverzüglich eingeleitet werden. Dafür notwendige Untersuchungsmaterialien, z. B. Serum oder Stuhlproben, sind zu asservieren. Der Impfling oder seine Eltern bzw. Sorgeberechtigten sind auf die gesetzlichen Bestimmungen zur Versorgung nach Impfschäden hinzuweisen (IfSG §§60–64). Der Antrag auf Versorgung ist beim zuständigen Versorgungsamt zu stellen.

---

* **Das auf den Seiten 304/305 abgedruckte Meldeformular kann im Bedarfsfall kopiert oder im Internet unter www.pei.de heruntergeladen werden.**

Hinweise zur Kostenübernahme von Schutzimpfungen

Für die Kostenübernahme von Schutzimpfungen kommen verschiedene Träger in Frage. Welche Impfungen als Pflichtleistung von allen gesetzlichen Krankenkassen übernommen werden, ist 2007 neu geregelt worden. Nach §20 d SGBV haben Versicherte Anspruch auf Leistungen für Schutzimpfungen im Sinne des §2 Nr. 9 des Infektionsschutzgesetzes. Die Einzelheiten zur Leistungspflicht für Schutzimpfungen (Voraussetzungen, Art und Umfang) hat der Gemeinsame Bundesausschuss auf der Basis der Empfehlungen der Ständigen Impfkommission beim Robert Koch-Institut (STIKO) in einer Schutzimpfungs-Richtlinie festzulegen (www.g-ba.de). Von diesem Anspruch ausgenommen sind Schutzimpfungen, die wegen eines durch einen nicht beruflichen Auslandsaufenthalt erhöhten Gesundheitsrisikos indiziert sind, es sei denn, dass zum Schutz der öffentlichen Gesundheit ein besonderes Interesse daran besteht, der Einschleppung einer übertragbaren Krankheit in die Bundesrepublik Deutschland vorzubeugen (Reiseimpfungen).

Die Krankenkassen können außerdem in ihren Satzungsleistungen die Kostenübernahme weiterer Schutzimpfungen vorsehen, die nicht Bestandteil der Richtlinie des G-BA sind.

Für die Kostenübernahme von Schutzimpfungen kommen außer den Krankenkassen weitere Träger in Frage. Zu diesen zählen der Öffentliche Gesundheitsdienst (ÖGD) für Schutzimpfungen nach §20 Abs. 5 des Infektionsschutzgesetzes sowie weitere auf Grund gesetzlicher Vorschriften benannte Stellen (z.B. Arbeitgeber). *Weitere Einzelheiten siehe im Originaltext der STIKO.*

Impfempfehlungen für Aussiedler, Flüchtlinge oder Asylbewerber in Gemeinschaftsunterkünften

Es wird empfohlen, Schutzimpfungen bei Bewohnern von Gemeinschaftsunterkünften möglichst frühzeitig durch den öffentlichen Gesundheitsdienst oder durch vom ÖGD beauftragte Ärzte zumindest zu beginnen. Die Vervollständigung der Grundimmunisierung sollte nach dem Verlassen der Gemeinschaftsunterkünfte durch die am späteren Aufenthaltsort niedergelassenen Ärzte oder durch den ÖGD erfolgen. – Vorliegende Impfdokumentationen sollten nach Möglichkeit berücksichtigt werden; die Empfehlungen der STIKO sollten dem Vorgehen zugrunde gelegt werden.

- Bei Erwachsenen sollten Impfungen gegen Diphtherie und Tetanus (Td-Impfstoff), gegen Poliomyelitis sowie bei seronegativen Personen gegen Hepatitis B durchgeführt werden. Erwachsene sollen die nächste fällige Td-Impfung (Auffrischung) einmalig als Tdap-Kombinationsimpfung erhalten.
- Bei Kindern sollten Impfungen gegen Diphtherie, Tetanus und Pertussis sowie gegen Poliomyelitis, Masern, Mumps, Röteln, Varizellen und gegen Hepatits B, Meningokokken und HPV (nur bei Mädchen), bei Säuglingen und Kleinkindern auch gegen Haemophilus influenzae Typ b und Pneumokokken durchgeführt werden.

Hepatitis-B-Immunprophylaxe bei Exposition mit HBV-haltigem Material

(Als HBV-haltig gilt: HBsAg-positives Material – z.B. Blut oder Material, bei dem eine Kontamination wahrscheinlich, eine Testung aber nicht möglich ist – z.B. Kanüle im Abfall. Empfehlungen dazu auch im *Epidemiologischen Bulletin* des RKI, 1/2000, S. 1–2.)

Für geimpfte Personen gilt generell:
Keine Maßnahmen notwendig,

- wenn bei der exponierten Person Anti-HBs nach Grundimmunisierung ≥ 100 IE/l betrug und die letzte Impfung nicht länger als 5 Jahre zurückliegt oder
- wenn innerhalb der letzten 12 Monate ein Anti-HBs-Wert von ≥ 100 IE/l gemessen wurde (unabhängig vom Zeitpunkt der Grundimmunisierung).

Sofortige Verabreichung einer Dosis Hepatitis-B-Impfstoff (ohne weitere Maßnahmen),

- wenn die letzte Impfung bereits 5 bis 10 Jahre zurückliegt – selbst wenn Anti-HBs direkt nach Grundimmunisierung ≥ 100 IE/l betrug.

Sofortige Testung des „Empfängers" (des Exponierten),

- wenn Empfänger nicht bzw. nicht vollständig geimpft ist oder
- wenn Empfänger „Low-Responder" ist (Anti-HBs nach Grundimmunisierung < 100 IE/l) oder
- wenn der Impferfolg nie kontrolliert wurde oder
- wenn die letzte Impfung länger als 10 Jahre zurückliegt.

Das weitere Vorgehen ist in diesem Fall vom Testergebnis abhängig und in der folgenden Tabelle 3 dargestellt. „Non-Responder" (Anti-HBs < 10 IE/l nach 3 oder mehr Impfungen) und andere gesichert Anti-HBs-Negative erhalten nach Exposition unverzüglich HB-Impfstoff und HB-Immunglobulin.

Aktueller Anti-HBs-Wert	Erforderlich ist die Gabe von	
	HB-Impfstoff	HB-Immunglobulin
≥ 100 IE/l	Nein	Nein
≥ 10 bis < 100 IE/l	Ja	Nein
< 10 IE/l	Ja	Ja
Nicht innerhalb von 48 Stunden zu bestimmen	Ja	Ja

Tabelle 3: Hepatitis-B-Prophylaxe nach Exposition

Tetanus-Immunprophylaxe im Verletzungsfall

Vorgeschichte der Tetanus-Immunisierung (Anzahl der erhaltenen Tetanus-Impfdosen)	Saubere, geringfügige Wunden		Alle anderen Wunden[1]	
	DTaP/Tdap[2]	TIG[3]	DTaP/Tdap[2]	TIG[3]
Unbekannt	Ja	Nein	Ja	Ja
0 bis 1	Ja	Nein	Ja	Ja
2	Ja	Nein	Ja	Nein[4]
3 oder mehr	Nein[5]	Nein	Nein[6]	Nein

Tabelle 4: Tetanus-Immunprophylaxe im Verletzungsfall

1 Tiefe und/oder verschmutzte (mit Staub, Erde, Speichel, Stuhl kontaminierte) Wunden, Verletzungen mit Gewebszertrümmerung und reduzierter Sauerstoffversorgung oder Eindringen von Fremdkörpern (z. B. Quetsch-, Riss-, Biss-, Stich-, Schusswunden)
> schwere Verbrennungen und Erfrierungen
> Gewebsnekrosen
> septische Aborte

2 Kinder unter 6 Jahren erhalten einen Kombinationsimpfstoff mit DTaP, ältere Kinder Tdap (d.h. Tetanus-Diphtherie-Impfstoff mit verringertem Diphtherietoxoid-Gehalt und verringerter azellulärer Pertussiskomponente). Erwachsene erhalten ebenfalls Tdap, wenn sie noch keine Tdap-Impfung im Erwachsenenalter (≥ 18 Jahre) erhalten haben oder sofern eine Indikation für eine Pertussis-Impfung besteht.

3 TIG = Tetanus-Immunglobulin, im Allgemeinen werden 250 IE verabreicht, die Dosis kann auf 500 IE erhöht werden; TIG wird simultan mit DTaP/Tdap-Impfstoff angewendet.

4 Ja, wenn die Verletzung länger als 24 Stunden zurückliegt.

5 Ja (*1 Dosis*) wenn seit der letzten Impfung mehr als 10 Jahre vergangen sind.

6 Ja (*1 Dosis*) wenn seit der letzten Impfung mehr als 5 Jahre vergangen sind.

Die Tetanus-Immunprophylaxe ist unverzüglich durchzuführen. Fehlende Impfungen der Grundimmunisierung sind entsprechend den für die Grundimmunisierung gegebenen Empfehlungen nachzuholen.

Die STIKO-Empfehlungen zur Tetanus-Immunprophylaxe im Verletzungsfall wurden den Empfehlungen des Wissenschaftlichen Beirates der Bundesärztekammer angeglichen.

Postexpositionelle Tollwut-Immunprophylaxe

Grad der Exposition	Art der Exposition durch ein tollwutverdächtiges oder tollwütiges Wild- oder Haustier oder eine Fledermaus	Art der Exposition durch einen Tollwut-Impfstoffköder	Immunprophylaxe* (Fachinformation beachten)
I	Berühren/Füttern von Tieren Belecken der intakten Haut	Berühren von Impfstoffködern bei intakter Haut	Keine Impfung
II	Nicht blutende, oberflächliche Kratzer oder Hautabschürfungen, Lecken oder Knabbern an der nicht intakten Haut	Kontakt mit der Impfflüssigkeit eines beschädigten Impfstoffköders mit nicht intakter Haut	Tollwut-Schutzimpfung
III	Bissverletzungen oder Kratzwunden, Kontakt mir Schleimhäuten oder Wunden mit Speichel (z.B. durch Lecken), Verdacht auf Biss oder Kratzer durch eine Fledermaus oder Kontakt der Schleimhäute mit einer Fledermaus	Kontamination von Schleimhäuten und frischen Hautverletzungen mit der Impfflüssigkeit eines beschädigten Impfstoffköders	Tollwut-Schutzimpfung und einmalig mit der 1. Dosis simultan Verabreichung von Tollwut-Immunglobulin (20 IE/kg Körpergewicht)

Tabelle 5: Postexpositionelle Tollwut-Immunprophylaxe

* Die einzelnen Impfungen und die Gabe von Tollwut-Immunglobulin sind sorgfältig zu dokumentieren.

Anmerkungen zur postexpositionellen Tollwut-Immunprophylaxe

- Möglicherweise kontaminierte Körperstellen und alle Wunden sind unverzüglich und großzügig mit Seife oder Detergenzien zu reinigen, mit Wasser gründlich zu spülen und mit 70%igem Alkohol oder einem Jodpräparat zu behandeln; dies gilt auch bei einer Kontamination mit Impfflüssigkeit eines Impfstoffköders.

- Bei Expositionsgrad III wird vom Tollwut-Immunglobulin **soviel wie möglich** in und um die Wunde instilliert und die verbleibende Menge intramuskulär verabreicht. Wunden sollten möglichst nicht primär genäht werden.

- Bei erneuter Exposition einer Person, die bereits vorher mit Tollwut-Zellkulturimpfstoffen geimpft wurde, sind die Angaben des Herstellers zu beachten.

- Bei Impfanamnese mit unvollständiger Impfung oder Impfung mit in der EU nicht zugelassenen Impfstoffen wird entsprechend Tabelle 5 eine vollständige Immunprophylaxe durchgeführt.

- Bei gegebener Indikation ist die Immunprophylaxe unverzüglich durchzuführen; kein Abwarten bis zur Klärung des Infektionsverdachts beim Tier. Wird der Tollwutverdacht beim Tier durch tierärztliche Untersuchung entkräftet, kann die Immunprophylaxe abgebrochen oder als präexpositionelle Impfung weitergeführt werden.

- Zu beachten ist die Überprüfung der Tetanus-Impfdokumentation und ggf. die gleichzeitige Tetanus-Immunprophylaxe (siehe Tabelle 4).

Paul-Ehrlich-Institut
Bundesamt für Sera und Impfstoffe 123
Federal Agency for Sera and Vaccines

Paul-Ehrlich-Straße 51-59
D-63225 Langen

Postfach D-63207 Langen

Telefon 06103/77-0
Telefax 06103/77-

Bericht über Verdachtsfälle einer über das übliche Ausmaß einer Impfreaktion hinausgehenden gesundheitlichen Schädigung (Verdacht auf Impfkomplikation) nach IfSG

(Die Meldeverpflichtung an die Arzneimittelkommission der deutschen Ärzteschaft bleibt unberührt)

Definition des Verdachtes einer über das übliche Ausmass einer Impfreaktion hinausgehenden gesundheitlichen Schädigung (§ 6 Abs. 1, Nr.3 IfSG):

Eine namentliche Meldepflicht an das Gesundheitsamt besteht nach § 6 Abs. 1, Nr. 3 IfSG dann, wenn nach einer Impfung auftretende Krankheitserscheinungen in einem ursächlichen Zusammenhang mit der Impfung stehen könnten und über die nachfolgenden Impfreaktionen hinausgehen.

Nicht meldepflichtig sind das übliche Ausmaß nicht überschreitende, kurzzeitig vorübergehende Lokal- und Allgemeinreaktionen, die als Ausdruck der Auseinandersetzung des Organismus mit dem Impfstoff anzusehen sind: z. B.
- für die Dauer von 1–3 Tagen (gelegentlich länger) anhaltende Rötung, Schwellung oder Schmerzhaftigkeit an der Injektionsstelle
- Fieber unter 39,5 °C (bei rektaler Messung), Kopf- und Gliederschmerzen, Mattigkeit, Unwohlsein, Uebelkeit, Unruhe, Schwellung der regionären Lymphknoten
- oder im gleichen Sinne zu deutende Symptome einer ‚Impfkrankheit' (1–3 Wochen nach der Impfung) z. B. leichte Parotisschwellung oder ein Masern- bzw Varizellen ähnliches Exanthem oder kurzzeitige Arthralgien nach der Verabreichung von auf der Basis abgeschwächter Lebendviren hergestellten Impfstoffen gegen Mumps, Masern, Röteln oder Varizellen.

Ausgenommen von der Meldepflicht sind auch Krankheitserscheinungen, denen offensichtlich eine andere Ursache als die Impfung zugrunde liegt.

Meldedaten:

1. Patient: *Nachname°:* ☐ _____ *Vorname°:* ☐ _____
(Ersten Buchstaben des Nachnamens und des Vornamens bitte in die Kästchen eintragen)

Geburtsdatum: ☐☐ ☐☐ ☐☐☐☐ m ☐ ☐ w
Tag Monat Jahr Geschlecht

Adresse°: Straße: _____ PLZ: _____ Ort: _____

2. Impfung

	1	2	3
Impfdatum			
Impfstoff			
Pharm. Unternehmer			
Chargenbez.			
Applikationsart- und Ort			

Impfanamnese*: Wurde/n die/der o.g. Impfstoff/e i.d. Vorgeschichte bereits angewendet:

ja ☐ wann: _____ ☐ nein

3. Verdacht auf Impfkomplikation:

Diagnosen* bzw. Verdachtsdiagnosen:	Beginn	Dauer
1.		
2.		
3.		

Paul-Ehrlich-Institut   Seite 2

3.1 Die Diagnose/Verdachtsdiagnose wurde gestützt durch folgende abklärende Untersuchungen*:
(z. B. Liquor-Untersuchung, Serologie, EEG, EKG etc.; ggf. Angabe der beauftragten Untersuchungsstelle)

_____

_____

Dabei wurden folgende Differentialdiagnosen ausgeschlossen*:
(insbesondere auch unter Berücksichtigung einer eventuell gleichzeitig erfolgten Medikamentengabe)

_____

_____

Trat bei früheren Impfungen der Verdacht der Impfkomplikation auf?*:

Symptome: _____

Impfung: _____

Datum der Impfung: _____

Wurden die unter 2. genannten Impfstoffe nach Abklingen der Symptome nochmals angewendet?*

nein ☐   ☐ ja   wenn ja, trat nochmals der Verdacht einer Impfkomplikation auf? _____

Traten die Symptome des o.g. Verdachtes einer Impfkomplikation beim Patienten ohne zeitlichen Zusammenhang zu der Impfung nochmal auf?*

nein ☐   ☐ ja   wenn ja, wie oft und wodurch wahrscheinlich ausgelöst? _____

3.2 Verlauf und Therapie der Impfreaktion:

War eine ambulante Behandlung erforderlich?	ja ☐	☐ nein
War eine stationäre Behandlung im Krankenhaus erforderlich?	ja ☐	☐ nein
War die Impfreaktion lebensbedrohlich?	ja ☐	☐ nein

3.3 Ausgang der Impfreaktion:

wiederhergestellt ☐   bleibender Schaden ☐   noch nicht wieder hergestellt ☐

unbekannt ☐   Tod ☐   (Sektion? Todesursache?*)

4. *Adresse und Telefonnummer des Meldenden:*°

Name: _____ *Straße:* _____

PLZ: _____ *Ort:* _____ *Telefon:* _____

5. *Adresse des impfenden Arztes (sofern nicht mit dem Meldenden identisch)*°:

Name: _____ *Straße:* _____

PLZ: _____ *Ort:* _____

Datum _____   Unterschrift: _____

* Für eine ausführliche Beschreibung bitten wir Sie, ein separates Blatt zu benutzen oder Kopien beizufügen. Möglichst genaue Zeitangaben und die Beschreibung der differentialdiagnostischen Untersuchungen ist für die Bewertung des kausalen Zusammenhanges von Impfung und beobachtetem Verdacht der Impfkomplikation von größter Wichtigkeit!
° Die Angaben zu diesen (zusätzlich kursiv bzw. blau gekennzeichneten) Punkten dürfen vom Gesundheitsamt – bis auf den jeweils ersten Buchstaben des Nachnamens und des Vornamens – nicht weitergeleitet werden!

Handelsnamen, Hersteller

Reiseimpfungen

	Handelsname	Hersteller/Vertreiber
Cholera		
oral inaktiviert	Dukoral	Novartis Behring
Diphtherie		
Kombinationen		div. Hersteller
FSME	Encepur*	Novartis Behring
	FSME-Immun*	Baxter
Gelbfieber	Stamaril	Sanofi Pasteur MSD
Hepatitis A		
aktiv	HAVpur	Novartis Behring
	Havrix* 1440	GlaxoSmithKline
	Vaqta*	Sanofi Pasteur MSD
passiv	Beriglobin	ZLB Behring
Hepatitis A + B	Twinrix*	GlaxoSmithKline
Hepatitis A + Typhus	Hepatyrix	GlaxoSmithKline
	ViATIM	Sanofi Pasteur MSD
Hepatitis B	Engerix-B*	GlaxoSmithKline
	HBVAXPRO*	Sanofi Pasteur MSD
Hepatitis B + A	Twinrix*	GlaxoSmithKline
Herpes zoster	Zostavax	Sanofi Pasteur MSD
Influenza		div. Hersteller
Japanische Enzephalitis	Ixiaro	Novartis Behring

Service-Rufnummern Impfstoffhersteller/-vertreiber:

Baxter Deutschland
Telefondienst für Notfälle
Tel. (08 00) 842 68 22
E-Mail: info_de@baxter.com

GlaxoSmithKline
MED INFO & SERVICE CENTER
Tel. (08 00) 122 33 55
Fax (08 00) 122 33 66
E-Mail: service.info@gsk.com

* Von diesem Impfstoff gibt es eine spezielle Darreichungsform für Kinder

---

Die perfekte Unterstützung für die reisemedizinische Beratung!
CRM travel.DOC – das reisemedizinische Dokumentations- und Beratungssystem

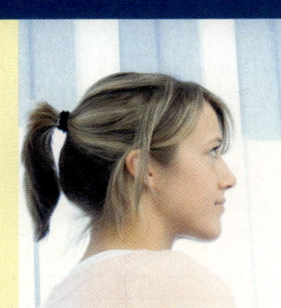

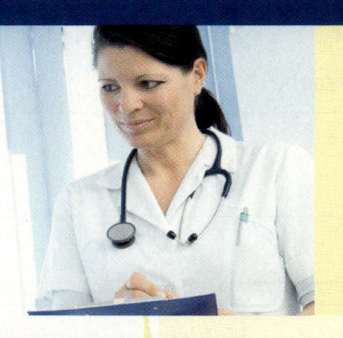

Beraten Sie Ihre Patienten mit CRM travel.DOC umfassend in 7 Schritten:
- Patientendaten
- Impfstatus-Erfassung
- Reiseländer
- Impfungen
- Impfplan
- Malaria
- Reisebrief für den Patienten

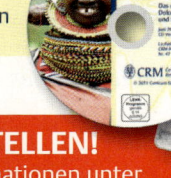

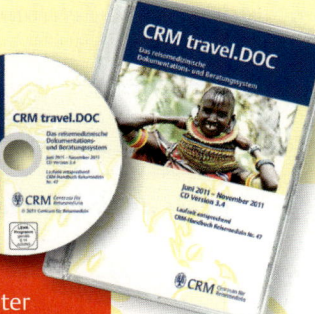

CRM travel.DOC bietet Ihnen praxisorientierte Fachinformationen zu:
über 200 Ländern und Regionen, Malaria, Impfungen, Krankheiten, Reiseapotheke, Zecken und Reisen mit Tieren.

Das reisemedizinische Dokumentations- und Beratungssystem umfasst:
- reisemedizinische Beratungssoftware auf CD-ROM
- 2 x jährlich Programm-Updates auf CD-ROM (Juni und Dezember)
- regelmäßige Aktualisierung per Internet

JETZT BESTELLEN!
Weitere Informationen unter www.crm.de

Jetzt informieren!
www.crm.de/travel.DOC

CRM Centrum für Reisemedizin

Handelsnamen, Hersteller

	Handelsname	Hersteller/Vertreiber
Masern	Masern-Impfstoff Mérieux	Sanofi Pasteur MSD
mit Mumps, Röteln		div. Hersteller
Meningokokken-Meningitis		
Polysaccharid	Meningokokken-Impfstoff A+C	Sanofi Pasteur MSD
	Mencevax ACWY	GlaxoSmithKline
Konjugat - ACWY	Menveo	Novartis Behring
- C	Meningitec	Wyeth
	Menjugate	Novartis Behring
	NeisVac-C	Baxter
Pneumokokken-Krankheit		
Polysaccharid	Pneumovax 23	Sanofi Pasteur MSD
Konjugat	Prevenar	Wyeth
	Prevenar 13	Wyeth
	Synflorix	GlaxoSmithKline
Poliomyelitis	IPV-Virelon	Novartis Behring
	IPV Mérieux	Sanofi Pasteur MSD
Tetanus	Tetanol pur	Novartis Behring
	Tetanus-Impfstoff Mérieux	Sanofi Pasteur MSD
mit Diphtherie Td	Td-Impfstoff Mérieux	Sanofi Pasteur MSD
	Td-pur	Novartis Behring
	Td-RIX	GlaxoSmithKline
mit Diphtherie+Polio (TdIPV)	Revaxis	Sanofi Pasteur MSD
mit Diphtherie+Pertussis (Tdap)	Boostrix	GlaxoSmithKline
	Covaxis	Sanofi Pasteur MSD
mit Di+Polio+Pertussis (TdIPVap)	Repevax	Sanofi Pasteur MSD
	Boostrix-Polio	GlaxoSmithKline
andere Kombinationen (Kinder)		div. Hersteller
Tollwut	Rabipur	Novartis Behring
	Tollwut-Impfstoff (HDC) inaktiviert	Sanofi Pasteur MSD
Typhus		
oral lebend	Typhoral L	Novartis Behring
parenteral inaktiviert	Typhim Vi	Sanofi Pasteur MSD
	Typherix	GlaxoSmithKline
Typhus + Hepatitis A	Hepatyrix	GlaxoSmithKline
	ViATIM	Sanofi Pasteur MSD

Service-Rufnummern Impfstoffhersteller/ -vertreiber:

Novartis Behring
com-center
Tel. (0 18 02) 22 75 15
E-Mail:
com.center@novartis.com

Sanofi Pasteur MSD
Info-Service Impfen
Tel. (0 62 24) 59 44 44
E-Mail: isi@spmsd.com

Wyeth Pharma GmbH
Medizinisches Informations- und Kundenservice Center
Tel. (0 18 02) 78 39 93
Fax (02 51) 204 23 60
E-Mail: mik@wyeth.com

* Von diesem Impfstoff gibt es eine spezielle Darreichungsform für Kinder

Malariaprophylaxe

Allgemeine Hinweise

Die Malaria ist auch heute noch eine der häufigsten und bedeutsamsten Tropenkrankheiten. Das Übertragungsrisiko ist örtlich und zeitlich sehr unterschiedlich. Es resultiert nicht nur aus geographisch-epidemiologischen Daten sondern auch aus dem Verhalten des Reisenden. Da in absehbarer Zeit kein brauchbarer Impfstoff verfügbar ist und Medikamente potentielle Nebenwirkungen haben, sollte eine verantwortungsbewußte Vorbeugungsberatung immer im Rahmen einer individuellen Nutzen-Risiko-Abwägung erfolgen. Die nachfolgenden Hinweise gelten auch für Reisende, die aus endemischen Gebieten stammen und ihre Teilimmunität während eines Aufenthaltes von 6 Monaten oder mehr in einem nicht-endemischen Gebiet verloren haben.

Für eine individuelle **Nutzen-Risiko-Abwägung** benötigen Sie folgende Angaben:

aus den Länderinformationen des CRM-Handbuches:
Gibt es im Reiseland bzw. auf der Reiseroute Malaria?
Wenn ja –

- ganzjährig oder saisonal (Regenzeit)
- landesweit oder regional
- Übertragungsrisiko (Prävalenz)
- Parasitenart (speziell P. falciparum)
- Resistenzen gegen Medikamente

vom Reisenden:

zur Reise
- Reisezeit, Aufenthaltsdauer
- Reisestil (organisiert – individuell, ortsständig – Trekking, Safari)
- Aufenthalt, Unterkunft (Stadt, Touristikzentrum, Hotel, Haus, Hütte, Zelt)
- Ärztliche Versorgung vor Ort

zur Person
- gesund oder (chronisch) krank
- Allergien, Medikamente
- Schwangerschaft, Kind, Alter
- Immundefizienz

Faktoren mit Einfluss auf das Malaria-Risiko

	Risiko-Trend niedrig	Risiko-Trend hoch
Reisezeit/-dauer	lang (resident)	kurz (tourist, arrival)
Aufenthaltsort	stationär	mobil
Unterkunft	„mückensicher"	nicht mückensicher
Außenaktivitäten (Beruf, Freizeit)	tagsüber	abends/nachts
Persönliche Faktoren	jung, erwachsen gesund immunkompetent nicht schwanger	Kind, höheres Alter (chronisch) krank immundefizient schwanger
Ärztliche Versorgung	ständig erreichbar	nicht erreichbar
Risikobewusstsein/ Compliance	vorhanden	nicht vorhanden

Allgemeine Hinweise | CRM-Handbuch Reisemedizin, Juni 2011 – November 2011

Orientierungsmuster zum Länderteil

Malaria

- **Saison**: ganzjährig im S; Juli – Oktober (Regenzeit) in Adrar und Inchiri
- **Parasit**: P. falciparum >85 %, Resistenzen Chloroquin
- **Epidemiologie**:
  - [1] **hohes Risiko** im S;
  - [2] **mittleres Risiko** in Adrar und Inchiri während der Regenzeit Juli – Oktober;
  - [3] **geringes Risiko** dort in der Trockenzeit sowie in den übrigen Landesteilen;
  - [4] als **malariafrei** gelten die Provinzen Dakhlet-Nouadhibou und Tiris-Zemour im N
- **Vorbeugung**:
  - [5] **Expositionsprophylaxe!**

Medikation	regelm.	stand-by	Bemerkungen
[6] **Empfehlung DTG** Tourist/organisiert/Hotel	AP, D*, M Ø	Ø Ø	im S ganzjährig, in Adrar und Inchiri Juli–Okt, dort Nov–Juni, malariafreie Gebiete im N ganzjährig
[7] **Erwägung für sonst. Aufenthalte**			Reisestil u. Reisezeit beachten
hohes Risiko	AP, D*, M	Ø	ganzjährig
mittleres Risiko	AP, D*, M	Ø	saisonal Juli–Okt
geringes Risiko	Ø	AP, AL	

AL = Artemether/Lumefantrin (Riamet®), AP = Atovaquon/Proguanil (Malarone®), D = Doxycyclin, M = Mefloquin (Lariam®), Ø = keine
In der Tabelle durch Komma getrennte Präparate sind als Alternativen zu verstehen.
* Doxycyclin ist in Deutschland zur Malariaprophylaxe nicht zugelassen (s. Seite 318).

Epidemiologie

Risiko im Reiseland aus globaler Sicht:

[1] Prävalenzen hoch, Anteil P. falciparum hoch, Resistenzen vorhanden, Übertragung ganzjährig, geschätzte Inzidenzen beim ungeschützten Reisenden >1 %

[2] Prävalenzen weniger hoch, Anteil P. falciparum geringer, Resistenzen seltener, Übertragung meist saisonal unterschiedlich, geschätzte Inzidenzen beim ungeschützten Reisenden <1 %

[3] Prävalenzen (sehr) niedrig, Anteil P. falciparum (sehr) gering, Übertragung evtl. nur in der Regenzeit, geschätzte Inzidenzen beim ungeschützten Reisenden < 0,1 %

[4] mit autochthoner Übertragung ist hier nicht zu rechnen

Vorbeugung

[5] gilt immer, überall und für alle

[6] gilt generell für typische Urlaubsreise (konfektionierter Hoteltourismus) ohne nähere Angaben

[7] gilt speziell für die Einbeziehung individueller persönlicher Risikokriterien (z. B. Reisestil, Reisezeit, Aufenthaltsdauer, Alter, Gesundheitszustand) zur Anpassung der Medikation an das jeweilige epidemiologische Risiko

Malariamittel und Abkürzungen s. Seite 311/312 ▶

Die Malaria-Vorbeugung basiert auf zwei Prinzipien:

- **Expositionsprophylaxe**
  Der Schutz vor den Überträgermücken ist nahezu risikofrei. Er hat heute in Anbetracht medikamentöser Resistenzen und Nebenwirkungen einen hohen Stellenwert. Hierbei handelt es sich um einen echten Infektionsschutz, da der Erreger nicht in den Körper gelangt. Darüber hinaus dienen die Maßnahmen auch zum Schutz vor anderen insektenübertragenen Erkrankungen.

- **Chemoprophylaxe**
  Ob eine vorbeugende Tabletteneinnahme angezeigt ist, muss im Rahmen der Risiko-Nutzen-Abwägung unter Berücksichtigung der o.g. Faktoren mit dem Reisenden gemeisam entschieden werden. Welche Medikation dafür in Betracht kommt, hängt außerdem von der Resistenzlage der Malaria-Erreger im Reisegebiet ab. Das gilt auch für die notfallmäßige Selbstbehandlung („stand-by").

Weisen Sie den Reisenden darauf hin, dass es eine **absolut sichere Malariaprophylaxe zur Zeit nicht gibt**. Unter Beachtung aller Maßnahmen ist das Risiko aber gering und kalkulierbar. Eine rechtzeitig erkannte Malaria ist in der Regel heilbar. **Bei jeder fieberhaften Erkrankung in den Tropen ist an die Möglichkeit einer Malaria zu denken und sofort ein Arzt aufzusuchen. Das gilt auch für die Zeit nach der Rückkehr**, insbesondere für die ersten drei Monate. Spätere Manifestationen der Malaria tropica sind sehr selten. Rezidive bei Malaria tertiana können bis zu einem Jahr, gelegentlich auch danach vorkommen; sie sind therapierbar und nicht lebensbedrohlich.

Die Angaben zur Malariavorbeugung basieren auf Empfehlungen der WHO sowie der Deutschen Gesellschaft für Tropenmedizin und Internationale Gesundheit (DTG) in Zusammenarbeit mit der Schweizerischen Arbeitsgruppe für Reisemedizin (SAR) sowie der Österreichischen Gesellschaft für Tropenmedizin und Parasitologie (ÖGPT) und berücksichtigen die deutschen Zulassungsbestimmungen. Sie lassen dem Arzt breiten Spielraum für eine individuelle Beratung, die der jeweiligen Gefährdung durch epidemiologische und persönliche Konditionen angepasst ist, erfordern aber auch ein hohes Maß an Wissen und Verantwortung. Hierzu bietet Ihnen das CRM-Handbuch Reisemedizin praktische Hilfen:

Im **Länderteil** ist dort, wo es **Malaria** gibt, zur **Vorbeugung** nach dem Hinweis auf die **Expositionsprophylaxe** unter **Medikation** zunächst die **Empfehlung** der DTG genannt; sie gilt prinzipiell für den gesunden erwachsenen Reisenden auf der Ebene des organisierten Hoteltourismus und damit für die Mehrzahl der Reisen. Weichen Aufenthaltsbedingungen, Reisestil, Gesundheitszustand oder Alter Ihres Reisenden davon ab, finden Sie unter **Erwägung** länderspezifische Alternativen, die eine risiko-orientierte Anpassung der Chemoprophylaxe ermöglichen.

Im **Malaria-Kapitel** sind die Möglichkeiten der **Expositionsprophylaxe** näher erläutert. Unter **Chemoprophylaxe** finden Sie ausführliche Angaben zu **Indikation**, **Dosierung** und **Einnahmemodus** der einzelnen Substanzen für die **medikamentöse Vorbeugung** und **notfallmäßige Selbstbehandlung** (stand-by Medikation) sowie besondere Hinweise für **Kinder**, **Schwangere** und **Langzeitreisende**. Wichtige Daten zu **Kontraindikationen**, **Neben-** und **Wechselwirkungen** enthalten die Folgeseiten mit den Medikamenten-Profilen.

Schutz vor Stechmücken

Für alle Reisenden:

Aufenthalt
von der Dämmerung bis zum Morgengrauen vorzugsweise in mückengeschützten Räumen. Reisen in Hochrisiko-Gebiete möglichst nicht während der Regenzeit.

Kleidung
bei Aufenthalt im Freien abends und nachts weitgehend körperbedeckende (lange Ärmel, lange Hosen), möglichst helle, luftdurchlässige (z. B. Leinen) Stoffe. Durch Imprägnierung mit einem Repellent kann die Schutzwirkung noch deutlich verbessert werden.

Repellents
insektenabwehrende Mittel zur Anwendung an unbedeckten Hautstellen (Waden, Handgelenke, Hals, Kopf) sowie zur Imprägnierung von Kleidung. Die Wirkdauer hängt ab von der Wahl des Mittels und korreliert mit der Schweißabsonderung; sie kann je nach Klima und körperlicher Aktivität stark variieren.

Mittel auf chemischer Basis:
z. B. N,N-Diethyl-m-toluamid (DEET), 1-Piperidincarboxylsäure, 2-(2-Hydroxyethyl)-,1-Methylpropylester (Icaridin) handelsüblich als Lösung oder Spray; DEET ist in der Regel auch im Ausland (Touristikgebiete) erhältlich. DEET ist als Goldstandard akzeptiert, in einer Konzentration von 30-50% ist es das effektivste verfügbare Repellent. Die Wirkdauer der chemischen Mittel beträgt je nach verwendeter Konzentration bis zu 8 Stunden, kann aber wesentlich kürzer sein (s. oben). Großflächige Anwendung (vor allem bei Kindern), Benetzung der Schleimhaut (Augen) sowie bei DEET Kontakt mit Kunststoffen (Plastikarmbänder, Chemiefasern) vermeiden. Die Hinweise des Herstellers auf der Packungsbeilage sind zu beachten.

Mittel auf pflanzlicher Basis:
z. B. Kokosvorläuferfettsäuren und ätherische Öle in div. Mischungen. Verträglichkeit meist gut, Wirksamkeit unterschiedlich, z. Tl. nicht aus-reichend untersucht, in der Regel erheblich kürzer als bei chemischen Mitteln. Personen, die erfahrungsgemäß stark von Mücken gestochen werden („Mückenopfer") sollten daher ein Präparat auf chemischer Basis bevorzugen.

Insektizide
insektenabtötende Mittel, am gebräuchlichsten sind z. Zt. Pyrethrine und Pyrethroide, die auch eine insektenabwehrende Wirkung haben. Anwendung z. B. in Form von Aerosolen, Verdampfern, Kerzen, Räucherspiralen („mosquito-coils") etc. im Wohnbereich sowie als Flüssigkeit zum Imprägnieren von Kleidungsstücken und Moskitonetzen. Zum Aufbringen auf die Haut sind sie nicht geeignet, da sie zu Haut- und Schleimhautreizungen sowie zu Allergien führen können. Darüber hinaus sind gesundheitliche Schäden, vor allem im neurologischen Bereich, bei sachgemäßer Anwendung auch bei längerem Gebrauch nach derzeitigem Kenntnisstand nicht zu erwarten. Die kombinierte Anwendung von Repellents (Haut) und Insektiziden (Kleidung) erhöht die Schutzwirkung und wird heute vor allem von beruflich Reisenden zunehmend genutzt. Entsprechende Präparate in geeigneter Kombination sind im Handel.

Schlafräume
sollen frei von Stechmücken sein! Bei geschlossenen Räumen mechanisches Abtöten; Kühlung (aircondition) nutzen, wenn vorhanden; evtl. Insektizide (s.o.).

Moskitonetz
immer dann indiziert, wenn optimaler Mückenschutz am Schlafplatz auf andere Weise nicht erreichbar ist. Ideal zum Schutz von Säuglingen. Zusätzliche Wirksamkeit durch Imprägnieren mit einem Insektizid (s.o.) möglich und empfehlenswert.

Für Residents (Langzeitaufenthalte) zusätzlich:

Screens
Mückengaze vor Fenstern und Türen verhindert das Einfliegen und ermöglicht gute, mückenabwehrende Durchlüftung.

Brutplätze
nach Möglichkeit Beseitigung von stehendem Wasser in Teichen, Senken etc., Abdecken von Zisternen, Abflussneigung von Regenrinnen etc.

Allgemein:

Die hier genannten Maßnahmen sind auch zum Schutz vor anderen insektenübertragenen Erkrankungen geeignet, gegen die es zumeist weder eine Impfung noch eine Chemoprophylaxe gibt. Allerdings muss hierbei auch mit tagaktiven Mücken gerechnet werden.

Malaria – Beratung
Wichtige Ratschläge für den Reisenden

- ✓ **Aufklärung über Malaria generell** – speziell im Reiseland – Vorkommen, Übertragung, Symptome, Risiko (besonders der M. tropica)

- ✓ **Schwangere und Kleinkinder** sind besonders gefährdet – vom Aufenthalt in einem Hochrisikogebiet ist grundsätzlich abzuraten!

- ✓ **Maßnahmen zur Vorbeugung** –
  - Vermeidung von Insektenstichen
  - Chemoprophylaxe, wenn nötig
  - Aufklärung über mögliche Nebenwirkungen
  - Vorsicht vor Arzneimittelfälschungen im Ausland

- ✓ **Sorgfältige Beachtung der empfohlenen Vorbeugungsmaßnahmen** –
  sie gewähren eine hohe, allerdings keine absolute Sicherheit; eine Malaria ist auch bei regelmäßiger Tabletteneinnahme möglich

- ✓ **Verhalten bei Verdacht auf Malaria (tropica)** –
  sofort Arzt aufsuchen oder notfallmäßige Selbstbehandlung; bei verzögerter Diagnose und Therapie besteht Lebensgefahr!

- ✓ **Eine mitgebrachte Malaria kann auch nach der Rückkehr ausbrechen** –
  die M. tropica besonders während der ersten 4 Wochen; bei Fieber daran denken und sofort einen Arzt aufsuchen; das gilt auch für eine während der Reise durchgemachte (verdächtige) Malaria

- ✓ **Mitgabe von schriftlichem Informationsmaterial**

Chemoprophylaxe

Atovaquon/Proguanil (AP)

Geeignet für	Gebiete mit P. falciparum, besonders auch für Last minute-Reisen und/oder Kurzzeitaufenthalte im Malariagebiet
Dosierung	1 Tablette (250 mg Atovaquon/100 mg Proguanil) einmal täglich mit dem Essen
Beginn	**regulär / last minute** 1–2 Tage vor Betreten des Malariagebietes
Ende	7 Tage nach Verlassen des Malariagebietes

Die deutsche Zulassung zur Prophylaxe ist auf einen Aufenthalt im Malariagebiet von maximal 28 Tagen beschränkt. Diese Einschränkung besteht in den meisten anderen Ländern nicht (in Frankreich Zulassung für 3 Monate, in den USA unbegrenzt).

Chloroquin (C)

Geeignet für	Gebiete mit P. vivax, P. ovale, P. malariae sowie mit P. falciparum ohne Chloroquinresistenz
Dosierung	310 mg Base (2 Tabletten à 155 mg) regelmäßig einmal pro Woche immer am gleichen Wochentag unzerkaut nach dem Essen mit Flüssigkeit einnehmen.
	Personen über 75 kg Körpergewicht nehmen zusätzlich weitere 155 mg Base pro Woche an einem anderen Einnahmetag (z.B. sonntags 2, mittwochs 1 Tablette à 155 mg Base)
Beginn	**regulär** spätestens 1 Woche vor Betreten des Malariagebietes
	last minute je 310 mg Base (2 Tabletten à 155 mg) an zwei (evtl. aufeinanderfolgenden) Tagen innerhalb der letzten Woche vor Abreise, notfalls am Reisetag und am Tag nach der Ankunft; danach Übergang auf die wöchentliche Regeldosis.
Ende	4 Wochen nach Verlassen des Malariagebietes.

Chloroquin + Proguanil (CP)

Geeignet für	Gebiete mit P. falciparum bei Chloroquinresistenz; im Vergleich zu den anderen Mitteln hat diese Kombination eine schlechtere Wirksamkeit, Toleranz und Compliance, sie wird daher in den meisten Ländern generell nicht mehr empfohlen. Ausnahmen: Schwangere im 1. Trimenon sowie Säuglinge < 5 kg KG und Kinder < 11 kg KG mit Gegenanzeigen für Mefloquin.
Chloroquin:	Dosierung, Beginn und Ende s. oben

Proguanil:

Dosierung	1 mal täglich 200 mg nach dem Essen oder 2 mal täglich 100 mg nach dem Essen
Beginn	**regulär** frühestens 1 Woche, spätestens 1 Tag vor Betreten des Malariagebietes
	last minute 1 Tag vor Abreise, spätestens 5 Tage nach Ankunft
Ende	4 Wochen nach Verlassen des Malariagebietes

Doxycyclin (D)

Geeignet für	Gebiete mit P. falciparum, besonders auch für Last minute-Reisen
Dosierung	1 mal täglich 100 mg (1 Tablette)
	Nach klinischen Erfahrungen wird von den zwei im Handel befindlichen Derivaten bei gleicher Effektivität das Monohydrat besser vertragen als das Hyclat. Von daher wird empfohlen, das Monohydrat (Doxycyclin -1H$_2$0) zu rezeptieren.
Beginn	**regulär** 1 Tag vor Betreten des Malariagebietes
	last minute 1 Tag vor Betreten des Malariagebietes, spätestens 5 Tage nach Ankunft
Ende	4 Wochen nach Verlassen des Malariagebietes

Doxycyclin wird von der WHO sowie weltweit von fast allen Ländern zur Chemoprophylaxe in Gebieten mit P. falciparum unter Beachtung der üblichen Gegenanzeigen als ein Mittel der ersten Wahl empfohlen. Gute Wirksamkeit und Toleranz sind durch zahlreiche Studien sowie durch jahrelange Erfahrungen belegt. In Deutschland ist es für diese Indikation formal nicht zugelassen. Der Reisende ist darauf hinzuweisen, ansonsten bestehen gegen eine Verordnung keine rechtlichen Bedenken. Über mögliche Nebenwirkungen (z.B. Photosensibilisierung, gastrointestinale Symptome, Vaginalmykose) ist aufzuklären, Kontraindikationen (z.B. Schwangerschaft, Stillzeit, Kinder unter 8 Jahre) sind zu beachten (siehe auch S. 316 und 318).

Mefloquin (M)

Geeignet für	Gebiete mit P. falciparum ohne Mefloquinresistenz
Dosierung	1 Tablette à 250 mg regelmäßig einmal pro Woche immer am gleichen Wochentag unzerkaut nach dem Essen mit Flüssigkeit.
	Personen über 90 kg KG sollten zusätzlich 1/2 Tablette, über 120 kg zusätzlich 1 Tablette pro Woche an einem anderen Einnahmetag nehmen (DTG).
Beginn	**regulär** 3–2 (spätestens 1) Wochen vor Betreten des Malariagebietes
	last minute je 1 Tablette à 250 mg an drei aufeinanderfolgenden Tagen, spätestens nach Ankunft im Malariagebiet. Diese „loading dose" sollte nur in Ausnahmefällen gegeben werden. Es ist vorteilhaft, wenn der Reisende hierfür bereits Erfahrungen mit der Verträglichkeit des Mittels hat; ansonsten ist mit verstärkten Nebenwirkungen zum Zeitpunkt der Reise zu rechnen.
Ende	4 Wochen nach Verlassen des Malariagebietes

> Bei zuverlässiger Compliance einer Chemoprophylaxe mit Atovaquon/Proguanil, Doxycyclin oder Mefloquin ist ein Stand-by Medikament in der Regel nicht erforderlich.
>
> Bei Krankheitszeichen, insbesondere Fieber, während und nach der Medikation, auch wenn diese für den angegebenen Zeitraum nach Rückkehr eingenommen wurde, ist immer an die Möglichkeit einer Malaria zu denken, eine entsprechende Diagnostik und ggf. Therapie zu veranlassen.
>
> **Eine regulär durchgeführte Chemoprophylaxe schließt eine Malaria nicht von vornherein aus!**

Stand-by Medikation (notfallmäßige Selbstbehandlung)

Artemether/Lumefantrin (AL)
Dosierung: je 4 Tabletten zum Zeitpunkt
0, 8, 24, 36, 48 und 60 Stunden
(= 6 Dosen à 4 Tabletten innerhalb von 60 Stunden)

Atovaquon/Proguanil (AP)
Dosierung: je 4 Tabletten als Einzeldosis
an 3 aufeinanderfolgenden Tagen

Chloroquin (C)
Dosierung: Beginn: 620 mg Base (4 Tabl. à 155 mg)
nach 6 Std. weitere 310 mg Base (2 Tabl. à 155 mg)
2., 3. (und evtl. 4.) Tag: je 310 mg Base
(je 2 Tabl. à 155 mg)
Diese Dosierung gilt für ein durchschnittliches Körpergewicht von 60 kg; bei einer Abweichung von >15 kg ist die Dosis entsprechend anzupassen.
Richtdosis: initial 10 mg, danach jeweils 5 mg pro kg Körpergewicht. Beipackzettel beachten!

Dihydroartemisinin/Piperaquin (DP)
(Zulassung voraussichtlich ab August 2011)
Dosierung: je 3 Tabletten à 40 mg Dihydroartemisinin und 320 mg Piperaquin als Einzeldosis an 3 aufeinanderfolgenden Tagen
Diese Dosierung gilt für ein Körpergewicht von 36-72 kg; bei einem höheren Gewicht ist die Dosis auf 4 Tabletten pro Tag anzupassen.

Bei der Auswahl des Medikamentes ist zu beachten:

- Gegen das betreffende Mittel darf es **im Reisegebiet keine resistenten Parasiten** geben (s. im Länderteil unter Malaria/Parasit)

- Mit einer **zuvor durchgeführten Regelmedikation** darf das empfohlene Mittel **nicht interagieren**; bei fehlender Datenlage ist der Reisende ggf. darauf hinzuweisen

- Gegen das Mittel dürfen **beim Reisenden keine Kontraindikationen** vorliegen.
(s. Malaria/Chemoprophylaxe/Medikamentenprofile auf den folgenden Seiten)

Artemether/Lumefantrin ist zur Behandlung von akuter, unkomplizierter Malaria tropica bei Erwachsenen und Kindern ab einem Körper-gewicht von 5 kg geeignet.

Atovaquon/Proguanil ist zur Behandlung von akuter, unkomplizierter Malaria tropica bei Erwachsenen und Kindern ab einem Körpergewicht von 5 kg geeignet.

Chloroquin ist zur Behandlung der Malaria tropica in Gebieten ohne Chloroquinresistenz sowie zur Behandlung der Malaria tertiana und Malaria quartana geeignet.

Dihydroartemisinin/Piperaquin ist zur Behandlung von akuter, unkomplizierter Malaria tropica bei Erwachsenen und Kindern ab einem Körpergewicht von 5 kg geeignet.

Die **notfallmäßige Selbstbehandlung** eines Malaria-Verdachtes sollte **nur im Ausnahmefall** erfolgen, wenn bei Fieber oder anderen malaria-verdächtigen Symptomen im Ausland kein Arzt erreichbar ist. Ganz besonders **Kinder, Schwangere, ältere Menschen und Immungeschwächte** sollten **möglichst umgehend ärztliche Hilfe** suchen.
Auch nach erfolgreicher Selbstbehandlung mit klinischer Besserung sollte zum nächstmöglichen Zeitpunkt, spätestens nach der Rückkehr, ein Arzt konsultiert werden.

Kinder

Wenn im Rahmen der Malaria-Vorbeugung eine **Chemoprophylaxe** in Betracht kommt, gelten die im Länderteil angegebenen Empfehlungen prinzipiell auch für Kinder, und zwar

für alle Altersgruppen
Ausnahme: Neugeborene und Säuglinge bis zu 6 Monaten lassen sich in weitgehend mückenfreien Schlafräumen unter einem lege artis angewandten Moskitonetz vor den nachtaktiven Übertragermücken gut schützen; eine Chemoprophylaxe ist dann entbehrlich

für die Wahl des Mittels
Ausnahmen: Atovaquon/Proguanil ist für Kinder unter 11 kg KG zur Prophylaxe in Deutschland und anderen europäischen Ländern nicht zugelassen;
Mefloquin ist für Kinder unter 5 kg KG und einem Alter < 3 Monate nicht zugelassen;
Doxycyclin ist für Kinder unter 8 Jahren nicht geeignet;

sowie für die **zeitliche Abfolge** und **Dauer der Medikation**.

Die **Dosierung** richtet sich nach dem **Körpergewicht** (KG) bzw. orien-tierend nach dem **Alter**. Dabei gelten für die einzelnen Medikamente zur **Prophylaxe** folgende **Regeldosen**:

Medikament	Zulassung in D bzw. Indikation für kg KG / Alter	Dosis / Körpergewicht	Einnahme
Atovaquon/ Proguanil	11–40 kg KG	62,5 / 25 mg = 1 Junior-Tablette pro 10 kg	pro Tag
Chloroquin Base		5 mg pro kg	pro Woche
Doxycyclin	ab 8 Jahre	1,5 mg pro kg	pro Tag
Mefloquin	ab 5 kg KG / ab 3. Lebensmonat	5 mg pro kg	pro Woche
Proguanil		3 mg pro kg	pro Tag

(nach DTG 2011)

Eine Selbstbehandlung ohne ärztliche Aufsicht sollte bei Kindern nur in wirklichen Notfallsituationen erfolgen. Dosierung und Applikation sind nach den Angaben im Beipackzettel auszurichten.

Chemoprophylaxe bei Kindern und Jugendlichen
Medikamente und Dosierung

Gewicht kg	Alter Monate/Jahre	Tabletten pro Woche			Tabletten pro Tag		
		Chloroquin 50 mg Base pro Tablette	Chloroquin 155 mg Base pro Tablette	Mefloquin*** 250 mg pro Tablette	Proguanil 100 mg pro Tablette	Doxycyclin 100 mg pro Tablette	Atovaquon/Proguanil 62,5/25 mg pro Junior-Tablette
5–8	<4 M	½	–	⅛ **	¼	–	½ *
9–10	4–11 M	1	–	¼	¼	–	¾ *
11–14	1–2 J	1½	½	¼	½	–	1
15–18	3–4 J	2	¾	½	½	–	1
19–24	5–7 J	2½	1	½	¾	–	1 (>20 kg KG: 2)
25–35	8–10 J	3–3½	1	¾	1	½	2 (>30 kg KG: 3)
36–50	11–13 J	3½–5	1½–2	1	1–1½	¾	3 (>40 kg KG: 1 Erwachsenentablette)
>50	>13 J	5–6	2	1	2	1	1 Erwachsenentablette

* Empfehlung USA/CDC – in D für dieses KG zur Prophylaxe nicht zugelassen
** Empfehlung zur Einnahme: ¼ Tablette zerkleinern und in einer geringen Menge Milch oder Tee suspendieren, davon die Hälfte geben, die andere Hälfte verwerfen.
*** Die hier wiedergegebenen Dosierungsempfehlungen der DTG weichen von denen des Herstellers (siehe Fachinformation) z.T. leicht ab, um Risiken durch Unterdosierung in bestimmten Körpergewichtsbereichen zu vermeiden.

(nach DTG 2011)

Schwangere

Eine Malaria ist, wie andere Infektionen, ein potentielles Risiko für Mutter und Kind. Die gleiche Aussage gilt prinzipiell für die Einnahme von Medikamenten. Bei einer Risikoabwägung ist die Gefährdung durch eine Malaria tropica wesentlich größer als durch die Chemoprophylaxe, vor allem bei Auswahl der richtigen Medikation. Leider gibt es z. Zt. kein Mittel, das in Gebieten mit Chloroquin-Resistenz zur Prophylaxe in der Schwangerschaft gleichermaßen wirksam und unbedenklich ist. Es ist daher zu prüfen, ob der Aufenthalt in einem Malariagebiet wirklich nötig ist, speziell in Regionen mit intensiver Übertragung und hochgradiger Parasitenresistenz.

Lässt sich die Reise nicht aufschieben, ist eine Vorbeugung unbedingt durchzuführen:

a) **Expositionsprophylaxe**
unbedenklich, Senkung des Übertragungs-Risikos.

b) **Chemoprophylaxe**
von den genannten Mitteln sind Chloroquin und Proguanil unbedenklich aber weniger effektiv und nicht so gut verträglich; Mefloquin kann ggf. ab dem 2. Trimenon eingesetzt werden.

Andere Präparate sind wegen potenzieller Gefährdung des Kindes oder wegen fehlender Daten zur Chemoprophylaxe in der Schwangerschaft nicht geeignet. Das gilt wegen unzureichender Datenlage prinzipiell auch für die Gabe von Mefloquin im 1. Trimenon. Unvorhergesehene Schwangerschaft unter Malaria-Chemoprophylaxe wird nicht als Indikation für einen Abbruch angesehen (WHO 1996).

Schwangerschaft als Kontraindikation für eine Chemoprophylaxe gilt nicht automatisch auch für eine eventuell notwendige **Therapie** mit dem betreffenden Mittel.

**Besonders wichtig in der Schwangerschaft:
Bei Verdacht auf Malaria möglichst sofort einen Arzt aufsuchen!**

Langzeitreisende

Längere Tropenaufenthalte (> 4 Wochen) haben unterschiedliche Gründe. In der Praxis lassen sich erfahrungsgemäß folgende **Personengruppen** differenzieren:

1. **Reisende**, die **länger als 4 Wochen in Malariagebieten unterwegs** sind, z. B. Weltreisende, Abenteuertouristen, beruflich Reisende;
2. Heimatbesuche von **Migranten** aus Malariagebieten, oft mit Familienangehörigen;
3. Reisende mit **häufigen, kurzen Reisen** in Malariagebiete, z. B. Geschäftsleute, Spezialisten, Flugpersonal, Einsatzkräfte von Hilfsorganisationen;
4. **Auslandstätige**, oft mit Familienangehörigen, **die länger als 3 Monate in einem bestimmten Malariagebiet leben**.

Hochrisikogebiet (DTG-Empfehlung P)	Erwachsene	Kinder < 5 J.: von Aufenthalt abraten, wenn doch:	Schwangere Von Aufenthalt dringend abraten, wenn doch:
Bei schlechter medizinischer Versorgung			
Standardvorsorge:	Kontinuierlich **P**	Kontinuierlich **P**	Kontinuierlich **P** plus ergänzende **T**
Mindestvorsorge:	**P** nach Ersteinreise 3 Monate sowie während der Hauptübertragungszeit – sonst **T**	Kontinuierlich **P**	Kontinuierlich **P** plus ergänzende **T**
Bei guter medizinischer Versorgung			
Standardvorsorge:	**P** nach Ersteinreise 3 Monate sowie während der Hauptübertragungszeit – sonst **T**	Kontinuierlich **P**	Kontinuierlich **P**
Mindestvorsorge:	**T**	**P** nach Ersteinreise 3 Monate sowie während der Hauptübertragungszeit – sonst **T**	Kontinuierlich **P**

Niedrigrisikogebiet (DTG-Empfehlung T)	Erwachsene	Kinder	Schwangere
Bei schlechter medizinischer Versorgung			
Standardvorsorge:	**T**	**P** nach Ersteinreise 3 Monate sowie während der Hauptübertragungszeit – sonst **T**	Kontinuierlich **P**
Mindestvorsorge:	**T**	**T**	Kontinuierlich **P**
Bei guter medizinischer Versorgung			
Standardvorsorge:	**T**	**T**	**P** nach Ersteinreise und während der Hauptübertragungszeit erwägen – sonst **T**
Mindestvorsorge:	**T**	**T**	**P** nach Ersteinreise und während der Hauptübertragungszeit erwägen – sonst **T**

Empfehlungen zur Malariavorbeugung für Langzeitaufenthalte von Auslandstätigen
P = Chemoprophylaxe, **T** = notfallmäßige Selbstbehandlung
(siehe Malariakarte der DTG im Kartenanhang dieses Handbuches)

Die **Gruppen 1–3 bleiben Reisende**, meist mit wechselnden Standorten, unkalkulierbarem Expositionsrisiko, unzureichender ärztlicher Versorgung, mangelnder Kenntnis über die örtliche Malariasituation und unzureichender Einsicht über das persönliche Erkrankungsrisiko. Aufgrund ihrer hohen Gefährdung sind sie wie Kurzzeitreisende zu beraten; in entsprechenden Malariagebieten sollten sie ggf. eine Chemoprophylaxe entsprechend den länderspezifischen Empfehlungen für die gesamte Dauer ihres Aufenthaltes einnehmen.

Bei der **Gruppe 4** handelt es sich um Personen, die **in der Regel ortsfest** sind. Sie können, nachdem sie das lokale und saisonale Malariarisiko kennen, ihre Umgebung einrichten (z. B. bauliche Nachbesserung, Einbau von Screens, Beseitigung von hausnahen Brutplätzen, Umgang mit Moskitonetzen), sich in die Infrastruktur integrieren und die medizinischen Versorgungsmöglichkeiten vor Ort einschätzen. Diese Gruppe ist erfahrungsgemäß am wenigsten bereit, eine kontinuierliche Chemoprophylaxe ggf. über Jahre durchzuführen. Für sie ist daher eine pragmatische Lösung, die sich an den realen Gegebenheiten orientiert, besonders sinnvoll. Hierfür ist immer eine erweiterte und vertiefte, ausführliche individuelle Beratung erforderlich. Diese sollte ausschließlich durch Ärzte mit der Zusatzweiterbildung Tropenmedizin oder Kollegen mit gleichwertigen Erfahrungen in den Tropen erfolgen.

Die nebenstehenden Empfehlungen, mit denen Tropen- und Arbeitsmediziner vor Ort gute Erfahrungen gemacht haben, zeigen ein differenziertes, als „Mindestvorsorge" beschriebenes Vorgehen auf. Neben einer konsequenten **Expositionsprophylaxe** wird in Hochrisikogebieten eine **Chemoprophylaxe** mindestens zu Beginn der Aufenthaltes, während der Hauptübertragungszeit und bei Reisen mit eingeschränktem Moskitoschutz empfohlen. Die Verfügbarkeit geeigneter Medikamente, auch zur **notfallmäßigen Selbstbehandlung**, muss gewährleistet sein.

(nach DTG, Empfehlungen zur Malariaprophylaxe, 2011)

Der aktuelle Standard

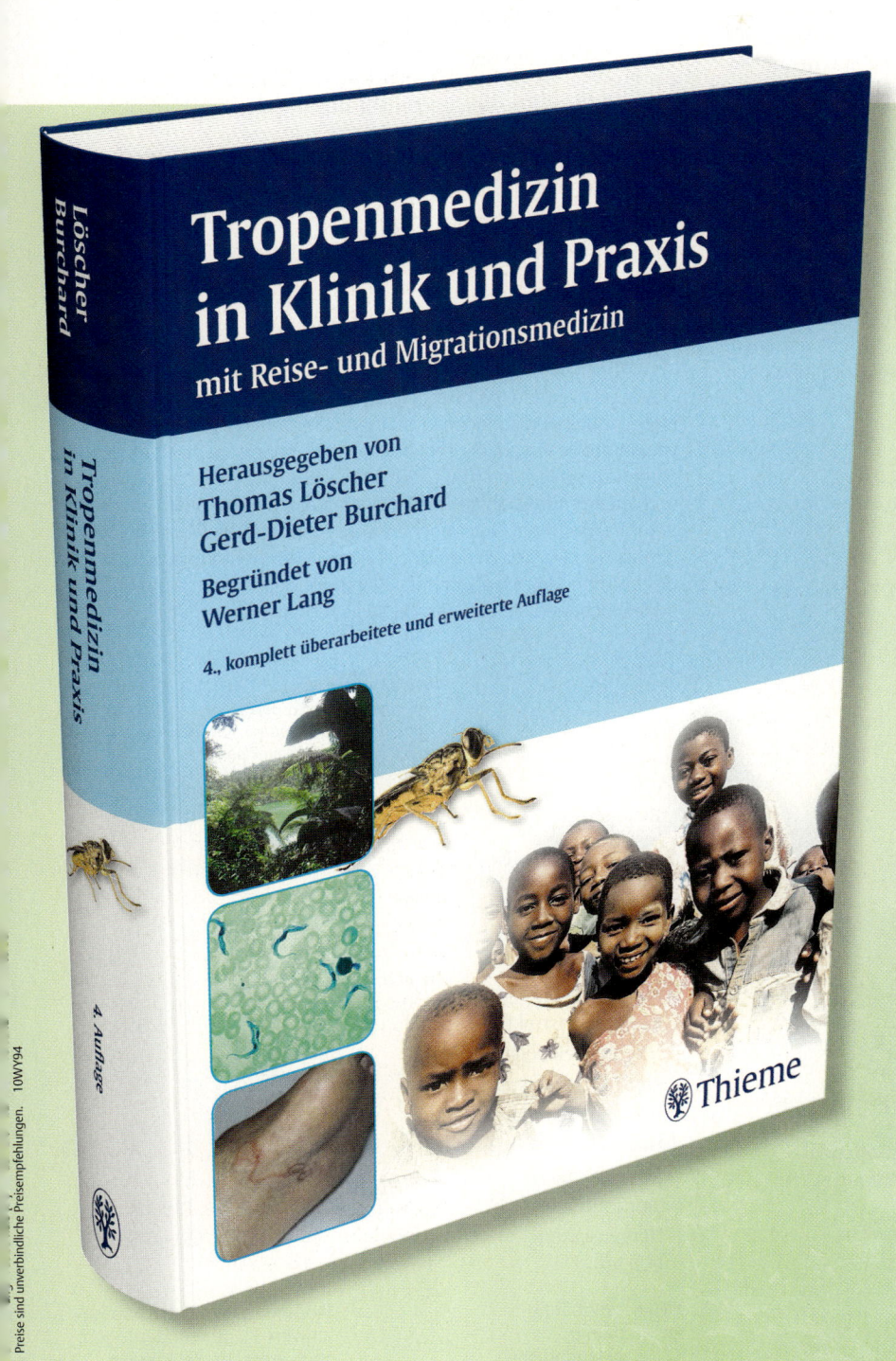

Tropenmedizin in Klinik und Praxis
Löscher/Burchard (Hrsg.)
2010.
4., komplett überarb. und erw. A.
1148 S., 547 Abb., geb.
ISBN 978 3 13 785804 1
249,95 € [D]
257,– € [A]/415,– CHF

Vollständig
- **Alle Tropenkrankheiten** detailliert und **praxisnah dargestellt**
- **Alle Infektionskrankheiten** von reisemedizinischer Relevanz (Meningitis, Hepatitis, Tuberkulose…)
- **Geographisch medizinisches Länderverzeichnis** (Erkrankungsspektrum, Resistenzlage, landesspezifische **Besonderheiten**)
- Ideal für den Kurs „**Reisemedizin**"

Praxisbezogen
- **Tropentauglichkeits-** und **Tropenrückkehreruntersuchung**
- Empfehlungen zur **Impfprophylaxe**
- **Flug-** und **tauchmedizinische** Aspekte
- **Reisemedizinische Beratung**

Onlineplattform
- **Geografisches Länderverzeichnis**

Jetzt bestellen: Versandkostenfreie Lieferung in Deutschland!

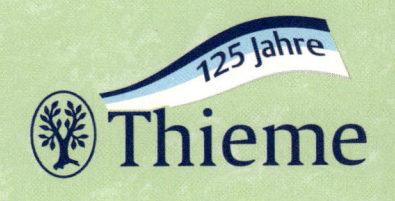

Telefonbestellung: 07 11/ 89 31-900
Faxbestellung: 07 11/ 89 31-901
Kundenservice @thieme.de
www.thieme.de

125 Jahre Thieme

Medikamenten-Profile

Die folgenden Ausführungen dienen der Orientierung des beratenden Arztes zur individuellen Risiko-Nutzen-Abwägung einer medikamentösen Malariaprophylaxe. Sie basieren auf Angaben des Herstellers, der Zulassungsbehörde, der Roten Liste, etablierter Meldesysteme und der neueren Literatur. Für die Vollständigkeit und Richtigkeit der Daten kann nicht garantiert werden. Beachten Sie im Zweifelsfall immer die aktuelle Gebrauchsinformation, verweisen Sie den Reisenden auf die Packungsbeilage und geben Sie ihm Gelegenheit, unklare oder für ihn unverständliche Angaben mit Ihnen zu besprechen.

Kontraindikationen

Die Tabelle bietet einen Überblick, in welchen Bereichen **Kontraindikationen** angesiedelt sind. Wenn der Reisende in einem dieser Bereiche Vorerkrankungen aufweist, informieren Sie sich zu den Einzelheiten in der aktuellen Gebrauchsinformation des betreffenden Medikaments. Bei absoluter Kontraindikation (A) sollten Sie das Mittel keinesfalls verordnen sondern nach einer Alternative suchen. Bei relativer Kontraindikation (R) ist ggf. eine Risikoabwägung nach entsprechender Aufklärung möglich.

Bereich	AL	AP	C	DP	D	M	P
Überempfindlichkeit gegen Substanz oder Hilfsstoffe	A	A	A	A	A	A	A
Herz	R			R		R	
Leber	R		R	R	A	R	
Niere	R	A[9]	R	R	R		R
Elektrolytstörungen	A						
Hämatopoese, G-6-PD			A				
Myasthenia gravis			A				
Haut			R[6]				
Retinopathie, Gesichtsfeldeinschränkung			A				
Epilepsie (auch i.d. Anamese)			R			A	
Psychose (auch i.d. Anamese)						A	
sonstige	A[8]		R[7]				
Schwangerschaft	R	R		R	A	A[5]	
Stillzeit	R	R		R	A	A	
Kinder	E[1]	E[2]		E[1]	E[3]	E[4]	

Medikament
AL=Artemether/Lumefantrin, AP=Atovaquon/Proguanil, C=Chloroquin, DP=Dihydroartemisinin/Piperaquin, D=Doxycyclin, M=Mefloquin, P=Proguanil

A = in diesem Bereich gibt es absolute Kontraindikationen
R = in diesem Bereich gibt es relative Kontraindikationen, ggf. Risikoabwägung
E = Einschränkung nach Alter und/oder Körpergewicht
[1] < 5 kg KG (Therapie)
[2] < 11 kg KG (Prophylaxe), < 5 kg KG (Therapie)
[3] < 8 Jahre
[4] < 5 kg Körpergewicht / Alter < 3. Lebensmonat
[5] im 1. Trimenon
[6] Psoriasis
[7] Porphyrie
[8] einige Wechselwirkungen (s. dort)
[9] Kreatinin-Clearance < 30 ml/min

Nebenwirkungen

Nebenwirkungen treten meist nur oder verstärkt im therapeutischen Bereich auf; dabei lassen sie sich bisweilen von den malariabedingten Symptomen nicht eindeutig trennen. Für die Prophylaxe sind die hier genannten Mittel bei korrekter Anwendung in der Regel gut verträglich. Sofern Angaben zur Häufigkeit unerwünschter Arzneimittelwirkungen vorliegen, sind den Prozentbereichen bestimmte Bezeichnungen zugeordnet. Hierfür gibt es eine Vorlage der europäischen Zulassungsbehörde, die für die Fachinformation der Pharma-Hersteller („Summary Product Characterisation – SPC") verbindlich ist. Sie sieht folgende Einteilung vor:

SPC-Guideline	%-Angaben	deutsch
very common	> 10%	sehr häufig
common	1% – 10%	häufig
uncommon	0,1% – 1%	gelegentlich
rare	0,01% – 0,1%	selten
very rare	< 0,01%	sehr selten

„very rare – sehr selten" schließt Einzelfälle mit ein.

Die Tabelle bietet eine Übersicht, in welchen Bereichen ggf. mit Nebenwirkungen zu rechnen ist. Klären Sie den Reisenden darüber auf, verweisen Sie ihn auf die Packungsbeilage, geben Sie ihm Gelegenheit, Fragen zu stellen und führen Sie ihn zu einer für ihn verständlichen und zustimmungsfähigen Risiko-Nutzen-Abwägung. Wenn ein begründeter Verdacht auf eine unerwünschte Arzneimittelwirkung besteht, informieren Sie sich zu den Einzelheiten in der Gebrauchsinformation des betreffenden Medikaments. Klären Sie den Patienten auf und benachrichtigen Sie ggf. den Hersteller und die Arzneimittelkommission der Deutschen Ärzteschaft.

Bereich	AL	AP	C	DP	D	M	P
Allgemeinbeschwerden z. B. Übelkeit, Kopfschmerz, Schwindel, Müdigkeit etc.	H	H	G	H		HH	
Magen-Darm	H	H-HH	H	S	H	H	G
Leber, Pankreas		X	S				
Herz-Kreislauf	H		G	H		X	
Respirationstrakt	H	X		S		SS[9]	
Nieren, Elektrolyte		X					
Blut-, Lymphsystem		X	**SS**[1]		**SS**[1]	X	S
Bewegungsapparat	H		S	S		X	
Haut	H	X-**SS**[7]	S-**SS**[2]	S	**G**[2]	X	S-SS
Schleimhaut		X	S		S		S
Sinnesorgane			G-**SS**[3]		SS[8]	X	
Nervensystem			G		**SS**[4]	G-**SS**[5]	
Psyche		**G-SS**[6]	SS			H	

Medikament
AL=Artemether/Lumefantrin, AP=Atovaquon/Proguanil, C=Chloroquin, DP=Dihydroartemisinin/Piperaquin, D=Doxycyclin, M=Mefloquin, P=Proguanil

HH = sehr häufig
H = häufig
G = gelegentlich
S = selten
SS = sehr selten
X = Nebenwirkung kommt vor, verwertbare Angaben zur Häufigkeit fehlen

Bei schweren Nebenwirkungen erscheint die Häufigkeitsangabe im Fettdruck

[1] Störungen der Hämatopoese
[2] schwere Hautveränderungen, phototoxische Reaktionen
[3] Auge (Retinopathie)
[4] intrakranielle Drucksteigerung
[5] Krampfanfälle
[6] psychotische Reaktionen
[7] Stevens-Johnson Syndrom
[8] temporäre Myopie
[9] Pneumonitis (interstitielle Pneumonie)

Medikamenten-Profile

Wechselwirkungen, Hinweise

Nachstehend sind mögliche oder nachgewiesene **Wechselwirkungen** zwischen den einzelnen Malariamitteln und anderen Substanzen aufgeführt. In der Regel basieren die Angaben hierzu nicht auf klinischen Studien, sondern auf pharmakologischen Erkenntnissen oder Beobachtung von Einzelfällen. Teilweise haben Wechselwirkungen den Stellenwert absoluter Kontraindikationen, dann ist ein Verzicht auf eines der beteiligten Mittel unumgänglich. In anderen Fällen ist eine Risiko-Nutzen-Abwägung möglich. Bevor Sie ein Malariamittel verordnen, fragen Sie den Reisenden immer, ob er andere Medikamente einnimmt. Wenn er die Frage bejaht, prüfen Sie, ob Wechselwirkungen zwischen den beiden Substanzen bestehen und informieren Sie sich zu weiteren Einzelheiten in der betreffenden Gebrauchsinformation. Wählen Sie ggf. eine Alternative oder beteiligen Sie den Reisenden an einer Risiko-Kalkulation.

Schließlich folgen spezielle **Hinweise**, die in der Praxis für den Umgang mit dem betreffenden Mittel sowohl für den Arzt als auch für den Reisenden von Bedeutung sind. Angaben zur Indikation, Dosierung, Applikation und Einnahmedauer finden Sie unter „Chemoprophylaxe" und „Stand-by Medikation" auf den vorangegangenen Seiten.

Artemether/Lumefantrin fixe Kombination (nur stand-by)
Wechselwirkungen:
Mittel, die zu einer Verlängerung der QT-Zeit führen können:
z. B. Malariamittel wie Chinin, Halofantrin, Mefloquin;
  Antiarrhythmika der Klassen IA und III;
  Neuroleptika, Antidepressiva;
  Antibiotika wie Makrolide, Fluoroquinoline;
  sonstige wie Imidazol- und Triazol-Derivate;
  einzelne Antihistaminika, Cisaprid;

Mittel, die das Cytochrom CYP3A4 hemmen können:
z. B. Erythromycin, Ketoconazol, Itraconazol, Cimetidin, HIV-Protease-Inhibitoren; Grapefruit;

Mittel, die durch Cytochrom CYP2D6 abgebaut werden:
z. B. Flecainid, Metoprolol, Imipramin, Amitryptilin, Clomipramin

Hinweise:
Artemether/Lumefantrin ist nur zur **Therapie** der akuten, unkomplizierten **Malaria tropica** durch P. falciparum zugelassen. Zur Behandlung schwerer Verläufe mit cerebralen, pulmonalen oder renalen Komplikationen fehlt es bisher an ausreichenden Erfahrungen.

Zur Behandlung einer **Malaria tertiana** ist das Mittel **nicht geeignet**.

Bei **Schwangerschaft und Stillzeit** liegen keine Erfahrungen vor. Anwendung allenfalls unter strenger Nutzen-Risiko-Abwägung. Während und bis eine Woche nach Einnahme sollte nicht gestillt werden. Wegen unzureichender Daten ist das Mittel für **Kinder unter einem Körpergewicht von 5 kg** nicht zugelassen.

Einnahme der Einzeldosis sollte jeweils mit Nahrung erfolgen.

Das an sich gute Mittel hat eine ganze Reihe von **Gegenanzeigen** und kontraindizierenden **Wechselwirkungen**. In der Praxis kann man das Mittel weitgehend problemlos verordnen, wenn der Betreffende anamnestisch völlig gesund ist und keinerlei Medikamente nimmt; andernfalls empfiehlt es sich, die **Gebrauchsinformation** sorgfältig zu lesen und zu befolgen.

Atovaquon/Proguanil fixe Kombination
Wechselwirkungen:
Metoclopramid, Tetracyclin, Rifampicin, Rifabutin (verminderte Plasmakonzentration von Atovaquon)
Indinavir (verminderte Plasmakonzentration von Indinavir)
Cumarine (verstärkte antikoagulative Wirkung)

Hinweise:
Atovaquon/Proguanil ist sowohl für die **Prophylaxe** der **Malaria tropica** wie auch für die Therapie der akuten, **unkomplizierten Malaria tropica** zugelassen, speziell in Gebieten mit Resistenzen von P. falciparum gegen andere Mittel. Zur Behandlung schwerer Verläufe mit hoher Parasitämie, cerebralen, pulmonalen oder renalen Komplikationen ist es nicht geeignet.

Zur Therapie der **Malaria tertiana** ist das Mittel **nicht zugelassen** und auch weniger gut geeignet. Nach den vorliegenden Daten ist die Wirksamkeit nicht zuverlässig, nach Behandlung ist mit Rezidiven zu rechnen.

Bei **Schwangerschaft und Stillzeit** liegen keine Erfahrungen vor. Anwendung allenfalls unter strenger Nutzen-Risiko-Abwägung. Während der Einnahme sollte nicht gestillt werden.

Bei **übergewichtigen Personen** ist eine Dosisanpassung für die Prophylaxe zu erwägen. Wissenschaftliche Daten oder Herstellerangaben hierzu liegen nicht vor.

Einnahme der Tagesdosis jeweils zur gleichen Tageszeit mit einer Mahlzeit oder einem Milchprodukt.

Unter Bezugnahme auf die klinischen Studien bei Reisenden ist die deutsche Zulassung für die prophylaktische Anwendung auf eine **Aufenthaltsdauer von 28 Tagen beschränkt**. In den meisten anderen Ländern gilt diese Einschränkung nicht. Neuere Studien zur Langzeitprophylaxe (bis zu 6 Monaten) bei Nicht-Immunen weisen eine gleichbleibend gute Wirksamkeit und Toleranz aus.

Chloroquin
Wechselwirkungen:
erhöhte Nebenwirkungsraten:
andere Antirheumatika, hepatotoxische Substanzen, Alkohol, MAO-Hemmer, Penicillamin;
Pyrimethamin, Sulfadoxin, Phenylbutazon (Haut), Probenecid (Sensibilisierung);
Corticosteroide (Myo- und Cardiomyopathien);
Mefloquin, Bupropion (Krampfanfälle);
Metronidazol (Dystonie);
verminderte Wirksamkeit (Resorption, Ausscheidung):
Antazida, Kaolin (verringerte Chloroquin-Resorption)
Cimetidin (verringerte Chloroquin-Ausscheidung)
Ampicillin, Praziquantel, Neostigmin, Pyridostigminpromid (verringerte Resorption/Konzentration/Wirksamkeit);
Digoxin, Folsäureantagonisten, Ciclosporin (erhöhte Resorption/Konzentration); Unter Chloroquin-Medikation kann die Immunantwort auf eine Tollwutimpfung mit HDC-Impfstoffen vermindert sein.

Hinweise:
Augenschäden wurden bei Anwendung in der Rheumatologie, selten bei der Malaria beobachtet. Die Inzidenz ist eher abhängig von der Höhe der Tagesdosis als von der Einnahmedauer. Die von der WHO angeführte Grenzdosis einer kumulativen Gesamtmenge von 100 g Base, die bei regelmäßiger Einnahme von 300 mg Base pro Woche nicht vor 6 Jahren erreicht wird, kann als Anhaltspunkt dienen. **Augenärztliche Kontrollen** sind bei Langzeitprophylaxe zumindest alle 12 Monate indiziert, bei entsprechenden Beschwerden früher. Bei nachweisbaren chloroquin-bedingten Veränderungen ist das Mittel sofort abzusetzen.

Chloroquin kann nach jahrzehntelangen Erfahrungen auch **Schwangeren** und **Säuglingen** gegeben werden. Beim Stillen geht es zu 2–4% in die Muttermilch über und kann dort kumulieren. Eine Schutzwirkung für den Säugling ist dadurch nicht gewährleistet. Der Hersteller empfiehlt, aufgrund mangelnder Erfahrung während der Einnahmezeit nicht zu stillen. Eine **Langzeitanwendung bei Kindern** sollte unterbleiben.

Erfolgt der Beginn der Medikation später als 1 Woche vor Betreten des Malariagebietes, sind die Zeitabstände im Rahmen der **Last minute-Applikation** so zu raffen, dass die dritte Dosis spätestens 1 Woche nach Ankunft genommen wird, um zum Zeitpunkt der frühestmöglichen Parasitämie einen kumulativen Wirkspiegel zu erreichen.

Chloroquin-Einnahme möglichst **nicht auf nüchternen Magen**.

Dihydroartemisinin/Piperaquin fixe Kombination (nur stand-by)
(Zulassung voraussichtlich ab August 2011)

Wechselwirkungen:
Mittel, die zu einer Verlängerung der QT-Zeit führen können:
z. B. Malariamittel wie Chinin, Halofantrin, Mefloquin;
    Antiarrhythmika der Klassen IA und III;
    Neuroleptika, Antidepressiva;
    Antibiotika wie Makrolide, Fluoroquinoline;
    sonstige wie Imidazol- und Triazol-Derivate;
    einzelne Antihistaminika, Cisaprid

Hinweise:
Dihydroartemisinin/Piperaquin ist nur zur **Therapie** der akuten, unkomplizierten **Malaria tropica** durch P. falciparum zugelassen. Zur Behandlung schwerer Verläufe mit cerebralen, pulmonalen oder renalen Komplikationen fehlt es bisher an ausreichenden Erfahrungen.

Zur Behandlung einer **Malaria tertiana** ist das Mittel seitens der WHO ebenfalls empfohlen, jedoch hierfür **vorerst nicht zugelassen**.

Bei **Schwangerschaft und Stillzeit** liegen keine Erfahrungen vor. Anwendung allenfalls unter strenger Nutzen-Risiko-Abwägung. Während und bis eine Woche nach Einnahme sollte nicht gestillt werden. Wegen unzureichender Daten wird das Mittel für **Kinder unter einem Körpergewicht von 5 kg** nicht zugelassen.

Doxycyclin
Wechselwirkungen:
Verstärkung oraler Antidiabetika und Antikoagulantien vom Cumarin-Typ möglich; Sicherheit oraler Antikonzeptiva kann beeinträchtigt sein; Theophyllin kann die Gefahr gastrointestinaler Nebenwirkungen erhöhen;
Wirksamkeitsverlust möglich durch
- Milch, Milchprodukte, Antacida, Eisenpräparate (Resorption gestört)
- Barbiturate, div. Antikonvulsiva, Alkohol (Abbau beschleunigt)
- Atovaquon/Proguanil (Plasmakonzentration von Atovaquon vermindert)

Hinweise:
Doxycyclin ist in Deutschland für das Anwendungsgebiet Malaria formal nicht zugelassen, obwohl es von der WHO und von fast allen anderen Ländern schon jahrelang zur Prophylaxe empfohlen und genutzt wird. Da die gute Wirksamkeit und Verträglichkeit des Mittels durch zahlreiche Studien belegt ist, und es bereits seit mehreren Jahren von einschlägigen Fachgesellschaften (DFR Deutsche Fachgesellschaft für Reisemedizin e.V., DTG Deutsche Gesellschaft für Tropenmedizin und Internationale Gesundheit e.V., PEG Paul-Ehrlich-Gesellschaft e.V.) zur Malariaprophylaxe empfohlen wird, ist ein **„off-label-use"** unproblematisch. Der Reisende ist auf die Tatsache der Nicht-Zulassung für diese Indikation hinzuweisen.

Wegen rascher Bioverfügbarkeit erübrigt sich ein kumulativer Blutspiegelaufbau; mit der Einnahme kann daher am Tag vor der Abreise, evtl. auch unmittelbar nach Ankunft im Malariagebiet begonnen werden. Doxycyclin ist dadurch auch für den **Last minute-Bereich** sowie als Ausweichmittel bei Unverträglichkeit anderer Medikamente geeignet.

Die obigen Angaben beziehen sich nur auf die **orale Applikation**. Einnahme mit reichlich Flüssigkeit, vorzugsweise **während einer Mahlzeit**. Nach klinischen Erfahrungen wird von den zwei im Handel befindlichen Derivaten bei gleicher Effektivität das **Monohydrat**, von den zwei Darreichungsformen die **Tablettenform** besser vertragen als das Hyclat bzw. die Kapsel.

Auf die häufigsten **Nebenwirkungen** wie Photosensibilisierung, gastrointestinale Symptome, Vaginalmykosen sowie auf die seltene intrakranielle Hypertension ist der Reisende hinzuweisen. Bei Einsetzen entsprechender Symptome ist das Mittel **sofort abzusetzen**. Personen mit empfindlicher Haut sollten **Sonnenschutz** beachten. Bei vorhersehbar längerer **Sonnenexposition** sollte Doxycyclin nicht verordnet werden. **Kontraindikationen** wie **Schwangerschaft, Stillzeit, Alter unter 8 Jahre** sind zu beachten.

Zur **längerfristigen Anwendung** (Monate bis Jahre) liegen ebenfalls Erfahrungen vor, sie sollte aber nur im Ausnahmefall erfolgen und gut begründet sein. Seitens der Hersteller werden bei Langzeitanwendung Kontrollen von Blutbild, Leber- und Nierenfunktion empfohlen.

In Einzelfällen kann es unter Doxycyclin zu **temporären Myopien** kommen; entsprechende Vorsicht beim Bedienen von Kraftfahrzeugen und Maschinen.

Mefloquin
Wechselwirkungen:
Chinin und Derivate, Halofantrin – Gefahr von Herzrhythmusstörungen; andere Herzmittel (wie z. B. Beta-Rezeptorenblocker, Ca-Antagonisten), Antihistaminica, H1-Blocker, trizyklische Antidepressiva, Phenothiazine können QT-Zeit verlängern – Vorsicht bei Co-Medikation empfohlen; Antikonvulsiva (wie z. B. Valproinsäure, Carbamazepin, Phenobarbital, Phenytoin): Wirksamkeitsverringerung möglich, evtl. Dosisanpassung;
orale Antidiabetica und Antikoagulantien: Wechselwirkung möglich, Einstellung überprüfen;
antiretrovirale Substanzen, Metoclopramid, Ampicillin und Tetracyline: Erhöhung des Mefloquinspiegels mit verstärkten Nebenwirkungen möglich;
orale Lebendimpfungen gegen Typhus und Cholera: Wirksamkeit der Impfung kann beeinträchtigt sein.

Hinweise:
Zum kumulativen Aufbau eines ausreichenden Wirkspiegels sowie zur Testung der Verträglichkeit wird empfohlen (WHO, DTG), mit der **Einnahme** möglichst schon **2–3 Wochen vor der Abreise** zu beginnen und bei eventuellen Nebenwirkungen rechtzeitig alternative Maßnahmen zu erwägen.

Eine **„loading dose"** (je eine Tablette an drei aufeinanderfolgenden Tagen) im Rahmen der **Last minute-Applikation** sollte nur im Ausnahmefall und möglichst nur bei vorhandener Verträglichkeitserfahrung gegeben werden, da sonst mit dem Auftreten verstärkter Nebenwirkungen zum Zeitpunkt der Reise zu rechnen ist.

Bei **übergewichtigen Personen** wird eine Dosisanpassung für die Prophylaxe empfohlen: Dosiserhöhung um 50 % ab 90 kg (auf 1 1/2 Tabl. pro Woche) und um 100 % ab 120 kg (auf 2 Tabl. pro Woche).

Schwere Nebenwirkungen (psychotische Reaktionen, Krampfanfälle) wurden bei der Prophylaxe in einer Häufigkeit von 1:12.000, bei der Therapie von 1:200 gesehen. Prädestiniert sind Personen mit **entsprechenden Erkrankungen in der Vorgeschichte**, evtl. auch in der Familienanamnese. Derartige Vorerkrankungen sind als **absolute Kontraindikationen** zu beachten.

Aufgrund der langen Halbwertszeit können Nebenwirkungen noch einige Wochen nach der letzten Dosis auftreten oder anhalten.

In Zusammenhang mit den **psycho-vegetativen Nebenwirkungen** kann die Fähigkeit zum Bedienen von Flugzeugen, Fahrzeugen, Maschinen, zum Ausführen gefährlicher und konzentrationsintensiver Arbeiten sowie zur räumlichen Orientierung, z. B. bei Gerätetauchern, während und bis zu 3 Wochen nach Mefloquin-Medikation eingeschränkt sein.

Unter Mefloquin-Prophylaxe sind geeignete Maßnahmen zur **Schwangerschaftsverhütung** zu treffen und für 3 Monate nach der letzten Einnahme fortzusetzen. Da Mefloquin in die Muttermilch übertritt, sollte während der Einnahmezeit nicht gestillt werden.

Mefloquin-**Einnahme** möglichst **nicht auf nüchternen Magen**.

Proguanil

Wechselwirkungen:
Magnesium-Silikat (verminderte Resorption)
Cumarine (verstärkte antikoagulative Wirkung)

Hinweise:
Proguanil kann nach den bisherigen Erfahrungen auch in der **Schwangerschaft** sowie bei **Säuglingen** und **Kleinkindern** gegeben werden.

Für Patienten mit **eingeschränkter Nierenfunktion** gelten besondere Dosierungsrichtlinien in Abhängigkeit von der Kreatinin-Clearance (s. Fachinfo).

Zur Chemoprophylaxe der Malaria ist das Mittel **nicht als Monosubstanz**, sondern nur in der Kombination mit anderen Mitteln geeignet.

Wegen rascher **Bioverfügbarkeit** erübrigt sich ein kumulativer Blutspiegelaufbau; mit der Einnahme kann daher am Tag vor der Abreise, evtl. auch unmittelbar nach Ankunft im Malariagebiet begonnen werden. Aus Gründen der Praktikabilität wird von vielen Beratern Beginn der Medikation zugleich mit Chloroquin empfohlen.

Proguanil-**Einnahme** möglichst **nicht auf nüchternen Magen**.

Präparate/Handelsnamen

Handelsnamen, Darreichungsformen und Packungsgrößen in Deutschland

Wirkstoff	Handelsname	Darreichungsform	Packungsgröße
Artemether/Lumefantrin fixe Kombination (nur zur Therapie)	Riamet®	Tabl. à 20 + 120 mg	N1 = 24 Tabl.
Atovaquon/Proguanil fixe Kombination	Malarone® Malarone®junior	Tabl. à 250 + 100 mg Tabl. à 62,5 + 25 mg	N1 = 12 Tabl. N1 = 12 Tabl.
Chinin (nur zur Therapie)	Chininum hydrochloricum (Merck)	Drg. à 250 mg	N1 = 20 Drg.
Chloroquin	Resochin® Resochin®junior Weimerquin® Weimerquin®forte	Tabl. à 155 mg Base Tabl. à 50 mg Base Tabl. à 155 mg Base Tabl. à 310 mg Base	N1 = 20, N2 = 50, N3 = 100 Tabl. N2 = 30 Tabl. N1 = 20, N2 = 50, N3 = 100 Tabl. N1 = 10, N2 = 20, N3 = 50 Tabl.
Hydroxychloroquin	Quensyl®	Drg. à 155 mg Base	N2 = 30, N3 = 100 Drg.
Dihydroartemisinin/Piperaquin* fixe Kombination (nur zur Therapie)	Eurartesim®	Tabl. à 40 mg Dihydroartemisinin + 320 mg Piperaquin-Phosphat	Geplante Abpackung vorerst 12 Tabl., später Packungen zu 3, 6, 9 und 12 Tabletten
Doxycyclin	diverse Hersteller	diverse Darreichungsformen und Packungsgrößen	
Mefloquin	Lariam®	Tabl. à 250 mg	N1 = 8 Tabl.
Proguanil**	Paludrine®	Tabl. à 100 mg	N3 = 100 Tabl.

*Zulassung voraussichtlich ab August 2011   **In Deutschland z. Zt. nicht auf dem Markt

Homöopathische Mittel bzw. Dosierungen sind zur Chemoprophylaxe und Therapie der Malaria **nicht geeignet**.

Service

Krankheiten – Basisdaten

Nachfolgend finden Sie eine alphabetische Auflistung reisemedizinisch relevanter Erkrankungen oder Risiken, soweit sie im Länderteil vorkommen oder von allgemeinem Interesse sind. Sie bietet in tabellarischer Form Basisdaten zu Ätiologie, Verbreitung, Übertragung, Klinik, Diagnostik, Therapie und Prophylaxe zur raschen Orientierung. **Die Ziffer verweist auf das Nationale Referenzzentrum (NRZ), Nationale Referenzlaboratorium (NRL) oder Konsiliarlaboratorium (KL)**, soweit es für die betreffende Krankheit oder deren Erreger existiert; ansonsten wenden Sie sich an eine der aufgeführten **sonstigen Institutionen (SO)** (s. Abschnitt „Labor – Diagnostik, fachliche Beratung"). Darüber hinaus verweisen wir auf die einschlägigen Fachbücher (s. Literaturverzeichnis).

AIDS (acquired immunodeficiency syndrome) → NRZ 8
Sammelbegriff für manifeste Immundefekte bei HIV-Infektion

Ätiologie	Human immunodeficiency virus, HIV (Retrovirus), diverse Typen
Verbreitung	weltweit
Übertragung	sexuelle Kontakte, Blut, Körperflüssigkeiten
Inkubationszeit	1–6 Wochen bis zum akuten HIV-Syndrom (Monate-) Jahre bis zum AIDS
Leitsymptom	akutes HIV-Syndrom: Fieber, Allgemeinbeschwerden, evtl. Exanthem, LK-Schwellung AIDS: Immundefekt, opportunistische Infektionen
Diagnose	Immundiagnostik (Antikörper 4 Wo. bis 3 Mo. nach Infektion nachweisbar), Virusnachweis
Therapie	antiretrovirale Substanzen
Prophylaxe	ungeschützte Blut- und Sexualkontakte meiden

Affenpocken – s. Monkeypox

Algenblüte, Algenpest

Ätiologie	Temporäre Vermehrung von Algen im Meer- oder Süßwasser
Verbreitung	weltweit als lokale/regionale Ereignisse an Meeresküsten oder in Binnengewässern, vorw. Subtropen und gemäßigte Zonen im Sommer, einige Arten bilden Toxine, die sich in Muscheln anreichern können.
Übertragung	a) oral durch Verzehr von Schalentieren (auch gegarten), nur am Meer (s. Muschelvergiftung, s. Red Tide) b) durch Kontakt oder Inhalation algenhaltigen Wassers im Meer oder Binnengewässer (z. B. Blaualgen)
Inkubationszeit	eine halbe – wenige Stunden
Leitsymptom	a) wie bei Muschelvergiftung (s. dort) b) Haut- oder Schleimhautreizung
Diagnose	klinisch (in Verbindung mit epidemischem Auftreten)
Therapie	symptomatisch
Prophylaxe	örtliche Warnhinweise beachten, bei lokalem Auftreten Baden und Verzehr von Schalentieren meiden

Amöben, freilebende (Erkrankungen durch –)

Ätiologie	Amöben der Gattungen Naegleria und Acanthamoeba *(Einzeller)*
Verbreitung	weltweit, gemäßigte Zonen im Sommer, saprophytisch, natürliche Binnengewässer, selten Schwimmbäder
Übertragung	Eintritt erregerhaltigen Wassers in die Nase (Naegleria) oder in die Augen (Acanthamoeba)
Inkubationszeit	2–15 Tage für Naegleria, Acanthamoeba länger
Leitsymptom	Naegleria: Meningoenzephalitis – meist gesunde Jugendliche; Acanthamoeba: Keratitis – vor allem Linsenträger; granulomatöse Veränderungen an Haut, inneren Organen und ZNS (Enzephalitis) – vor allem chronisch Kranke, Immundefekte
Diagnose	Erregernachweis (schwierig)
Therapie	Chemotherapie; bei Meningoenzephalitis kaum erfolgreich
Prophylaxe	Intensive Wasserkontakte der Augen- und Nasenschleimhaut meiden, Kontaktlinsen-Hygiene

Amöbenkeratitis – s. Amöben, freilebende

Amöbenmeningoenzephalitis, primäre – s. Amöben, freilebende

Amöbiasis → NRZ 10, SO 92

Ätiologie	Entamoeba histolytica *(Einzeller)*
Verbreitung	Tropen, Subtropen (Hygiene)
Übertragung	faekal-oral
Krankheitsbilder	
nicht-invasiv	**Darmlumeninfektion** Cysten, vegetative Minutaformen; symptomlos
	Diagnose: Parasitennachweis im Stuhl
	Therapie: Diloxanid Furoat, Paromomycin
invasiv	**Amöbenruhr**
	Inkubationszeit: 8–10 Tage
	Leitsymptom: blutige Durchfälle
	Diagnose: Parasitennachweis im Stuhl
	Therapie: Nitroimidazol-Derivate
	Leberabszess
	Inkubationszeit: Wochen – Monate (Jahre)
	Leitsymptom: Schmerzen rechter Oberbauch, Fieber, Leukozytose
	Diagnose: Immundiagnostik, Sonographie, CT
	Therapie: Nitroimidazol-Derivate, evtl. Chirurgie
Prophylaxe	Nahrungs- und Trinkwasserhygiene

Ancylostomiasis – s. Hakenwurmkrankheit

Angiostrongyoliasis → NRZ 10
(eosinophile Meningoenzephalitis)

Ätiologie	Parastrongylus cantonensis, P. costaricensis *(Rundwürmer)*
Verbreitung	SO-Asien, Pazifik (P. cantonensis) Afrika, Lateinamerika (P. costaricensis)
Übertragung	oral (Verzehr roher Landschnecken, kontaminierter Salate oder nicht ausreichend gekochter Krabben)
Inkubationszeit	wenige Tage – 6 Wochen
Leitsymptom	P. cantonensis: Eosinophile Meningitis, selten mit Enzephalitis P. costaricensis: abdominelle Beschwerden
Diagnose	Anamnese, Klinik, evtl. Erregernachweis
Therapie	P. cantonensis: symptomatisch, meist Spontanheilung P. costaricensis: chirurgisch (DD Appendizitis)
Prophylaxe	Verzehr roher Landschnecken, nicht ausreichend gekochter Krabben oder kontaminierter Salate meiden

Anthrax – s. Milzbrand

Argentinisches hämorrhagisches Fieber → NRZ 10

Ätiologie	Junin-Virus *(Arenaviren)*
Verbreitung	Argentinien Reservoir Nager
Übertragung	aerogen, kontaminierte Nahrungsmittel und Gebrauchsgegenstände, evtl. auch Kontakt (Nager, Mensch)
Inkubationszeit	1–3 Wochen
Leitsymptom	Fieber, später Blutungen
Diagnose	Immundiagnostik, Erregernachweis
Therapie	Ribavirin
Prophylaxe	Nagerkontakte und -biotope meiden

Ascariasis (Spulwurm)

Ätiologie	Ascaris lumbricoides *(Rundwürmer)*
Verbreitung	weltweit (Hygiene, Kopfdüngung)
Übertragung	faekal-oral
Inkubationszeit	2–3 Monate
Leitsymptom	uncharakteristische Verdauungsbeschwerden, Wurmabgang, evtl. asymptomatisch
Diagnose	Einachweis im Stuhl
Therapie	Benzimidazol-Derivate
Prophylaxe	Nahrungshygiene

Aussatz – s. Lepra

Badedermatitis (engl. „swimmers' itch")

Ätiologie	Larven (Zerkarien) nicht-humanpathogener Bilharzia-Arten
Verbreitung	Binnengewässer in gemäßigten Klimazonen (Nordamerika, Mitteleuropa)
Übertragung	percutan beim Freibaden Zwischenwirt Süßwasserschnecken

Inkubationszeit	wenige Stunden
Leitsymptom	Juckreiz, Flecken, Papeln, Urticaria
Diagnose	klinisch
Therapie	symptomatisch (lokal Antihistaminika, Steroide)
Prophylaxe	bei aktuellem Befall Badestelle vorübergehend meiden

Bandwurm – s. Taeniasis, Cysticercose, Diphyllobothriasis, Echinokokkose

Bang'sche Krankheit – s. Brucellose

Bartonellose → KL 21
(Carrión'sche Krankheit, Oroya-Fieber, Peruwarze)

Ätiologie	Bartonella bacilliformis *(Bakterien)*
Verbreitung	herdförmig in einigen Hochtälern (800–3.000 m) am Westhang der Anden in Kolumbien, Peru, Ecuador
Übertragung	nachtaktive Stechmücken (Phlebotomen, „sandflies")
Inkubationszeit	ca. 3 Wochen
Leitsymptom	Fieber, Hämolyse, Thrombozytopenie, Immunsuppression mit Sekundärinfektionen; später evtl. warzenförmige Hautveränderungen
Diagnose	Erregernachweis
Therapie	Antibiotika (Tetracyclin, Chloramphenicol, Rifampicin), ggf. Bluttransfusionen
Prophylaxe	Schutz vor Stechmücken abends und nachts

Bilharziose (Schistosomiasis) → NRZ 10

Ätiologie	Schistosoma (Bilharzia) *(Saugwürmer)* a) S. haematobium b) S. mansoni, S. japonicum, S. intercalatum, S. mekongi
Verbreitung	Tropen, Subtropen
Übertragung	percutan, z. B. Freibaden in Binnengewässern Zwischenwirt Süßwasserschnecken
Inkubationszeit	2–7 Wochen bis zum Allgemeinstadium 4–12 Wochen bis zum Organstadium
Leitsymptom	Allgemeinstadium evtl. Fieber, Eosinophilie Organstadium zu a) Blasenbilharziose – Blut im Urin zu b) Darmbilharziose – Darmbeschwerden, evtl. Blutungen
Diagnose	Immundiagnostik, Einachweis (Urin, Stuhl, Gewebe)
Therapie	Praziquantel
Prophylaxe	Kontakt mit Binnengewässern in Infektionsgebieten meiden

Blastomykose → NRZ 11
(nordamerikanische Blastomykose)

Ätiologie	Blastomyces dermatitidis *(Pilze)*
Verbreitung	Nord- und Mittelamerika, Einzelfälle in Afrika, Asien saprophytisch im Erdreich
Übertragung	aerogen (Inhalation von sporenhaltigem Staub), selten percutan
Inkubationszeit	wenige Wochen - Monate
Leitsymptom	Beginn wie akuter respiratorischer Infekt, im weiteren Verlauf Lungeninfiltrate wie bei Tbk; Dissemination in Organe, Haut, Skelett; Verlauf abhägig von Immunitätslage
Diagnose	Erregernachweis, Histologie
Therapie	Antimykotika
Prophylaxe	Eine spezifische Vorbeugung ist nicht möglich

Blastomykose, südamerikanische – s. Paracoccidioidomykose

Borreliose → NRZ 9 + NRL 18

Ätiologie	Borrelia burgdorferi spp *(Bakterien)*
Verbreitung	weltweit, vor allem nördliche Hemisphäre
Übertragung	Zecken
Inkubationszeit	Tage–Wochen bis zum Stadium I Wochen–Monate bis zum Stadium II Monate–Jahre bis zum Stadium III
Leitsymptom	Stadium I Erythema migrans um die Stichstelle Stadium II Meningopolyneuritis, evtl. Lymphadenose, Karditis Stadium III Arthritis, Acrodermatitis, evtl. Polyneuropathien
Diagnose	Immundiagnostik, Erregernachweis
Therapie	Antibiotika
Prophylaxe	Schutz vor Zecken

Brucellose → KL 47 + → NRL 16

Ätiologie	Brucella spp *(Bakterien)* a) B. melitensis (Schafs-, Ziegen-B., „Maltafieber") b) B. abortus (Rinder-B., „Bang'sche Krankheit") c) B. suis (Schweine-B.)
Verbreitung	a) vorwiegend Mittelmeerraum b) weltweit, v.a. Gebiete mit Rinderzucht c) Nordamerika, Europa
Übertragung	oral oder percutan
Inkubationszeit	1–3 Wochen (evtl. Monate)
Leitsymptom	Fieber, diverse Organbefunde
Diagnose	Immundiagnostik, Erregernachweis
Therapie	Antibiotika
Prophylaxe	Nahrungshygiene, Vorsicht bei (beruflichen) Tierkontakten

Brugia – s. Filariosen, lymphatische

BSE
(Bovine spongiforme Enzephalopathie – Rind)
(Creutzfeldt-Jakob-Krankheit, neue Variante – Mensch)

Ätiologie	sog. „Prionen" (-Hypothese): reproduzier- und übertragbare Fehlform eines körpereigenen Proteins
Verbreitung	vorwiegend Mitteleuropa vorwiegend Rinder
Übertragung	oral über Tierbestandteile vorwiegend Nervengewebe

Inkubationszeit	Monate – Jahre	
Leitsymptom	Verhaltensstörungen, neurologische Ausfälle	
Diagnose	Immunhistochemie, Westernblot	
Therapie	symptomatisch	
Prophylaxe	Rindfleisch aus verdächtigen Beständen meiden	

Buruli-Ulcus → NRZ 2

Ätiologie	Mycobacterium ulcerans (Bakterien)
Verbreitung	Tropen und Subtropen (Sumpfgebiete), v. a. Afrika, Südostasien, Australien, sporadisch Lateinamerika
Übertragung	Übertragungsweg unbekannt, evtl. Infektion vorbestehender Wunden in kontaminierten Gewässern, möglicherweise Stechmücken
Inkubationszeit	einige Wochen bis Monate
Leitsymptom	anfangs Hautknoten oder -papel, meist an den Extremitäten, bei Kindern auch an anderen Körperregionen; Tage bis Wochen später Entwicklung eines großen, schmerzlosen Ulcus mit unterminiertem Rand und nekrotischem Grund, Destruktion von angrenzenden Strukturen (Nerven, Blutgefäße, Knochen), metastatische Läsionen möglich; langfristig entstellende Ulzerationen und Narben mit schweren funktionellen Beeinträchtigungen
Diagnose	klinisch, Erregernachweis, Histologie, PCR
Therapie	Antibiotika (Rifampicin, Streptomycin, Amikacin u.a.); chirurgisch

Carrión'sche Krankheit – s. Bartonellose

Chagas-Krankheit (Amerik. Trypanosomiasis) → NRZ 10

Ätiologie	Trypanosoma cruzi (Einzeller)
Verbreitung	Lateinamerika
Übertragung	Raubwanzen gelegentlich oral (kontaminierte Früchte bzw. Säfte)
Inkubationszeit	1–4 Wochen
Leitsymptom	primär „Chagom", danach uncharakteristisches Fieber, später evtl. Cardiomyopathie, Mega-Organbildung; bei oraler Übertragung schwere Allgemeinerkrankung
Diagnose	Immundiagnostik, Erregernachweis
Therapie	Nifurtimox, Benznidazol
Prophylaxe	Haus- und Wohnhygiene, ggf. Warnhinweise bei Ausbrüchen beachten

Chikungunya → NRZ 10

Ätiologie	CHIC-Virus (Alphaviren)
Verbreitung	Afrika südl. d. Sahara, Asien (S, SO)
Übertragung	tag- und nachtaktive Stechmücken
Inkubationszeit	2–3 (1–12) Tage
Leitsymptom	Fieber, Arthralgien
Diagnose	Erregernachweis, Immundiagnostik
Therapie	symptomatisch

Cholera → NRZ 3, KL 52

Ätiologie	Vibrio cholerae (Bakterien) diverse Serotypen, Serovare, Biovare
Verbreitung	Asien, Afrika, Lateinamerika epidemische Ausbrüche
Übertragung	faekal-oral
Inkubationszeit	3–6 Tage
Leitsymptom	„Reiswasserstühle", evtl. subklinisch oder inapparent
Diagnose	Erregernachweis
Therapie	Flüssigkeits- und Elektrolytsubstitution evtl. Antibiotika
Prophylaxe	Nahrungs- und Trinkwasserhygiene, evtl. Impfung

Clonorchiasis, Opisthorchiasis → NRZ 10

Ätiologie	Clonorchis sinensis (Saugwürmer) Opisthorchis viverrini, O. felineus
Verbreitung	SO-Asien (C. sinensis, O. viverrini) Osteuropa, Sibirien (O. felineus)
Übertragung	oral (Verzehr roher Süßwasserfische und -krebse)
Inkubationszeit	Wochen - Monate
Leitsymptom	Leber-, Gallenwegsbeschwerden evtl. asymptomatisch
Diagnose	Einachweis, Immundiagnostik
Therapie	Praziquantel
Prophylaxe	Nahrungshygiene

Ciguatera

Ätiologie	Ciguatoxin (hitzestabiles Toxin aus Dinoflagellaten gelangt über Algen in Meerestiere und kann sich vor allem in Raubfischen (z. B. Barrakudas, Muränen) anreichern
Verbreitung	tropische Meeresküsten, vorw. Pazifik, Karibik; temporäre, lokale Ausbrüche
Übertragung	oral durch Verzehr von Meeresfischen (auch gegarten)
Inkubationszeit	wenige Minuten – 6 Stunden (selten länger)
Leitsymptom	Beginn mit Übelkeit, Durchfall, Erbrechen; zeitgleich oder -versetzt neurologische Symptome, evtl. Herz-Kreislaufkomplikationen
Diagnose	klinisch (in Verbindung mit lokalem Auftreten)
Therapie	symptomatisch, evtl. Mannit-Infusion
Prophylaxe	örtliche Warnhinweise beachten, bei lokalem Auftreten Verzehr von Meeresfischen meiden

Coccidioidomykose → NRZ 11
(San Joaquin Valley Fever, Wüstenrheumatismus)

Ätiologie	Coccidioides immitis (Pilze)
Verbreitung	Trockengebiete im SW der USA, vereinzelt Mittel- und Südamerika, saprophytisch im Erdreich
Übertragung	aerogen (Inhalation von sporenhaltigem Staub), selten percutan (Wunden)
Inkubationszeit	1–4 Wochen

Krankheiten | CRM-Handbuch Reisemedizin, Juni 2011 – November 2011

Leitsymptom	(ca. 60 % der Infektionen verlaufen inapparent oder leicht grippal) herdförmige Bronchopneumonien (häufigste Manifestation), Begleitarthritis; Dissemination in Organe, Haut, Lymphknoten; Verlauf abhängig von Immunitätslage, schwere Verlaufsformen häufiger bei Menschen indianischer, afrikanischer und asiatischer Herkunft, Schwangeren im 3. Trimester und Immundefizienten
Diagnose	Erregernachweis, Immundiagnostik
Therapie	Antimykotika
Prophylaxe	Immundefiziente sollten Exposition im Endemiegebiet meiden

Creutzfeldt-Jakob-Krankheit, neue Variante **(v-CJK) – s. BSE**

Cryptosporidiose → KL 52

Ätiologie	Cryptosporidien *(Einzeller)*
Verbreitung	weltweite Zoonose Reservoir vorw. Huftiere Hygienemängel (Trinkwasser, Schwimmbäder)
Übertragung	faekal - oral
Inkubationszeit	1–2 (10) Tage
Leitsymptom	Durchfall, Tendenz zur Selbstheilung, schwere Verläufe bei immundefekten
Diagnose	Erregernachweis im Stuhl
Therapie	symptomatisch
Prophylaxe	Wasserhygiene, Körperhygiene nach Tierkontakten

Cyclosporiasis → KL 52

Ätiologie	Cyclospora spp *(Einzeller)*
Verbreitung	weltweite Zoonose Reservoir vorw. Nagetiere Hygienemängel (Trinkwasser, Nahrung, Obst)
Übertragung	faekal - oral
Inkubationszeit	einige Tage
Leitsymptom	Durchfall (evtl. länger anhaltend), evtl. Allgemeinerscheinungen, Malabsorption, bes. bei Immundefekten
Diagnose	Erregernachweis im Stuhl
Therapie	Cotrimoxazol
Prophylaxe	Nahrungs- und Trinkwasserhygiene

Cysticercose

Ätiologie	Taenia solium (Schweinebandwurm) (Mensch ist Zwischenwirt für Finnen)
Verbreitung	weltweit, bes. tropische Länder mit Schweinehaltung
Übertragung	faekal-oral (Eier von T. solium), evtl. Autoinfektion
Inkubationszeit	Monate–Jahre
Leitsymptom	ZNS-Beteiligung, Anfallsleiden; evtl. schmerzlose Knoten in Muskeln
Diagnose	Immundiagnostik, bildgebende Verfahren, Histologie
Therapie	Albendazol, Praziquantel, evtl. Neurochirurgie
Prophylaxe	Nahrungs- und Körperhygiene

Darminfektionen → KL 52

Sammelbegriff für Infektionen, die in der Regel oral übertragen werden und sich klinisch vorwiegend im Darmtrakt auswirken

s. Amöbiasis, Ascaridiasis, Cholera, Cryptosporidiose, Cyclosporiasis, Diphyllobothriasis, Enterobiasis, Giardiasis, Hakenwurmkrankheit, Norovirus-Erkrankung, Reisediarrhoe, Shigellen-Ruhr, Strongyloidiasis, Taeniasis

Dengue-Fieber → NRZ 10

Ätiologie	DEN-Virus, 4 Serotypen *(Flaviviren)*
Verbreitung	Tropen, Subtropen
Übertragung	tag- und nachtaktive Stechmücken
Inkubationszeit	2–10 Tage
Leitsymptom	Fieber, Gliederschmerzen; sehr selten Hämorrhagien
Diagnose	Immundiagnostik
Therapie	symptomatisch (kein ASS)
Prophylaxe	Schutz vor Stechmücken tags und nachts

Diphyllobothriasis

Ätiologie	Diphyllobothrium latum (Fischbandwurm)
Verbreitung	weltweit (Küstennähe)
Übertragung	oral (rohe Fischgerichte)
Inkubationszeit	Wochen - Monate (Präpatenz)
Leitsymptom	Abgang von Proglottiden, megaloblastäre Anämie
Diagnose	Nachweis von Proglottiden oder Eiern im Stuhl
Therapie	Praziquantel, Niclosamid
Prophylaxe	Nahrungshygiene

Donovanosis (Granuloma inguinale)

Ätiologie	Klebsiella (früher: Calymmatobacterium) granulomatis *(Bakterien)*
Verbreitung	Tropen (vorw. SO-Asien, Süd- u. Ostafrika, Brasilien, Karibik)
Übertragung	vorwiegend sexuell
Inkubationszeit	1-2 Monate (range 1–12 Wochen)
Leitsymptom	perigenitale Granulome und Geschwüre
Diagnose	Erregernachweis
Therapie	Co-trimoxazol, Doxycyclin (Ciprofloxacin, Erythromycin, Azithromycin)
Prophylaxe	ungeschützte Sexualkontakte meiden

Ebola-Fieber → NRZ 10 + KL 37

Ätiologie	Ebola-Virus, bisher 4 Arten *(Filoviren)*
Verbreitung	Zentral-Afrika, (Philippinen)
Übertragung	Kontakt (Erkrankte, Ausscheidungen), percutan, aerogen?
Inkubationszeit	2–21 Tage
Leitsymptom	Fieber, später Blutungen
Diagnose	Virusnachweis, Immundiagnostik
Therapie	symptomatisch
Prophylaxe	Reisen in aktuelle Infektionsgebiete und Kontakt zu Kranken meiden

Echinokokkose → KL 31

Ätiologie	Echinococcus granulosus (Hundebandwurm) Echinococcus multilocularis (Fuchsbandwurm) (Mensch ist Zwischenwirt)
Verbreitung	weltweit (E. multilocularis nur auf der nördlichen Hemisphäre)
Übertragung	oral (Aufnahme von Wurmeiern)
Inkubationszeit	Monate - Jahre
Leitsymptom	Beschwerden von Leber und/oder Lunge, evtl. asymptomatisch
Diagnose	Immundiagnostik, bildgebende Verfahren
Therapie	Benzimidazole, Chirurgie
Prophylaxe	Nahrungs- und Körperhygiene

Enterobiasis

Ätiologie	Enterobius vermicularis, „Madenwurm" (Rundwürmer)
Verbreitung	weltweit
Übertragung	faekal-oral
Inkubationszeit	2–6 Wochen
Leitsymptom	perianaler Juckreiz
Diagnose	Einachweis, Würmer
Therapie	Benzimidazole (Umgebungsbehandlung)
Prophylaxe	Körperhygiene

Epidemische Polyarthritis – s. Polyarthritis epidemica

Equine Encephalitis – s. Pferdeenzephalitis

Espundia – s. Leishmaniasen, muco-cutane

Fascioliasis, Fasciolose (großer Leberegel) → NRZ 10

Ätiologie	Fasciola hepatica, F. gigantica (Saugwürmer)
Verbreitung	weltweit
Übertragung	oral (Aufnahme von Metacercarien mit rohen Pflanzen, die mit Kot von Rindern oder Schafen kontaminiert sind)
Inkubationszeit	Wochen – Monate
Leitsymptom	Leber-, Gallenwegsbeschwerden evtl. asymptomatisch
Diagnose	Immundiagnostik, Einachweis
Therapie	Triclabendazol
Prophylaxe	Nahrungshygiene

Felsengebirgsfieber – s. Rocky Mountain Spotted Fever

Fièvre boutonneuse
(altweltliches Zeckenbissfieber)

Ätiologie	Rickettsia conori, R. africae, R. australis, R. sibirica, R. israelii (Bakterien)
Verbreitung	Mittelmeerländer, Schwarzmeerländer, Ost- und Südafrika, SO-Asien, N-Asien, Australien
Übertragung	Zecken
Inkubationszeit	5–7 Tage
Leitsymptom	Fieber, fleckförmiges Exanthem, „tache noire"
Diagnose	klinisch, Immundiagnostik
Therapie	Antibiotika (Doxycyclin, Ciprofloxacin)
Prophylaxe	Schutz vor Zecken

Filariosen, Filariasis → NRZ 10

Ätiologie	Filarien (Fadenwürmer) (Rundwürmer)
Inkubationszeit	Monate - Jahre
Diagnose	Immundiagnostik, Erregernachweis (Mikrofilarien)
Therapie	Ivermectin, Diäthylcarbamazin

Krankheitsbilder

Lymphatische Filariosen
Erreger:	z. B. Arten von Wuchereria, Brugia
Verbreitung:	Afrika, Asien, Pazifik, Mittel-, Südamerika
Übertragung:	tag- oder nachtaktive Stechmücken
Leitsymptom:	Lymphangitis, Lymphadenitis, Eosinophilie, Fieber evtl. inapparent

Subkutane Filariosen

Onchozerkose („Flussblindheit")
Erreger:	Onchocerca volvulus
Verbreitung:	(West-)Afrika, vereinzelt Lateinamerika, Jemen
Übertragung:	tagaktive Stechmücken (Simulien)
Leitsymptom:	Hautjucken, Knoten, Augenbeteiligung bis zur Erblindung

Loa-Loa („Wanderfilarie")
Erreger:	Loa loa
Verbreitung:	West- (Zentral-)Afrika
Übertragung:	tagaktive Bremsen
Leitsymptom:	lokale Schwellungen, evtl. Wurm unter der Haut

Prophylaxe	Schutz vor Überträgern

Fischbandwurm – s. Diphyllobothriasis

Fischvergiftungen

Sammelbegriff für Intoxikationen durch den Verzehr von Fischen; in der Regel handelt es sich um passiv giftige Meeresfische

s. Ciguatera, Kugelfisch, Scombroid-Vergiftung

Fleckfieber (engl. „typhus") → NRZ 10

Ätiologie	Rickettsien spp *(Bakterien)*
Krankheitsbilder	**Floh-Fleckfieber** (murines Fleckfieber)
	Verbreitung: Tropen, Subtropen Reservoir Ratten, Mäuse
	Übertragung: Flöhe
	Läuse-Fleckfieber
	Verbreitung: kältere Gebiete, Höhenlagen
	Übertragung: Kleiderläuse
	Milben-Fleckfieber (Tsutsugamushi-Fieber) (engl. „scrub-typhus")
	Verbreitung: Asien (SO), Australien (NO), Pazifik
	Übertragung: Milbenlarven
Inkubationszeit	1–2 Wochen
Leitsymptom	Fieber, Exanthem, „Eschar" (Milben-F.) Enzephalitis (Läuse-F., Milben-F.)
Diagnose	Immundiagnostik, Erregernachweis
Therapie	Antibiotika
Prophylaxe	Schutz vor Überträgern

Floh-Fleckfieber, murines Fleckfieber – s. Fleckfieber

Flußblindheit – s. Filariosen, subkutane

FSME (Frühsommer-Meningoenzephalitis) → NRL 18 + KL 34
(europäisches Zeckenbissfieber)

Ätiologie	FSME-, RSSE-Virus *(Flaviviren)*
Verbreitung	Mittel- und Osteuropa (FSME) asiatisches Russland, einzelne Herde in Japan und China (RSSE)
Übertragung	Zecken; selten rohe Milch
Inkubationszeit	2–28 Tage
Leitsymptom	grippales Anfangsstadium, evtl. Meningitis, Enzephalitis
Diagnose	Immundiagnostik
Therapie	symptomatisch
Prophylaxe	Schutz vor Zecken, Impfung

Fuchsbandwurm – s. Echinokokkose

Fugu-Vergiftung – s. Kugelfisch-Vergiftung

Gelbfieber → NRZ 10

Ätiologie	GF(YF)-Virus *(Flaviviren)*
Verbreitung	tropisches Afrika und Lateinamerika Reservoir Affen
Übertragung	tag- und nachtaktive Stechmücken
Inkubationszeit	3–6 Tage
Leitsymptom	Fieber, Ikterus, Blutungen, Organschäden (Leber, Nieren, ZNS)
Diagnose	Immundiagnostik, Virusnachweis
Therapie	symptomatisch
Prophylaxe	Schutz vor Stechmücken tags und nachts, Impfung

Giardiasis, Lambliasis

Ätiologie	Giardia lamblia *(Einzeller)*
Verbreitung	weltweit, vorwiegend bei niedrigem Hygienestandard
Übertragung	faekal-oral
Inkubationszeit	ca. 2 Wochen (3–25 Tage), evtl. länger
Leitsymptom	Durchfall, Flatulenz
Diagnose	Erregernachweis (Cysten) im Stuhl
Therapie	Nitroimidazol-Derivate, Paromomycin
Prophylaxe	Nahrungs-, Trinkwasser- und Körperhygiene

Gonorrhoe, Tripper

Ätiologie	Neisseria gonorrhoeae *(Bakterien)*
Verbreitung	weltweit
Übertragung	vorwiegend sexuell
Inkubationszeit	2–8 Tage
Leitsymptom	eitriger Ausfluss (Vagina, Urethra)
Diagnose	Erregernachweis
Therapie	Antibiotika
Prophylaxe	ungeschützte Sexualkontakte meiden

Hakenwurmkrankheit, Ancylostomiasis → NRZ 10

Ätiologie	Ancylostoma duodenale Necator americanus *(Hakenwürmer)*
Verbreitung	weltweit, vorwiegend Tropen, niedriger Hygienestandard
Übertragung	percutan (gesunde Haut)
Inkubationszeit	> 6 Wochen (Präpatenz)
Leitsymptom	uncharakteristische Verdauungsbeschwerden oder asymptomatisch, hypochrome Anämie (abhängig von wormload)
Diagnose	Einachweis im Stuhl
Therapie	Benzimidazole
Prophylaxe	Körperhygiene, Kleidung, Schuhwerk

Hand-Fuß-und Mundkrankheit → NRZ 7

Ätiologie	Enteroviren
Verbreitung	weltweit, vorw. als Ausbrüche in Entwicklungsländern, betroffen fast ausschließlich Säuglinge und Kleinkinder aus armen Bevölkerungsschichten
Übertragung	faekal - oral, aerogen
Inkubationszeit	4–6 Tage
Leitsymptom	Fieber, Allgemeinerscheinungen, Bläschen an Mundschleimhaut, Händen und Füßen, evtl. Myokarditis, Enzephalitis (Immundefekte)
Diagnose	klinisch, Erregernachweis
Therapie	symptomatisch
Prophylaxe	Hygiene, Kontakte mit Kranken meiden

Hanta Virus-Infektionen → KL 36

Ätiologie	Hantaviren, div. Subtypen *(Bunyaviridae)*
Verbreitung	weltweit Reservoir Nager (Ratten, Mäuse)
Übertragung	aerogen (Inhalation virushaltiger Ausscheidungen), Bissverletzungen
Inkubationszeit	2–4 Wochen (5–60 Tage)
Leitsymptom	Fieber, je nach Subtyp Hämorrhagien, Niereninsuffizienz (HFRS), pulmonale Symptomatik
Diagnose	Immundiagnostik, Virusnachweis
Therapie	symptomatisch, evtl. Ribavirin
Prophylaxe	Nagerkontakte und -biotope meiden

Hautmaulwurf (Larva migrans cutanea)

Ätiologie	nicht-menschenpathogene Hakenwürmer
Verbreitung	Tropen, Subtropen
Übertragung	percutan (Kontakt mit tierkotverschmutztem feuchten Erdreich)
Inkubationszeit	einige Stunden
Leitsymptom	gangförmige Hauteruptionen, Juckreiz
Diagnose	klinisch
Therapie	Benzimidazole lokal, evtl. Albendazol systemisch
Prophylaxe	Körperhygiene, Kleidung, Schuhwerk

Hepatitis A → KL 38

Ätiologie	HA-Virus *(Picorna-Viren)*
Verbreitung	weltweit, vorwiegend bei niedrigem Hygienestandard
Übertragung	faekal-oral (vorwiegend Nahrung)
Inkubationszeit	2–6 Wochen
Leitsymptom	Ikterus, Fieber
Diagnose	Immundiagnostik
Therapie	symptomatisch
Prophylaxe	Nahrungs- und Trinkwasserhygiene, Impfung

Hepatitis B → KL 39

Ätiologie	HB-Virus *(Hepadna-Viren)*
Verbreitung	weltweit, stärker in südlichen und östlichen Ländern
Übertragung	sexuelle Kontakte, Blut, prä-, perinatal
Inkubationszeit	1–6 Monate
Leitsymptom	Ikterus, Fieber
Diagnose	Immundiagnostik
Therapie	symptomatisch, evtl. Interferon
Prophylaxe	ungeschützte Blut- und Sexualkontakte meiden, Impfung

Hepatitis C → NRZ 4

Ätiologie	HC-Virus *(Flaviviridae)*
Verbreitung	weltweit
Übertragung	Blut, sexuelle Kontakte, seltener perinatal
Inkubationszeit	2 Wochen–5 Monate
Leitsymptom	Ikterus, Fieber; chronische Verläufe 50–85 %
Diagnose	Immundiagnostik
Therapie	symptomatisch, evtl. Interferon
Prophylaxe	ungeschützte Blut- und Sexualkontakte meiden

Hepatitis D → KL 39

Ätiologie	HD-Virus (defektes Virus/Virusoid; kann sich nur in Verbindung mit Hepatitis-B-Virus vermehren)
Verbreitung	weltweit, v.a. Nordafrika, mittlerer Osten, Mittelmeerraum, Südamerika
Übertragung	Blut, Sexualkontakte, seltener perinatal
Inkubationszeit	2 Wochen–8 Monate
Leitsymptom	Ikterus, Fieber; Simultaninfektion mit Hepatitis B: schwererer Verlauf der akuten Hepatitis, 10 % chronische Verläufe; Superinfektion bei bereits vorbestehender Hepatitis B: oft schwere bis fulminante Verläufe, 70–90 % chronischer Verlauf, häufiger Leberzirrhose, LeberzellCA
Diagnose	Immundiagnostik
Therapie	symptomatisch
Prophylaxe	ungeschützte Blut- und Sexualkontakte meiden, Impfung gegen Hepatitis B

Hepatitis E → KL 38

Ätiologie	HE-Virus *(Calici-Viren)*
Verbreitung	vorwiegend tropische Länder tierische Reservoire (Haus- und Wildtiere)
Übertragung	faekal-oral (vorwiegend Wasser)
Inkubationszeit	2–9 Wochen
Leitsymptom	Ikterus, Fieber; schwere Verläufe bei Schwangeren möglich
Diagnose	Immundiagnostik
Therapie	symptomatisch
Prophylaxe	Nahrungs- und Trinkwasserhygiene

Heterophyiasis → NRZ 10

Ätiologie	Heterophyes spp *(Saugwürmer)*
Verbreitung	SO-Asien, v.a. Philippinen, vereinzelt östlicher Mittelmeerraum
Übertragung	oral (Verzehr roher Süßwasserfische)
Inkubationszeit	1–2 Wochen
Leitsymptom	uncharakteristische Darmbeschwerden, selten ektopische Eiablagerungen mit Organschäden (Myokard, Hirn, Rückenmark, Leber, Lunge)
Diagnose	Einachweis
Therapie	Praziquantel
Prophylaxe	Nahrungshygiene

Histoplasmose → NRZ 11

Ätiologie	Histoplasma spp *(Pilze)*
Verbreitung	weltweit, vorwiegend Nord-, Mittel-, nördl. Südamerika (H. capsulatum), West- und Zentralafrika (H. duboisii), saprophytisch im Erdreich, Tierkot, spez. Fledermäuse
Übertragung	aerogen
Inkubationszeit	1–3 Wochen
Leitsymptom	die meisten Infektionen verlaufen inapparent oder grippal; fleckförmige oder konfluierende Bronchopneumonien, evtl. Dissemination in Organe; Verlauf abhängig von Immunitätslage
Diagnose	Erregernachweis, Immundiagnostik, Histologie
Therapie	Antimykotika
Prophylaxe	Immundefiziente sollten Plätze mit erhöhtem Risiko (z. B. Fledermaushöhlen, Tierställe) im Endemiegebiet meiden

HIV-Infektion – s. AIDS

Hundebandwurm – s. Echinokokkose

Influenza, Neue („Schweinegrippe") → NRZ 5

Ätiologie	Influenza-Viren der Gruppe A(H1N1)
Verbreitung	weltweit
Übertragung	aerogen, Ansteckung erfolgt von Mensch zu Mensch, Übertragung durch Tiere, insbesondere Schweine oder Vögel, auf Menschen wurden bisher nicht beobachtet.
Inkubationszeit	1–7 Tage
Leitsymptom	Fieber, Kopf- und Gliederschmerzen, Husten, Schnupfen, Halsschmerzen, z.T. Diarrhoe
Diagnose	PCR, direkter Virusnachweis, Serologie
Therapie	antivirale Substanzen (Oseltamivir, Zanamivir)
Prophylaxe	Hygienemaßnahmen, Impfung (seit der Grippesaison 2010/2011 als Kombinationsimpfstoff gegen saisonale und neue Influenza)

Japanische Enzephalitis → NRZ 10

Ätiologie	JE-Virus *(Flaviviren)*
Verbreitung	SO-Asien Reservoir Schweine, Vögel, Rinder
Übertragung	nachtaktive Stechmücken
Inkubationszeit	4–14 Tage
Leitsymptom	Enzephalitis
Diagnose	Immundiagnostik, Virusnachweis
Therapie	symptomatisch
Prophylaxe	Schutz vor Stechmücken nachts, Impfung

Karelisches Fieber – s. Sindbis-Fieber

Kinderlähmung – s. Poliomyelitis

Krim-Kongo hämorrhagisches Fieber → NRZ 10

Ätiologie	CCHF-Virus *(Nairo-Viren, Bunyaviridae)*
Verbreitung	Afrika, Asien, Mittlerer Osten, SO-Europa; Reservoir Paarhufer, Zecken
Übertragung	Zecken; nosokomial von Mensch zu Mensch
Inkubationszeit	3–6 Tage (nosokomial 5–9 Tage)
Leitsymptom	Fieber, später Blutungen
Diagnose	Erregernachweis, Immundiagnostik
Therapie	symptomatisch, evtl. Ribavirin
Prophylaxe	Schutz vor Zecken, Kontakt zu Kranken meiden

Kryptokokkose → NRZ 11

Ätiologie	Cryptococcus neoformans, C. gattii *(Hefepilze)*
Verbreitung	saprophytisch im Erdreich, Holz, Tierkot, C. neoformans weltweit, C. gattii vorw. (Sub-)Tropen, Kanada
Übertragung	aerogen, bisweilen percutan, Schleimhaut
Inkubationszeit	mehrere Wochen - Monate
Leitsymptom	häufig inapparent oder katarrhalisch; Organmanifestation, vorwiegend Lunge (Pneumonie) und ZNS (Meningoenzephalitis), C. neoformans meist bei Immunsupprimierten (AIDS!), C. gattii meist bei Immunkompetenten, Dissemination in andere Organe und Haut möglich
Diagnose	Erreger- bzw. Antigennachweis
Therapie	Antimykotika
Prophylaxe	Eine spezifische Vorbeugung ist nicht möglich; Immundefiziente evtl. antimykotische Dauerprophylaxe

Kryptosporidiose – s. Cryptosporidiose

Kugelfisch-Vergiftung
(Fugu-Vergiftung, engl. „puffer fish")

Ätiologie	Tetrodotoxin *(hitzestabiles Toxin aus diversen Meerestieren, das sich im Kugelfisch anreichern kann)*
Verbreitung	warme Meere, in SO-Asien auch Flüsse
Übertragung	oral durch Verzehr von Kugelfisch (auch gegart)
Inkubationszeit	10–20 Minuten
Leitsymptom	Beginn mit Parästhesien im Mund, je nach Giftmenge evtl. weitere neurologische Symptome mit Ausfall der Sensibilität und Paresen bis zur Atemlähmung Maximum innerhalb 12–24 Stunden, danach Besserung
Diagnose	klinisch-anamnestisch
Therapie	symptomatisch, bei Atembeschwerden intensivmedizinisch
Prophylaxe	Verzehr von Kugelfisch prinzipiell vermeiden, Ausnahme evtl. als „Fugu" in lizenzierten Restaurants in Japan

Kunjin-Enzephalitis → NRZ 10

Ätiologie	KUN-Virus *(Flaviviren)*
Verbreitung	Australien (vorw. N, gelegentlich auch zental und SO) Reservoir Vögel
Übertragung	nachtaktive Stechmücken
Inkubationszeit	1–2 Wochen
Leitsymptom	Enzephalitis (häufig leichte bzw. inapparente Verläufe)
Diagnose	Immundiagnostik, Virusnachweis
Therapie	symptomatisch
Prophylaxe	Schutz vor Stechmücken nachts

Kyasanur Forest-Disease → NRZ 10

Ätiologie	KFD-Virus, *(Flaviviren)*
Verbreitung	SW-Indien (Karnataka), NO-Pakistan (Rawalpindi) Reservoir Nager, Affen
Übertragung	Zecken-Nymphen
Inkubationszeit	3–8 Tage
Leitsymptom	Fieber; 2. Phase evtl. Meningoenzephalitis, Hämorrhagien
Diagnose	Immundiagnostik, Virusnachweis
Therapie	symptomatisch
Prophylaxe	Schutz vor Zecken

La Crosse → NRZ 10

Ätiologie	LAC-Virus *(California-Viren, Bunyaviridae)*
Verbreitung	USA, Kanada; Reservoir Kleinsäuger
Übertragung	tag- und nachtaktive Stechmücken
Inkubationszeit	3–7 Tage
Leitsymptom	Fieber, evtl. Meningitis, Enzephalitis; meist inapparent
Diagnose	Immundiagnostik
Therapie	symptomatisch
Prophylaxe	Schutz vor Stechmücken tags und nachts

Lambliasis – s. Giardiasis

Larva migrans cutanea – s. Hautmaulwurf

Lassa-Fieber → NRZ 10

Ätiologie	Lassa-Virus *(Arenaviren)*
Verbreitung	Westafrika Reservoir vorw. Vielzitzenratte (Mastomys natalensis)
Übertragung	aerogen, evtl. auch Kontakt, oral durch kontaminierte Nahrungsmittel; Virus wird vom Nager mit Urin ausgeschieden; nosokomial von Mensch zu Mensch
Inkubationszeit	8–10 Tage (range 6–21)
Leitsymptom	Fieber, Pharyngitis, Halsschwellung, später Blutungen
Diagnose	Erregernachweis, Immundiagnostik
Therapie	Ribavirin, intensivmedizinische Maßnahmen
Prophylaxe	Rattenkontakt und -biotope meiden

Läuse-Fleckfieber – s. Fleckfieber

Leberegel, großer – s. Fascioliasis

Leberegel, kleiner – s. Clonorchiasis, Opisthorchiasis

Legionellose → KL 26

Ätiologie	Legionella spp *(Bakterien)*
Verbreitung	weltweit, Feuchtbiotope
Übertragung	aerogen, bes. durch disperse Tröpfchen aus Wasserleitungen (Hotels, Krankenhäuser, Schiffe) Klimaanlagen, Kühltürmen, Springbrunnen, Whirlpools, etc.
Inkubationszeit	a) 1–2 Tage b) 2–10 Tage
Leitsymptom	zwei unterschiedliche Verlaufsformen a) „Pontiac-Fieber": grippe-ähnlich, selbstlimitierend b) „Legionärskrankheit": Fieber, Pneumonie (besonders gefährdet sind Ältere und Immungeschwächte)
Diagnose	Immundiagnostik, Erregernachweis
Therapie	Antibiotika (Makrolide, ggf. in Kombination mit Rifampicin, Fluorchinolone)
Prophylaxe	Bei Symptomatik nach verdächtiger Exposition oder bei Ausbrüchen sofort Arzt aufsuchen

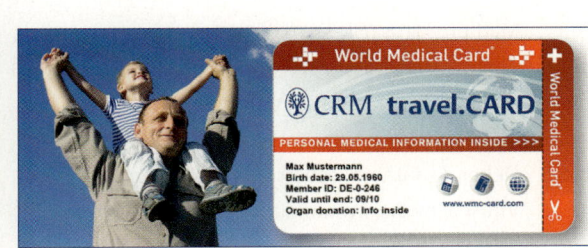

Krankheiten | CRM-Handbuch Reisemedizin, Juni 2011 – November 2011

Leishmaniasen → NRZ 10 , SO 91

Ätiologie	Leishmanien, diverse Arten *(Einzeller)*
Übertragung	nachtaktive Stechmücken (Phlebotomen, in Südamerika: Lutzomyia)
Krankheitsbilder	

Viszerale Leishmaniase (Kala-Azar)
- Verbreitung: Tropen, Subtropen
- Inkubationszeit: mehrere Monate–Jahre
- Leitsymptom: Fieber, Milz- Leberschwellung
- Diagnose: Immundiagnostik, Erregernachweis
- Therapie: 5wertige Antimonverbindungen systemisch, Amphotericin B, evtl. Miltefosine

Cutane Leishmanisase (Orientbeule)
- Verbreitung: Tropen und Subtropen, vorwiegend Orient
- Inkubationszeit: Wochen–Monate
- Leitsymptom: chronische(s) Hautgeschwür(e)
- Diagnose: Erregernachweis
- Therapie: 5wertige Antimonverbindungen periläsional, evtl. Paromomycin-Salbe

Mucocutane Leishmaniase (Espundia)
- Verbreitung: Tropen und Subtropen der Neuen Welt
- Inkubationszeit: Wochen–Monate
- Leitsymptom: chronische Hautgeschwüre, später Schleimhautläsionen
- Diagnose: Erregernachweis
- Therapie: 5wertige Antimonverbindungen systemisch, evtl. Amphotericin B

Prophylaxe: Schutz vor Stechmücken abends und nachts

Lepra → NRZ 2

Ätiologie	Mycobacterium leprae *(Bakterien)*
Verbreitung	weltweit, vorw. Tropen und Subtropen
Übertragung	längerer Kontakt mit ansteckungsfähigen Kranken
Inkubationszeit	1–3 Jahre, evtl. länger
Leitsymptom	Hautveränderungen, Nervenschäden
Diagnose	Erregernachweis, Histologie
Therapie	Chemotherapie (diverse Mittel)
Prophylaxe	in der Regel nicht erforderlich

Leptospirose → KL 46

Ätiologie	Leptospiren *(Bakterien)*
Verbreitung	weltweit Reservoir vorw. Ratten, Mäuse
Übertragung	percutan (verletzte Haut)
Inkubationszeit	6–12 (2–20) Tage
Leitsymptom	Fieber; 2. Phase Organbeteiligung Leber, Niere, Blutungen (M. Weil), oder seröse Meningitis oder pulmonale Symptome
Diagnose	Immundiagnostik, Erregernachweis
Therapie	Antibiotika (1. Phase), symptomatisch
Prophylaxe	Nagerkontakte und -biotope meiden, evtl. Doxycyclin, Impfung (Impfstoff aus Frankreich, in Deutschland nicht zugelassen)

Lungenegel – s. Paragonimiasis

Lues – s. Syphilis

Lyme-Borreliose – s. Borreliose, Rückfallfieber

Lymphogranuloma inguinale (venereum) → KL 23

Ätiologie	Chlamydia trachomatis *(Bakterien)*
Verbreitung	vorwiegend Tropen, Hafenstädte
Übertragung	vorwiegend sexuell
Inkubationszeit	7–30 Tage (Primärläsion) 1–8 Wochen (Lymphknoten)
Leitsymptom	kleine Erosion am Genitale, inguinale Lymphknotenschwellung
Diagnose	Immundiagnostik, Erregernachweis
Therapie	Antibiotika
Prophylaxe	Ungeschützte Sexualkontakte meiden

Lyssa – s. Tollwut

Madenwürmer – s. Enterobiasis

Malaria → NRZ 10

Ätiologie	Plasmodien *(Einzeller)* P. falciparum (Malaria tropica) P. vivax, P. ovale (Malaria tertiana) P. malariae (Malaria quartana) P. knowlesi
Verbreitung	Tropen, Subtropen
Übertragung	nachtaktive Stechmücken (Anophelen)
Inkubationszeit	mindestens 7 Tage (Malaria tropica) andere Formen länger
Leitsymptom	Fieber
Diagnose	Erregernachweis
Therapie	diverse Malariamittel
Prophylaxe	Schutz vor Stechmücken abends und nachts, evtl. vorbeugende Medikation

Maltafieber – s. Brucellose

Marburg-Virus-Krankheit → NRZ 10 + KL 37

Ätiologie	Marburg-Virus *(Filoviren)*
Verbreitung	Zentral-Afrika
Übertragung	Kontakt (Kranke, Tiere), percutan, aerogen?
Inkubationszeit	5–7 Tage
Leitsymptom	Fieber, Exanthem, später Hämorrhagien
Diagnose	Virusnachweis, Immundiagnostik

Therapie	symptomatisch			

Therapie symptomatisch
Prophylaxe Reisen in aktuelle Infektionsgebiete und Kontakt zu Kranken meiden

Mayaro-Fieber

Ätiologie Mayaro-Virus (Gattung Alphaviren, Fam. Togaviridae)
Verbreitung tropisches Südamerika (Regenwaldgebiete), Trinidad und Tobago
Übertragung Stechmücken (v.a. Haemagogus, tagaktiv) Reservoir: vermutlich Primaten, Vögel, Reptilien
Inkubationszeit 1–2 Wochen
Leitsymptom Fieber, Arthralgien, makulo-papulöses Exanthem (ähnlich Chikungunya), gastrointestinale Beschwerden; selbstlimitierender, gutartiger Verlauf
Diagnose Serologie
Therapie symptomatisch
Prophylaxe Schutz vor Stechmücken tagsüber

Melioidose → KL 24

Ätiologie Burkholderia pseudomallei (Bakterien)
Verbreitung sporadisch Tropen, Subtropen; endemisch SO-Asien; Erreger saprophytisch in feuchtem Erdreich bzw. Wasser
Übertragung percutan (verletzte Haut), Inhalation oder Ingestion von kontaminiertem Staub
Inkubationszeit unbestimmt (evtl. Tage – Jahre)
Leitsymptom uncharakteristisch, oft inapparent; sonst primär Fieber, Schüttelfrost, 2. Phase Organbeteiligung Lunge (Pneumonie), Haut, Skelett, Muskulatur (multiple Abszesse), evtl. Sepsis; chronische Verläufe möglich
Diagnose Immundiagnostik, Erregernachweis
Therapie Antibiotika
Prophylaxe Erdkontakte mit bloßer Haut, speziell mit offenen Wunden, im Infektionsgebiet meiden

Meningokokken-Meningitis → NRZ 1

Ätiologie Neisseria meningitidis (Bakterien)
Verbreitung weltweit; endemisch Afrika (Meningitis-Gürtel)
Übertragung aerogen
Inkubationszeit 3–4 Tage
Leitsymptom Meningitis, evtl. Sepsis
Diagnose Erregernachweis
Therapie Antibiotika
Prophylaxe „face to face"-Kontakte meiden, Impfung

Milben-Fleckfieber, Tsutsugamushi-Fieber – s. Fleckfieber

Milzbrand

Ätiologie Bacillus anthracis (Bakterien)
Verbreitung weltweit
Krankheitsbilder
Hautmilzbrand
Übertragung: percutan
Inkubationszeit: 2–3 Tage
Leitsymptom: Karbunkel, Fieber
Darmmilzbrand
Übertragung: oral (ungegartes Fleisch kranker Tiere)
Inkubationszeit: 2–5 Tage
Leitsymptom: Bauchsymptomatik, Fieber
Lungenmilzbrand
Übertragung: aerogen
Inkubationszeit: 1–3 Tage
Leitsymptom: schwere respiratorische Symptomatik, Fieber
Diagnose Erregernachweis
Therapie Antibiotika
Prophylaxe Nahrungshygiene, Vorsicht bei (beruflichen) Tierkontakten

Monkeypox (Affenpocken) → KL 40

Ätiologie Monkeypox-Virus (Poxviridae)
Verbreitung Zentral- und Westafrika Reservoir Nagetiere, vorw. Hörnchen
Übertragung aerogen oder direkter Kontakt
Inkubationszeit 7–17 Tage
Leitsymptom Beginn mit Fieber, Allgemeinerscheinungen, nach 2–4 Tagen pockenartiger Ausschlag
Diagnose Virusnachweis
Therapie symptomatisch
Prophylaxe Kontakte mit Hörnchen, Affen und kranken Menschen im Endemiegebiet meiden

Murines Fleckfieber, Floh-Fleckfieber – s. Fleckfieber

Murray Valley-Enzephalitis → NRZ 10

Ätiologie MVE-Virus (Flaviviren)
Verbreitung Australien (N), Neu-Guinea Reservoir Vögel
Übertragung nachtaktive Stechmücken
Inkubationszeit 1–2 Wochen
Leitsymptom: Enzephalitis (häufig leichte bzw. inapparente Verläufe)
Diagnose: Immundiagnostik, Virusnachweis
Therapie: symptomatisch
Prophylaxe Schutz vor Stechmücken nachts

Muschelvergiftungen

Sammelbegriff für Intoxikationen durch den Verzehr von Schalentieren; in der Regel handelt es sich um passiv giftige Muscheln, die Toxine aus Plankton (z. B. Algen) aufgenommen haben

s. Algenblüte
   Muschelvergiftung, gastroenterale
   Muschelvergiftung, paralytische
   Red Tide

Muschelvergiftung, gastroenterale
(engl. „diarrheal shellfish poisoning - DSP")

Ätiologie	Okadasäure *(hitzestabiles Toxin aus Dinoflagellaten)*, gelangt über Algen in Schalentiere
Verbreitung	Meeresküsten weltweit, vorw. gemäßigte Zonen im Sommer, temporäre, lokale/regionale Ausbrüche
Übertragung	oral durch Verzehr von Schalentieren (auch gegarten)
Inkubationszeit	1–6 Stunden
Leitsymptom	profuse, wässrige Durchfälle, keine Komplikationen, selbstlimitierend (2–3 Tage)
Diagnose	klinisch (in Verbindung mit epidemischem Auftreten)
Therapie	Flüssigkeit + Elektrolyte oral
Prophylaxe	örtliche Warnhinweise beachten, bei lokalem Auftreten Verzehr von Schalentieren meiden

Muschelvergiftung, paralytische
(engl. „paralytic shellfish poisoning – PSP")

Ätiologie	Saxitoxin, Gonyautoxine *(hitzestabile Toxine aus Dinoflagellaten oder Bakterien)*, gelangen über Algen in Schalentiere
Verbreitung	Meeresküsten weltweit, gemäßigte Zonen Frühjahr-Herbst, temporäre, lokale/regionale Ausbrüche
Übertragung	oral durch Verzehr von Schalentieren (auch gegarten)
Inkubationszeit	eine halbe – wenige Stunden
Leitsymptom	Beginn mit Parästhesien im Gesicht, evtl. weitere neurologische Symptome mit Paresen, Maximum innerhalb 12 Stunden, danach Besserung;
Diagnose	klinisch (in Verbindung mit epidemischem Auftreten)
Therapie	symptomatisch, bei Atembeschwerden intensivmedizinisch
Prophylaxe	örtliche Warnhinweise beachten, bei lokalem Auftreten Verzehr von Schalentieren meiden

Myiasis, subcutane

Ätiologie	Larven bestimmter Fliegenarten
Verbreitung	tropisches Afrika (Tumbu-Fliege), tropisches Lateinamerika (Dassel-Fliege)
Übertragung	percutan durch intakte Haut
Inkubationszeit	Invasion innerhalb 10 Minuten, Reifung mit Wachstum 1–2 (–12) Wochen
Leitsymptom	pustelartige Schwellung mit sichtbarer Larve, entzündliche Umgebungsreaktion
Diagnose	klinisch
Therapie	Okklusiv-Pflaster, evtl. chirurgisch
Prophylaxe	in Afrika Körperhygiene (Kleidung, Wäsche), in Amerika Schutz vor Insektenstichen

Mykosen, systemische → NRZ 11

Sammelbegriff für Pilzinfektionen, die vorwiegend aerogen übertragen werden, meist inapparent bleiben oder zu einer respiratorischen Symptomatik mit Lungenbeteiligung führen. Sie können disseminieren und sich an Haut, Lymphknoten, Skelett sowie sämtlichen Organen manifestieren. Derartig schwere Verläufe kommen in der Regel nur bei Immundefizienz vor.

s. Blastomykose, Coccidioidomykose, Histoplasmose, Kryptokokkose, Paracoccidioidomykose

Neue Influenza („Schweinegrippe") – s. Influenza, Neue

Nipah-Krankheit → NRZ 10

Ätiologie	Nipah-Virus *(Henipaviren, Paramyxoviridae)*
Verbreitung	SO-Asien, Reservoir Fledermäuse, Schweine
Übertragung	direkter Kontakt (meist beruflich), oral über fledermauskontaminierte Früchte
Inkubationszeit	4–18 Tage
Leitsymptom	Beginn mit Fieber, Allgemeinerscheinungen, evtl. Enzephalitis, evtl. Pneumonie, evtl. inapparent
Diagnose	Virusnachweis
Therapie	symptomatisch
Prophylaxe	Kontakte mit Schweinen bei Ausbrüchen meiden, Hygiene bei Verzehr von Früchten

Norovirus-Erkrankung → KL 33

Ätiologie	Noroviren, diverse Genotypen *(Calici-Viren)*
Verbreitung	weltweit, meist in Clustern oder lokalen Ausbrüchen
Übertragung	faekal-oral, auch aerogen, geringe Infektionsdosis, hochkontagiös
Inkubationszeit	1–2 Tage
Leitsymptom	Durchfall, Übelkeit, Erbrechen, Leibschmerzen
Diagnose	Virusnachweis
Therapie	symptomatisch, meist selbstlimitierend (1–3 Tage)
Prophylaxe	Nahrungs- und Trinkwasserhygiene

Okelbo-Krankheit – s. Sindbis-Fieber

Onchozerkose – s. Filariosen, subkutane

O'nyong-nyong → NRZ 10

Ätiologie	ONN-Virus *(Alphaviren)*
Verbreitung	Ost- und Zentralafrika (Uganda, Tanzania)
Übertragung	nachtaktive Stechmücken
Inkubationszeit	ca. 1 Woche
Leitsymptom	Fieber, Arthralgien
Diagnose	Virusnachweis, Immundiagnostik
Therapie	symptomatisch
Prophylaxe	Schutz vor Stechmücken abends und nachts

Opisthorchiasis – s. Clonorchiasis

Orientbeule – s. Leishmaniasen, cutane

Oropouche-Fieber

Ätiologie	Oropouche-Virus *(Bunyaviridae)*
Verbreitung	Amazonas-Region Brasiliens, südliche Karibik, Panama, Peru; Reservoir Wildsäuger (Faultiere), Vögel
Übertragung	dämmerungsaktive Stechmücken (Culicoides paraensis)
Inkubationszeit	4–8 Tage
Leitsymptom	Fieber, Kopf- und Gliederschmerzen, selten Exanthem, Meningitis
Diagnose	Immundiagnostik
Therapie	symptomatisch (Paracetamol), selbstlimitierende Krankheit ohne Langzeitfolgen
Prophylaxe	Mückenschutz

Oroya-Fieber – s. Bartonellose

Oxyuriasis - s. Enterobiasis

Paracoccidioidomykose → NRZ 11
(südamerikanische Blastomykose)

Ätiologie	Paracoccidioides (Blastomyces) brasiliensis *(Pilze)*
Verbreitung	Mittel- und Südamerika saprophytisch im Erdreich
Übertragung	aerogen
Inkubationszeit	variabel (Monate - Jahre)
Leitsymptom	die meisten Infektionen verlaufen inapparent; klinische Manifestation mehrheitlich pulmonal mit chronisch-progredienten produktiv-cirrhotischen Infiltraten; Dissemination mit granulomatösen Veränderungen in Haut/Schleimhaut, Lymphknoten und anderen Organen möglich; Verlauf abhängig von Immunitätslage
Diagnose	Erregernachweis, Immundiagnostik, Histologie
Therapie	Antimykotika
Prophylaxe	Eine spezifische Vorbeugung ist nicht möglich

Paragonimiasis (Lungenegel) → NRZ 10

Ätiologie	Paragonimus spp *(Saugwürmer)*
Verbreitung	Tropen, Subtropen, vorwiegend SO-Asien
Übertragung	oral (Verzehr roher Süßwasserkrebse)
Inkubationszeit	Wochen – Monate
Leitsymptom	Husten, Hämoptyse
Diagnose	Einachweis, Immundiagnostik
Therapie	Praziquantel
Prophylaxe	Nahrungshygiene

Peruwarze, Verruga peruviana – s. Bartonellose

Pest → KL 29

Ätiologie	Yersinia pestis *(Bakterien)*
Verbreitung	Afrika (O, S), Amerika (N, S), Asien (S, zentral) Reservoir Ratten, div. Nager und Kleinsäuger, Katzen
Übertragung	Flöhe, aerogen
Inkubationszeit	2–6 Tage
Leitsymptom	Fieber, Allgemeinerscheinungen, Lymphknotenschwellungen (Beulenpest), Pneumonie (Lungenpest), evtl. Sepsis
Diagnose	Erregernachweis
Therapie	Antibiotika
Prophylaxe	Schutz vor Flöhen, in endemischen Gebieten Nagerbiotope sowie Kontakte mit kranken Menschen meiden

Pferdeenzephalitis → NRZ 10
(engl. „equine encephalitis")

Ätiologie	WEE-, EEE-, VEE-Virus *(Alphaviren)*
Verbreitung	Amerika (USA, Mittel- und nördliches Südamerika), Reservoir Vögel, Nager
Übertragung	tag- und nachtaktive Stechmücken
Inkubationszeit	5–10 Tage
Leitsymptom	Fieber, Enzephalitis; Verlauf häufig inapparent (WEE), mild (VEE), hohe Letalität (EEE)
Diagnose	Erregernachweis
Therapie	symptomatisch
Prophylaxe	Schutz vor Stechmücken tags und nachts

Phlebotomus-Fieber (Papataci-Fieber) → NRZ 10
(engl. „sandfly-fever")

Ätiologie	Phleboviren, diverse Genotypen *(Bunyaviridae)*
Verbreitung	Tropen, Subtropen
Übertragung	nachtaktive Stechmücken (Phlebotomen)
Inkubationszeit	3–6 Tage
Leitsymptom	Fieber, Allgemeinerscheinungen, Arthralgien; evtl. seröse Meningitis (Typ Toscana)
Diagnose	Immundiagnostik, Virusnachweis
Therapie	symptomatisch
Prophylaxe	Schutz vor Stechmücken abends und nachts

Krankheiten | CRM-Handbuch Reisemedizin, Juni 2011 – November 2011

Pocken (Variola major, Variola minor) → KL 40

Ätiologie	Variola-Viren *(Poxviridae)*
Verbreitung	ursprünglich weltweit, seit 1977 ausgerottet, potentiell als Biowaffe
Übertragung	aerogen oder direkter Kontakt
Inkubationszeit	7–18 Tage
Leitsymptom	Beginn mit Fieber, Allgemeinerscheinungen, nach 2–4 Tagen Ausschlag
Diagnose	Virusnachweis
Therapie	symptomatisch
Prophylaxe	Kontakte mit Inkubierten und Kranken meiden, Impfung

Pogosta-Krankheit – s. Sindbis-Fieber

Poliomyelitis → NRZ 7

Ätiologie	Enteroviren, 3 Typen
Verbreitung	ursprünglich weltweit, z. Zt. noch in Teilen von Afrika und Asien
Übertragung	faekal-oral, seltener aerogen
Inkubationszeit	7–14 Tage
Leitsymptom	fieberhaftes Anfangsstadium, evtl. mit Durchfällen, danach evtl. schlaffe Lähmungen
Diagnose	Erregernachweis, Immundiagnostik
Therapie	symptomatisch
Prophylaxe	Nahrungs- und Trinkwasserhygiene, Impfung

Polyarthritis epidemica → NRZ 10
(Ross River-Fieber)

Ätiologie	RR-Virus *(Alphaviren)*
Verbreitung	Australien, Ozeanien (div. Inseln)
Übertragung	tag- und nachtaktive Stechmücken
Inkubationszeit	3–9 (–21) Tage
Leitsymptom	Fieber, Arthralgien, Myalgien, oft Exanthem
Diagnose	Immundiagnostik
Therapie	symptomatisch
Prophylaxe	Schutz vor Stechmücken tags und nachts

Q-Fieber (Query fever) → KL 22

Ätiologie	Coxiella burnetii *(Bakterien)*
Verbreitung	weltweit, Reservoir Haus- und Wildtiere, vorw. Paarhufer, gelegentlich Vögel, Zecken
Übertragung	aerogen, hochkontagiös, weite Distanzen, gelegentlich Zecken
Inkubationszeit	2–3 Wochen
Leitsymptom	Fieber, Allgemeinerscheinungen; Pneumonie, evtl. Myocarditis, Hepatitis, Meningoenzephalitis, Abortneigung bei Schwangeren
Diagnose	Immundiagnostik, evtl. Erregernachweis
Therapie	Antibiotika
Prophylaxe	Tierkontakte bei Ausbrüchen meiden, Schutz vor Zecken

Rabies – s. Tollwut

„Red Tide" (besondere Form der marinen Algenblüte)

Ätiologie	Saisonale Vermehrung bestimmter Dinoflagellaten und Algen, die das Wasser rot färben, hitzestabile Toxine produzieren und in Schalentiere gelangen können
Verbreitung	Meeresküsten weltweit, vorw. Subtropen und gemäßigte Zonen im Sommer, temporäre, lokale/regionale Ausbrüche
Übertragung	a) oral durch Verzehr von Schalentieren (auch gegarten) b) Kontakt mit oder Inhalation von algenhaltigem Wasser
Inkubationszeit	eine halbe – wenige Stunden
Leitsymptom	a) wie bei der Muschelvergiftung, paralytische (s. dort) b) Schleimhautreizung der Augen und oberen Luftwege
Diagnose	klinisch (in Verbindung mit epidemischem Auftreten)
Therapie	symptomatisch, bei Atembeschwerden intensivmedizinisch
Prophylaxe	örtliche Warnhinweise beachten, bei lokalem Auftreten Baden und Verzehr von Schalentieren meiden

Reisediarrhoe → KL 52

symptomatisch orientierter Sammelbegriff für eine unkomplizierte Durchfallepisode von wenigen Tagen in Verbindung mit einer Reise

Ätiologie	diverse Erreger (meist Bakterien); Toxine
Verbreitung	weltweit, vorwiegend bei niedrigem Hygienestandard
Übertragung	fast immer oral
Inkubationszeit	meist nur wenige Stunden
Leitsymptom	Durchfall
Diagnose	klinisch
Therapie	Flüssigkeit + Elektrolyte oral, evtl. Loperamid
Prophylaxe	Nahrungs- und Trinkwasserhygiene

Rickettsiosen → NRZ 10

Ätiologie	Rickettsien spp *(Bakterien)*
Übertragung	diverse Vektoren (Läuse, Flöhe, Zecken, Milben)
Krankheitsbilder	s. **Fièvre boutonneuse** s. **Rocky Mountain Spotted Fever** s. **Fleckfieber** s. **Zeckenbissfieber**
Prophylaxe	Schutz vor Überträgern

Rift Valley-Fieber → NRZ 10

Ätiologie	RVF-Virus *(Phleboviren, Bunyaviridae)*
Verbreitung	Afrika, Vorderasien Reservoir Paarhufer, Mücken
Übertragung	direkter oder indirekter Kontakt mit kranken Tieren, Verzehr von deren ungegartem Fleisch oder roher Milch, tag- und nachtaktive Stechmücken
Inkubationszeit	2–6 Tage
Leitsymptom	Fieber, Gelenkbeschwerden, grippeähnlich; Komplikationen: Retinitis, Meningoenzephalitis, Hepatitis, Blutungen
Diagnose	Immundiagnostik, Virusnachweis
Therapie	symptomatisch, evtl. Ribavirin
Prophylaxe	Schutz vor Stechmücken tags und nachts

Rocky Mountain Spotted Fever, Felsengebirgsfieber (neuweltliches Zeckenbissfieber) → NRZ 10

Ätiologie	Rickettsia rickettsii *(Bakterien)*
Verbreitung	Nord-, Mittel-, Südamerika, USA vorwiegend Südatlantik-Staaten
Übertragung	Zecken
Inkubationszeit	ca. 1 Woche (3–14 Tage)
Leitsymptom	Fieber, Exanthem, Enzephalitis
Diagnose	Immundiagnostik
Therapie	Antibiotika (Doxycyclin)
Prophylaxe	Schutz vor Zecken

Ross River-Disease – s. Polyarthritis epidemica

RSSE (Russ. Frühsommer-Meningoenzephalitis) – s. FSME

Rückfallfieber → NRZ 9

Ätiologie	Borrelia spp. *(Bakterien)*	
Krankheitsbilder	**Rückfallfieber, Läuse-**	
	Verbreitung:	Kältere Gebiete, Höhenlagen (bes. Äthiopien, Burundi), schlechte hygienische Bedingungen
	Übertragung:	Kleiderläuse
	Rückfallfieber, Zecken-	
	Verbreitung:	Tropen, Subtropen
	Übertragung:	Zecken
Inkubationszeit	2–14 Tage	
Leitsymptom	Rekurrierendes Fieber, Organbeteiligung	
Diagnose	Erregernachweis im Blut	
Therapie	Antibiotika	
Prophylaxe	Schutz vor Überträgern	

Ruhr – s. Amöbiasis, Shigellenruhr

Sandfloh-Befall – s. Tungiasis

San Joaquin Valley Fever – s. Coccidioidomykose

SARS („Severe Acute Respiratory Sydrome") → NRZ 10

Ätiologie	SARS-CoV *(Coronaviren)*
Verbreitung	Ost-Asien (China) Reservoir wahrscheinlich wildlebende Kleinsäuger
Übertragung	vorwiegend aerogen
Inkubationszeit	2–10 Tage
Leitsymptom	Beginn mit Fieber, Allgemeinerscheinungen, Pneumonie, Durchfälle (70 %)
Diagnose	klinisch-epidemiologisch, Immundiagnostik, Virusnachweis
Therapie	symptomatisch
Prophylaxe	Kontakte mit Kranken meiden

Schistosomiasis – s. Bilharziose

Schlafkrankheit (Afrikan. Trypanosomiasis) → NRZ 10

Ätiologie	Trypanosoma brucei gambiense/rhodesiense *(Einzeller)*
Verbreitung	tropisches Afrika (Festland)
Übertragung	Tsetse-Fliegen (Glossinen), tagaktiv
Inkubationszeit	1–3 Wochen (Trypanosoma rhodesiense) Wochen - Jahre (Trypanosoma gambiense)
Leitsymptom	1. Stadium Schwellung an der Stichstelle oder im Gesicht, regionäre Lymphome, später Fieber; 2. Stadium ZNS-Beteiligung (Enzephalitis)
Diagnose	Erregernachweis, Immundiagnostik
Therapie	1. Stadium Suramin, Pentamidin, Eflornithin 2. Stadium Arsenverbindungen, Eflornithin, Nifurtimox
Prophylaxe	Schutz vor Tsetse-Fliegen tags, bei verdächtigen Symptomen Arzt aufsuchen

Schweinegrippe – s. Influenza, Neue

Schwimmbadgranulom

Ätiologie	Mycobacterien spp, meist M. marinum
Verbreitung	weltweit, vorwiegend gemäßigte Zonen, saprophytisch, Aquarien, Terrarien, selten auch Schwimmbäder, Whirlpools
Übertragung	Kontakt (verletzter) Haut mit erregerhaltigem Wasser
Inkubationszeit	einige Wochen bis Monate (gelegentlich Jahre)
Leitsymptom	Knoten, Granulom oder Ulcus mit Krustenbildung an der Hautoberfläche, meist in der Einzahl, bisweilen mit Satelliten, schmerzlos, keine Lymphknoten; meist obere Extremität betroffen; bei Immunkompetenz Dissemination möglich
Diagnose	Erregernachweisaus der Läsion (Kultur)
Therapie	Spontanremission (1–3 Jahre), evtl. chirurgisch, Chemotherapie (Makrolide, Co-Trim, evtl. Tuberkulostatika)
Prophylaxe	Ungepflegte Freizeiteinrichtungen meiden

Scombroid-Vergiftung
(Scombrotoxin-Vergiftung, Fischvergiftung)

Ätiologie	Scombrotoxin/Histamin (gebildet durch bakterielle Zersetzung von Histidin aus Fischfleisch, hitzestabil)
Verbreitung	weltweit
Übertragung	Verzehr von unsachgemäß verarbeitetem oder gelagertem Fisch, auch in Konserven (besonders Makrelen, Thunfisch, Heringe, Sardinen, Anchovis)
Inkubationszeit	wenige Minuten bis einige Stunden nach Fischverzehr
Leitsymptom	Hauterscheinungen (Urticaria, Flush), Übelkeit, Erbrechen, Blutdruckabfall, selten Bronchospasmus, Schock
Diagnose	klinisch-anamnestisch, Histamin-Nachweis in Nahrungsmittelresten
Therapie	Antihistaminika
Prophylaxe	Vermeidung des Verzehrs von unsachgemäß gelagertem Fisch, Hygiene

Shigellen-Ruhr, Shigellose → KL 52

Ätiologie	Shigella spp. *(Bakterien)*
Verbreitung	weltweit (Hygiene)
Übertragung	faekal-oral
Inkubationszeit	1–7 Tage
Leitsymptom	blutige Durchfälle, Leibkrämpfe, Fieber
Diagnose	Erregernachweis im Stuhl
Therapie	Antibiotika
Prophylaxe	Nahrungs- und Trinkwasserhygiene

Sindbis-Fieber → NRZ 10
(Karelisches Fieber, Okelbo-, Pogosta-Krankheit)

Ätiologie	SIN-Virus *(Alphaviren)*
Verbreitung	Afrika (O, zentral, S), Asien (S, SO), Europa (N, O) Reservoir Vögel
Übertragung	nachtaktive Stechmücken
Inkubationszeit	ca. 1 Woche
Leitsymptom	Fieber, Rash, Gelenkbeschwerden
Diagnose	Immundiagnostik, Virusnachweis
Therapie	symptomatisch
Prophylaxe	Schutz vor Stechmücken nachts

Spulwurm – s. Ascariasis

St. Louis Enzephalitis → NRZ 10

Ätiologie	SLE-Virus *(Flaviviren)*
Verbreitung	Amerika (USA, vereinzelt Mittel-, Süd-Amerika, Karibik) Reservoir Vögel
Übertragung	nachtaktive Stechmücken
Inkubationszeit	4-21 Tage (meist nur wenige Tage)
Leitsymptom	Fieber, evtl. inapparent, evtl. Meningitis, Enzephalitis (ältere Menschen)
Diagnose	Immundiagnostik, Virusnachweis
Therapie	symptomatisch
Prophylaxe	Schutz vor Stechmücken nachts

Strongyloidiasis (Zwergfadenwurm)

Ätiologie	Strongyloides stercoralis
Verbreitung	weltweit, vorwiegend Tropen
Übertragung	percutan (gesunde Haut) interne Autoinfektion (Dickdarm)
Inkubationszeit	ca. 3 Wochen (Praepatenz)
Leitsymptom	uncharakteristische Verdauungsbeschwerden, evtl. urtikarielle Hauterscheinungen, evtl. Dissemination mit Organbefall bei Immundefekten („Hyperinfektionssyndrom")
Diagnose	Erregernachweis (Larven) im Stuhl
Therapie	Benzimidazole, Ivermectin
Prophylaxe	Körperhygiene, Kleidung, Schuhwerk

Syphilis, Lues → KL 27 + 28

Ätiologie	Treponema pallidum *(Bakterien)*
Verbreitung	weltweit
Übertragung	vorwiegend sexuell
Inkubationszeit	3 Wochen (Primäraffekt); Monate–Jahre (Allgemeinerscheinungen, ZNS-Befall)
Leitsymptom	schmerzloses Geschwür am Genitale
Diagnose	Erregernachweis
Therapie	Antibiotika (Penicillin)
Prophylaxe	ungeschützte Sexualkontakte meiden

Taeniasis

Ätiologie	Taenia saginata (Rinderbandwurm) Taenia solium (Schweinebandwurm) (Mensch ist Endwirt für adulten Wurm)
Verbreitung	weltweit
Übertragung	oral (rohes, finnenhaltiges Rind- oder Schweinefleisch)
Inkubationszeit	1–3 Monate (Präpatenz)
Leitsymptom	Abgang von Proglottiden, evtl. Verdauungsbeschwerden
Diagnose	Nachweis von Proglottiden oder Eiern im Stuhl
Therapie	Praziquantel, Niclosamid
Prophylaxe	Nahrungshygiene

Tollwut (Rabies, Lyssa) → KL 32

Ätiologie	Tollwutviren, diverse Genotypen *(Rhabdoviridae)*
Verbreitung	weltweit außer Ozeanien sowie Teile von N-Europa, Karibik
Übertragung	Biß durch tollwutkrankes Tier, Viruskontakt mit Schleimhaut oder Hautläsionen
Inkubationszeit	ca. 1–3 Monate, evtl. auch kürzer oder länger
Leitsymptom	Agressivität, Krämpfe, Lähmungen; Ausgang immer tödlich
Diagnose	klinisch, Virusnachweis, Immundiagnostik
Therapie	symptomatisch
Prophylaxe	verdächtige Tierkontakte meiden, bei Verletzung sofort Arzt aufsuchen, bei vorhersehbarem Risiko Impfung

Trichinellose

Ätiologie	Trichinella spiralis, pseudospiralis *(Rundwürmer)*
Verbreitung	weltweit
Übertragung	oral (rohes, larvenhaltiges Fleisch div. Tierarten, z. B. Schwein, Pferd, Bär, Meeressäuger)
Inkubationszeit	1–5 Tage bis zur intestinalen Phase 5–10 Tage bis zur Generalisation
Leitsymptom	intestinale Phase: Durchfall, Leibschmerzen, Übelkeit Generalisation: Fieber, allergische Symptome (Gesichtsödem, Urticaria), Muskelschmerzen
Diagnose	klinisch, Erregernachweis, Immundiagnostik
Therapie	Benzimidazol-Derivate
Prophylaxe	Nahrungshygiene

Trypanosomiasis, afrikanische – s. Schlafkrankheit

Trypanosomiasis, amerikanische – s. Chagas-Krankheit

TSE (Transmissible spongiforme Enzephalopathie) – s. BSE
Sammelbegriff für übertragbare Enzephalopathien mit spezifischen Veränderungen im Gehirn von Säugetieren und Menschen

Tsutsugamushi-Fieber, Milben-Fleckfieber – s. Fleckfieber

Tuberkulose (Lungen-Tbk.) → NRZ 2

Ätiologie	Mycobacterium tuberculosis oder andere spp *(Bakterien)*
Verbreitung	weltweit, vorwiegend in Entwicklungsländern
Übertragung	aerogen
Inkubationszeit	Wochen - Monate
Leitsymptom	Fieber, Husten, Gewichtsverlust
Diagnose	Erregernachweis
Therapie	Tuberkulostatika
Prophylaxe	„face to face"-Kontakte meiden

Tularämie → KL 45

Ätiologie	Francisella tularensis *(Bakterien)*
Verbreitung	N-Amerika, N- und O-Europa, O-Asien Zoonose wildlebender Tiere, vorw. Nager
Übertragung	Kontakt mit kranken Tieren oder deren Ausscheidungen, selten durch blutsaugende Insekten, aerogen oder oral
Inkubationszeit	2–10 Tage (bis > 1 Monat)
Leitsymptom	je nach Eintrittspforte: Hautgeschwür oder Konjunktivitis mit Lymphknotenschwellung, seltener Pharyngitis, Pneumonie, Enteritis, evtl. Fieber und Allgemeinerscheinungen
Diagnose	Erregernachweis, Immundiagnostik
Therapie	Antibiotika
Prophylaxe	Hygiene bei (beruflichem) Umgang mit Tieren, Nahrungshygiene, Schutz vor Zecken

Tungiasis (Sandfloh)

Ätiologie	Tunga penetrans (Sandfloh)
Verbreitung	vorw. tropisches Amerika, Karibik, Westafrika, weniger Indischer Ozean
Übertragung	percutan durch intakte Haut
Inkubationszeit	Invasion innerhalb von 1–2 Tagen, Sekundärinfektion evtl. nach 8–12 Tagen
Leitsymptom	Flohstichreaktion mit anhaftendem Floh, nach 2–4 Tagen erbsgroße Schwellung im Hautniveau, später evtl. lokale Entzündung, Geschwür
Diagnose	klinisch
Therapie	anfangs Entfernung mit Pinzette, später chirurgisch
Prophylaxe	Körperhygiene, Kleidung, Schuhwerk

Typhus abdominalis (engl. „typhoid fever") → NRZ 3

Ätiologie	Salmonella typhi *(Bakterien)*
Verbreitung	weltweit (Hygiene)
Übertragung	faekal-oral
Inkubationszeit	1–3 Wochen
Leitsymptom	anhaltendes Fieber
Diagnose	Erregernachweis
Therapie	Antibiotika
Prophylaxe	Nahrungs- und Trinkwasserhygiene, Impfung

Ulcus molle, weicher Schanker (engl. „chancroid")

Ätiologie	Haemophilus ducreyi *(Bakterien)*
Verbreitung	vorwiegend Tropen (Asien, Afrika)
Übertragung	sexuell
Inkubationszeit	2–6 Tage (–14 Tage)
Leitsymptom	weiche(s), schmerzhafte(s) Geschwür(e) am Genitale
Diagnose	Erregernachweis
Therapie	Antibiotika
Prophylaxe	Ungeschützte Sexualkontakte meiden

Venerische Infektionen
(engl. „sexually transmitted diseases", STD)

Sammelbegriff für Infektionskrankheiten, die vorwiegend auf sexuellem Weg übertragen werden

s. AIDS, Donovanosis, Gonorrhoe, Hepatitis B, C, Lymphogranuloma inguinale, Syphilis, Ulcus molle

Vibrio vulnificus-Infektionen

Ätiologie	Vibrio vulnificus *(Bakterien)*
Verbreitung	küstennahes Meerwasser / Brackwasser weltweit, warme Zonen ganzjährig, gemäßigte Zonen Sommer
Übertragung	percutan über Hauterletzungen, meist beim Baden oder Waten im Salzwasser, gelegentlich oral über Verzehr roher Schalentiere
Inkubationszeit	wenige Stunden bis Tage

Leitsymptom	rasch progrediente Wundinfektion mit tiefen Nekrosen, Übergang in Sepsis mit multipler Organbeteiligung, besonders gefährdet: ältere und immundefiziente Personen, bei oraler Infektion primäre Sepsis möglich
Diagnose	klinisch-anamnestisch, Erregernachweis
Therapie	Antibiotika, evtl. chirurgisch
Prophylaxe	Wundkontakte mit Meerwasser vermeiden

Wanderfilarie – s. Filariosen, subkutane

Vogelgrippe → NRL 17

Ätiologie	Vogelpathogene Influenza-Viren der Gruppe A
Verbreitung	weltweit
Übertragung	aerogen, oral; Infektion für Menschen selten bei direktem Kontakt zu infizierten Vögeln, Übertragung von Mensch zu Mensch möglich
Inkubationszeit	bei Vögeln wenige Tage bei Menschen 2–8 (bis zu 17) Tage für A(H5N1)
Leitsymptom	Tier: Je nach Virustyp leichte oder schwere (letale) Verläufe; Mensch: Leichte Irritation der Schleimhäute (Konjunktiva, obere Luftwege), systemische Verläufe mit Pneumonie bei A(H5N1)
Diagnose	Erregernachweis
Therapie	Mensch: Antivirale Substanzen (Neuraminidasehemmer)
Prophylaxe	Mensch: Kontakt zu Federvieh im Infektionsgebiet meiden, Hygiene, Infektionsschutz bei beruflicher Exposition

West Nile-Fieber → NRZ 10

Ätiologie	WN-Virus *(Flaviviren)*
Verbreitung	Afrika, Amerika (N), Asien (W, S, O), Europa (S, O) Reservoir vorw. wildlebende Vögel
Übertragung	vorwiegend nachtaktive Stechmücken
Inkubationszeit	4–21 (meist 3–6) Tage
Leitsymptom	Fieber, Allgemeinerscheinungen, Exanthem (50 %), evtl. inapparent evtl. Meningitis, Enzephalitis (ältere Menschen)
Diagnose	Immundiagnostik, Virusnachweis
Therapie	symptomatisch
Prophylaxe	Schutz vor Stechmücken bes. abends und nachts

Whirlpool-Dermatitis

Ätiologie	Pseudomonas aeroginosa *(Bakterien)*
Verbreitung	weltweit, kontaminiertes Wasser in schlecht gewarteten Whirlpools, „Hot Tubs", bisweilen auch Schwimmbecken
Übertragung	Kontakt (Aufenthaltsdauer)
Inkubationszeit	2 (1–8) Tage
Leitsymptom	juckendes, vesikuläres oder follikuläres Exanthem, evtl. Lymphadenitis (axillär), oberflächliche Mastitis, evtl. Otitis externa, Pharyngitis, Konjunktivitis, Otitis, Fieber, Übelkeit, Erbrechen
Diagnose	klinisch-anamnestisch, evtl. Erregernachweis
Therapie	symptomatisch; Spontanheilung nach 1–2 Wochen
Prophylaxe	Wasserhygiene durch den Betreiber, ungepflegte Einrichtungen meiden

Wuchereria – s. Filariosen, lymphatische

Wüstenrheumatismus – s. Coccidioidomykose

Zeckenbissfieber – s. Rickettsiosen

Sammelbegriff für Rickettsiosen, die durch Zecken übertragen werden

s. Fièvre boutonneuse (altweltliches Zeckenbissfieber)
s. Rocky Mountain Spotted Fever (neuweltliches Zeckenbissfieber)

Zeckenlähmung (engl. „tick paralysis") → NRL 18

Ätiologie	Toxine im Speichel div. Zeckenarten
Verbreitung	vorwiegend USA, Kanada, Australien; Einzelfälle weltweit
Übertragung	Zeckenstich
Inkubationszeit	4–7 Tage
Leitsymptom	aufsteigende, schmerzlose, schlaffe Lähmung bis zur Atemlähmung, bisweilen mit Parästhesien
Diagnose	klinisch - ex juvantibus
Therapie	Entfernung der Zecke, Besserung innerhalb von 1–2 Tagen
Prophylaxe	Schutz vor Zecken, ggf. sofort entfernen

Zerkariendermatitis – s. Badedermatitis

Zyklosporiasis – s. Cyclosporiasis

Zystizerkose – s. Cysticercose

Labor – Diagnostik, fachliche Beratung

Nationale Referenzzentren, Nationale Referenzlaboratorien, Konsiliarlaboratorien, Sonstige Institutionen
(Tropen-/Reisemedizin, importierte Krankheiten)

Die nachfolgende Liste enthält eine Auswahl **Nationaler Referenzzentren (NRZ)**, **Nationaler Referenzlaboratorien (NRL)**, **Konsiliarlaboratorien (KL)** und **sonstiger Institutionen (SO)**, soweit sie für importierte, speziell tropische Infektionskrankheiten und Erreger im Rahmen der Reisemedizin relevant sind. Die **numerische Kennzeichnung wiederholt sich im Abschnitt „Krankheiten – Basisdaten"** und erleichtert dem Benutzer die Zuordnung der betreffenden Erkrankungen bzw. Erreger.

Nationale Referenzzentren dienen der Überwachung wichtiger Infektionserreger; sie sind in Abstimmung mit dem Robert Koch-Institut (RKI) und den medizinisch-wissenschaftlichen Fachgesellschaften durch das Bundesministerium für Gesundheit berufen.

Konsiliarlaboratorien sollen das Netz der NRZ ergänzen. Hierbei handelt es sich vorwiegend um ein Beratungsangebot zu Fragen, die über die Routine hinausgehen sowie zur Benennung weiterer Ansprechpartner und Experten. KL werden nach Abstimmung mit den entsprechenden Fachgesellschaften vom RKI ernannt.

Das vollständige Verzeichnis der NRZ und KL und ihrer Leistungen für die gegenwärtige Berufungsperiode 2011–2013 kann über www.rki.de > Infektionsschutz > Nationale Referenzzentren im Internet abgerufen werden, wo es auch laufend aktualisiert wird.

Nationale Referenzlaboratorien gehören in den Bereich der Veterinärmedizin, ihre Kompetenz ragt in die Humanmedizin hinein, sofern es sich um Zoonosen handelt. Die NRL gehören zum Friedrich-Löffler-Institut, einer Einrichtung des Bundesministeriums für Ernährung, Landwirtschaft und Verbraucherschutz. Ein vollständiges Verzeichnis der NRL kann im Internet unter www.fli.bund.de > Institute abgerufen werden.

NRZ, KL und NRL bieten neben zahlreichen Leistungen auf ihrem Fachgebiet eine qualifizierte Beratung für Ärzte zu diagnostischen Fragen an. Gleiches gilt für eine **Auswahl sonstiger Institutionen zur Diagnostik tropischer und parasitärer Erkrankungen in Deutschland, Österreich und der Schweiz**, die anschließend alphabetisch nach Orten sortiert aufgelistet ist. Darunter findet sich die Anschrift des **„WHO Collaborating Laboratory" für AIDS in Deutschland**, das ggf. für die Durchführung international anerkannter HIV-Tests zuständig ist.

Nationale Referenzzentren

1 Nationales Referenzzentrum für Meningokokken

- Institut: Institut für Hygiene und Mikrobiologie der Universität Würzburg
  Josef-Schneider-Str. 2, 97080 Würzburg
- Kontakt: Herr Prof. Dr. M. Frosch
  Herr Prof. Dr. U. Vogel
- Telefon: 09 31 / 2 01-4 61 60, -4 68 02
- Telefax: 09 31 / 2 01-4 64 45
- E-Mail: mfrosch@hygiene.uni-wuerzburg.de
  uvogel@hygiene.uni-wuerzburg.de

2 Nationales Referenzzentrum für Mykobakterien

- Institut: Forschungszentrum Borstel
  Parkallee 18, 23845 Borstel
- Kontakt: Frau Dr. S. Rüsch-Gerdes
- Telefon: 0 45 37 / 1 88-213, -211
- Telefax: 0 45 37 / 1 88-311
- E-Mail: srueschg@fz-borstel.de

3 Nationales Referenzzentrum für Salmonellen und andere bakterielle Enteritiserreger

- Institut: Robert Koch-Institut (Bereich Wernigerode)
  FG 11 - Bakterielle Infektionen
  Burgstr. 37, 38855 Wernigerode
- Kontakt: Frau PD Dr. A. Flieger
- Telefon: 0 30 / 1 87 54-25 22, -42 06
- Telefax: 0 30 / 1 87 54-42 07
- E-Mail: fliegera@rki.de

4 Nationales Referenzzentrum für Hepatits-C-Viren

- Institut: Universitätsklinikum Essen
  Institut für Virologie
  Virchowstr. 179, 45147 Essen
- Kontakt: Herr Prof. Dr. M. Roggendorf
  Herr Prof. Dr. R.S. Roß
- Telefon: 02 01 / 7 23-35 50
- Telefax: 02 01 / 7 23-59 29
- E-Mail: roggendorf@uni-essen.de
  stefan.ross@uni-due.de

5 Nationales Referenzzentrum für Influenza

- Institut: Robert Koch-Institut
  FG 12 - Virale Infektionen
  Nordufer 20, 13353 Berlin
- Kontakt: Frau Dr. B. Schweiger
- Telefon: 0 30 / 1 87 54-24 56, -24 64
- Telefax: 0 30 / 1 87 54-26 05
- E-Mail: schweigerb@rki.de

6 Nationales Referenzzentrum für Masern, Mumps, Röteln

- Institut: Robert Koch-Institut
  Nordufer 20, 13353 Berlin
- Kontakt: Frau PD Dr. A. Mankertz
- Telefon: 0 30 / 1 87 54-25 16, -23 08
- Telefax: 0 30 / 1 87 54-25 98
- E-Mail: mankertza@rki.de

7 Nationales Referenzzentrum für Poliomyelitis und Enteroviren

- Institut: Robert Koch-Institut
  Nordufer 20, 13353 Berlin
- Kontakt: Frau Dr. S. Diedrich
- Telefon: 0 30 / 1 87 54-23 78
- Telefax: 0 30 / 1 87 54-26 17
- E-Mail: diedrichs@rki.de

Labor – Diagnostik, fachliche Beratung

8 Nationales Referenzzentrum für Retroviren

- **Institut:** Institut für Klinische und Molekulare Virologie
  Universität Erlangen-Nürnberg
  Schloßgarten 4, 91054 Erlangen
- **Kontakt:** Herr Prof. Dr. B. Fleckenstein
  Frau Dr. A. Nagel
- **Telefon:** 0 91 31 / 8 52-27 62, -35 63, -57 90
- **Telefax:** 0 91 31 / 8 52-64 85
- **E-Mail:** nrzretro@viro.med.uni-erlangen.de
  angela.nagel@viro.med.uni-erlangen.de

9 Nationales Referenzzentrum für Borrelien

- **Institut:** Bayerisches Landesamt für Gesundheit und Lebensmittelsicherheit
  Veterinärstr. 2, 85764 Oberschleißheim
- **Kontakt:** Herr Dr. V. Fingerle
  Herr PD Dr. A. Sing
- **Telefon:** 0 89 / 3 15 60-8 70, -8 14
- **Telefax:** 0 89 / 3 15 60-8 44, -4 58
- **E-Mail:** volker.fingerle@lgl.bayern.de
  andreas.sing@lgl.bayern.de

10 Nationales Referenzzentrum für tropische Infektionserreger

- **Institut:** Bernhard-Nocht-Institut für Tropenmedizin
  Bernhard-Nocht-Str. 74, 20359 Hamburg
- **Kontakt:** Herr Prof. Dr. B. Fleischer
- **Telefon:** 0 40 / 4 28 18-4 01
- **Telefax:** 0 40 / 4 28 18-4 00
- **E-Mail:** MZD@bni-hamburg.de

11 Nationales Referenzzentrum für systemische Mykosen

- **Institut:** Institut für Medizinische Mikrobiologie
  Universitätskliniken Göttingen
  Kreuzbergring 57, 37075 Göttingen
- **Kontakt:** Herr Prof. Dr. U. Groß
- **Telefon:** 05 51 / 39-58 01
- **Telefax:** 05 51 / 39-58 61
- **E-Mail:** ugross@gwdg.de

Nationale Referenzlaboratorien

16 Nationales Referenzlaboratorium für Brucellose

- **Erreger:** Brucella spp.
- **Institut:** Friedrich-Loeffler-Institut
  Naumburger Str. 96 a, 07743 Jena
- **Kontakt:** Herr Dr. F. Melzer
- **Telefon:** 0 36 41 /8 04-4 46
- **Telefax:** 0 36 41 /8 04-2 28
- **E-Mail:** Falk.Melzer@fli.bund.de

17 Nationales Referenzlaboratorium für aviäre Influenza

- **Erreger:** Vogelpathogene Influenzaviren
- **Institut:** Friedrich-Loeffler-Institut
  Südufer 10, 17493 Greifswald – Insel Riems
- **Kontakt:** Herr PD Dr. T. Harder
- **Telefon:** 03 83 51 / 71 52
- **Telefax:** 03 83 51 / 71 74
- **E-Mail:** Timm.Harder@fli.bund.de

18 Nationales veterinärmedizin. Referenzlabor für durch Zecken übertragene Erkrankungen im Friedrich-Loeffler-Institut

- **Erreger:** FSME, Lyme-Borreliose
- **Institut:** Bundesforschungsinstitut für Tiergesundheit
  Standort Jena
  Naumburger Str. 96 a, 07743 Jena
- **Kontakt:** Herr PD Dr. J. Süss
- **Telefon:** 0 36 41 /8 04-2 48
- **Telefax:** 0 36 41 /8 04-2 28
- **E-Mail:** Jochen.Suess@fli.bund.de

Konsiliarlaboratorien – ätiologisch orientiert

21 Konsiliarlaboratorium für Bartonellen

- **Erreger:** Bartonella henselae, Bartonella quintana, Bartonella clarridgeiae, Bartonella spp.
- **Institut:** Institut für Medizinische Mikrobiologie und Krankenhaushygiene
  Universitätsklinikum Frankfurt am Main
  Paul-Ehrlich-Str. 40, 60596 Frankfurt am Main
- **Kontakt:** Herr Prof. Dr. V. Kempf
- **Telefon:** 0 69 / 63 01-50 19
- **Telefax:** 0 69 / 63 01-8 34 31
- **E-Mail:** volkhard.kempf@kgu.de

22 Konsiliarlaboratorium für Coxiella burnetii

- **Erreger:** Coxiella burnetii
- **Institut:** Landesgesundheitsamt Baden-Württemberg
  Nordbahnhofstr. 135, 70191 Stuttgart
- **Kontakt:** Frau PD Dr. S. Fischer
  Frau Dr. C. Wagner-Wiening
- **Telefon:** 07 11 / 9 04-3 93 01, -3 93 04
- **Telefax:** 07 11 / 9 04-3 83 26
- **E-Mail:** silke.fischer@rps.bwl.de
  christiane.wagner-wiening@rps.bwl.de

Labor – Diagnostik, fachliche Beratung

23 Konsiliarlaboratorium für Chlamydien

- **Erreger:** Chlamydia trachomatis, Chlamydia pneumoniae
- **Institut:** Institut für Medizinische Mikrobiologie am Klinikum der FSU Jena
  Erlanger Allee 101, 07747 Jena
- **Kontakt:** Herr Prof. Dr. E. Straube
- **Telefon:** 0 36 41 / 93 93 500
- **Telefax:** 0 36 41 / 93 93 502
- **E-Mail:** eberhard.straube@med.uni-jena.de

24 Konsiliarlaboratorium für Mukoviszidose-Bakteriologie

- **Erreger:** Pseudomonas spp., Burkholderia spp., Stenotrophomonas maltophilia, Staphylococcus spp.

Norddeutschland:
- **Institut:** Medizinische Hochschule Hannover
  Institut für Medizinische Mikrobiologie und Krankenhaushygiene
  Carl-Neuberg-Str. 1, 30625 Hannover
- **Kontakt:** Herr Prof. Dr. S. Suerbaum
- **Telefon:** 05 11 / 5 32-67 70
- **Telefax:** 05 11 / 5 32-43 66
- **E-Mail:** suerbaum.sebastian@mh-hannover.de

Süddeutschland:
- **Institut:** Max von Pettenkofer-Institut für Hygiene und Medizinische Mikrobiologie
  Außenstelle Großhadern
  Marchionistr. 17, 81377 München
- **Kontakt:** Herr Prof. Dr. Dr. Heesemann
  Herr Dr. B. Würstl
- **Telefon:** 0 89 / 51 60-52 00 oder 0 89 / 51 60-52 02
- **Telefax:** 0 89 / 51 60-52 02
- **E-Mail:** heesemann@mvp.uni-muenchen.de
  wuerstl@mvp.uni-muenchen.de

25 Konsiliarlaboratorium für Diphtherie

- **Erreger:** Corynebacterium diphtheriae, C. ulcerans
- **Institut:** Bayerisches Landesamt für Gesundheit und Lebensmittelsicherheit (LGL)
  Veterinärstr. 2, 85764 Oberschleißheim
- **Kontakt:** Herr PD Dr. Dr. A. Sing
  Frau Dr. A. Berger
- **Telefon:** 0 89 / 3 15 60-8 14 bzw. -2 39
- **Telefax:** 0 89 / 3 15 60-1 97 bzw. -4 58
- **E-Mail:** andreas.sing@lgl.bayern.de
  anja.berger@lgl.bayern.de

26 Konsiliarlaboratorium für Legionellen

- **Erreger:** Legionellen
- **Institut:** Institut für Med. Mikrobiologie und Hygiene Universitätsklinikums der TU Dresden
  Fiedlerstr. 42, 01307 Dresden
- **Kontakt:** Herr Dr. Chr. Lück
- **Telefon:** 03 51 / 4 58-65 80
- **Telefax:** 03 51 / 4 58-63 10
- **E-Mail:** christian.lueck@tu-dresden.de

27 Konsiliarlaboratorium für Treponema (Diagnostik/Therapie)

- **Erreger:** Treponema pallidum
- **Institut:** Labor Krone
  Siemensstr. 40, 32105 Bad Salzuflen
- **Kontakt:** Herr Prof. Dr. H.-J. Hagedorn
  Herr Dr. Dr. D. Münstermann
- **Telefon:** 0 52 22 / 80 76-1 43
- **Telefax:** 0 52 22 / 80 76-1 63
- **E-Mail:** info@laborkrone.de

28 Konsiliarlaboratorium für Treponema (Erreger-Differenzierung)

- **Erreger:** Treponema spp.
- **Institut:** Charité - Universitätsmedizin Berlin
  Campus Benjamin Franklin
  Institut für Mikrobiologie und Hygiene
  Hindenburgdamm 27, 12203 Berlin
- **Kontakt:** Herr Prof. Dr. Dr. U. Göbel
  Frau Dr. A. Moter
- **Telefon:** 0 30 / 4 50 52-42 26, -40 15
- **Telefax:** 0 30 / 4 50 52-49 02, -49 05
- **E-Mail:** annette.moter@charite.de

29 Konsiliarlaboratorium für Yersinia pestis

- **Erreger:** Yersinia pestis
- **Institut:** Max von Pettenkofer-Institut für Hygiene und Medizinische Mikrobiologie der LMU München
  Pettenkoferstr. 9a, 80336 München
- **Kontakt:** Herr Prof. Dr. Dr. J. Heesemann
  Herr Dr. A. Rakin
- **Telefon:** 0 89 / 51 60-52 00
- **Telefax:** 0 89 / 51 60-52 02
- **E-Mail:** heesemann@mvp.uni-muenchen.de
  rakin@mvp.uni-muenchen.de

30 Konsiliarlaboratorium für Cryptococcus neoformans, Pseudallescheria boydii/Scedosporium spp. und Erreger außereuropäischer Systemmykosen

- **Erreger:** Cryptococcus neoformans, Pseudallescheria boydii (telemorph) bzw. Scedosporium apiospermum (anamorph), Scedosporium prolificans, Histoplasma capsulatum, Coccidioides immitis, Blastomyces dermatitides, Paracoccidioides brasiliensis, Penicillium marneffei
- **Institut:** Robert Koch-Institut
  Fachgebiet 14 – Mykologie
  Nordufer 20, 13353 Berlin
- **Kontakt:** Frau Dr. K. Tintelnot
- **Telefon:** 0 30 / 1 87 54-22 08, -25 88
- **Telefax:** 0 30 / 1 87 54-26 14
- **E-Mail:** tintelnotk@rki.de

Labor – Diagnostik, fachliche Beratung

31 Konsiliarlaboratorium für Echinokokken

Erreger:	Echinococcus multilocularis, Echinococcus granulosus
Institut:	Institut für Hygiene und Mikrobiologie der Universität Würzburg Josef-Schneider-Str. 2, 97080 Würzburg
Kontakt:	Herr Prof. Dr. M. Frosch Herr Prof. Dr. K. Brehm Herr Dr. D. Tappe
Telefon:	09 31 / 2 01-4 61 61, -4 61 68, -4 60 36
Telefax:	09 31 / 2 01-4 64 45
E-Mail:	mfrosch@hygiene.uni-wuerzburg.de kbrehm@hygiene.uni-wuerzburg.de dtappe@hygiene.uni-wuerzburg.de

32 Konsiliarlaboratorium für Tollwut

Erreger:	Tollwutvirus
Institut:	Universitätsklinikum Essen Institut für Virologie Virchowstr. 179, 45147 Essen
Kontakt:	Herr Prof. Dr. R.S. Roß Herr Prof. Dr. M. Roggendorf
Telefon:	02 01 / 7 23-35 61
Telefax:	02 01 / 7 23-50 39
E-Mail:	stefan.ross@uni-due.de

33 Konsiliarlaboratorium für Noroviren

Erreger:	Noroviren
Institut:	Robert Koch-Institut Nordufer 20, 13353 Berlin
Kontakt:	Frau Dr. M. Höhne
Telefon:	0 30 / 1 87 54-23 75
Telefax:	0 30 / 1 87 54-26 17
E-Mail:	hoehnem@rki.de

34 Konsiliarlaboratorium für FSME

Erreger:	FSME-Virus u.a. Flaviviren
Institut:	Robert Koch-Institut Nordufer 20, 13353 Berlin
Kontakt:	Herr Prof. Dr. M. Niedrig Herr Dr. O. Donoso Mantke
Telefon:	0 30 / 1 87 54-23 70, -23 21, -23 87
Telefax:	0 30 / 1 87 54-26 25, -23 90
E-Mail:	niedrigm@rki.de donosoo@rki.de

36 Konsiliarlaboratorium für Hantaviren

Erreger:	Hantaviren
Institut:	Institut für Medizinische Virologie Charité Universitätsmedizin Berlin Helmut Ruska Haus Charitéplatz 1, 10117 Berlin
Kontakt:	Herr Prof. Dr. D.H. Krüger Herr Prof. Dr. J. Hofmann
Telefon:	0 30 / 4 50-52 50 92, -52 50 84
Telefax:	0 30 / 4 50-52 59 07
E-Mail:	detlev.krueger@charite.de joerg.hofmann@charite.de

37 Konsiliarlaboratorium für Filoviren

Erreger:	Marburg-Virus, Ebola-Virus
Institut:	Klinikum der Philipps-Universität Marburg Institut für Virologie Hans-Meerwein-Str., 35043 Marburg
Kontakt:	Herr Prof. Dr. S. Becker
Telefon:	0 64 21 / 2 86-62 54
Telefax:	0 64 21 / 2 86-6
E-Mail:	becker@staff.uni-marburg.de

38 Konsiliarlaboratorium für HAV und HEV

Erreger:	Hepatitis-A-Virus, Hepatitis-E-Virus
Institut:	Institut für Medizinische Mikrobiologie und Hygiene der Universität Regensburg Franz-Josef-Strauß-Allee 11, 93053 Regensburg
Kontakt:	Herr Prof. Dr. W. Jilg
Telefon:	09 41 / 9 44-64 08
Telefax:	09 41 / 9 44-64 02
E-Mail:	wolfgang.jilg@klinik.uni-regensburg.de

39 Konsiliarlaboratorium für HBV und HDV

Erreger:	Hepatitis-B-Virus, Hepatitis-D-Virus
Institut:	Institut für Medizinische Virologie Justus-Liebig-Universität Gießen Frankfurter Str. 107, 35392 Gießen
Kontakt:	Herr Prof. Dr. W. Gerlich
Telefon:	06 41 / 99 41-201
Telefax:	06 41 / 99 41-209
E-Mail:	wolfram.h.gerlich@viro.med.uni-giessen.de

40 Konsiliarlaboratorium für Pockenviren

Erreger:	Orthopoxviren, Parapoxviren, Molluscum-contagiosum-Virus, Yatapoxvirus
Institut:	Robert Koch-Institut Nordufer 20, 13353 Berlin
Kontakt:	Herr Dr. A. Nitsche
Telefon:	0 30 / 1 87 54-23 13
Telefax:	0 30 / 1 87 54-26 05
E-Mail:	nitschea@rki.de

41 Konsiliarlaboratorium für Rotaviren

Erreger:	Rotaviren Gruppe A, Gruppe B, Gruppe C
Institut:	Robert Koch-Institut Nordufer 20, 13353 Berlin
Kontakt:	Frau Dr. M. Höhne
Telefon:	0 30 / 1 87 54-23 75
Telefax:	0 30 / 1 87 54-26 17
E-Mail:	hoehnem@rki.de

43 Virusdiagnostik insgesamt: Konsiliarlaboratorium für elektronenmikroskopische Erregerdiagnostik (EM-Schnelldiagnostik)

Erreger:	Viren, Bakterien, Parasiten, Pilze
Institut:	Robert Koch-Institut Fachbereich Virologie Nordufer 20, 13353 Berlin
Kontakt:	Herr Dr. N. Bannert
Telefon:	0 30 / 1 87 54-25 49
Telefax:	0 30 / 1 87 54-23 34
E-Mail:	bannertn@rki.de

45 Konsiliarlaboratorium für Tularämie

Erreger:	Francisella tularensis
Institut:	Institut für Mikrobiologie der Bundeswehr Abteilung für Infektionsimmunologie/-epidemiologie Neuherbergstr. 11, 80937 München
Kontakt:	Herr Dr. W. Splettstößer Herr Dr. P. Kaysser
Telefon:	0 89 / 31 68 -29 18, -39 81, -38 93
Telefax:	0 89 / 31 68-39 83
E-Mail:	InstitutfuerMikrobiologie@Bundeswehr.org WolfSplettstoesser@Bundeswehr.org PhilippKaysser@Bundeswehr.org

46 Konsiliarlaboratorium für Leptospirose

Erreger:	Leptospiren
Institut:	Bundesinstitut für Risikobewertung Diedersdorfer Weg 1, 12277 Berlin
Kontakt:	a) Herr Dr. K. Nöckler, BfR (Diagnostik) b) Herr Prof. Dr. K. Stark, RKI (Klinik u. Epidemiologie)
Telefon:	a) 0 30 / 84 12-20 53 b) 0 30 / 1 87 54-34 59
Telefax:	a) 0 30 / 84 12-20 00 b) 0 30 / 1 87 54-35 33
E-Mail:	k.noeckler@bfr.bund.de starkk@rki.de

47 Konsiliarlaboratorium für Brucella

Erreger:	Brucella spp.
Institut:	Institut für Mikrobiologie der Bundeswehr Abteilung für Bakteriologie und Toxinologie Neuherbergstr. 11, 80937 München
Kontakt:	Herr Prof. Dr. L. Zöller Herr PD Dr. H. C. Scholz
Telefon:	0 89 / 31 68-28 06 oder -39 80
Telefax:	0 89 / 31 68-39 83
E-Mail:	holger1scholz@bundeswehr.org InstitutfuerMikrobiologie@bundeswehr.org

Konsiliarlaboratorien – symptomatisch orientiert

52 Konsiliarlaboratorium für gastrointestinale Infektionen (bakteriell)

Erreger:	Bakterielle und parasitäre Erreger von Magen-Darm-Infektionen (ohne virale Erreger)
Institut:	Institut für Med. Mikrobiologie und Hygiene Klinikum der Universität Freiburg Hermann-Herder-Str. 11, 79104 Freiburg
Kontakt:	Herr Prof. Dr. med. M. Kist
Telefon:	07 61 / 2 03-65 90
Telefax:	07 61 / 2 03-65 62
E-Mail:	manfred.kist@uniklinik-freiburg.de

53 Konsiliarlaboratorium für Hämolytisch-Urämisches Syndrom

Erreger:	Enterohämorrhagische Escherichia coli (EHEC) Shiga-Toxin-produzierende Escherichia coli (STEC)
Institut:	Institut für Hygiene Universitätsklinikum Münster Robert-Koch-Str. 41, 48149 Münster
Kontakt:	Herr Prof. Dr. H. Karch
Telefon:	02 51 / 83-5 53 61
Telefax:	02 51 / 83-5 53 41
E-Mail:	hkarch@uni-muenster.de

58 Konsiliarlaboratorium für ZNS-Infektionen (viral)

Erreger:	ZNS-Infektionen (viral)
Institut:	Institut für Virologie und Immunbiologie der Universität Würzburg Versbacher Str. 7, 97078 Würzburg
Kontakt:	Prof. Dr. A. Rethwilm Herr Dr. B. Weißbrich
Telefon:	09 31 / 2 01-4 99 62, -4 95 54
Telefax:	09 31 / 2 01-4 95 61
E-Mail:	virusdiag@vim.uni-wuerzburg.de

Labor – Diagnostik, fachliche Beratung

Sonstige Institutionen zur Diagnostik trop. und parasit. Erkrankungen – Deutschland

Berlin Institut für Tropenmedizin
Spandauer Damm 130, 14050 Berlin
Tel. 0 30 / 30 11 67 01

darin:

91 Beratungs- und Dokumentationsstelle der Arbeitsgemeinschaft Leishmaniasis der DTG und PEG (Paul-Ehrlich-Gesellschaft)
Kontakt: Frau Prof. Dr. G. Harms-Zwingenberger
Herr Dr. T. Weitzel
Telefon: 0 30 / 30 11 6-8 71, -8 16
Telefax: 0 30 / 30 11 6-8 88

Robert Koch-Institut
Nordufer 20, 13353 Berlin
Tel. 0 30 / 1 87 54-0

Berliner Centrum für Reise- und Tropenmedizin
Jägerstraße 67–69, 10117 Berlin
Tel. 0 30 / 96 06 09 40

Bonn Institut für Medizinische Parasitologie
der Universität Bonn
Sigmund Freud-Straße 25, 53127 Bonn
Tel. 02 28 / 2 87-56 73/4

Gießen Universität Gießen
Institut für Parasitologie
Rudolf-Buchheim-Str. 2, 35392 Gießen
Tel. 06 41 / 7 02-49 16

Hamburg Bernhard-Nocht-Institut für Tropenmedizin
Bernhard-Nocht-Straße 74, 20359 Hamburg
Tel. 0 40 / 4 28 18-4 01

darin:

92 Melde- und Referenzstelle für Amöbiasis
Kontakt: Prof. Dr. E. Tannich
Telefon: 0 40 / 42 81 8-4 77

Heidelberg Abteilung Tropenhygiene und Öffentliches Gesundheitswesen
Universität Heidelberg
Im Neuenheimer Feld 324, 69120 Heidelberg
Tel. 0 62 21 / 56 29 05, 56 29 99

Koblenz Zentrales Institut des Sanitätsdienstes der Bundeswehr
Viktoriastraße 11–13, 56068 Koblenz
Tel. 02 61 / 3 07-13 21/-13 20

München Abteilung für Infektions- und Tropenmedizin der Universität
Leopoldstraße 5, 80802 München
Tel. 0 89 / 2 18 01 35 00

Rostock Abteilung für Tropenmedizin und Infektionskrankheiten
Universität Rostock
Ernst-Heydemann-Straße 6, 18057 Rostock
Tel. 03 81 / 4 94-75 11, 4 94-75 84

Tübingen Institut für Tropenmedizin
Keplerstraße 15, 72074 Tübingen
Tel. 0 70 71 / 2 98 23 65

WHO Collaborating Laboratory AIDS

München Max-von-Pettenkofer-Institut, HIV-Labor
Pettenkoferstr. 9a, 80336 München
Tel. 0 89 / 51 60 52 74, 5 60 52 34

Bundesamt für Sera und Impfstoffe

Langen Paul-Ehrlich-Institut
Paul-Ehrlich-Straße 51–59, 63225 Langen
Tel. 0 61 03 / 77-0

Klinik – Untersuchung, Behandlung

Tropenmedizinische Einrichtungen – Deutschland

Berlin
Institut für Tropenmedizin
Spandauer Damm 130, Haus 10
14050 Berlin
Tel. 0 30 / 30 11 67 01

Charité Campus Virchow Klinikum
Medizinische Fakultät der Humboldt-Universität
Augustenburger Platz 1
13353 Berlin
Tel. 0 30 / 45 05-0

Berliner Centrum für Reise- und Tropenmedizin
Jägerstraße 67-69
10117 Berlin
Tel. 0 30 / 96 06 09 40

Dresden
Städtisches Klinikum Dresden-Friedrichstadt
III. Medizinische Klinik
Abteilung für Reise- und Impfmedizin
Friedrichstraße 39
01067 Dresden
Tel. 03 51 / 4 80 38 01

Düsseldorf
Tropenmedizinische Ambulanz
Heinrich-Heine-Universität
Moorenstraße 5
40225 Düsseldorf
Tel. 02 11 / 8 11 70 31

Frankfurt/M.
Universitätsklinikum, Zentrum Innere Medizin
Abteilung Infektiologie
Theodor-Stern-Kai 7
60590 Frankfurt/Main
Tel. 0 69 / 63 01-0

Göttingen
Tropenmedizinisches Beratungszentrum
Werner-von-Siemens-Straße 10
37077 Göttingen
Tel. 05 51 / 3 07 50-0

Hamburg
Bernhard-Nocht-Institut für Tropenmedizin
Klininische Abteilung
Bernhard-Nocht-Straße 74
20359 Hamburg
Tel. 0 40 / 4 28 18-0

Heidelberg
Klinikum der Universität
Institut für Tropenhygiene
Im Neuenheimer Feld 324
69120 Heidelberg
Tel. 0 62 21 / 56 29 05 oder 56 29 99

Leipzig
Universität Leipzig
Med. Klinik und Poliklinik IV
Fachbereich Infektions- und Tropenmedizin
Philipp-Rosenthal-Straße 27
04103 Leipzig
Tel. 03 41 / 9 72 49 71

Städtisches Klinikum St. Georg
II. Klinik für Innere Medizin
Delitzscher Straße 141
04129 Leipzig
Tel. 03 41 / 9 09 00 oder 909 26 01

München
Abteilung für Infektions- und
Tropenmedizin der Universität
Leopoldstraße 5
80802 München
Tel. 0 89 / 2 18 01 35 00

Städtisches Krankenhaus München-Schwabing
IV. Medizinische Abteilung
Kölner Platz 1
80804 München
Tel. 0 89 / 30 68-1 oder 30 68-26 01

Augenklinik der Universität München
Abtl. f. Präventiv- und Tropenophthalmologie
Mathildenstraße 8
80336 München
Tel. 0 89 / 51 60 38 24

Potsdam
Klinikum Ernst von Bergmann
Infektionsabteilung
In der Aue 59 - 61
14480 Potsdam
Tel. 03 31 / 2 41 83 43

Rostock
Klinik und Poliklinik für
Innere Medizin der Universität
Abt. für Tropenmedizin und Infektionskrankheiten
Ernst-Heydemann-Str. 6
18057 Rostock
Tel. 03 81 / 49 40 oder 4 94 75 11

Tübingen
Institut für Tropenmedizin
der Universität Tübingen
Keplerstraße 15
72074 Tübingen
Tel. 0 70 71 / 2 98 23 65

Tropenklinik Paul-Lechler-Krankenhaus
Paul-Lechler-Straße 24
72076 Tübingen
Tel. 0 70 71 / 20 60

Ulm
Medizinische Universitätsklinik
und Poliklinik, Tropenmedizinische Abteilung
Oberer Eselsberg, Robert-Koch-Straße 8
89081 Ulm
Tel. 07 31 / 5 02 44 21

Würzburg
Missionsärztliche Klinik
Tropenmedizinische Abteilung
Salvatorstraße 7
97074 Würzburg
Tel. 09 31 / 7 91-28 21

Kompetenz- und Behandlungszentren für hochkontagiöse Krankheiten – Deutschland

Hierbei handelt es sich um länderübergreifende Einrichtungen zum Management und zur Behandlung hochkontagiöser Krankheiten. Seit 2003 gibt es eine „Ständige Arbeitsgemeinschaft der Kompetenz- und Behandlungszentren (StAKoB)". Ihre Aufgaben sind die Standardisierung der klinischen Behandlungsmaßnahmen und des seuchenhygienischen Managements, die Entwicklung von Trainings- und Ausbildungskonzepten, die Festlegung von Qualitätsanforderungen für die Zentren und die gegenseitige personelle und materielle Unterstützung im Bedarfsfall. Der StAKoB gehören nachfolgend genannte Kompetenz- und Behandlungzentren an (Stand November 2009):

Kompetenzzentren

Berlin
Senatsverwaltung für Gesundheit, Umwelt und Verbraucherschutz des Landes Berlin
II E 1 – Referat für Seuchenhygiene
Oranienstr. 106, 10969 Berlin
Tel. 0 30 / 90 28-0

Frankfurt/M.
Kompetenzzentrum für hochkontagiöse, lebensbedrohliche Erkrankungen, Hessen und Rheinland-Pfalz
Stadtgesundheitsamt/Abteilung Infektiologie
Braubachstr. 18–22, 60311 Frankfurt/Main
Tel. 0 69 / 21 23 62 52

Hamburg
Bernhard-Nocht-Klinik
des Universitätsklinikum Hamburg-Eppendorf
Martinistr. 52, 20246 Hamburg
Tel. 0 40 / 4 28 18-0

Leipzig
Gesundheitsamt Leipzig
Friedrich-Ebert-Str. 19 a, 04109 Leipzig
Tel. 03 41 / 123-68 09

München
Referat für Gesundheit und Umwelt
Bayerstr. 28 a, 80335 München
Tel. 0 89 / 23 39 63 00

Stuttgart
Regierungspräsidium Stuttgart
Landesgesundheitsamt
Nordbahnhofstr. 135, 70191 Stuttgart
Tel. 07 11 / 90 43 50 00

Behandlungszentren

Berlin
Charité - Campus-Virchow-Klinikum
Medizinische Klinik mit Schwerpunkt Infektiologie
Augustenburger Platz 1, 13353 Berlin
Bereitschaftsdienst:
Tel. 0 30 / 4 50 55 32 98 oder 45 0 65 33 28
(ab 16.00 h)

Frankfurt/M.
Universitätsklinikum Frankfurt
Medizinische Klinik III, Schwerpunkt Infektiologie
Theodor-Stern-Kai 7, 60590 Frankfurt/Main
Tel. 0 69 / 63 01 46 54 oder 63 01 83 700
Zentrale Notaufnahme: 0 69 / 63 01 74 10

Hamburg
Bernhard-Nocht-Klinik
des Universitätsklinikum Hamburg-Eppendorf
Medizinische Klinik I / Station MRC 10
Martinistr. 52, 20246 Hamburg
Tel. 0 40 / 5 29 80
Bereitschaftsdienst: 0 40 / 4 28 18-0

Leipzig
Städtisches Klinikum St. Georg Leipzig
2. Klinik für Innere Medizin - Infektiologie/Tropenmedizin
Delitzscher Str. 141, 04129 Leipzig
Tel. 03 41 / 9 09 26 14
Bereitschaftsdienst: 03 41 / 9 09 40 05

München
Städtisches Klinikum München GmbH
Klinikum Schwabing
Klinik für Hämatologie, Onkologie, Immunologie, Infektiologie und Tropenmedizin
Kölner Platz 1, 80804 München
Bereitschaftsdienst: 089 / 30681

Saarbrücken
Klinikum Saarbrücken
Medizinische Klinik I
Winterberg 1, 66119 Saarbrücken
Tel. 06 81 / 9 63-25 31

Stuttgart
Robert-Bosch-Krankenhaus Stuttgart
Innere Medizin I
Auerbachstr. 110, 70191 Stuttgart
Tel. 07 11 / 81 01-34 06, -35 31

Würzburg
Missionsärztliche Klinik
Abteilung für Tropenmedizin
Salvatorstr. 7, 97067 Würzburg
Tel. 09 31 / 7 91-28 21

Auswahl tropen-/reisemedizinischer Institutionen – Schweiz / Österreich

Schweiz

Basel	Schweizerisches Tropeninstitut Socinstraße 57, CH-4051 Basel
	Universitätsspital Medizinische Poliklinik Petersgraben 4, CH-4031 Basel
Bern	Inselspital Ambulatorium Infektiologie Polikliniktrakt 2, CH-3010 Bern
Genf	Hôpital cantonal universitaire Policlinique de médecine 24, rue Micheli-du-Crest, CH-1211 Genève 14
Lausanne	Policlinique médicale universitaire Rue du Bugnon 44, CH-1005 Lausanne
Zürich	Universität Zürich Zentrum für Reisemedizin Hirschengraben 84, CH-8001 Zürich

Österreich

Graz	Hygiene-Institut der Universität Universitätsplatz 4, A-8010 Graz
Linz	Institut für Hygiene, Mikrobiologie und Tropenmedizin Krankenhaus der Elisabethinen Fadingerstr. 1, A-4010 Linz
Wien	Institut für Spezifische Prophylaxe und Tropenmedizin Hygiene-Institut der Universität Wien Kinderspitalgasse 15, A-1095 Wien

Gelbfieber-Impfstellen

Unter den Reiseimpfungen ist die Gelbfieber-Impfung die einzige, die aufgrund internationaler Vereinbarungen an bestimmte Auflagen gebunden ist. Nach deutscher Rechtsprechung darf zwar jeder niedergelassene Arzt impfen; die Gültigkeit der Bescheinigung dieser Impfung im internationalen Reiseverkehr ist jedoch an eine staatliche Zulassung gebunden.

Diese Auflage ist nur bei globaler Sicht verständlich. Dabei geht es primär nicht um den persönlichen Schutz des Reisenden, sondern um die Verhinderung einer Ausbreitung des Erregers auf gelbfieberfreie Gebiete wie derzeit in Asien und Ozeanien, wo es das Reservoir (Affen) wie auch den Vektor (Stechmücken) gibt, nicht aber den Erreger. Dies ist bei interkontinentalen Reisen nur möglich, wenn mit dem Impfstoff, der Impfung und den Impfbestimmungen lege artis umgegangen wird. Die hierfür in den internationalen Gesundheitsbestimmungen vorgesehene Aufsicht hat die Weltgesundheitsorganisation den nationalen Behörden übertragen. In Deutschland sind das die Gesundheitsministerien der Bundesländer, die in der Regel auch für die Erteilung einer Zulassung als Gelbfieber-Impfstelle zuständig sind. In Österreich und der Schweiz liegt diese Kompetenz zentral bei der Bundesregierung.

In **Deutschland** gibt es z. Zt. mehr als 1.500 zugelassene Gelbfieber-Impfstellen. Das Centrum für Reisemedizin pflegt nach bestem Wissen ein **Gelbfieber-Impfstellenverzeichnis**, das unter den nachstehenden Adressen im **Internet** frei zugänglich ist. Die aktuellen Listen der Gelbfieber-Impfstellen in **Österreich** und der **Schweiz** sind ebenfalls im Internet abrufbar.

Gelbfieber-Impfstellen in Deutschland

Das vom Centrum für Reisemedizin bereitgestellte, nach Postleitzahlen geordnete Gelbfieber-Impfstellenverzeichnis ist unter folgenden Internet-Adressen abrufbar:

www.crm.de (> Beratungsstellen > Gelbfieberimpfstellen)

Es ist nach bestem Wissen gepflegt, erhebt jedoch keinen Anspruch auf Vollständigkeit.

Gelbfieber-Impfstellen in Österreich

Die aktuelle Liste, geordnet nach Bundesländern, ist unter folgender Internet-Adresse abrufbar:

www.bmgfj.gv.at

(> Alle Themen A-Z > Impfen > Gelbfieberimpfstellen)
Herausgeber: Bundesministerium für Gesundheit

Gelbfieber-Impfstellen in der Schweiz

Aktuelle Listen der „Offiziellen Gelbfieber-Impfstellen" und der „Ärzte mit Impfbewilligung", jeweils geordnet nach Kantonen, sind unter folgender Internet-Adresse abrufbar:

www.bag.admin.ch

(> Themen > Krankheiten und Medizin > Infektionskrankheiten > Impfungen > Reisemedizin > weitere Informationen)
Die beiden og. Listen können als PDF-Datei aufgerufen werden.
Herausgeber: Bundesamt für Gesundheit (BAG)

Arbeitsaufenthalt im Ausland – Gesundheitsvorsorge

Am 24. Dezember 2008 wurde durch das Bundesministerium für Arbeit und Soziales die **Verordnung zur arbeitsmedizinischen Vorsorge (ArbMedVV)** erlassen. Sie löst die bis dahin geltenden **Berufsgenossenschaftlichen Grundsätze für arbeitsmedizinische Vorsorgeuntersuchungen** mit dem **Grundsatz 35** („Arbeitsaufenthalt im Ausland unter besonderen klimatischen und gesundheitlichen Belastungen") ab. Die ArbMedVV regelt, bei welcher Art von Gefährdungen arbeitsmedizinische Vorsorgeuntersuchungen angeboten oder durchgeführt werden müssen.

Die Verordnung unterscheidet zwischen Pflichtuntersuchungen, Angebotsuntersuchungen und Wunschuntersuchungen. Nach Teil 4 (1) Absatz 2 des Anhangs gelten die Maßnahmen bei „Tätigkeiten in Tropen, Subtropen und sonstige Arbeitsaufenthalte mit besonderen klimatischen Belastungen und Infektionsgefährdungen" als Pflichtuntersuchung, für die der Arbeitgeber einen Arzt/eine Ärztin beauftragen muss. Nach §7 der ArbMedVV muss dieser bzw. diese berechtigt sein, die Gebietsbezeichnung „Arbeitsmedizin" oder die Zusatzbezeichnung „Betriebsmedizin" zu führen; zur Untersuchung bei den o.g. Auslandseinsätzen dürfen auch Ärzte/Ärztinnen mit der Zusatzbezeichnung „Tropenmedizin" beauftragt werden. „Verfügt der Arzt/die Ärztin für bestimmte Untersuchungen nicht über die erforderlichen Fachkenntnisse oder die speziellen Anerkennungen oder Ausrüstungen, so hat er oder sie Ärzte/Ärztinnen hinzuzuziehen, die diese Anforderungen erfüllen." Alle anderen bisherigen Kriterien für die Ermächtigung, Untersuchungen nach G 35 durchzuführen, entfallen.

In der ArbMedVV sind keine Details zu den Vorsorgeuntersuchungen enthalten. Für die genannten Arbeitsaufenthalte im Ausland bleiben die Bestimmungen des G 35 modifiziert durch die Handlungsanleitung für die arbeitsmedizinische Vorsorge BGI/GUV-I-504-35 (s.u.) hinsichtlich Anwendungsbereich, Untersuchungsarten, -inhalten und Terminen sowie die arbeitsmedizinischen Kriterien als Orientierungshilfe erhalten.

Literatur und Links:

Verordnung zur arbeitsmedizinischen Vorsorge (ArbMedVV)
http://bundesrecht.juris.de/bundesrecht/arbmedvv/gesamt.pdf

G 35
Berufsgenossenschaftliche Grundsätze für arbeitsmedizinische Vorsorgeuntersuchungen
Herausgeber: Deutsche gesetzliche Unfallversicherung, Gentner-Verlag 2007
Handlungsanleitung für die arbeitsmedizinische Vorsorge BGI/GUV-I 504-35 November 2009 nach dem Berufsgenossenschaftlichen Grundsatz G 35 „Arbeitsaufenthalt im Ausland unter besonderen klimatischen und gesundheitlichen Belastungen"
http://www.euk-info.de/fileadmin/PDF_Archiv/Regelwerk_Archiv/Info_arb_Vorsorge/GUV-I_504-35.pdf

Einreisebestimmungen – Gesundheitszeugnisse

Einreisebestimmungen in andere Länder sind weltweit sehr unterschiedlich und können sich jederzeit ändern. So besteht für zahlreiche Staaten außerhalb der Europäischen Union noch immer eine **Visumpflicht**. Länderorientierte Basisinformationen hierzu bietet das Auswärtige Amt; sie können aus dem Internet unter www.auswaertiges-amt.de abgerufen werden. Prinzipiell ist es wichtig, ob es sich um eine touristische Reise handelt oder ob der Auslandsaufenthalt anderen Zwecken dient.

Der Begriff des „**Tourismus**" ist zwar im internationalen Recht nicht einheitlich definiert; er **schließt** aber **jeden anderen Reisezweck aus**. Das gilt nicht nur für einen Arbeits-, Studien- Lehr- oder Forschungsaufenthalt sondern streng genommen auch für einen Messe- oder Kongressbesuch sowie prinzipiell für sog. „**Langzeitaufenthalte**". Dieser Begriff ist ebenfalls nicht festgelegt. Es hat sich aber allgemein eingebürgert, dass ein **touristischer Aufenthalt** in einem fremden Land **auf maximal 90 Tage begrenzt** ist.

Für **Touristen** werden im internationalen Reiseverkehr außer einem **eventuell vorgeschriebenen Impfnachweis** in der Regel keine weiteren Gesundheitszeugnisse verlangt. Gelegentlich müssen Vordrucke einer sog. „Gesundheitserklärung" vor der Einreise selbst ausgefüllt und bei der Passkontrolle abgegeben werden; sie dienen im wesentlichen der besseren Ermittlung von Kontaktpersonen bei Krankheitsausbrüchen.

Nicht-touristische Reisen sind meist mit bestimmten Auflagen verbunden. Dazu gehört häufig ein **Gesundheitszeugnis**, das in der Regel **bereits beim Visumantrag** vorzulegen ist. Die besten und aktuellsten Erfahrungen hierzu haben aussendeaktive Betriebe, Behörden und Institutionen mit ihren Personalabteilungen und ärztlichen Diensten. Zu Inhalt und Form solcher Atteste gibt es keine einheitlichen Richtlinien. Häufig verwenden die Auslandsvertretungen für die Gesundheitszeugnisse eigene Formulare. Ansonsten finden sich auf den Folgeseiten **Muster**, die nach Inhalt und Form (Originalgröße DIN A6) den ehemaligen Health Certificates der WHO entsprechen. Sie können kopiert werden und – je nach Anforderung – dem Arzt als **Vorlage** in der betreffenden Sprache dienen. Vergessen Sie nicht Datum, Unterschrift, Dienst- bzw. Berufsbezeichnung und Stempel. **Eine Gewähr für die Anerkennung dieser Atteste kann nicht übernommen werden.**

Eine länderorientierte Übersicht der „Einreise- und Aufenthaltsbestimmungen für Menschen mit HIV und AIDS" findet sich bei der Deutschen Aidshilfe unter folgender Internetadresse: http://www.aidshilfe.de/sites/default/files/Schnellfinder_2010_0.pdf.

Bei nicht-touristischen Reisen ist in jedem Fall dringend zu empfehlen, sich rechtzeitig bei der zuständigen Vertretung (Botschaft oder Konsulat) des betreffenden Landes nach den geltenden Einreisebestimmungen zu erkundigen.

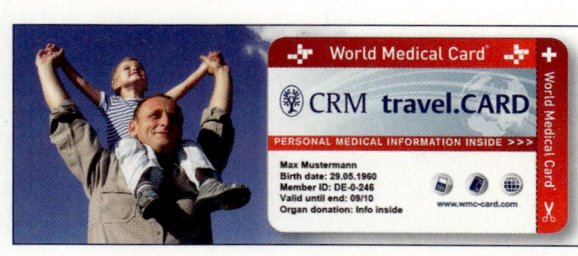

Muster 1

Gesundheitszeugnis

HEALTH CERTIFICATE

This is to certify that _____

born _____ at _____

is not suffering from trachoma, leprosy, dysentery, acute epilepsy, insanity, tuberculosis, poliomyelitis, nor any other disease likely to endanger public health.

Place _____ Date _____

Signature _____

Official position _____

1 E

CERTIFICAT MÉDICAL

Par la présente nous certifions que _____

né le _____ à _____

n'est atteint ni de trachome, ni de lèpre, ni de dysenterie, ni d'épilepsie, ni de maladie psychiatrique, ni de tuberculose, ni de poliomyélite, ni d'aucune autre maladie risquant d'être dangereuse pour la santé publique.

Fait à _____ le _____

Signature _____

Fonction _____

1 F

CERTIFICADO DE SALUD

Por la presente se hace constar que _____

nacido el _____ en _____

no sufre actualmente de tracoma, lepra, disentería, epilepsía aguda, demencia, tuberculosis, poliomelitis, ni de ningua otra enfermedad que pueda representar un peligro para la salud publica.

Lugar _____ Fecha _____

Firma _____

Titulo oficial _____

1 S

Muster 2

HIV(AIDS)-Test

HEALTH CERTIFICATE

This is to certify that _____

born _____ at _____

is anti-HIV-negative.

Place _____ Date _____

Signature _____

Official position _____

2 E

CERTIFICAT MÉDICAL

Par la présente nous certifions que _____

né le _____ à _____

présente un test de dépistage VIH négatif.

Fait à _____ le _____

Signature _____

Fonction _____

2 F

CERTIFICADO DE SALUD

Por la presente se hace constar que _____

nacido el _____ en _____

Análisis de SIDA (AIDS/HIV) negativo.

Lugar _____ Fecha _____

Firma _____

Titulo oficial _____

2 S

Muster 3

Gesundheitszeugnis + HIV(AIDS)-Test

HEALTH CERTIFICATE

This is to certify that _____

born _____ at _____

is not suffering from trachoma, leprosy, dysentery, acute epilepsy, insanity, tuberculosis, poliomyelitis, AIDS nor any other disease likely to endanger public health.

Anti-HIV-antibody: negative

Place _____ Date _____

Signature _____

Official position _____

3 E

CERTIFICAT MÉDICAL

Par la présente nous certifions que _____

né le _____ à _____

n'est atteint ni de trachome, ni de lèpre, ni de dysenterie, ni d'épilepsie, ni de maladie psychiatrique, ni de tuberculose, ni de poliomyélite, ni de SIDA, ni d'aucune autre maladie risquant d'être dangereuse pour la santé publique.

Test de dépistage VIH: négatif

Fait à _____ le _____

Signature _____

Fonction _____

3 F

CERTIFICADO DE SALUD

Por la presente se hace constar que _____

nacido el _____ en _____

no sufre actualmente de tracoma, lepra, disentería, epilepsía aguda, demencia, tuberculosis, poliomelitis, SIDA ni de ningua otra enfermedad que pueda representar un peligro para la salud publica.

Análisis de SIDA (AIDS/HIV) negativo

Lugar _____ Fecha _____

Firma _____

Titulo oficial _____

3 S

Muster 4

Gesundheitszeugnis + Röntgen Thorax

HEALTH CERTIFICATE

This is to certify that _____

born _____ at _____

is not suffering from trachoma, leprosy, dysentry, acute epilepsy, insanity, tuberculosis, poliomyelitis, AIDS nor any other disease likely to endanger public health.

Chest-X-Ray: no abnormal finding of heart, lungs and diaphragm

Place _____ Date _____

Signature _____

Official position _____

4 E

Muster 5

Gesundheitszeugnis + HIV(AIDS)-Test + Röntgen Thorax

HEALTH CERTIFICATE

This is to certify that _____

born _____ at _____

is not suffering from trachoma, leprosy, dysentry, acute epilepsy, insanity, tuberculosis, poliomyelitis, AIDS nor any other disease likely to endanger public health.

Anti-HIV-antibody: negative

Chest-X-Ray: no abnormal finding of heart, lungs and diaphragm

Place _____ Date _____

Signature _____

Official position _____

5 E

Checklisten

Bluttransfusion

Diese Checkliste bezieht sich nur auf **Aspekte der Bluttransfusion in Verbindung mit einer Auslandsreise**.

Thema	Problem	Management
Grundlagen	Eine **Bluttransfusion** im Zusammenhang mit einer **Reise** hat prinzipiell zwei Aspekte: 1. vor und nach der Reise – Auflagen für den Reisenden als Spender 2. während der Reise – Risiko für den Reisenden als Empfänger	**Information und Aufklärung vor der Reise** im Rahmen der reisemedizinischen Beratung – für Blutspender – speziell für Risiko-Reisende und Langzeitaufenthalte
Spender	**vor der Reise** mögliche Übertragung von Impfkeimen nach **Lebendimpfungen** z. B. Gelbfieber, MMR, Typhus	ggf. **Terminanpassung** zwischen Blutspende und Impfung **zeitlich begrenzt zurückzustellen** – für 4 Wochen
	mögliche Fehldeutung von Laborwerten nach Impfung gegen **Hepatitis B**	– für 1 Woche
	nach **Tot- bzw. Toxoid-Impfstoffen**	**keine Rückstellung** erforderlich, wenn der Spender symptomfrei ist
	nach der Reise Gefährdung des Empfängers durch Übertragung von Infektionen, die der Spender (evtl. inapparent) mitgebracht hat	gezielte **Anamnese** und ggf. **Diagnostik**
	nach **postexpositioneller** Impfung gegen **Tollwut** sowie nach Verabreichung von **Sera tierischen Ursprungs**	**zeitlich begrenzt zurückzustellen** – für 12 Monate
	nach **fieberhaften Erkrankungen** und/oder **Durchfallerkrankungen** unklarer Ursache	– für 4 Wochen
	nach einem **unkomplizierten Infekt**	– für 1 Woche
	nach **Hepatitis A**-Infektion bzw. -Erkrankung	– für 4 Monate
	nach **Hepatitis B**-Infektion bzw. -Erkrankung	– für 5 Jahre, wenn virologische Kriterien für eine erloschene Kontagiosität sprechen
	nach **Malaria-Erkrankung**	– für 4 Jahre nach dokumentierter Heilung
	nach **Besuch endemischer Malaria-Gebiete** Personen, die dort **geboren/aufgewachsen** sind oder dort **zeitweilig gelebt** haben	– für mindestens 6 Monate – für 4 Jahre nach Verlassen der Endemieregion und Ausschluss der Infektiosität durch validierte Immundiagnostik oder PCR
	nach Besuch endemischer **West Nile-Fieber-Gebiete** (gilt derzeit für Aufenthalte in Nordamerika zwischen dem 1. Juni und 30. November eines Jahres)	– für 4 Wochen oder nach negativer PCR
	nach **Langzeitaufenthalten** in Gebieten mit hohen Prävalenzen für **HBV-, HCV-, HIV-, HTLV-I/-II-Infektionen**	– für 4 Wochen nach dem letzten Aufenthalt
	nach **Intimkontakten** mit Personen, die einer Gruppe mit erhöhtem Infektionsrisiko für HBV, HCV und/oder HIV angehören	– für 4 Monate
	nach Empfang von **Blutkomponenten** oder Plasmaderivaten	– für 4 Monate

Bluttransfusion

Thema	Problem	Management
Spender (Forts.)	nach möglicher **invasiver Exposition gegenüber Blut** z. B. durch kontaminierte Injektionsnadeln, Instrumente sowie nach Akupunktur, Tätowierung, Piercing ohne Nachweis aseptischer Bedingungen	– für 4 Monate
	Personen, die folgende Infektionen bzw. Erkrankungen haben oder hatten: **HCV, HBV** (ohne Heilungsnachweis), **HIV, HTLV-I/-II, Babesiose, Trypanosomiasis, Leishmaniase, Syphilis, Brucellose, Rickettsiose, Lepra, Rückfallfieber, Melioidose, Tularämie**	**auf Dauer auszuschließen**
	Personen, die **drogenabhängig/alkoholkrank** sind oder deren **Sexualverhalten/Lebensumstände** ein erhöhtes Risiko für blutübertragbare schwere Infektionskrankheiten bergen:	**auf Dauer auszuschließen**
	Personen, die sich zwischen 1980 und 1996 in **Großbritannien** insgesamt mehr als 6 Monate **aufgehalten** haben oder dort nach 1980 **operiert** oder **transfundiert** wurden:	**auf Dauer auszuschließen**
Empfänger	**Jede Übertragung** von Blut oder Blutbestandteilen birgt ein **Risiko** von **Inkompatibilitäten** und **Infektionen**. Dieses Risiko kann in Regionen mit unzureichendem medizinischen und hygienischen Standard z.Tl. extrem hoch sein.	Eine **Bluttransfusion** im (tropischen) Ausland sollte nur dann erfolgen, **wenn sie absolut lebensnotwendig ist!** Die **Bestimmung der Blutgruppe** ggf. mit Untergruppen vor der Reise ist sinnvoll, um im Notfall • Laborfehler zu umgehen • als Spender zu fungieren
	In vielen armen Ländern werden **Blutspenden** in staatlichen und privaten Blutbanken **nicht ausreichend gescreent**; Gerade diese Länder haben in der Regel hohe Prävalenzen für blutübertragene Erreger.	Sog. „**lebende Blutbanken**" sind private Initiativen regional überschaubarer Gruppen wie Landsleute, Organisationen, Betriebsangehörige und sonstige Personen mit gutem, evtl. sogar kontrolliertem Gesundheitszustand und bekannter Blutgruppe, die sich bereit erklärt haben, zumindest innerhalb dieses Personenkreises im Notfall Blut zu spenden, was meist sicherer ist als Blut aus einer unkontrollierten Quelle. Diese Praxis empfiehlt sich **besonders für Langzeitaufenthalte.**
	War eine **Blutübertragung im Ausland** nicht vermeidbar, ist die **Möglichkeit einer Infektion** prinzipiell in Erwägung zu ziehen.	Gründliche **Untersuchung** und umfassende **Diagnostik nach Rückkehr** unter besonderer Berücksichtigung des Krankheitsspektrums im Reiseland.
Datenquellen	„Richtlinien zur Gewinnung von Blut- und Blutbestandteilen und zur Anwendung von Blutprodukten (Hämotherapie)", Wissenschaftlicher Beirat der Bundesärztekammer / Paul-Ehrlich-Institut, Bundesanzeiger Nr. 209a vom 5.11.2005, geändert am 19.5.2007, Internet www.bundesaerztekammer.de	
Literatur	„Exposure to blood or other body fluids", in: International Travel and Health, WHO 2011	
Bemerkungen	Einige Blutspendedienste haben eigene Richtlinien für die Voruntersuchung von Blutspendern, die vor allem bei den Zurückstellungen von den og. Richtlinien der BÄK und des PEI abweichen können. So werden z.B. vom DRK Personen, die eine Malaria durchgemacht haben, oder die in Malariagebieten aufgewachsen sind, oder die dort länger als 6 Monate (auch ohne Erkrankung) gelebt haben, auf Dauer von der Blutspende ausgeschlossen.	

Fliegen

Thema	Problem	Management
Flugreisetauglichkeit	**zu bedenken bei:** Herz-Kreislauf-Erkrankungen Gefäßerkrankungen Anämien Hb < 10 g/dl, Sichelzellkrankheit pulmonale Erkrankungen gastro-intestinale Erkrankungen renale Erkrankungen Stoffwechselkrankheiten, Diabetes HNO-Erkrankungen, Augenerkrankungen neurologische Erkrankungen psychiatrische Erkrankungen Infektionskrankheiten Schwangerschaft > 32. Woche, Neugeborene nach Operationen und Unfällen	Rahmenrichtlinien der IATA (International Air Transport Association). **Anwendung** immer **individuell**. **Beurteilung** im Zweifelsfall konsiliarisch mit **Flugmediziner**, am besten mit dem **medizinischen Dienst** bzw. **Vertragsarzt der betreffenden Fluggesellschaft**, der letztlich die Entscheidung über Flugreisetauglichkeit des Erkrankten trifft. **MEDA-Formular** benutzen (s. Folgeseiten). **Frequent Travellers Medical Card** für Vielflieger mit chronischen Krankheiten. In dringenden oder unklaren Fällen Auskunft über: Medizinische Dienste der Deutschen Lufthansa AG in Frankfurt, Hamburg oder München
	intracorporale Metallgegenstände (z. B. Schrittmacher, Defibrillatoren, künstl. Gelenke) **Mitführen spitzer Gegenstände im Handgepäck** (z. B. Injektionsnadeln) **Transport von Kranken** oder Behinderten in Linienflugzeugen	**Vorsicht bei Sicherheitskontrollen,** Vorab-Info zur Kompatibilität durch Arzt, Hinweis beim check-in; **Ärztliches Attest!** **vorherige Absprache** mit der betreffenden Fluggesellschaft
Flugangst	Praevalenz bis zu 60 % der Flugreisenden. **Gelegenheitsflieger** (z. B. Urlauber) **Vielflieger** (z. B. Geschäftsreisende)	**Gespräch**, evtl. **Lorazepam** 0,5 mg am Abend und/oder 1–2 Studen vor dem Abflug. **Flugangstseminar** (Auskunft über Deutsche Lufthansa AG oder CRM)
Luftkrankheit (Kinetose)	Koordinationsstörung kinästhetischer Reize. Symptome mannigfaltig, individuell unterschiedlich: z. B. Unbehagen, Schwindel, Nausea, Erbrechen, Müdigkeit, Antriebs- und Konzentrationsverlust, Apathie etc.	Eigene Erfahrung des Reisenden nutzen! **physikalisch**: Sitzplatz am Gang in Rumpfmitte, Blickrichtung innerhalb des Flugzeuges belassen. **psychologisch**: Abbau von Flugangst (s.o.) **medikamentös**: Antihistaminika, Anticholinergika (z. B. Scopolamin als Membranpflaster *Scopoderm*®), Antiemetika (z. B. Metoclopramid).
Niedriger Kabinenluftdruck	Ausgleich auf Normaldruck (1 bar) in großer Höhe technisch nicht möglich. Ausdehnung von Gasen (Boyle-Marriott-Gesetz), Problem in geschlossenen Kompartimenten, z. B. **Mittelohr, Nasennebenhöhlen** **Darm** (Flatulenz) **Zahngranulome** **(Dekompressionskrankheit)**	 Maßnahmen besonders beim Sinkflug: Vasalva-Manöver, Kauen, Schlucken, Säuglinge trinken lassen oder stillen; evtl. schleimhautabschwellende Mittel, z. B. bei Erkältung; ggf. Verwendung von druckregulierenden Ohrenstöpseln. Leichte Kost, evtl. Carminativa. Sanierung vor Reise. Nur für Taucher: 24–48 Stunden nach Tauchgängen nicht fliegen (siehe Checkliste Sporttauchen)
Niedrige Luftfeuchte	Angesaugte Frischluft in 10.000 m praktisch trocken, Anreicherung auf behagliche Feuchte (60 %) nicht möglich, durch partielle Rezirkulation nur 10–20 %. Austrocknung der Schleimhäute, evtl. Exsikkose	reichlich trinken, evtl. Augentropfen (Kontaktlinsenträger), Brille ins Handgepäck

Fliegen

Thema	Problem	Management
Infektionen	Übertragungen oder Ausbrüche von Infektionskrankheiten in Flugzeugen sind selten, kommen aber vor.	Menschen mit ansteckenden Krankheiten, die andere gefährden können, sind generell nicht flugreisetauglich. Schwer kontrollierbar.
	gastro-intestinale Infektionen: Bei Infektionsquelle in der Bordverpflegung und kurzer Inkubationszeit kann es auf Langstreckenflügen zu Ausbrüchen von (Brech-)Durchfällen kommen. Probleme durch Überlastung oder Ausfall von Toiletten.	Vorsicht bei Bordverpflegung in Billigfliegern, ggf. auf verdächtiges Essen verzichten. Loperamid sollte für derartige Notfälle im Handgepäck sein.
	aerogene Infektionen: Prinzipiell möglich, ob an Bord oder zuvor erworben meist schwer zu beweisen, Symptomatik erst später. Am häufigsten sind **grippale Infekte**, hochkontagiös für Nicht-Immune sind auch **Masern** und **Windpocken**. 2003 gab es Übertragungen von **SARS** auf 5 Flügen. Einzelfälle von **Tuberkulose** sind wahrscheinlich, aber nicht gesichert.	Aerogene Infektionen in einer vollbesetzten Flugzeugkabine sind kaum zu vermeiden. Die Gefahr wächst mit der Nähe (Sitzreihe) zum Infektionsträger. Wenn möglich, sollte man den Platz neben einem offensichtlich Kranken wechseln. Zur **Tuberkulose** gibt es Richtlinien der WHO (*guidelines on tuberculosis and air travel – update Weekl.Epidem. Rec.83, 6 June 08*) mit speziellen Empfehlungen für Patienten, Ärzte, Gesundheitsbehörden und Fluggesellschaften. In den **USA** gibt es seit 2007 eine **Do Not Bord (DNB)-Liste**, in die Infektiöse aufgenommen und am Borden gehindert werden können. Die Liste gilt für nationale und internationale Flüge. Bisher wurde von ihr nur in Verbindung mit der Tuberkulose Gebrauch gemacht (*MMWR 57, 19 Sep 08*)
	sonstige Infektionen: Übertragungen durch **Stechmücken** (z. B. Malaria, Dengue) prinzipiell möglich aber schwer zu beweisen, da die Infektion vor dem Flug erfolgt sein kann. Einzelfälle von **Flugzeugmalaria** sind berichtet, aber nicht gesichert. Dagegen wurden Anophelen mit P. falciparum in Flugzeugen aus Westafrika im Rahmen einer Studie nachgewiesen. **Ektoparasiten** in Verkehrsmitteln in letzter Zeit erheblich zugenommen, auch in Flugzeugen, vor allem bei Billigfliegern; am häufigsten **Wanzen**, aber auch Flöhe von Hunden und Katzen, wenn sie in der Kabine mitgeführt werden.	Vorschriften zur Hygiene und Desinsektion von den Fluggesellschaften einzuhalten und von den Behörden zu kontrollieren. Bei Parasitenbefall des Reisenden ärztliche Behandlung.
Reiseassoziierte Thrombose	Stundenlanges Stillsitzen mit angewinkelten Hüft- und Kniegelenken („Economy class syndrome" – irreführender Ausdruck) – für Flugreisen nicht spezifisch aber am meisten relevant. Zur Inzidenz unterschiedliche Studienergebnisse, bisher keine validen Daten. Konsens: **Erhöhte Gefährdung bei bestehendem Risiko!** **mittleres Risiko:** Alter > 40 J., Adipositas, Raucher, Polycythämie, Varizen, manifeste Herzinsuffizienz, kürzlicher Herzinfarkt, Hormontherapie, Ovulationshemmer, Schwangerschaft, Wöchnerin, Lähmung der unteren Extremität, Verletzung der unteren Extremität < 7 Wochen, kleinerer operativer Eingriff < 4 Tagen **hohes Risiko:** Alter > 70 J., Thrombose oder Embolie in Eigen- oder Familienanamnese, thrombophile Diathese, Malignom, vorangegangener apoplektischer Insult, größeres Trauma oder operativer Eingriff < 7 Wochen speziell im Bereich der unteren Extremität, des Beckens oder des Abdomens.	**für alle:** reichlich trinken, Bewegung, Fußraum vor dem Sitz nicht mit Handgepäck vollstellen, Fußgymnastik (evtl. Bordprogramme nutzen) **bei mittlerem Risiko:** zusätzlich Kompressionsstrümpfe **bei hohem Risiko:** zusätzlich niedermolekulares Heparin; bei Mitnahme für Rückreise Lagerungshinweise beachten

Fliegen

Thema	Problem	Management
Zeitverschiebung	Erdkugel 360 Längengrade – Tag 24 Stunden: d.h. pro 15° Länge 1 Stunde Zeitverschiebung (= 1 „Zeitzone"). Bis 2 Zeitzonen unproblematisch, darüber individuell unterschiedliche Beschwerden oder Störungen möglich („Jetlag"), bei Flügen → O meist ausgeprägter als bei Flügen → W. Ursache: Desynchronisation zwischen innerer Uhr und externem Zeitgeber (Ortszeit). Schlaf-Wachrhythmus über Hypothalamus-Melatonin helligkeitsgesteuert.	**Physiologische Anpassung** individuell unterschiedlich, im Mittel → O für je 2 Zeitzonen 1 Tag, → W bis zu 50% weniger. Empfehlung zur Verkürzung der Anpassung bzw. Abbau des Jetlags: – Partielle Voradaptation an Ortszeit soweit möglich bereits zu Hause; – größere körperliche und psychische Aktivitäten, bes. Stress, am 1. (2.) Tag möglichst meiden, danach dosiert einsetzen (Übungen, Termine); – Tageslicht nutzen; – Ernährung (kleine Mahlzeiten, wenig KH). Bei Ultrakurzzeitreisen (< 5 Tage) Heimatzeit möglichst beibehalten, wenigstens partiell. **Medikamente:** Keine Analeptica, möglichst keine Hypnotica, evtl. leichtes Einschlafmittel; Melatonin – keine ausreichenden Daten, in D für die Indikation „Jet lag" nicht zugelassen, Import möglich, gilt in USA nicht als Arzneimittel, daher nicht standardisiert; Anwendung (experimentell) in besonderen Fällen (z. B. bei einem Geschäftsreisenden) jeweils 1–3 mg vor dem Schlafengehen (Ortszeit) während des Fluges bis maximal 4 Tage nach Ankunft.
Einnahme von Medikamenten	Regelmedikation bei Zeitverschiebung	**Kontrazeptiva:** Kombinationspille (Östrogen und Gestagen): Einnahmeintervall kann einmalig auf max. 36 Std. verlängert werden ohne Verlust der verhütenden Wirkung. Bei Einnahmeintervall < 36 Std. oder verkürztem Intervall < 24 Std. i.d.R. keine Probleme. „Minipille" (reines Gestagen): Einnahmeintervall darf 27 Std. nicht überschreiten. Ggf. zusätzliche Pille mit verkürztem Intervall einschieben. **Orale Antidiabetica:** Flüge → W unverändert, Flüge → O eine Einnahme auslassen; **Insulin:** Individuell je nach Applikationsart; bei Flügen > 4 Zeitzonen ggf. temporäre Umstellung auf Normalinsulin, Dosierung nach BZ-Kontrolle alle 4 Stunden korreliert mit Nahrungsaufnahme.
Literatur	Hinkelbein/Glaser: Flugmedizin, Uni-Med 2007 Stüben, U.: Taschenbuch Flugmedizin und ärztliche Hilfe an Bord, MWV 2008 „Travel by air", in: International Travel and Health, WHO 2011	
Fachgesellschaft	Deutsche Gesellschaft für Luft- u. Raumfahrtmedizin, Internet: www.dglrm.de	

MEDA-Formular S. 358/359

Muster

MEDA-Formular

Handling Advice – Invalid Passenger
Betreuungshinweis kranker Fluggast

To be issued for all passengers
- with injuries of the skull/brains, with internal or large external injuries (wounds, burns)
- with multiple sklerosis
- with a spasmodic paralysis with cerebral damage
- with a mental deficiency
- whose intended date of travel is earlier than 6 months after an heart infarct or stroke
- who are dependent during flight on special equipment or treatment (oxygen, respirator, incubator, infusions, etc.)
- who cannot travel on a passenger seat with backrest in upright position (carriage on stretcher)

MEDA

A Name | Sex | Age

B Routing from to | Flight number | Class | Date

C Diagnosis

E Escort for the journey required
☐ No ☐ Yes, by a physician (name) ☐ Yes, by other qualified person
(name)

F Required assistance

☐ WCHR → ambulant but handicapped in walking: Needs assistence in terminal to/from gate, needs wheelchair or similar when passengers are boarded/deplaned by walking over ramp. Does not need assistance in a ramp bus, on passenger steps and in the aircraft cabin to/from seat, toilets and with meals.

☐ WCHS → ambulant but more severely handicapped in walking: Cannot use a ramp bus and needs assistance in boarding/deplaning (e.g. on passenger steps). Does not need assistance in the aircraft cabin to/from seat, toilets and with meals.

☐ WCHS/OWN → as above – accompanied by own wheelchair. Add „./BD" if battery-driven wheelchair.

☐ WCHC → non-ambulant: Needs also assistance in the aircraft cabin to/from seat, toilets and possibly with meals (where necessary, give details in K below).

☐ WCHC/OWN → as above – accompanied by own wheelchair. Add „./BD" if battery-driven wheelchair.

☐ BED → must travel on a stretcher.

G At destination patient will be taken to a hospital ☐ No ☐ Yes
Name and address of hospital:

☐ AMBULANCE | Ambulance at destination to be arranged by airline at passengers expense | From airport to

H/K

☐ OXYGEN OCCASIONAL | Needs occasional oxygen supply during flight.
☐ OXYGEN CONTINUOUS | Needs continuous oxygen supply during flight.
Other ground and/or in-flight arrangements needed and/or arrangements made by attending physician.

L ☐ FREMEC issued by airline | valid until

Date | Name of airlines' physician | Signature of physician

I herewith relieve the physician whom I shall choose to make a statement on my condition of health, of his/her professional discretion to the extent that he/she shall be permitted to disclose to the Airline of my flight such details on the condition of my health as may be required by the airline's physician to judge upon my medical fitness to travel by air.
The undersigned will indemnify and release the airline, their representatives and agents from all claims for damage sustained in connection with deterioration of his/her illness as a result of transportation by air. In the case of a legal dispute the undersigned will have to prove that any such damage incurred by the airline, or third parties through this transportation. The undersigned also declares to be informed that the airline is not obligated in any way to accept him/her for any subsequent or return journey. Otherwise, the conditions of carriage, in particular the rules of liability contained herein, will apply.

Date | Issuing office | Signature of passenger

Muster
MEDA-Formular

Medical Information by Attending Physician

Medizinische Angaben des diagnostizierenden Arztes

Note for the attending physician:
The details requested herein will be treated confidentially; they shall enable the Medical Service of the airline(s), as is their obligation, to judge by their specific air medical knowledge and experience if and under what conditions the patient can be permitted to travel by aircraft as requested. These details will also help the Medical Service in issuing appropriate instructions for the patient's care which duely consider both his/her diagnosis and the special circumstances of the requested air journey. Kindly answer all questions by cross or in block letters, as necessary. Thank you.

MEDA 01	Patient / name, address	Sex / Age
MEDA 02	Name, address of attending physician	Tel. business / Tel. home
MEDA 03	Medical Data: Diagnosis (details including vital signs)	
	Day/month/year of first symptoms	Day of diagnosis
MEDA 04	Prognosis for the trip	
MEDA 05	Contagious and communicable disease? Specify	☐ Yes ☐ No
MEDA 06	**NIL**	
MEDA 07	Can patient use normal aircraft seatback placed in the upright position?	☐ Yes ☐ No
MEDA 08	Can patient take care of his own needs on board unassisted (incl. meals, visit to toilet, etc.)? If not, type of help needed	☐ Yes ☐ No
MEDA 09	Shall passenger be escorted? If yes, type of escort proposed by you	☐ Yes ☐ No
MEDA 10	Does patient need oxygen during flight? Rate flow?	☐ Yes ☐ No / ☐ Continuous
	Does patient need any medication, other than self administered, and/or the use of special apparatus such as respirator, incubator, etc.?	
MEDA 11	on the ground while at the airport ☐ No ☐ Yes	Specify
MEDA 12	on board the aircraft ☐ No ☐ Yes	Specify
	Does patient need hospitalization? (If yes, indicate arrangements made or, if none were made indicate „No action taken")	
MEDA 13	during long layover or nightstop at connecting points enroute ☐ No ☐ Yes	Action
MEDA 14	upon arrival at destination ☐ No ☐ Yes	Action
MEDA 15	Other remarks of information in the interest of your patient's smooth and comfortable transportation? Specify if any	☐ None
MEDA 16	Other arrangements made by attending physician	

Date   Place   Signature of attending physician

Gifttiere (D. Mebs, Frankfurt am Main)

Thema	Problem	Management
Grundlagen	**Gifttiere** sind im Meer (maritim) und auf dem Land (terrestrisch) artenreich vertreten, besonders in den Tropen. Ein permanentes **Gesundheitsrisiko** bilden sie vorwiegend für Einheimische, weniger für Touristen. Die **Giftübertragung** ist prinzipiell auf zweierlei Weise möglich: **Aktiv** durch Stiche oder Bisse und **passiv** durch den Verzehr giftiger Tiere.	**Informationen** zum Vorkommen von Gifttieren und Auftreten von Vergiftungen am Reiseziel einholen, am besten von erfahrenen und zuverlässigen Personen vor Ort (z. B. Reiseleitung). Örtliche Warnhinweise beachten. Grundkenntnisse über Maßnahmen der Ersten Hilfe; ärztliche Versorgung vor Ort?
Stiche oder Bisse durch Gifttiere, allgemein	Vorkommen sowohl bei **terrestrischen** wie bei **maritimen Gifttieren**.	Wichtigste Maßnahmen der **ersten Hilfe** **Was ist zu tun:** – Betroffene Person beruhigen, Panik vermeiden. – Betroffene Extremität ruhigstellen (Arm in Schlinge, Bein schienen), ggf. Schocklagerung. – Ringe und Armbänder entfernen (Ödem). – Rascher Transport zu Arzt oder Klinik. – Kontrolle der Vitalfunktionen. **Was ist zu unterlassen:** – Einschneiden der Bissstelle, aussaugen, auspressen. – Abbinden der Extremität. – Einreiben oder Einspritzen irgendwelcher Mittel. – Kühlen oder Erwärmen der Bissstelle. Eine **spezifische Therapie** mittels **Antiseren** darf nur durch einen Arzt vorgenommen werden. Die Anwendung durch einen Laien ist wegen der zu erwartenden **Komplikationen** (Anaphylaxie) abzulehnen. Auch vom Mitführen der Antiseren etwa im Gepäck auf Trekking-Touren ist abzuraten, da die meist flüssigen Seren gekühlt aufbewahrt werden müssen. Die Beschaffung von Antiseren vor allem für überseeische Gebiete ist schwierig; sie sind in der Regel nur im betreffenden Land erhältlich.
Verzehr von giftigen Tieren, allgemein	Vorkommen vor allem bei **maritimen Gifttieren**, z. B. durch Meeresfrüchte. Muschel- oder Fischvergiftungen sind häufig und können epidemische Ausmaße annehmen.	Unterschiedlich je nach Art der Vergiftung – s. unten.
Gifttiere des Meeres, aktiv		
Quallen	In allen Meeren verbreitet, bei Berührung mit den Tentakeln verursachen deren Nesselzellen schmerzhafte, lokale **Hautverletzungen**; in schweren Fällen allgemeine Symptome (Herz-Kreislauf-Probleme) auch mit **tödlichem Ausgang** (Herzversagen), vor allem bei Kontakt mit der Würfelqualle (Chironex fleckeri, Pazifik) oder der Portugiesischen Galeere (Physalia sp.).	**Prävention:** Auf Warnhinweise achten, nicht allein an einsamen Stränden baden. **Therapie:** Verletzten aus dem Wasser bergen, **nicht** mit **Süßwasser** abduschen, zur Inaktivierung der Nesselzellen **Weinessig** aufgießen oder Sand aufstreuen, vorsichtig mit Messerrücken anhaftende Tentakeln abschaben. Umgehend ärztliche Hilfe aufsuchen. In leichten Fällen Cortisonsalben auftragen, bei großflächigen Vernesselungen notfallmäßige **Überwachung**. Für die Würfelqualle gibt es in Australien ein Antiserum.

Gifttiere

Thema	Problem	Management
Seeigel	Stich-**Verletzungen** durch **Stacheln**, die leicht abbrechen, in der Haut verbleiben und schmerzhafte lokale Reaktionen bewirken. Vergiftungen selten, z. B. durch Leder- und Giftseeigel.	**Therapie:** Eingedrungene **Stachelreste** u. U. chirurgisch entfernen, vor allem im Bereich von Gelenken. Keine weiteren Maßnahmen notwendig.
Fische	**Stachelrochen** In allen Meeren, auch in großen Flüssen Südamerikas; häufig im Sand eingegraben. Tritt man auf das Tier oder gerät in Körperkontakt, schlägt der Rochen mit dem Schwanz und dem darauf befindlichen **Knochen-Stachel** in Richtung Gegner. Der eindringende Stachel bewirkt z. T. schwere Verletzungen bzw. auch Vergiftungs-Symptome.	**Prävention:** Nicht im trüben Wasser waten oder dicht über Sand schwimmen. **Therapie:** Wunde gut ausspülen, auf Bruchstücke des Stachels sondieren, u. U. Wunde chirurgisch versorgen. **Antibiotikaprophylaxe**, da Gefahr der Sekundärinfektion. Keine „Heißwasser-Therapie" (s. unten). Symptomatische Behandlung.
	Skorpionsfisch, Rotfeuerfisch, Steinfisch Die **Knochen-Strahlen** der Flossen dieser Fische sind mit **Giftdrüsen** versehen, die bei unvorsichtigem Hantieren oder Darauftreten in die Haut eindringen. Starke lokale **Schmerzreaktion**, keine tödliche Vergiftung.	**Prävention:** Vorsicht beim Waten in seichtem Wasser und beim Hantieren mit den Fischen (am Angelhaken). **Therapie:** **Nicht**, wie oft empfohlen, Hand oder Fuß in heißes Wasser eintauchen (Gefahr der Verbrühung). Meist nur bescheidener Erfolg bei konventioneller Schmerzbehandlung. **Keine** chirurgischen Maßnahmen erforderlich. **Steinfisch-Verletzung:** ggf. Antiserum (außerhalb Australiens schwer verfügbar)

Gifttiere des Meeres, passiv (durch Verzehr)

Thema	Problem	Management
Muscheln	**Muschelvergiftungen** werden durch **Algentoxine** ausgelöst, die von den Muscheln gespeichert werden. Die **Toxine** sind **hitzestabil** und werden durch Kochen oder Braten nicht inaktiviert.	**Prävention:** Zu bestimmten Jahreszeiten ist Sammeln von Muscheln an der amerikanischen Küste verboten. Örtliche Hinweise beachten.
	Paralytische Form: Nach dem Verzehr von Muscheln Parästhesien im Mundbereich, Taubheitsgefühl, allgemeine Schwäche, Schluckbeschwerden, Gefahr der Atemlähmung (todesursächlich).	**Therapie:** **Kein Antidot** vorhanden, Behandlung daher symptomatisch, Erbrechen provozieren, Magenspülung, evtl. Intubation und Beatmung, Symptome sind nach 2–4 Tagen rückläufig, keine Spätfolgen.
	Gastroenterale Form: Starke Durchfälle in kurzen Abständen über 1–2 Tage	**Kein Antidot** vorhanden, Flüssigkeits- und Elektrolytsubstitution. Meist keine Behandlung notwendig.
	Vergiftung mit ZNS-Beteiligung: Bisher selten aufgetretene, aber riskante Intoxikation. Patienten fallen in Koma und erleiden bleibende Hirnschäden mit Störungen im Kurzzeit-Gedächtnis.	**Kein Antidot** vorhanden, symptomatische Behandlung.

Gifttiere

Thema	Problem	Management
Fische	**Ciguatera** Speisefische werden über die Nahrungskette mit **Algentoxin** kontaminiert und giftig. Ihr Verzehr ruft schon nach wenigen Stunden **Diarrhoe** und **Erbrechen** gefolgt von **Pruritus**, **neurologischen Symptomen** (Umkehr des Kalt-Warm-Empfindens), Ataxie, Schwindel hervor. Langanhaltende Symptomatik über Wochen und Monate, bisweilen Rezidive nach vorübergehender Besserung. Ciguatera tritt nur in der Karibik und im Pazifik auf, nicht im Atlantik oder im Mittelmeer. Die Toxine sind hitzestabil und werden durch Kochen oder Braten nicht inaktiviert.	**Prävention:** Keine Vorsichtsmaßnahmen möglich, man sieht es dem Fisch nicht an, ob er giftig ist. Bei gehäuftem Auftreten vor Ort Fischgerichte meiden. **Therapie:** **Kein Antidot** vorhanden, Elektrolyt- und Flüssigkeitssubstitution, symptomatische Behandlung, Mannitol-Infusion **Prognose ist gut.**
	Scombrotoxismus Vergiftungen nach Verzehr von Sardinen, Sardellen, Thunfisch oder ähnlichen Fisch-Konserven. **Vergiftung** durch **Histamin** (bakteriell entstanden): rötlich-fleckige Haut, Übelkeit, Erbrechen, Hypotonie.	**Therapie:** **Antihistaminika** (H_1-Antagonisten) bewirken schnelles Abklingen der Symptome. Darüber hinaus keine Behandlung erforderlich.
Gifttiere des Festlandes, Arthropoden		
Skorpione	Neben den Schlangen wichtigste Gifttiere in den Tropen. Medizinisch bedeutsame Arten kommen in den Trockengebieten Afrikas, des Nahen Ostens, Mexikos, den südlichen USA, in einigen Ländern Südamerikas und Teilen von Indien vor. **Skorpione stechen**. Neben lokaler Schmerzreaktion auch systemische Vergiftungssymptome: Schweißausbruch, Kurzatmigkeit, Erbrechen, Hypertonie, Tachykardie, Lungenödem kann über Kreislaufversagen zum Tod führen. Kinder sind besonders gefährdet.	**Prävention:** Vorsicht beim Campieren im Freien, Kleider und Schuhe ausschütteln. Erst gucken, dann greifen oder treten. **Therapie:** Frühzeitige **Antiserum-Therapie**, wenn spezifische Antiseren für die entsprechende Region vorhanden. Intensivmedizinische Überwachung (bei Komplikationen wie Lungenödem). Symptomatische Therapie mit Alpha-Rezeptorenblockern und Vasodilatatoren.
Spinnen	Nur wenige Spinnen können beim Menschen Vergiftungen auslösen. **Spinnen beißen** und injizieren dabei ihr Gift.	**Prävention:** Auf Spinnennetze achten.
	Schwarze Witwe (*Latrodectus*-Arten) Fast über die ganze Welt verbreitet, auch im **Mittelmeergebiet**, meist nur fingernagelgroß. Biss wird häufig nicht bemerkt, zunächst schmerzfrei. Nach 10 bis 15 Min. heftiger **Ganzkörperschmerz**, ausgelöst durch Spastizität der Muskulatur, Schweißausbruch, Speichel- und Tränenfluss, Schmerzen über 12–24 Stunden.	**Therapie:** Spezifische Therapie durch **Antiserum** nur selten möglich, da kaum vorhanden. Schmerzbehandlung kaum erfolgreich, Opiate weitgehend unwirksam und kontraindiziert. Patienten überwachen und beruhigen. **Prognose gut**, keine Todesfälle.
	Speispinnen (*Loxosceles*-Arten) Weltweit verbreitet, Biss bewirkt **Hautnekrosen**. In schweren Fällen (Kinder!) evtl. intravaskuläre Hämolyse, Gefahr des Nierenversagens.	**Therapie:** Die meisten Bisse sind unproblematisch, heilen bei Wundsterilität meist gut ab. **Antiserum** für schwere Fälle nur in Südamerika verfügbar.
	Bananenspinnen (*Phoneutria*-Arten) In Südamerika verbreitet, lokaler und fortgeleiteter Schmerz. Keine Lebensgefahr.	**Therapie:** Symptomatische Therapie, Lidocain-Infiltration.
	Vogelspinnen, Taranteln Große, oft handtellergroße Spinnen, beißen selten, durchweg **harmlos**, allenfalls milde, lokale Reaktionen. Allergische Reaktionen auf Haare der Spinnen möglich.	**Therapie:** Keine Behandlung nötig, evtl. antiallergische Therapie.

Gifttiere

Thema	Problem	Management
Hautflügler	**Bienen, Hummeln, Wespen, Hornissen** Der **Stich** dieser Hautflügler ruft lokalen **Schmerz** hervor, nur bei multiplen Stichen Allgemeinsymptome, Ödem, intravasale Hämolyse. Die Gifte dieser Insekten sind in hohem Maße allergen und können zu schweren allergischen, auch tödlichen **anaphylaktischen Reaktionen** führen.	**Prävention:** Bienenstöcke und Wespennester meiden, Insekten nicht reizen. **Therapie:** Bei einzelnen Stichen meist keine Behandlung notwendig, u. U. aber antiallergische Therapie, notfallmäßig bei anaphylaktischer Reaktion (Adrenalin). Personen mit entsprechender Anamnese sollten entsprechende Medikamente bzw. **Notfallset** mitführen.
Gifttiere des Festlandes, Schlangen	Auf allen Kontinenten verbreitet. Folgende Gebiete sind **Giftschlangen-frei**: Irland, Island, Balearen, Korsika, Kreta, Sardinien, westindische Inseln (außer Trinidad, Tobago, St. Lucia, Martinique), Chile, Galapagos Inseln, Hawaii, Loyalty-Inseln, Mikronesien, Polynesien, Vanuatu. Keine Seeschlangen in der Karibik und im Atlantik. Giftschlangen injizieren ihr Gift mit speziellen **Zähnen**, **Speikobras** können ihr Gift auch versprühen. Bei etwa 50 % der Bisse (Abwehrbiss) injiziert die Schlange kein Gift (**„trockener" Biss**), Biss bleibt in diesen Fällen symptomlos. Die **Vergiftungssymptomatik** ist unterschiedlich; sie hängt ab von der Schlangenart und der Menge des injizierten Giftes.	**Prävention:** Abstand halten von Giftschlangen, nicht versuchen, sie zu fangen. Vorsicht in unübersichtlichem Gelände, festes Schuhwerk tragen, beachten, wohin man greift oder tritt. **Therapie:** **Spezifische Therapie: Antiserum** (nur intravenös, in der Regel als Tropfinfusion) darf nur **durch Arzt** angewendet werden, hohes Risiko **anaphylaktischer Reaktionen**. Nur spezifische Antiseren verwenden (überwiegend polyvalent), so früh wie möglich nach dem Auftreten erster Symptome (Ödem, Ptosis, Gerinnungsstörung). Dosis des eingesetzten Antiserums abhängig von **Schweregrad** der Vergiftung, zeitlichem Abstand zum Biss; mindestens 3 Ampullen (à 10 ml), oft auch mehr. Lokale Reaktionen lassen sich kaum beeinflussen, dafür ist die Anwendung essentiell bei neurotoxischer Symptomatik und Blutgerinnungsstörungen.
Elapiden (Giftnattern) wie Kobras, Mambas, Kraits, Korallenschlangen, auch einige Klapperschlangen (Crotalus-Arten)	**Neurotoxische Wirkung**, Blockade des peripheren Nervensystems, Lähmung der Gesichtsnerven (Ptosis), Lähmung der Atemmuskulatur ist todesursächlich.	**Symptomatische Therapie:** Antiseren sind nicht immer verfügbar, **symptomatische Behandlung** ist daher ebenso wichtig. **Keine chirurgischen Maßnahmen** wie Einschneiden in die Bisswunde oder Fasziotomie (trotz massiver Ödemmenge ist ein Kompartmentsyndrom selten). Bei Gerinnungsstörungen Blutungsquellen (Punktionen) vermeiden. Substitution mit Gerinnungsfaktoren (Fibrinogen) meist erfolglos. Ist Gift in die **Augen** gelangt (Speikobras), sofort auswaschen, keine lokale Antiserumanwendung. Hämorrhagische Wunden wie Verbrennungen behandeln (steril). Erst nach Tagen chirurgisch versorgen (evtl. Hauttransplantate). Tetanusprophylaxe beachten.
Seeschlangen	Neben **neurotoxischer** Wirkung auch Schädigung der Skelettmuskulatur (**Myoglobinurie**).	
Vipern und Grubenottern (Klapperschlangen, Lanzenottern)	Lokales, sich aber oft ausbreitendes **Ödem, hämorrhagische Unterblutungen** und **Nekrosen**, Gewebsverlust.	
Viele Vipern und Grubenottern, auch sog. Trugnattern (Giftzähne im hinteren Teil des Oberkiefers)	**Blutgerinnungsstörungen, Ungerinnbarkeit des Blutes, Afibrinogenämie,** Blutungsneigung (Nasenbluten, Zahnfleischbluten) mit hoher Komplikationsrate (zerebrale Blutungen).	Erste **Hilfe-Maßnahmen:** s. Grundlagen.

Weiterführende Literatur	D. Mebs: Gifttiere, Wiss.Verlagsges., Stuttgart 2010
Kontakt	Prof. Dr. Dietrich Mebs, E-Mail: mebs@em.uni-frankfurt.de

Haut (R. Snethlage, Wiesbaden, unter Mitarbeit von S.W. Wassilew, Krefeld)

Thema	Problem	Management
Grundlagen	Die Haut wird auf Reisen, speziell in warme/tropische Länder beeinflusst durch **exogene Faktoren** z. B. Klima, exogene Noxen, Insekten, Infektionen **endogene Faktoren** z. B. Stress, Hauttyp, Vorerkrankungen	**Informationen zum Klima** vor Ort bereits bei Reiseplanung einholen. **Kenntnis des eigenen Hauttypes**, angepasstes Verhalten einplanen, möglichst schon bei Auswahl des Reisezieles.
	Hautprobleme vor der Reise speziell Vorerkrankungen der Haut	**Immer fachärztliche Beratung** rechtzeitig vor der Abreise!
	Hautprobleme während der Reise	**Generelle Maßnahmen zur Vorbeugung:** Angepasste Hygiene, Körperpflege und Kleidung; Repellentien zur Insektenabwehr. **Behandlung:** nur i.S. einer Erstversorgung bis zum Erreichen eines Facharztes vor Ort oder nach der Rückkehr.
Klima Temperatur Luftfeuchte	siehe „Checkliste Hitze" siehe „Checkliste Hitze"	zweckmäßige Kleidung, bei stärkerem Schwitzen häufiger duschen, sparsame Anwendung von Seife, keine Detergentien.
Sonnenstrahlung	Wichtigste und folgenschwerste Einwirkung auf die Haut, besonders bei hohem UV-B-Anteil. Dieser ist vor allem abhängig von Sonnenstand (Ort, Jahres-, Tageszeit), Höhe, Ozonschicht, Reflexion (Schnee, Wasser, Sand) und Absorption (Luftfeuchtigkeit, Bewölkung, Verschmutzung). **Die Summe der UV-Schäden korreliert mit vorzeitiger Hautalterung und Krebsrisiko! Besonders Sonnenbrände in der Kindheit führen zu einer starken Erhöhung des Hautkrebsrisikos.**	direkte Sonnenexposition so wenig wie möglich, ggf. Adaptation durch langsame Steigerung der Exposition, Sonnenschutz durch Kopfbedeckung, Kleidung, Lichtschutzmittel – alle Maßnahmen angepasst an Hauttyp
	Sonnenbrand Umwandlung UV-B zu Wärme → Verbrennung Grad 1: Schmerzhafte Rötung Grad 2: tiefe Rötung, Blasenbildung	Weitere Sonnenexposition vermeiden, viel trinken, kühle Kompressen, Feuchtlotionen, Antihistamingel oder -creme, externe Corticosteroide; evtl. Acetylsalicylsäure gegen Schmerzen.
	Sonnenallergie ausgelöst durch UV-A, klinisch 2 Formen: 1. Polymorphe Lichtdermatose (PLD) (juckende Papel-Pustelbildung an exponierten Hautregionen, speziell Décolleté, Arme) 2. Akne aestivalis („Mallorca-Akne")	1. externe Corticosteroide 2. Schüttelmixtur

Klassifikation von Hauttypen nach Reaktion auf die erste 30-minütige Sonnenexposition im Sommer, empfohlener Lichtschutzfaktor (LSF)

Hauttyp		UV-Empfindlichkeit	Sonnenbrand	Bräunung	Erythem	LSF
I	sehr helle Haut, rotblond, Sommersprossen	sehr stark	immer	nie	10 Min.	10 – 30
II	helle Haut, blonde Haare	sehr stark	immer	gelegentlich	10 – 20 Min.	10 – 30
III	mäßig helle Haut, dunkelblonde bis dunkle Haare	stark	gelegentlich	immer	20 – 30 Min.	8 – 10
IV	dunkle Haut, dunkle Haare, südländischer Typ	mäßig	nie*	immer	45 Min.	6 – 8
V	dunkelhäutige Rassen, Mexikaner, Indianer etc.	gering	nie*	–	–	–
VI	Afrikaner	sehr gering	–	–	–	–

* nach extremer UV-Exposition sind auch bei diesen Hauttypen Sonnenbrand sowie zusätzliche Pigmentierung möglich

Haut

Thema	Problem	Management
Exogene Noxen	**Luftverschmutzung (Haze)** in der Regel keine unmittelbare Schädigung der Haut. Bei starkem Smog evtl. Verminderung der UV-Einstrahlung, längerfristig evtl. Immunsuppression mit negativem Einfluss auf eine Neurodermitis	Aufenthalt im Freien weitgehend einschränken, ggf. Verlassen der betroffenen Region.
	Pflanzen Berührung zahlreicher Pflanzen kann zu Hautreaktionen führen, z. B. Brennessel → leichte Quaddelbildung Poison Ivy (N-Amerika) → Kontaktdermatitis Herkuleskraut, großer Bärlapp (Europa) → photoallergische Dermatitis	Topische Behandlung mit Antihistaminika bzw. Corticosteroiden
	Tiere – siehe „Checkliste Gifttiere"	Behandlungsprinzip: Hautreaktionen topisch, Allgemeinreaktionen systemisch; siehe „Checkliste Gifttiere"
Ernährung	**Nahrungsumstellung**, unbekannte **Gewürze**: evtl. polymorphe/urtikarielle Hautreaktionen, bei Neurodermitis evtl. Exazerbation.	Im Akutfall Antihistaminika oral, evtl. Corticosteroide parenteral; Reisende mit bekannter Nahrungsmittelallergie sollten ein Notfallset mitführen.
	Passiv (durch Verzehr) **giftige Tiere** siehe „Checkliste Gifttiere"	siehe „Checkliste Gifttiere"
Psyche	**Stress**, z. B. Reisevorbereitung, Reiseablauf, Flugangst, Klima, Milieu, soziales Umfeld u. a. evtl. akuter Schub bei endogenen Dermatosen wie Neurodermitis, seltener bei Psoriasis, sehr selten psychogene Urtikaria.	Symptomatische Behandlung; chronisch Hautkranke sollten sich auf mögliche Exazerbationen einstellen und gewohnte Medikamente in ausreichender Menge mitführen.
Hautinfektionen **Bakterien**	**Superinfektion von (Bagatell)-Verletzungen** häufigste Ursache bakterieller Hautinfektionen! **Pyodermie** (z. B. Impetigo, Follikulitis) meist Staphylokokken **Erysipel, Ekthyma** meist Streptokokken **Ulcus, Granulom** diverse Keime, Mykobakterien, Milzbrand, Corynebakterien (Haut-Diphtherie)	Wunden, auch Bagatellverletzungen oder Insektenstiche, desinfizieren, sauberhalten und bis zur Epithelisierung mit sterilem Verbandsmaterial abdecken. Antiseptika lokal; bei Allgemeinerscheinungen systemische Gabe von Antibiotika (Gefahr der Dissemination bzw. Sepsis). Arzt!
Pilze	häufigste Urlaubsdermatose in den Tropen, erhöhtes Infektionspotential für zahlreiche Epidermophyten und Hefen durch Feuchtigkeit und Wärme, häufige Krankheitsbilder wie z. B. interdigitale und intertriginöse Mykosen, schuppige Rundherde („ringworm").	Antimykotische Cremes oder Lösungen lokal
Viren	**Herpes simplex** häufig Manifestation oder Rezidiv auf Reisen durch Stress, Klima, UV-Strahlung (Gebirge, Meer)	Virustatika lokal
Ektoparasiten	rufen oft unterschiedliche, meist juckende Hautreaktionen hervor; Komplikationen: Superinfektion, teilweise Vektorfunktion (Übertragung von Krankheiten)	Vorbeugung: Hygiene, Antiseptika; Lokalbehandlung symptomatisch mit Antihistaminika, bei Superinfektion Antiseptika, Antibiotika

Checklisten | CRM-Handbuch Reisemedizin, Juni 2011 – November 2011

Haut

Thema	Problem	Management
Hautinfektionen		
Läuse	Juckreiz, Kratzeffekte; Läuse mit bloßem Auge sichtbar. Kleiderläuse in kalten Klimazonen, bei Reisenden selten, Kopf- und Filzläuse durch direkten oder indirekten Kontakt (Gegenstände, Bettwäsche, Sexualverkehr)	Pyrethrum
Flöhe	juckende, linsengroße Quaddeln mit zentraler punktförmiger Blutung;	Antihistaminika lokal
	Sandfloh (Tungiasis) juckendes Knötchen, evtl. kleines Ulcus meist im Bereich der Zehen, häufig bei Badeurlaub in der Karibik	Floh mechanisch entfernen, anfangs leicht wie Zecke, später chirurgisch; lokales Antiseptikum; Badeschuhe!
Wanzen	schmerzhafte, juckende Papeln; häufig in Betten bei mangelhafter Hotelhygiene	Antihistaminika lokal
Milben	**Scabies, Krätze** Knötchen, Bläschen, Gänge; starker Juckreiz	Permethrin lokal, evtl. Ivermectin oral
Fliegen	**Myiasis** Cordylobia (Afrika), Dermatobia (S-Amerika) Bläschen mit Larve unter der Haut sichtbar	Atemöffnung mit Heftpflaster verkleben oder Auflegen von Speck; evtl. chirurgisch entfernen
Protozoen	**Leishmaniase, kutane, mukokutane** chronisches Ulcus an belichteten Hautpartien	Vorbeugung: Mückenschutz nachts Behandlung durch Tropenmediziner (Unterspritzung mit 5-wertigen Antimonverbindungen)
Würmer	**Larva migrans cutanea (Hautmaulwurf)** tierpathogene Hakenwürmer; wandernde subkutane Gangbildung mit starkem Juckreiz, Kratzeffekte, evtl. Superinfektion	Vorbeugung: hunde- und katzenkotverschmutzte Biotope meiden, festes Schuhwerk; Behandlung: lokal mit Mebendazol als Salbenzubereitung
	Badedermatitis vogelpathogene Bilharzia-Arten; urticarielle, juckende Dermatose 1–2 Stunden nach Exposition in natürlichem Binnengewässer, auch in gemäßigtem Klima	Antihistaminika lokal oder systemisch
	Gnathostomiasis, subkutane Gnathostoma spp, Cyclus über Fische; rezidivierende subkutane Schwellungen	Albendazol
Infektionskrankheiten mit Hautbeteiligung	**Exanthem, makulo-papulös, „rash"** häufige Begleiterscheinung bei zahlreichen Infektionskrankheiten, in Tropen/Subtropen z.B. bei Rickettsiosen, Arbovirosen	Weitere Diagnostik, ggf. durch Facharzt
		Weitere Diagnostik, ggf. durch Facharzt
	Exanthem, vesikulös z.B. Windpocken, Affenpocken (Afrika)	Weitere Diagnostik, ggf. durch Facharzt
	Erythem, lokalisiert Ausbreitungs-/Wanderungstendenz, Verdacht auf Borreliose	Weitere Diagnostik, ggf. durch Facharzt
	Schwellung(en), lokalisiert – weich, temporär, Stichstelle, Gesichtshälfte: z.B. „Trypanosomenschanker" (Schlafkrankheit), „Chagom" (Chagaskrankheit) – weich, rezidivierend, subkutan: z.B. Loa loa, „Wanderfilarie"; allergische Reaktion auf Darmwürmer, speziell Strongyloides; – derb: DD Tumor – systemische Mykose; – derb, knotenförmig – evtl. Onchozerkose, begleitet von chronischer, juckender Dermatitis	Diäthylcarbamazin, evtl. Ivermectin; parasitologische Stuhluntersuchung, anthelmintische Behandlung; Diagnostik, Facharzt Ivermectin; Tropenarzt!

Haut

Thema	Problem	Management
Infektionskrankheiten mit Hautbeteiligung (Forts.)	**Petechien** virale hämorrhagische Fieber, z. B. Dengue	Weitere Diagnostik, ggf. durch Facharzt
	Maculae, hypo-/anästhetisch hypopigmentiert (dunkle Haut) oder erythematös (helle Haut) → Verdacht auf Lepra	Weitere Diagnostik, ggf. durch Facharzt
Insekten	Insektenstiche können Folgen haben: **Übertragung von Krankheitserregern** dabei muss die Haut nicht beteiligt sein, kann aber, z. B. nach Stichen durch Phlebotomen → Ulcus → Leishmaniase Tsetsefliegen → Schwellung → Schlafkrankheit (Afrika) Raubwanzen → Schwellung → Chagas (Lateinamerika) Zecken → „tache noire" → Rickettsiose Zecken → Erythema chronicum migrans → Borreliose	**Vorbeugung:** Schutz vor Insektenstichen immer beachten, speziell in den Tropen! **Diagnostik:** Weitere Untersuchung, ggf. durch Tropenmediziner
	toxisch-allergische Lokalreaktionen auf eingebrachte Fremdstoffe, meist verbunden mit Juckreiz oder Schmerz	Kühlen, lokal Antihistamika, s. auch unter „Checkliste Gifttiere"
	bakterielle Superinfektion (meist Staphylokokken)	s. unter Hautinfektionen
	persistierende Insektenstichreaktionen durch Gleichgewicht zwischen Erreger und lokaler zellulärer Abwehr	Lokale Anwendung einer Steroid-Kristallsuspension + Lokalanästhetikum intrafokal
Vorerkrankungen	Das Verhalten einer kranken Haut auf Reisen ist sehr unterschiedlich und oft nicht kalkulierbar. Prinzipiell können Erholung, Entspannung und Klima zu einer Besserung führen, andere Klimafaktoren, Infektionen und Stress können dagegen schaden. Einige häufige Hautkrankheiten:	Reisende mit Vorerkrankungen der Haut sollten sich in jedem Fall vor der Reise von einem (ihrem) Facharzt beraten lassen.
	Akne vulgaris Starke Insolation in Verbindung mit stärkerem Schwitzen in feuchtheißem Klima kann zur Lichtschwielenbildung führen („Akne tropicalis")	Sonnenexposition gering halten, fettarme Lichtschutzmittel, regelmäßige Körperpflege, Lokalbehandlung reduzieren, kein (systemisches) Tetracyclin.
	Psoriasis Trockenheißes Klima, Sonnenlicht in richtiger Dosierung und Baden in Salzwasser kann sich positiv auswirken. Negative Auswirkungen sind von Sonnenbrand, Infektionen, Insektenstichen und Verletzungen zu erwarten.	Lokaltherapie mit gewohntem Mittel fortsetzen, keine fetthaltigen Externa in feuchtheißem Klima, Infektionen vorbeugen bzw. sofort behandeln, Medikamente für evtl. Schub mitnehmen.
	Atopische Dermatitis, Seborrhoisches Ekzem Während sich sog. gemäßigtes „Reizklima" an See oder Hochgebirge in der Regel günstig auswirken, ist der Verlauf auf Reisen in warme Länder nicht vorhersehbar. Exazerbationen sind möglich durch Klimaeinflüsse und Infektionen, aber auch durch Stress.	Sonnenbrand, starkes Schwitzen, Infektionen und Stress möglichst meiden. Lokaltherapie mit gewohntem Mittel fortsetzen, Medikamente für evtl. Schub mitnehmen.
Literatur	Plettenberg-Meigel: Dermatologische Infektiologie, Thieme 2004 Rassner: Dermatologie Lehrbuch und Atlas, Elsevier 2009	

Hitze (B. Zieger, Dresden)

Thema	Problem	Management
Grundlagen	Der Mensch gehört zu den homoiothermen Lebewesen, d. h. die **Kerntemperatur** von 37 °C muss **konstant** gehalten werden, damit alle lebensnotwendigen Stoffwechselvorgänge normal ablaufen können. Gelingt dies nicht, resultieren schwere Gesundheitsstörungen, im Extremfall der Tod. **Destabilisierende Faktoren** sind: - Umgebungstemperatur - Luftfeuchtigkeit (Wasserdampfdruck) - Luftbewegung - Strahlungstemperatur der Umgebung Für mögliche Hitzeschäden sind **zwei unterschiedliche Klimazonen** von Bedeutung: 1. **feuchtheißes Klima** innerhalb der Wendekreise 23°N – 23°S mit einem Jahresdurchschnitt von 24 – 28 °C, dabei hohe Schwüle in Tieflandzonen mit mehr als 70 % Luftfeuchtigkeit, ab 800 m Höhe erträgliche Schwüle. 2. **trockenheißes Klima** Wüstenklima durchschnittlich 25 °C, max. 30 – 45 °C, wobei es Tagesschwankungen bis zu 20 % Differenz geben kann, trockene Hitze mit starker Sonneneinwirkung, ausgeprägte Höhenabhängigkeit. Die **Kompensationsmöglichkeiten** zur Konstanthaltung der Kerntemperatur von 37°C beschränken sich vorwiegend auf: 1. eine **vermehrte Wärmeabgabe** bzw. **verminderte Wärmestauung** durch Konvektion, 2. einen **vermehrten Wärmetransport vom Kern zur Peripherie** und 3. die Verdunstungskälte durch vermehrte Schweißsekretion. Bei **schwül-heißem Klima** ist somit die **Aufrechterhaltung der Kerntemperatur** von 37 °C aufgrund des erhöhten Wasserdampfdruckes der Umgebung **besonders problematisch**.	Schon bei der **Reiseplanung** die **klimatischen Bedingungen vor Ort** eruieren (Reiseveranstalter, Auswärtiges Amt, CRM, Tropeninstitute, Literatur). Besonders **Risikoreisende** sollten dabei folgende Punkte berücksichtigen: 1. Jahreszeit 2. Reisedauer 3. Gesundheitszustand 4. Reiseaktivitäten
Hitze-Tauglichkeit	Prädisponiert für Hitzeschäden sind Personen mit folgenden **Risikofaktoren**: • körperliche Untrainiertheit • höheres Alter • Übergewicht • Herz- Kreislauferkrankungen • endokrinologische Erkrankungen, bes. Schilddrüsen-Überfunktion • Störungen der Schweißsekretion, z. B. Ichthyosis • psychische Erkrankungen	Trotz eines bestehenden Risikos sind bei rechtzeitiger Reiseplanung, guter Beratung und entsprechendem Verhalten vor Ort Tropenaufenthalte durchaus realisierbar. **Beratungsinhalt** sollte folgende Punkte umfassen: **Trinkregime, Elektrolythaushalt, Medikamenteneinnahme, Freizeitaktivitäten, Kleidung** u. a. Generell gilt, dass bei hoher Umgebungstemperatur, hoher Luftfeuchtigkeit und wenig Luftbewegung körperliche Anstrengungen, Alkohol- und Drogengenuss gemieden werden sollten. Auf eine geeignete Kleidung (luftig, Leinen oder Baumwolle, Kopfbedeckung) ist zu achten. Folgende **Medikamente** können den Thermoregulationsmechanismus negativ beeinflussen: • SD-Hormone, Amphetamine, trizyklische Antidepressiva und LSD (Steigerung der körpereigenen Wärmeproduktion) • Haloperidol (Verminderung des Durstgefühls) • Antihistaminika, Anticholinergika, Phenothiazine (Schweißsekretion vermindert)

Hitze

Thema	Problem	Management
Schweißfrieseln (Miliaria, „Roter Hund")	*Ursache:* **Verlegung der Schweißdrüsenausgänge** (Keratinpropfen), Talgverarmung der Haut	*Prophylaxe:* Zweckmäßige Kleidung (keine enganliegenden, scheuernden Kleidungsstücke), häufiges kaltes Duschen ohne Detergentien (cave: Talgverarmung).
	Symptome: brennende, stark juckende rote Hautflecken, Knötchen oder Bläschen, evtl. Entzündungen durch Kratzeffekte oder mechanische Reizung durch Schweißkristalle	*Therapie:* Auftragen von Zinkschüttelmixtur, evtl. antiseptische Lokalbehandlung (z. B. Neomycincreme)
Hitzekollaps	*Ursachen:* erhöhte **körperliche Aktivität** bei ungenügender Akklimatisation, **unzweckmäßige Kleidung, Orthostase**	*Prophylaxe:* • ausreichende Akklimatisierung vor schwerer körperlicher Anstrengung • zweckmäßige luftdurchlässige Kleidung • Kopfbedeckung
	Symptome: Prodromi sind Schwindel und Brechreiz, evtl. Kopfschmerzen, kurzdauernde Bewußtlosigkeit	*Therapie:* • Schatten • Kopftieflage • Trinken von mäßigkonzentrierter Salzlösung (keine Salztabletten ➔ Erbrechen!)
Sonnenstich (Insolationsmeningismus)	*Ursachen:* intensive **Insolation des entblößten Kopfes**, Irritation des überwärmten Gehirns durch langwellige Wärmestrahlen, evtl. ➔ Pachymeningitis haemorrhagica, Purpura cerebri	*Prophylaxe:* Kopfbedeckung, auch bei bedecktem Himmel!
	Symptome: • Übelkeit und Brechreiz • Schwindel • Kopfschmerzen • blasse, schweißige Haut • Benommenheit • in schweren Fällen meningitische Zeichen und Krämpfe, evtl. tiefe Bewußtlosigkeit	*Therapie:* • Abkühlung • kalte Kompressen • in schweren Fällen Behandlung des Hirnödems (Mannitolinfusion, Antikonvulsiva)
Hitzekrämpfe	*Ursache:* erhöhte **körperliche Aktivität unter strahlender Hitze** (NaCl-Verlust infolge erhöhter Schweißsekretion bei gleichzeitig erhöhten NA⁺-Eintritt in die Zelle)	*Prophylaxe:* NaCl-Verlust durch häufiges Trinken von NaCl-haltigem Mineralwasser ausgleichen
	Symptome: Prodromi sind Schwindel und körperliche Schwäche, dann evtl. Muskelfibrillationen bis hin zu schmerzhaften kurzfristigen Krämpfen in der beanspruchten Skelettmuskulatur	*Therapie:* orale Salzlösungen (keine Salztabletten ➔ Erbrechen)
Hydroprive Hitzeerschöpfung	*Ursache:* **hohe Umgebungstemperatur** und schwere **körperliche Belastung** bei **ungenügender Wasserzufuhr**	*Prophylaxe:* ausreichende Wasserzufuhr im Sinne eines Trinkregimes (4–10 l/d!), Urinfarbe soll hell bleiben, sonst Trinkmenge erhöhen

Hitze

Thema	Problem	Management
Hydroprive Hitzeerschöpfung (Forts.)	*Symptome:* innerhalb **kurzer Zeit (unter 1 Tag)** kommt es zu • ausgeprägtem Durstgefühl • Müdigkeit • Desorientierung, Halluzinationen • Muskelschmerzen • generalisierten Krämpfen • Anurie • Kreislaufversagen *Gefahr:* **lebensbedrohlicher Zustand**, der in **Hitzschlag** übergehen kann.	*Therapie:* • Ruhe in kühler Umgebung • häufiges Trinken kleinerer Flüssigkeitsmengen max. bis zu 8 Liter/24 h, Ziel ist normale Urinausscheidung, normale Körpertemperatur • bei Somnolenz bzw. Koma Infusion von 4000 ml physiologischer NaCl-Lösung innerhalb von 24 Stunden
Saloprive Hitzeerschöpfung	*Ursachen:* **Salzverarmung**, besonders durch starkes Schwitzen *Symptome:* • über **mehrere Tage (3–5)** zunehmende Leistungsschwäche • Schwindel • Durchfälle • Erbrechen • Krämpfe in der beanspruchten Muskulatur • Ohrensausen • Sehstörungen • Oligurie bis Anurie	*Prophylaxe:* zusätzlich NaCl-Zufuhr zur üblichen Nahrung (Speisen reichlich würzen) *Therapie:* bei leichten Fällen 20 g NaCl/d in Fleischbrühe oder Tomatensaft, bei schweren Verläufen 0,9%ige NaCl-Infusion bis 2 × 4000 ml/12–24 h **(cave zuviel NaCl → intrazelluläre Dehydratation)**

Differentialdiagnose Wasser – Salzmangel-Syndrom (nach Marriott)

	Wassermangel	Salzmangel
Dauer der Symptome	oft weniger als 1 Tag	3–5 Tage
Durst	stark	unwesentlich
Mattigkeit, Schwindel	geringfügig	ausgeprägt
Muskelkrämpfe	keine	meist
Erbrechen	meist nicht	fast immer
Verwirrtheit	oft	nicht
Urinkonzentration	sehr hoch	mäßig
Todesursache	oligämischer Schock hoher osmot. Druck intrazellulär Hitzschlag	oligämischer Schock

Thema	Problem	Management
Hitzschlag (Hitzehyperpyrexie)	*Ursache:* Sowohl die **hydroprive** als auch die **saloprive Hitzeerschöpfung** können in den Hitzschlag einmünden. • feuchtheißes Klima und mangelnde Luftbewegung (z. B. Regenzeit, para-äquatorial) • Schattentemperatur von über 45 °C, führt immer zu einem zentralen Wärmestau • erhöhte Strahlenreflexion (Stadt) • abrupter Hitzeeinbruch, mangelnde Akklimatisation • koinzidierende Erkrankungen • Alkohol	*Prophylaxe:* Genügend Zeit für Akklimatisation, luftdurchlässige Kleidung, Einschränkung körperlicher Aktivitäten bei hoher Schattentemperatur, kein Alkohol

Hitze

Thema	Problem	Management
Hitzschlag (Hitzehyperpyrexie) (Forts.)	*Symptome:* Klinisches Bild ist geprägt von Trias: • stark erhöhte Körpertemperatur (rektal > 41°C) • Schädigung des ZNS • Kreislaufinsuffizienz Symptomatik wie beim Wasser- und Salzmangelsyndrom, zusätzlich: • motorische Unruhe • Beklemmungsgefühl • Polyurie • trockene, heiße Haut • ohne Vorboten Übergang in delirante und komatöse Erscheinungsbilder	*Therapie:* • Hydro- und/oder Eiswassertherapie • feuchte Tücher • Duschen bei gleichzeitiger Luftventilation (z. B. Fön) • Eiswasserklistiere *Prognose* abhängig vom Einsetzen der Therapie (Zeitfaktor). Sie wird um so schlechter, je höher die initiale Rektaltemperatur ist. Letalität schwankt zwischen 8–80% **Cave:** **Malaria tropica ausschließen**
Literatur	Kretschmer, H., Kusch, G., Scherbaum, H.: Reisemedizin, Elsevier, Urban & Fischer 2005 Bouchama, A. und Knochel, J.P.: „Heat Stroke", in: N Engl J Med 3346(2002) „Environmental health risks – Heat and humidity", in: International Travel and Health, WHO 2011	

Höhe/Bergsteigen

Thema	Problem	Management
Grundlagen	Mit zunehmender Höhe Abnahme des Luftdrucks und des Sauerstoffpartialdrucks mit Gefahr der Hypoxie. • geringe Höhen < 1.500 m • mittlere Höhen 1.500–2.500 m • große Höhen 2.500–5.300 m • extreme Höhen > 5.300 m	keine höhenbedingte Probleme. funktionelle Sofortadaption bei Gesunden mit geringem Leistungsverlust. Adaption möglich, für Erhalt der vorherigen körperlichen Leistungsfähigkeit sind mindestens 2–7 Tage erforderlich. Vorübergehender Aufenthalt möglich, erheblicher Leistungsverlust, keine Daueradaption (physiologische Anpassungsgrenze bei 5.300 m).
Höhen-Bergtauglichkeit	**Besondere Beratung für Höhenaufenthalte** sollte grundsätzlich erfolgen bei: pulmonalen Erkrankungen; peripheren Durchblutungsstörungen; erhöhtem Thromboserisiko, speziell thromboembolischen Ereignissen in der Vorgeschichte; Anämien, Sichelzellanämie, Polyglobulie Gerinnungsstörungen, Kälteagglutininleiden; Stoffwechselstörungen, speziell endokrine Erkrankungen; Störungen des Gleichgewichtssystems; HAPE oder HACE (s. u.) in der Vorgeschichte; für aktives **Bergsteigen** ferner bei Erkrankungen des Bewegungsapparates, Psycho-vegetativen Störungen	**Beurteilung** im Zweifelsfall konsiliarisch mit **Höhenmediziner**. Auskünfte und Beratung über die Fachgesellschaften (s. u.)
Bergunfall (für Bergsteigen)	höhen-unabhängig	**Bergsteigen** – generelle Hinweise zur Vorsorge: Information über Gefahren am Berg einholen (Literatur oder Beratung), angepasste Erfahrung und Ausrüstung. Wetter, örtliche Warnhinweise beachten, Touren in Gruppen (evtl. mit Bergführer) oder allein, andere über geplante Route und Zeit informieren; Kenntnis der akustischen und optischen Notsignale (alpin), Mobiltelefon mitnehmen.

Höhe/Bergsteigen

Thema	Problem	Management
Erschöpfung (für Bergsteigen)	Respiratorische und/oder cardiale Probleme, Kreislaufinsuffizienz	Training, besonders für Ungeübte; geplante Strecke und Höhe der Kondition und den herrschenden Bedingungen anpassen; ggf. Tempo vermindern, rasten, umkehren; ausreichend trinken, kein Alkohol! **Kein falscher Ehrgeiz!** (Gefahr bei Gruppentouren)
Akute Höhenkrankheit	**Acute Mountain Sickness – AMS** Auftreten nicht vorhersehbar. Nachweisbare Risikofaktoren sind Aufstiegsgeschwindigkeit und Übergewicht, Pressatmung (z. B. schwerer Rucksack). Bereits in mittleren Höhen möglich, Latenz zwischen Ankunft und Ausbruch mindestens (4) 6–8 Stunden, evtl. länger. Symptome: Kopfschmerz, Anorexie, Nausea, Schwindel, Antriebsschwäche, Ataxie, Leistungsabfall, etc. **Beachte: Jede unklare Symptomatik in mittleren oder großen Höhen ist bis zum Gegenbeweis als AMS anzusehen und entsprechend zu behandeln!**	Verhinderung nicht trainierbar. **Vorbeugung:** Langsam aufsteigen; Flugtransport in große Höhe steigert Inzidenz für AMS. Beim Trekking Schlafhöhe immer niedriger als erreichte Tageshöhe. Medikamentöse Vorbeugung mit Acetazolamid (*Diamox*® 2 × 1 Tabl. à 250 mg) oder Theophyllin retard 300–400 mg abends möglich, nicht generell empfohlen (Maskierung von Frühsymptomen; kein Ersatz für adäquate Akklimatisierung). **Therapie: Abstieg!** Sauerstoff, evtl. hyperbar (meist nicht verfügbar). Symptomatisch gegen Kopfschmerz: Paracetamol 1 mal 1000 mg, Ibuprofen 1 mal 600 mg oder Naproxen 1 mal 500 mg. Wiederholung bzw. Fortsetzen des Aufstieges nach Besserung (evtl. schon am nächsten Tag) möglich.
Höhenlungenödem	**High Altitude Pulmonary Edema – HAPE** Ab 2.000 m möglich, in der Regel nicht < 3.000 m; kann unabhängig von AMS auftreten. Latenz zwischen Ankunft und Ausbruch mindestens 6 Stunden, Häufigkeitsmaximum am 3. Tag, evtl. länger. Symptome: Plötzlicher Leistungsabfall, Husten, Auswurf, Dyspnoe, respiratorische Insuffizienz. **Akute Lebensgefahr!**	**Vorbeugung:** Bergsteiger und Höhentouristen, die bereits ein HAPE hatten oder dazu tendieren, können prophylaktisch Nifedipin retard 20 mg alle 8 Stunden nehmen. **Therapie:** sofortiger Abstieg (wenn möglich), Sauerstoff oder Überdrucksack (wenn verfügbar). Hochlagerung des Oberkörpers. Nifedipin 20 mg retard. Bergrettung rufen (wenn vorhanden).
Höhenhirnödem	**High Altitude Cerebral Edema – HACE** Selten unter 3.500 m, AMS geht immer voraus. Symptome: Schwerste Kopfschmerzen, Übelkeit, Erbrechen, Ataxie, psychische (Frühzeichen!) und neurologische Ausfälle, Bewusstlosigkeit. **Akute Lebensgefahr!** (Bei eingetretenem Koma Letalität 60%)	**Vorbeugung:** Bei AMS-verdächtigen Symptomen Aufstieg sofort abbrechen. **Nicht wohl – nicht höher!** („Don't go up until symptoms go down") **Therapie:** sofortiger Abstieg (wenn möglich). Sauerstoff oder Überdrucksack (wenn verfügbar). Hochlagerung von Kopf und Oberkörper. Dexamethason initial hochdosiert, dann alle 6 Stunden 4 mg, bei Bewusstlosigkeit parenteral. Bergrettung rufen (wenn vorhanden).
Literatur	Berghold, F. und Schaffert, W.: Handbuch der Trekking- und Expeditionsmedizin, 2008 „Environmental health risks – Altitude", in: International Travel and Health, WHO 2011	
Fachgesellschaften	Deutsche Gesellschaft für Berg- und Expeditionsmedizin Tel.: 0 89 / 51 60 75 46, E-Mail: info@bexmed.de, Internet: www.bexmed.de Österreichische Gesellschaft für Alpin- und Höhenmedizin Tel.: +43 / 6 64 / 4 36 82 47, E-Mail: sekretariat@alpinmedizin.org, Internet: www.alpinmedizin.org	

Lernen, wo und wann Sie wollen

Sie sind online-affin? Aber schätzen auch den persönlichen Austausch mit Kollegen?

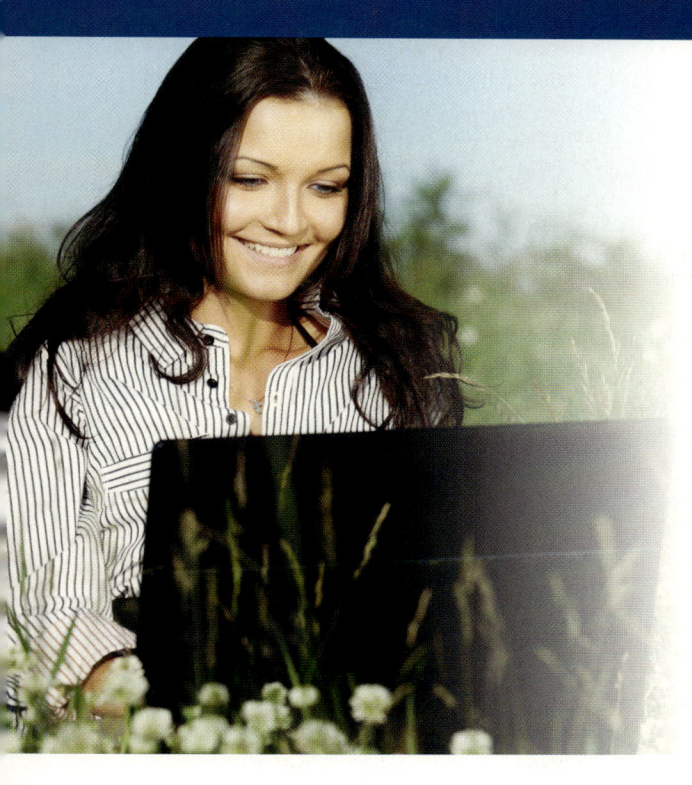

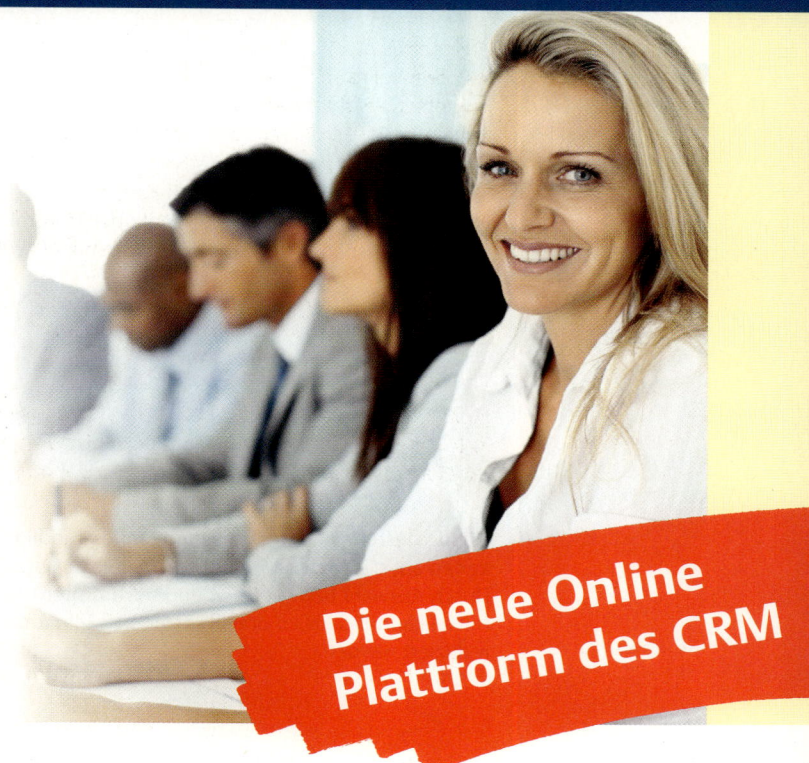

Die neue Online Plattform des CRM

...mbinieren Sie interaktives, multimediales E-Learning und klassisches Präsenzseminar.

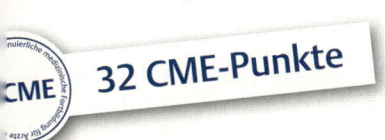

32 CME-Punkte

Der erste Teil des 32-stündigen CRM-Basisseminars „Reise- und Tropenmedizin" (Block 1) steht Ihnen jetzt zusätzlich als E-Learning Anwendung zur Verfügung.

...rlernen Sie den ersten Teil des Gesamt-curriculums als E-Learning.

Ihre Vorteile:
- zeitlich und örtlich flexibel
- individuelles Lerntempo
- Beginn mit beliebiger Lerneinheit
- individuell bestimmbare Reihenfolge

...de Lerneinheit umfasst am Ende einen Übungsteil, ...nhand dessen Sie das gelernte Wissen direkt testen ...önnen.

Absolvieren Sie den zweiten Teil (inklusive Prüfung) in einer beliebigen Präsenzveranstaltung des CRM.

Ihre Vorteile:
- persönlicher Kontakt zum Referenten und Erfahrungsaustausch mit Kollegen
- hohe Konzentration auf Lerninhalte
- intensive Behandlung der Themen
- ganzheitliche Kommunikation und direkte Diskussionsmöglichkeiten

Der zweite Block des CRM-Basisseminars endet mit einem Abschlusstest. Bei erfolgreichem Abschluss Erhalt des CRM-Zertifikats Reise- und Tropenmedizin.

...sten Sie unser E-Learning jetzt!

...nfach über **http://elearning.crm.de**
...ren Gastzugang beantragen und ein Schnuppermodul auswählen!

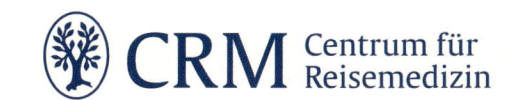

CRM Centrum für Reisemedizin

Checklisten | CRM-Handbuch Reisemedizin, Juni 2011 – November 2011

Hygiene – Nahrungsmittel

Thema	Problem	Management
Kontamination von Nahrungsmitteln	Risiko von gastrointestinalen u./o. allgemeinen Infektionen bei oraler Aufnahme von Krankheitserregern u./o. deren Toxinen mit Nahrung oder Trinkwasser, in der Regel fäkal-oraler Übertragungsweg, z. B.: • Durchfallerkrankungen • Amöbiasis • Hepatitis A, E • Poliomyelitis • Typhus, Paratyphus • Helminthosen Lebensmittel können schon beim Kauf mit Keimen verunreinigt sein, aber auch im Laufe der Zubereitung oder bei der späteren Lagerung kontaminiert werden.	**Handhygiene:** Händewaschen mit Wasser und Seife vor jeder Nahrungszubereitung und -aufnahme, nach jedem Toilettengang, Windelwechsel bei Kleinkindern, Berühren von Türklinken, Geldscheinen etc.; Abtrocknen möglichst mit Einmal-Handtüchern oder Papiertaschentüchern; Stehen Möglichkeiten zum Händewaschen nicht zur Verfügung, kann auch ein alkoholhaltiges Händedesinfektionsmittel benutzt werden. **Küchenhygiene:** Sauberkeit von Küchenutensilien und Oberflächen, die mit Nahrungsmitteln in Berührung kommen, beachten, insbesondere bei Zubereitung roher Lebensmittel. Lebensmittel vor Fliegen schützen! Getrennte Aufbewahrung und Verarbeitung roher und gekochter Speisen. Speisen auch im Kühlschrank in geschlossenen Behältern bzw. vollständig abgedeckt aufbewahren. Gekühlte Lagerung von Speisen bei < 5 °C, Warmhaltung bei > 65 °C.
	Häufig bestehen auf Reisen kaum Einflussmöglichkeiten auf die Speisezubereitung oder -lagerung. Durch Auswahl bzw. Vermeidung bestimmter Lebensmittel kann das Risiko oral übertragener Infektionen reduziert werden.	**Vorsichtsmaßnahmen bei der Auswahl von Speisen:** Vermieden werden sollten • rohe, ungeschälte Früchte, Gemüse und Salate • offene Säfte, Getränke aus nicht original-verschlossenen Konfektionsverpackungen • offene Eiscreme bzw. Eiscreme unbekannter Herkunft • rohe oder nicht durchgegarte Fleisch-, Fisch- und Eierspeisen • nicht pasteurisierte Milch, Rohmilchprodukte • Speisen, die über längere Zeit bei Umgebungstemperatur aufbewahrt wurden (z. B. offene Buffets, Speisen aus Straßen- oder Strandverkauf)
	In der Praxis ist die Einhaltung aller Vorsichtsmaßnahmen häufig schwer durchführbar.	Konkrete, schriftliche Empfehlungen oder Merkblätter, die den Reisenden mitgegeben werden, können dazu beitragen, Risiken zu vermindern (siehe Links)
Links	Hinweise für Reisende in tropische und subtropische Länder zur Vorbeugung lebensmittelbedingter Erkrankungen http://www.bfr.bund.de/cm/350/hinweise_fuer_reisende_in_tropische_und_subtropische_laender_.pdf Verbrauchertipps: Schutz vor Lebensmittelinfektionen im Privathaushalt http://www.bfr.bund.de/cm/350/verbrauchertipps_schutz_vor_lebensmittelinfektionen_im_privathaushalt.pdf WHO: Fünf Schlüssel zu sicheren Lebensmitteln http://www.who.int/foodsafety/publications/consumer/5keys_german.pdf	

Hygiene – Trinkwasser

Thema	Problem	Management
Wasserqualität	**entspricht in vielen**, vor allem südlichen und östlichen **Ländern nicht dem deutschen Standard.** Das gilt prinzipiell für Trinkwasser, egal ob aus Leitungssystemen, Quellen oder Brunnen. **Falsches Sicherheitsgefühl** bei Wasser aus scheinbar sauberen Armaturen oder Karaffen in Luxushotels.	**Information zur Trinkwasserqualität** und **-beschaffung** vor Ort von zuverlässigen Personen (z. B. Reiseleitung) einholen.
Keimbesiedlung	Durch Kontamination mit Umwelt und Abwasser können **pathogene Erreger** enthalten sein, auch wenn es dem Wasser nicht anzumerken ist.	**Generell zum Trinken nur abgekochtes Wasser oder konfektionierte Getränke verwenden!** **Abkochen:** Kochzeit 1 Minute („blubbern"); Geschmacksverbesserung z. B. durch Tee, Fruchtsäfte. Eiswürfel nur aus abgekochtem Wasser!
	Konfektionierte Getränke können **manipuliert** sein.	**Konfektionierte Getränke** nur aus zuverlässigen Bezugsquellen (s.o.), nicht im Straßenhandel kaufen, Originalverschluss überprüfen, Kühlung durch Eiswürfel aus unabgekochtem Wasser vermeiden.
	Desinfektion – bei richtiger Anwendung gut wirksam auf Viren und Bakterien, kaum oder nicht auf Protozoen (Cysten) oder Helminthen (Eier, Larven). Freies **Jod** blockiert TRH-Ausschüttung, reversible Beeinträchtigung der Schilddrüsenfunktion möglich.	**Desinfektion** – kurzfristige Alternative zur Trinkwasseraufbereitung, wenn Abkochen nicht möglich und konfektionierte Getränke nicht erhältlich. Routinemäßig geeignet zum Mundspülen und Zähneputzen. Präparate auf Chlor- oder Silberbasis, Herstellerangaben, speziell zu Konzentration und Einwirkungszeit, beachten. Jod: Tinct.jod.offizin. 4 Tropfen auf 1 l Wasser, Einwirkungszeit 30 Min. Für Gesunde kurzfristig unbedenklich, bei Schilddrüsenstörungen kontraindiziert (in D daher zur Tinkwasserdesinfektion nicht zugelassen).
	Wasser kann **Schwebestoffe** enthalten, auch wenn sie mit bloßem Auge nicht sichtbar sind. Sie können Des-infizientien adsorbieren und dadurch unwirksam machen.	**Filtern** – besonders wichtig bei Verwendung von Oberflächenwasser oder von trübem Wasser aus Brunnen und Leitungssystemen
	Handelsübliche Filter für kurzfristigen Einsatz im Tourismus (z. B. auf kleiner Safari) teuer, für längere Anwendung wartungsbedürftig.	**Filtergröße dem Bedarf anpassen** evtl. Improvisation mit **Filterpapier** (Kaffeefilter) oder festem **Stofftaschentuch**. Herstellerangaben beachten, Zubehör und Ersatzteile mitnehmen.
	Ausschließliches Filtern zur Aufbereitung einwandfreien Trinkwassers **nicht immer ausreichend.**	**Kombination** **Filtern + Desinfizieren** verbessert die Wirksamkeit der Keimreduktion, bei handelsüblichen Filtern bisweilen integriert, sonst improvisieren (s.o. – erst filtern, dann desinfizieren) – optimal für Kurzzeitgebrauch (Safari), wenn Abkochen nicht möglich. **Filtern + Abkochen** liefert einwandfreies Trinkwasser, Kombinationsgeräte sind stromabhängig, nicht überall handelsüblich – optimal für Langzeitgebrauch, wenn nur Oberflächenwasser verfügbar ist.

Hygiene – Trinkwasser

Thema	Problem	Management
Chemische Belastung	Die meisten **chemischen Schadstoffe** sind **hitzestabil** und **passieren konventionelle Filter**. Trinkwasseraufbereitung durch Abkochen oder bloßes Filtrieren ist daher unwirksam.	**Filtern + Aktivkohle** evtl. im Filterelement integriert oder nachzurüsten (Fachhandel), Geschmacksverbesserung und Schadstoffreduktion möglich aber nicht sicher.
	Industrieabwässer und Pestizide sind häufigste Ursache für lokale oder regionale Schadstoffbelastungen des Trinkwassers.	**Örtliche Warnhinweise** beachten. **Informationen zur Trinkwasserbeschaffung** von zuverlässigen Personen vor Ort einholen. **Nutzung konfektionierter Getränke.**
	Mineralische Schadstoffbelastung von Trinkwasser eher selten und regional, z. B. Arsenikalien in Bangladesh.	**Für Kurzzeitaufenthalte** meist **unbedenklich**, bei Langzeitaufenthalten Beratung durch Wasserhygieniker einholen.

Psychologie

Thema	Problem	Management
Grundlagen	„**Psychische Probleme während eines Tropenaufenthaltes sind oft schwerwiegender als körperliche**" (Ernst Rodenwaldt, 1878–1965). Ein wesentlicher Grund hierfür liegt in der Tatsache, dass in vielen Ländern eine mit heimischen Verhältnissen vergleichbare fachliche Versorgung auf diesem Gebiet nicht existiert oder aus soziokulturellen Gründen nicht kompatibel ist.	Hauptanliegen einer entsprechenden Beratung ist es, das Auftreten psychischer Probleme im Ausland möglichst zu vermeiden. Hierzu benötigt der Arzt Angaben zu **Dauer, Zweck und Umständen der Reise**, zu **psychischen Vorerkrankungen** des Reisenden, einen **Gesamteindruck seiner Persönlichkeit** sowie ggf. Informationen zur **Leistungsfähigkeit psychologisch-psychiatrischer Einrichtungen im Zielland**.
	Entscheidend für Art und Umfang der Beratung und deren Bedeutung für das psychische Wohlbefinden des Reisenden ist zunächst die **Aufenthaltsdauer**. Dabei haben Langzeitaufenthalte (> 3 Monate) meist einen beruflichen Hintergrund; Kurzzeitaufenthalte können sowohl touristischen wie beruflichen Zwecken dienen.	Bei **beruflichen Auslandsaufenthalten** mit besonderen klimatischen Belastungen (Tropen) und Infektionsgefährdungen sind ggf. die Bestimmungen der Verordnung zur arbeitsmedizinischen Vorsorge (ArbMedVV) zu beachten.
Kurzzeitreisen **Reisestress**	Im Vordergrund psychischer Belastungen bei Kurzzeitreisen steht der **Reisestress** in vielfältigen Variationen, der seinerseits zu einer großen Streubreite von **Reaktionen** führen kann.	**Stresstoleranz** und **-bewältigung** ist individuell sehr unterschiedlich. Wenig belastbare Menschen sollten vorhersehbare Stresssituationen (z. B. Abenteuerreisen, Leistungsdruck, extremen Zeitzonenwechsel) möglichst meiden. In der Regel kann der Reisende die Zeit bis zur Rückkehr aus eigener Kraft oder mit Hilfe Angehöriger oder Mitreisender überbrücken. Kein Alkohol, keine Drogen! Möglichst keine psychotropen Substanzen, es sei denn, sie sind vom heimischen Arzt vorsorglich verordnet.
abnorme Reaktionen	Abnorme Reaktionen resultieren meist aus **Phobien**. Eine der häufigsten auf Reisen ist die **Flugangst**.	Bei häufigen Flugreisen und regelmäßigem Auftreten helfen **Flugangstseminare**. Zur aktuellen Überbrückung evtl. **Lorazepam** (s. Checkliste Fliegen).
	Unbewältigte Angstzustände können zu **Panikanfällen** führen. Sie beginnen plötzlich mit Zeichen extremer körperlicher und seelischer Exzitation, erreichen innerhalb von 10 Minuten ihren Höhepunkt und können etwa ein halbe Stunde andauern. Oft sind sie mit vorangegangener Einnahme ungeeigneter Mittel, Drogen, Alkohol oder auch mit entsprechenden Entzugserscheinungen verbunden.	Es handelt sich um eine psychologische Notfallsituation, die fremder Hilfe bedarf, ggf. mit vorübergehender Hospitalisierung oder Sicherungsverwahrung.

Psychologie

Thema	Problem	Management
Vorerkrankungen	Häufig ist der Reisestress auslösender Faktor für die Verschlimmerung oder Erstmanifestation einer **vorbestehenden psychischen Erkrankung** oder **Veranlagung**.	Bei entsprechender Anamnese ist eine **fachliche Untersuchung und Beratung** (Psychiater, Psychologen) auch vor einer Kurzzeitreise anzuraten.
Langzeitreisen	Bei längeren Auslandsaufenthalten stehen die unterschied-lichen Faktoren **psychischer Dauerbelastung** im Vordergrund. Deren Bewältigung hängt wesentlich stärker als bei Kurzzeitreisen von einer intakten Persönlichkeitsstruktur ab. Das gilt insbesondere für Expatriates, die zwischen Erwartungshaltung und Überforderung in einem ständigen Spannungsfeld leben und in ihrem Umfeld stärker exponiert sind als in der heimischen Gesellschaft. Jede Form von Versagen ist eine Frustration für den Betreffenden, die nicht nur seine eigene Situation verschlimmert, sondern auch seine Umgebung (Familie, Mitarbeiter, Projekt, Auftrag etc.) tangiert.	Bei der üblichen **Ausreiseuntersuchung** ist besonders auf psychische Vorerkrankungen oder -belastungen sowie auf abnorme Persönlichkeitsstrukturen zu achten. Das ist für einen fachfremden Mediziner nicht immer einfach. Hilfreich kann sein, das **Motiv der Ausreise** zu hinterfragen. Dabei sind ethisch-soziale Erwägungen (z. B. Missionar, Entwicklungshelfer), Weiterbildung, Verdienst-, Aufstiegsmöglichkeiten meist unverdächtig. Abenteuerlust hält als Leitmotiv einen längeren Aufenthalt nicht durch. Jede Form von Flucht (egal ob aus Job, Umgebung, Partnerschaft) ist als Basis für einen Langzeitaufenthalt nicht tragfähig. In allen Zweifelsfällen ist eine **Konsiliaruntersuchung durch Psychiater oder Psychologen** anzuraten. Viele aussende-aktive Betriebe haben hierfür ihre eigenen psychologischen Dienste.
Notfall	Bei jeder schwereren psychischen Störung oder Erkrankung im Ausland, speziell in Gebieten mit mangelhafter Infrastruktur, ist zu entscheiden, ob der Kranke **vor Ort** oder **in der Nähe** (z. B. Hauptstadt, Nachbarland) versorgt werden kann oder **repatriiert** werden muss. Diese Entscheidung kann der Kranke, seine Angehörigen oder Mitarbeiter allein meist nicht treffen.	Für derartige Fälle sollte mit den Mitteln der **Telekommunikation** fachlicher Rat aus der Heimat hinzugezogen werden. Die Wege hierfür sollten gebahnt sein. Wurde der Kranke bereits vor der Reise psychologisch-psychiatrisch untersucht oder betreut, bietet sich der Kontakt zu der betreffenden Einrichtung an. Ansonsten ist Hilfe durch eine **Medizinische Assistance** möglich.
„Kulturschock"	Der sog. **„Kulturschock"** ist Zeichen einer mangelnden Anpassungsfähigkeit. Er äußert sich in einer permanenten Unzufriedenheit mit dem eigenen Leben, oft verbunden mit einer Abwertung des Gastlandes und seiner Menschen.	Die **„soziale Integration"** sollte mit einer Lernphase bereits vor der Ausreise beginnen, indem sich der Reisende mit Gesellschaft, Kultur, Religion und Sprache des Gastlandes vertraut macht. Das erleichtert ihm vor Ort eine echte Partnerschaft zu Land und Leuten.
„Burn-out-Syndrom"	Das sog. **„Burn-out-Syndrom"** ist nach den Erfahrungen der Arbeitsmediziner eine der häufigsten Ursachen für eine vorzeitige Beendigung des Einsatzes. Dabei führen Leistungsdruck und hohe Selbstansprüche in Beruf, Familie und Weiterbildung zu einer permanenten Überforderung, die letztlich in eine Resignation mündet. Alkohol kann die Situation verschlimmern.	Offene **Gespräche** mit Angehörigen oder Freunden helfen bisweilen weiter und verhindern eine Isolation. Eine **Psychotherapie** in der Heimat kann ebenfalls hilfreich sein. Alhohol und Drogen sind zu vermeiden.
Depression	Unter den emotionalen Störungen ist die **Depression** zweifellos die häufigste. Ob endogen oder reaktiv ist die damit verbundene Antriebsschwäche ein limitierender Faktor für die Selbsthilfe. Alternierende Stimmungsschwankungen mit manischen Phasen sind eher selten, bergen aber ein erhöhtes Suizidrisiko.	Bei schweren Depressionen ist der Kranke auf **fremde Hilfe** angewiesen. Sind derartige Episoden aus der Vorgeschichte bekannt, ist die Kontaktaufnahme mit dem behandelnden Facharzt in der Heimat sinnvoll. Bisweilen ist eine Repatriierung nicht zu vermeiden.
Psychosen	Endogene **Psychosen** können sich als einmaliges Ereignis oder rezidivierend manifestieren und in Abhängigkeit von ihrer Symptomatik zu psychiatrischen Notfallsituationen führen.	Psychosen erfordern **immer fachärztliche Betreuung**. Da diese in vielen Ländern nicht verfügbar ist (s. oben), muss die Krankenführung in der Regel von Hause aus erfolgen. Das betrifft die Entscheidung zur Tropentauglichkeit vor der Erst- bzw. Wiederausreise, eine eventuelle Dauermedikation sowie ggf. eine Repatriierung.

Psychologie

Thema	Problem	Management
Allgemeines Alkohol, Drogen	Der **Gebrauch von Alkohol und Drogen** ist sowohl bei Kurzzeit- wie bei Langzeitreisenden weit verbreitet, obwohl die Schäden und Gefahren bekannt sind. Neben der akuten und chronischen Intoxikation ist ggf. auch an eine Entzugssymptomatik zu denken.	**Keine Verharmlosung von Alkohol als Heil- und Trostmittel sowie zur inneren Desinfektion** – verbreitete (vorgeschobene) Indikation bei Laien. Gegen einen Drink ist prinzipiell nichts einzuwenden, wenn die Menge überschaubar bleibt. Die alte Regel „never before sundown" sollte beachtet werden. **Alkoholkranke** und Drogenabhängige sind zumindest **für berufliche Langzeitreisen nicht tauglich**. Fachliche Betreuung ist erforderlich.
Medikamente	Im Ausland ist der **Arzneimittelmarkt** anders sortiert als hier, in den ärmeren Ländern ist das Angebot stark reduziert, vor allem bei importierten Mitteln. Ferner ist in diesen Ländern mit Arzneimittelfälschungen (Fakes) zu rechnen. Ein vorhersehbarer Bedarf eines speziellen Medikamentes sollte daher aus der heimischen Apotheke gedeckt werden. Für Kurzzeitreisen ist das in der Regel leicht; für eine Langzeitmedikation muss ggf. ein gangbarer Importweg gefunden werden.	Beim **Mitführen von Medikamenten** an Einfuhrbestimmungen des Reiselandes und ärztliches Attest denken (s. Kapitel „Mitnahme von Medikamenten"). Die Angaben im Beipackzettel einschließlich Lagerungshinweise und Verfallsdaten sind zu beachten. **Wechselwirkungen** mit anderen Präpa-raten (z. B. Malariamitteln) sind zu vermeiden. Bei allen psychischen Störungen oder psychiatrischen Erkrankungen, aktuell oder in der Vorgeschichte, ist **Mefloquin kontraindiziert**. Das gilt auch für Anfallsleiden.
Versicherung	Neben Unfällen und kardiovaskulären Erkrankungen sind psychische Störungen oder Erkrankungen die häufigsten Gründe für den **vorzeitigen Abbruch** einer Auslandsreise.	Gefährdete Personen sollten unbedingt eine Auslandskrankenversicherung abschließen. Der Versicherungsschutz darf akute Exazerbationen von Vorerkrankungen nicht ausschließen und muss einen Rettungsrückflug im Notfall abdecken.
Literatur	„Psychological Health" in: International Travel and Health, WHO 2011	

Schiffsreisen

Thema	Problem	Management
Grundlagen	Schiffsreisen haben in den letzten Jahren erheblich zugenommen. 2007 waren nach Angaben der WHO weltweit 12 Mio Passagiere auf großer Fahrt. Neben Fährverbindungen über größere Distanzen sind vor allem **Kreuzfahrten** von reisemedizinischer Bedeutung. Die durchschnittliche Dauer einer Kreuzfahrt beträgt 7 Tage, die Streubreite liegt zwischen einigen Stunden und mehreren Monaten.	Allgemeinen **Gesundheitszustand** und altersentsprechenden **Impfschutz** überprüfen und mit der geplanten Fahrt, der Reisedauer, der Reiseroute und dem Reiseziel korrelieren, möglichst vor Buchung. Besondere Risikoabwägung bei Mitfahrten auf **Frachtschiffen** und **Segelschiffen** – hier in der Regel keine medizinische Versorgung.
Flusskreuzfahrten	Schiffsreisen auf Flüssen werden in zahlreichen Ländern angeboten. Die Übernachtung erfolgt entweder auf dem Schiff oder in ufernahen Hotels. Typisch sind touristische Programme an Land mit Besichtigungen und Ausflügen, teilweise auch ins Landesinnere. Die medizinische Versorgung ist auf Maßnahmen der Ersten Hilfe beschränkt, ein Arzt ist in der Regel nicht an Bord.	Die reisemedizinische Beratung einschließlich der Impfungen und ggf. Malariavorbeugung erfolgt wie bei einer Reise auf dem Landwege. Auf die entsprechenden Angaben im Länderteil wird verwiesen.
Seekreuzfahrten	Moderne Kreuzfahrtschiffe werden meist als Firstclass-Hotels geführt; die größten bieten Platz für mehr als 4.000 Passagiere und über 1.000 Besatzungsmitglieder. Die sozialen und hygienischen Probleme des Zusammenlebens vieler Menschen über einen längeren Zeitraum auf engem Raum sind mit graduellen Unterschieden die gleichen wie in einer Gemeinschaftsunterkunft. Anders als bei Flusskreuzfahrten beschränken sich Landgänge bei Seereisen auf wenige Häfen mit Ausnahme von Inselkreuzfahrten. Die Übernachtung erfolgt in der Regel an Bord.	Die „International Health Regulations" (IHR) der WHO von 2005 enthalten globale Standards zur Gesundheitsüberwachung in Häfen und auf Schiffen zu Hygiene, Vektor- und Nagerkontrolle, Abfallentsorgung etc. Für die medizinische Betreuung steht gewöhnlich eine gut ausgerüstete Ambulanz mit kleiner Krankenstation zur Verfügung; ein Arzt ist immer an Bord. Erfahrungsgemäß können hier die meisten akut auftretenden Gesundheitsprobleme gelöst oder stabilisiert werden; Luft-Evakuierungen sind extrem selten.

Schiffsreisen

Thema	Problem	Management
Alter, chronische Krankheiten, Behinderungen	Das Durchschnittsalter der Passagiere auf Kreuzfahrtschiffen beträgt 45–50 Jahre; es liegt um so höher, je länger die Reise dauert.	**Ärztliche Untersuchung und Beratung** vor der Reise dringend angeraten.
	Ältere Menschen sind öfter mit chronischen Krankheiten belastet, die sich auf Reisen verschlimmern können. Am häufigsten sind **Herz-, Lungen-** und **Stoffwechselerkrankungen** sowie **körperliche Behinderungen**. Einige benötigen ständige medizinische Betreuung oder spezielle Einrichtungen.	Mitführen eines Attestes mit Diagnose, Therapie sowie einer ausreichenden Menge der benötigten Medikamente. Ggf. ist die Reederei zu konsultieren, ob geeignete Betreuungsmöglichkeiten zur Verfügung stehen. So gibt es auf einigen Kreuzfahrschiffen Dialysestationen. Einige Veranstalter bieten Reisen mit ärztlicher Begleitung an. Informationen über Reisebüros oder Internet, z.B. www.leben-und-reisen.de/infos.htm, www.dialyselkreuzfahrten.de, www.behindertenreisen.de
Diabetes	Risiko für Entgleisung bei Schiffsreisen erhöht. Mögliche Ursachen: Zeitverschiebung, andersartige Aktivitäten, geänderter Tagesablauf, Nahrungsumstellung, Stress, Gleichgültigkeit.	Mitführen ausreichender Mengen der gewohnten Medikation, ärztliches Attest für die Grenzbehörden, Blutzuckermessgerät, Urin-Teststreifen.
Infektionskrankheiten	Die Lebensbedingungen auf einem Passagierschiff begünstigen die Ausbreitung von Infektionskrankheiten, vor allem bei oralen und aerogenen Übertragungswegen. Häufig werden die Erreger von Landgängen oder durch neu hinzukommende Passagiere eingeschleppt. Besonders gefährdet sind ältere Menschen und chronisch Kranke. Zahlreiche Ausbrüche mit hunderten von Erkrankten – teilweise über 80 % der Menschen an Bord – wurden in den letzten Jahrzehnten bekannt.	Hinweis auf landesspezifische Infektionsrisiken und deren Übertragungswege. Bei Krankheitszeichen, vor allem Fieber, respiratorischer oder gastro-intestinaler Symptomatik ist sofort der Schiffsarzt zu konsultieren. Nach Artikel 28,4 der IHR muss der Kapitän alle Krankheitsfälle an Bord, die auf eine Infektionskrankheit hinweisen, den Gesundheitsbehörden des Zielhafens melden.
intestinal	Die Infektion erfolgt in der Regel über **Nahrung** (Lagerung, Zubereitung) oder **Trinkwasser** (kontaminiert gebunkert oder mit Brauchwasser vermischt, unzureichende Desinfektion).	Beachtung der in den neuen IHR vorgesehenen Vorschriften zur Hygiene und Wartung durch Reederei und Personal.
	Ätiologisch kommen alle einschlägigen Erreger gastrointestinaler Infektionen in Betracht, bei den meisten größeren Ausbrüchen handelt es sich um **Noroviren**. Sie sind sehr wiederstandsfähig, hochkontagiös, sowohl oral wie auch aerogen übertragbar und verursachen akute Brechdurchfälle.	Sorgfältige Nahrungs- und Trinkwasserhygiene, besonders nach Auftreten erster Erkrankungen. Kontakte zu Kranken meiden. Häufiges Händewaschen mit Wasser und Seife, evtl. Desinfektionsmittel. Auf einigen Schiffen werden Kranke und Kontaktpersonen vorübergehend isoliert.
aerogen	Am häufigsten sind **Infektionen der oberen Luftwege**, darunter auch **Influenza**. Besonders gefährdet sind Ältere und chronisch Kranke. Durch Reisende aus anderen Kontinenten sind Ausbrüche auf Schiffsreisen auch außerhalb der Saison möglich.	Kontakte zu Kranken meiden. **Gefährdete Personen** vor einer Kreuzfahrt auch außerhalb der Saison **gegen Grippe impfen**, ggf. auch gegen **Pneumokokken**.
	Legionellose: Innerhalb der letzten 30 Jahre wurden mehr als 50 Ausbrüche auf Schiffen mit insgesamt über 200 Betroffenen bekannt. Ursache für die durch Tröpfchen (Aerosole) übertragenen Erreger sind unzureichend gewartete Wasserleitungs-, Kühlsysteme sowie Anlagen wie Whirlpools, Duschen und Bäder. Besonders gefährdet sind ältere Männer und chronisch Kranke.	Regelmäßige, fachgerechte Wartung und Hygiene durch den Reeder bzw. das Personal. Risikoreisende sollten die genannten Anlagen, speziell Whirlpools, meiden. Bei Fieber und respiratorischer Symptomatik ist sofort der Arzt zu konsultieren.
sonstige	Weitere Ausbrüche bei Schiffsreisenden, die sich bei längerer Inkubationszeit und kürzerer Reisedauer erst nach der Rückkehr manifestieren können, wurden beschrieben bei **Masern, Röteln, Varizellen, Hepatitis A, Meningokokken-Meningitis**.	Immunschutz gegen **Masern** (MMR) und **Hepatitis A** vor Reise generell überprüfen und ggf. ergänzen. Meningokokken-Meningitis nur bei Risikopersonen (s. STIKO), bei einem Ausbruch ggf. Chemoprophylaxe für alle Kontaktpersonen.

Checklisten | CRM-Handbuch Reisemedizin, Juni 2011 – November 2011

Schiffsreisen

Thema	Problem	Management
Andere Gesundheitsstörungen	**Klima**, **Witterung** und **Stress** können das Wohlbefinden beeinträchtigen und ggf. zuvor bestehende Gesundheitsstörungen verschlimmern.	siehe „Checkliste Haut" siehe „Checkliste Hitze"
Kinetosen	Die sog. **„Seekrankheit"** ist auf größeren Schiffen selten, auf kleineren bei bewegter See eher häufig. Symptome/Verlauf: 1. Unwohlsein, Müdigkeit, Gähnen, Hyperhidrosis, innere Unruhe 2. Übelkeit, Erbrechen, evtl. Diarrhoe 3. Schwindelgefühl, evtl. Tinnitus 4. Blutdruckabfall, evtl. Synkopen 5. Lebensüberdruss, Apathie.	Bei entsprechender Dispostion bzw. beginnender Symptomatik: Körperliche Ruhe, mittlerer/unterer Schiffsbereich, möglichst frische Luft, Sichtkontakt zum Horizont; kleine, kohlenhydrathaltige Mahlzeiten, ausreichende Flüssigkeitszufuhr, kein Alkohol. Medikamente zur Vorbeugung z. B.: Ingwerpräparate, Vitamin B6, Scopolamin-Pflaster (*Scopoderm TTS*®), Dimenhydrinat (evtl. als Kaugummi); Medikamente zur Behandlung z. B.: Dimenhydrinat – als Suppositorien, Dimenhydrinat 100 mg i.m, evtl. mit Metoclopramid 10 mg i.m. Kontraindiziert sind Benzodiazepine sowie Neuroleptika als Injektion
Vertigo	Häufig bei älteren Menschen, speziell Männern, unabhängig von Seekrankheit. Ätiologisch sind somatische oder psychische Erkrankungen sowie Medikamente zu erwägen; die Ursache ist oft schwer zu finden.	Therapie der Grundkrankheit, Antivertiginosum, Physiotherapie. Vorsicht vor Stürzen!
Unfälle	Unfälle sind auf großen Schiffen selten, auf kleineren häufiger, speziell bei hohem Seegang sowie beim Ein- und Aussteigen bzw. -booten.	Übliche Vorsichtsmaßnahmen beachten.
Sturz-Syndrom	Gefährdet sind vor allem Ältere: > 30 % der Menschen über 65 Jahre und > 50 % der Menschen über 90 Jahre stürzen statistisch einmal pro Jahr. 5 % der Stürze führen zu Frakturen mit dem Risiko von Dauerschäden, Pflegebedürftigkeit und Tod. Stürze können interne und externe Ursachen haben, meist sind sie multifaktoriell, in der Regel werden sie lokomotorisch induziert und sind daher auf Schiffen nicht selten.	Abklärung und ggf. Therapie einer Grundkrankheit möglichst vor Reise. Erkennung von Risikofaktoren, Trainingsprogramme (Balance, Gleichgewicht, Gangsicherheit, Kraft). Möglichkeit zur Früherkennung eines Sturz-Syndroms: **Timed up and go Test** (Podsiadlo, Richardson): Stuhl mit Armlehne, Aufstehen, Gehen von 3 m, Wendung um 180°, Gang zurück zum Stuhl, Hinsetzen. Zeitdauer stoppen: < 20 Sekunden: Normbereich 20–30 Sekunden: Beginnende Beeinträchtigung > 30 Sekunden: deutliche funktionelle Einschränkung, Sturzrisiko innerhalb der folgenden 6 Monate liegt bei 50 %. (Cut-Off-Wert 12 Sekunden, wenn der Test zu Hause durchgeführt wird).
Literatur	Boecken, G. und Kretschmer, H.: „Schiff", in: Kretschmer/Kusch/Scherbaum: Reisemedizin, Elsevier 2005 „Travel by sea", in: International Travel and Health, WHO 2011	

Sporttauchen

Thema	Problem	Management
Grundlagen	Mit zunehmender Tauchtiefe linearer Anstieg des **Umgebungsdrucks** (alle 10 m jeweils um 1 bar). Folgen: Proportionale Abnahme des Luftvolumens in der Lunge und anderen luftgefüllten Körperhöhlen (in 10 m Tiefe auf die Hälfte) – Gesetz von Boyle-Mariotte; Proportionale Zunahme der Löslichkeit von Gasen – Gesetz von Henry;	Generell: **Kenntnis der wichtigsten physikalischen Grundlagen beim Tauchen und der damit verbundenen Gefahren!** Vorherige Information z. B. über Literatur persönliche Beratung Tauchsportvereine („Schnupperkurse")
Tauchtauglichkeit	**zu bedenken** bei Erkrankungen in folgenden Bereichen: Lungen und Atemwege Herz-Kreislaufsystem Nieren und Harnwege Verdauungsorgane Stoffwechsel, speziell Diabetes, Adipositas Bewegungsapparat Nervensystem Psychiatrie HNO Augen Schwangerschaft Einnahme von Medikamenten und Drogen Flüssigkeitshaltige Implantate Wichtige **Hintergrundinformation für Beratung**: Motiv des Tauchers: **Vergnügen oder Ehrgeiz**? Art des Tauchens: **Apnoetauchen** limitierender Faktor pCO_2-Anstieg Gefahr von „Schwimmbadblackouts" oder Auftauchohnmacht mit Ertrinken **Schnorcheln** Totraumvergrößerung, erhöhte Atemarbeit, intrathorakales Blutpooling **Gerätetauchen** höchstes Risikopotenzial für Unerfahrene, speziell Barotrauma und Dekompressionskrankheit; Anfängerangst	**Beurteilung** in jedem Zweifelsfall immer konsiliarisch mit **Tauchmediziner**! Nähere Informationen zu Tauchtauglichkeit und Kontaktadressen von Taucherärzten über **Gesellschaft für Tauch- und Überdruckmedizin e.V. GTÜM** – Anschriften siehe unten. **Cave Gefälligkeitsatteste** ohne GTÜM-empfohlene Untersuchungsprogramme! Während der gesamten **Schwangerschaft** ist das **Gerätetauchen kontraindiziert**. Prinzipiell **Risikoanstieg mit Dauer und Tiefe** des Tauchganges sowie bei **geringer Taucherfahrung**. Keine Hyperventilation vor dem Tauchgang, rechtzeitiges Auftauchen vor dem breath breaking point Schnorchellänge maximal 40 cm. Durchmesser ca. 2 cm, keine Ventile **Kein Gerätetauchen ohne vorherige Information, Untersuchung und Beratung!** Tauchgänge immer in Begleitung, nie allein! Physiologische und apparative Reserven ohne Not nie ausreizen!
Barotrauma	Ursache: Mangelnder Druckausgleich von freien Gasen in geschlossenen Körperhohlräumen beim raschen Ab- bzw. (besonders) beim Auftauchen. Größte relative Volumenänderung mit Verletzungsgefahr in der Nähe der Wasseroberfläche (bis ca. 10 m Wassertiefe). Folgen möglich an Mittelohr (Trommelfellriss) Nasennebenhöhlen Zahnwurzeln (Granulome) Intestinaltrakt **Lungen** (Pneumothorax, Luftembolie, Mediastinalemphysem) – evtl. **lebensgefährlich** Symptome je nach Lokalisation, Auftreten meist während oder unmittelbar nach dem Auftauchen.	**Vorbeugung:** Druckausgleichmanöver (Abtauchen), Langsam Auftauchen, forciertes Abatmen (Lunge), keine blähenden Speisen (Flatulenz), Zahnsanierung. **Therapie:** Vorübergehendes Tauchverbot, fachärztliche Versorgung, kein Notfall; selbstlimitierend, zahnärztliche Versorgung; symptomatisch **Notfallmäßige Sofortbehandlung, Klinik. Achtung: Patienten mit akuten und chronischen Atemwegserkrankungen haben ein erhöhtes Risiko für Barotraumen der Lunge!**

Sporttauchen

Thema	Problem	Management
Dekompressions-krankheit	**Decompression Sickness – DCS** Ursache: Löslichkeit von Gasen in (Körper-)flüssigkeiten proportional zum Druck; bei plötzlicher Druckentlastung (rasches Auftauchen) Ausperlen möglich („Sprudel-flaschenphänomen"). Folgen möglich an Haut, Gelenken, Herz-Kreislauf; am gefährlichsten am **Nervensystem**.	**Risiko einer DCS ist immer eine Funktion aus Tauchtiefe und Tauchzeit!** Hierfür gibt es Tabellen oder Computer. Am gefahrlosesten ist der sog. **„Nullzeittauchgang"** wenn die Menge gelösten Gases so gering ist, dass ein direktes Auftauchen jederzeit möglich ist. Wird diese Zeit, die mit zunehmender Tauchtiefe immer kürzer ist, überschritten, sind sog. „Auftauchpausen" erforderlich. Dabei sind Wiederholungstauchgänge zu berücksichtigen.
	Symptome: Typ I • Gelenkbeschwerden („bends") • Hautjucken („Taucherflöhe") • Lymphknotenschwellungen Typ II • Hustenreiz, Dyspnoe, Retrosternale Schmerzen („chokes") • Angina pectoris • Tinnitus, Hörverlust, Nystagmus, Schwindel • **Neurologische Manifestationen** cerebral, cerebellar, am häufigsten **spinal** bis zur kompletten Querschnittslähmung. Die Symptome können sich bereits beim Auftauchen zeigen, meist haben sie eine Latenz bis zu einigen Stunden, evtl. sogar Tagen, besonders wenn sie durch einen weiteren Druckabfall (z. B. Flugreise) provoziert werden. Typ II ist lebensbedrohlich und kann Dauerschäden hinterlassen.	**Vorbeugung:** Generell sollten Sporttaucher, vor allem Anfänger, den Nullzeitbereich und eine Tiefe von 30 m nicht überschreiten. Größte Tiefe zu Beginn, beim zweiten Tauchgang nicht tiefer als beim ersten. Aufstiegsgeschwindigkeit < 10 (besser < 5) m/Min; Sicherheitsstop in 5 m Tiefe für 5 Minuten. **Mindestens 24 (bei dekompressionspflichtigen Tauchgängen 48) Stunden nach dem Tauchen nicht fliegen!** **Therapie:** **Erste Hilfe:** Reanimation wenn erforderlich, normobare O_2-Beatmung; **kausal:** Rekompression in der Druckkammer und hyperbare O_2- Atmung Transport so rasch wie möglich, Zeitfaktor entscheidend für Behandlungserfolg.
Tiefenrausch	Ursache: Unterschiedliche Löslichkeitskoeffizienten der inerten Gase können zur „Stickstoffnarkose" führen. Gefahr: Euphorie, gesteigerte Risikobereitschaft, Kontrollverlust, Panik.	Vorbeugung wie bei DCS. Einhalten des Tiefenlimits. Erhöhte Anfälligkeit bei Einnahme von Ovulationshemmern. Nicht allein tauchen. Kein Alkohol, keine Medikamente vor dem Tauchen.
Sonstige Probleme	**„Taucherohr" – Otitis externa** Ursache: Gehörgangsentzündung durch Eindringen von Wasser und Manipulationen.	Keinerlei Instrumente in den Gehörgang einführen! Vorbeugung: Nach jedem Tauchgang mit desinfizierender und rückfettender Flüssigkeit (z. B. Glycerin-Alkohol) spülen, am Abend 1–2 Tropfen Panthenol; Therapie bei Gehörgangsentzündung: *Otobacid*®, vorübergehendes Tauchverbot.
	Unterkühlung Ursache: Wärmeleitfähigkeit des Wassers 25 mal höher als Luft	< 15 °C physiologische Anpassung nicht möglich; **Ausrüstung!** Neoprenanzug auch in tropischen Gewässern dringend zu empfehlen.
	Dehydratation Ursache: Flüssigkeitshaushalt durch diverse Faktoren beeinflusst („Immersion"), Gefahr der Hypovolämie.	**Reichlich trinken**, kein Alkohol; Vorsicht bei verstärkter Schweißabsonderung oder Durchfallepisode (Tropen!).
	Unterwasserorientierung Schallgeschwindigkeit im Wasser 4,5 mal höher als in der Luft – akustische Orientierung gestört.	**Optische Orientierung** erforderlich, ggf. Sehkorrektur (Kontaktlinsen, optische Tauchermaske).
Versicherung, Hilfe in Notfällen	**Behandlung von Tauchunfällen** und damit verbundene Nebenkosten **keine Kassenleistung!** Druckkammer und Transport können sehr teuer sein. Fachgerechte Hilfe vor Ort oft nicht vorhanden, insbesondere bei Reisezielen in den Tropen.	**Adressen zur Beratung und Hilfe in Notfällen** für Betroffenen und Helfer gleichermaßen wichtig (s. u.).

Sporttauchen

Thema	Problem	Management
Adressen	**Gesellschaft für Tauch- und Überdruckmedizin e.V., GTÜM,** Professor-Küntschner-Str. 8, 82418 Murnau Kontaktadressen Taucherärzte mit GTÜM-Qualifikation, Informationen zur Tauchtauglichkeit, Fort-/Weiterbildung Tel.: 08841-482167, Fax: 08841-482166, E-Mail: gtuem@gtuem.org, Internet: www.gtuem.org	
	DAN Europe - Divers Alert Network (DAN Europe) Beratung, Versicherung, Mitgliedschaft, Management DAN-Büro für Deutschland, Österreich, Ungarn Büro +49-431-549861, Info-Telefon +49-30-45490915, E-Mail: germany@daneurope.org, Internet: www.daneurope.org **DAN-Hotline für Tauchunfälle 24 h:** **International +39-0642118685**, aus Deutschland und Österreich 00800-326668783	
	Schifffahrtmedizinisches Institut der Marine Diensthabender Taucherarzt, Tel. +49-431-54091441	
	Verband Deutscher Sporttaucher e.V., VDST, Berliner Str. 312, 63067 Offenbach Beratung, Versicherung, Mitgliedschaft, Management Tel.: 069-981902-5, Fax: 069-981902-98, E-Mail: info@vdst.de, Internet: www.vdst.de **VDST-Hotline für Tauchunfälle 24 h weltweit: +49-(0)1805-660560**	
	aqua med reise und tauchmedizin, Am Speicher XI 11, 28217 Bremen Beratung, Versicherung, Management Tel.: 0421-22227-10, Fax: 0421-22227-17, E-Mail: kontakt@aqua-med.de, Internet: www.aqua-med.de **aqua med-Hotline für Tauchunfälle 24 h weltweit: +49-(0)700-34835463**	
Literatur	K. Tetzlaff, Ch. Klingmann, C. M. Muth, T. Piepho, W. Welslau: Checkliste Tauchtauglichkeit – Untersuchungsstandards und Empfehlungen der Gesellschaft für Tauch- und Überdruckmedizin (GTÜM) und der Österreichischen Gesellschaft für Tauch- und Hyperbarmedizin (ÖGTH). Gentner Verlag 2009	

Wasser & Freizeit

Thema	Problem	Management
Grundlagen	**Recreational Waters** (WHO), **„Freizeitwasser"** – dient unmittelbar oder mittelbar der Freizeitgestaltung. Es hat in der Regel keine Trinkwasserqualität.	
Freibaden, allgemein	**Ertrinkungsgefahr** Der Ertrinkungstod gehört nach den Verkehrsunfällen zu den häufigsten unnatürlichen Todesursachen im Freizeitbereich.	Wassertiefe für Nichtschwimmer beachten; **Ausbildung in Schwimmen** (Kinder) und **Erster Hilfe** (Jugendliche) so früh wie möglich; **Kinder**, die nicht schwimmen können, **lückenlos überwachen**, auch wenn sie Luftringe oder sog. Schwimmflügel tragen; auf **Alkohol verzichten**; Schwimmer **falschen Ehrgeiz meiden**, an unbewachten Wasserstellen **nicht allein baden**, vor allem bei Risiko (z. B. Herz-Kreislauf);
	Unfälle	Gefährdung nicht nur primär durch **Trauma** sondern auch sekundär durch **Ertrinken**;

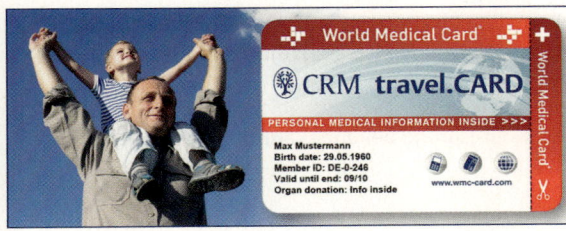

Wasser & Freizeit

Thema	Problem	Management
Freibaden, allgemein (Forts.)	**Wassertemperatur**, niedrige: **Unterkühlung** bei längerer Verweildauer (Wärmeleitfähigkeit des Wassers 25 mal höher als Luft); „**Kälteschock**" bei „Sprung ins Wasser", Gefahr von Krämpfen, Herzstillstand;	**Aufenthaltsdauer** im (kalten) Wasser begrenzen oder geeignete **Unterwasserkleidung** (Neopren); Langsam hineinsteigen, nicht mit vollem Magen;
	Außentemperatur, hohe: **Flüssigkeitsverluste** durch Schwitzen, (evtl. Durchfälle); **Hitzeschäden** starke UV-Einstrahlung durch zusätzliche Reflexion von der Wasseroberfläche	ausreichend trinken; *siehe Checkliste Hitze*; Sonnenschutz beachten, auch im Schatten;
	Infektionen, möglich durch Schlucken, Einatmen oder Kontakt von/mit kontaminiertem Wasser; div. Erreger; **Intoxikationen**, chemische Substanzen, Industrieabfälle	kein Wasser schlucken, kontaminierte Badestellen meiden, prinzipiell nicht in schmutzigem Wasser baden, örtliche Warnhinweise beachten
Meer	**Ertrinken** **Fehlende Ortskenntnis** (Strömung, Klippen, Untiefen etc.), keine oder **unzureichende Strandüberwachung**, **mangelhafte Rettungseinrichtungen** vor allem in tropischen Ländern; Surfen, Wellenreiten; Badeboote, Luftmatratzen	**Information** über Gefahren vor Ort einholen, **Warnhinweise beachten, Risiken** (Wetter!) **vermeiden, kein falscher Ehrgeiz** (gilt besonders für „gute Schwimmer", Surfer, Wellenreiter); See-untaugliche Boote gehören nicht aufs offene Meer, Rettungswesten mitnehmen;
	Tauchen	*siehe Checkliste Sporttauchen;*
	Unfälle, speziell Verletzungen durch scharfe Gegenstände am Strand oder unter Wasser; „**Sandlochunfälle**" durch Verschütten in trockenen Sandgruben, Strandburgen, Tunneln (bis 80 % tödlich)	Vorsicht, ggf. **Badeschuhe** tragen; **keine überdimensionalen Sandbauwerke**, nie allein bauen, eine Person außerhalb der Grube postieren, Kinder auch am Strand ständig beaufsichtigen;
	Gifttiere, Biss- oder Stichverletzungen	örtliche **Warnhinweise beachten**; *siehe Checkliste Gifttiere;*
	Intoxikationen durch giftige Algen, Plankton → Algenpest („Red Tide"), Haut-, Schleimhautreizung, Gefahr der → Muschelvergiftung;	Information über Wasserqualität vor Ort; örtliche **Warnhinweise beachten**;
	Infektionen *Vibrio vulnificus* → Wundinfektion beim Baden oder Wasserwaten, evtl. Nekrose, Sepsis	mit offenen Wunden nicht ins Meer- oder Brackwasser!
Binnengewässer, natürliche	**Ertrinken** über zwei Drittel der Ertrinkungsfälle in D ereignen sich in Binnengewässern.	*siehe unter Freibaden, allgemein;*
	Tauchen	*siehe Checkliste Sporttauchen;*
	Intoxikationen durch giftige Algen (Cyanobakterien) → *Algenblüte* („Blaualgen"), bei Kontakt Haut-, Schleimhautreizung, selten	Information über Wasserqualität vor Ort; örtliche **Warnhinweise beachten**;
	Unfälle, speziell Schädel und Wirbelsäule	kein (Kopf-)sprung bei **unbekannter Wassertiefe**;

Wasser & Freizeit

Thema	Problem	Management
Binnengewässer, natürliche (Forts.)	**Infektionen** **Leptospiren** → *Leptospirose*, diverse Verlaufsformen, Reservoir Nager, Übertragung percutan durch verletzte Haut	**rattenverseuchte Wasserstellen meiden**, evtl. prophylaktisch 1 mal wöchentlich 200 mg Doxycyclin für Dauer der Exposition *(off label)*;
	Bilharzia → *Bilharziose* (Schistosomiasis) in tropischen/subtropischen Ländern, → *Badedermatitis* in gemäßigten Klimaten durch Invasion vogelpathogener Bilharzia-Arten, temporäres Auftreten in Form von Clustern oder Ausbrüchen	**Kontakt mit Binnengewässern** in Infektionsgebieten (*siehe Länderteil*) **meiden**; betroffene **Badestelle vorübergehend meiden**; symptomatische Therapie;
	Gastroenteritis durch → **Noroviren** Schlucken von Wasser bei Wildwasserfahrten („Rafting") oder Trinken von kontaminiertem Oberflächenwasser; **andere Enteroviren** (Coxsackie, Echo) → diverse Organsymptome, **Hepatitis A**	**kein Wasser schlucken**, möglichst kein Oberflächenwasser trinken; offensichtlich **abwasserkontaminierte Badestellen meiden**;
	Legionellen → *Legionellose* (beide Formen) durch aerogene Infektion mit vernebelten Wassertröpfchen, z. B. beim „Rafting"	**Risikopersonen** (Ältere, Immundefiziente) sollten derartige Aktivitäten meiden, **bei Fieber sofort Arzt** aufsuchen;
	Freilebende Amöben (sehr selten) Naegleria-Arten → Enzephalitis, Infektion über Nase, Siebbeinzellen; Acanthamoeba-Arten → Keratitis, Infektion durch unmittelbaren Kontakt, evtl. opportunistisch bei Immundefekt	möglichst **kein Wasser in Nase oder Augen**
Binnengewässer, künstliche	Hafenbecken, Wasserstraßen, Stauseen, Baggerseen, Industrieanlagen etc.	derartige Gewässer sind in der Regel zum **Freibaden nicht geeignet**;
	Ertrinken, Unfälle, Tauchen, speziell in Gewässern mit Schiffsverkehr	**Badeverbote beachten**;
	Infektionen, Intoxikationen Leptospiren → *Leptospirose*	siehe unter Freibaden, allgemein; siehe unter Binnengewässer, natürliche
Wasseranlagen, öffentliche	**Infektionen** **Legionellen** → *Legionellose* (beide Formen) aerogene Infektion mit vernebelten Wassertröpfchen aus **Springbrunnen, Wasserspeiern** etc sowie aus Emissionen von schlecht gewarteten **Kühltürmen**, Auftreten in Clustern oder Ausbrüchen	**Risikopersonen** (Ältere, Immundefiziente) sollten nach Bekanntwerden von Krankheitshäufungen die vermutete **Infektionsquelle weiträumig meiden** und **bei Fieber** mit grippalen Symptomen **sofort Arzt** aufsuchen
Schwimmbäder	**Ertrinken** **Unfälle**, speziell durch Ausgleiten und Aufschlagen auf glattem und hartem Boden, durch Sogwirkung (Haare, Extremitäten) von Auslässen, durch andere Menschen bei überfüllten Bädern;	Vorsicht (speziell Kinder) – auf nassem Untergrund am Beckenrand, – an saugstarken Auslässen, – beim Springen vom Beckenrand
	Infektionen **gastro-intestinal** – in der Regel über verschlucktes Wasser; besonders gefährdet sind Kinder, Schwangere und Immundefiziente; *Cryptosporidien, Noroviren* – häufig, Auftreten in Clustern oder Ausbrüchen; Cryptosporidien fast immer chlor-resistent; *Giardia, Shigella, path. E.coli* – selten, Auftreten in Einzelfällen oder Clustern;	Hygiene durch den Betreiber! Erziehung zur **Benutzerhygiene**: Badeverbot während einer Durchfallerkrankung! Vor dem Bad immer nackt duschen, im Bad möglichst **kein Wasser schlucken**! Bei Bekanntwerden von Krankheitshäufungen Schwimmbad meiden.

Wasser & Freizeit

Thema	Problem	Management
Schwimmbäder (Forts.)	**respiratorisch** **Legionellen** → *Legionellose* (beide Formen) aerogene Infektion mit vernebelten Wassertröpfchen aus schlecht gewarteten Systemen (in Schwimmbädern eher selten);	Hygiene durch den Betreiber; **Risikopersonen** (Ältere, Immundefiziente) sollten **bei Fieber** mit grippalen Symptomen **sofort Arzt** aufsuchen;
	cutan **Molluscum contagiosum, cutane Papillome** (Warzen) bei direktem Kontakt mit Erkrankten; **Dermatomykosen** über feuchte Bodenbeläge oder Gegenstände in der Umgebung von Becken etc.; **Pseudomonas aeruginosa** → *Whirlpool-Dermatitis*, in Schwimmbädern eher selten; **Mycobakterien** → *Schwimmbadgranulom* (selten), durch Kontakt mit kontaminiertem Wasser;	direkten **Körperkontakt meiden**; Haut (besonders Füße) gründlich reinigen, trocknen, lokale **Antimykotika**, therapeutisch oder prophylaktisch; *siehe unter Whirlpools;* Hygiene durch den Betreiber, Diagnose, Therapie;
	sonstige **Chlamydia trachomatis**, Serotypen D–K → „Schwimmbad-Konjunktivitis" (häufig), Urethritis; **diverse Erreger** → *Otitis externa* (häufig); **Trichomonaden** → Urethritis, Vaginitis (häufig); **Freilebende Amöben**, Naegleria-Arten → Enzephalitis (sehr selten)	**Wasserkontakt mit offenen Augen meiden**, Diagnose, Therapie; **Gehörgangspflege**, keine Instrumente einführen, Diagnose, Therapie; Diagnose, Therapie; *siehe unter Binnengewässer, natürliche*
Whirlpools, Hot tubs	**Infektionen** Warme Temperatur und geringe Wassermenge im Verhältnis zu hoher Benutzerzahl begünstigen die Vermehrung von Mikroorganismen, Wasserbewegung die Dispersion. Hohe Temperaturen beeinträchtigen die Wirksamkeit von Desinfizientien.	**Betreiber:** Hygiene (Säuberung, Chlorung, pH-Wert, häufiger Wasserwechsel, regelmäßige Wartung und Überprüfung durch Fachleute); **Benutzer:** Vor dem Bad duschen und zur Toilette gehen, Badeverbot während und eine Woche nach einer Durchfallepisode, Aufenthalt im Bad nicht länger als 15 Minuten am Stück, Kopf nicht untertauchen, kein Wasser schlucken
	Pseudomonas aeruginosa → *Whirlpool-Dermatitis* durch Kontakt mit kontaminiertem Wasser;	**Aufenthaltsdauer im Wasser beschränken**, offensichtlich **ungepflegte Einrichtungen meiden**;
	Legionellen → *Legionellose* (beide Formen) durch aerogene Infektion mit vernebelten Wassertröpfchen;	**Risikopersonen** (Ältere, Immundefiziente) sollten **öffentliche Whirlpools und Saunas meiden**, **bei Fieber sofort Arzt** aufsuchen;
	Mycobakterien → *Schwimmbadgranulom* (selten);	*siehe unter Schwimmbäder*
	Molluscum contagiosum, cutane Papillome (Warzen), **Dermatomykosen**	*siehe unter Schwimmbäder*
Sauna	**Infektionen** **Legionellen** → *Legionellose*	*siehe unter Whirlpools*
Bad, Dusche	**Infektionen** **Legionellen** → *Legionellose* (beide Formen) durch aerogene Infektion mit vernebelten Wassertröpfchen aus schlecht gewarteten Leitungssystemen, z. B. in öffentlichen Einrichtungen, Hotels, auf Schiffen etc.	**Risikopersonen** (Ältere, Immundefiziente) sollten **bei Fieber** mit grippalen Symptomen **sofort Arzt** aufsuchen
Literatur	„Environmental health risks – Recreational waters", in: International Travel and Health, WHO 2011	

Das Nachschlagewerk für die tägliche Praxis
aktuell und kompetent

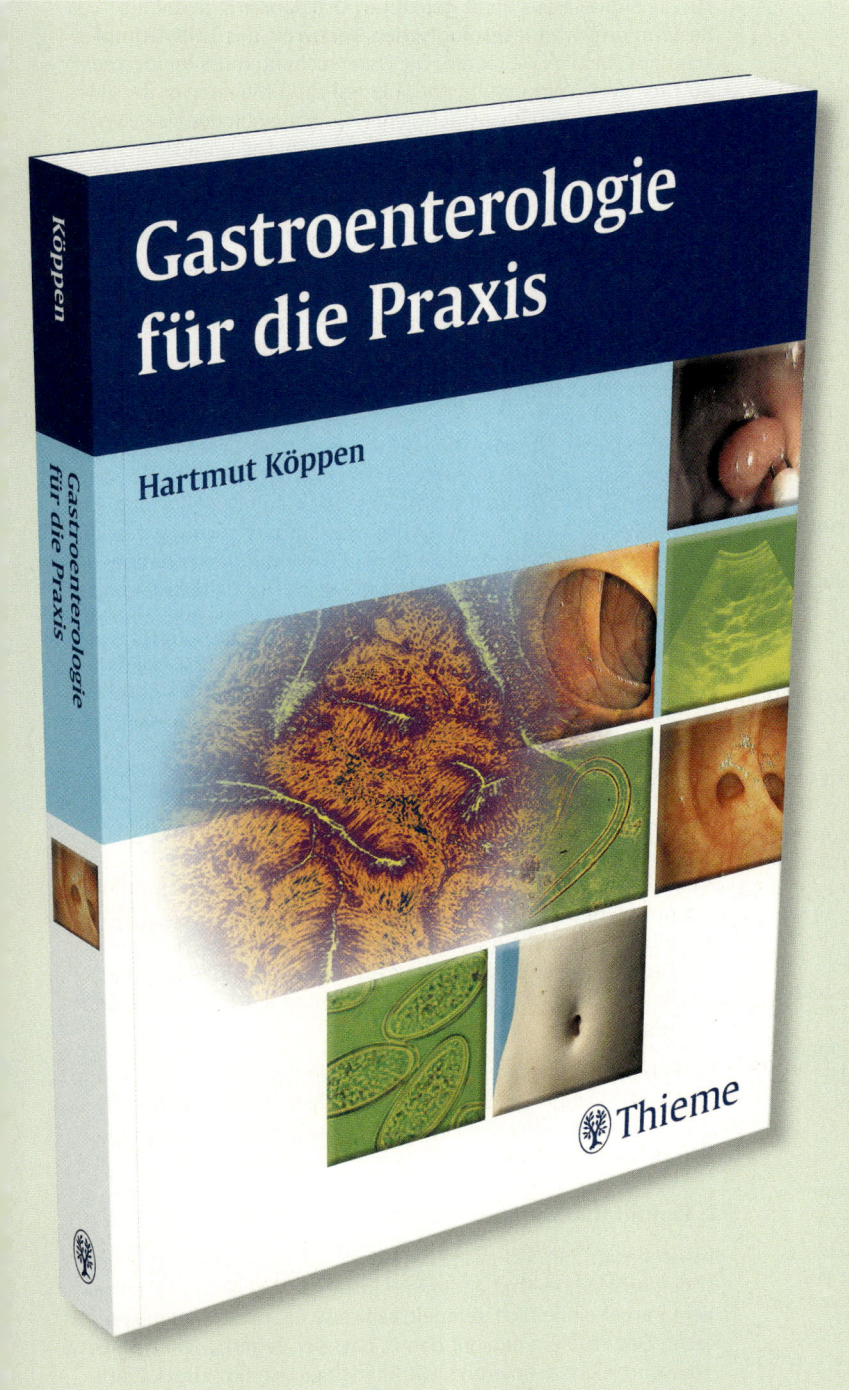

**Gastroenterologie
für die Praxis**
Köppen
2010. 360 S., 376 Abb., geb.
ISBN 978 3 13 146761 4
59,95 € [D]
61,70 € [A]/99,50 CHF

Kurz und prägnant mit vielen Bildern: die gesamte Gastroenterologie für den Alltag in Praxis und auf Station

Praxisnahe Antworten auf Ihre Fragen. Darstellung aller typischen **gastro-enterologischen Beschwerdebilder**

- Gastroenterologische **Diagnostik und Differenzialdiagnostik** mit konkreten **Tipps** für die praktische Umsetzung
- Klare Empfehlungen: welche **therapeutischen Möglichkeiten** gibt es und **welche haben sich in der Praxis bewährt**?

Didaktisch hervorragend strukturiert
- **Vom Symptom über charkteristische Befunde zur richtigen Diagnose und erfolgreichen Therapie**
- Der übersichtliche, klare Aufbau führt **rasch zur gesuchten Information**
- Über **300 brillante Abbildungen** eignen sich hervorragend als Referenzbilder
- Topaktuelle Informationen, **alles auf dem neuesten Stand**

Jetzt bestellen: Versandkostenfreie Lieferung innerhalb Deutschlands!

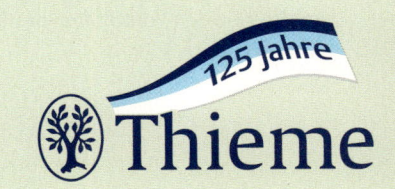

Telefonbestellung: 0711/89 31-900
Faxbestellung: 0711/89 31-901
Kundenservice: @thieme.de
www.thieme.de

125 Jahre Thieme

Reisen mit Tieren

Die Mitnahme lebender Tiere auf Auslandsreisen kann für Mensch und Tier problematisch sein. Das betrifft die Vielfalt gesetzlicher Bestimmungen und Formalitäten der einzelnen Länder, die Abfertigung beim Zoll, den Transport im Verkehrsmittel, die artgerechte Haltung vor Ort und ggf. eine gesundheitliche Gefährdung für das Tier selbst, seinen Besitzer sowie möglicherweise für Dritte im Reiseland bzw. nach der Rückkehr in der Heimat. Tiere sollten daher im internationalen Reiseverkehr möglichst nicht mitgeführt werden.

1. Mitnahme von Heimtieren – EU-Richtlinien

Im Mai 2003 wurde vom Europäischen Parlament eine neue Regelung zur Reise mit Heimtieren verabschiedet, die am 1. Oktober 2004 in Kraft getreten ist. Sie dient in erster Linie dem Schutz vor Einschleppung und Verbreitung der Tollwut. Die Verordnung regelt erstmals einheitlich für die Europäische Union die grenzüberschreitende Verbringung von Tieren zwischen den Mitgliedsstaaten sowie aus Drittländern in die EU zu anderen als Handelszwecken. Sie gilt allerdings nur für
Hunde, Katzen und Frettchen.
Pro Person können höchstens 5 dieser Tiere mitgeführt werden; sie dürfen nicht zum Verkauf bestimmt sein.

Grenzüberschreitende Reisen innerhalb der EU

Für Reisen innerhalb der EU müssen die Tiere

- einen einheitlichen **EU-Heimtierpass** (s. Abbildung) mit sich führen, der dem Tier eindeutig zugeordnet werden kann;
- mit einem **Mikrochip**, **Transponder** oder einer **Tätowierung** gekennzeichnet sein;
- einen gültigen tierärztlichen **Impfnachweis gegen Tollwut** haben (Die Gültigkeit beginnt 21 Tage nach der Erstimpfung und endet nach dem Zeitraum, den der Hersteller für eine Wiederholungsimpfung angibt. Für die Erstimpfung muss das Tier mindestens 3 Monate alt sein. Für Tiere, die jünger als 3 Monate sind, gelten besondere Vorschriften).

Die traditionell tollwutfreien Mitgliedsstaaten Irland, Malta, Schweden, Großbritannien sind ermächtigt, für eine Übergangsfrist von fünf Jahren ihre bisherigen schärferen Anforderungen an den Tollwut-Impfschutz (Blutuntersuchung auf Antikörper) und besondere Bestimmungen für eine Behandlung gegen Bandwurm- und Zeckenbefall beizubehalten.

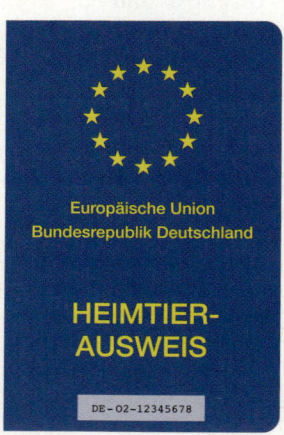

EU-Heimtierausweise können von jedem niedergelassenen Tierarzt ausgestellt werden, der hierfür eine Ermächtigung der zuständigen Landesbehörde hat. In jeder Tierarztpraxis kann auch die Tollwutimpfung sowie die Kennzeichnung erfolgen, wobei eine Tätowierung zur Identifikation des Tieres prinzipiell nur noch bis 3.7.2011 gilt und schon heute nicht von allen Mitgliedsstaaten anerkannt wird.

Einreise aus Drittländern in die Europäische Union

Für die Einreise von Tieren (Hund, Katze, Frettchen) in die EU richten sich die Anforderungen nach der Tollwutsituation des Herkunfts-Drittlandes sowie den Vorschriften des Bestimmungslandes in der EU.

Für die **Einreise aus sog. „gelisteten" Drittländern** (Länder mit negativem oder kontrolliertem Tollwutstatus) in die EU gelten prinzipiell die gleichen Bestimmungen wie für grenzüberschreitende Reisen innerhalb der Gemeinschaft. Eine Ausnahme bilden die traditionell tollwutfreien EU-Staaten **Irland, Malta, Schweden** und **Großbritannien**: Sie können für eine Übergangszeit von 5 Jahren ihre schärferen Anforderungen zur Einreise von Tieren beibehalten. Hierzu gehört neben dem **serologischen AK-Nachweis des Tollwut-Impfschutzes** der Nachweis einer **Behandlung gegen Bandwürmer (Echinokokken)** und **Zecken**.

Für die **Einreise aus nicht gelisteten Drittländern** gelten die Bestimmungen zum **serologischen Nachweis des Tollwutimpfschutzes** für alle EU-Staaten. Die Untersuchung muss mindestens 30 Tage nach der Impfung und mindestens 3 Monate vor der Einreise erfolgen. Die Blutentnahme hierfür hat ein in dem jeweiligen Drittland autorisierter Tierarzt vorzunehmen. Die Untersuchung selbst muss in einem von der Europäischen Kommission zugelassenen Labor erfolgen, an das die Blutprobe vorher versandt wird. Die Untersuchung muss nicht wiederholt werden, wenn der Impfschutz danach vorschriftsmäßig aufrechterhalten und dokumentiert wird. Die 3-Monatsfrist vor Einreise gilt nicht für die Wiedereinreise von Tieren, wenn bei ihnen vor der Ausreise ein positiver Impftiter erhoben wurde und im Heimtierpass dokumentiert ist.

Die zuvor genannten Einreisebedingungen müssen in einer „Gesundheitsbescheinigung für nicht gewerbliche Verbringungen von Hunden, Katzen und Frettchen aus Drittländern in die Gemeinschaft" nachgewiesen werden. Diese Bescheinigung hat ein amtlicher oder autorisierter Tierarzt auszustellen. Zusätzlich sind Belegdokumente wie Impfausweis oder Nachweis über die Blutuntersuchung mitzuführen. Voraussetzung ist, dass die Tiere in Begleitung einer verantwortlichen Person reisen; unbegleitete Tiere gelten als Handelsgut und bedürfen für die Einfuhr einer besonderen Gesundheitsbescheinigung.

Der **vollständige Text der Verordnung** mit sämtlichen Anlagen ist beim Bundesministerium für Ernährung, Landwirtschaft und Verbraucherschutz im Internet abrufbar unter www.bmelv.de > Verbraucherschutz & Informationsrechte > Reisen & Verkehr > Reisen mit Tieren. Hier findet sich auch

- eine Liste der Bezugsquellen für den Heimtierausweis,
- Anschriften der für das Veterinärwesen zuständigen obersten Landesbehörden in Deutschland,
- eine Liste der z.Zt. für die gültige Tollwutantikörperbestimmung zugelassenen Referenzlaboratorien,
- eine aktuelle Auflistung der Drittländer, aus denen Tiere bei der (Wieder-)Einreise in die EU (mit Ausnahme von Irland, Malta, Schweden und UK) eine Blutuntersuchung auf Tollwut-AK **nicht** benötigen.

Für Reisen mit Tieren in Staaten außerhalb der Europäischen Union sind die EU-Richtlinien nicht anwendbar; hier müssen die Bestimmungen der betreffenden Drittländer beachtet werden, die ggf. über deren diplomatische Vertretungen zu erfragen sind.

2. Einfuhr und Durchfuhr anderer Haustiere

Im Gegensatz zur Rechtslage bei Hunden, Katzen und Frettchen ist der Reiseverkehr mit anderen Haustieren auch in der EU bisher nicht immer einheitlich geregelt; teilweise gilt daher nationales Recht. Das Problem beginnt damit, dass der Begriff „Heimtier" bzw. „Haustier" nicht definiert ist. Oft handelt es sich um Vögel, Zierfische, Kaninchen, Hamster, Meerschweinchen, Mäuse, Schildkröten, Schlangen, Echsen; aber auch exotische Tiere werden vom Besitzer gelegentlich als Haustier deklariert. Auf die grenzüberschreitende Verbringung eines solchen Tieres wirken sich prinzipiell zwei Rechtskreise aus: Das Tierseuchenrecht und das Artenschutzrecht.

Tierseuchenrechtliche Belange

Die Zuständigkeit für tierseuchenrechtliche Belange liegt in Deutschland bei der obersten Veterinärbehörde des Bundeslandes, über das die Ein-reise in die Bundesrepublik erfolgen soll. Die Anschriften, Telefon- und Fax-Nummern sowie E-Mail-Adressen können über die Internetseiten der Länder (z. B. www.bayern.de, www.hessen.de) oder über die homepage des Bundesministeriums für Ernährung, Landwirtschaft und Verbraucherschutz (www.bmelv.de) ermittelt werden.

Die Einfuhr von lebenden Tieren (wie auch von Erzeugnissen tierischer Herkunft) ist grundsätzlich nur nach vorheriger Untersuchung durch die zuständigen Veterinärbehörden und mit den vorgeschriebenen Gesundheitsbescheinigungen zulässig. Die Anzahl der mitgeführten Tiere ist beschränkt, sie müssen von einer verantwortlichen Person begleitet werden und dürfen nicht zur Weitergabe an Dritte bestimmt sein. Von diesem Grundsatz gibt es je nach Tierart, Reiseland und Seuchenlage Ausnahmen:

Hauskaninchen, Vögel (außer Geflügel, Papageien und Sittichen) und andere Heimtiere wie z. B. **Hamster, Meerschweinchen, Schildkröten** können im Reiseverkehr oder bei der Wohnsitzverlagerung bis zu 3 Tieren prinzipiell ohne ausdrückliche Genehmigung mitgeführt werden. Da aber der Begriff „Heimtier" auslegungsfähig ist, empfiehlt sich eine vorherige Information bei der zuständigen Behörde.

Papageien und **Sittiche** (erlaubt sind bis zu 3 Tieren) benötigen eine amtstierärztliche Bescheinigung (nicht älter als 10 Tage), dass die Tiere für gesund befunden wurden und in ihrem Herkunftsland während der letzten 30 Tage keine auf Papageien und Sittiche übertragbaren Krankheiten zur amtlichen Kenntnis gelangt sind. Ein Muster dieser „Tiergesundheitsbescheinigung" kann über das Internet unter www.bmelv.de > Verbraucherschutz & Informationsrechte > Reisen & Verkehr > Reisen mit Tieren heruntergeladen werden.

Zierfische benötigen unabhängig von ihrer Anzahl in jedem Fall eine „Tierseuchenrechtliche Genehmigung für die Einfuhr von Zierfischen" durch die zuständige Landesbehörde.

Um die Ausbreitung der Vogelgrippe zu verhindern, ist es Reisenden, die aus Drittländern in die EU einreisen, verboten, **Geflügel, Geflügelfleisch und daraus hergestellte Erzeugnisse** mitzuführen. Hierunter fallen lebendes Geflügel oder lebende Wildvögel, Fleisch und daraus hergestellten Produkte (Wurstwaren), Eier, rohes Heimtierfutter/Futtermittel, unbehandelte Jagdtrophäen (Federn) von Vögeln jeder Art oder Kleider, Schuhe oder andere Gegenstände aus infizierten Gebieten. Die Einfuhr solcher Tiere und Waren ist unter Einhaltung der veterinärrechtlichen Einfuhrvorschriften für den Handel lediglich über eine zugelassene Grenzkontrollstelle erlaubt. Dadurch wird sichergestellt, dass Einfuhren nur aus zugelassenen Drittländern unter Verwendung vorgeschriebener Veterinärbescheinigungen erfolgen. Erzeugnisse müssen darüber hinaus aus zugelassenen Herkunftsbetrieben stammen (siehe: Bundesministerium für Ernährung, Landwirtschaft und Verbraucherschutz: http://www.bmelv.de/cln_135/SharedDocs/Standardartikel/Landwirtschaft/Tier/Tiergesundheit/Vogelgrippe/Gefluegelpest-Hinweise-Reisende.html).

Artenschutzrechtliche Belange

Die Zuständigkeit für artenschutzrechtliche Belange liegt in Deutschland beim Bundesamt für Naturschutz. Anschrift, Telefon- und Fax-Nummer sowie E-Mail-Adresse sind im Internet über www.bfn.de erhältlich.

Rechtsgrundlage ist die „Convention on International Trade in Endangered Species of Wild Fauna and Flora – CITES" von 1973, kurz „**Washingtoner Artenschutzabkommen** – WA" genannt, dem mehr als 150 Staaten beigetreten sind. In Deutschland gilt es seit 1976, die Europäische Union hat 1984 alle Mitgliedsländer zur Anwendung verpflichtet und 1997 das WA in ein **europäisches Artenrecht** integriert, das die Ein- und Ausfuhr sowie die kommerzielle Verwendung geschützter Exemplare für alle Mitgliedstaaten einheitlich und verbindlich regelt. Je nach Gefährdungsgrad werden die Arten in vier unterschiedlichen Anhängen aufgeführt:

- **Anhang A** – enthält alle im Anhang I des WA aufgeführten Arten sowie zusätzlich europaspezifische Arten, die vom Aussterben besonders bedroht oder durch den freien Handel entsprechend gefährdet sind. Erfasst sind u.a. einige Affenarten, einige Bären- und Katzenarten, bestimmte Papageien-, Greifvögel-, Eulen- und Kranicharten, diverse Land- und sämtliche Meeresschildkröten sowie einige Riesenschlangenarten.

- **Anhang B** – enthält alle im Anhang II des WA aufgeführten Arten sowie zusätzlich europaspezifische Arten, deren Überleben bei freiem Handel gefährdet ist, deren Situation aber eine Nutzung unter wissenschaftlicher Kontrolle zulässt. Hierin finden sich u. a. alle Affen, Katzen, Papageien, Greifvögel, Eulen, Kraniche, alle Landschildkröten, Riesenschlangen, Warane, Pfeilgiftfrösche, Riesenmuscheln und Steinkorallen.

- **Anhang C** – enthält die im Anhang III des WA aufgeführten Arten, die in einem Mitgliedsland besonderen Regelungen unterworfen sind.

- **Anhang D** – enthält Arten, bei denen die Einfuhr in die EU einer besonderen Überwachung unterliegt.

Zusätzlich zu diesen internationalen Bestimmungen gelten für die Bundesrepublik eine Reihe von **nationalen Regelungen** zum Schutz bestimmter europäischer Vogel-, Reptilien-, Amphibien- und Insektenarten.

Ausführliche Informationen zum Artenschutzrecht finden sich im Internet unter www.bfn.de > Themen > CITES > Regelungen. Das Bundesamt für Naturschutz hält im Internet auch eine **Artenschutzdatenbank** bereit. Unter www.wisia.de kann über eine Suchfunktion der Name der betreffenden Tierart eingegeben werden; das System prüft und informiert, welchen internationalen und nationalen Bestimmungen das betreffende Tier unterliegt.

Tiere, die unter Anhang A oder B der EU-Verordnung gelistet sind, dürfen nur nach vorheriger Erteilung einer **Einfuhrgenehmigung** importiert werden. Zuständig hierfür ist das Bundesamt für Naturschutz. Der Antrag muss auf einem EU-einheitlichen Vordruck gestellt werden, der über www.bfn.de > Themen > CITES > Antragstellung erhältlich ist. Ist die Tierart auch im Washingtoner Artenschutzabkommen verzeichnet, ist hierfür eine **Ausfuhrgenehmigung** des Herkunftslandes vorzulegen. Die hierfür in den einzelnen Ländern zuständigen Behörden können im Internet unter www.cites.org > national contacts ermittelt werden. Die og. Internetadressen informieren auch über die Ausfuhr oder Wiederausfuhr von Tieren.

Illegale Einfuhr

Die Einfuhr eines Tieres, das die ggf. erforderlichen tierseuchenrechtlichen und artenschutzrechtlichen Bestimmungen nicht erfüllt, kann zur entschädigungslosen Beschlagnahme des Tieres und zur Einleitung eines Ordnungswidrigkeitenverfahrens führen. Der Reisende sollte daher die notwendigen Schritt rechtzeitig vor dem geplanten Grenzübertritt einleiten.

Krankenversicherung bei Auslandsreisen

Krankheit und Unfall im Ausland ist teuer, für manche wird es unbezahlbar. Ein ausreichender Versicherungsschutz ist daher **für alle Auslandsreisenden** dringend anzuraten, besonders für Kinder, ältere Menschen, chronisch Kranke sowie bei Reiseaktivitäten mit erhöhtem Risiko. Demgegenüber ist eine **Auslandskrankenversicherung** für jeden erschwinglich. Die meisten Angebote liegen unter 20 € und gelten in der Regel für ein Jahr, wenn der einzelne Urlaub nicht länger als 6 Wochen dauert.

Man muss prinzipiell davon ausgehen, dass ein **in Deutschland** bestehender **Krankenversicherungsschutz nur im Inland** gilt. Für die **gesetzlichen Krankenkassen** gibt es hierbei Ausnahmen für Staaten, in denen ein **Sozialversicherungsabkommen** die sog. „Sachleistungsaushilfe" regelt. Hierzu gehören

1. **alle EU-Staaten:**

Belgien	Malta
Bulgarien	Niederlande
Dänemark	Österreich
Estland	Polen
Finnland	Portugal
Frankreich	Rumänien
Griechenland	Schweden
Großbritannien	Slowakei
Irland	Slowenien
Italien	Spanien
Lettland	Tschechische Republik
Litauen	Ungarn
Luxemburg	Zypern (griechischer Teil)

2. **weitere Staaten aus dem Europäischen Wirtschaftsraum (EWR) und sonstige Staaten mit Abkommen zur Sachleistungsaushilfe:**

Bosnien-Herzegowina	Norwegen
Island	Schweiz
Kroatien	Serbien
Liechtenstein	Tunesien
Mazedonien	Türkei
Montenegro	

In den unter **1.** und **2.** genannten Ländern können Mitglieder gesetzlicher Krankenkassen theoretisch Leistungen aus dem dortigen Gesundheitssystem in Anspruch nehmen. Dies geht in der Regel wie in Deutschland durch Vorlage der **„Europäischen Versicherungskarte"** oder einer **„provisorischen Ersatzbescheinigung"** unmittelbar beim Vertragsarzt. Beide Dokumente erhält der Reisende von seiner Krankenkasse. Zusätzlich ist in manchen Ländern der Personalausweis vorzulegen. In vielen Ländern muss ein Eigenanteil der Behandlungs- oder Medikamentenkosten vom Patienten selbst getragen werden. Dieser Eigenanteil wird in der Regel von der deutschen Krankenversicherung nicht übernommen. Weiterhin müssen in manchen Ländern die Behandlungskosten zunächst vom Patienten verauslagt werden. Die Rückerstattung von der Krankenkasse erfolgt nach Einreichung der Rechnung. In einigen Ländern gehört die **zahnärztliche Behandlung** und die **medikamentöse Versorgung** nicht zum Leistungskatalog; die Auslagen werden von der heimischen Krankenkasse gegen Vorlage der Quittungen nach den hiesigen Vertragssätzen erstattet.

In einigen der unter **2.** genannten Länder benötigt der Reisende von seiner Krankenkasse eine gesonderte **„Anspruchsbescheinigung"**. Diese kann in der Regel nicht unmittelbar verwendet werden, sondern muss vor Behandlungsbeginn bei einer „Verbindungsstelle" im Gastland in einen ortsüblichen Krankenschein oder Berechtigungsausweis umgetauscht werden.

Für den **Versicherten** ist es dringend empfehlenswert, sich rechtzeitig vor einer Auslandsreise um seinen Versicherungsschutz zu kümmern und sich die notwendigen Informationen bzw. Unterlagen zu beschaffen. Für alle unter 1. und 2. genannten Länder gibt es hierzu landesspezifische **Merkblätter**. Sie sind bei den Krankenkassen erhältlich oder über die **„Deutsche Verbindungsstelle Krankenversicherung – Ausland"** im Internet unter **www.dvka.de** abrufbar. Unter dem Link „Kontaktadressen" kann man hier auch die Listen der ausländischen Auskunft- und Verbindungsstellen herunterladen.

Eine Garantie für das Funktionieren der hier aufgeführten Regelungen in der Praxis gibt es allerdings nicht. In allen Ländern kann es vorkommen, dass die Behandlungskosten unmittelbar privat bezahlt werden müssen. In diesem Fall sollte sich der Versicherte eine Rechnung ausstellen lassen, aus der die erbrachten Leistungen genau hervorgehen; diese kann er nach der Rückkehr seiner heimischen Krankenkasse zur Erstattung nach den hiesigen Vertragssätzen vorlegen. **In jedem Fall sollte der Reisende eine private Auslandskrankenversicherung abschließen.** Er erhält sie über Versicherungsagenturen, Reisebüros, Automobilclubs, spezielle Anbieter von Auslandskrankenversicherungen oder auch über seine Krankenkasse. Nach Möglichkeit ist ein **Tarif ohne Selbstbeteiligung** zu wählen. Immer ist darauf zu achten, dass der **Versicherungsschutz** akute Exazerbationen von **Vorerkrankungen** nicht ausschließt und einen **Rettungsrückflug** im Notfall abdeckt. Die Kosten hierfür werden von keiner Krankenkasse übernommen.

Quellen:
Deutsche Verbindungsstelle Krankenversicherung – Ausland, Bonn (www.dvka.de) und andere

Stand: April 2011

Reiseapotheke

Für alle Eventualitäten ausgerüstet zu sein, ist prinzipiell nicht möglich. Die folgenden Angaben dienen als Orientierungshilfe, was ein Einzelreisender für den üblichen Bedarf und kleinere Notfälle bei sich haben sollte.

Grundausstattung

Verbandsmaterial:
- je 1 Mullbinde 4, 6, 8 cm breit
- 1 Päckchen steriler Verbandsmull, Watte
- Wundpflaster 4 und 6 cm breit, je 50 cm Heftpflaster 1,25 und 2,5 cm breit, je 1 Rolle

Elastische Binden:
- je eine Binde 8 und 10 cm breit

Fieberthermometer
kleine Schere
Splitterpinzette
Zeckenzange
Handschuhe
Medikamente zur äußeren Anwendung:
- antiseptische Wundsalbe oder Lösung *(z. B. Polyvidon-Jod oder Tinctura jodi offizin.)*
- Antihistaminsalbe gegen Insektenstichreaktionen
- Corticosteroid-Creme
- Augentropfen gegen Bindehautentzündung
- Ohrentropfen gegen Gehörgangsentzündung

Medikamente zur inneren Anwendung:
- einfaches Mittel gegen Schmerzen, Fieber, Entzündungen *(z. B. Acetylsalicylsäure, Paracetamol)*
- krampflösendes Mittel (keine Zäpfchen!) *(z. B. N-Butylscopolaminbromid)*
- leichtes Schlaf- oder Beruhigungsmittel
- Durchfallmittel *(Elektrolyte, spez. Kaliumchlorid-Tabletten, OTC-Präparate, Loperamid, evtl. ein Chinolon-Präparat)*

Medikamente, die unabhängig von der Reise **regelmäßig benötigt** werden!
Ersatzbrille (für Brillenträger)
Sonnenbrille
Sonnenschutzmittel
Insektenschutzmittel

Ein derartiges **Attest** wird von einzelnen Ländern (besonders in Afrika und SO-Asien) bei der Zollabfertigung gelegentlich verlangt (ohne Gewähr).

Zusatzausstattung

Steriles Material für Notfälle:
- je 1-2 Einmalspritzen 2, 5, 10 ml
- je 1-2 Einmalkanülen Nr. 1, 12, 16
- Steri-Strips zur Wundrandadaptation
- 1 Päckchen Nahtmaterial (Seide mit angeschmolzener Nadel)

Malariamittel bei Reisen in ein Malaria-Gebiet (nach vorheriger Beratung)

Weitere Artikel je nach vorhersehbarem Bedarf auf der betreffenden Reise

Wichtig für den Ausstatter:
Wie ist der Arzneimittelmarkt im Reiseland sortiert?
Wie lange und unter welchen Bedingungen hält sich der Reisende dort auf?
Welche Einfuhrbestimmungen sind zu beachten?

Wichtig für den Benutzer:
Beipackzettel aufmerksam lesen, besonders achten auf Lagerung, Haltbarkeit, Anwendungsweise, Gegenanzeigen und Nebenwirkungen.

Muster — Attest über den persönlichen Bedarf an mitgeführten Medikamenten, Spritzen, Kanülen

CERTIFICATE – CERTIFICAT – CERTIFICADO

Name/Nom/Apellido

Passport No./Passeport N°/Pasaporte No.

English: To whom it may concern. This is to certify that the above traveller has been supplied with this medical equipment for personal use only in the event of illness, accident or emergency. It has no commercial value.

Français: A qui de droit. Ceci est pour certifier que le voyageur cidessus a été fourni avec du materiel médical pour usage personnel seulement dans l'éventualité de maladie, d'accident ou d'urgence. Il n'a aucune valeur commerciale.

Español Para efectos del interesado. Esta es para certificar que al viajero nombrado más arriba, se le ha suministrado con este equipo médico para uso personal solamente en caso de enfermedad, accidente o emergencia. No tiene valor comercial.

Contents/Contenu/Contenido:

Stamp/Cachet/Cuño:

Place/Fait à/Lugar   Date/Le/Fecha

Signature/Signature/Firma

Mehr Sicherheit im Gepäck für Ihre Patienten!
CRM travel.CARD

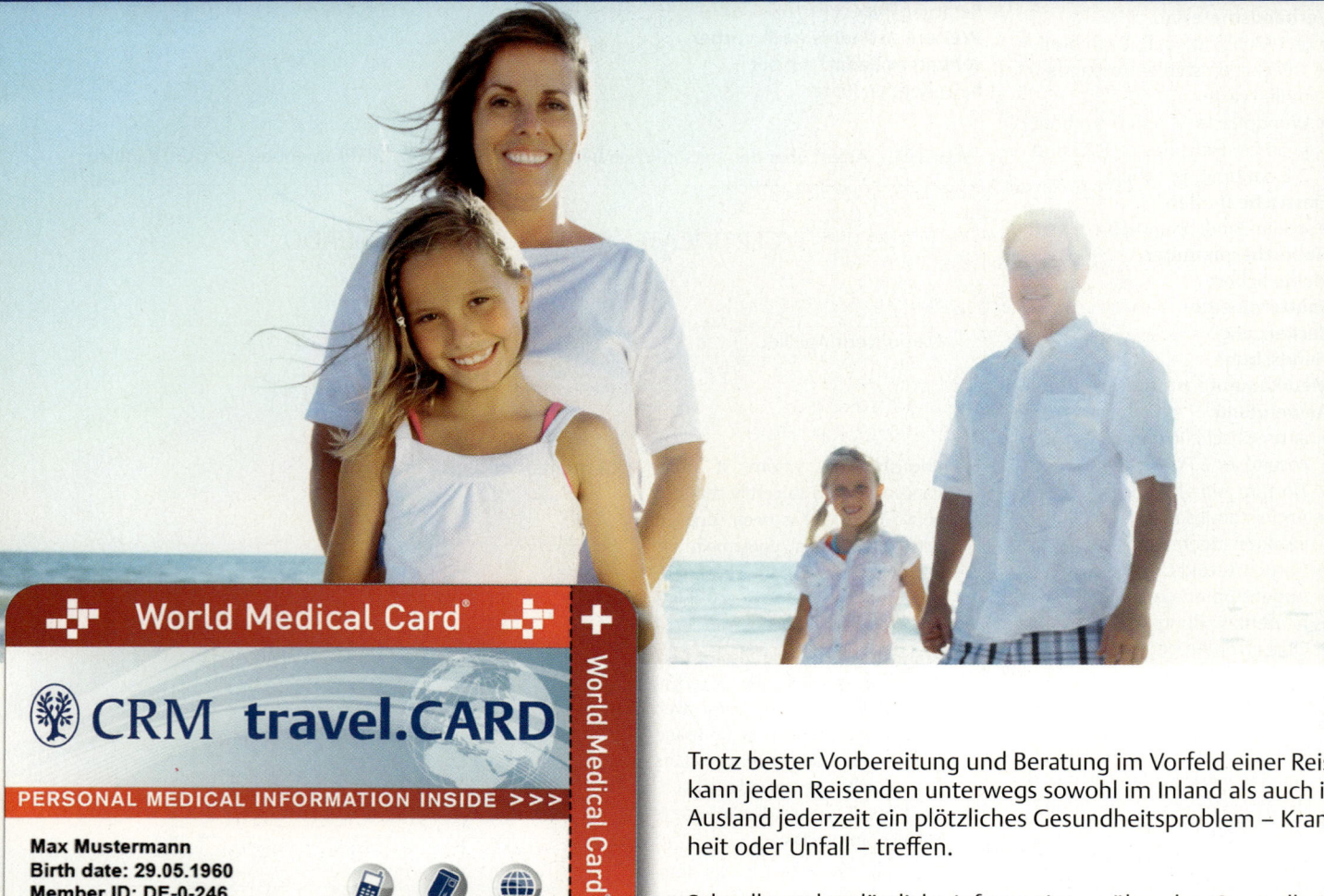

Trotz bester Vorbereitung und Beratung im Vorfeld einer Reise kann jeden Reisenden unterwegs sowohl im Inland als auch im Ausland jederzeit ein plötzliches Gesundheitsproblem – Krankheit oder Unfall – treffen.

Schnelle und verlässliche Informationen über den Gesundheitszustand des Betroffenen, über vorliegende Krankheiten, Allergien, eingenommene Medikamente und Kontaktdaten behandelnder Ärzte sind in solchen Fällen lebensrettend.

Das **CRM Centrum für Reisemedizin** setzt sich für eine optimale Gesundheitsversorgung von Reisenden ein und bietet mit der **CRM travel.CARD** optimale Sicherheit auf Reisen. Sie enthält alle notwendigen medizinischen Angaben, die im Notfall abgerufen werden können und für jeden Arzt weltweit verständlich sind.

So können Fehlbehandlungen oder Verzögerungen, die durch den Mangel an Informationen verursacht werden, vermieden werden.

Jetzt informieren unter
http://travelcard.crm.de

Die CRM travel.CARD für die persönliche Sicherheit Ihrer Patienten!

Überall

World Medical Card

CRM Centrum für Reisemedizin

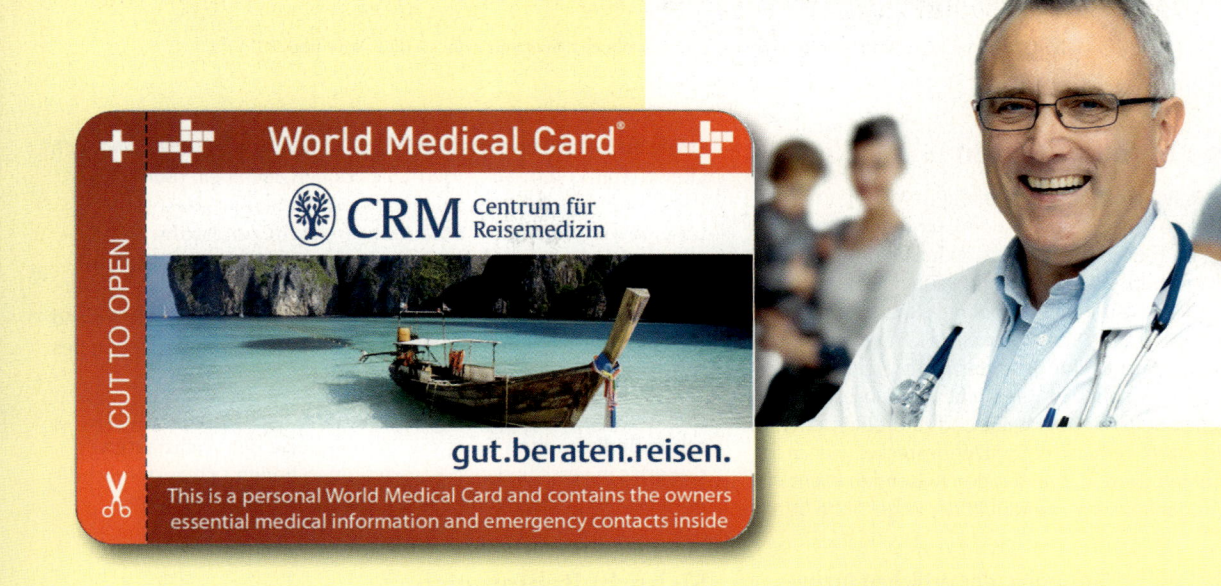

gut.beraten.reisen.

This is a personal World Medical Card and contains the owners essential medical information and emergency contacts inside

Das sind Ihre Vorteile als Partner

- Sie bekommen Informationsmaterial über die CRM travel.CARD zur Auslage.
- Sie gewinnen ein wirksames Marketinginstrument für Ihre Praxis oder Apotheke.
- Sie haben die Möglichkeit, die CRM travel.CARD mit Ihrem individuellen Branding zu versehen, so dass Ihre Patienten und Kunden auch Ihre CRM travel.CARD erhalten.
- Bei erfolgreicher Empfehlung sichern Sie sich eine Provision.

Jetzt Ihren Patienten empfehlen und Vorteile sichern!

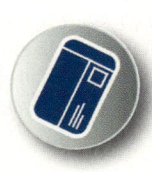

Sicher
On Card – enthält die persönlichen medizinischen Notfalldaten, versiegelt in einer Kunststoffkarte. Die Information ist im Klartext lesbar und international codiert.

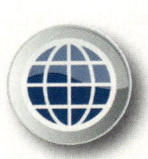

Einfach
On Web – persönliche Gesundheitsakte. Zugang zu allen eingetragenen Daten. Auf dem Portal können Informationen editiert und aktualisiert sowie Dienstleistungen bestellt werden.

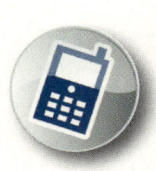

Überall
On Mobile – Zugang zu den medizinischen und persönlichen Informationen auf dem Mobiltelefon. Die Daten können in verschiedenen Sprachen genutzt werden.

Werden Sie Partner und integrieren Sie die CRM travel.CARD in Ihre reisemedizinische Beratung.

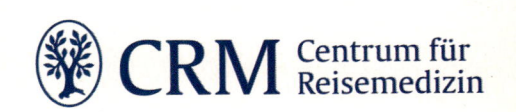

CRM Centrum für Reisemedizin

Mitnahme von Medikamenten

Das Mitführen einer **Reiseapotheke** ins Ausland ist nicht immer problemlos. Das legitime Recht des Reisenden, für den Notfall einige Medikamente und Hilfsmittel bei sich zu haben, interagiert fast immer mit Zollvorschriften, Einfuhrbestimmungen, Gesetzen und nicht zuletzt der Ausstattung des Arzneimittelmarktes im Zielland bzw. unterwegs. Besondere Schwierigkeiten können im **Reiseverkehr mit tropischen Entwicklungsländern** auftreten, wenn es Gründe für eine größere Eigenbevorratung gibt, die den „Augenschein des persönlichen Bedarfs" übersteigt und zu Problemen mit dem Zoll führt. Einige steril verpackter Spritzenbestecke, wie sie für solche Länder empfohlen werden, bringen den Reisenden leicht in den Verdacht des Drogenkonsums, worauf in der Regel hohe Strafen stehen.

Dauer des Aufenthaltes und **Sortierung des örtlichen Arzneimittelmarktes** machen bei solchen Reisen eine in diesem Sinne „illegale" Aufstockung der Reiseapotheke oft zwingend notwendig. So gibt es vor allem in Afrika Länder, in denen der Anteil der gefälschten Medikamente die 50 Prozentgrenze überschritten hat. Nach Angaben der WHO sind, abgesehen von abgelaufenen oder unsachgemäß gelagerten Mitteln, 33 % dieser **„Fakes"** falsch dosiert oder zusammengesetzt, 60 % enthalten überhaupt keine wirksame Substanz. Nähere Informationen hierzu sind im Internet über den „Global Pharma Health Fund – GPHF", eine Initiative von Merck im „Verband der Forschenden Arzneimittelhersteller" unter www.gphf.org zu erhalten.

Eine allen Situationen gerecht werdende Lösung gibt es nicht; sie ist auch im internationalen Recht nicht vorgesehen. Insofern bleibt bei der Einreise immer die Auseinandersetzung des Reisenden mit dem Zollbeamten. Dabei spielt neben den **länderspezifischen Vorschriften** deren **Auslegung** und **Anwendung** in der Praxis eine wesentliche Rolle. Hier kann man in der Regel bei einreisefreudigen, touristisch erschlossenen Ländern eine gewisse Großzügigkeit erwarten. Andere Staaten legen die Bestimmungen sehr streng aus; hierzu zählen insbesondere die arabischen Länder (siehe Bemerkungen unter Vereinigte Arabische Emirate im Länderteil).

Generell sollte erkennbar sein, dass die mitgeführten Präparate und Mengen dem **persönlichen Bedarf** dienen. Ein **ärztliches Attest** nach dem nebenstehenden Muster kann hierfür sehr hilfreich sein. **Größere Mengen**, etwa für den Bedarf von Expatriates, Baustellen oder Hilfseinsätzen, sollten durch erfahrene Importeure **auf offiziellem Wege versandt** werden. Für **Länder mit gut sortiertem Arzneimittelmarkt** ist es besser, nur die notwendigsten **Medikamente** bei sich zu haben und den Rest **vor Ort zu beschaffen**; ein ärztliches Rezept in englischer Sprache ist hierfür ratsam. Bei **Flugreisen** sind die **EU-Richtlinien** vom 6. November 2006 zur **Mitnahme von Flüssigkeiten und gelartigen Produkten im Handgepäck** (Behältnisse mit maximal 100 ml in transparentem Plastikbeutel mit maximal 1 l Fassungsvermögen) zu beachten.

Besondere Probleme können bei der **Mitnahme von Betäubungsmitteln** entstehen. Eine verbindliche Regelung hierfür gibt es nur für die **Staaten des sog. „Schengener Abkommens"** (z. Zt. Deutschland, Belgien, Dänemark, Estland, Finnland, Frankreich, Griechenland, Island, Italien, Lettland, Litauen, Luxemburg, Malta, Niederlande, Norwegen, Österreich, Polen, Portugal, Schweden, Slowakei, Slowenien, Spanien, Tschechien und Ungarn). Danach kann der Reisende eine für den Kurzaufenthalt angemessene Menge des Mittels mit einer vom Arzt ausgefüllten und durch die zuständige oberste Landesgesundheitsbehörde oder eine von ihr beauftragte Stelle beglaubigten Bescheinigung persönlich mitführen; ein Transport durch Dritte ist nicht zulässig. Weitere Einzelheiten sowie die entsprechenden Formulare finden sich im CRM-Handbuch „Reisen mit Vorerkrankungen". Sie können auch beim Bundesinstitut für Arzneimittel und Medizinprodukte über das Internet unter **www.bfarm.de > Betäubungsmittel/Grundstoffe > Betäubungsmittel > Formulare** abgerufen werden. Für die **Mitnahme von Betäubungsmitteln in andere Staaten** gibt es keine entsprechenden Regelungen, der Patient muss die Rechtslage im Reiseland selbst klären. Es ist ratsam, hierzu die diplomatische Vertretung des Gastlandes zu konsultieren.

Über den Umgang mit **Arzneimitteln unter extrem klimatischen Bedingungen** sowie die **Schreibweise der wichtigsten Generics** in verschiedenen Sprachräumen finden sich ausführliche Angaben im „CRM-Handbuch Reisen mit Vorerkrankungen".

Sicherheitshinweise

In zahlreichen Ländern ist die Gefahr durch Unruhen, Anschläge oder gewöhnliche Kriminalität größer als durch Infektionskrankheiten. Es ist umstritten, ob dieses Thema überhaupt in die ärztliche Beratung gehört. Ein Hinweis auf derartige Risiken erscheint zumindest sinnvoll; zu weitergehenden Ausführungen und länderorientierten Ratschlägen verweisen wir auf die Homepage des Auswärtigen Amtes (AA) im Internet, wo sich der Reisende ausführlich, kompetent und aktuell informieren kann:

www.auswaertiges-amt.de
> Länder, Reisen und Sicherheit > Reise- und Sicherheitshinweise
> Aktuelle Reisewarnungen und Sicherheitshinweise

Das AA unterscheidet zwischen **Reisehinweisen**, **Sicherheitshinweisen** und **Reisewarnungen**. Sie werden regelmäßig überprüft und aktualisiert. Reisehinweise enthalten faktische Auskünfte, unter anderem zu Einreisebestimmungen, straf- oder zollrechtlichen Besonderheiten sowie medizinische Ratschläge. Sicherheitshinweise machen auf besondere Risiken für Reisende und im Ausland lebende Deutsche aufmerksam. Sie berücksichtigen Gefahren durch Unruhen, Aufstände, Terrorismus sowie durch gewöhnliche Kriminalität. Sie können die Empfehlung enthalten, auf Reisen in das betreffende Land ganz zu verzichten oder sie einzuschränken. Gegebenenfalls wird von (nicht unbedingt erforderlichen) Reisen abgeraten. Reisewarnungen werden nur selten ausgesprochen, wenn in einem Land eine akute Gefahr für Leib und Leben besteht; sie enthalten einen dringenden Appell des AA, Reisen in dieses Land oder in eine bestimmte Region des Landes zu unterlassen.

Die Entscheidung über die Durchführung einer Reise liegt allein in der **Verantwortung des Reisenden**. Das AA rät dringend, die in den Reise- und Sicherheitshinweisen bzw. Reisewarnungen enthaltenen Empfehlungen zu beachten sowie einen Auslands-Krankenversicherungsschutz mit Rückholversicherung abzuschließen. Das Konsulargesetz verpflichtet die Auslandsvertretungen zwar, deutschen Staatsangehörigen im Ausland im Rahmen des Möglichen jegliche erforderliche Hilfe zu gewähren; das Gesetz sieht aber auch vor, dass die Kosten dafür dem Reisenden in Rechnung gestellt werden.

Literatur

Auswahl für Ärzte/Apotheker

Auerbach, P. S.	**Wilderness Medicine** Mosby Elsevier 2007, 2336 S., US$ 209,-
Braun/Burchard/ Fröhlich et al (Hrsg.)	**Reise- und Tropenmedizin** Kursbuch für Weiterbildung, Praxis und Beratung Schattauer, 2004, 312 S., € 49,95
Cook/Zumla (Hrsg.)	**Manson's Tropical Diseases** Saunders 2009, 1880 S., € 179,-
Diesfeld/Krause/ Teichmann	**Praktische Tropen- und Reisemedizin** Thieme 2003, 260 S., € 24,95
Goldstein/Jelinek	**Reisemedizin in der Praxis** Kompendium für die reisemedizinische Beratung ecomed 2007, 175 S., € 19,90
Hinkelbein/Glaser (Hrsg.)	**Flugmedizin** UNI-MED 2007, 145 S., € 44,80
Jong/Sanford	**Travel & Tropical Medicine Manual** Saunders/Elsevier 2008, 688 S., US$ 55,95
Kretschmer/Kusch/ Scherbaum (Hrsg.)	**Reisemedizin – Beratung in der ärztlichen Praxis** Elsevier, Urban & Fischer, 2005, 880 S., € 49,95
Keystone, S. et al	**Travel Medicine** Elsevier 2008, 640 S., € 129,-
Löscher/Burchard (Hrsg.)	**Tropenmedizin in Klinik und Praxis** Thieme, 4. Auflage 2010, 1148 S., € 249,95
Mebs, D.	**Gifttiere** Handbuch für Biologen, Toxikologen, Ärzte und Apotheker Wiss.Verl.Ges. Stuttgart 2010, 430 S., € 78,-
Meyer, Ch.	**Tropenmedizin – Infektionskrankheiten** ecomed 2007, 480 S., € 119,-
Niedrig, M. et al	**Steckbriefe seltener und importierter Infektionskrankheiten** Robert Koch-Institut 2006, 180 S. PDF-Datei unter www.rki.de > Infektionskrankheiten A-Z
Schneeweiß, B. (Hrsg.)	**Impfen ganz praktisch** UNI-MED 2005, 107 S., € 44,80
Schönfeld, C. (Hrsg.)	**Durchfallerkrankungen auf Reisen** UNI-MED 2007, 72 S., € 44,80
Spiess/Heininger (Hrsg.)	**Impfkompendium** Thieme 2005, 384 S., € 29,95
Steffen/Dupont/ Wilder-Smith	**Manual of Travel Medicine and Health** BC Decker 2007, 608 S., € 27,-
Stüben, U.	**Taschenbuch Flugmedizin und ärztliche Hilfe an Bord** MWV 2008, 351 S., € 19,95
World Health Organization	**Interntional Travel and Health** WHO 2011, 250 S., US$ 30,- PDF unter www.who.int/ith/en
Centrum für Reisemedizin (Hrsg.)	**CRM-Handbuch Reisemedizin** 2 Ausgaben pro Jahr, Juni und Dezember Einzelpreis € 45,90 **CRM-Infodienst Reisemedizin aktuell** 14-täglich, 24 Ausgaben pro Jahr Bezugspreise im Abonnement auf Anfrage beim Centrum für Reisemedizin Tel. 0211/904 29-0, www.crm.de
Centrum für Reisemedizin (Hrsg.)	**CRM-Handbuch Reisen mit Vorerkrankungen** Praktische Hinweise für die Beratung von Reisenden mit Gesundheitsrisiken 5. Ausgabe 2011, jährliche Neuauflage Einzelpreis € 38,90 *Bezugspreis im Abonnement auf Anfrage beim Centrum für Reisemedizin Tel. 0211/904 29-0, www.crm.de*

Auswahl für Reisende

Müller-Ortstein/ Mettelsiefen-Demet	**Keine Angst vor der Flugangst** Sommerberg-Verlag 2009, 144 S., 44 Abb., € 12,95
Ruhstorfer, T.	**Gesundheitshandbuch für Fernreisen** Verlag Reise Know-How 2008, 160 S., € 8,90
Werner, D.	**Wo es keinen Arzt gibt ...** Handbuch für medizinische Hilfe und Selbst- hilfe in tropischen und subtropischen Ländern Verlag Reise Know-How 2004, 359 S., € 17,50
Auswärtiges Amt (Hrsg.)	**Kleiner Ratgeber für Ihre Urlaubsplanung** Auswärtiges Amt Berlin 2007, 6 S., kostenlos Bezug: Auswärtiges Amt, Broschürenstelle, Werderscher Markt 1, 10117 Berlin oder als PDF-Datei unter www.auswaertiges-amt.de
Bundes- verwaltungsamt (Hrsg.)	**Ratschläge zur Erhaltung der Gesundheit in tropischen und subtropischen Ländern** Merkblatt Nr. 23 für Auslandstätige und Auswanderer – Stand 2006 – ca. 90 Seiten Erhältlich in bundesweit ca. 50 Beratungs- stellen, Anschriften unter www.bundesverwaltungsamt.de
Centrum für Reisemedizin (Hrsg.)	**Reise-Gesundheits-Brief** Individuelle Informationen zur Gesundheits- vorsorge speziell für eine geplante Auslandsreise *Anforderung und Preis über Centrum für Reisemedizin Düsseldorf Tel. 0211/904 29-0, www.crm.de*

Die Auflistungen erheben keinen Anspruch auf Vollständigkeit und beinhalten keine Wertung seitens des CRM.

Karten

Übersicht
Weltweite Verbreitung ausgewählter infektiöser und parasitärer Krankheiten

Chikungunya	397
Cholera	397
Dengue	398
FSME – Europa	398
FSME – Deutschland	399
Gelbfieber	400
Hepatitis A	400
Hepatitis B	401
Hepatitis C	401
HIV/AIDS	402
Japanische Enzephalitis – Endemiegebiete	402
Leishmaniase, cutane + mucocutane	403
Leishmaniase, viszerale	403
Malaria – Welt	404
Malaria – Südliches Afrika	404
Malaria – Zentralamerika	405
Malaria – Südamerika	405
Malaria – Türkei und GUS-Länder	406
Malaria – Indischer Subkontinent	406
Malaria – China	407
Malaria – Südostasien	407
Meningokokken-Meningitis	408
Pest	408
Poliomyelitis	409
Reisediarrhoe – Risiko	409
Schistosomiasis/Bilharziose	410
Schlafkrankheit	410
Tollwut	411
Tuberkulose	411
Typhus	412
Virale hämorrhagische Fieber – Afrika	412
Zeitzonen – Welt	413

Verbreitungskarten | CRM-Handbuch Reisemedizin, Juni 2011 – November 2011

Chikungunya

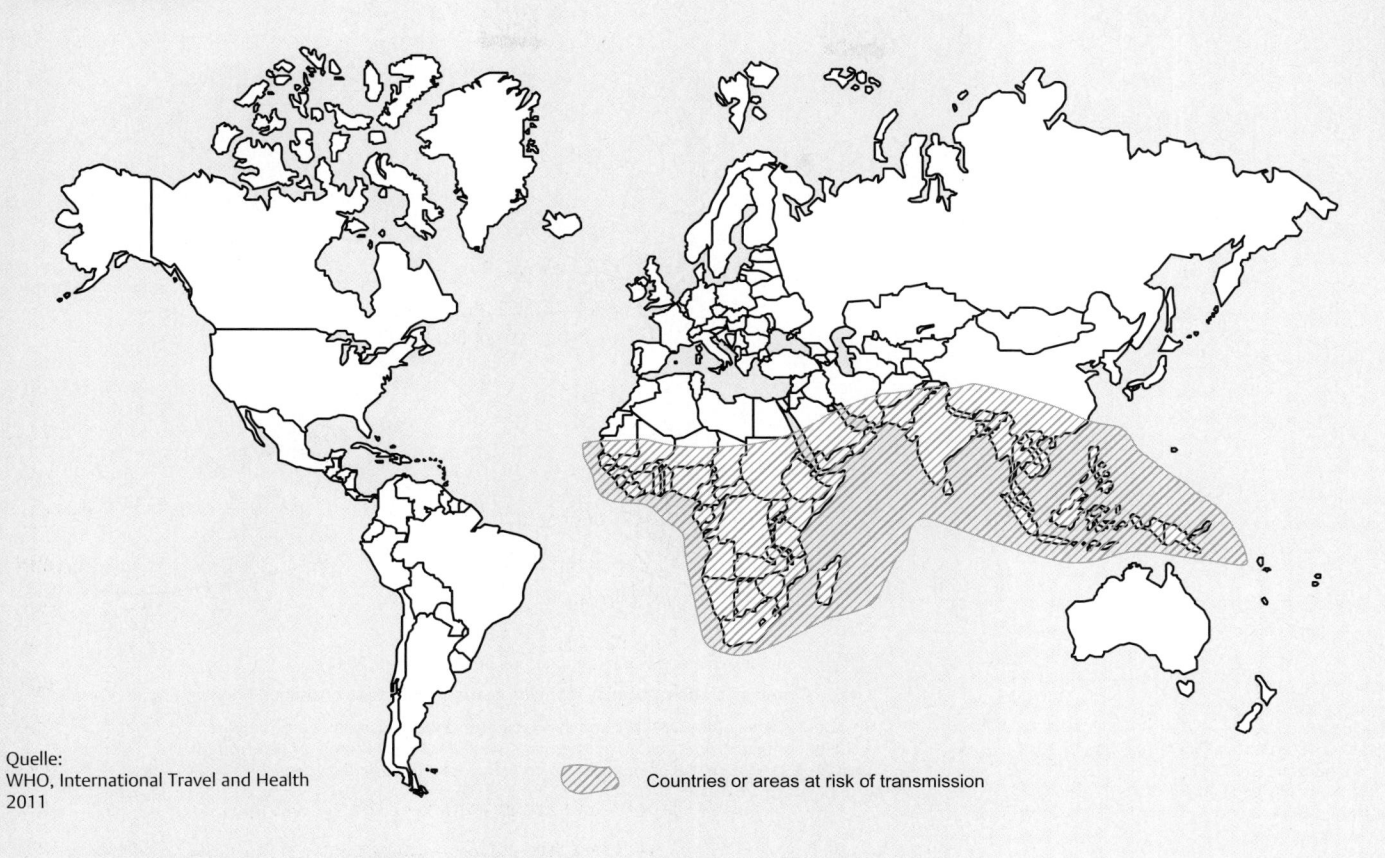

Quelle:
WHO, International Travel and Health
2011

Countries or areas at risk of transmission

Cholera

Quelle:
WHO, International Travel and Health
2011

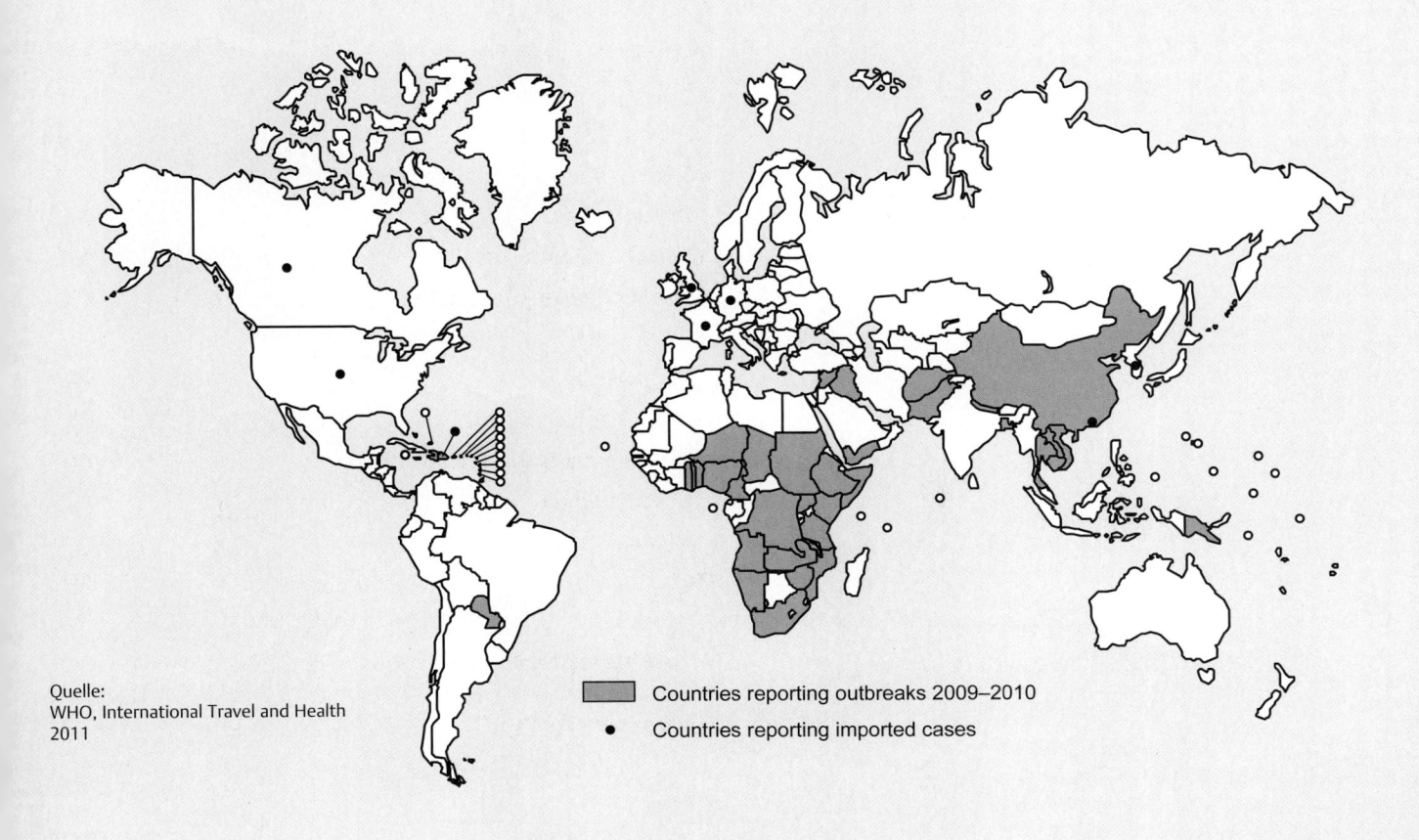

Countries reporting outbreaks 2009–2010
Countries reporting imported cases

Dengue

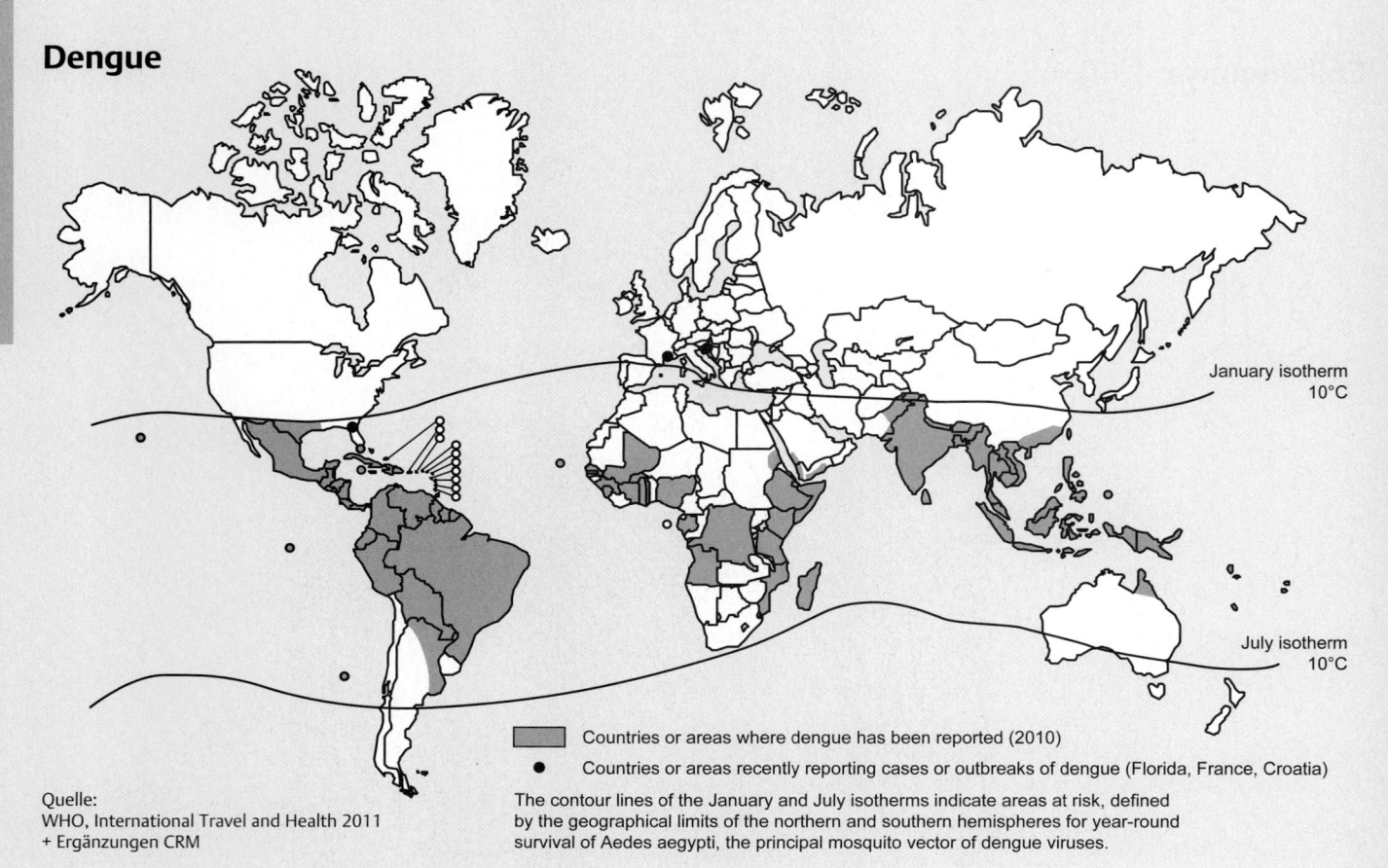

January isotherm 10°C

July isotherm 10°C

▬ Countries or areas where dengue has been reported (2010)
● Countries or areas recently reporting cases or outbreaks of dengue (Florida, France, Croatia)

Quelle:
WHO, International Travel and Health 2011
+ Ergänzungen CRM

The contour lines of the January and July isotherms indicate areas at risk, defined by the geographical limits of the northern and southern hemispheres for year-round survival of Aedes aegypti, the principal mosquito vector of dengue viruses.

FSME – Europa

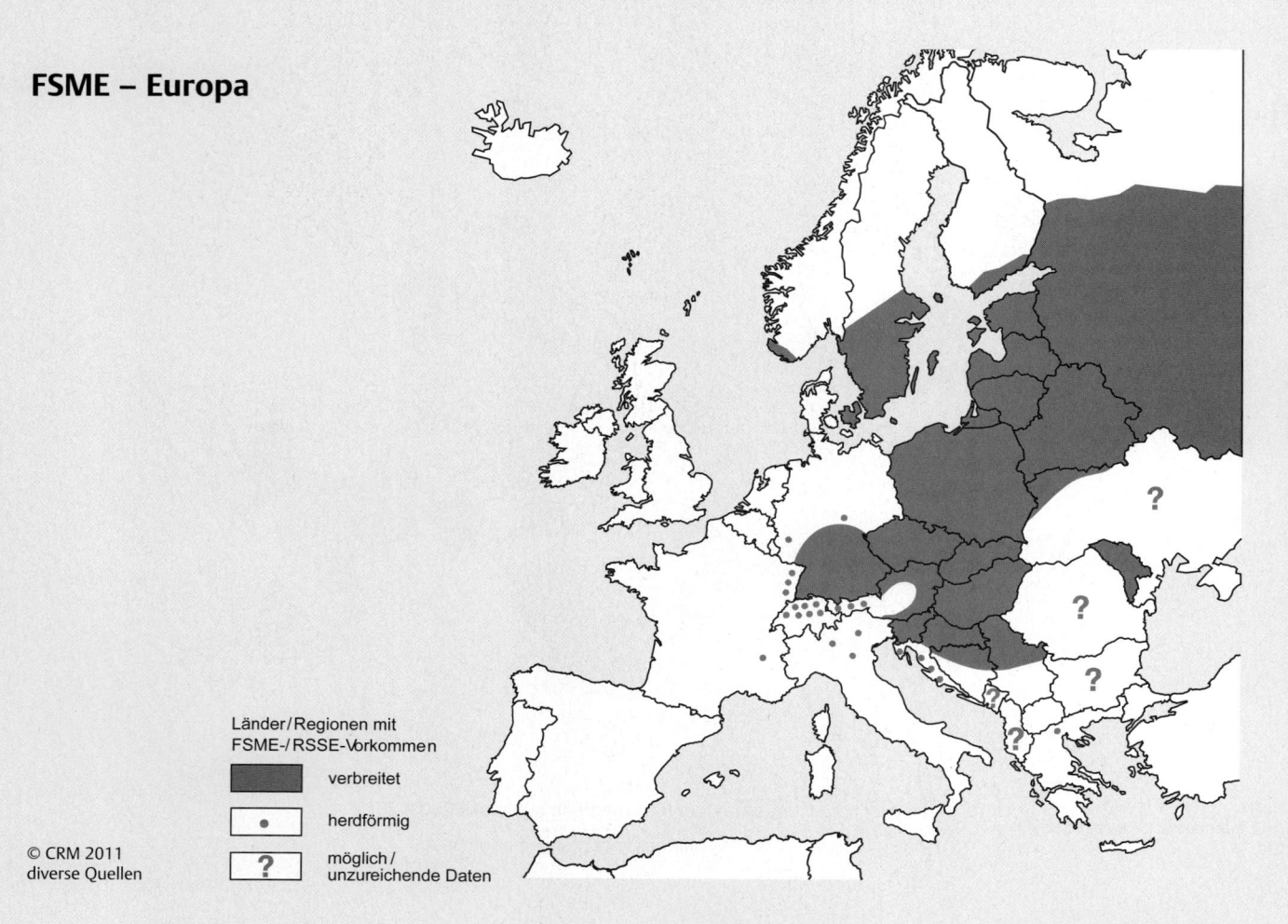

Länder/Regionen mit FSME-/RSSE-Vorkommen
▬ verbreitet
• herdförmig
? möglich / unzureichende Daten

© CRM 2011
diverse Quellen

Verbreitungskarten | CRM-Handbuch Reisemedizin, Juni 2011 – November 2011

FSME – Deutschland

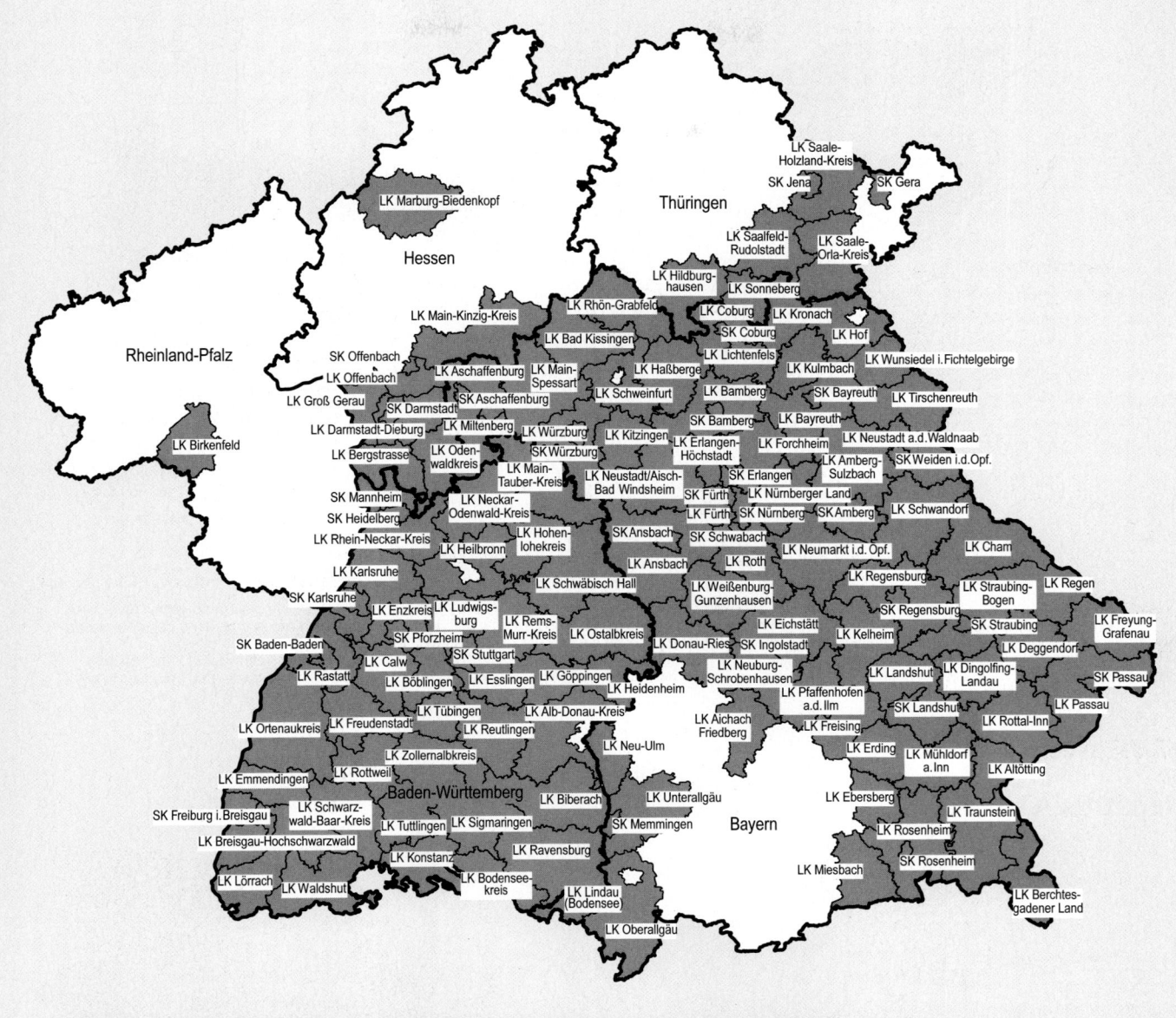

Ein Kreis wird als FSME-Risikogebiet definiert, wenn die Anzahl der übermittelten FSME-Erkrankungen in den Zeiträumen 2002 bis 2006, 2003 bis 2007, 2004 bis 2008, 2005 bis 2009 oder 2006 bis 2010 im Kreis ODER in der Kreisregion (bestehend aus dem betreffenden Kreis plus allen angrenzenden Kreisen) signifikant (p < 0,05) höher liegt als die bei einer Inzidenz von 1 Erkrankung pro 100 000 Einwohner erwartete Fallzahl.

Quelle:
Robert Koch-Institut
Epid. Bulletin 17/11
Stand April 2011

Verbreitungskarten | CRM-Handbuch Reisemedizin, Juni 2011 – November 2011

Gelbfieber

- Vaccination recommended
- Vaccination generally not recommended*
- Vaccination not recommended

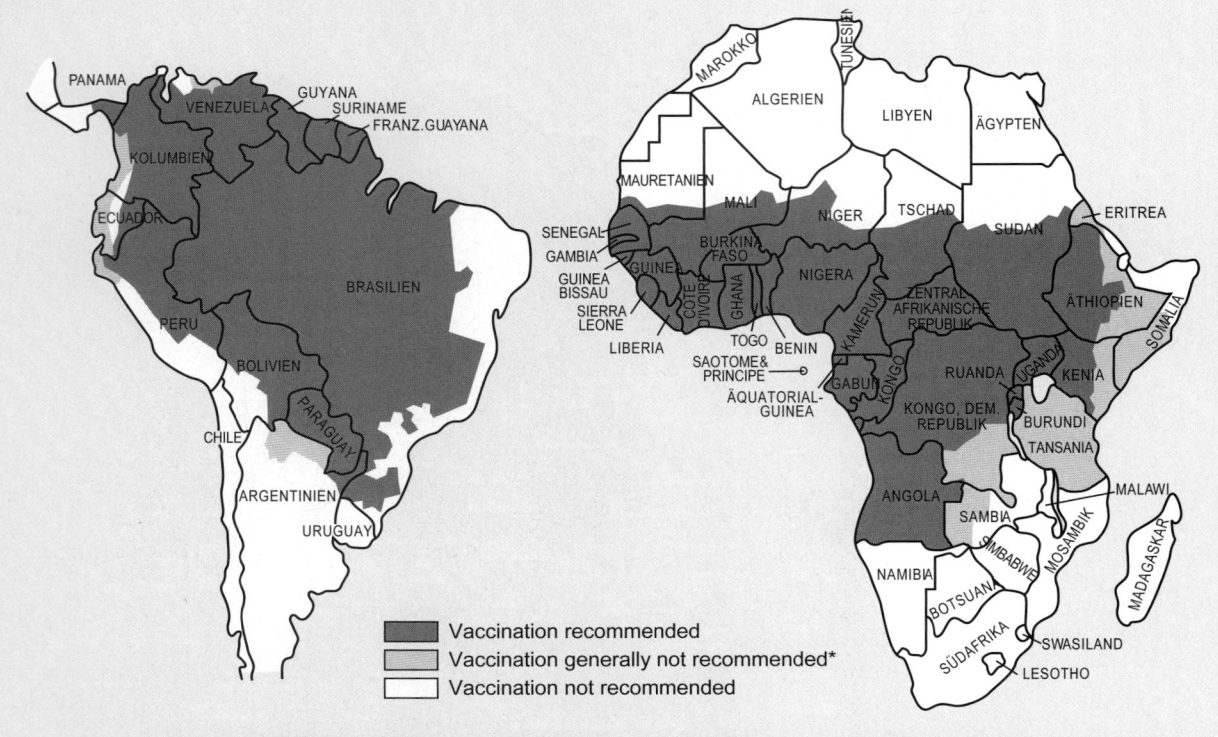

Quelle:
WHO, International
Travel and Health 2011

*Yellow fever vaccination is generally not recommended in areas where there is low potential for exposure to yellow fever virus. However, vaccination might be considered for a small subset of travellers to these areas, who are at increased risk of exposure to yellow fever virus (e.g. prolonged travel, extensive exposure to mosquitoes, inability to avoid mosquito bites).
When considering vaccination, any traveller must take into account the risk of being infected with yellow fever virus, country entry requirements, as well as individual risk factors (e.g. age, immune status) for serious vaccine-associated adverse events.

Hepatitis A

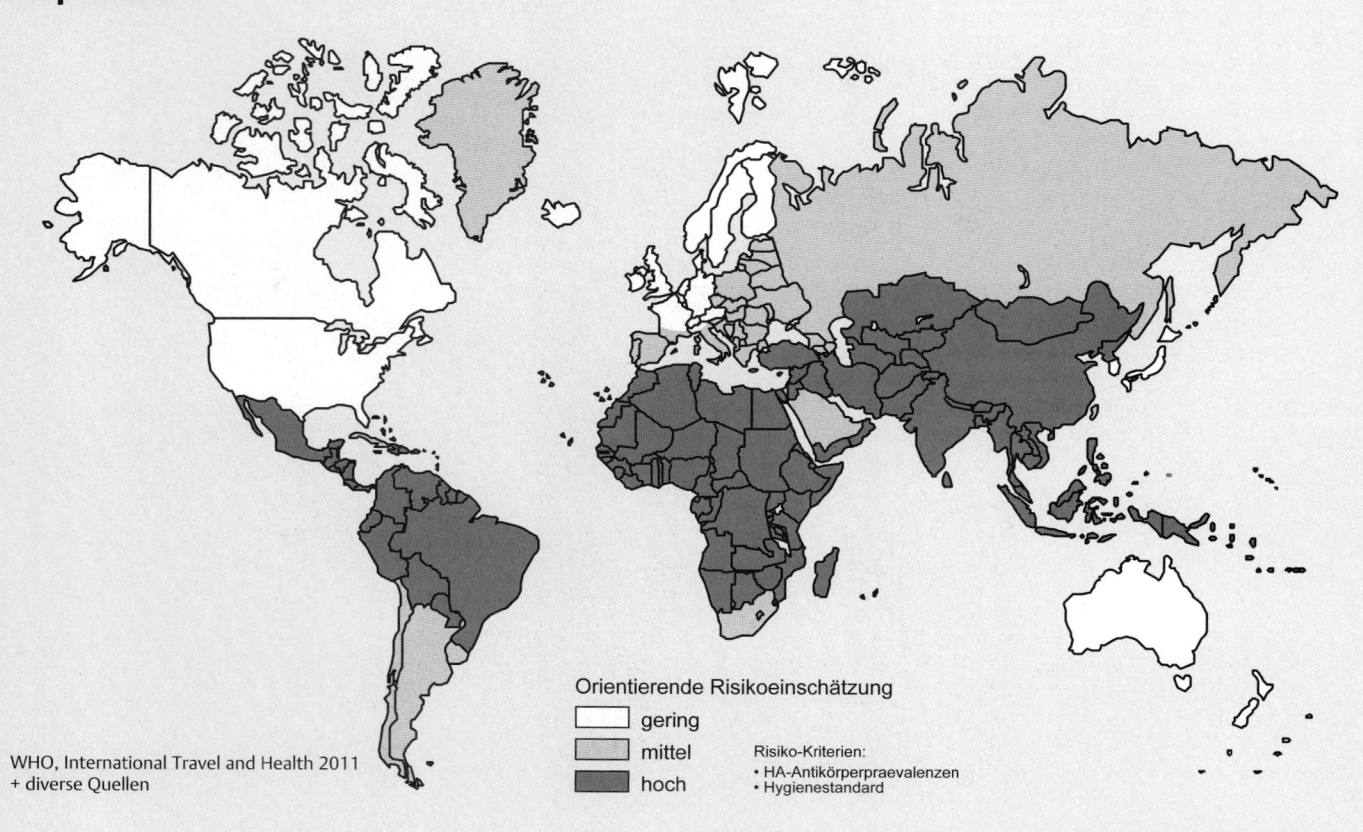

Orientierende Risikoeinschätzung
- gering
- mittel
- hoch

Risiko-Kriterien:
- HA-Antikörperpraevalenzen
- Hygienestandard

WHO, International Travel and Health 2011
+ diverse Quellen

© Centrum für Reisemedizin

Hepatitis B

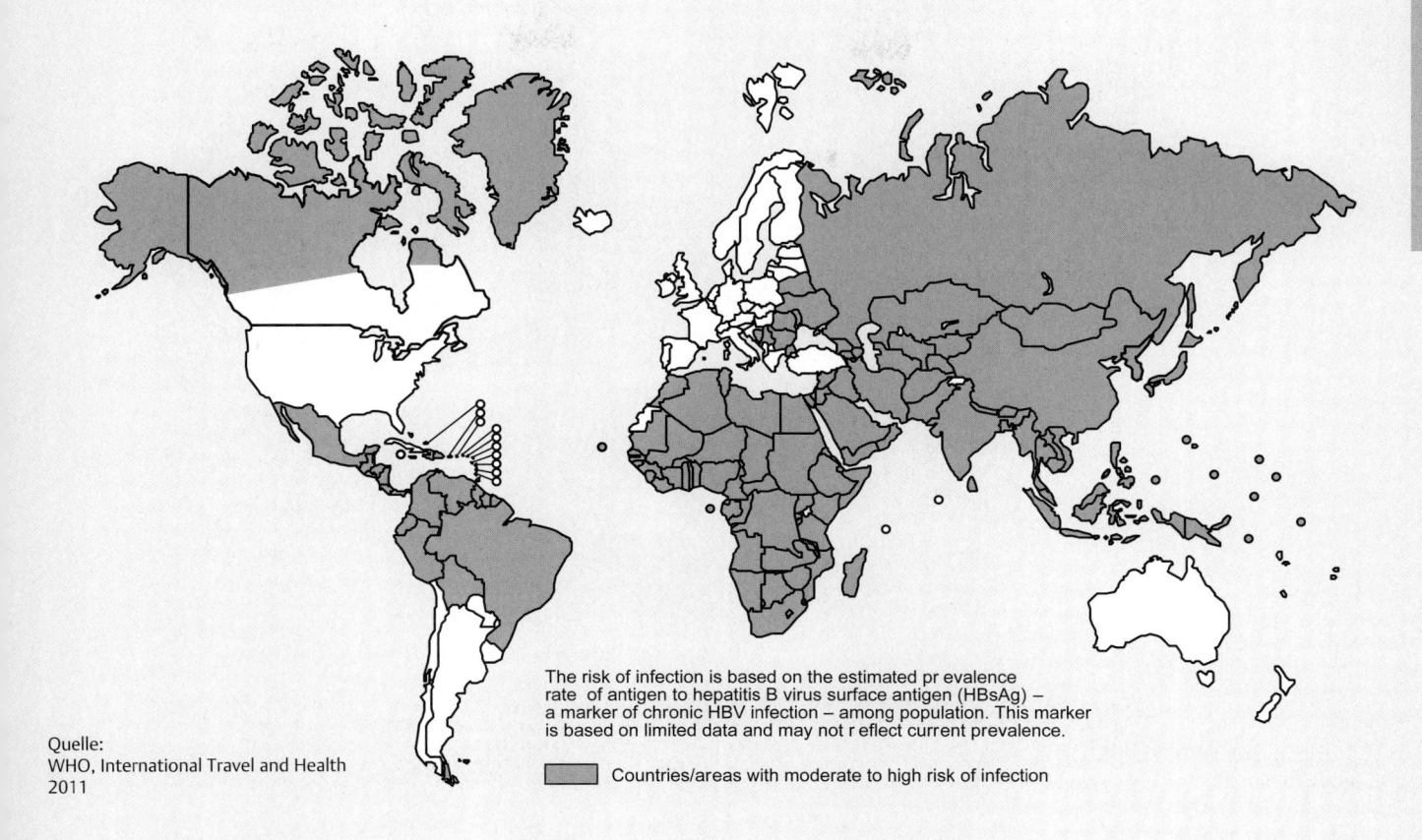

The risk of infection is based on the estimated prevalence rate of antigen to hepatitis B virus surface antigen (HBsAg) – a marker of chronic HBV infection – among population. This marker is based on limited data and may not reflect current prevalence.

■ Countries/areas with moderate to high risk of infection

Quelle:
WHO, International Travel and Health
2011

Hepatitis C

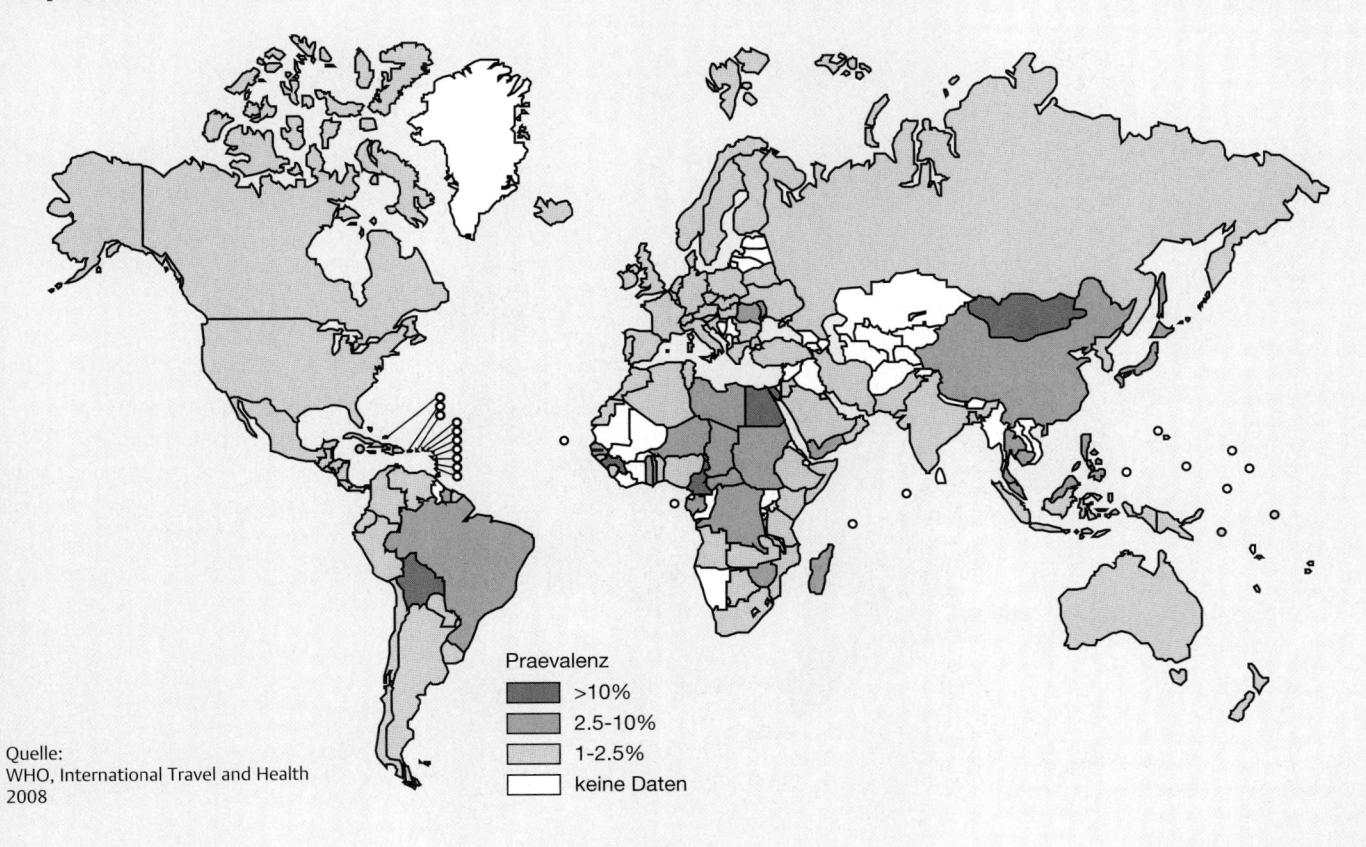

Praevalenz
- >10%
- 2.5-10%
- 1-2.5%
- keine Daten

Quelle:
WHO, International Travel and Health
2008

Verbreitungskarten | CRM-Handbuch Reisemedizin, Juni 2011 – November 2011

HIV/AIDS

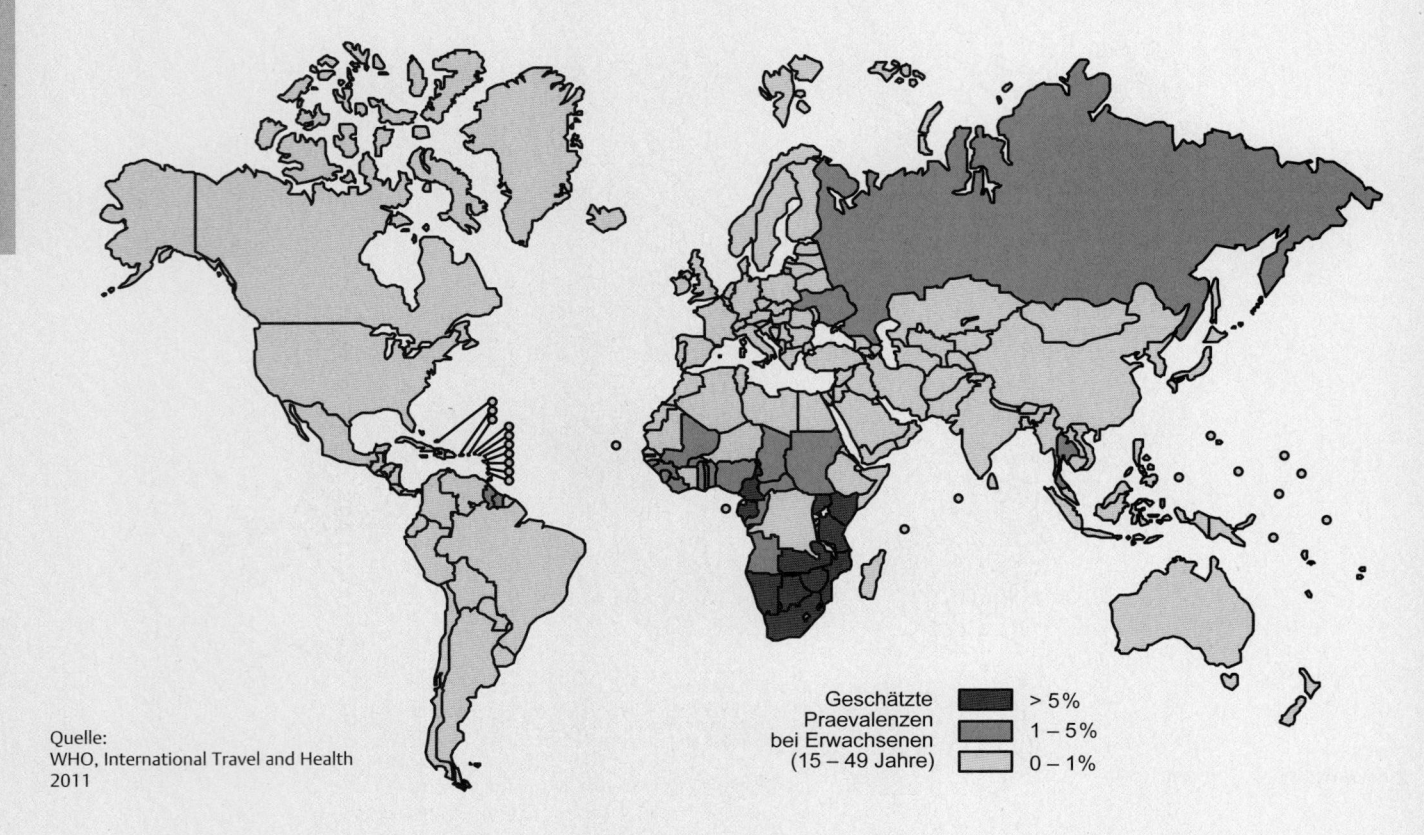

Quelle:
WHO, International Travel and Health
2011

Geschätzte Praevalenzen bei Erwachsenen (15 – 49 Jahre):
- > 5%
- 1 – 5%
- 0 – 1%

Japanische Enzephalitis – Endemiegebiete

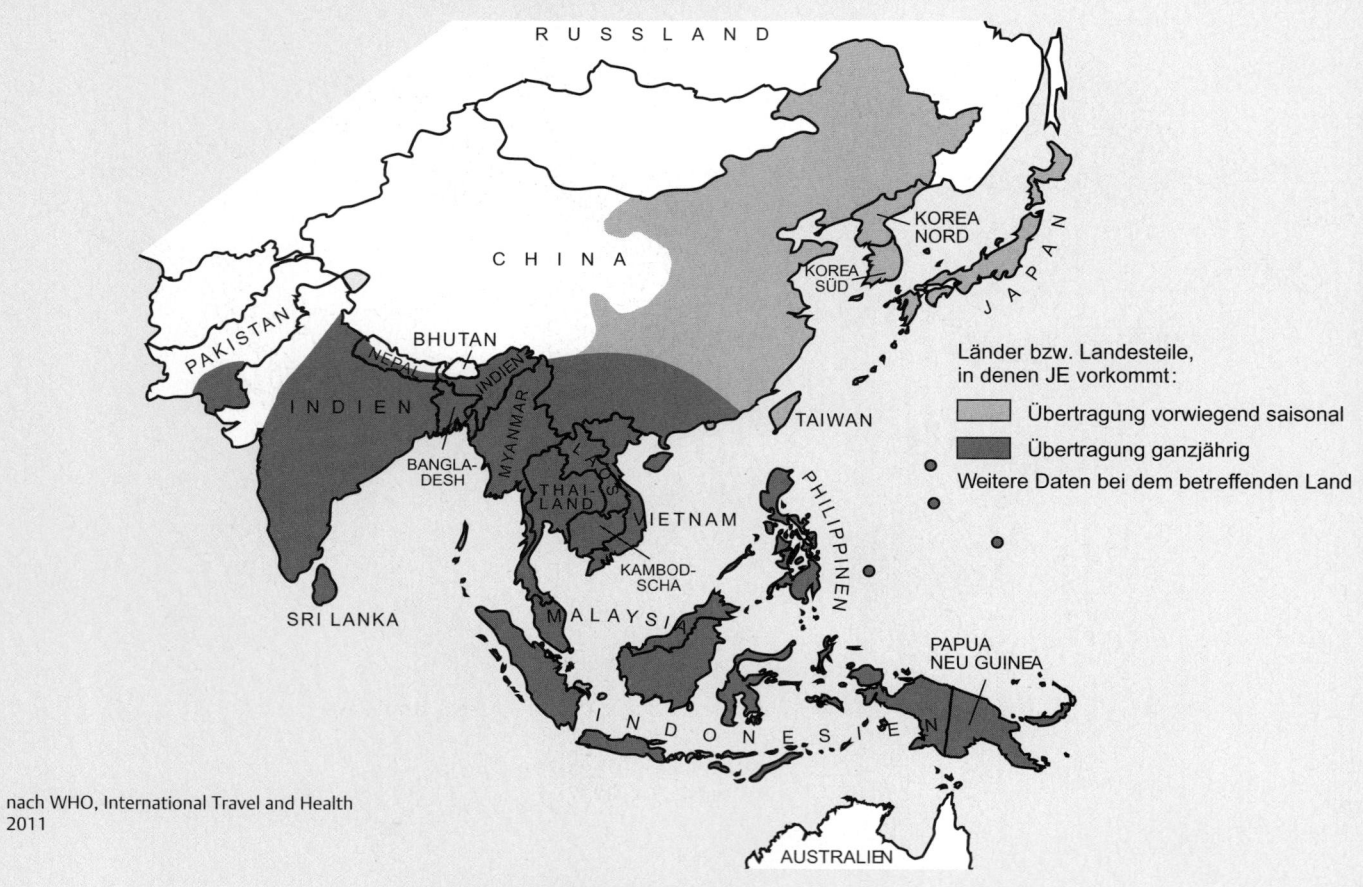

Länder bzw. Landesteile, in denen JE vorkommt:
- Übertragung vorwiegend saisonal
- Übertragung ganzjährig
- Weitere Daten bei dem betreffenden Land

nach WHO, International Travel and Health
2011

Verbreitungskarten | CRM-Handbuch Reisemedizin, Juni 2011 – November 2011

Leishmaniase, cutane + mucocutane

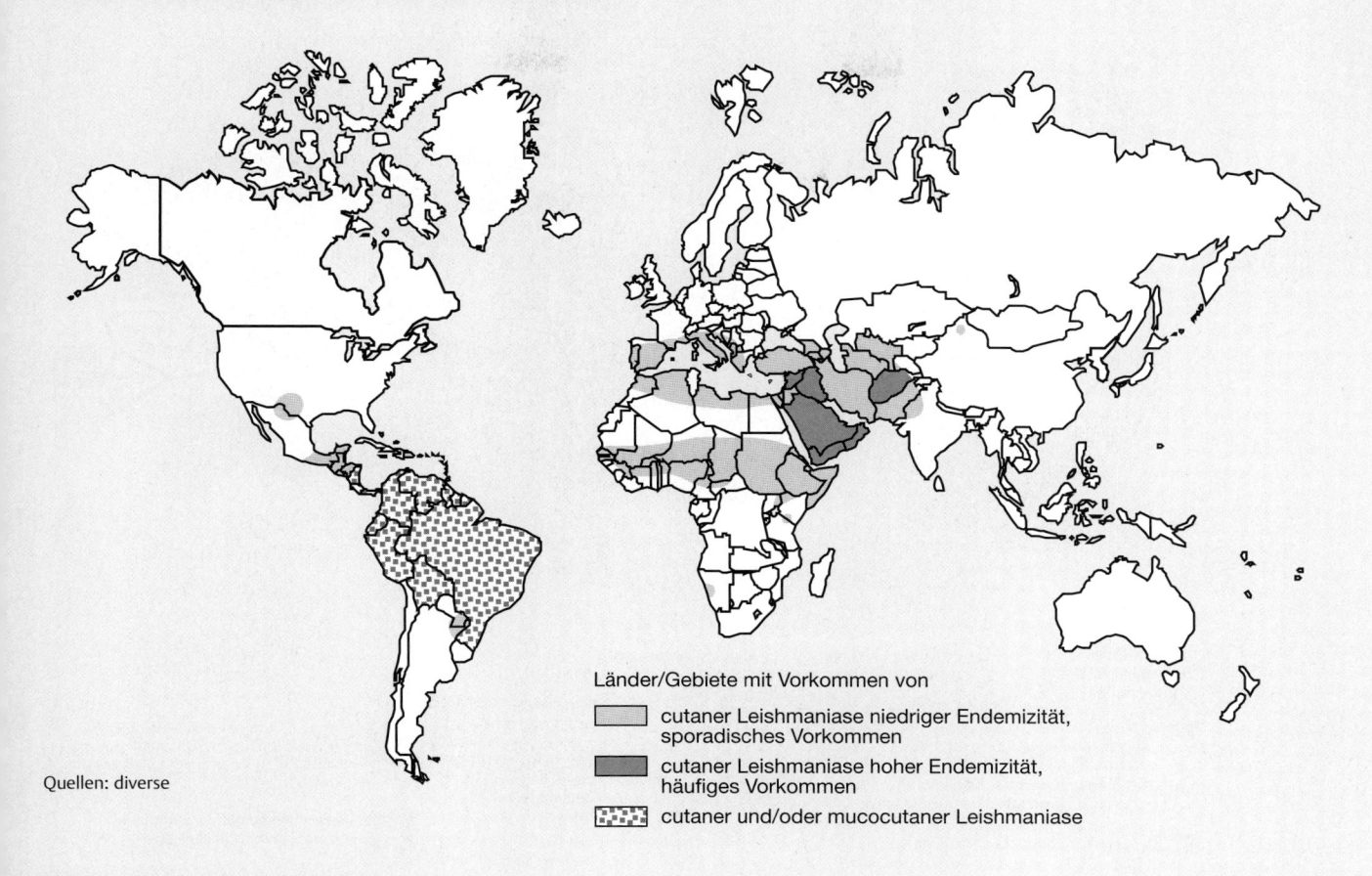

Quellen: diverse

Länder/Gebiete mit Vorkommen von

- cutaner Leishmaniase niedriger Endemizität, sporadisches Vorkommen
- cutaner Leishmaniase hoher Endemizität, häufiges Vorkommen
- cutaner und/oder mucocutaner Leishmaniase

Leishmaniase, viszerale

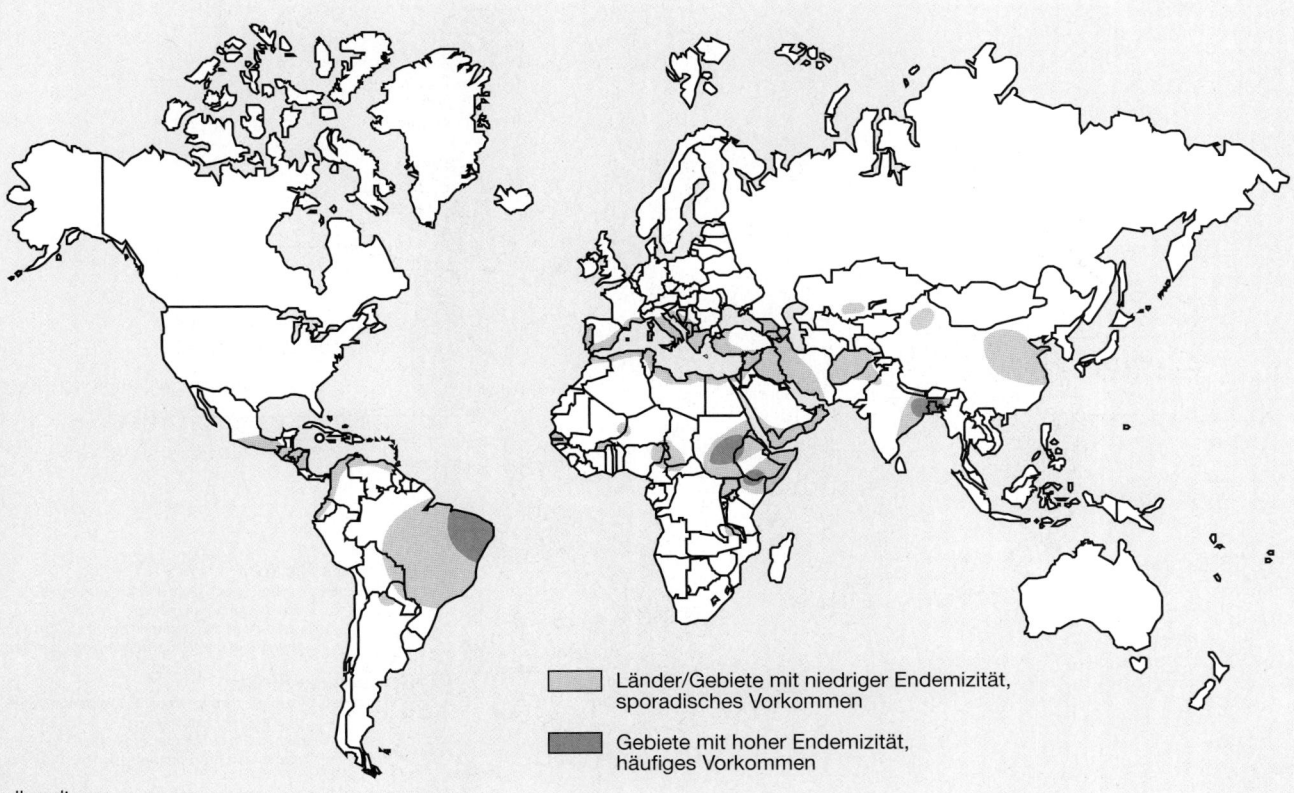

- Länder/Gebiete mit niedriger Endemizität, sporadisches Vorkommen
- Gebiete mit hoher Endemizität, häufiges Vorkommen

Quellen: diverse

© Centrum für Reisemedizin

Verbreitungskarten | CRM-Handbuch Reisemedizin, Juni 2011 – November 2011

Malaria – Welt (DTG 2011)

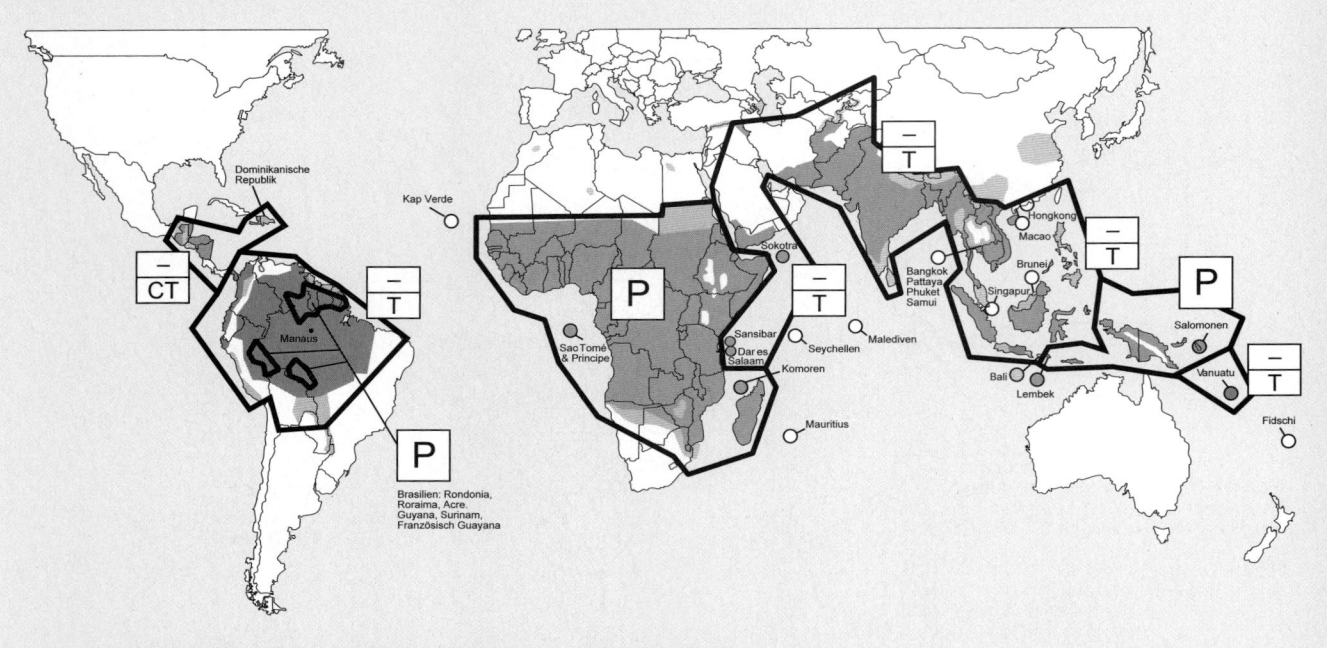

Einteilung in Zonen mit unterschiedlicher medikamentöser Chemoprophylaxe gemäß Empfehlungen der Deutschen Gesellschaft für Tropenmedizin und Internationale Gesundheit (DTG)
Stand: April 2011

nach DTG 2011

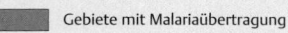

- Gebiete, wo die Malaria nicht oder nicht mehr vorkommt
- Gebiete mit sehr beschränktem Malariarisiko: Malariaübertragung selten
- Gebiete mit Malariaübertragung

Für alle Malaria-Gebiete gilt: Mückenschutz empfohlen

P Zur Chemoprophylaxe Mefloquin (Lariam®) oder Atovaquon/Proguanil (Malarone®) oder Doxycyclin*

* für diese Indikation in Deutschland nicht zugelassen

– / T Keine Chemoprophylaxe empfohlen. Zur Notfalltherapie Atovaquon/Proguanil (Malarone®) oder Artemether/Lumefantrin (Riamet®)

– / CT Keine Chemoprophylaxe empfohlen Chloroquin zur Notfalltherapie

Malaria – Südliches Afrika

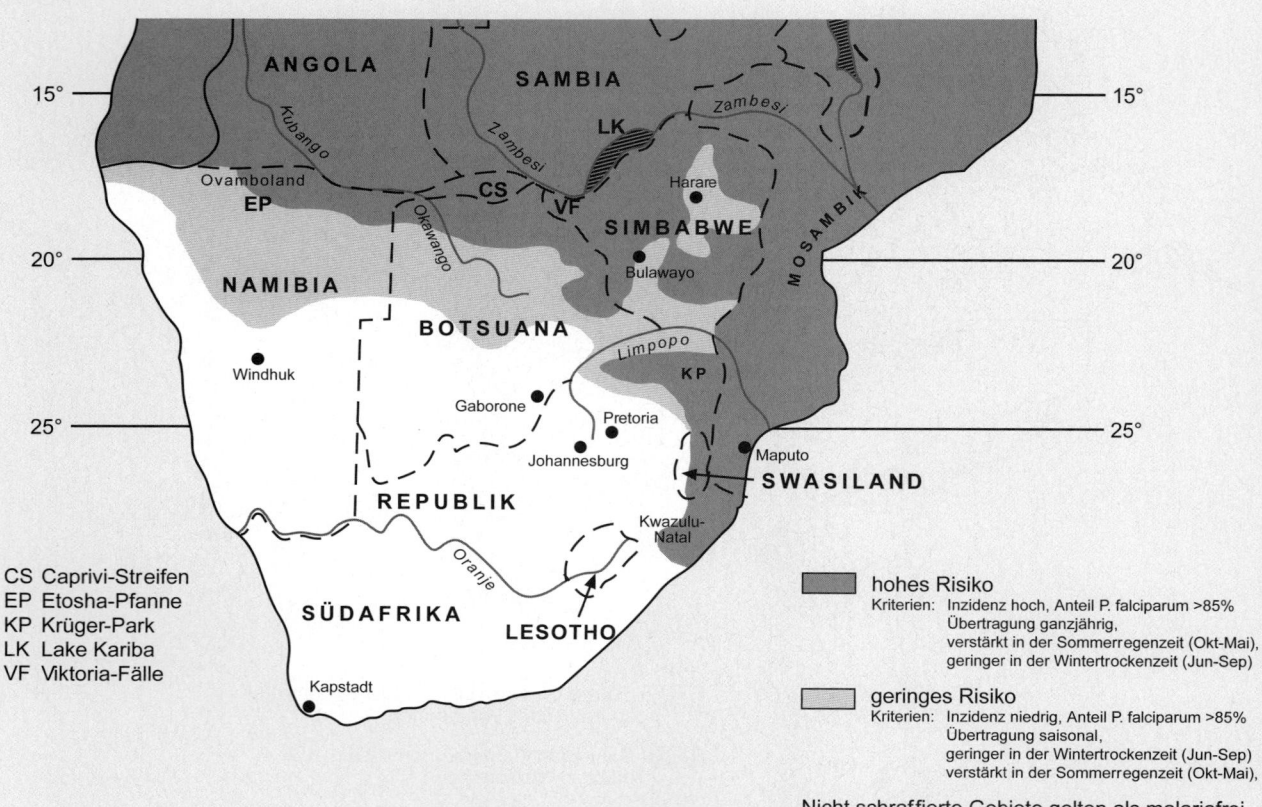

CS Caprivi-Streifen
EP Etosha-Pfanne
KP Krüger-Park
LK Lake Kariba
VF Viktoria-Fälle

hohes Risiko
Kriterien: Inzidenz hoch, Anteil P. falciparum >85%
Übertragung ganzjährig,
verstärkt in der Sommerregenzeit (Okt-Mai),
geringer in der Wintertrockenzeit (Jun-Sep)

geringes Risiko
Kriterien: Inzidenz niedrig, Anteil P. falciparum >85%
Übertragung saisonal,
geringer in der Wintertrockenzeit (Jun-Sep)
verstärkt in der Sommerregenzeit (Okt-Mai),

Nicht schraffierte Gebiete gelten als malariafrei

© CRM

Malaria – Zentralamerika

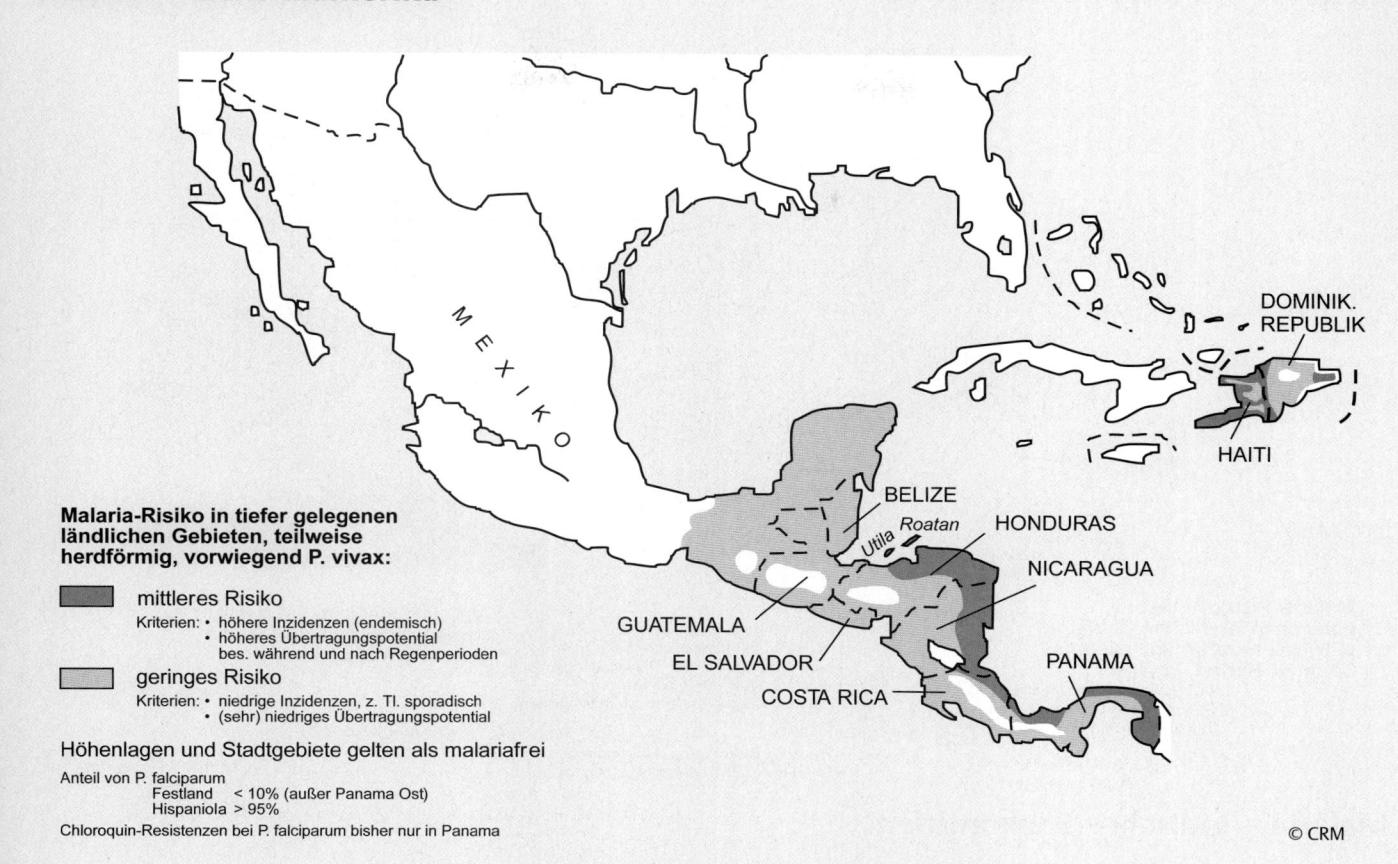

Malaria-Risiko in tiefer gelegenen ländlichen Gebieten, teilweise herdförmig, vorwiegend P. vivax:

- mittleres Risiko
  - Kriterien: • höhere Inzidenzen (endemisch)
  - • höheres Übertragungspotential bes. während und nach Regenperioden
- geringes Risiko
  - Kriterien: • niedrige Inzidenzen, z. Tl. sporadisch
  - • (sehr) niedriges Übertragungspotential

Höhenlagen und Stadtgebiete gelten als malariafrei

Anteil von P. falciparum
  Festland   < 10% (außer Panama Ost)
  Hispaniola > 95%

Chloroquin-Resistenzen bei P. falciparum bisher nur in Panama

© CRM

Malaria – Südamerika

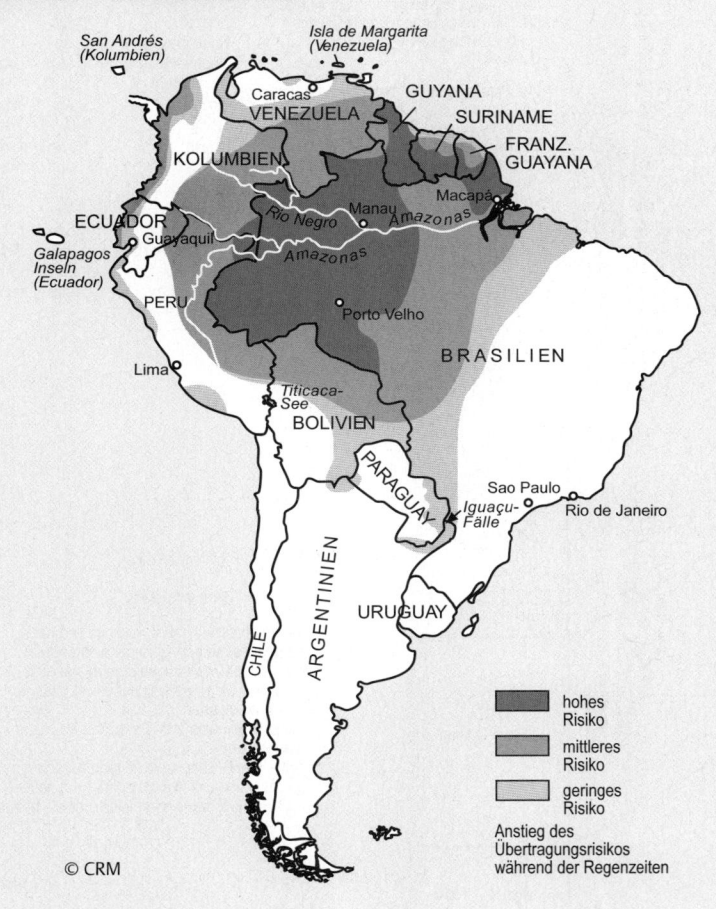

- hohes Risiko
- mittleres Risiko
- geringes Risiko

Anstieg des Übertragungsrisikos während der Regenzeiten

© CRM

Verbreitungskarten | CRM-Handbuch Reisemedizin, Juni 2011 – November 2011

Malaria – Türkei und GUS-Länder

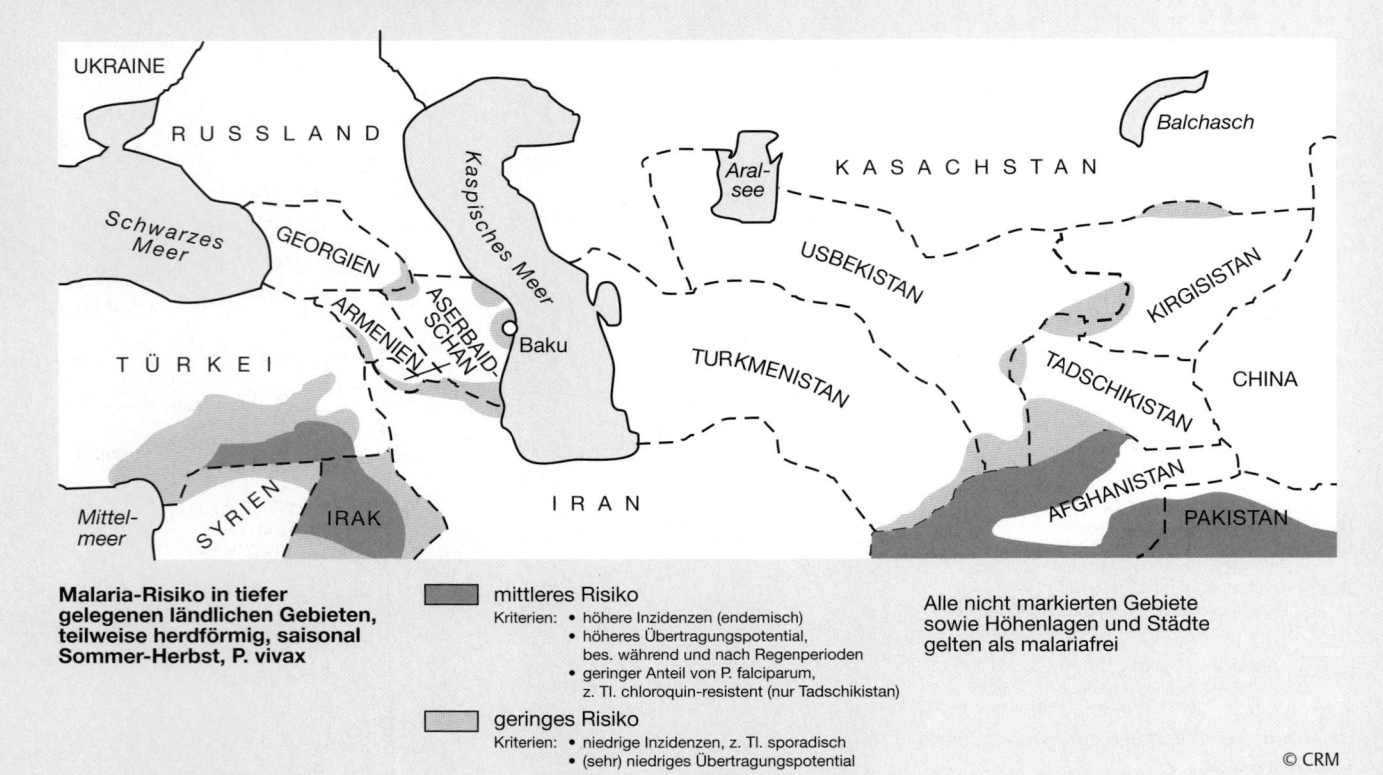

Malaria-Risiko in tiefer gelegenen ländlichen Gebieten, teilweise herdförmig, saisonal Sommer-Herbst, P. vivax

▓ **mittleres Risiko**
Kriterien:
- höhere Inzidenzen (endemisch)
- höheres Übertragungspotential, bes. während und nach Regenperioden
- geringer Anteil von P. falciparum, z. Tl. chloroquin-resistent (nur Tadschikistan)

░ **geringes Risiko**
Kriterien:
- niedrige Inzidenzen, z. Tl. sporadisch
- (sehr) niedriges Übertragungspotential

Alle nicht markierten Gebiete sowie Höhenlagen und Städte gelten als malariafrei

© CRM

Malaria – Indischer Subkontinent

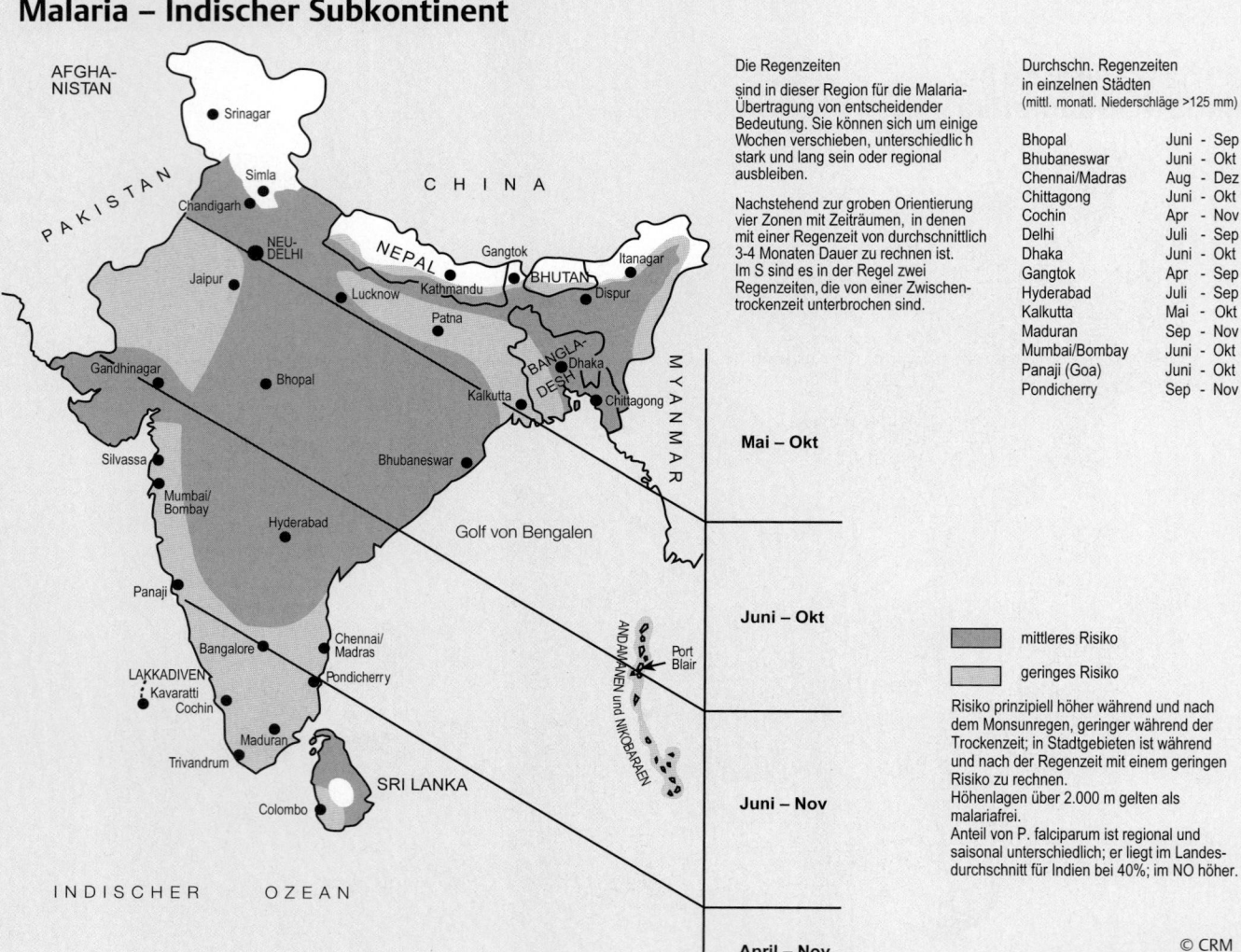

Die Regenzeiten sind in dieser Region für die Malaria-Übertragung von entscheidender Bedeutung. Sie können sich um einige Wochen verschieben, unterschiedlich stark und lang sein oder regional ausbleiben.

Nachstehend zur groben Orientierung vier Zonen mit Zeiträumen, in denen mit einer Regenzeit von durchschnittlich 3-4 Monaten Dauer zu rechnen ist. Im S sind es in der Regel zwei Regenzeiten, die von einer Zwischentrockenzeit unterbrochen sind.

Durchschn. Regenzeiten in einzelnen Städten
(mittl. monatl. Niederschläge >125 mm)

Bhopal	Juni - Sep
Bhubaneswar	Juni - Okt
Chennai/Madras	Aug - Dez
Chittagong	Juni - Okt
Cochin	Apr - Nov
Delhi	Juli - Sep
Dhaka	Juni - Okt
Gangtok	Apr - Sep
Hyderabad	Juli - Sep
Kalkutta	Mai - Okt
Maduran	Sep - Nov
Mumbai/Bombay	Juni - Okt
Panaji (Goa)	Juni - Okt
Pondicherry	Sep - Nov

Zonen: Mai – Okt; Juni – Okt; Juni – Nov; April – Nov

▓ mittleres Risiko
░ geringes Risiko

Risiko prinzipiell höher während und nach dem Monsunregen, geringer während der Trockenzeit; in Stadtgebieten ist während und nach der Regenzeit mit einem geringen Risiko zu rechnen.
Höhenlagen über 2.000 m gelten als malariafrei.
Anteil von P. falciparum ist regional und saisonal unterschiedlich; er liegt im Landesdurchschnitt für Indien bei 40%; im NO höher.

© CRM

© Centrum für Reisemedizin

Verbreitungskarten | CRM-Handbuch Reisemedizin, Juni 2011 – November 2011

Malaria – China

Malaria-Risiko in ländlichen Gebieten unterhalb 1.500 m, teilweise herdförmig:

- Provinzen bzw. Gebiete mit mittlerem Risiko
  Kriterien:
  • höhere Inzidenzen
  • Vorkommen von P. falciparum mit Multiresistenzen
  • ganzjährige Übertragung

- Provinzen mit geringem oder sehr geringem Risiko,
  Kriterien:
  • geringere Inzidenzen
  • ausschließlich P. vivax
  • saisonale Übertragung
    25 – 33° N Mai – Dezember
    nördlich 33° N Juli – November

Übrige Provinzen sowie Stadtgebiete gelten als malariafrei.

© CRM

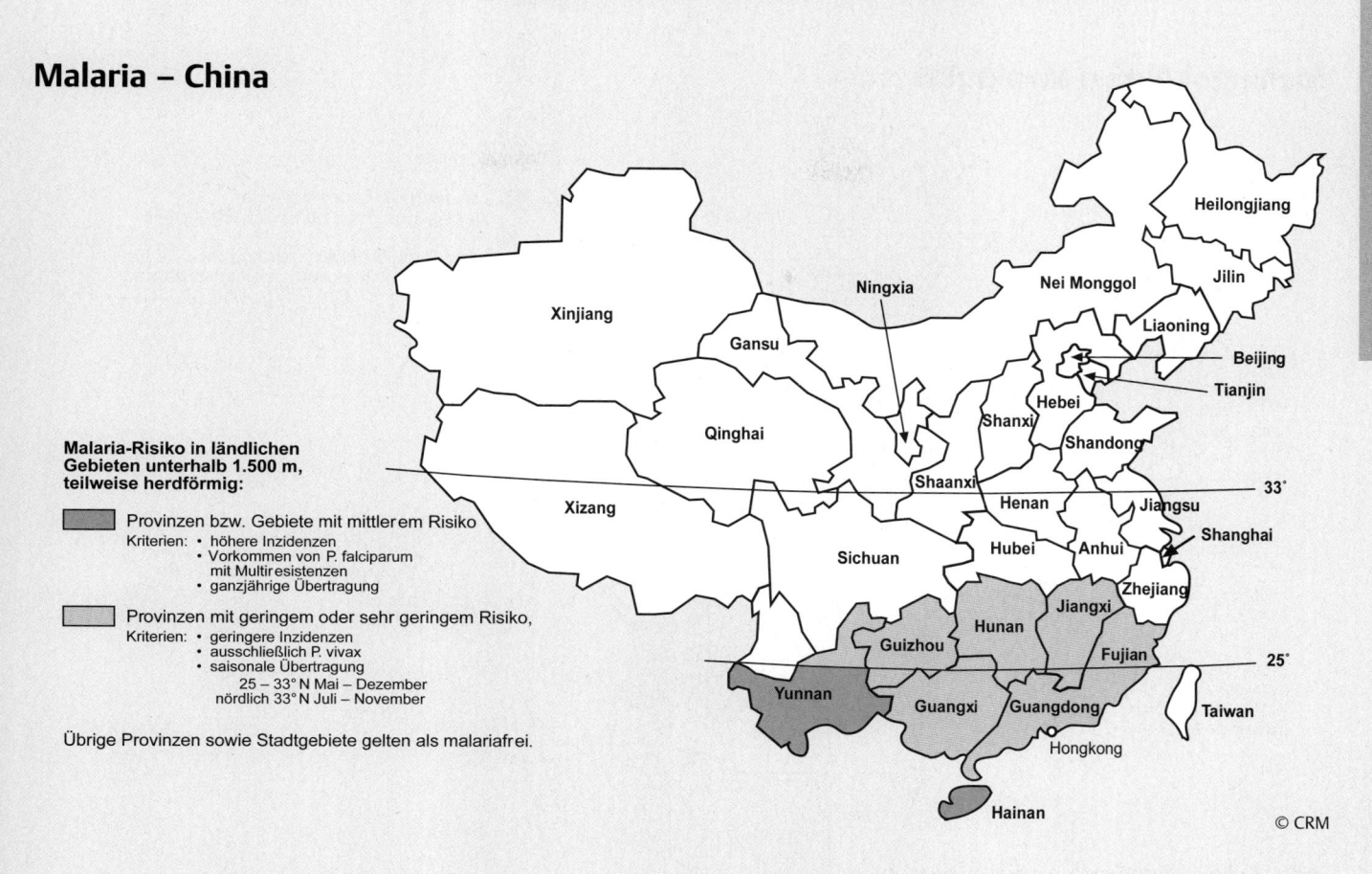

Malaria – Südostasien

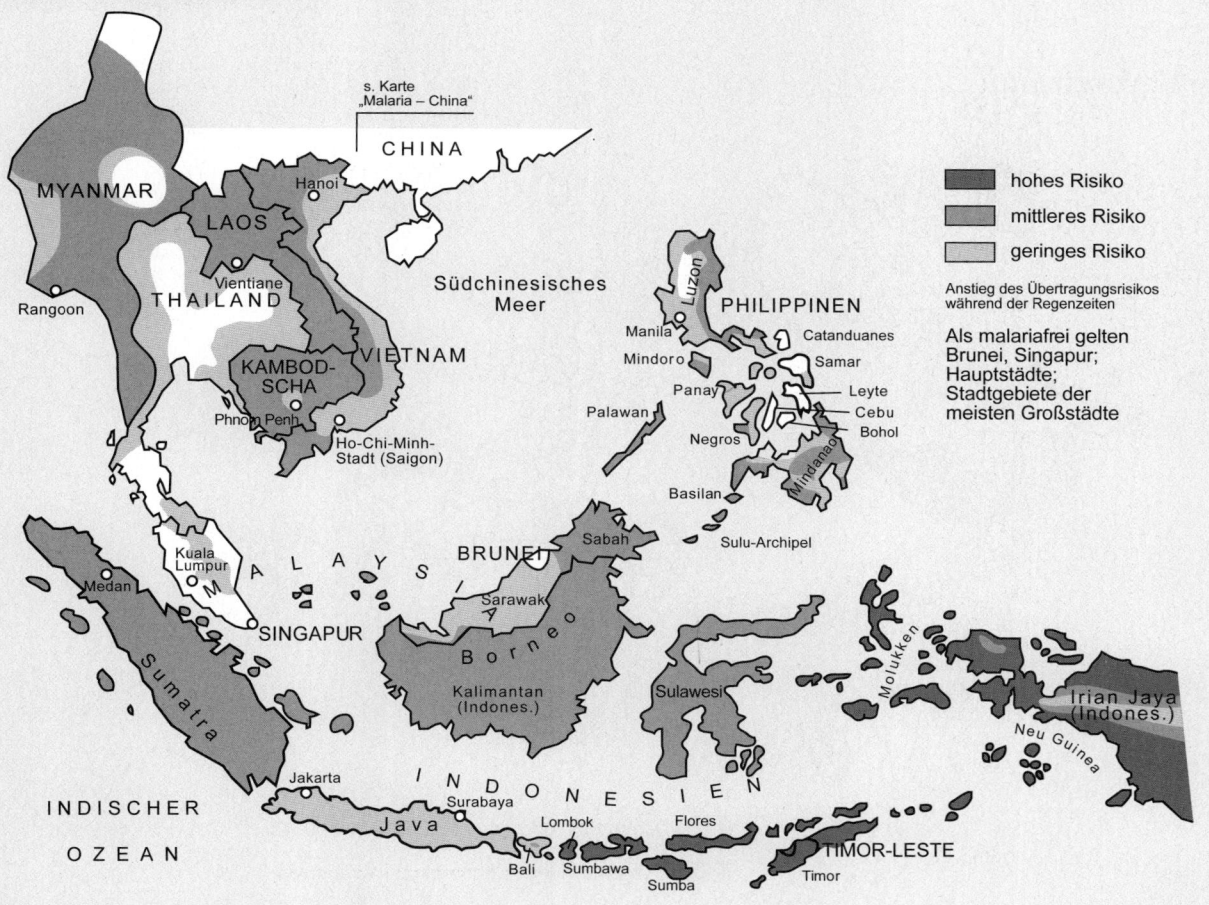

- hohes Risiko
- mittleres Risiko
- geringes Risiko

Anstieg des Übertragungsrisikos während der Regenzeiten

Als malariafrei gelten Brunei, Singapur; Hauptstädte; Stadtgebiete der meisten Großstädte

© CRM

© Centrum für Reisemedizin

Meningokokken-Meningitis

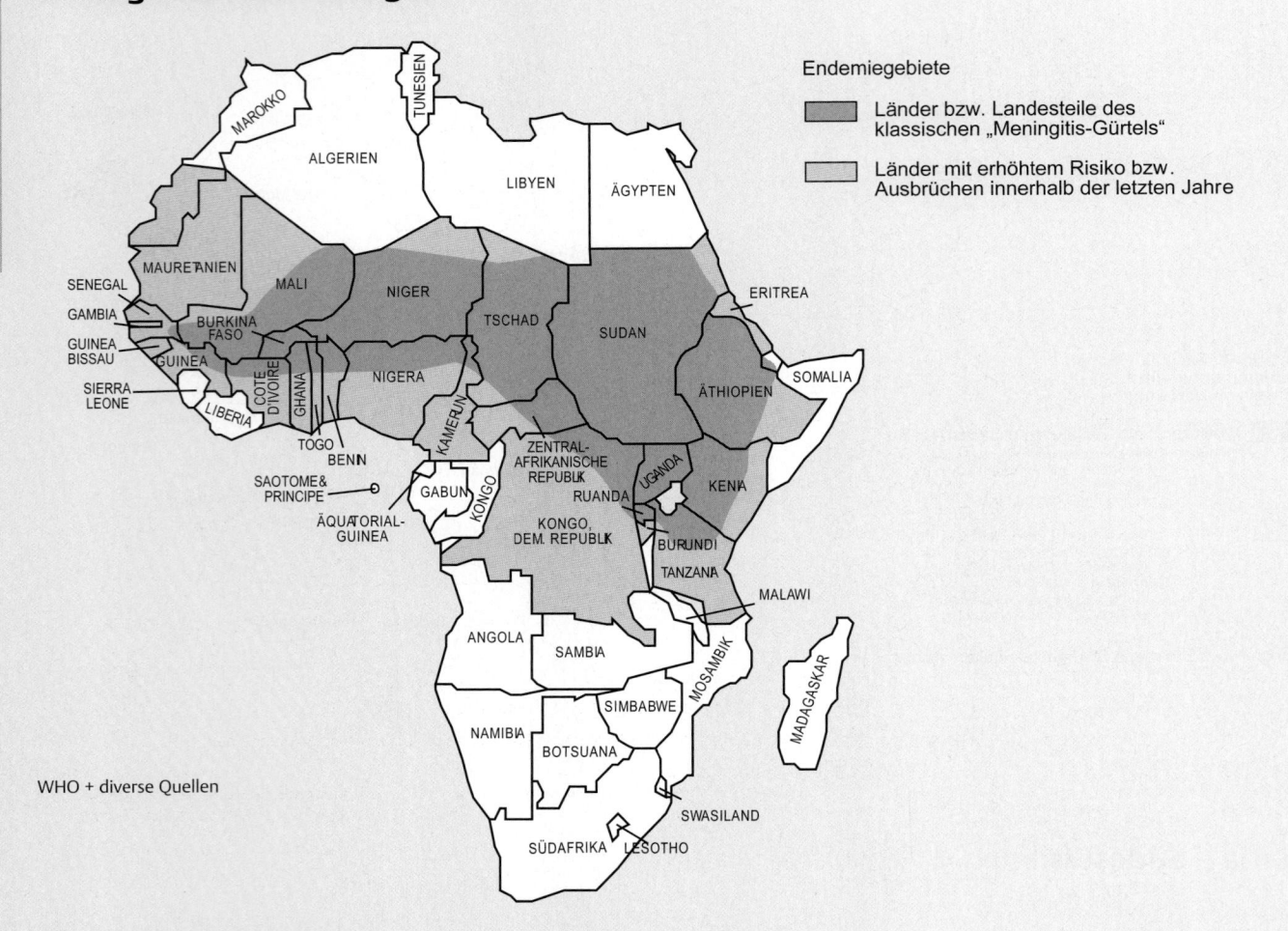

Endemiegebiete
- Länder bzw. Landesteile des klassischen „Meningitis-Gürtels"
- Länder mit erhöhtem Risiko bzw. Ausbrüchen innerhalb der letzten Jahre

WHO + diverse Quellen

Pest – Verbreitung

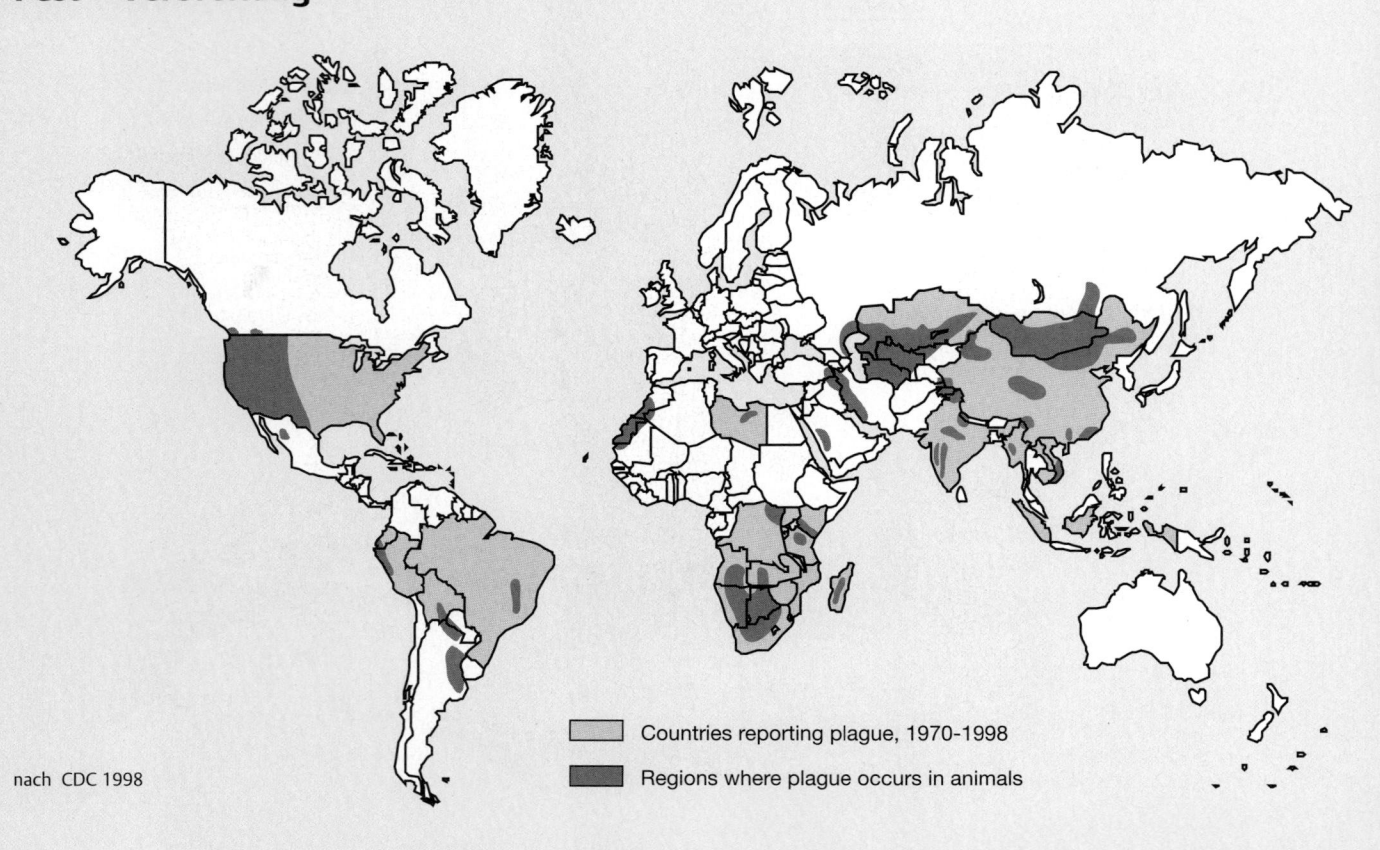

- Countries reporting plague, 1970-1998
- Regions where plague occurs in animals

nach CDC 1998

Verbreitungskarten | CRM-Handbuch Reisemedizin, Juni 2011 – November 2011

Poliomyelitis

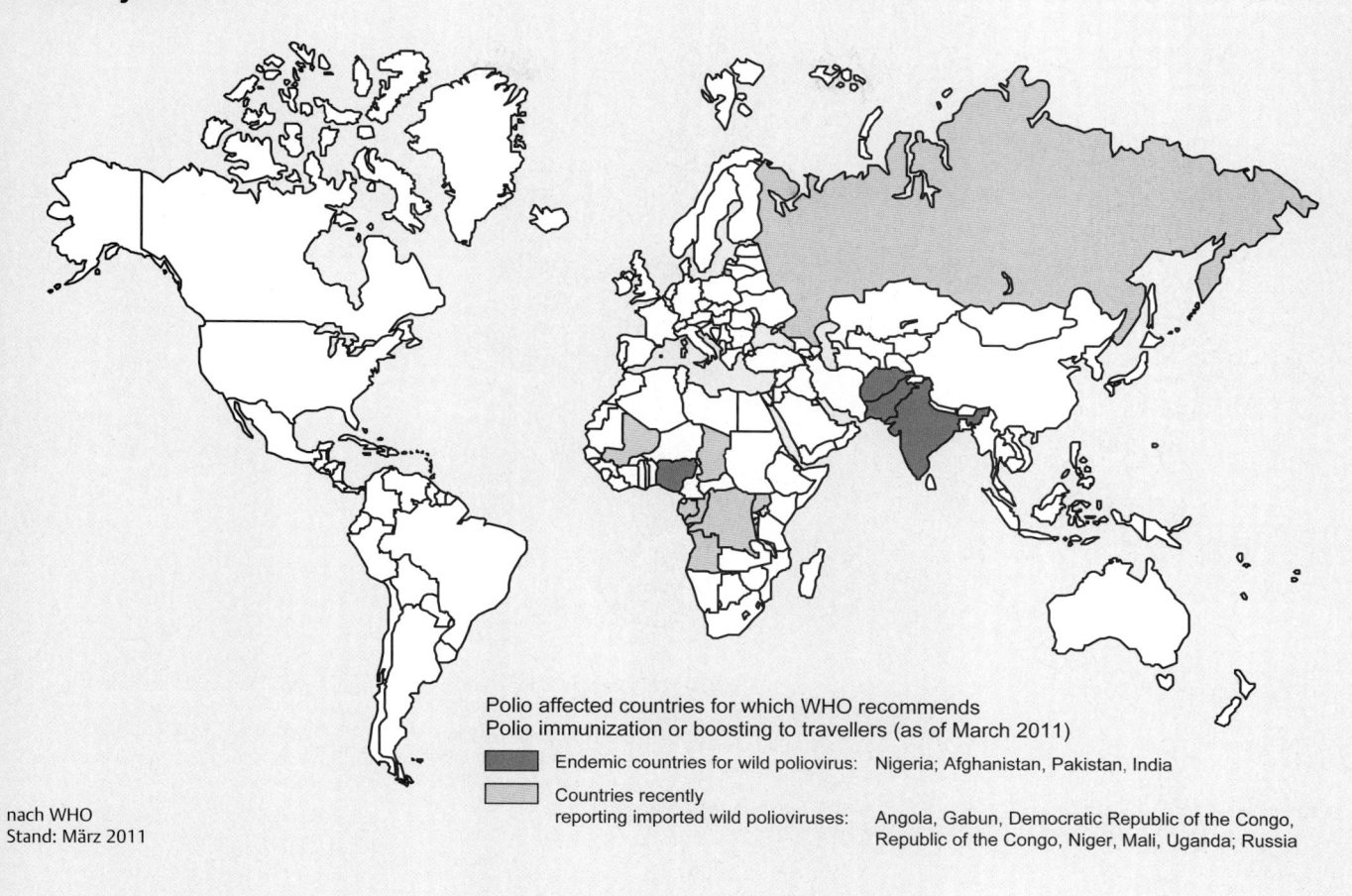

Polio affected countries for which WHO recommends
Polio immunization or boosting to travellers (as of March 2011)

- Endemic countries for wild poliovirus: Nigeria; Afghanistan, Pakistan, India
- Countries recently reporting imported wild polioviruses: Angola, Gabun, Democratic Republic of the Congo, Republic of the Congo, Niger, Mali, Uganda; Russia

nach WHO
Stand: März 2011

Reisediarrhoe – Risiko

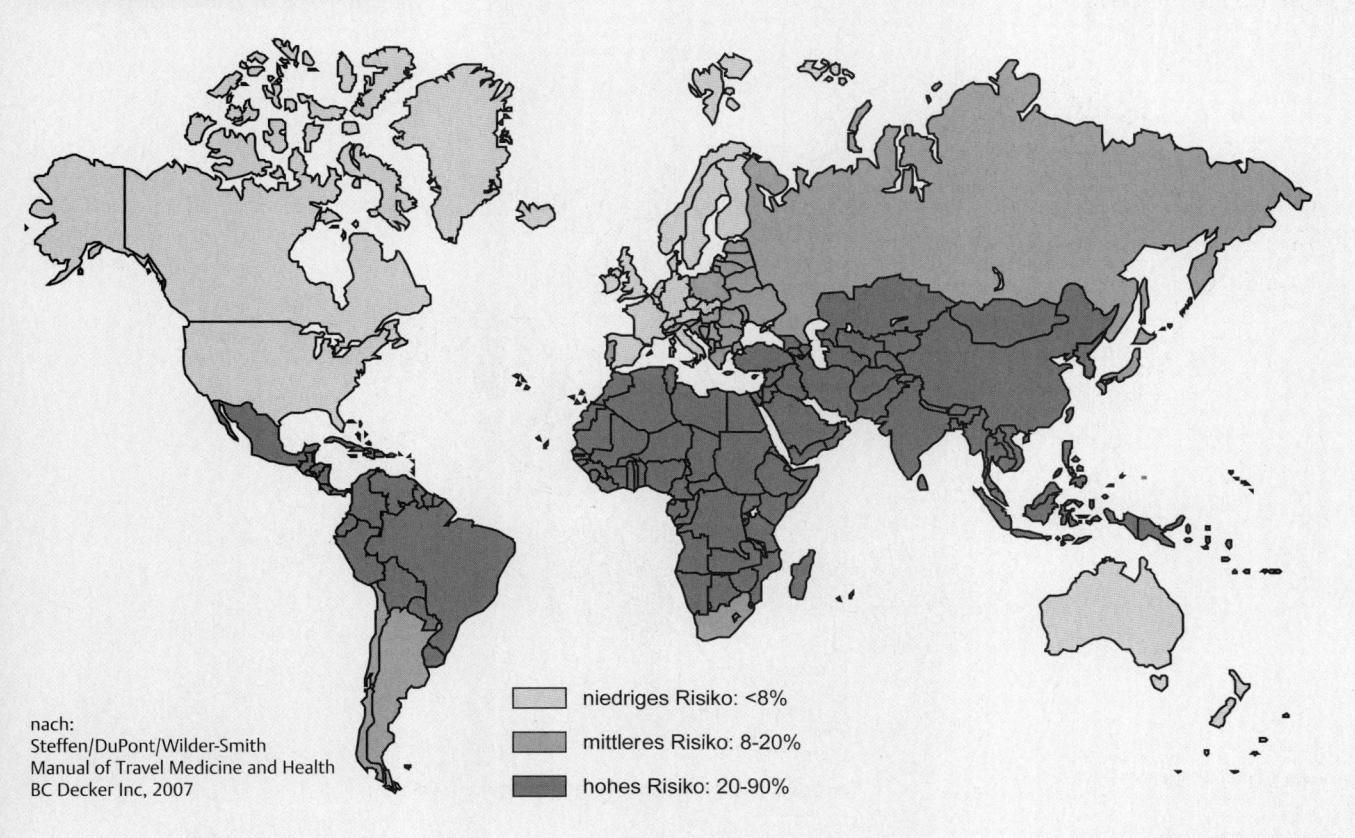

- niedriges Risiko: <8%
- mittleres Risiko: 8-20%
- hohes Risiko: 20-90%

nach:
Steffen/DuPont/Wilder-Smith
Manual of Travel Medicine and Health
BC Decker Inc, 2007

© Centrum für Reisemedizin

Verbreitungskarten | CRM-Handbuch Reisemedizin, Juni 2011 – November 2011

Schistosomiasis/Bilharziose

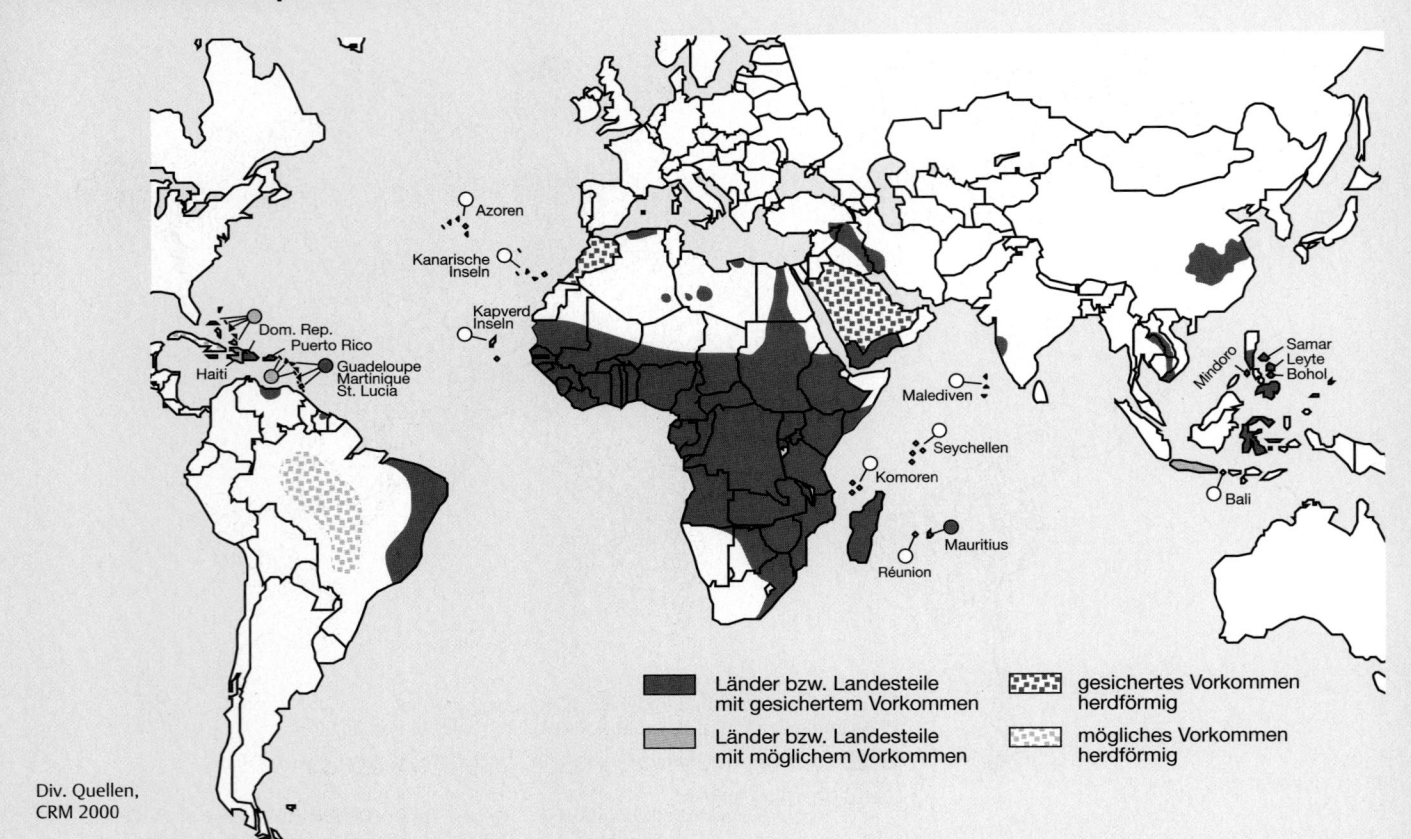

- Länder bzw. Landesteile mit gesichertem Vorkommen
- Länder bzw. Landesteile mit möglichem Vorkommen
- gesichertes Vorkommen herdförmig
- mögliches Vorkommen herdförmig

Div. Quellen, CRM 2000

Schlafkrankheit

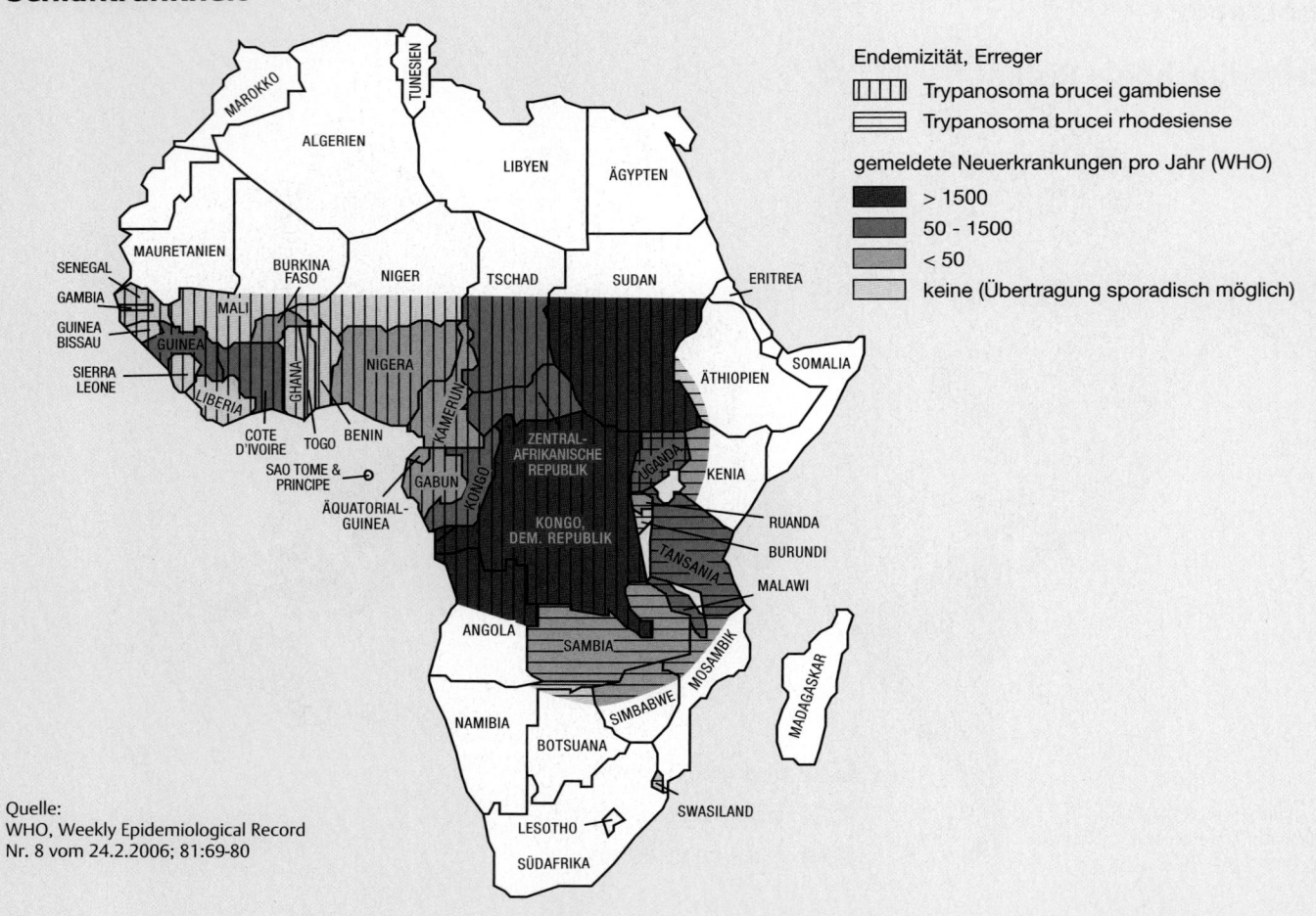

Endemizität, Erreger
- Trypanosoma brucei gambiense
- Trypanosoma brucei rhodesiense

gemeldete Neuerkrankungen pro Jahr (WHO)
- > 1500
- 50 - 1500
- < 50
- keine (Übertragung sporadisch möglich)

Quelle: WHO, Weekly Epidemiological Record Nr. 8 vom 24.2.2006; 81:69-80

© Centrum für Reisemedizin

Tollwut

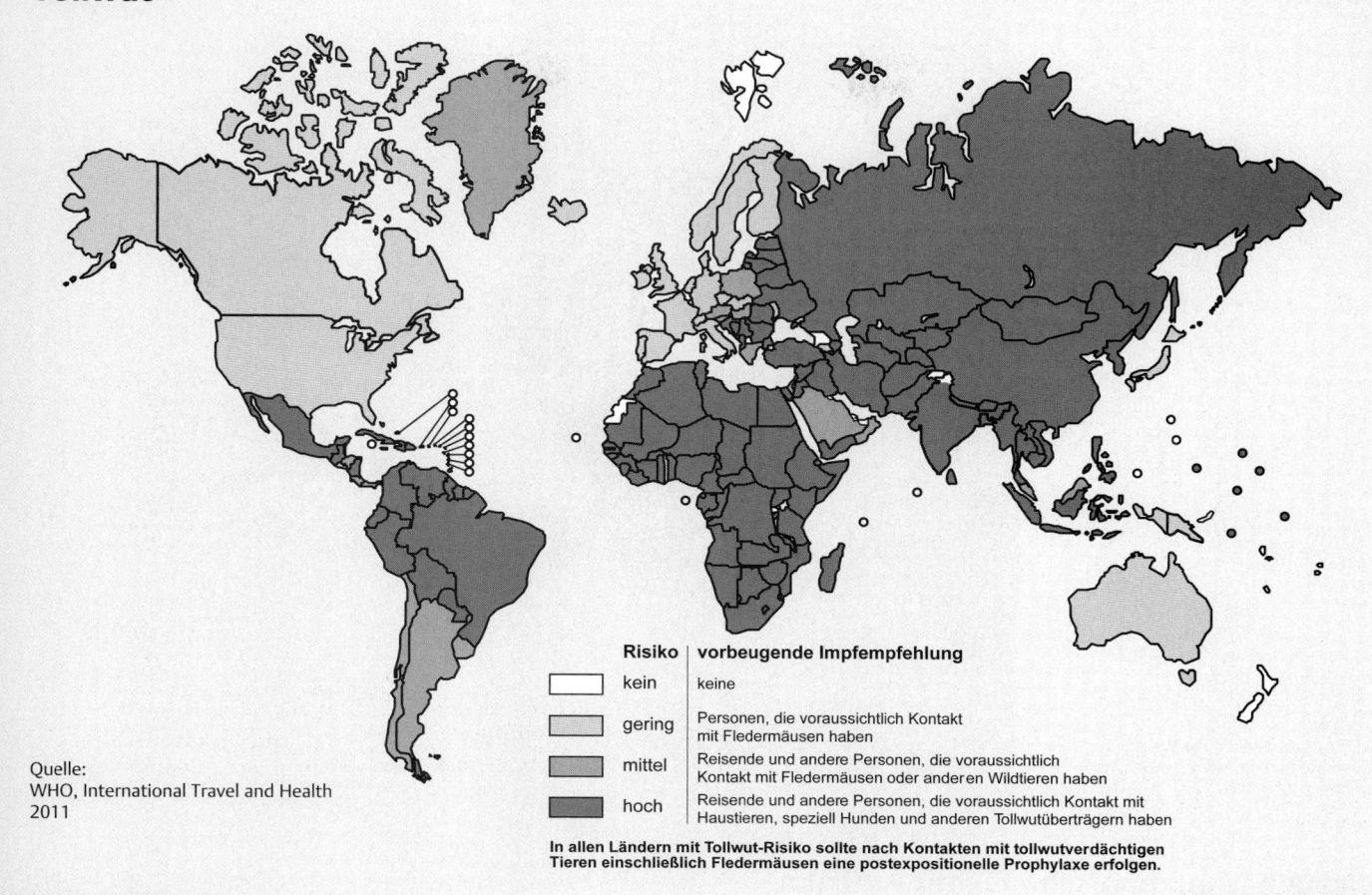

Risiko	vorbeugende Impfempfehlung
kein	keine
gering	Personen, die voraussichtlich Kontakt mit Fledermäusen haben
mittel	Reisende und andere Personen, die voraussichtlich Kontakt mit Fledermäusen oder anderen Wildtieren haben
hoch	Reisende und andere Personen, die voraussichtlich Kontakt mit Haustieren, speziell Hunden und anderen Tollwutüberträgern haben

In allen Ländern mit Tollwut-Risiko sollte nach Kontakten mit tollwutverdächtigen Tieren einschließlich Fledermäusen eine postexpositionelle Prophylaxe erfolgen.

Quelle: WHO, International Travel and Health 2011

Tuberkulose

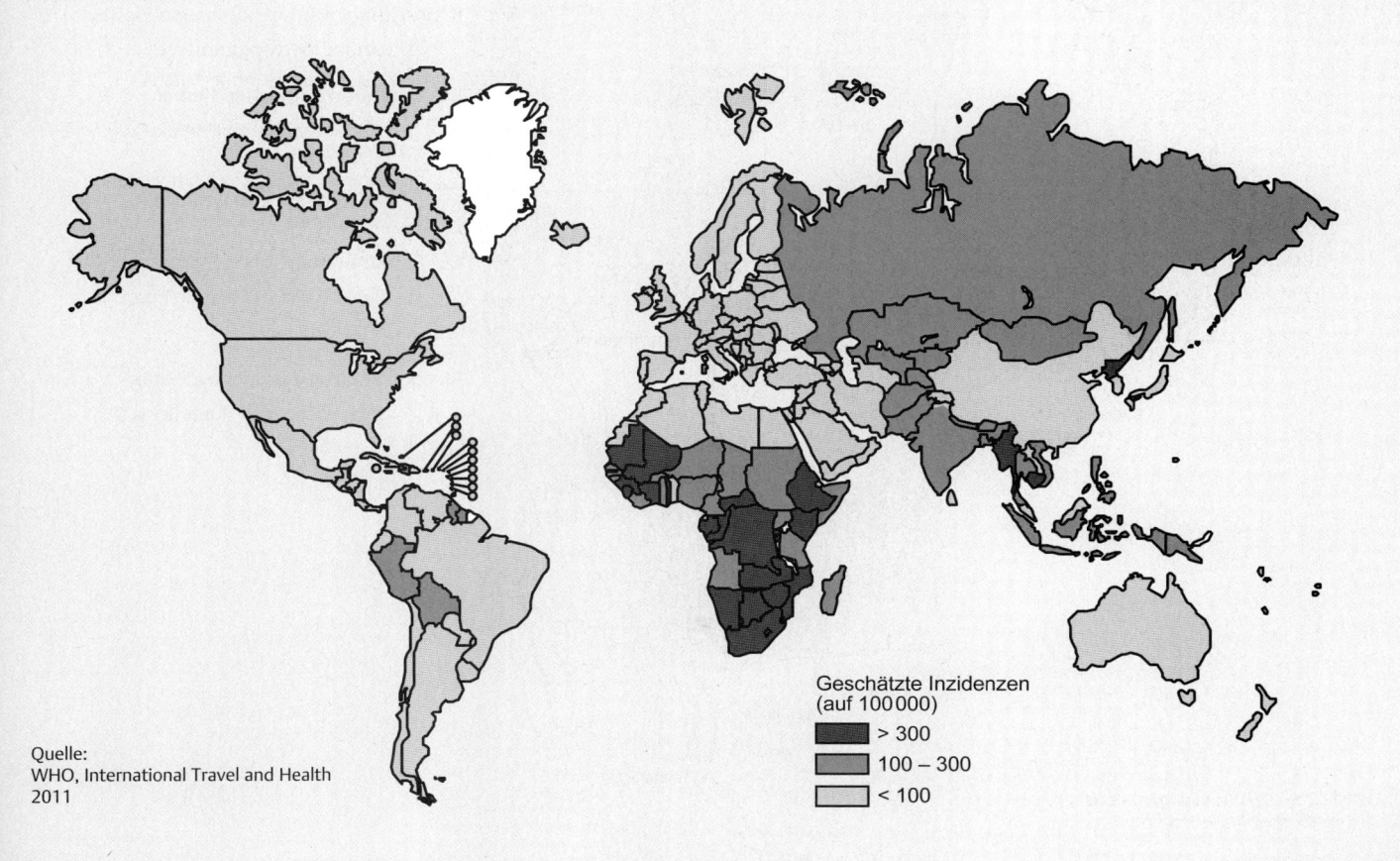

Geschätzte Inzidenzen (auf 100 000)
- > 300
- 100 – 300
- < 100

Quelle: WHO, International Travel and Health 2011

Verbreitungskarten | CRM-Handbuch Reisemedizin, Juni 2011 – November 2011

Typhus

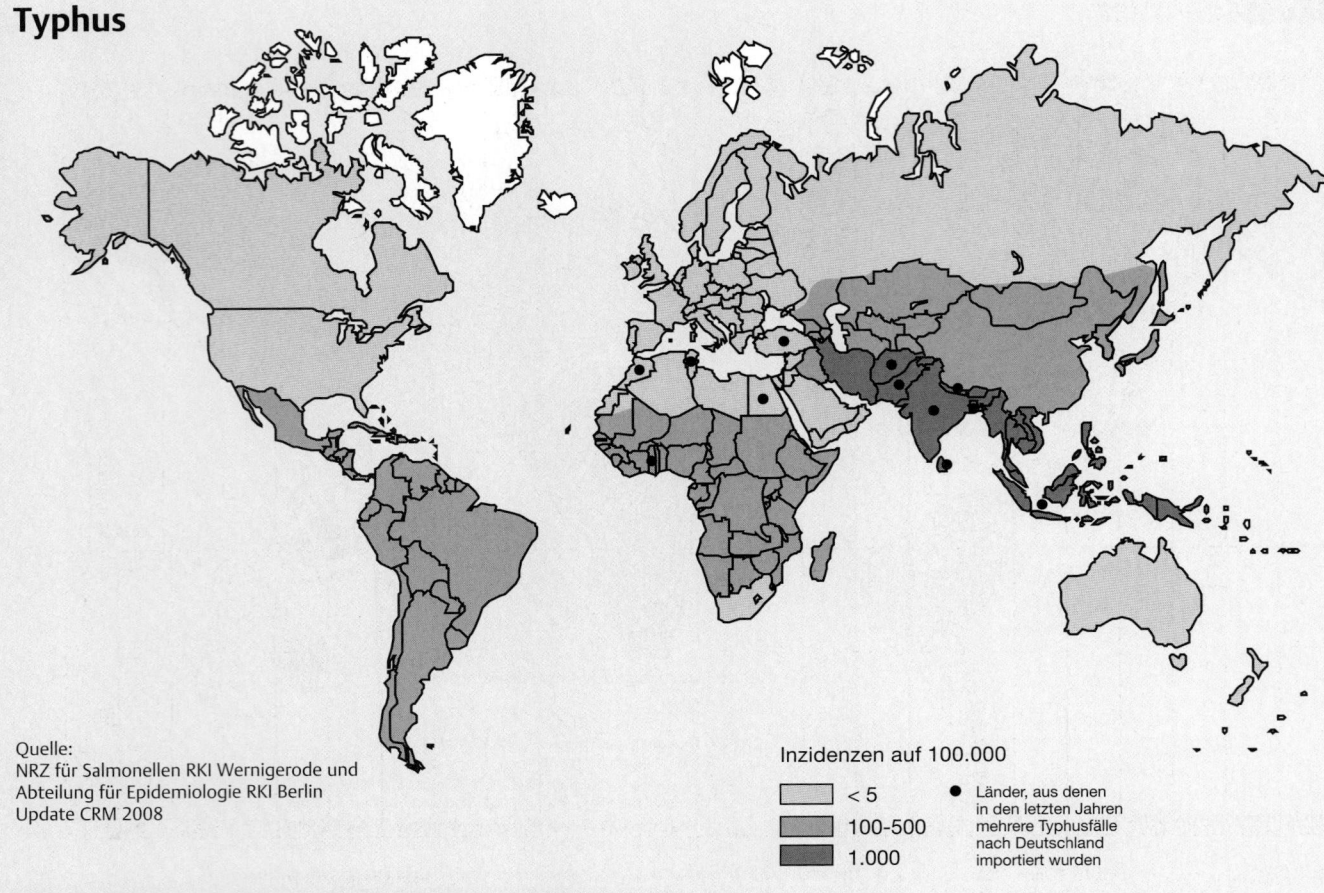

Quelle:
NRZ für Salmonellen RKI Wernigerode und
Abteilung für Epidemiologie RKI Berlin
Update CRM 2008

Inzidenzen auf 100.000

- < 5
- 100-500
- 1.000
- ● Länder, aus denen in den letzten Jahren mehrere Typhusfälle nach Deutschland importiert wurden

Virale hämorrhagische Fieber – Afrika
(außer Gelbfieber und Dengue)

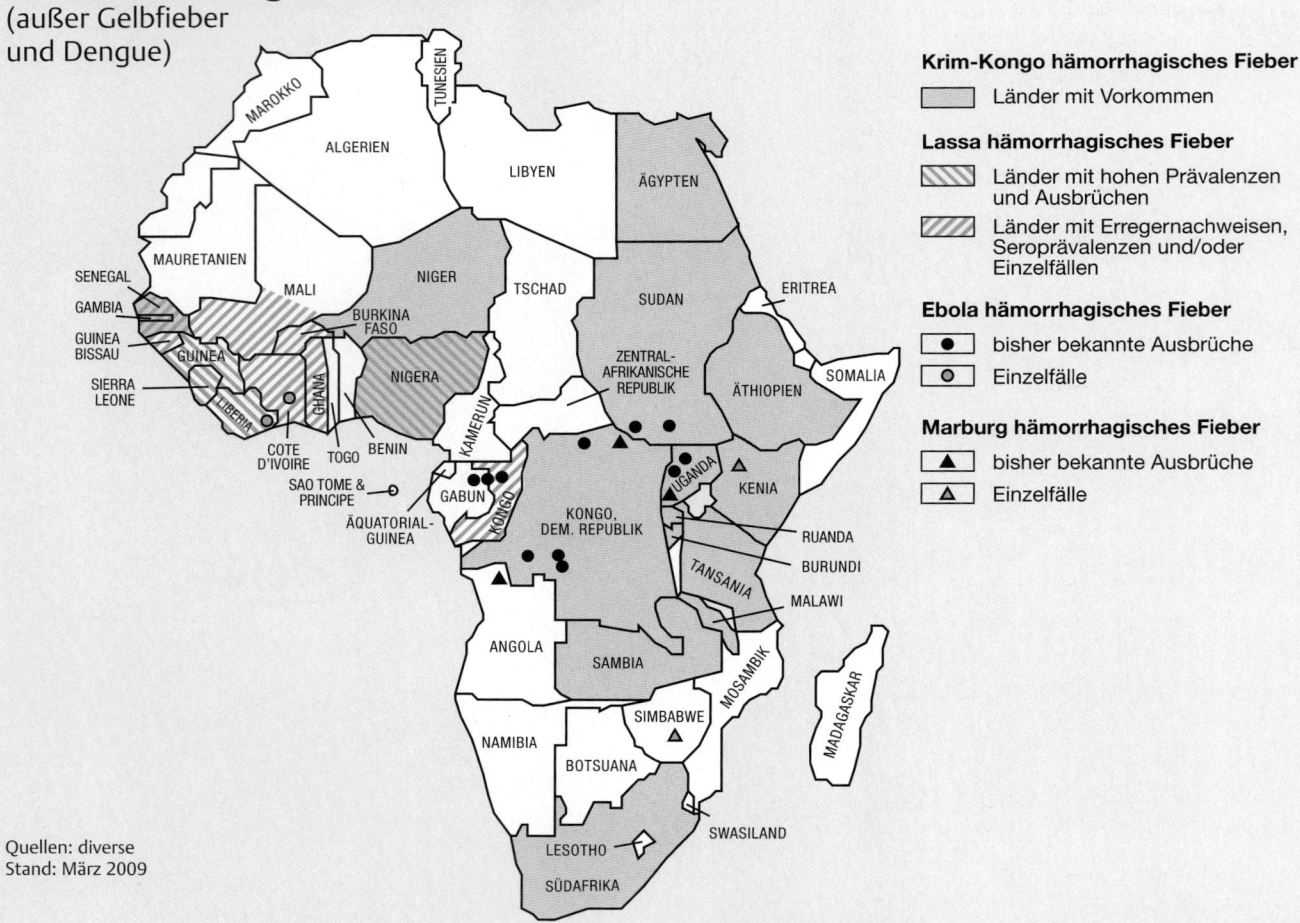

Krim-Kongo hämorrhagisches Fieber
- Länder mit Vorkommen

Lassa hämorrhagisches Fieber
- Länder mit hohen Prävalenzen und Ausbrüchen
- Länder mit Erregernachweisen, Seroprävalenzen und/oder Einzelfällen

Ebola hämorrhagisches Fieber
- ● bisher bekannte Ausbrüche
- ◎ Einzelfälle

Marburg hämorrhagisches Fieber
- ▲ bisher bekannte Ausbrüche
- △ Einzelfälle

Quellen: diverse
Stand: März 2009

© Centrum für Reisemedizin

Zeitzonen – Welt

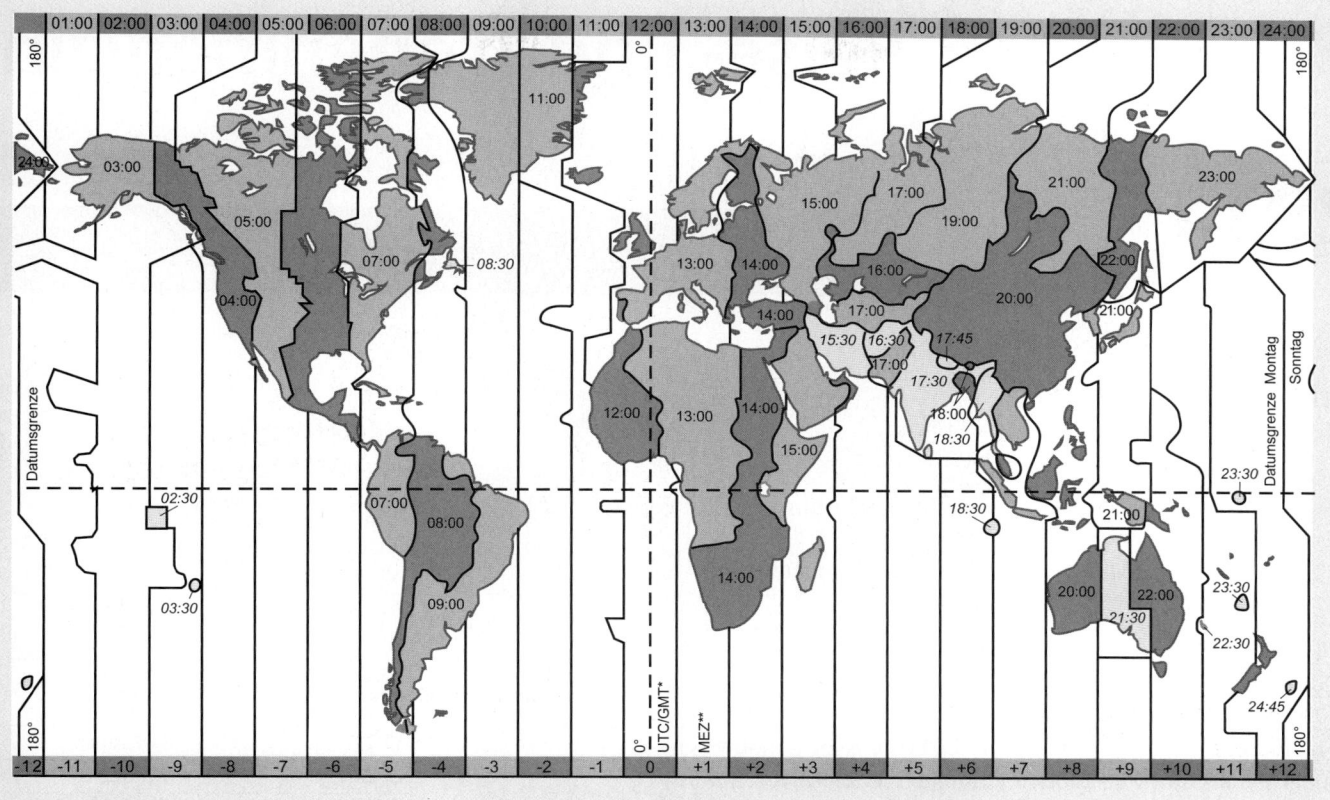

17:00 18:00	Zeitzonen mit normaler Stundendifferenz (ohne Berücksichtigung einer Sommerzeit¹)			
15:30	Staaten/Inselgruppen mit vom Weltsystem abweichender individueller Landeszeit			
-1 +4	Zeitunterschied gegenüber UTC/GMT*			

* UTC/GMT Weltzeit/Greenwichzeit
** MEZ Mitteleuropäische Zeit

[1] In einer Reihe von Staaten auf der Nord- wie auf der Südhalbkugel werden die Uhren zu Beginn der Sommermonate um eine Stunde vor und am Anfang der dunklen Jahreszeit wieder zurückgestellt (Sommerzeit)

Zeitunterschiede gegenüber MEZ

Los Angeles	-9	Rio de Janeiro	-4	New Delhi	+4,5
Denver	-8	London	-1	Bangkok	+6
Mexico City	-7	Kairo	+1	Peking	+7
Miami	-6	Pretoria	+1	Singapur	+7
New York	-6	Nairobi	+2	Tokio	+8
Toronto	-6	Moskau	+2	Sydney	+9

CRM-Fortbildung Reise- und Tropenmedizin

2011 — Ärzte

Basisseminar Reise- und Tropenmedizin
32 CME

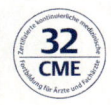

2x2-tägig (32 Ustd.)
- entsprechend dem Curriculum „Reisemedizinische Gesundheitsberatung" der Bundesärztekammer
- mit Abschlusstest und CRM-Zertifikat Reise- und Tropenmedizin

Block 1	Block 2	
03./04.09.2011	24./25.09.2011	Hamburg
10./11.09.2011	15./16.10.2011	Düsseldorf
01./02.10.2011	26./27.11.2011	Mannheim
12./13.11.2011	03./04.12.2011	München

Seminargebühr Block 1 + Block 2 komplett: 535,– € (inkl. MwSt.)

Basis-Refresherseminar Reise- und Tropenmedizin
8 CME

1-tägig
für Absolventen der 32-stündigen Basisseminare

16.07.2011	Nürnberg
17.09.2011	Hannover
01.10.2011	Mannheim
15.10.2011	Düsseldorf
05.11.2011	Dresden
12.11.2011	München

Seminargebühr: 195,– € (inkl. MwSt.)

Aufbauseminar Reise- und Tropenmedizin
16 CME

2-tägig
primär für Absolventen der Basisseminare

AS 3	Flugreise- und Höhenmedizin	15./16.10.2011	Düsseldorf
AS 4	Tauchsportmedizin und Reisemedizinische Assistance	Termin 2012 in Vorbereitung	
AS 5	Geomedizinische Länderkunde und internationaler Tourismus	Termin 2012 in Vorbereitung	
AS 6	Internationale Arbeitseinsätze und Rückkehrermedizin	17./18.09.2011 03./04.12.2011	Hannover München
AS 7	Risikogruppen und Reisen	01./02.10.2011	Mannheim
AS 8	Reisen mit chronischer Krankheit	Termin 2012 in Vorbereitung	

Seminargebühr: 325,– € (inkl. MwSt.)

Aufbau-Refresherseminar Reise- und Tropenmedizin
15 CME

2-tägig
für Absolventen der sechs CRM-Aufbauseminare Reisemedizin bzw. Inhaber des Fachzertifikats Reisemedizin (DFR)

17./18.09.2011	Hannover
26./27.11.2011	Mannheim

Seminargebühr: 285,– € (inkl. MwSt.)

Blockseminar für Betriebsärzte und Arbeitsmediziner

4 Tage Basisseminar und 2 Tage Aufbauseminar AS 6 - Internationale Arbeitseinsätze und Rückkehrermedizin

24.–29.10.2011	Mannheim

Seminargebühr: 860,– € (inkl. MwSt.)

CRM-Impfseminar
8 CME

1-tägig
Fakten, Fragen & Antworten zum Thema Impfen

19.11.2011	München

Seminargebühr: 149,80 € (inkl. MwSt.)

Weitere Informationen, Preise und Anmeldung unter www.crm.de

CRM-Fortbildung Reise- und Tropenmedizin

www.crm.de

Medizinisches Assistenzpersonal

Einführungsseminar Reise- und Tropenmedizin
1-tägig

für Teilnehmer/innen ohne oder mit geringen Vorkenntnissen

03.09.2011	Hamburg
08.10.2011	München

Seminargebühr: 155,– € (inkl. MwSt.)

Workshop Praktische Reisemedizin
halbtägig

im Anschluss an die 1-tägigen Einführungsseminare

04.09.2011	Hamburg
09.10.2011	München

Seminargebühr: 109,– € (inkl. MwSt.)

Intensivseminar Reise- und Tropenmedizin

mit Abschlusstest und Zertifikat „Reisemedizinische/r Assistentin/Assistent" für Teilnehmer/innen mit Vorkenntnissen

21.–25.11.2011	Düsseldorf

Seminargebühr: 595,– € (inkl. MwSt.)

Refresherseminar Reise- und Tropenmedizin
1-tägig

für Absolventen/innen des Intensivseminars

05,11,2011	Düsseldorf
19.11.2011	München

Seminargebühr: 149,– € (inkl. MwSt.)

Apothekenfachpersonal

Basisseminar Reise- und Tropenmedizin
2-tägig

mit Abschlusstest und CRM-Zertifikat Reise-Gesundheits-Beratung in der Apotheke

Von den Apothekerkammern anerkannt: 16 Punkte

02./03.09.2011	Hamburg
09./10.09.2011	Düsseldorf
04./05.11.2011	Dresden
11./12.11.2011	München

Seminargebühr: 298,– € (zzgl. MwSt.)

Refresherseminar Reise- und Tropenmedizin
1-tägig

für Absolventen des Basisseminars

Von den Apothekerkammern anerkannt: 8 Punkte

01.09.2011	Hamburg
08.09.2011	Düsseldorf
29.09.2011	Nürnberg
03.11.2011	Dresden
10.11.2011	München

Seminargebühr: 165,– € (zzgl. MwSt.)

Allgemeine Geschäftsbedingungen

Die Fortbildungen werden auf Basis unserer Allgemeinen Geschäftsbedingungen durchgeführt. Diese können Sie im Internet unter www.crm.de in der Rubrik Fortbildungsangebote einsehen. Bei Bedarf senden wir Ihnen die AGBs auch gerne per Fax zu.

Fortbildungsmanagement

Tel.: 0211 / 904 29-45
Fax: 0211 / 904 29-98
E-Mail: fortbildung@crm.de

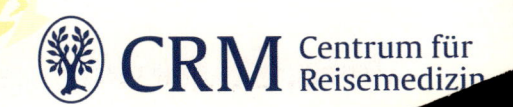

CRM Centrum für Reisemedizin

Notizen